中医经典名著入门导读系列

《针灸甲乙经》入门导读

主编◎贾成文

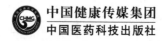

中国健康传媒集团
中国医药科技出版社

内 容 提 要

本书为《针灸甲乙经》的通俗入门读本，内容设原文、注释、语译、导读四个板块。全书体例简明扼要，浅显易读，注释及语译简练，使读者学之能用，以期带领读者回归经典，重温中医智慧。本书内容丰富，具有较高的理论价值和实用价值，可供中医药院校师生、临床和科研工作者，以及中医药爱好者阅读参考。

图书在版编目（CIP）数据

《针灸甲乙经》入门导读 / 贾成文主编. – – 北京：
中国医药科技出版社，2024. 8. – –（中医经典名著入门
导读系列）. – – ISBN 978 – 7 – 5214 – 4696 – 8

Ⅰ. R245

中国国家版本馆 CIP 数据核字第 20247XL240 号

美术编辑　陈君杞
版式设计　诚达誉高

出版　**中国健康传媒集团** | 中国医药科技出版社
地址　北京市海淀区文慧园北路甲 22 号
邮编　100082
电话　发行：010 – 62227427　邮购：010 – 62236938
网址　www. cmstp. com
规格　787 × 1092mm ¹⁄₁₆
印张　34¾
字数　781 千字
版次　2024 年 8 月第 1 版
印次　2024 年 8 月第 1 次印刷
印刷　北京印刷集团有限责任公司
经销　全国各地新华书店
书号　ISBN 978 – 7 – 5214 – 4696 – 8
定价　**89. 00 元**

获取新书信息、投稿、为图书纠错，请扫码联系我们。

丛书编委会

总 主 编 张登本 吕志杰 孙理军

副总主编 （按姓氏笔画排序）

王晓玲 任红艳 李翠娟 宋 健 贾成文

惠 毅

编 委 （按姓氏笔画排序）

王 军 王洪玉 王素芳 王晓玲 王道军

王强虎 艾 霞 石少楠 付春爱 邢文文

巩振东 吕志杰 任红艳 刘 娟 刘 静

闫文理 闫曙光 许 霞 孙 嫘 孙玉霞

孙理军 杜怀峰 李佳赛 李绍林 李翠娟

杨 斌 杨 赫 杨忠瑶 杨宗林 宋 健

张 辉 张亚宁 张莉君 张登本 孟红茹

赵水安 贾 奇 贾成文 高 莉 黄以蓉

崔锦涛 惠 毅 雷正权 薛 婷

本书编委会

主　　编　贾成文

副主编　雷正权　艾　霞　孙玉霞　付春爱

　　　　　佟雅婧　马绪斌

编　　委　(按姓氏笔画排序)

　　　　　王素芳　王强虎　石　珍　史新华

　　　　　刘　娟　齐　婧　孙　嫘　杜怀峰

　　　　　李佳赛　杨　斌　张　勇　张莉君

　　　　　尚俊平　赵水安　荆志强　贾　奇

　　　　　高　莉　薛　婷

总前言

本套丛书之所以遴选《黄帝内经》（以下简称《内经》）等 10 部中医经典名著进行注解导读，是缘于这些论著为现代中医药学奠定了坚实的理论基础和基本的临床思维路径。这套《中医经典名著入门导读系列》包含《〈黄帝内经·素问〉入门导读》《〈黄帝内经·灵枢〉入门导读》《〈难经〉入门导读》《〈神农本草经〉入门导读》《〈伤寒论〉入门导读》《〈金匮要略〉入门导读》《〈针灸甲乙经〉入门导读》《〈中藏经〉入门导读》《〈脉经〉入门导读》《〈温病条辨〉入门导读》，可用"理、法、方、药"四字概之。

理，是指中医药学科的理论根基和知识架构，由《素问》《灵枢》和《难经》相互羽翼，共同奠定了中医药学的理论基础（包括中医药学的基本概念、基本原理、基本知识体系），并且在构建中医学理论体系时，不仅将精气–阴阳–五行–神论等中华传统文化的基因作为解释生命现象的认识方法和思维路径，而且将其直接移植于所构建的医学理论之中，渗透于中医药学的所有领域和各个层面，并与相关的生命科学知识融为一体，自此成为中医药学的文化基因并在其各个知识层面都有充分的表达和广泛的应用。如果要使中医药学科得以普及和使中医药文化知识得以传承，让广大读者能够明白中医中药之理，就必须用易懂而通俗的语言讲解《素问》《灵枢》《难经》。

法，法则、方法之谓。此处之"法"，分为治病之法和诊病之法。就治病之法而言，张仲景撰著的《伤寒杂病论》（后世分为《伤寒论》和《金匮要略》），以其所载方药予以呈现；华佗的《中藏经》载有医论 49 篇，联系脏腑生理病理分析内伤杂病的症状、脉象，辨治各脏腑疾病的虚实寒热，治疗时方剂配伍严密，重视服药方法；皇甫谧撰著的《针灸甲乙经》，将《内经》所载不足 140 穴增至 349 穴，记载了 880 余病证的治疗、配穴、针刺操作，蕴涵丰富的针刺、艾灸之法；《温病条辨》为吴瑭多年来温病学术研究和临床总结的力作，他创立了温病的三焦辨证体系，阐述风温、温毒、暑温、湿温等病证的治疗，条理分明。就诊病之法而言，王叔和撰著的《脉经》作为现存最早的脉学专著，应属于中医诊断方法的重大总结和成果，本书采撷《内经》《难经》及张仲景、华佗等有关诊病知识，搜集后汉以前的医学著作，阐述 24 种脉象，并论述了脏腑、经络、病证、治则、预后等，联系临床实际详述脉理，使脉学走向临床。

方，即方剂，是根据病情的需要将药物按照一定的规则进行组合运用。《内经》将这种把多种药物组合在一起的法则以"君臣佐使"规范之，张仲景则践行了《内经》的组方原则并将其付之于临床实践，以经典名方垂范后人如何进行组方，怎样随证遣方用药，使这些方剂至今仍作为研究方剂的典范。

药，即防治疾病的药物。《神农本草经》是最早的中药学著作，载药 365 种，首次遵循《内经》的旨意，从理论上总结出了药物的四气五味、主治功效、七情合和，其中虽然未明言药物的升降浮沉，但在其记述药物主治功效中深刻地蕴涵着这一命题。毫无争议地说，《神农本草经》是中药学科的发端和源头。虽然其中的义理并不深奥，但古人以写实的方法记录了应用药物所治病证及其功效，文字晦涩，不注不译不讲解，今人难以通晓明白，广大民众更会因其神秘而感到困惑。

方和药物是用来治病的，理论和治法是指导人们如何将药物组成有效方剂而对临证所见各种病证施加干预的，而《伤寒论》《金匮要略》《中藏经》以及清代《温病条辨》就是践行中医理论，运用《神农本草经》及其开创的中药学传载的诸种药物于临床治疗活动的具体体现。《伤寒论》和《温病条辨》所论以外感诸病的辨证施治为务，《金匮要略》《中藏经》则是以内科诸疾和妇科病证为主，从临床实践的角度阐述和发挥着《内经》《难经》及《神农本草经》所开创的中医中药学之宏伟事业。这些典籍，专业性强，义理深奥，中医中药专业人士习读尚且吃力，如果不注不译，不使其通俗易懂，那将使它们永远蒙上让广大读者难识其庐山真面目的神秘面纱，这就是我们要通俗讲解这些典籍的动因。

由于编著中医经典名著通俗解读版本是一件非常严肃而又审慎的工作，团队每个成员均勤勤勉勉，不敢有丝毫的懈怠，在选题、立题、注译、讲解各方面，历时数年，都是一丝不苟。要使全套 10 本中医经典名著的通俗讲解符合"信、达、雅"的最高境界绝非易事，整个团队顶住了重重压力，完成了这一艰巨的任务，尽管如此，仍有未尽人意之处，敬祈广大读者不吝赐教，以待再版时完善。

陕西中医药大学　张登本

2023 年 12 月 12 日

编写说明

《针灸甲乙经》是我国现存最早的一部针灸专著，也是继《黄帝内经》之后针灸理论和临床经验的又一次总结。它全面系统地继承和总结了晋代以前针灸学的辉煌成就，对我国针灸学术的发展产生了极其深远的影响，起到了承先启后的巨大作用，所以唐代医家称之为"医人之秘宝"。其向来都被历代医家所推崇，至今仍是学习中医及其针灸理论不可多得的必读经典之一。

《针灸甲乙经》全称为《黄帝三部针灸甲乙经》，为晋代著名医家皇甫谧所撰。他参考了《黄帝内经》和《明堂孔穴针灸治要》，并对这两部书中的有关内容采用"使事类相从"的方法，将各书相类原文辑集在一起，并"删其浮辞，除其重复，论其精要"进行编次而成。全书共分 12 卷 128 篇，全面概括了针灸史、脏腑经络、病因病理、腧穴、刺灸临床治疗各个方面，是一部既有系统理论又有丰富宝贵临床经验的精华之作。

《针灸甲乙经》流传年代久远，至今已有 1700 多年历史。刊行以后历代有过多次翻刻，现在流传最广的是明代以后的刻本。这些刻本中由于错脱衍讹较多，历代医家虽有不少注解，但都各抒己见，各有所长，对同一经文常以不同角度理解。虽为中医学提供了大量的宝贵资料，但也给后学者带来诸多困难。为此，我们编写了这部《〈针灸甲乙经〉入门导读》，俾对学习应用及研究《针灸甲乙经》的同道们有所帮助。

编写本书时，原文以明刻《古今医统正脉全书》影印本为底本，他校本包括人民卫生出版社 1962 年出版的《针灸甲乙经》校勘本（简称《甲乙经》）、1963 年出版的《灵枢经》校勘本（梅花本，简称《灵枢》）及《黄帝内经素问》校勘本（梅花本，简称《素问》）；同时，还参考了《〈针灸甲乙经〉校注》《〈黄帝内经太素〉新校正》《〈黄帝内经太素〉研究》等文献。在编写体例上，尽量做到简明扼要、浅显易读，注释及语译简练，使读者容易看懂，学之能用。

其编写体例如下。

（1）原文：包括皇甫谧的《黄帝三部针灸甲乙经》序及原文 12 卷 128 篇。对底本中所加的注释予以保留，并加括号以便与原著区分。对底本中与校本不一样而显错、漏、讹、别的字、词用脚码标出并出注。原书中的异体字、繁体字一律改为标准简化字，以方便阅读。

（2）注释：对底本中的错、漏、讹、别字词出注，难字标明读音。对一些重点疑难词进行注解说明。在注释时广泛览阅诸家之言，博采众家之长，以求准确注释。

（3）语译：用意译的方法将原文译成通俗易懂的现代汉语，方便读者参阅。

（4）导读：对本书的重点内容尽可能简洁地概括总结，方便读者掌握相关原文的主旨。

虽然编者在编写过程中以严谨、认真、求实的态度做了大量工作，但难免存在疏漏之处，敬请读者指正。

编者
2023 年 12 月

目　录

林　序

　　臣闻通天地人曰儒，通天地不通人曰技，斯医者虽曰方技，其实儒者之事乎。班固序艺文志，称儒者助人君，顺阴阳，明教化，此亦通天地人之理也。又云：方技者，论病以及国，原诊以知政。非能通三才之奥，安能及国之政哉。晋·皇甫谧博综典籍百家之言，沉静寡欲，有高尚之志。得风痹，因而学医，习览经方，遂臻至妙。取黄帝《素问》《针经》《明堂》三部之书，撰为《针灸经》十二卷，历古儒者之不能及也。或曰：《素问》《针经》《明堂》三部之书，非黄帝书，似出于战国。曰：人生天地之间，八尺之躯，脏之坚脆，腑之大小，谷之多少，脉之长短，血之清浊，十二经之血气大数，皮肤包络其外，可剖而视之乎？非大圣上智，孰能知之，战国之人何与焉。大哉！《黄帝内经》十八卷，《明堂》三卷，最出远古。皇甫士安能撰而集之，惜简编脱落者已多，是使文字错乱，义理颠倒，世失其传，学之者鲜矣。唐·甄权但修《明堂图》，孙思邈从而和之，其余篇第亦不能尽言之。国家诏儒臣校正医书，今取《素问》《九墟》《灵枢》《太素经》《千金方》及《翼》《外台秘要》诸家善书校对，玉成缮写，将备亲览。恭惟主上圣哲文明，光辉上下，孝慈仁德，蒙被众庶，大颁岐黄，远及方外，使皇化兆于无穷，和气浃而充塞。兹亦助人君，顺阴阳，明教化之一端云。

国子博士臣高保衡

尚书屯田郎中臣孙奇　等上

光禄卿直秘阁臣林亿

皇　序

　　夫医道所兴，其来久矣。上古神农始尝草木而知百药。黄帝咨访岐伯、伯高、少俞之徒，内考五脏六腑，外综经络血气色候，参之天地，验之人物，本性命，穷神极变，而针道生焉。其论至妙，雷公受业传之于后。伊尹以亚圣之才，撰用《神农本草》，以为《汤液》。

　　中古名医有俞跗、医缓、扁鹊，秦有医和，汉有仓公。其论皆经理识本，非徒诊病而已。汉有华佗、张仲景，其他奇方异治，施世者多，亦不能尽记其本末。若知直祭酒刘季琰病发于畏恶，治之而瘥。云："后九年季琰病应发，发当有感，仍本于畏恶，病动必死。"终如其言。仲景见侍中王仲宣时年二十余。谓曰："君有病，四十当眉落，眉落半年而死。"令服五石汤可免。仲宣嫌其言忤，受汤勿服。居三日，仲景见仲宣谓曰："服汤否？"仲宣曰："已服。"仲景曰："色候固非服汤之诊，君何轻命也！"仲宣犹不信。后二十年果眉落，后一百八十七日而死，终如其言。此二事虽扁鹊、仓公无以加也。华佗性恶矜技，终以戮死。仲景论广伊尹《汤液》为十数卷，用之多验。近代太医令王叔和撰次仲景遗论甚精，皆可施用。

　　按《七略》《艺文志》，《黄帝内经》十八卷。今有《针经》九卷、《素问》九卷，二九十八卷，即《内经》也。亦有所亡失，其论遐远，然称述多而切事少，有不编次。比按仓公传，其学皆出于《素问》，《素问》论病精微，《九卷》是原本经脉，其义深奥，不易览也。又有《明堂孔穴针灸治要》，皆黄帝岐伯遗事也。三部同归，文多重复，错互非一。甘露中，吾病风加苦聋百日，方治要皆浅近。乃撰集三部，使事类相从，删其浮辞，除其重复，论其精要，至为十二卷。《易》曰："观其所聚，而天地之情事见矣。"况物理乎。事类相从，聚之义也。夫受先人之体，有八尺之躯，而不知医事，此所谓游魂耳！若不精通于医道，虽有忠孝之心，仁慈之性，君父危困，赤子涂地，无以济之，此固圣贤所以精思极论尽其理也。由此言之，焉可忽乎。其本论其文有理，虽不切于近事，不甚删也。若必精要，俟其闲暇，当撰核以为教经云尔。

序　例

　　诸问，黄帝及雷公皆曰问。其对也，黄帝曰答，岐伯之徒皆曰对。上章问及对已有名字者，则下章但言问言对，亦不更说名字也。若人异则重复更名字，此则其例也。诸言主之者，可灸可刺，其言刺之者，不可灸，言灸之者，不可刺，亦其例也。

晋·玄晏先生皇甫谧士安集

朝散大夫守光禄直秘阁判登闻检院上护军臣林亿

朝奉郎守尚书屯田郎中同校正医书上骑都尉赐绯鱼袋臣孙奇

朝奉郎守国子博士同校正医书上骑都尉赐绯鱼袋臣高保衡

明·新安吴勉学校

卷　一

精神五脏论第一

【原文】黄帝问曰：凡刺之法，必先本于神[1]，血脉营气精神，此五脏之所藏也。何谓德、气、生、精、神、魂、魄、心、意、志、思、智、虑？请问其故。

岐伯对曰：天之在我者德也，地之在我者气也[2]，德流气薄而生也[3]。故生之来谓之精[4]，两精相搏谓之神[5]，随神往来谓之魂，并精出入谓之魄[6]，可以任物谓之心[7]，心有所忆谓之意[8]，意有所存谓之志[9]，因志存变谓之思[10]，因思远慕谓之虑[11]，因虑处物谓之智[12]。故智以养生也[13]，必顺四时而适寒暑，和喜怒而安居处，节阴阳而调刚柔[14]，如是则邪僻[15]不生。长生久视[16]。是故怵惕思虑[17]者则伤神，神伤则恐惧流淫而不止[18]；因悲哀动中者，则竭绝而失生[19]；喜乐者，神惮散而不藏[20]；愁忧者，气闭塞而不行；盛怒者，迷惑而不治[21]；恐惧者，荡惮而不收[22]。

《素问》曰：怒则气逆，甚则呕血[23]，及食而气逆，故气上。喜则气和志达，营卫通利，故气缓[24]。悲则心系急，肺布叶举，两焦不通，营卫不散，热气在中，故气消。恐则神却，却则上焦闭，闭则气还，还则下焦胀，故气不行。寒则腠理闭，营卫不行，故气收矣。热则腠理开，营卫通，汗大泄，故气泄。惊则心无所倚，神无所归，虑无所定，故气乱。劳则喘且汗出，内外皆越，故气耗。思则心有所存，神有所止，气留而不行，故气结。

肝藏血，血舍魂；在气为语[25]，在液为泪[26]。肝气虚则恐，实则怒。《素问》曰：人卧血归于肝，肝受血而能视，足受血而能步，掌受血而能握，指受血而能摄。

心藏脉，脉舍神；在气为吞[27]，在液为汗[28]。心气虚则悲忧，实则笑不休。

脾藏营，营舍意；在气为噫[29]，在液为涎[30]。脾气虚则四肢不用，五脏不安；实则腹胀，泾溲[31]不利。

肺藏气，气舍魄；在气为咳[32]，在液为涕[33]。肺气虚则鼻息不利，少气；实则喘喝，胸凭[34]仰息。

肾藏精，精舍志；在气为欠[35]，在液为唾[36]。肾气虚则厥，实则胀，五脏不安。必审察五脏之病形，以知其气之虚实而谨调之。

肝气[37]悲哀动中则伤魂[38]，魂伤则狂妄，其精不守，令人阴缩而筋挛，两胁肋骨不举。毛悴色夭[39]，死于秋。《素问》曰：肝在声为呼，在变动为握，在志为怒，怒伤肝。《九卷》及《素问》又曰：精气并于肝则忧。解曰：肝虚则恐，实则怒，怒而不已，亦生忧矣。夫肝之与肾，脾之与肺，互相成也，脾者土也，四脏皆受成焉。故恐发及于肝而成于肾，忧发于脾而成于肝。肝合胆，胆者中精之府也。肾藏精，故恐同其怒，怒同其恐，一过其节，则二脏俱伤，经言若错，其归一也。

心怵惕思虑则伤神，神伤则恐惧自失[40]，破䐃脱肉[41]。毛悴色夭，死于冬。《素问》曰：心在声为笑，在变动为忧，在志为喜，喜伤心。《九卷》及《素问》又曰：精气并于心则喜。或言心与肺脾二经有错，何谓也？解曰：心虚则悲，悲则忧；心实则笑，笑则喜。夫心之与肺，脾之与心，亦互相成也。故喜发于心而成于肺，思发于脾而成于心，一过其节，则二脏俱伤。此经互言其义耳，非有错也。

脾愁忧不解则伤意，意伤则闷乱，四肢不举。毛悴色夭，死于春。《素问》曰：脾在声为歌，在变动为哕，在志为思，思伤脾。《九卷》及《素问》又曰：精气并于脾则饥。

肺喜乐无极则伤魄，魄伤则狂，狂者意不存，其人皮革焦。毛悴色夭，死于夏。《素问》曰：肺在声为哭，在变动为咳，在志为忧，忧伤肺。《九卷》及《素问》又曰：精气并于肺则悲。

肾盛怒未止则伤志，志伤则喜忘其前言，腰脊不可俯仰[42]。毛悴色夭，死于季夏。《素问》曰：肾在声为呻[43]，在变动为栗[44]，在志为恐，恐伤肾。《九卷》及《素问》又曰：精气并于肾则恐。故恐惧而不解则伤精，精伤则骨酸痿厥，精时自下。是故五脏主藏精者也，不可伤；伤则失守阴虚，阴虚则无气，无气则死矣。是故用针者，观察病人之态，以知精神魂魄之存亡得失之意。五者已伤，针不可以治也。

【注释】

[1] 必先本于神："必先"，《灵枢·本神》作"先必"，马莳等注本同甲乙经，可参。本于神，即以神气为根本。此"神"主要指病人的神气，也包括医生的神气在内。

[2] 天之在我者德也，地之在我者气也：德，这里作"生机""规律"解。《易·系辞下》说："天地之大德曰生。"张介宾注："肇生之德本乎天。"气，指构成形体的物质。张介宾注："成形之气本乎地。"气，即地气，指地面上产物。就是说人的生存与自然界的气候、生物是息息相关的。

[3] 德流气薄而生也：薄，通"搏"，交的意思。意思是说天德下流，地气上交，阴阳相错，升降互因，即天之生机与地之精气相结合，产生了新的生命活动个体。

[4] 故生之来谓之精：谓孕育新生命的原始物质叫作精。黄元御注："精者，生化之始基也，故生之方来谓之精，人身形象之根源，神气之室宅也。"

[5] 两精相搏谓之神：张介宾注："两精者，阴阳之精也。搏，交结也。……凡万物生成之道，莫不阴阳交而后神明见。故人之生也，必合阴阳之气，构父母之精，两精相搏，形神乃成。所谓天地合气，命之曰人也。"可见，男女两精结合而产生的生命活动叫作神。

[6] 随神往来谓之魂，并精出入谓之魄：神，神气，此指精神活动。精乃构成形体的基本物质，此代指形体。并，作依附解。张介宾注："精对神而言，则神为阳而精为阴；魄对魂而言，则魂为阳而魄为阴，故魂则随神而往来，魄则并精而出入。……盖神之为德，如光明爽朗、聪慧灵通之类皆是也。魂之为言，如梦寐恍惚、变幻游行之境皆是也。神藏于心，故心静则神清；魂随乎神，故神昏则魂荡。……盖精之为物，重浊有质，形体因之而成也。魄之为用，能动能作，痛痒由之而觉也。精生于气，故气聚则精盈；魄并于精，故形强则魄壮。"可见，全句谓伴随神气而产生的谋虑、梦幻等精神活动，称为"魂"；依附形体而产生的本能感觉和动作等功能活动，称为"魄"。

[7] 可以任物谓之心：任，担当、接受。任物，接受、处理事物。张介宾注："心为君主之官，统神灵而参天地，故万物皆其所任。"

[8] 心有所忆谓之意：意，意念，为思维活动的开始，张介宾注："忆，思忆也。谓一念之生，心有所向而未定者，曰意。"

[9] 意有所存谓之志：意念确定，志向形成，叫作志。李中梓注："意已决而确然不变者，志也。"

[10] 因志存变谓之思：围绕已定的志向反复计度、比较称为思。李中梓注："志虽定而反复计度者，思也。"

[11] 因思远慕谓之虑：由近及远，多方分析，深谋远虑，称为虑。杨上善注："变求之思，逆慕将来，谓之虑也。"

[12] 因虑处物谓之智：在深谋远虑的基础上正确地处理事物，称为智。李中梓注："虑而后动，处事灵巧者，智也。"

[13] 故智以养生也：智者，善于正确思考而处理事物的明智者。此指善于养生的人。养生，保养生命、防病抗衰、延年益寿的意思。又称为"摄生""道生"。

[14] 节阴阳而调刚柔：阴阳，此指男女。刚柔，代指阴阳。全句谓节制房事，调和阴阳。

[15] 邪僻：僻，邪也。邪僻，即邪气。

[16] 长生久视：延长生命，不易衰老的意思。

[17] 怵惕思虑：怵，指恐惧。惕，是惊慌不安的意思。怵惕思虑，即惊恐、焦虑。

[18] 流淫而不止：流淫，指滑精之类。张介宾注："流淫，谓流泄淫溢，如下文所云'恐惧而不解则伤精''精时自下'者是也。思虑而兼怵惕，则神伤而心怯，心怯则恐惧，恐惧则伤肾，肾伤则精不固。盖以心肾不交，故不能收摄如此。"止，原作"正"，据《灵枢·本神》改。

[19] 因悲哀动中者，则竭绝而失生：指因为悲哀太过，损伤内脏，可导致精气竭绝而丧失生机。

[20] 喜乐者，神惮散而不藏：惮散，即涣散之意。全句意为喜乐太过，心神涣散而失于内藏。

[21] 盛怒者，迷惑而不治：迷惑，指神识迷乱不清。张介宾注："怒则气逆，甚者必乱，故致昏迷惶惑而不治。不治，乱也。"

[22] 荡惮而不收：神气动荡耗散而不能收持。

[23] 怒则气逆，甚则呕血：怒伤肝则肝气上逆，血随气逆，故甚则呕血。

[24] 喜则气和志达，营卫通利，故气缓：喜为心志，气脉和调，志意畅达，荣卫通利，气徐缓而和顺为正常。然喜乐过度则气过于缓，而渐至神气消耗涣散不能藏蓄则为不正常。

[25] 在气为语：气在此指肝气郁结所致之气病；语，指多言，因肝喜条达，肝病则多见气郁，故以多言以宣泄其郁。

[26] 在液为泪：液，是指五脏所化生的液体。因泪出于目，目为肝窍，所以肝在液为泪。

[27] 在气为吞：吞，《素问》及《灵枢》《太素·脏腑气液》均作"噫"，即嗳气，意思是心气不舒，发为嗳气。

[28] 在液为汗：心主血，汗乃津液所化，而津液与血互相渗透，故汗为心液。

[29] 在气为噫：噫，《灵枢》《素问》《太素·脏腑气液》均作"吞"，即指吞咽之症。意思是脾气病不能灌溉于四肢，则津液反溢于脾窍之口，故为吞咽之症。

[30] 在液为涎：涎出于口，口为脾窍，所以涎为脾液。

[31] 泾溲：即大小便。

[32] 在气为咳：肺主气，肺病则肺气上逆而咳。

[33] 在液为涕：涕出于鼻，鼻为肺窍，所以肺在液为涕。

[34] 胸凭：凭，与"盈"义同，满也。即胸满。

[35] 在气为欠：欠，即打呵欠。肾病不能上交于心，故神疲而为欠。

[36] 在液为唾：唾，即唾液，出于舌下，足少阴之脉，循喉咙挟舌本也，故肾在液为唾。

[37] 肝气：据《灵枢·本神》及参前后文应删去"气"。

[38] 悲哀动中则伤魂：《类经》三卷第九注："肝藏魂，悲哀过甚则伤魂。"

[39] 毛悴色夭：毛发憔悴，面色枯槁的意思。

[40] 恐惧自失：因恐惧而失去自控能力。

[41] 破䐃（jùn）脱肉：指肌肉消瘦、脱陷。

[42] 不可俯仰：身体不能前后弯曲的意思。俯，前屈。仰，后仰。

[43] 呻：即呻吟，因为疾痛而发之声。

[44] 栗：《类经·四时阴阳外内之应》注："战栗也，大寒甚恐则有之，故属水。"

【语译】黄帝说：用针刺治病的方法，首先应以患者精神情况为根本。血、脉、营、气以及思想意识等一切活动，都是藏于五脏的。什么叫作德、气、生、精、神、魂、魄、心、意、志、思、智、虑？请问其故。岐伯答：天所赋予我们的是德，地所赋予我们的是气，天地阴阳之气，上下交流，才能使万物化生成形。所以阴阳两气相交形成生命的原始物质叫作精；阴阳两精相结合产生的生命活动叫作神；随从神气往来的精神活动，叫作魂；依附精气出入主持器官活动的，叫作魄；担负感受事物并进行分析的，叫作心；心中有所忆念而准备去做的，叫作意；主意已定而决心去做的，叫作志；为了实现志愿而反复思考，叫作思，深思远虑必生忧疑，叫作虑；考虑周密而对事物做出相应处理，叫作智。所以明智的人，对养生方面，必须顺从四时气候，适应寒暑的不同变化，稳定情绪，不过喜过怒，安定居处，调节阴阳，刚柔相济，这样病邪就无从侵袭，而达到延长寿命、防止衰老的目的。神在生命中起主导作用，所以过度的恐惧、惊慌、思虑，就会伤神。神气受到损伤，就会出现惊恐不安、阴精流泄不止；因悲哀过度而伤及内脏的，就会使脏气竭绝而丧失生命；因喜乐过度，神气就会耗散而不内藏；因忧愁过度，可使气机闭塞而不畅行；因过分恼怒，则使神志迷惑，扰乱而不能正常思虑；因恐惧过度，神气就会流荡耗散而不能收敛。

《素问》中说，人若发怒，气必上逆，甚则血随气上逆而呕血，或进食后则气上逆，所以说"怒则气上"。喜则气机和顺，情志舒畅，营卫通利，所以说"喜则气缓"。悲哀过甚则心系急，肺叶胀大，以致上焦不得宣通，营卫之气不得散布，热气郁于胸中，所以说"悲则气消"。恐惧则是精气下却，精气下却则上焦闭塞，上焦闭塞则气还下焦，以致下焦胀满，上下不通，所以说"恐则气下"。寒冷之气，能使腠理闭塞，营卫之气不得流行，所以说"寒则气收"。热则腠理开泄，营卫大通，汗液外出，所以说"热则气泄"。惊则心悸动荡如无所依，神无所归，考虑事情也就犹豫不定，所以说"惊则气乱"。劳役过度，则气喘汗出，内见喘气外见汗出，内外之气皆越出常度，所以说"劳则气耗"。思虑过度，则心事常常存于事物，精神亦归宿在一起，以致正气停留而不能运行，所以说"思则气结"了。

肝贮藏血液，魂居于肝血之中，肝病在气为多语，在液为多泪。肝为将军之官，肝气虚则恐惧，肝气盛则易怒。《素问》说：人卧血归于肝，肝在窍为目，目得血的濡养而能视。肝主筋，肝血充足而筋脉得以濡养，故足受血而能行走，掌受血而能握，指受血而能摄取。

心主血脉，神居血脉之中，心病在气为噫，在液为汗。心气虚则产生悲伤的情绪，心气实则神气有余，易喜笑而不休。

脾贮藏营气，意居营气之中，脾病在气为吞，在液为涎。脾气虚则水谷之精微不能布达，不能濡养四肢则四肢运动不灵，五脏不能安和，脾气壅实，运化不利就会出现腹胀，二便不利。

肺主一身之气，魄居肺气之中，肺病在气为咳，在液为涕。肺气虚就会鼻息不利，并觉气短，肺气实，就会出现胸部满闷，仰面喘息。

肾贮藏精气，志居肾精之中，肾气虚就会出现手足厥冷，肾有实邪，则出现下腹胀满，并波及五脏不得安和。总之，必须诊察五脏的病形，以知其气是属虚、属实，从而谨慎调治。

肝藏魂，悲哀太甚会伤魂，魂伤则发狂，好忘事而不精明，会出现前阴收缩、筋脉拘挛、两胁肋骨内陷等症状，若皮毛憔悴，容颜枯槁，到秋天金气当旺时，必受肺克而死亡。《素问》说：肝病在声为呼叫，在变动为两手握固，在志为怒，怒气能伤肝。《九卷》和《素问》又说：精气汇聚于肝，就会产生忧的情绪。解说：肝气虚则恐惧，肝气实则多怒，怒不止，势必情绪沮丧而生忧虑。肝志的怒与肾志的恐、脾志的思与肺志的忧，在情志的变化上，都是互相促成的。脾脏主土，其他四脏均受脾的滋养。所以恐虽发于肝而实形成于肾，忧虽发于脾而实形成于肝。肝合于胆，胆为中精之府，肾藏精，肝与肾的关系极为密切，恐与怒的情志变化，彼此相互影响。若超过一定的限度，则肝肾两脏俱受损伤。《九卷》及《素问》所说的好像不同，但归根结底是一致的。

心藏神，惊恐或思虑过度则伤心神，神伤则遇事恐惧，失去主宰自身的能力，肌肉瘦削，皮毛憔悴，面色无华，到冬季水旺时，病情就严重了，甚至死亡。《素问》说：心在声则为笑，在病变的表现则为忧，在情志的变动则为喜，喜笑太过则伤心。《九卷》及《素问》又说："精气汇聚于心，就会产生喜的情绪。"或言：心与肺脾广泛混同起来是有错误的，应该怎样解释呢？解说：心气虚则悲，悲则必忧，心气实则笑不休，笑则必喜。心和肺，脾和心，在情志上是相互促成的，所以喜虽发于心而形成于肺，思虽发于脾而形成于心，若超过了一定的限度，则两脏俱伤。这些经文是阐明它们的关系，并没有错误。

脾藏意，忧愁太过日久不解会损伤意，意伤则脾气不舒，胸中闷乱，四肢不能举动，皮毛憔悴，颜面枯槁，脾属土，到春季土旺的季节病情加重甚则死亡。《素问》说：脾在声为歌吟，在病变的表现则为呃逆，在情志则为思虑，思虑过度则伤脾。《九卷》及《素问》又说：精气汇聚于脾，就会产生饿的感觉。

肺藏魄，若喜乐太过，心火乘肺金则伤魄，魄伤则神乱而发狂，发狂则行为反常，毫不顾忌旁人。此人皮肤干枯，毛发憔悴，颜面枯槁，肺属金，到夏季火旺时病必加重，甚至死亡。《素问》说：肺在声为哭，在病变的表现则为咳嗽，在情志则为忧愁，忧愁过度则伤肺。《九卷》及《素问》又说：精气汇聚于肺，就会产生悲的情绪。

肾藏志，若大怒不止则伤志，志伤则好忘前言，腰脊痛不能前后俯仰，皮毛憔悴，颜面枯槁，到长夏土旺的时候病情就加重了，甚至死亡。《素问》说：肾在声则为呻吟，在病变则表现为战栗，在情志变动则为恐惧，恐惧太甚则伤肾。《九卷》及《素问》又说：精气汇聚于肾，就会产生恐的情绪，所以恐惧不解则伤精，精伤则表现为骨酸、肢体痿软、四肢厥冷、遗精等症状。所以五脏主藏精而不泻，精是人生的基本的物质，是不能损伤的。精伤则阴虚，阴虚则不能化生阳气，没有阳气生命就停止了。

所以用针刺治病时，必须观察患者的形态，以测知精、神、魂、魄的存亡得失，从而了解五脏精气的盛衰，假若五脏精气都受到损伤，就不是针刺所能治疗的。

【导读】

1. 对神的认识

（1）神的基本概念

概念 $\begin{cases} \text{神是人体生命活动的主宰及其外在总体表现的统称} \\ \text{狭义之神——精神、意识、思维活动} \\ \text{广义之神} \begin{cases} \text{一切生理活动、心理活动的主宰} \\ \text{生命活动外在的体现} \end{cases} \end{cases}$

（2）神的产生

①精气血津液为化神之源

精气血津液是产生神的物质基础 $\begin{cases} \text{精气血津液充足——脏腑功能强健——神旺} \\ \text{精气血津液亏耗——脏腑功能衰败——神衰} \end{cases}$ 神的盛衰是了解脏腑精气充实与否的重要标志

②脏腑精气对外界环境的应答

脏腑精气对外界环境的应答
- 机制：以心为主的脏腑，以精气血津液为基础，对外界刺激作出应答——产生神
- 生理意义
  - 保持了正常的心理活动状态，并以此主宰和协调机体内部的生理活动
  - 机体与外部环境取得协调统一，体现了神的存在
- 表现
  - 意：外界事物的信息通过感觉入心，通过心的忆念活动形成对事物表象的认识
  - 志：将忆念保存下来，即通过记忆来累积事物表象认识的过程
  - 思：在志的基础上酝酿思索、反复分析比较事物的过程
  - 虑：在反复思索的基础上，由近而远地估计未来的思维过程
  - 智：在虑的基础上，准确处理事务，支配行为对事物作出适当反应的措施
- 情志活动：喜、怒、忧、思、悲、恐、惊

（3）神的作用

神的作用
- 调节精气血津液的代谢：神具有统领、调控精气血津液代谢的作用
- 调节脏腑的生理功能：以五脏精气为基础物质的精神情志活动，对脏腑之气的运行起调控作用，使之运行协调有序
- 主宰人体的生命活动
  - 神的盛衰是生命力盛衰的综合体现
  - 神的存在是人体生理活动和心理活动的主宰
  - 神是机体生命存在的根本标志，形与神俱，神为主宰
  - 得神者昌，失神者亡

2. 凡针之法，必先本于神

原文开头即提出了一个十分重要的问题，即"凡刺之法，先必本于神"，接着论述神与五脏的关系、神的失常之根本原因是什么等重大问题。那么，针刺为什么必须根据患者的精神状况来进行呢？

神是生命活动的外在表现，是以脏腑精、气、血等物质为基础的生命现象的外露。《灵枢·平人绝谷》说："神者，五谷之精气也。"《素问·八正神明论》说："血气者，人之神也。"所以观察神的表现，可以观测判断五脏精、气、血的虚实情况，并以此作为能否针刺、针刺后反应状况的依据。《素问·移精变气论》说："得神者昌，失神者亡。"可见人病态情况下是否有神，是预测"昌"或"亡"的重要依据。怎样观察神的昌亡呢？主要通过观察患者的眼神、面色、肤色、形体、语言、毛发、脉搏等状况进行综合分析。凡眼球转动灵活，目光有神，反应灵敏，面色红润，"如缟裹朱"，形体无削瘦脱肉，语言清亮，毛发润泽，脉搏和缓有胃气等，即是有神，即使病态，预后也多吉。反之则凶。故本

篇从"毛悴色夭"色泽方面强调神的存亡。文后强调："观察病人之态，以知精神魂魄之存亡得失之意。五者已伤，针不可以治也"。这些就是本于神的内容和含义。不仅针刺治疗，其他临床各科，尤其是对于病重病危者，医生都必须观察患者的形态神色，作为初步判断病势或预后的首要依据。

3. 情志致病的特点和表现、预后

情志，是心"任物"之后在情志变化方面的体现。情志是神的表现之一，其活动是以五脏精气为物质基础的，如《素问·阴阳应象大论》："人有五脏化五气，以生喜怒悲忧恐。"但其又是由心主管的，如《灵枢·邪客》："心者，五脏六腑之大主，精神之所舍。"情志与五脏的功能密切相关。五脏之精充足，肝脏疏泄之功条达，则气血流畅，情志舒畅，所以一般情况下情志是正常的生理活动，不是致病的因素，但当大量的、不良的反复精神刺激和精神创伤作用于人体，超越了人体的调节功能时，会导致气血逆乱、脏腑功能失常、经络阻塞而发病。如《灵枢·百病始生》说："喜怒不节则伤脏，脏伤则病起……"由于七情致病不同于六淫，是直接损伤脏腑所致，因此七情是造成内伤的主要原因。

情志致病的特点：外界的精神刺激首先影响心，而后旁及其他脏腑，如《灵枢·口问》说："故悲哀忧愁则心动，心动则五脏六腑皆摇。"情志发病伤及内脏，主要是影响脏腑气机，使气机升降失常，气血功能紊乱，如"怒则气上，喜则气缓，悲则气消，恐则气下，惊则气乱，思则气结"（《素问·举痛论》）；"忧恐喜怒，五脏空虚，血气离守"（《素问·疏五过论》）。在临床上可以利用情志影响气机的理论治疗某些因气机逆乱所造成的疾病。这方面古代医学家积累了丰富的经验，如《灵枢·杂病》说："哕，大惊之，亦可已。"

由情志所致的疾病在治疗方面调节精神具有重要意义。因此，医生必须紧紧抓住患者的思想活动，结合具体病情，做耐心细致的思想开导工作，以安定其情绪，减轻患者的思想负担，增强其战胜疾病的信心，使之精神愉快地、主动地与医生合作，这样可以事半功倍。如《灵枢·师传》说："告之以其败，语之以其善，导之以其所便，开之以其所苦，虽有无道之人，恶有不听者乎。"

五脏变腧第二

【原文】黄帝问曰：五脏五输[1]，愿闻其数？岐伯对曰：人有五脏，脏有五变，变有五输，故五五二十五，以应五时。

肝为牡脏[2]，其色青，其时春，其日甲乙，其音角，其味酸（《素问》曰：肝在味为辛，于经义为未通）。

心为牡脏，其色赤，其时夏，其日丙丁，其音微，其味苦（《素问》曰：心在味为咸，于经义为未通）。

脾为牝脏[3]，其色黄，其时长夏，其日戊己，其音宫，其味甘。

肺为牝脏，其色白，其时秋，其日庚辛，其音商，其味辛（《素问》曰：

肺在味为苦，于经义为未通）。

肾为牝脏，其色黑，其时冬，其日壬癸，其音羽，其味咸。是谓五变。

脏主冬，冬刺井；色主春，春刺荥[4]；时主夏，夏刺输；音主长夏，长夏刺经；味主秋，秋刺合。是谓五变，以主五输。

曰：诸原安合，以致六[5]输？曰：原独不应五时，以经合之，以应其数，故六六三十六输。

曰：何谓脏主冬，时主夏，音主长夏，味主秋，色主春？曰：病在脏者取之井，病变于色者取之荥，病时间时甚者取之输，病变于音者取之经，经（一作络）满而血者病在胃（一作胸），及以饮食不节得病者，取之合，故命曰味主合，是谓五变也。

人逆春气则少阳不生，肝气内变[6]；逆夏气则太阳不长，心气内洞[7]；逆秋气则太阴不收，肺气焦满[8]；逆冬气则少阴不藏，肾气浊沉[9]。夫四时阴阳者，万物之根本也。所以圣人春夏养阳，秋冬养阴，以从其根，逆其根则伐其本矣。故阴阳者，万物之终始也。顺之则生，逆之则死；反顺为逆，是谓内格[10]。是故圣人不治已病治未病，论五脏相传所胜也。假使心病传肺，肺未病逆治之耳。

【注释】

[1] 输：原作"腧"，指五输穴。

[2] 牡脏：牡，雄性称牡。牡脏就是阳脏的意义。

[3] 牝（pìn）脏：牝，雌性称牝。牝脏就是阴脏的意思。

[4] 荥：原作"荣"，据《灵枢·顺气一日分为四时》改。

[5] 六：原作"五"，据《灵枢·顺气一日分为四时》改。

[6] 肝气内变：指肝气内郁而发生病变。

[7] 心气内洞：指心中空虚。

[8] 肺气焦满：指肺热叶焦，胸中胀满。

[9] 肾气浊沉：即肾气不足。

[10] 内格：指体内功能与外界环境格拒而不能相适应。

【语译】黄帝问：我听说针刺时根据五脏病变针刺井、荥、输、经、合五输穴的情况，请你谈谈其中的道理？岐伯回答：人有五脏，五脏各有相应的五色、五时、五音、五行、五味的变化，五脏中每一脏又各有井、荥、输、经、合五输穴，以应五变，五脏共有二十五个腧穴，分别与五时相应。

肝属木，为阴中少阳，所以为阳脏，在色为青，在时为春，在日为甲乙，在音为角，在味为酸。

心属火，为阳中之太阳，所以称为阳脏，在色为赤，在时为夏，在日为丙丁，在音为徵，在味为苦。

脾属土，为阴中之至阴，所以称为阴脏，在色为黄，在时为长夏，在日为戊己，在音为宫，在味为甘。

肺属金，为阳中之少阴，所以称为阴脏，在色为白，在时为秋，在日为庚辛，在音为商，在味为辛。

肾属水，为阴中之太阴，所以称为阴脏，在色为黑，在时为冬，在日为壬癸，在音为羽，在味为咸。这就是五变。

五脏主于冬，故病在脏者，必取五脏之井穴；色应春，故病在于色者，必取五脏之荥穴；时主夏，故病在于时轻时重者，必取五脏之输穴；音主于长夏，凡病在于音者，必取五脏之经穴；味主于秋，故病在胃及饮食不节得病者，必取脏之合穴。这就是五脏病变分别选取五输穴的情况。

黄帝问：六腑的原穴，是怎样配合成为六输的？岐伯回答：六腑的原穴，它不与五时相应，而以经穴代原穴，合入五输穴中，这样六腑各有井、荥、输、原、经、合六个输穴，六六三十六个输穴，原穴亦在其中，以应其数。

黄帝问：什么叫作脏主冬，时主夏，音主长夏，味主秋，色主春呢？岐伯答：病在五脏者取之相应的井穴治疗；病变显现于面色者取之相应的荥穴治疗；病情时轻时重者取之相应的输穴治疗；病变影响到声音者取之相应的经穴治疗；经脉盛满而有瘀血者及病在胃腑或因饮食不节而病者，取之相应的合穴来治疗，所以说味主合。这就是五脏变化所表现的不同特征以及五输相应的针刺方法。

人体必须与四时阴阳相适应。若违背了春天生长的规律，则少阳之气不能生发，内郁于肝而发生疾病；违背了夏长的规律，太阳就不能生长，使心气内虚；违背了秋收的规律，太阴不能收敛，而产生肺热叶焦，胸中胀满的疾病；违背了冬藏的规律，少阴不能潜藏，肾气内沉，就要发生泄泻等疾病。四时阴阳的变化，是万物生长、收、藏的根本。所以学识才能超常的人在春夏保养阳气，秋冬保养阴气，以顺从四时气候的变化规律，就能和万物一样，保持着生长发育的正常规律。若违反了这个规律，生命的根本就要受到伤伐，真气也就败坏了，顺从自然规律就能生存，违逆了自然规律就会死亡；如果把违逆当作顺从，那就会使机体与环境相互格拒不能适应。因此说高明的人，不主张有了病才去治疗，而是在未病之前加以预防。医论中说的是根据五脏的传变规律传于它所克的脏器而言，例如心病传肺，应在肺尚未病时进行预防，这就是按其传变规律，进行及时治疗。

【导读】

1. 五脏阴阳属性及其与五行事物配属

本文所论五脏与色、时、音、味的保留配属关系，可归纳总结如下表1-1。

表1-1　五脏阴阳属性及其与五行事物配属

五变	五时	五输	五脏五输穴				
			肝经	心经	脾经	肺经	肾经
脏	冬	井	大敦	中冲	隐白	少商	涌泉
色	春	荥	行间	劳宫	大都	鱼际	然谷
时	夏	输	太冲	大陵	太白	太渊	太溪
音	长夏	经	中封	间使	商丘	经渠	复溜
味	秋	合	曲泉	曲泽	阴陵泉	尺泽	阴谷

注：上表根据《灵枢·本输》总结而制，其中心经的五输穴都是心主手厥阴经的穴位。古代医家认为心为君主之官，不受邪，心包代心受邪，其腧穴只应于外经，所以五输穴中，不列心经的穴位

2. 五变五输刺应五时

"刺有五变，以主五输"，指出春刺荥、夏刺输、长夏刺经、秋刺合、冬刺井，表明针

刺治疗应辨证施治，因时制宜。五脏主于冬，凡病在脏者，须取五脏之井穴，如肝取大敦、心取少冲、脾取隐白、肺取少商、肾取涌泉。色主于春，凡病在色者，须取五脏之荥穴，如肝取行间、心取少府、脾取大都、肺取鱼际、肾取然谷。时主于夏，凡病时轻时重者，必取五脏之输穴，如肝取太冲、心取神门、脾取太白、肺取太渊、肾取太溪。音主于长夏，凡病在音者，须取五脏之经穴，如肝取中封、心取灵道、脾取商丘、肺取经渠、肾取复溜。味主于秋，凡病在胃及由饮食不节而引起的疾病，须取五脏之合穴，如肝取曲泉、心取少海、脾取阴陵泉、肺取尺泽、肾取阴谷。

3. 原穴与五时关系

文中提出："诸原安合，以致六输？"孙鼎宜说："六腑井荥输经合之外，尚有一原穴，故六六三十六输。帝疑诸原亦当分配五行，故曰'安合'也。"岐伯答曰："原独不应五时，以经合之。"认为原穴与五时是不相配合的，对此，张介宾解释说："《本输》篇所载六腑之原，在《九针十二原》篇即谓之输，故《六十六难》曰：以输为原也，后世针灸诸书宗之，皆言阳经之输即为原，故治输即所以治原；阴经之输并于原，故治原即所以治输。今此节云，输以经合之，以应其数，然则经、原、输三穴相邻，经亦可以代原矣。"

五脏六腑阴阳表里第三

【原文】肺合大肠，大肠者，传道之腑。心合小肠，小肠者，受盛之腑。肝合胆，胆者，中精之腑[1]。脾合胃，胃者，五谷之腑。肾合膀胱，膀胱者，津液之腑。少阴属肾，上连肺，故将两脏。三焦者，中渎之腑[2]，水道出焉，属膀胱，是孤之腑[3]。此六腑之所合者也。

《素问》曰：夫脑、髓、骨、脉、胆、女子胞，此六者，地气之所生也。皆藏于阴，象于地，故藏而不泻，名曰奇恒之腑[4]。胃、大肠、小肠、三焦、膀胱，此五者，天气之所生也。其气象天，故泻而不藏，此受五脏浊气，名曰传化之腑。此不能久留，输泻者也。魄门[5]亦为五脏使，水谷不得久藏。五脏者，藏精气而不泻，故满而不能实。六腑者，传化物而不藏，故实而不能满。

水谷入口，则胃实而肠虚，食下则肠实而胃虚，故实而不满，满而不实也。气口何以独为五脏主？胃者，水谷之海，六腑之大源也。（称六腑虽少错，于理相发为佳。）

肝胆为合，故足厥阴与少阳为表里。脾胃为合，故足太阴与阳明为表里。肾膀胱为合，故足少阴与太阳为表里。心与小肠为合，故手少阴与太阳为表里。肺与大肠为合，故手太阴与阳明为表里。

五脏者，肺为之盖，巨肩陷咽喉见于外。心为之主，缺盆之道，骷骨[6]有余，以候内髑骬[7]。肝为之主将，使之候外，欲知坚固，视目大小。脾主为胃（《九墟》《太素》作卫），使之迎粮，视唇舌好恶，以知吉凶。肾者主为外，使之远听，视耳好恶，以知其性。六腑

者，胃为之海，广骸[8]（《太素》作胕）
大颈张胸，五谷乃容。鼻隧以长，以候
大肠。唇浓人中长，以候小肠。目下裹
大，其胆乃横。鼻孔在外，膀胱漏泄。
鼻柱中央起，三焦乃约。此所以候六腑
也。上下三等，脏安且良矣。

【注释】

[1] 中精之腑：中精，原作"清净"，据
《灵枢·本输》改。即胆是贮藏精汁的脏器，故
称中精之腑。

[2] 中渎之腑：渎，指水道。因为三焦具有
通调水道的功能，所以称中渎之腑。

[3] 孤之腑：谓三焦没有脏与之相配，是一
种独立的器官。

[4] 奇恒之腑：奇，异也。恒，常也。奇恒
之腑异于一般正常的腑，所以称奇恒之腑。

[5] 魄门：即肛门，为排泄糟粕之处，故
名。"魄"通"粕"。

[6] 骬骨：指胸骨上方锁骨内侧端部分。

[7] 髑骬：指胸骨剑突部。也叫蔽心骨。

[8] 广骸：全身骨骼广大之意。

【语译】 肺与大肠相表里，大肠是传导
糟粕之腑；心与小肠相表里，小肠是接受胃
部已腐熟的水谷和泌别清浊之腑；肝与胆相
表里，胆是贮藏精汁之腑；脾与胃相表里，
胃是受纳水谷之腑；肾与膀胱相表里，膀胱
是贮藏津液之腑。足少阴的经脉属肾而上膈
络肺，所以说它的脉气通行肺肾两藏。三焦
能通调全身的水道，故称之为中渎之腑，三
焦的气化功能贯穿体腔的上、中、下三部，
在腹腔中独大，包罗脏腑，一腔之大腑也，
没有和它相匹配的脏，所以称为孤腑。这是
脏腑阴阳表里相合的情况。

《素问》说：脑、髓、骨、脉、胆、女
子胞，这六者禀承地气而生也。它们都贮
藏阴精，像大地能藏化万物一样，所以它

们的功能是藏而不泻，因此称为奇恒之腑。
至于胃、大肠、小肠、三焦、膀胱，这五
者禀受天气而产生，像天运行一样，主传
泻而不主贮藏。这些器官受纳五脏的浊气，
因此名为传化之腑。浊气不能长久停留，
而是依次输泻的，魄门在五脏的支配下主
司排泄，使糟粕久留于体内。五脏藏精气，
是全身营养及各种功能活动的物质基础，
而不传化水谷，所以经常精气满盈而没有
水谷充实。六腑是传导、消化饮食而不贮
藏精气，所以常常有水谷充实而没有精气
充满。这个道理，是因为水谷入口以后，
则胃中充实而肠中空虚，饮食至胃向下推
移，则肠中充实而胃中空虚了，故六腑是
"实而不满"，五脏是"满而不实"的。气
口脉象，根据什么能够诊察五脏的变化呢？
因为胃是容纳饮食物的处所，为六腑营养
之源泉，五脏六腑之精气，都来源于胃，
反映于气口。

肝与胆相合，所以足厥阴与足少阳经
为表里；脾与胃相合，所以足太阴与足阳
明经为表里；肾与膀胱相合，所以足少阴
与足太阳经为表里；心与小肠相合，所以
手少阴经与手太阳经为表里；肺与大肠相
合，所以手太阴经与手阳明经为表里。

五脏之中，肺位最高，为五脏六腑之
华盖，根据肩部的上下动态、咽部是否凹
陷等外形，来推测肺的虚实。心是五脏的
主宰，缺盆为血脉的通路，观察缺盆两旁
的肩端骨距离远近及蔽心骨大小，以推测
心脏的情况。肝为将军之官，开窍于目，
若要从外面测知肝的坚固与否，当视目的
大小。脾主水谷精微的运化及输布，从而
充实人体卫外功能，开窍于口，可视其唇
舌口味的好坏，以测知脾的虚实和脾病的

吉凶。肾脏的功能，表现在外的就是人的听觉，因肾开窍于耳，根据耳的听力强弱，来判断肾脏的虚实。在六腑之中，胃为水谷之海，若骨骼广阔，颈部粗大，胸围扩张，可以测知胃受纳水谷容量。鼻道是否深长，可测知大肠的状况。口唇的厚薄，人中沟的长短，可测知小肠的状况。下眼胞大，胆气就刚强。鼻孔显露于外，则膀胱易于漏泄。鼻梁高起的，可以测知三焦是固密的。这就是测候六腑的一般情况。面部上、中、下三个部位距离相等的，内脏是安好的。

【导读】

1. 脏腑相合关系

脏腑相合，合即配合，协调之义。本篇中提出脏腑相合的关系，说明了脏与腑是协调统一的配合关系，其配合的基础是经络的相互络属，脏的经脉属脏而络腑，腑的经脉属腑而络脏，经络把脏与腑密切联系在一起。在属性上，腑属阳，脏属阴，脏与腑是阴阳相合的关系。在功能上，五脏藏精气而不泻，满而不实，六腑传化物而不藏，实而不满，五脏与六腑是藏与泻、满与实的配合。如肺与大肠相合，肺气的肃降有助于大肠的向下通降，大肠的向下通降又是肺肃降的体现，二者是相辅相成的关系。病理上，五脏之病可传于六腑，六腑之病亦可影响于五脏，脏与腑相互影响，相互传变。如心经有火可循经下移于小肠，小肠有热可循经上扰于心。在治疗方面，脏的实证可泻六腑，六腑的虚证可补其五脏，有脏病治腑、腑病治脏的治则。如肺宣降失常，大便秘结的，治疗时结合通腑，则有利于肺气的宣降；亦有大便秘结的，治疗时用宣肺润肺法而使大便通畅。又如膀胱不约的遗尿，治疗时多用温补肾阳之法治疗。在针刺治疗上，可根据经脉的相互络属关系交叉取穴。脏与腑的关系为阴阳表里关系，其意义是耐人寻味的，其中寓有表里相反相成、互根互用的意思。如同表里一样，没有表就无所谓里，无里也即无所谓表，表里即言其密切不可分割的意思，绝不可错误地认为脏在里，腑在表。脏有内合，亦有外合，即心在体合脉，肺在体合皮，脾在体合肌，肝在体合筋，肾在体合骨。

2. 区别脏与腑的主要依据

从原文可以看出，当时人们对脏腑的归类比较混乱，即使一些颇懂医理的方士，也有把脑髓称为脏，有把肠胃称为脏，或者看法完全相反。《素问》中有些篇章也有这种情况，如《素问·灵兰秘典论》就有"十二脏之相使"，《素问·六节藏象论》也有"凡十一脏取决于胆"，有把五脏六腑称之为"脏"的。以上说明当时命名为脏、腑、奇恒之腑的标准、依据均存在分歧，各执一说，互不统一。因此，对脏腑的分类，主要从生理功能上进行了区别，尤其是从其功能的藏与泻、特点的满与实进行了区别。

用"藏而不泻"或"泻而不藏"作为脏腑的主要区别点，原文"五脏者，藏精气而不泻""六腑者，传化物而不藏"，这是对五脏六腑功能特点的总概括，也是区别属脏、属腑的基本依据和标准。这是通过对五脏六腑特征的长期观察，认真总结归纳出来的总规律，并长期作为区别脏腑的主要标准，但也不是绝对的。五脏主藏精气，是其主要功能，但也藏中有泻，才符合自然规律。如《素问·上古天真论》说"肾者主水，受五脏六腑之精而藏之，故五脏盛乃能泻"，这里的"受五脏六腑之精而藏之"，说明其他的脏有向肾传送转输精气的作用，但精气旺盛就会溢泻。如男子精满自溢，就是泻的表现。同样的一个肾脏，既藏（为主）又泻（藏中有泻），这才是比较全面地说明肾的功能。另外，如肝脏主藏血，也会聚肝之余气而成精汁（胆汁），《脉诀刊误》说"肝之余气，溢于胆，聚而成精"，肝脏之藏血、藏精汁，是藏精气的表现，而肝又主疏泄，具有主升、主动、调畅全身气机、调节血流量、向胃输送胆汁的功能。《血证论》说："木之性主疏泄，食气入胃，全赖肝木之气以疏泄之，而水谷乃化。"另外，五脏也有向六腑转输糟粕的作用，也是泻的一种表现形式。以上说明五脏藏精气而不泻，是言其主要功能，实则藏为主，藏中也有泻的一面。

六腑主泻，"传化物而不藏"，是说六腑的主要功能是传输糟粕、"化物"（消化吸收物质等），如胃、大肠、小肠、胆、膀胱等，的确具有传化物的共性特点，但也不是只泻不藏，也不一定泻的都是糟粕。六腑将水谷之物通过"化"而后转输于五脏，"五味入口藏于胃，以养五脏气"（《素问·五脏别论》）；另一方面，将糟粕下传于大肠，最后排出体外。六腑以"化物""传送"为主要特点，与五脏相比是"不藏"。但严格说来，是以泻为主，以泻为顺，但泻中也有"藏"的一面。用"藏"和"泻"作为区别脏和腑的要点，无疑是抓住了要害和关键。

满而不能实，实而不能满是脏腑的又一特征。原文："五脏者，藏精气而不泻，故满而不能实。六腑者，传化物而不藏，故实而不能满。水谷入口，则胃实而肠虚，食下则肠实而胃虚，故实而不满，满而不实也。"其中，"满"指精气充满。张介宾说："精气质清，藏而不泻，故但有充满而无积实。""实"指被水谷或糟粕充塞。《广雅·释诂》："实，塞也。"高士宗释曰："饮食之糟粕充足曰实。"本篇所谓"满而不实""实而不满"是在论述"藏"与"泻"的同时，进一步论述五脏藏精气、六腑泻糟粕之外，二者在形态上的主要区别。五脏受精气后充足盈满，才能溢于全身，供奉全身，其形态上虽是充满的，但无积滞成实。五脏内只能为精气充满，而不能为水谷糟粕塞实，也不能有病理性产物而壅滞成实。五脏宜气血通畅，津液精气畅达不壅阻，才能发挥其正常功能。所以五脏以精气充盈为健康无病，如果有糟粕及病理性产物壅实，则为病态。实，正如高士宗所说的"饮食之糟粕充足曰实"。六腑的形态是中空的，空以盛物，随着水谷入口，则胃被食物充填，曰胃实，"食下则肠实而胃虚"。胃肠的实虚交替，才能保证水谷的新陈代谢正常。如果肠胃被糟粕塞满而不传化，就是病态。文中高度概括、简明扼要地用"藏精气不泻""满而不实"形容五脏的功能和形态，用"传化物而不藏""实而不满"概括六腑的功能和形态特点，是在当时认识水平条件下，对人体内脏功能的理论概括，对脏腑生理及辨证有积极的意义。

3. 五脏、六腑、奇恒之腑的主要区别

原文："脑、髓、骨、脉、胆、女子胞，此六者，地气之所生也。皆藏于阴，象于地，故藏而不泻，名曰奇恒之腑。"不但指出了奇恒之腑的内涵，而且它们的功能特点是藏而不泻（类似于脏），像大地一样包纳收藏人体阴精，但形态类似于腑（与六腑在形态上类似），所以它似脏非脏，似腑非腑，故称之为奇恒之腑。高士宗说："奇，异也；恒，常也。言异于常腑也。"

区别脏、腑、奇恒之腑的主要依据，是有关脏腑理论的重要内容。

那么五脏、六腑、奇恒之腑如何区别呢？兹根据其原文的论述归纳如下（表1-2）。

表1-2　脏、腑、奇恒之腑的区别

	功能	形态	特点	与经脉相络属
五脏	化藏精气	实质器官	藏而不泻，满而不实	有，主里属阴
六腑	传化水谷	中空有腔	泻而不藏，实而不满	有，主表属阳
奇恒之腑	贮藏精气	中空有腔	同五脏（除胆外）	无

五脏六腑官第四

【原文】鼻者，肺之官[1]；目者，肝之官[2]；口唇者，脾之官[3]；舌者，心之官[4]；耳者，肾之官[5]。凡五官者，以候五脏。肺病者，喘息鼻张；肝病者，目眦青[6]；脾病者，唇黄；心病者，舌卷颧赤；肾病者，颧与颜黑。

故肺气通于鼻，鼻和则能知香臭矣。心气通于舌，舌和则能知五味矣。《素问》曰：心在窍为耳（一云舌）。夫心者火也，肾者水也，水火既济。心气通于舌，舌非窍也，其通于窍者，寄在于耳（王冰云：手少阴之络会于耳中）。故肝气通于目，目和则能视五色矣。《素问》曰：诸脉者，皆属于目。又《九卷》曰：心藏肺，肺舍神。神明通体，故云属目。脾气通于口，口和则能别五谷味矣。肾气通于耳，耳和则能闻五音矣。《素问》曰：肾在窍为耳。然则肾气上通于耳，下通于阴也。

五脏不和，则九窍不通。六腑不和，则留结为痈。故邪在腑则阳脉不和，阳脉不和则气留之，气留之则阳气盛矣。邪在脏则阴脉不和，阴脉不和则血留之，血留之则阴气盛矣。阴气太盛，则阳气不得相营也，故曰关。阳气太盛，则阴气不得相营也，故曰格。阴阳俱盛，不得自相营也，故曰关格。关格者，不得尽期而死矣。

【注释】

[1] 鼻者，肺之官：肺开窍于鼻，鼻内属于肺脏，为肺的门户，是司嗅觉及呼吸的器官。鼻与肺密切相关。

[2] 目者，肝之官：肝开窍于目，目内属于肝脏，是司视觉，审长短，辨黑白五色的器官。目与肝密切相关。

[3] 口唇者，脾之官：脾开窍于口，口唇内属于脾脏，是受纳水谷的器官。唇与脾密切相关。

[4] 舌者，心之官：舌为心之苗，内属于心脏，是司味觉，辨五味的器官。舌与心密切相关。

[5] 耳者，肾之官：肾在上开窍于耳，耳内属于肾脏，是司听觉，辨五音的器官。耳与肾密切相关。

[6] 眦青：眦，眼角。青，肝之色。肝病者，眼角发青。

【语译】 鼻是肺的官窍，眼睛是肝的官窍，口唇是脾的官窍，舌为口的官窍，耳为肾的官窍，所以可以从五官来诊断五脏的发病情况。肺脏有病时，症见呼吸喘急、鼻翼扇动；肝有病时，症见目眦发青；脾有病时，症见口唇色黄；心有病时，症见舌卷而短缩、两颧发赤；肾有病时，症见两颧、额角与眉目之间发黑。

肺气外通于鼻，鼻和就能辨别香臭。心气外通于舌，舌和就能辨别五味。《素问》说：心在窍为耳。心属火，肾属水，心火、肾水是相互为用的。心气外通于舌，舌又非窍，其上通于窍道，寄托于耳。肝气外通于目，目和就能辨别五色。《素问》说：五脏六腑之精，通过十二经脉，上注于目。又有《九卷》说：心生血脉，脉舍神。脉上连于目，神明与目，由脉一体相通，所以说，五脏六腑的经脉皆属于目。

脾气外通于口，口和就能辨别五谷的滋味。肾气外通于耳，耳和就能辨别五音。《素问》说：肾在窍为耳，可知肾气上通于耳，下通于前后二阴。

如果五脏不和，则九窍不通利。六腑失于调和通利，邪气留阻，气血凝结，则发为痈疡。所以六腑为阳，邪气在六腑，必影响阳脉，以致阳脉不能和调通利。阳脉不和，则气行留滞，气行留滞则使阳气偏盛。如果邪气在五脏，必然影响阴脉，使阴脉不能和调通利，阴脉不调则血行留滞，血行留滞则使阴气偏盛。若阴气太盛，影响阳气不能营运入内与阴气相交，这叫作"关"。若阳气太盛，阳盛则阴病亦不能营运外出与阴气相交，这叫"格"。若阴阳之气俱盛，表里相隔，互相不能营运，这叫作"关格"。关格是阴阳离决，两相格拒的表现，出现这种情况，人就不能活到应该活的年岁而早亡。

【导读】 本篇主要是论述人体五脏与五官、五色内外相应的密切关系，同时阐明内脏功能的正常与病变可反映在外表，尤其是面部五官及明堂部位，出现各种不同的色泽变化。通过外观五官、五色可测知内在脏腑的正常或病变，这是中医的"体表内脏相关"理论的重要内容，更是中医四诊中望诊的基本理论依据和主要内容。

五脏大小六腑应候第五

【原文】 黄帝问曰：人俱受气于天，其有独尽天寿[1]者，不免于病者，何也？岐伯对曰：五脏者，固有大小、高下、坚脆[2]、端正、偏倾[3]者；六腑亦有大小、长短、浓[4]薄、结[5]直、缓急者。凡此二十五变[6]者，各各不同，或善或恶，或吉或凶也。

心小则安，邪弗能伤（《太素》云：外邪不能伤），易伤于忧；心大则忧弗能伤，易伤于邪（《太素》亦作外邪）；心高则满于肺中，闷而善忘，难开以言[7]；心下则脏外，易伤于寒[8]，易恐以言；心坚则脏安守固[9]；心脆则善病消瘅[10]热中[11]；心端正则和利难伤[12]；心偏倾则操持不一[13]，无守司也。（杨上善云：心脏言神有八变，后四脏但言脏变不言神变者，以神为魂魄意之主，言其神变则四脏可知，故略而不言也。）

肺小则少饮，不病喘（一作喘喝）；肺大则多饮，善病胸痹逆气；肺高则上气喘息咳逆；肺下则逼贲迫肺，善胁下痛[14]；肺坚则不病咳逆上气；肺脆则善病消瘅易伤也（一云易伤于热，喘息鼻衄）；肺端正则和利难伤；肺偏倾则病胸胁偏痛。

肝小则安，无胁下之病；肝大则逼胃迫咽，迫咽则善（一作苦）膈中[15]，且胁下痛；肝高则上支贲加胁下急，为息贲[16]；肝下则逼胃，胁下空，空则易受邪；肝坚则脏安难伤；肝脆则善病消瘅易伤；肝端正则和利难伤；肝偏倾则胁下偏痛。

脾小则安，难伤于邪；脾大则善腠肭[17]而痛，不能疾行；脾高则肭引季胁[18]而痛；脾下则下加于大肠，下加于大肠则脏外易受邪；脾坚则脏安难伤；脾脆则善病消瘅易伤；脾端正则和利难伤；脾偏倾则善满善胀[19]。

肾小则安难伤；肾大则（一本云耳聋或鸣，汁出）善病腰痛，不可以俯仰，易伤于邪；肾高则善病腰脊痛，不可以俯仰（一本云背急缩，耳脓血出，或生肉塞）；肾下则腰尻[20]痛，不可俯仰，为狐疝[21]；肾坚则不病腰痛；肾脆则善病消瘅易伤；肾端正则和利难伤；肾偏倾则善腰尻痛。凡此二十五变者，人之所以善常病也。

曰：何以知其然？曰：赤色小理[22]者心小，粗理者心大。无𩩲𩨗[23]者心高，𩩲𩨗小短举者心下。𩩲𩨗长者心坚，𩩲𩨗弱小以薄者心脆[24]。𩩲𩨗直下不举者心端正，𩩲𩨗向一方者心偏倾。

白色小理者肺小，粗理者肺大。巨肩[25]反（一作大）膺[26]陷喉[27]者肺高，合腋张胁[28]者肺下。好肩背浓者肺坚，肩背薄者肺脆。背膺浓者肺端正，膺偏竦（一作欹）者肺偏倾。

青色小理者肝小，粗理者肝大。广胸反骹者肝高[29]，合胁兔骹[30]者肝下。胸胁好[31]者肝坚，胁骨弱者肝脆。膺胁腹好相得[32]者肝端正，胁骨偏举者肝偏倾。

黄色小理者脾小，粗理者脾大。揭唇[33]者脾高，唇下纵者脾下。唇坚者脾坚，唇大而不坚者脾脆。唇上下好[34]者脾端正，唇偏举者脾偏倾。

黑色小理者肾小，粗理者肾大。耳高者肾高，耳后陷者肾下。耳坚者肾坚，耳薄不坚者肾脆。耳好前居牙车者肾端正，耳偏高者肾偏倾。凡此诸变者，持则安，减则病也。

曰：愿闻人之有不可病者，至尽天寿，虽有深忧大恐怵惕之志，犹弗能感也，大寒甚热弗能伤也；其有不离屏蔽室内，又无怵惕之恐，然不免于病者何也？曰：五脏六腑，邪之舍也。五脏皆小者，少病，善焦心，人愁忧；五脏皆大者，缓于事，难使以忧。五脏皆高者，好高举措；五脏皆下者，好出人下。五脏皆坚者，无病；五脏皆脆者，不离于病。五脏皆端正者，和利得人心；五脏皆偏倾者，邪心善盗，不可为人卒，反复言语也。

曰：愿闻六腑之应。曰：肺合大

肠，大肠者，皮其应也。《素问》曰：肺之合皮也，其荣毛也，其主心也。下章言肾之应毫毛，于义为错。

心合小肠，小肠者，脉其应也。《素问》曰：心之合脉也，其荣色也，其主肾也。其义相顺。

肝合胆，胆者，筋其应也。《素问》曰：肝之合筋也，其荣爪也，其主肺也。其义相顺。

脾合胃，胃者，肉其应也。《素问》曰：脾之合肉也，其荣唇也，其主肝也。其义相顺。

肾合三焦、膀胱，三焦、膀胱者，腠理毫毛其应也。《九卷》又曰：肾合骨。《素问》曰：肾之合骨也，其荣发也，其主脾也。其义相同。

曰：应之奈何？曰：肺应皮。皮浓者大肠浓，皮薄者大肠薄。皮缓腹里大[35]者大肠缓而长，皮急者大肠急而短。皮滑者大肠直[36]，皮肉不相离者大肠结[37]。

心应脉。皮浓者脉浓，脉浓者小肠浓；皮薄者脉薄，脉薄者小肠薄。皮缓者脉缓，脉缓者小肠大而长；皮薄而脉冲小者，小肠小而短。诸阳经脉[38]皆多纡曲者，小肠结。

脾应肉。肉䐃坚大者胃厚，肉䐃么者[39]胃薄。肉䐃小而么者胃不坚，肉䐃不称其身者胃下，胃下者小脘约不利（《太素》作下脘未约）。肉䐃不坚者胃缓，肉䐃无小裹标紧（一本作无小裹累）者胃急，肉䐃多小裹（一本亦作累字）者胃结[40]，胃结者上脘约不利。

肝应筋。爪浓色黄者胆浓，爪薄色红者胆薄。爪坚色青者胆急，爪濡色赤者胆缓。爪直色白无约者胆直，爪恶[41]色黑多文者胆结。

肾应骨。密理厚皮者三焦、膀胱厚，粗理薄皮者三焦、膀胱薄。腠理疏者三焦、膀胱缓，皮急而无毫毛者三焦、膀胱急。毫毛美而粗者三焦、膀胱直，稀毫毛者三焦、膀胱结。

曰：薄浓美恶，皆有其形，愿闻其所病。曰：各视其外应，以知其五内，则知所病矣。

【注释】

[1] 天寿：指人的自然寿命。

[2] 坚脆：坚，是坚实。脆，脆弱之意。

[3] 倾：歪斜的意思。

[4] 浓：厚也。

[5] 结：屈曲的意思。

[6] 二十五变：指五脏各有大小、高下、坚脆、端正、偏倾等五变，五五二十五种情况。六腑有大小、长短、厚薄、结直、缓急等五变（三焦、膀胱俱合于肾，二者同论），五五亦为二十五变。

[7] 闷而善忘，难开以言：张景岳云，"高则满于肺而窍多不利"，以致心气抑郁，心神不畅，故闷而善忘。在心主言，心窍不利，心气抑郁，故难开以言。

[8] 心下则脏外，易伤于寒：心下，指心脏位置偏于低下。脏外，指心阳之气外散。意为心阳有卫外之作用，故心阳外散则易伤于寒。

[9] 心坚则脏安守固：坚，指坚固、坚实。所以心坚则心脏安定守固，而不易为外邪所伤及七情所动。

[10] 消瘅：内热消中，津液不足而肌肤消瘦。

[11] 热中：即热在中焦。

[12] 和利难伤：指脏气平和通利，邪气难

以损伤。

[13] 操持不一：意指谋虑策划不能始终如一，常反悔不定，心神无恒定。

[14] 逼贲迫肺，善胁下痛：贲乃胃脘之贲门，在胃之上口，下则肺居贲间而胃脘迫肺血脉不通，故胁下痛。

[15] 膈中：指咽膈不畅，饮食难以下咽的病证。

[16] 息贲：古病名，为五积之一，属肺之积，主要症状为胁下有积块而气逆上奔。

[17] 䐜肟（miǎo）：䐜，聚的意思。肟，季胁下空软处。

[18] 季胁：指肋下游离肋处，即第十一、十二肋处。

[19] 善满善胀：善满，原作"瘕疝"，据《灵枢·本脏》改。满，即腹满。脾主运化，若脾偏倾则脾气失其和利，运化欠佳，故生胀满之病。

[20] 尻：即尾骶骨部分的统称。

[21] 狐疝：阴囊中睾丸时上时下，如狐之出入不定，故名狐疝。

[22] 小理：肌肉纹理细致的意思。理，即肌肉的纹理。

[23] 髑骭：指胸骨剑突。

[24] 髑骭弱小以薄者心脆：剑突小而薄弱的心脏脆弱。

[25] 巨肩：即大肩，指两肩高而开阔。

[26] 反膺：指胸部外突。

[27] 陷喉：指咽喉内陷。

[28] 合腋张胁：合腋，是形容两腋的距离狭窄，合而不开的样子。胁，腋下至肋骨尽处统称为胁。张胁，即胁部开张的意思。由于肺位偏下，故两肩下垂向前内收，故合腋而张胁。

[29] 广胸反骹者肝高：广胸，指胸胁开阔。骹，物之末端曰骹，言其细也。肝居胁下，故广胸反骹为肝高。

[30] 合胁兔骹：合胁，指胁部狭窄。兔骹，张景岳曰："胁骨低合如兔也。"

[31] 胸胁好：指胸胁部发育完好健壮。

[32] 膺胁腹好相得：相得，相适应。指胸胁及腹部位置协调。

[33] 揭唇：形容口唇向上翘起之状。

[34] 唇上下好：指口唇上下均匀端正。

[35] 腹里大：指腹部周围膨大。

[36] 皮滑者大肠直：滑，指皮肤滑润。直，言大肠通利。就是说皮肤光滑的人，他的大肠就舒直通畅。

[37] 皮肉不相离者大肠结：指皮肉紧贴在一起，则大肠郁结不畅。

[38] 诸阳经脉：即外露在表皮的血脉。

[39] 肉䐃（jùn）么者：䐃，张景岳曰："肉之聚处也。"么，细瘦薄弱的意思。

[40] 胃结：指胃气郁滞不舒。

[41] 爪恶：指爪甲畸形。

【语译】黄帝问道：人体都是禀受先天而生，为什么有的人能活到自然寿命，有的人就不能避免而发生疾病呢？岐伯回答：五脏有大小、高低、坚脆、端正、偏倾的不同，六腑有大小、厚薄、长短、曲直、缓急的区别，这二十五种情况各有不同，所以有善恶、吉凶的不同情况。

心脏小的，神志安定收敛，外邪不易伤害，但因收敛而易伤于忧，发生情志变化；心脏大的，神气舒阔，不易因忧患而受伤害，由于神气舒阔而容易伤于外邪；心位偏高，上迫肺脏而使肺气壅滞，常觉烦闷不舒，气郁神呆而喜忘，遇事难以用语言开导；心位偏低，则心在肺外而神不内藏，所以易被寒伤，又经不起语言恫吓；心脏坚实，则脏气安定，守卫固密；心脏脆弱，内守不固而心火易动，则易患消瘅和中焦的热证；心端正，则神气血脉和顺，不易受到伤害；心偏斜不正，则神志不定，操守不坚，遇事没有主见。

肺脏小则饮邪很少停留，所以不病喘息；肺脏大，则饮邪易于停留而常患胸痹、喉痹及气逆等病症；肺位高易致气机逆上，而有喘息抬肩及咳嗽等病症；肺位低则居处接近横膈、胃脘，逼迫于肝，致胁下作痛；肺脏坚实，则气壮，外邪不能伤，所以不患咳嗽气上逆的病症；肺脏脆弱，则气机不易宣达而郁滞，容易化热而发生消瘅病；肺脏端正，则肺气和顺宣通，不易伤于外邪；肺脏偏斜，则肺气不宣而患胸中偏痛。

肝小则脏气安定，不会发生胁下胀满疼痛等病症；肝大则压迫胃脘，牵扯食管，而形成食不下的噎膈病，两胁疼痛等；肝位高则向上支撑膈部而紧贴胁部，出现胁下拘急，成为息贲病；肝位低则逼胃脘，因而胁下空虚，易受外邪侵袭；肝脏坚实，则脏气安定，不易受邪；肝脏脆弱，则肝阳易动，郁热内发而病消瘅；肝位端正，则肝气条达，脏气和顺，不易受邪；肝脏偏斜，则肝气不舒，气机不利而见胁下胀痛。

脾小则脏气安定，不易被外邪伤害；脾大则使胁下空软的部位结聚疼痛，不能快步行走；脾位高，则胁下空软处牵连着季胁疼痛；脾位低，则下迫大肠，下迫大肠则脾脏离位，易受外邪伤害；脾脏坚实，则脏气安和，外邪不易侵犯和伤害；脾脏脆弱，则脏气失运而患消瘅；脾脏位置端正，则脏气和顺，邪气难伤；脾脏偏斜，则运化无力，腹中胀满。

肾小则脏气安定，外邪不易伤害；肾大则常发生腰痛，不能前后俯仰，而易被外邪伤害；肾位偏高，常会发生背脊疼痛，不能俯仰；肾位偏低，多病腰尻痛，不可俯仰，易发狐疝；肾脏坚实，精气旺盛，就不易发生腰背痛；肾脏脆弱，则阴精不足，相火妄动而易患消瘅，而多受外邪伤害；肾脏位置端正，则阴精融和，肾气和顺，不易被外邪所伤；肾脏位置偏斜，则多患腰骶部疼痛。以上所说的二十五变，就是人们常患疾病的原因所在。

黄帝问：怎样知道五脏大小、高下、坚脆、端正、偏倾呢？岐伯答：皮肤色红、纹理致密者，心脏小；纹理粗疏者，心脏大。胸骨剑突不明显的，心脏位置偏高；胸骨剑突短小而高突如鸡胸的，心脏位置偏低。胸骨剑突长者，心脏坚实；胸骨剑突软小而薄者，心脏脆弱。胸骨剑突向下垂直而不高起的，心端正；胸骨剑突偏向一边的，心脏也偏斜。

皮肤色白、纹理致密者，肺脏小；纹理粗疏者，肺脏大。两肩高起、胸膺突出而结喉内陷的，肺位高；两腋之间窄紧、胸廓上部敛缩而胁部开张的，肺位低。肩部发育匀称而背部肌肉厚实的，肺脏坚实；肩背部瘦薄的，肺脏脆弱。胸背肌肉厚实匀称的，肺位端正；肋骨偏斜疏密不匀的，肺位偏斜不正。

皮肤色青、纹理致密者，肝脏小；纹理粗疏者，肝脏大。胸胁宽而高起的，肝位高；胸胁部低而向内收敛的，肝位低。胸胁部发育匀称健壮的，肝坚实；胁骨软弱的，肝脆弱。胸胁腹三部很匀称的，肝位端正；肋骨偏斜突起的，肝位也偏斜。

皮肤色黄、纹理致密者，脾脏小；纹理粗疏者，脾大。唇向上向外翻者，脾位高；唇低垂弛缓者，脾位低。口唇坚实的，脾脏坚实；口唇大而不坚的，脾脏脆弱。口唇上下端正、匀称的，脾位端正；口唇不正，一侧偏高的，脾位也偏斜。

皮肤色黑、纹理致密者，肾小；纹理粗疏者，肾脏大。耳廓位置偏高的，肾位高；耳廓位置偏低的，肾位低。耳廓坚挺厚实的，肾脏就坚实；耳廓瘦薄不坚的，肾脏脆弱。耳廓发育正常，前方位置贴近牙床的，肾位端正；两侧耳廓高低不对称的，肾位偏斜。凡有上述五脏的二十五变的人，若能根据自己的情况注意调摄，善于保持正常功能，就会安然无恙，若受到损害，就会产生疾病。

黄帝说：我愿意听你谈谈有的人从来不生病，而能活到自然寿命，即使遇到忧恐等巨大的情志刺激或遇到严寒酷暑等邪气侵扰，也不能伤害他；而有的人却整日深居密室，屏隔帐围，保护得很好，但不能避免而生病，这是什么原因呢？岐伯答：五脏六腑，是内外邪气所依附的部位。五脏都小的，很少因外邪内侵而发病，但却经常焦心思虑，多愁善感；五脏都大的，做事从容和缓，精神开阔，难以使他忧愁。五脏位置偏高的，好高骛远，不切实际；五脏位置偏低的，意志自卑，甘居人下，不求进取。五脏坚实的，内外邪气不能侵犯而很少生病；五脏脆弱的，易受邪气侵袭而病不离身。五脏位置端正的，性情和顺，为人公平公正，办事易得人心；五脏位置偏斜的，唯利是图，经常盗窃，不能与别人和平共处，语言反复无常。

黄帝说：我希望听你说说五脏与六腑相互配合的道理。岐伯答：肺与大肠相配合，所以大肠外应于皮毛。《素问》说：与肺脏相合的是皮，它的外荣表现在毫毛，制约肺脏的是心脏。下章又说肾外应于毫毛，与文意不符。

心与小肠相配合，小肠外应于脉。《素问》说：与心脏相配合的是脉，它的荣华表现在面部的色泽，制约心脏的是肾脏。其意义是一致的。

肝与胆相合，所以胆外应于筋。《素问》说：与肝脏相配合的是筋，它的荣华表现在爪甲，制约肝脏的是肺脏。其意义是一致的。

脾与胃相合，所以胃外应于肌肉。《素问》说：与脾脏相配合的是肉，它的荣华表现于口唇，制约脾脏的是肝脏。其意义是一致的。

肾与三焦、膀胱相合，所以三焦、膀胱外应于腠理毫毛。《九卷》说：肾与骨相配合。《素问》说：与肾脏相配合的是骨，它的荣华表现于发，制约肾脏的是脾脏。其意义相同。

黄帝问：五脏六腑怎样体现与各组织的相应关系呢？岐伯答：肺与皮相应，又与大肠相合。皮厚者，大肠就厚；皮薄者，大肠也薄。皮松缓而腹围粗大的，大肠就松而长；皮紧的，大肠就紧而短。皮肤滑润者，大肠就通顺；皮肉不可分离的，大肠就郁结不畅。

心与脉相应，又与小肠相合。皮厚的脉管也厚，脉厚的小肠就厚；皮薄的脉管也薄，脉薄的小肠就薄。皮肤松缓的脉也缓，脉缓者小肠大而长；皮薄而脉也细弱，小肠也细小而短。阳经经脉分布的部位多见弯弯曲曲血络的，小肠就屈曲不舒。

脾与肉相应，又与胃相合。肉䐃坚实而肥大的，胃厚；肉䐃薄弱的，胃薄。肉䐃小而细薄的胃不坚实，肉䐃瘦薄与身体不相称的，胃的位置偏低，胃的位置偏低使胃下口被压迫而缩结，食物不能顺利通过。肉䐃不坚实的胃就松弛，肉䐃周围没有细小颗粒相连的胃体紧缩，肉䐃周围多有小颗粒累累如珠的胃就结涩，其上口也紧缩，食物就不能顺利下行。

肝与筋相应，其华在爪，又相合于胆。爪甲厚而色黄的，则胆厚；爪甲薄而色红的，则胆薄。爪甲坚实而色青的，胆紧急；爪甲濡软而色赤的，胆松弛。爪甲正直而色白无纹的，胆气舒畅通顺；爪甲畸形而色黑多纹的，胆气结滞不畅。

肾与骨相应，又相合于三焦、膀胱。

腠理致密而皮厚者，三焦、膀胱就厚；皮肤纹理粗疏的，三焦、膀胱就薄。腠理疏松的，三焦、膀胱也松弛；皮肤紧急而无毫毛的，三焦、膀胱也紧急。毫毛美好润泽粗壮的，三焦、膀胱就顺畅；毫毛稀疏的，三焦、膀胱就郁结不舒。

黄帝说：五脏功能的强弱，各自都有相应的状态，我想了解疾病状态下，脏腑的外在表现是怎样的。岐伯答：观察它们各自外应的皮、肉、筋、骨、脉等组织，就可以知道脏腑的状况和所发生的病变了。

【导读】身形候脏腑的意义

身形候脏腑是中医藏象学说的重要内容之一。除本篇外，《内经》中有多篇也论述这方面内容，例如《灵枢·本脏》认为以身形、肢节、䐃肉等都可以候五脏六腑，如观巨肩陷可以候肺，察目可知肝，望闻其好恶以知肾等。文中认为脏居于内，形见于外，凡外部形体的表现、强弱以及孔窍的开合与病变都是脏腑的表征，将体内脏腑、体表组织视为相互联系，既对立又统一的整体，这也是中医理论体系的特点之一。在脏腑生理整体观的基础上，又将其运用于诊断治疗之中，如《灵枢·本脏》所言"视其外应，以知其内脏，则知所病矣"。根据面部的状态，还可预测六腑的情况。这就是"脏居于内，形见于外"的道理，由此建立了以身形候脏腑的诊断方法。

十二原第六

【原文】五脏有六腑[1]，六腑有十二原[2]。十二原[3]者，出于四关[4]。四关主治五脏，五脏有疾，当取之十二原。十二原者，五脏之所以禀三百六十五骨之气味者也[5]。五脏有疾，出于十二原，而原各有所出。明知其原，睹其应[6]，知五脏之害矣。阳中之少阴，肺也[7]，其原出于太渊[8]二。阳中之太阳，心也，其原出于大陵[9]二。阴中之少阳，肝也[10]，其原出于太冲[11]二。阴中之太阴，肾也[12]，其原出于太溪[13]二。阴中之至阴，脾也[14]，其原出于太白[15]二。膏之原[16]出于鸠尾[17]一。肓之原[18]出于脖（满没切）胦[19]（乌朗切）一。凡十二原主治五脏六腑之有病者也。胀取三阳，飧泄[20]取三阴（一云滞取三阴）。

今夫五脏之有病，譬犹刺也，犹污也，犹结也，犹闭也。刺虽久犹可拔也，污虽久犹可雪也，结虽久犹可解也，闭虽久犹可决也。或言久疾之不可取者，非其说也。夫善用针者，取其疾也，犹拔刺也，犹雪污也，犹解结也，犹决闭也，疾虽久犹可毕也。言不可治者，未得其术也。

【注释】

[1] 五脏有六腑：五脏六腑之气，表里相通，五脏之外有六腑。

[2] 六腑有十二原：六腑之外有十二经脉的十二原穴。

[3] 十二原：原，指原穴，原穴是脏腑之气表里相通的穴位。本篇所说的十二原，是指五脏的输穴，加鸠尾、气海。

[4] 四关：指四肢的肘膝关节。

[5] 十二原者，五脏之所以禀三百六十五骨之气味者也：禀，给予。十二原穴是五脏禀承全身经脉三百六十五气穴的经气所输注的地方，即经气集中的地方。

[6] 睹其应：应，反应。观察脏腑病变在原穴上的反应。

[7] 阳中之少阴，肺也：肺居胸中，胸部属阳，肺为阴脏主肃降，系阴脏而居阳位，是阳中之阴，所以肺为少阴。

[8] 太渊：手太阴肺经腧穴，阴经无原穴，以输代之。

[9] 大陵：手厥阴心主的输穴。

[10] 阴中之少阳，肝也：肝居膈下，膈属阴，肝为木火之脏，其气主升，系阳脏而居阴位，是阴中之阳，所以肝为少阳。

[11] 太冲：肝经输穴。

[12] 阴中之太阴，肾也：张景岳："肾在下而属水，故为阴中之太阴。"

[13] 太溪：肾经之输穴。

[14] 阴中之至阴，脾也：张景岳："脾属土而象地，故谓阴中之至阴。"

[15] 太白：脾经输穴。

[16] 膏之原：膏，心下的黄脂为膏。唐容川："凡有膜网处，无论上中下及内外膜网，其上皆生膏油，《左传》所谓膏肓也，肓言其膜，同三焦之物，膏即言其油，乃属于脾，凡化水化谷，皆是膏油发力之熏吸之，所谓脾主利水化食者如此。"

[17] 鸠尾：膏之原穴是鸠尾，属任脉。

[18] 肓之原：膈上的薄膜为肓。张志聪："肓者肠胃之募原也。"肓之原穴是脐下一寸五分的气海，属任脉。

[19] 脖胦（yāng）：任脉气海穴的别名。马莳："一名下气海，一名下肓，脐下一寸半宛宛中，男子生气之海。"

[20] 飧（sūn）泄：即完谷不化的泄泻病。

【语译】 脏腑经络之气，表里相合，内外相引，所以五脏之表有六腑，六腑之外有十二原穴，十二原穴出于四关，四关原穴主治五脏病变。故五脏有病，应当取十二原穴治疗。十二原穴是五脏禀受水谷的气味以注于全身三百六十五节的所在处，五脏有病必反映到十二原穴，十二原穴各有所属的脏腑。所以观察十二原穴的反应情况就能知道五脏的病变。心肺居膈上，膈上属阳位，肺是阳部之阴脏，故为"阳中之少阴"，其原穴出于寸口太渊，左右共两穴。心为阳部之阳脏，所以叫"阳中之太阳"，其原穴出于手厥阴心包经之大陵穴，左右共两穴。肝居下焦，是阴部的阳脏，为"阴中之少阳"，其原出于太冲，左右共两穴。肾居下焦，是阴部之阴脏，故为"阴中之太阴"，其原穴出于足太阴经之太溪穴，左右共两穴。脾居膈下，是阴部之阴脏，故为"阴中之至阴"，其原穴出于足太阴经之太白穴，左右共两穴。膏的原穴出于上腹部的鸠尾穴。肓的原穴出于下腹部的气海穴。故以上十二原穴能主治五脏六腑的疾病。腹胀满的病应取足三阳经穴治疗。飧泄完谷不化的病应取足三阴经穴来治疗。

现今五脏患病，好像身体上扎进了刺一样，好像美物被污染一样，好像绳子打了结一样，好像江河遭淤闭一样。刺扎的时间虽然长久，但还是可以拔除掉的，污虽久但还是可洗涤的，结虽久但还是能解开的，闭虽久但还是能够疏通的。有的人说久病不能治愈，这种说法是不对的。善于用针术的医生，治疗疾病好像拔刺一样，好像洗涤污垢一样，好像解开绳结一样，好像疏通闭塞一样，患病虽然长久，但仍然是能治愈的。说久病不能治疗是因为没有掌握治病的技术。

【导读】十二原出于四关

四关，指两肘两膝的部位。十二经原穴均出于两肘两膝部位，原穴主治五脏六腑的病证。本篇原文说："五脏有六腑，六腑有十二原。十二原者，出于四关。四关主治五脏，五脏有疾，当取之十二原。十二原者，五脏之所以禀三百六十五骨之气味者也。五脏有疾，出于十二原，而原各有所出。明知其原，睹其应，知五脏之害矣。"这就是说由于脏腑之气表里相通，五脏之表有六腑，六腑之外有十二原，十二原穴出于"四关"部位，能治五脏诸病。五脏有病，当取十二原的道理，是因为十二原穴为五脏禀受的水谷精气向全身365节渗灌的部位，因而五脏有病必然会反映于十二原所出之处，于是十二原穴所在的"四关"可作为候察内脏疾病的重要部位，也就可用针刺十二原之法以治内脏病证。五脏本无原穴，该篇所说的十二原穴，实质上是把五脏的输穴称之为原穴。原文记载的十二原穴名称如下。

手太阴肺经——太渊（左右各一）

手少阴心经——大陵（左右各一）

足厥阴肝经——太冲（左右各一）

足太阴脾经——太白（左右各一）

足少阴肾经——太溪（左右各一）

膏之原——鸠尾

肓之原——脖胦

本篇所指的十二原穴，与后世所说的十二原穴是不完全相同的。如上所述，本篇的十二原穴是指五脏经脉左右各有一穴及膏肓各一穴，共十二个穴位，并无六腑所属的原穴，而后世所通称的十二原，则是指本篇五脏经脉的原穴，加上手少阴心经的神门穴、六腑经脉的原穴（《灵枢·本输》）。这样，脏腑十二经就各有一个原穴，现在临床上所用的十二原穴，即以此为依据。

十二经水第七

【原文】黄帝问曰：经脉十二者，外合于十二经水而内属于五脏六腑。夫十二经水[1]者，受[2]水而行之。五脏者，合神气魂魄而藏之。六腑者，受谷而行之，受气而扬之。经脉者，受血而营之。合而以治奈何？刺之深浅，灸之壮数，可得闻乎？

岐伯对曰：脏之坚脆[3]，腑之大小[4]，谷之多少[5]，脉之长短[6]，血之清浊[7]，气之多少[8]，十二经中多血少气，与其少血多气，与其皆多气血，与其皆少血气，皆有定数。其治以针灸，各调其经气，固其常有合也。此人之参天地而应阴阳，不可不审察之也。

足阳明外合于海水，内属于胃。

足太阳外合于清水，内属于膀胱，而通水道焉。

足少阳外合于渭水，内属于胆。

足太阴外合于湖水，内属于脾。

足厥阴外合于沔水，内属于肝。

足少阴外合于汝水，内属于肾。

手阳明外合于江水，内属于大肠。

手太阳外合于淮水，内属于小肠，而水道出焉。

手少阳外合于漯水，内属于三焦。

手太阴外合于河水，内属于肺。

手心主外合于漳水，内属于心包。

手少阴外合于济水，内属于心。

凡此五脏六腑十二经水者，皆外有源泉而内有所禀，此皆内外相贯，如环无端，人经亦然。故天为阳，地为阴，腰以上为天，下为地。故海以北者为阴[9]，湖以北者为阴中之阴[10]，漳以南者为阳[11]，河以北至漳者为阳中之阴[12]，漯以南至江者为阳中之阳[13]，此一州之阴阳也。此人所以与天地相参也。

曰：夫经水之应经脉也，其远近之浅深，水血之多少，各不同。合而刺之奈何？曰：足阳明，五脏六腑之海也，其脉大而血多，气盛热壮，刺此者不深弗散，不留不写。

足阳明多血气，刺深六分，留十呼。

足少阳少血气，刺深四分，留五呼。

足太阳多血气，刺深五分，留七呼。

足太阴多血少气，刺深三分，留四呼。

足少阴少血多气，刺深二分，留三呼。

足厥阴多血少气，刺深一分，留一呼。

手之阴阳，其受气之道近，其气之来也疾，其刺深皆无过二分，留皆无过一呼。其少长小大肥瘦，以心料之，命曰法天之常，灸之亦然。灸而过此者，得恶火则骨枯脉涩，刺而过此者则脱气。

曰：夫经脉之大小，血之多少，肤之浓薄，肉之坚脆，及䐃之大小，可以为度量乎？

曰：其可为量者，取其中度者也，不甚脱肉而血气不衰者也。若失度人之病瘦而形肉脱者，乌可以度量刺乎。审切循扪按，视其寒温盛衰而调之，是谓因适而为之真也。

【注释】

[1] 十二经水：指当时我国境内的海水、清水、渭水、湖水、汝水、江水、淮水、漯水、河水、漳水、济水等十二条河流。

[2] 受：在此为容纳的意思。

[3] 脏之坚脆：五脏器质的坚韧与脆弱。

[4] 腑之大小：六腑之形态、容量的大小。

[5] 谷之多少：受盛水谷的多少。

[6] 脉之长短：指各条经脉的不同长度。

[7] 血之清浊：说明人体血气有轻清与稠浊的区别。

[8] 气之多少：泛指脏腑、经脉之气的强弱。

[9] 海以北者为阴：胃经外合于海。与胃经并行的为膀胱、胆二经，这三条经脉都自头下行至足。分布在下肢部位的情况：胃经在前缘，胆经居中，膀胱经在后缘。若仰卧，则胆和膀胱二经的部位，都在胃经的下方，所以说海以北为阴。

[10] 湖以北者为阴中之阴：湖水配合脾经，阴中之阴指人体下肢的内侧。湖水以北指脾经以下的肝、肾二经。足之三阴经，都循行于下肢的内侧，脾经在前缘，肝经居中，肾经在后缘。若仰卧，则肝肾二经的位置，都在脾经的下方，所以湖水以北为阴。

[11] 漳以南者为阳：在十二水漳水以南为阳，在人体腰以上为阳。漳水配合心包经，漳以南指心包经以上的肺经；阳指人体的上肢。心包与肺经均循行于上肢，肺经在前，心包经在后。如仰卧，则心包经的上方为肺经，所以说漳以南为阳。

[12] 河以北至漳者为阳中之阴：阳中之阴指人体的上肢内侧，漳水配心包经，河水配肺经，肺与心包经都循行于上肢的内侧。如仰卧则肺的下方就是心包经，所以说河以北到漳以南者，为阳中之阴。

[13] 漯以南至江者为阳中之阳：阳中之阳指人体上肢的外侧，漯水配三焦经，江水配大肠经。三焦和大肠经都循行在上肢的外侧，大肠经在外缘，三焦经居中。如仰卧，则三焦经的上方，就是大肠经，所以说漯以南至江者为阳中之阳。

【语译】黄帝问：人体的十二经脉，外合于清、渭、海、湖、汝、沔、淮、江、济、漳等十二水，而在体内属于五脏六腑。这十二经水像大地上的河流一样运行；人的五脏藏神、气、魂、魄等精神活动而表现于外；六腑受纳水谷，化生精微之气输布于全身内外；十二经脉受纳血液而营运于全身百脉。如何把以上这些情况相应地结合起来应用于治疗？针刺深浅、施灸壮数的多少能讲给我听吗？

岐伯回答：五脏的坚脆，六腑的大小，受纳水谷的多少，经脉的长短，血液的清浊，十二经脉中的多血少气或少血多气、血气皆多或血气皆少，都有定数。运用针灸治病时，应根据各条经脉的长短、血之清浊，以及气血多少等特点，适当运用针刺的深度和艾灸壮数的多少，以调理经气，这样才符合各经的具体情况。以上说明了人体与天地阴阳相应的道理，不能不审察。

足阳明经经水外与大地十二条河流中的海水相对应，内与六腑中的胃相连属。

足太阳经经水外与大地十二条河流中的清水相对应，内与六腑中的膀胱相连属，而沟通全身的水道。

足少阳经经水外与大地十二条河流中的渭水相对应，内与六腑中的胆相连属。

足太阴经经水外与大地十二条河流中的湖水相对应，内与五脏中的脾相连属。

足厥阴经经水外与大地十二条河流中的沔水相对应，内与五脏中的肝相连属。

足少阴经经水外与大地十二条河流中的汝水相对应，内与五脏中的肾相连属。

手阳明经经水外与大地十二条河流中的江水相对应，内与六腑中的大肠相连属。

手太阳经经水外与大地十二条河流中的淮水相对应，内与六腑中的小肠相连属，全身的水道由此化出。

手少阳经经水外与大地十二条河流中的漯水相对应，内与六腑中的三焦相连属。

手太阴经经水外与大地十二条河流中的河水相对应，内与五脏中的肺相连属。

手厥阴经经水外与大地十二条河流中的漳水相对应，内与五脏中的心包络相连属。

手少阴经经水外与大地十二条河流中的济水相对应，内与五脏中的心相连属。

这里所说的人体的五脏六腑十二经水和地面上的河流一样，它们都有不同的源泉向外流出，而各自的源泉也都有其不同的内在禀赋，它们都是内外互相贯通的，如同圆环一样周而复始，是没有尽头的，人体经脉循行也是如此。所以说，天属阳性，地属阴性；人体腰部以上与天相应而属阳性，腰部以下与地相应而属阴性。地面上海水以北的经水属阴性，湖水以北的经水属阴中之阴，漳水以南的经水属阳性，河水以北直到漳水之间的经水属阳中之阴，漯水以南直到江水之间的经水属阳中之太阳。这只是自然界阴阳的一个方面，可以用来说明人体与天地之间阴阳相应的关系。

黄帝问：十二经水应于十二经脉，经脉和经水都有长短、深浅及水血的多少等不同，如何把它们结合起来用于针刺治疗呢？岐伯答：足阳明胃经为五脏六腑之海，其经脉最大而多气多血，若阳气偏盛则热势必甚，故针刺胃经时不深刺则邪不得散，不留针则邪不得泻。

足阳明经是多血多气之经，刺入六分，留十呼。

足少阳经为少血多气之经，刺入四分，留五呼。

足太阳经为多血少气之经，刺入五分，留七呼。

足太阴经为多血少气之经，刺入三分，留四呼。

足少阴经为少血多气之经，刺入二分，留三呼。

足厥阴经为多血少气之经，刺入一分，留一呼。

手之阴阳经脉，均循行人身上半部，接受气血的距离近，气行迅速，其循行部位皮薄肉少，故不宜深刺；经脉距离短，也不宜留针。因此，在针刺时应浅刺疾出，深度不超过二分，留针不超过一呼。但病人有老幼之分，形体有大小、肥瘦的不同，必须根据具体情况，采用适当的针刺手法精心调治。这是顺从自然规律的道理。灸法亦如此，如果不能运用这些法则，灸得过量，会损害身体，叫作"恶火"，则出现骨髓枯槁、血脉凝涩的病变；针刺过度，会发生脱泄元气的不良后果。

黄帝问：经脉有大小，气血有多少，皮肤有厚薄，肌肉有坚脆大小，这些都可以度量吗？

岐伯答：中等身材可作度量的标准，此人肌肉不很消瘦，气血也不衰弱。身体消瘦，肌肉脱陷的人是不能用同一度量标准去针刺的。必须通过审察形神及切、循、扪、按的方法检查，依据皮肤及经脉的寒、温、盛、衰等具体情况，进行调治，这才是根据不同情况使用不同方法，掌握治疗的真正法则了。

【导读】

1. 十二经脉内属五脏六腑，外合十二经水

本文篇首用比喻的方法，来说明人体十二经脉的气血运行，犹如大地上十二条河流的运行。其认为清水、渭水、海水、湖水、汝水、沔水、淮水、漯水、江水、河水、济水、

漳水有大有小，河水流量有多有少，其长度有远有近，其深度有深有浅，与之相应的人体手足阴阳十二经脉的气血也有多有少，经脉也有长有短，从而体现了中医天人相应的理论。十二经脉内属于五脏六腑，手足三阴三阳经脉与相应的内脏相联系。就五脏六腑的功能而言，本文说："五脏者，合神气魂魄而藏之。六腑者，受谷而行之，受气而扬之。"这一论述与《内经》其他篇对五脏六腑功能的认识是一致的。如《灵枢·本脏》说："五脏者，所以藏精神血气魂魄者也；六腑者，所以化水谷而行津液者也。"简言之，脏腑的功能是五脏藏神，六腑化谷。由于经脉内连脏腑，脏腑化生之气血津液等精微物质通过经脉输布全身各处，经脉中所行之气血来源于脏腑，故经文说："经脉者，受血而营之。"由此可知，手足阴阳十二经脉气血多少的区别，是与脏腑气血多少关联的。经脉气血的多少，又与针刺的深浅程度、施灸壮数的多少有直接关系。张介宾总结说："经水者，受水而行于地也。人之五脏者，所以藏精神魂魄者也；六腑者，所以受水谷，化其精微之气，而布扬于内外者也。经脉犹江河也，血犹水也，江河受水而经营于天下，经脉受血而运行于周身，合经水之道以施治，则其源流远近固自不同，而刺之浅深，灸之壮数，亦当有所辨也。"

2. 人与自然密切相关

本篇明确提示："此人之参天地而应阴阳，不可不审察之也。"说明人体脏腑、经脉的生理活动都和自然界的阴阳变化是息息相关的。本文从两个方面论述人与自然的关系。

（1）以经水喻经脉。十二经脉与十二经水均有一定的对应关系。经脉与经水的远近深浅、水血多少不同，其理论用于指导针刺治疗时，针刺深度及留针时间亦有所区别。

篇中提到的十二经水，属我国古代版图上的河流。由于历史和地理状况的变迁，其中有的河流名称和流经区域等有关情况，都发生了很大的变化。因此，对十二经水的具体内容，学习时不可过分拘泥，应着重理解本篇的重要精神是借用十二条河流纵横交错、川流不息的状态，比喻说明人体脏腑、经脉的气血运行，犹如自然界的江河湖海一样，有着各自的源流及交会、出入、离合等运行规律。故原文总结说："凡此五脏六腑十二经水者，皆外有源泉而内有所禀，此皆内外相贯，如环无端，人经亦然。"

（2）以部位分阴阳。本篇是以十二经水的流域位置为依据，运用取象比类的方法，归类人体各部分以及十二经脉和其内属脏腑的阴阳属性。张志聪说："腰以上为天，腰以下为地，天地上下之皆有水也。海以北者，谓胃居中央，以中胃之下为阴，肝肾之所居也。湖以北者，乃脾土所居之分，故为阴中之阴，脾为阴中之至阴也。漳以南者为阳，乃心主包络之上，心肺之所居也。盖以上为天为阳为南，下为地为阴为北也……此以人之面南而背北也。盖人生于天地之间，六合之内，以此身一隅之阴阳，应天地之上下四旁，所与天地参也。"

由此可知，以经水喻经脉、以部位分阴阳的核心，是通过取类比象、归纳演绎的方法，论述人体脏腑、经脉等组织器官与自然界之间的阴阳表里雌雄输应的关系。

3. 因人而异的刺灸治疗原则及方法

由于经脉的自身有长有短，循行的部位有深有浅，运载的气血有多有少，因此，进行针刺时，就必须根据病人身体的高低、形体的胖瘦、体质的强弱、气血的盛衰等具体情况，来确定治疗原则和刺灸的手法以及针刺深度、留针时间的长短等问题。

（1）个体差异不同，针刺原则有别。人的年龄有长幼老少的不同，形体有高矮胖瘦之殊，体质有强弱的差别，针刺时必须根据这些具体情况，结合个体差异，运用恰当的治疗原则和方法，就能使病邪去、正气复。如果违背这一原则，不论是艾灸太过（即"恶火"），或针刺太过，都会损及机体，出现骨髓枯槁、血脉凝涩的病变，或发生元气脱泄的不良后果。

（2）经脉气血不同，刺治方法有异。不同的体质，其气血多寡不同，即使同一个体中，十二经脉也存在着大小、深浅、远近、气血多少的差异。因此，在临床应用灸刺治疗疾病时，也必须细心诊察，全面详细掌握病情，在治疗时，使针之深浅、灸之壮数、留针之久暂具有严格的针对性。如足阳明经多气多血，受邪也最重，故刺治时要深刺久留针，否则邪气就不能消散，针刺六分，留针十呼；足太阳多血少气，针刺五分，留针七呼；足少阳少血多气，针刺四分，留针五呼；足太阴多气少血，针刺三分，留针四呼；足少阴少血多气，针刺二分，留针三呼；足厥阴多血少气，针刺一分，留针一呼。

手三阴三阳经，都循人体上半身，与输送气血的心肺距离近，气血运行迅速，所循行部位的肉薄、穴位浅，因此不宜深刺，也不宜久留针，一般针刺不超过二分，留针时间不超过一呼。

（3）针灸要"因适而为之真"。因适，即恰到好处。真，即精髓。本句指只有具体情况具体分析，因时、因地、因人制宜，使治疗恰到好处，才是掌握了辨证论治的精髓。怎样才能做到"因适而为之真"？本文通过举例说明。比如人的身材、体型、体质、经脉气血等都是可以度量的。度量的方法是选择中等身材，不消瘦也不肥胖，气血不衰也不盛的"中度"之人，以此作为标准去度量而确定针刺的深浅。确定"中度"或"寒温盛衰"之人的方法，要运用审、切、循、按、扪之法，全面、详细地进行诊察，全面地进行评断，然后选择相应方法结合特异性进行治疗。这样才能掌握治疗法则与方法，即原文所说："审切循扪按，视其寒温盛衰而调之，是谓因适而为之真也。"

四海第八

【原文】人有四海[1]，十二经水者皆注于海。有髓海，有血海，有气海，有水谷之海。胃者为水谷之海，其腧上在气街，下至三里。冲脉者为十二经之海，其腧上在大杼，下出巨虚上下廉。膻中者为气之海，其腧上在柱骨之上下[2]，前在人迎。脑者为髓之海，其腧上在其盖[3]，下在风府。凡此四海者，得顺者生，得逆者败，知调者利，不知调者害。

曰：四海之逆顺奈何？曰：气海有余[4]，则气满胸中，急息面赤；不足[5]则气少不足以言。血海有余[6]，则常想其身大，怫郁[7]也，然不知其所病[8]；不足则常想其身小[9]，狭然不知其所病。水谷之海有余，则腹胀满；不足则饥不受谷食。髓海有余[10]，则轻劲多力，自过其度[11]；不足则脑转[12]耳鸣，胫酸，眩冒目无所见，懈怠安卧。

曰：调之奈何？曰：审守其俞[13]而调其虚实，无犯其害[14]，顺者得复，逆者必败。

【注释】

[1] 四海：比喻人身髓、气、血以及饮食水谷四种物质的汇聚之处。

[2] 柱骨之上下：张景岳说："柱骨，项后天柱也。忧恚无言论曰：颃颡者分气之所泄也，故气海运行之输，一在颃颡之后，即柱骨之上下，谓督脉之喑门、大椎也，颃颡之前，谓足阳明胃经之人迎也。"据此，柱骨之上下，大椎穴（督脉所主）。

[3] 上在其盖：盖，指位于头顶中央督脉之百会穴，张隐庵说："盖，谓督脉之百会，督脉应天道之环转复盖，故曰盖。"

[4] 气海有余：指邪气盛实，胸中气机壅遏所致的病证。

[5] 不足：膻中为气之海，膻中即胸中，胸中为肺脏所居之处，故"诸气者皆属于肺"。气海不足，亦即肺气亏虚，故见少气懒言、语音低微、气短不足以息等症。

[6] 血海有余：血海有余，则血多脉盛，充盈于形体。

[7] 怫郁：郁闷忿怒的样子。

[8] 不知其所病：即说不清楚有何痛苦。隋·杨上善释为"不知其所苦"。张景岳说："病在血者，徐而不显，故茫然不觉其病。"是

指血海病变表现有余，因病程缓慢，平时常看不出有患病的样子。

[9] 常想其身小：因血少脉虚，形体失于充盈，故患者常感身体空虚瘦小。

[10] 髓海有余：脑为髓海，但肾藏精、生髓，通于脑，髓海有余或不足，皆与肾精的盛衰密切相关。髓海有余，多因肾之精血旺盛，化源充足，而非邪盛，故其表现亦非病态。

[11] 自过其度：谓髓海有余之人精力充沛，思维敏捷，某些生理指标超过一般人的水平。度，指常度。

[12] 脑转：谓自觉脑中旋转。

[13] 审守其俞：谨守与四海相通的上下腧穴。

[14] 无犯其害：张景岳："无犯其害，无盛盛，无虚虚。"就是说在治疗上不要犯"虚虚实实"的错误。

【语译】人有四海，十二经水皆流入于海。人身有髓海、血海、气海和水谷之海。胃属于水谷之海，它的气血上输注于气冲穴，下输注于足三里。冲脉为十二经脉之海，它的气血上输注于大杼，下输注于上巨虚和下巨虚穴。膻中为气海，它的气血上输注于哑门、大椎穴，向前输注于人迎穴。脑为髓海，它的气血上输注于百会穴，下输注于风府。四海在人体调顺正常时就能生存，不能发挥正常功能时人体就会衰败。知道调养四海则有利于健康，不知道进行调养则不利于健康。

黄帝问：四海的顺逆情况怎样呢？岐伯答：气海有余则出现气盛满，胸中烦闷，喘急面赤；气海不足，则出现气短懒言。血海有余，则常觉身体胖大，郁闷不舒，但又说不出是何病；血海不足，则常自觉身体瘦小，心胸狭隘，却说不出患何病。水谷之海有余，则出现腹胀满；水谷之海

不足，则虽饥但吃不下去东西。髓海有余则身体健壮有力，超过一般的人；髓海不足则出现眩晕，耳鸣，膝胫酸软，眼睛看不见东西而昏闷，身体懈怠而常想静卧。

黄帝问：四海病变如何调治呢？岐伯答：根据病情审察四海的有余、不足，取其相应的腧穴，用补虚泻实的调治方法去调顺它，且莫犯虚虚实实的禁忌。能够遵循调治的原则，身体才能恢复健康；违反了上述调治原则，身体就会衰败。

【导读】

1. 人之四海的划分

（1）胃为水谷之海。因胃主受纳腐熟水谷，为人体气血等营养物质化生之源，人体的五脏六腑、四肢百骸、筋骨肌肉均靠胃化生的营养而维持其正常的功能，胃对人体生命活动的正常进行有至关重要的意义，故喻胃为水谷之海。《灵枢·胀论》："胃者，太仓也。"《素问·痿论》："阳明者，五脏六腑之海也。"张介宾："人受气于谷，水谷入口，藏于胃，以养五脏气，故五脏六腑之气味，皆出于胃，而胃为水谷之海也。"

输转的部位：其上输为本经的气街穴，其下输为本经的足三里穴。

（2）冲脉为血海。冲者，要冲的意思，冲脉上至于头，下至于足，贯穿全身，成为气血的要冲，冲脉在循行过程中与诸经有广泛的联系与交会，并蓄足少阴肾经、足阳明胃经的经气，能调节十二经之气血，因冲脉为十二经精血所汇聚之处，它有总领诸经气血之功，并蓄藏先天肾经与后天脾胃的经气，调节全身经络之气血以供应五脏六腑的生理活动之需要，故喻之为血海，亦称十二经之海。《灵枢·动输》："冲脉者，十二经脉之海。"张介宾："血海者，言受纳诸经之灌注，精血于此而蓄藏也。"

输转的部位：其上输为大杼，下输为上巨虚和下巨虚。

（3）膻中为气海。肺位于胸中，肺主呼吸和一身之气，宗气是肺所吸入的天然之气与脾胃化生的水谷精气在胸中密切结合所形成的后天大宗之气，其生成于胸中，又通过胸中之肺宣发布达全身，上走息道，以司呼吸，下贯血脉，以行气血。张介宾说："膻中，胸中也。"故喻膻中为气海。《灵枢·五味》："其大气之抟而不行者，名曰气海。"

输转的部位：前输为人迎，后输为哑门和大椎。

（4）脑为髓海。肾主藏精，精化髓，髓充于骨腔之中，通过脊髓汇聚于头脑，脑髓是精神活动的物质基础，脑髓来源于先天，培补于后天，故脑髓的盈亏与肢体的活动、耳目聪明、脑与精神、思维、意识活动相关，故喻脑为髓海。如《灵枢·经脉》："人始生，先成精，精成而脑髓生。"《灵枢·决气》："谷入气满，淖泽注于骨，骨属屈伸，泄泽，补益脑髓。"脑在人体是一个极为重要的器官，与生命关系至大。如《素问·刺禁论》："刺头，中脑户，入脑，立死。"《类经·针刺类》注释说："脑户，督脉穴，在枕骨上，通于脑中。脑为髓海，乃元阳精气之所聚。针入脑则其气泄，故立死。"足见脑在人体的重要性。

输转的部位：其输上在于其盖（百会），下在风府。

2. 四海的病证及治则

（1）四海的虚实病证

①气海：气海有余，邪热壅肺，气满胸中则烦闷喘息，上逆则面赤；气海不足，宗气虚亏，鼓动无力，则见声音低微，语言无力。

②血海：血海有余，血行瘀滞，形体充盛，常自觉身体胀满；血海不足，失于充养，则常自觉身体狭小紧敛，神失所养，则莫名所苦，说不出自己病在何处。

③水谷之海：水谷之海有余，饮食积滞不化，腑气不通，则腹部胀满；水谷之海不足，脾胃功能衰虚，则虽然饥饿但不欲进食。

④髓海：髓海有余，精气旺盛，则活动轻劲有力，身体健康，超过一般人，其寿命也超过一般人；髓海不足，精气亏损，脑失所充，则脑似旋转，耳中作鸣，腰膝软，头昏目眩，看不清东西，身体懈怠无力，常善安卧。

（2）四海病的治则

①审守其俞：仔细观察四海病证，刺治其腧穴。

②调其虚实：补虚泻实，使之恢复正常。

③无犯其害：不得违反虚补实泻的原则，不要犯"盛盛""虚虚"的禁忌。

气息周身五十营四时日分漏刻第九

【原文】黄帝问曰：五十营[1]奈何？岐伯对曰：周天二十八宿[2]，宿三十六分，人气行一周千八分[3]。人经络上下左右前后二十八脉[4]，周身十六丈二尺。以应二十八宿，漏水下百刻[5]，以分昼夜。故人一呼脉再动，气行三寸，一吸脉亦再动，气行三寸，呼吸定息[6]，气行六寸。十息脉行六尺，日行二分[7]。二百七十息，气行十六丈二尺，气行交通于中，一周于身，下水二刻，日行二十分有奇[8]。五百四十息，气行再周于身，下水四刻，日行四十分有奇[9]。二千七百息，气行十周于身，下水二十刻，日行五宿二百十分有奇[10]。一万三千五百息[11]，气行五十营于身，水下百刻，日行二十八宿，漏水皆尽，脉已终矣。（王冰曰：此略而言之也，细言之，则常以一千周加一分又十分分之六，乃奇分尽也。）所谓交通者，并行一数也[12]。故五十营备得尽天地之寿[13]矣，气凡行八百一十丈[14]也。一日一夜五十营，以营五脏之精。不应数者，谓之狂生[15]。所谓五十营者，五脏皆受气也。（此段旧在《经脉根结》之末。）

曰：卫气之行，出入之会何如？

曰：岁有十二月，日有十二辰，子午为经，卯酉为纬[16]。天一面七宿，周天四七二十八宿，房昴为纬，张虚为经[17]。是故房至毕为阳，昴至心为阴[18]，阳主昼，阴主夜。故卫气之行，一日一夜五十周于身，昼日合于阳二十五周，夜行于阴亦二十五周，周于五脏（一本作岁）。是故平旦阴气尽，阳气出于目[19]，目张则气行于头，循于项，下足太阳，循背下至小指端。其散[20]者，分于目别（一云别于目锐），下手太阳，下至手小指外侧。其散者，别于目锐，下足少阳，注小指次指之间。以上循手少阳之分侧[21]，下至小指之间。别者以上至耳前，合于颔脉[22]，注足阳明，下行至跗上，入足五指之间。其散者，从耳下手阳明，入大指之间，入掌中。直至于足，入足心，出内踝下行阴分，复合于目，故为一周。

是故日行一舍[23]，人气行于身一周与十分身之八；日行二舍，人气行于身三周与十分身之六；日行三舍，人气行于身五周与十分身之四；日行四舍，人气行于身七周与十分身之二；日行五舍，人气行于身九周；日行六舍，人气行于身十周与十分身之八；日行七舍，人气行于身十二周与十分身之六；日行十四舍，人气二十五周于身有奇分与十分身之四，阳尽于阴[24]，阴受气矣。其始入于阴，常从足少阴注于肾，肾注于心，心注于肺，肺注于肝，肝注于脾，脾复注于肾，为一周。是故夜行一舍，人气行于身（一云阴脏）一周与十分脏之八，亦如阳之行二十五周而复会于目。阴阳一日一夜，舍于奇分十分身之四与十分脏之四（一作二，上文十分脏之八，此言十分脏之四，疑有误）。是故人之所以卧起之时有早晏者，以奇分不尽故也。

曰：卫气之在身也，上下往来无已，其候气而刺之奈何？曰：分有多少[25]，日有长短，春秋冬夏，各有分

理[26]，然后常以平旦为纪[27]，夜尽为始[28]。是故一日一夜，漏水百刻。二十五刻者，半日之度也[29]。常如是无已，日入而止，随日之长短，各以为纪。谨候气之所在而刺之，是谓逢时。病在于阳分，必先候其气之加在于阳分而刺之；病在于阴分，必先候其气之加在于阴分而刺之。谨候其时，病可与期[30]；失时反候[31]，百病不除。

水下一刻，人气在太阳；水下二刻，人气在少阳；水下三刻，人气在阳明；水下四刻，人气在阴分；水下五刻，人气在太阳；水下六刻，人气在少阳；水下七刻，人气在阳明；水下八刻，人气在阴分；水下九刻，人气在太阳；水下十刻，人气在少阳；水下十一刻，人气在阳明；水下十二刻，人气在阴分；水下十三刻，人气在太阳；水下十四刻，人气在少阳；水下十五刻，人气在阳明；水下十六刻，人气在阴分；水下十七刻，人气在太阳；水下十八刻，人气在少阳；水下十九刻，人气在阳明；水下二十刻，人气在阴分；水下二十一刻，人气在太阳；水下二十二刻，人气在少阳；水下二十三刻，人气在阳明；水下二十四刻，人气在阴分；水下二十五刻，人气在太阳。此少半日之度也。

从房至毕一十四度，水下五十刻，半日之度也。从昂至心亦十四度，水下五十刻，终日之度也。日行一舍者，水下三刻与十（《素问》作七）分刻之四。大要常以日加之于宿上也，则知人气在太阳。是故日行一宿，人气在三阳

与阴分。常如是无已，与天地同纪，纷纷盼盼，终而复始。一日一夜，水行百刻而尽矣。故曰：刺实者刺其来[32]，刺虚者刺其去[33]。此言气之存亡之时，以候虚实而刺之也。

【注释】

[1] 五十营：指营气在周身运行每昼夜为五十周次。

[2] 周天二十八宿：周天，指绕天一周。二十八宿，是古代天文学星座的名称。周天的星座分为四方，每方各有七宿，东方苍龙之宿为角、亢、氐、房、心、尾、箕；北方玄武七宿为斗、牛、女、虚、危、室、壁；西方白虎七宿为奎、娄、胃、昴、毕、觜、参；南方朱雀七宿为井、鬼、柳、星、张、翼、轸，共合二十八宿。

[3] 人气行一周千八分：指人身经脉之气一日一夜运行于周身五十周次，如日行二十八宿，每宿三十六分，相乘之数共计一千零八分。

[4] 二十八脉：手足三阴三阳十二经，左右共计二十四脉，加阴跷、阳跷、任脉、督脉各一，共合二十八脉。

[5] 漏水下百刻：即铜壶滴漏，是一种古代的计算时间的器具。《说文》云："漏，以铜受水刻节，昼夜百刻。"就是以铜壶盛水，底穿一孔，壶中立箭，上刻度数，壶中水以漏渐减，箭上刻度依次显露，即可知时。其法总计百刻，分为昼夜，冬至昼漏四十刻、夜漏六十刻，夏至正好相反，春秋二分昼夜各五十刻。漏水下百刻，即一昼夜二十四小时的时间。

[6] 定息：《类经·呼吸至数》注："谓一息既尽而换息未起之际也。"一呼一吸为一息。

[7] 十息脉行六尺，日行二分：日行，即指地球绕日运转的现象。古代天文学中的"地球中心说"认为太阳是绕地球运转的，故一般通称"日行"。十息脉行六尺，日行二分，据《灵枢经白话解》（陈璧琉、郑卓人合编）注云：此段文义不能衔接，若非误写，恐有脱简。似应补加

"二十七息，气行一丈六尺二寸"等句，即为"十息脉行六尺，二十七息，气行一丈六尺二寸，日行二分"始较完整。根据气行五十周，为日行一千零八分，则每一周日行二十分一厘六毫（1008÷50＝2016），气行十六丈二尺。所以，若气行一丈六尺二寸，正为每一周的十分之一，则相应的日行也适当为二分一毫六丝。由此可见，日行二分，正是指"二十七息，气行一丈六尺二寸"。

[8] 日行二十分有奇：这是气行每一周，所相应的日行分数。据一千零八分除五十来计算，当为二十分一厘六毫。有奇，当为"有余"讲。

[9] 日行四十分有奇：应为"四十分三厘二毫"。

[10] 日行五宿二百十分有奇：据《灵枢》应删除"百"。这是指气行十周，所相应的日行分数。每宿三十六分，五宿是一百八十分，加上二十九合计只有二百分。但因每周的日行分数是二十分一厘六毫，所以气行十周，日行分数应该是二百零一分六厘，合五宿二十一分六厘。

[11] 一万三千五百息：这是气行五十周次时，人的呼吸总息数。因人呼吸二百七十息，气行一周于身，故气行五十周于身，人的呼吸总息数即为一万三千五百息。

[12] 所谓交通者，并行一数也：指气行上下交通，内外贯通，并行于二十八脉之中，在全身循行一周之数。

[13] 得尽天地之寿：指经脉之气经常保持一昼夜五十营于周身的正常规律而不紊乱，则人体健康无病而能活到应享的寿数。

[14] 凡行八百一十丈：指气行五十周，所经历的经脉的总长度。气行一周是十六丈二尺，五十周则是八百一十丈。

[15] 狂生：狂，作妄解。是说生理功能已失常，生命也无保证。

[16] 子午为经，卯酉为纬：经，即纵线。纬，即横线。在十二地支分配的方位中，子在北

方，午在南方，卯在东方，酉在西方。因子午为南北纵线，卯酉为东西横线，故言"子午为经，卯酉为纬"。

[17] 房昴为纬，张虚为经：在周天二十八宿中房宿居东位，昴宿居西位，东西横线为纬，虚宿在北方，张宿在南方，南北纵线为经，所以说"房昴为纬，张虚为经"。

[18] 房至毕为阳，昴至心为阴：此是指二十八宿，分为属阴、属阳的两个方面，每一方面包括十四宿。房宿居东方，从房宿起始，经过南方而至西方的毕宿，共十四宿，其位在十二地支中为卯、辰、巳、午、未、申六个时辰，即为由日出到日落属于白昼的时间。因白昼为阳，故言房至毕为阳。昴宿在西方，从昴宿起始，经过北方而至东方的心宿，共十四宿，其位在十二地支中为酉、戌、亥、子、丑、寅六个时辰，即为由日落到日出以前属于夜晚的时间，因夜晚为阴，所以说昴至心为阴。

[19] 阳气出于目：是指卫气在黎明时，行阴分已尽，开始从足太阳起点的睛明穴，周行于手足三阳经。

[20] 散：指经脉的分支。

[21] 以上循手少阳之分侧：以上，指上句所说的足少阳经的上端。全句意为少阳经在头面部分出来的分支，进入手少阳经的分支。

[22] 颔脉：循行于颔部的经脉。

[23] 舍：《类经·卫气运行之次》注：不得舍即宿也。按：太史公淳书及天官等书，俱以二十八宿作二十八舍。曰舍者，为七政之所舍也。"

[24] 阳尽于阴：于，进入的意思。全句意为阳气在人身循行二十五周后，即从阳经进入阴经。

[25] 分有多少：分，指天之阴分、阳分。多少，是指昼夜阴阳的多少不等。

[26] 春秋冬夏，各有分理：指四季昼夜长短，随季节变化各有一定规律，如春分、秋分昼夜时间相等，从冬至起逐渐夜短昼长，从夏至起逐渐昼短夜长。

[27] 平旦为纪：纪，准则、标准之意。指候气应以平旦之时为准。

[28] 夜尽为始：因夜尽则气从阴出阳，开始进入阳分，故称夜尽为始。

[29] 二十五刻者，半日之度也：半日，即日之半，指白天中的半天。因为一天为一百刻，白天和晚上各为五十刻，所以半个白天即为二十五刻。

[30] 谨候其时，病可与期：即按照卫气运行的时间规律进行针刺治疗，疾病才能如期治愈。

[31] 失时反候：失时，没有掌握住气机运行的时机。反候，没有候气，与气机运行规律不相合。

[32] 刺其来：在气运行到来之时（或日到达某一部位）进行针刺，属泻法。

[33] 刺其去：在气运行过去之后（或日经过某一部位之后）进行针刺，以候气到来，属补法。

【语译】黄帝问：五十营的运行情况是怎样的呢？岐伯答：绕天一周有二十八宿，每宿的距离是三十六分，人体经脉之气，一昼夜运行五十周，与太阳行尽二十八宿一千零八分的时间相应。人体的经络分布在上下、左右、前后共计二十八脉，脉气绕身一周共十六丈二尺，与二十八宿相应。可用漏水下百刻为一昼夜的时间来计算经气环绕周身的所需时间。所以人体呼气一次脉搏跳动两下，脉气运行三寸，吸气一次脉搏跳动两下，脉气又运行三寸，一呼一吸为一息，运行六寸。十息气行六尺，日行二分。二百七十息，经气运行十六丈二尺。这时脉气上下交流，贯通于经脉中，在全身运行一周，漏水下注二刻，日行二十分有奇。五百四十息，经气在人体绕行两周，漏水下注四刻，日行四十分有奇。二千七百息，经气运行人身十周，漏水下注二十刻，日行五宿二十分有奇。一万三千五百息，经气运行全身五十周，漏水下注百刻，日行二十八宿。当一百刻度的水滴尽时，经气正好运行了五十周。人体经气上下交通运行，内外相贯，并行于二十八脉之中而周行全身。所以人的经气如果能够经常保持一昼夜运行五十周，身体则健康无病，活到天赋之年。经气在人体运行五十周，共计八百一十丈。经气在一日一夜运行五十周，以营运五脏的精气。如果不能应此五十周，就违反了人体正常的活动规律，生命也不会久存。所谓的五十营，就是一日一夜营气在人体周身上下运行五十周次，五脏六腑、四肢百骸都能正常地受到精气的濡养。

黄帝问：卫气是怎样出阳入阴、出阴入阳和阴阳相会的呢？岐伯回答说：一年有十二个月，一天有十二个时辰，子午分居南北为经，卯酉分居东西为纬。每一方各自有七个星宿，东西南北四方共合二十八星宿。房宿居东方，昴宿居西方，东西横线为纬，所以房昴为纬；虚宿居北方，张宿居南方，南北纵线为经，所以张虚为经。从房至毕共十四宿，位居十二地支中为卯、辰、巳、午、未、申六个时辰，即为由日出到日落属于白昼的时间，白日为阳，所以说房至毕为阳。从昴至心十四宿，位居十二地支中的酉、戌、亥、子、丑、寅六个时辰，即为由日落到日出属于夜间的时间，夜主阴，所以说昴至心为阴。故卫气的运行，在一日一夜中循行周身五十次，白天行于阳分二十五周，夜间行于阴分二十五周，并循行于五脏。所以在平旦时，卫气在阴分已运行尽二十五周次，出

于目，人即清醒目张，两目张开以后，卫气从睛明穴循足太阳上行头部，循行于项下，行背部到足小趾端。其散行的，从目内眦分别下行手太阳，到手小指外侧端。又有散行的，从目锐眦分别下行足少阳经，注入足小趾、次趾之间。还有散行的从上循手少阳三焦经下行手小指之间。从手少阳别行的，行至耳前，合于颔部经脉，流注于足阳明胃经，向下行到足背，散入五趾之间。又一条散行的，从耳下向下，沿手阳明经，入手大指次指端，再络入掌中。又一直行的抵于足部，进入足心，出内踝，入足少阴经，由足少阴经行于阴分，循足少阴之别行分支，上行复合于目，交会于足太阳经的睛明穴，这是卫气运行一周的顺序。

所以日行一舍的时间，卫气行于人身一又十分之八周；运行二舍的时间，卫气运行于人身三又十分之六周；运行三舍的时间，卫气运行于人身五又十分之四周；运行四舍的时间，卫气运行于人身七又十分之二周；运行五舍的时间，卫气运行于人身九周；运行六舍的时间，卫气行于人身十又十分之八周；运行七舍的时间，卫气行于人身十二又十分之六周；运行于十四舍的时间，卫气行于人身二十五又十分之四周，此时卫气白昼行于阳分已毕，进入夜间，阴分开始承受其气。常先从足少阴经注入肾脏，由肾脏注入心脏，由心脏注入肺脏，由肺脏注入肝脏，由肝脏注入脾脏，由脾脏再传到肾脏为一周。所以夜行一舍的时间，卫气行于人身五脏，与白昼卫气行于阳分二十五周一样，上会于目。一日一夜，本应运行五十周，可是按照卫气运行每舍一又十分之八周的时间来计算，

行阳二十五周的余数与行阴二十五的余数相同，所以人的睡眠和起床时间有早晚的区别，这些都是余数造成的。

黄帝问：卫气运行于人身，或在上或在下，往来的时间不固定，怎样候气而针刺呢？岐伯答：昼夜阴阳的多少不同，天有长短的不等，春夏秋冬四季，各有不同的节气，因而昼夜长短都有一定规律。以平旦日出之时为候气的准则，此时为夜尽昼始的标志，由此划分阴阳的界限。一日一夜，计时水漏下百刻，所以二十五刻恰是半天的度数。卫气就是依着时间的推移而循环不已，到了日入之时而阳尽阴始，不论昼夜长短，应根据日出日入来划分昼夜界限，由此卫气的在阴、在阳作为针刺候气的标准，这叫"逢时"。病在阳分的必须等到卫气行至阳分时刺之，病在阴分的必须等到卫气行至阴分时刺之，能这样掌握卫气到来的时刻而行补泻手法，就能很快地治好疾病，如果失时反候，则百病不除。

从平旦开始，水下一刻的时间，卫气运行于手足太阳经。

水下二刻的时间，卫气运行于手足少阳经。

水下三刻，卫气行于手足阳明经。

水下四刻，卫气行于足少阴肾经。

水下五刻，卫气行于手足太阳经。

水下六刻，卫气行于手足少阳经。

水下七刻，卫气行于手足阳明经。

水下八刻，卫气行于足少阴肾经。

水下九刻，卫气行于手足太阳经。

水下十刻，卫气行于手足少阳经。

水下十一刻，卫气行于手足阳明经。

水下十二刻，卫气行于足少阴肾经。

水下十三刻，卫气行于手足太阳经。

水下十四刻，卫气行于手足少阳经。

水下十五刻，卫气行于手足阳明经。

水下十六刻，卫气行于足少阴肾经。

水下十七刻，卫气行于手足太阳经。

水下十八刻，卫气行于手足少阳经。

水下十九刻，卫气行于手足阳明经。

水下二十刻，卫气行于足少阴肾经。

水下二十一刻，卫气行于手足太阳经。

水下二十二刻，卫气行于手足少阳经。

水下二十三刻，卫气行于手足阳明经。

水下二十四刻，卫气行于足少阴肾经。

水下二十五刻，卫气行于手足太阳经。

这是半日中卫气运行的度数。

从房宿到毕宿日行一十四舍，则水漏下五十刻，是日行半个周天的度数。从昴至心亦是十四舍，水漏下亦是五十刻，又运转半个周天，合起来水漏下一百刻，日行二十八舍，是一昼夜的度数。太阳每运行一舍，水漏下三又十分之四刻。总的来说，通常日行每到上一宿刚过，下一宿开始的时候，卫气正好运行在手足太阳经，而每当转完一舍的时间，卫气已行三阳经与足少阴肾经，再至日行到下一舍，卫气又行于手足太阳经，这样循环终而复始。一日一夜，漏水下百刻，正好在体周运行五十周完毕。所以刺邪气实的病，刺其来，是用迎而夺之的泻法；刺正气虚的病证，刺其去，是用随而济之的补法。所谓来去，是说在人的经气来或人的经气去时，根据病的虚实，采用补或泻的手法。

【导读】关于日行分度的推算

本篇中，古人根据脉搏的至数和呼吸的息数而推算出来经脉之气在人体中运行的情况。但原文所载的日行分数，其余零尾数，皆未详述。为了便于理解，现参考《灵枢经白话解》，将有关日行分度和漏水下注的计算问题分述如下。

（1）每宿的距离是三十六分，周天共二十八宿。$36 \times 28 = 1008$。所以日行周天二十八宿则为一千零八分。

（2）每昼夜，日行一千零八，气行五十周于身。$1008 \div 50 = 20.16$。所以气行一周则为二十分一厘六毫，气行十周则为二百零一分六厘。因每宿是三十六分，$201.6 \div 36 = 5 \cdots \cdots 21.6$，所以，也就是五宿二十一分六厘。余可类推。

（3）古代计时器铜壶滴漏，以一昼夜分为 100 刻，每刻 60 分，100 刻共 6000 分。如以现代时计，每小时 3600 秒，24 小时共 86400 秒。以此数去折算铜壶滴漏的每昼夜 6000 分，则 $86400 \div 6000 = 14.4$，即漏水下注一分，等于 14.4 秒。漏水下注一刻合现代时计：$86400 \div 100 = 864$，即 864 秒，也就是 14 分 24 秒。气行一周为漏水下注 2 刻，14 分 24 秒 $\times 2 = 28$ 分 48 秒。这就是气行一周所需要的时间。

（4）气行一周，计 270 息，行 16 丈 2 尺，需时 2 刻，合现代时计则为 1728 秒。$1728 \div 270 = 6.4$，则每息所需要的时间为 6.4 秒。而我们现代人的实际呼吸频率为每分钟平均 18 次左右，折合每息则为 $60 \div 18 \approx 3.33$，即大约为 3.33 秒。至于文中所载每息脉搏搏动的至数与今人的实际情况无大出入。古人一呼脉再动，一吸脉亦再动，呼吸定息，闰以太息，为一息四至到五至，是为平脉。今人亦然。由此可见，今人的呼吸频率比古人要快近一倍。这个差距产生的原因，究竟是由于古人当时的呼吸本来就比今人深长呢？还是由于《内经》文字传抄有误呢？这个问题有待进一步考证。不过，《难经·一难》也说："人一呼脉行三寸，一吸脉行三寸，呼吸定息，脉行六寸。人一日一夜，凡一万三千五百息，脉行五十度，周于身。"与本篇所载一致。似可认为，古人当时的呼吸频率比今人要慢得多，这可能与两千多年以前人的体质发育状况同今人有差异有关，但也可能古医者是以"呼吸精气"练功调息时的呼吸频率作计算的，因练功调息时的呼吸频率是可以相当缓慢的。

营气第十

【原文】营气之道，内谷为宝[1]。谷入于胃，气传之肺，流溢于中，布散于外。精专[2]者行于经隧[3]，常营无已，终而复始，是谓天地之纪。故气从太阴出[4]，循臂内上廉，注[5]手阳明上[6]行至面，注足阳明下[7]行至跗[8]上，注大指间。与太阴合，上行抵[9]脾，从脾注心中。循[10]手少阴出腋下臂，注小指之端。合[11]手太阳上行乘[12]腋，出䫍[13]（一作项）内，注目内眦，上巅[14]下项，合足太阳，循脊[15]下尻[16]下行，注小指之端。循足心，注足少阴，上行注肾，从肾注心，外散[17]于胸中。循心主脉出腋下臂，入[18]（一作出）两筋之间，入掌中，出手中指之端，还注小指次指之端。合手少阳上行注膻中，散于三焦，从三焦注胆出胁。注足少阳下行至跗上，复从跗注大指间。合足厥阴上行至肝，从肝上注肺上，循喉咙入颃颡[19]之窍，究[20]于畜门[21]（一作关）。其支别者，上额循颠下项中，循脊入骶[22]，是督脉也。络阴器，上过[23]毛中，入脐中，上循腹里，入缺盆，下注肺中，复出太阴。此营气之行，逆顺[24]之常也。

【注释】

[1] 内谷为宝：内与纳同，受纳的意思。营气来源于水谷中的精气，人能纳谷，则营气充实，不能纳谷，则营气衰，所以说内谷为宝。

[2] 精专：即精纯的意思。水谷所化生的精气，有清浊之分，清者为营，行于经脉之中，故其性精专。

[3] 经隧：隧，即隧道。经脉深伏于内，乃气血循行的道路，所以名为经隧。

[4] 出：经脉由内向外、由里至表循行。

[5] 注：经脉之气灌注，流入脏腑、器官之中。

[6] 上：经脉由下往上、由低到高地循行。

[7] 下：经脉由上往下、由高到低地循行。

[8] 跗：指足背部，俗称脚面。

[9] 抵：经脉直达。

[10] 循：经脉沿行某一部位。

[11] 合：此指经脉互相交合。

[12] 乘：经脉传行。

[13] 顑（zhuō）：指面部的目下颧上部。

[14] 巅：头顶。

[15] 脊：脊背部。

[16] 尻（kāo）：骶尾部位的统称。

[17] 散：经脉布散。

[18] 入：经脉由外向内、由表至里循行。

[19] 颃颡（háng sǎng）：口腔深部。

[20] 究：终止。

[21] 畜门：畜，通"嗅"。指鼻孔。

[22] 骶（dǐ）：相当于现代解剖学的骶尾

部分。

[23] 过：经脉贯穿、通过的地方。

[24] 逆顺：此属古汉语中的双义仄取文法。逆顺，实指正常。

【语译】营气受纳水谷精气而生成，运行于肺中，人能纳谷则营气盛，不能纳谷则营气衰，所以纳谷为宝。水谷进入胃中，生化的精微之气先上注于肺中，运行于经隧之中，化生血液，内养五脏六腑，外濡皮毛筋骨，经常不停地在全身运行，终而复始地循环，这与自然界日月星辰不停运转一样。营气的运行，首先从手太阳经发出，沿着臂内侧上缘，到手大指尖端，其别行部分又从肺经列缺穴到食指端注入手阳明大肠经，然后上行面部流注于足阳明胃经，再循经下行到足背部，流注于足大趾内侧端与足太阴脾经相合，沿脾经由足上行，行于小腿内侧中间及膝、股内侧前缘，入腹到达脾脏，从脾脏注入心中，沿手少阴心经横出腋下，循行于上肢内侧后缘，流注于手小指之端与手太阳小肠经相合。循手太阳经行于上肢外侧越过腋部，向上出于眼眶下，流注于目内眦，上行于巅顶，向下行项后，与足太阳经相合，接着沿脊柱两旁下行经尻部，沿下肢后面流注于足小趾尖端。循足心流注于足少阴肾经，沿足少阴肾经上行注入肾脏，从肾脏再流注胸中注入心包经。沿心包经出于腋下，行于上肢内侧中间，出于两筋之间进入掌中，到达中指尖端，又注入无名指尖端，与手少阳经相合。沿手少阳经上行注入两乳间的膻中，布散上、中、下三焦。再由三焦注入胆，出于胁下，流注于足少阳经，向下行到足背部，流注于足大趾之端与足厥阴经相合。上行于肝经注入肝脏，由肝脏注入肺脏，向上循喉咙注入鼻的内窍，终止于鼻的外孔道。其支脉上额到达巅顶，再下行项后的中间，沿脊柱到尾骶部，是督脉循行的路线。其支脉又络阴器，经过毛际入脐中，向上沿着腹里，进入缺盆，向下注入肺，再由肺经出发，这是营气循行的路径，相互顺逆而行是正常的情况。

【导读】本篇论述营气的生成与循行路径。

营卫三焦第十一

【原文】黄帝问曰：人焉受气？阴阳焉会？何气为营？何气为卫？营安从生？卫安从会？老壮不同气[1]，阴阳异位[2]，愿闻其会。岐伯对曰：人受气于谷，谷入于胃，气传于肺，五脏六腑皆以受气。其清者为营[3]，浊者为卫，营行脉中[4]，卫行脉外[5]，营周不休，五十而复大会。阴阳相贯，如环无端，卫气行于阴二十五度，行于阳亦二十五度，分为昼夜。故至阳而起，至阴而止。故日中而阳陇（一作袭，下同）为重阳[6]，夜半而阴陇为重阴[7]。故太阴主内，太阳主外，各行二十五度，分为昼夜。夜半为阴陇，夜半后为阴衰，平旦阴尽而阳受气，日中为阳陇，日西而阳衰，日入[8]阳尽而阴受气。夜半而大会，万民皆卧，名曰合阴[9]。平旦[10]阴尽而阳受气。如是无已，与天地同纪。

曰：老人不夜瞑[11]，少壮不夜寤者，何气使然？曰：壮者之气血盛，其肌肉滑，气道利，营卫之行不失其常[12]，故昼精而夜瞑[13]。老者之气血减，其肌肉枯，气道涩，五脏之气相薄[14]，营气衰少而卫气内伐[15]，故昼不精而夜不得瞑。

曰：愿闻营卫之所行，何道从始？曰：营出于中焦[16]，卫出于下焦[17]。

上焦出于胃口[18]，并咽[19]以上贯膈而布胸中[20]，走腋，循手太阴之分[21]而行，还注手阳明，上至舌，下注足阳明，常与营俱行于阴阳各二十五度[22]为一周，故日夜五十周而复始，大会于手太阴。

曰：人有热饮食下胃，其气未定[23]，则汗出于面，或出于背，或出于身半，其不循卫气之道而出何也？曰：此外伤于风，内开腠理，毛蒸理泄[24]，卫气走之，固不得循其道。此气悍滑疾，见开而出，故不得从其道，名曰漏泄[25]。中焦亦并于胃口，出上焦之后，此所以受气，泌糟粕，蒸津液，化其精微，上注于肺，乃化而为血，以奉生身，莫贵于此，故独得行于经隧[26]，命曰营。

曰：血之与气，异名同类何也？曰：营卫者精气也，血者神气也[27]，故血之与气，异名同类也。故夺血者无汗[28]，夺汗者无血，故人有两死而无两生也[29]。下焦者，别于回肠[30]，注于膀胱而渗入焉。故水谷者，常并居于胃中，成糟粕而俱下于大肠，而为下焦，渗而俱下，渗泄别汁[31]，循下焦而渗入膀胱也。

曰：人饮酒，酒亦入胃，米未熟而

小便独先下者何也？曰：酒者熟谷之液[32]也，其气悍以滑（一作清），故后谷而入，先谷而液出也。故曰上焦如雾，中焦如沤，下焦如渎，此之谓也。

【注释】

[1] 老壮不同气：谓老年人与壮年人的营卫之气不相同。老壮，明·张介宾："五十以上为老，二十以上为壮。"气，指营卫之气。

[2] 阴阳异位：谓日夜气行的位置各异。阴阳，作夜晚和白昼解；另外，也有人将阴阳作"营卫"解，谓营行脉中，卫行脉外，各走其道，故异位。根据后文之义，取前说。

[3] 清者为营：唐容川："清浊以刚柔言，阴气柔和为清，阳气刚悍为浊。"

[4] 营行脉中：《素问·痹论》："营者水谷之精气也，和调于五脏，洒陈于六腑，乃能入于脉也。"《灵枢·邪客》："营气者，泌其津液，注之于脉，化以为血。"

[5] 卫行脉外：《素问·痹论》："卫者水谷之悍气也，其气悍疾滑利，不能入于脉也。"

[6] 日中而阳陇为重阳：午时阳气最盛，是阳中之阳，故叫重阳。陇，通"隆"，极盛的意思。日中，指午时，即11点至13点。

[7] 夜半而阴陇为重阴：夜半时阴气最盛，是阴中之阴，故叫重阴。夜半，指子时，即23点至次日1点。

[8] 日入：指酉时，即17点至19点。

[9] 夜半而大会，万民皆卧，名曰合阴：张景岳："大会，言营卫阴阳之会也。营卫之行，表里异度，故尝不相值。惟于夜半子时，阴气已极，阳气将生，营气在阴，卫气亦在阴，故万民皆瞑而卧，命曰合阴。"大，有初、始的意思。

[10] 平旦：指寅时，即凌晨3点至5点。

[11] 瞑：闭目，指睡眠。

[12] 不失其常：不违反其正常规律，亦即运行正常之意。常，常规、正常之意。

[13] 昼精而夜瞑：昼精，指白天精神清爽、

精力充沛。夜瞑，指夜晚很快入眠，且睡得很香。

[14] 五脏之气相薄：薄，当作"搏"，形近而误。相搏，相互搏击。指五脏的功能不相协调。

[15] 卫气内伐：即卫气不足，向内争取补给的意思。伐，争伐。由于营卫皆来源于饮食水谷精微，营行脉内，卫行脉外；营气衰少，卫气亦必不足；营气不足则内馁，卫气不足则内伐。

[16] 营出于中焦：此即下文"中焦亦并于胃口，出上焦之后"。中焦，包括脾胃等脏腑。

[17] 卫出于下焦：本句历代医家看法不一。明·张介宾从卫气本源于下焦，根于命门的角度来理解，认为"卫出于下焦"无误。清·张志聪则根据《内经》其他篇章有关论述，认为"下焦"当为"上焦"之误。例如《灵枢·决气》说："上焦开发，宣五谷味，熏肤、充身、泽毛，若雾露之溉，是谓气。"《灵枢·五味论》又说："辛入于胃，其气走于上焦，上焦者，受气而营诸阳者也。"根据本篇前后文意来看，后说较妥。

[18] 上焦出于胃口：上焦为心肺所居，也是宗气所聚之处，它能推动中焦所出的精气运行于全身，故说上焦之气的布散开始时出自于胃上口。

[19] 咽：此处指食管。

[20] 胸中：明·张介宾："膈上曰胸中，即膻中也。"

[21] 手太阴之分：手，原作"足"，据本卷第九、第十两篇有关卫气循行的路线改。手太阴，指手太阴肺经。分，即范围的意思。

[22] 常与营俱行于阴阳各二十五度：即上焦之气和营气一样，白昼行于全身二十五周，夜晚也环行全身二十五周。阳，指白昼。阴，指夜晚。

[23] 其气未定：谓饮食精微之气尚未化成。定，《礼仪·乡饮酒礼》郑注："定，犹熟也。"

[24] 毛蒸理泄：毛蒸，皮毛为风热邪气所

蒸。理泄，腠理开泄。

[25]漏泄：皮肤为风邪所伤，腠理开泄，卫气随之外越，而汗出如漏。

[26]经隧：指经脉。隧，《广雅·释室》："隧，道也。"

[27]血者神气也：明·张介宾："血由化而赤，莫测其妙，故曰血者神气也。"

[28]夺血者无汗：应从血、津液、汗液三者的关系去理解。津液是血液的成分之一，汗液则由律液所化，汗血同源。故伤血之人不宜再发汗，多汗之人也不宜再耗动阴血。

[29]故人有两死而无两生也：有两死，人体夺血会死亡，夺汗也会导致死亡，故曰有两死。无两生，指没有两夺（夺血、夺汗）后而能生存的。

[30]别于回肠：别，别出。回肠，在小肠下段，上连空肠，下连大肠。

[31]渗泄别汁：谓小肠接受胃所腐熟的食物，经过充分过滤而分清浊，清者吸收而营养周身，浊者归大肠或渗入膀胱。渗泄别汁，《素问·至真要大论》王注："渗泄，小便也。"其义即水分通过渗漉而为小便。渗，下漉也。泄，通利也。

[32]酒者熟谷之液：酒是谷物经过腐熟以后酿成的液体。《灵枢·论勇》："酒者，水谷之精，熟谷之液也，其气慓悍。"

【语译】黄帝问：人体的气是从哪里禀受而来的？阴阳二气是怎样交会的？什么气叫营？什么气叫卫？营气是怎样生成的？卫气与营气是怎样交会的？老年人与壮年人的气盛衰不一样，营卫之气循行的位置互异，我想知道它们是怎样会合的。岐伯答：人的精气是水谷精微化生的，饮食入胃，经过消化吸收以后，其中精微从中焦上注于肺，肺朝百脉，使五脏六腑都能得到营养。水谷精微，其中清者叫营，浊者叫卫，营气行于脉中，卫气行于脉外，

营卫二气周流全身不休止地运行，五十周而后会合一次，这样按十二经脉的阴阳表里，终而复始，如环无端。卫气夜行于阴二十五周次，昼行于阳二十五周次，划分为昼夜各半，行于阳则人起，行于阴则人卧。所以卫气白天行于阳经，中午阳气最盛，称为重阳；卫气夜行于阴，夜半阴气最盛，称为重阴。营卫的循行，营在内，卫在外。营气的运行，起始于手太阴而复会于手太阴经，故太阴主内。卫气的运行，起始于足太阳经而复会于足太阳经，故太阳主外。营气行于十二经，昼夜各行二十五周次，卫气昼行于阳，夜行于阴，亦各行二十五周次。营卫各行五十周次，则分昼夜各半。夜半阴气最盛，夜半以后阴气渐衰，到平旦阴气已尽而阳气渐盛；中午阳气最盛，日西则阳气渐衰而阴气渐盛。到了半夜，营气在阴，卫气也在阴，是营卫会合的时候，人都入睡，营卫在半夜会合，叫作合阴。平旦之时，阴气尽而阳气渐盛。人体营卫的循行，就这样日夜循行不息，如同天地日月运转一样是有规律的。

黄帝问：老年人夜间睡眠少，少壮之人夜间熟睡难醒，这是什么原因？岐伯答：少壮之人气血旺盛，肌肉滑利，气道通畅，营气、卫气的运行都很正常，所以白天精神饱满，到夜间熟睡难醒。老年人的气血已经衰少，肌肉干枯，气道滞涩，五脏之气相迫而不能协调。营气衰少，卫气内抗，不能按正常规律循行，所以白天精神不足，夜间不能熟睡。

黄帝问：我想听你谈谈营卫之气的运行，它是从什么部位开始的？岐伯答：营气是从中焦发出的，卫气是从上焦发出的。上焦出于胃的上口，沿食管并行而上穿过

膈膜，布散于胸中，再横走于腋下，沿手太阴经下行至手，从手注入手阳明经，由此上行至舌，向下注入足阳明经。卫气与营气在昼夜各行二十五周次，共循行五十周次，周而复始，总会于手太阴肺经。

黄帝问：人在有热的时候，饮食入胃尚未化成精气，就已出汗，有的出在面部，有的出在背部，有的出在半身，不按卫气运行的道路排出体外，是什么道理？岐伯答：这是外伤于风，风性疏泄，则腠理开放，汗液向外蒸腾，卫气行至肌表疏松的地方，就不能按照它通常的道路通行。卫为水谷之悍气，其性质强悍，行动滑疾。腠理不密不能固护于外，汗就从毛窍而出，这种现象叫"漏泄"。中焦之气与上焦之气一样也出于胃，出于上焦的下面，所受纳的水谷之气，经过泌别糟粕、蒸化津液的活动，把水谷精微输送到肺脉，化为血液，以奉养周身，这是身体中最宝贵的，所以它能在十二经脉中独行，这就是"营气"。

黄帝问：血与气属同一类而名称不同，这是什么道理？岐伯答：营卫是水谷的精气所化，血由水谷的精微经心的作用化赤而成。所以血与气名称虽不同，但来源同属一类，因此，血液耗伤过度的人，不可再发汗，汗出过多的人，不可再伤其血。如血汗耗伤过度，就会造成亡阴亡阳而死亡，因为孤阴孤阳都不可能生存。下焦泌别由胃传下的水谷，使食物渣滓别行大肠由后阴排出，水液渗注于膀胱由前阴排出。所以水谷同时纳入胃中经腐熟以后，又经过小肠泌别清浊，其糟粕部分俱下行于大肠，水液由此注入膀胱。

黄帝问：人饮了酒，酒也入于胃中，为什么先入胃的食物尚未腐熟消化，而酒却单独先从小便排泄出去呢？岐伯答：酒是经谷类发酵酿制成的液体，酒气的性质慓悍滑疾，它虽在食物之后入胃，却在食物腐熟以前排出。所以上焦的作用是升化蒸腾，像雾露一样弥漫、灌溉全身。中焦的作用是消化饮食，吸收精微，通过脾的转输，以营养全身，像沤渍食物一样使之变化。下焦的作用是排泄，它像沟渎一样把水液糟粕送出体外，三焦的情况就是这样。

【导读】

1. 营卫的交会

"营周不休，五十而复大会。阴阳相贯，如环无端。"会，会合、交会、相聚之意。营卫运行中的"会"，包含着营、卫各自的会合和营卫之间的会合三个内容。

营气运行中的会合：是指其起于手太阴而终复于手太阴，运行一周。如张介宾曰："营气始于手太阴，而复合于太阴。"

卫气运行中的会合：是指其起于足太阳而终复于足太阳，运行一周。如张介宾曰："卫始于足太阳，而复会于太阳。"可见营卫各自运行一周即可称为"会"。

营与卫的交会：营与卫虽是"阴阳异位"，各走其道，但在运行中，两者并非互不相干，而是有交会的。其交会主要表现在两个方面：一是脉内、外的交会，二是"五十而复大会"，现分述如下。

（1）脉内、外的交会：营卫之气并行，在运行过程中，卫入脉变营，营出脉为卫，营卫不断交会，运行五十周次而复大会。理解营卫间这一交会的关键是要领会"营行脉中，卫行脉外"的含义。营行脉中，是否等于脉外无营？卫行脉外，是否等于脉中无卫呢？似乎就很难下此结论。其实，原文只说"营行脉中"，未曾说到不行脉外；只说"卫行脉外"，同样未说不行脉中。所以，营在脉中，不能理解为脉外无营；卫在脉外，不能理解为脉中无卫。如果把营卫二字这样机械地分开来理解，不但不全面，且和原文意义也不相符合。因此"营行脉中""卫行脉外"可以理解为以其行于脉中，则曰营；以其行于脉外，则曰卫。自内言之，则曰营；自外言之，则曰卫。《灵枢·痈疽》说"营卫稽留于经脉之中"，就简明扼要地交代了这个道理。张介宾也认为："虽卫主气而在外，然亦何尝无血；营主血而在内，然亦何尝无气，故营中未必无卫，卫中未必无营，但行于内者便谓之营，行于外者便谓之卫，此人身阴阳交感之道，分之则二，合之则一而已。"张志聪："盖经脉之外，有充肤热肉之血气皆为营气，当知脉外有营，与卫气相将出入者也……阴阳之道，通变无穷，千古而下，皆碍于营行脉中、卫行脉外句，而不会通于全经，以致圣经大义蒙昧久矣。"以上所引，说明了要活看"营行脉中，卫行脉外"。正是营卫之间这种出入脉内、脉外的不断交会，才保持两者之间既各走其道，"阴阳异位"，而又"阴阳相随"的平衡关系，从而发挥其正常的生理功能。

（2）"五十而复大会"：文中提出营卫之气在体内的运行是"营周不休，五十而复大会。阴阳相贯，如环无端"。

2. 三焦的功能及其与营卫的关系

关于三焦的功能，本文用形象比喻的手法分别概括为"上焦如雾""中焦如沤""下焦如渎"，并以此为纲，阐述了三焦与营卫的关系。

（1）上焦与营卫：上焦有心、肺居其中，所谓"上焦如雾"，是指心、肺相互配合，把以水谷精微为基础所化生的营、卫、气、血、津、液，布散全身，如同雾露那样均匀地弥漫各处。这同《灵枢·决气》中"上焦开发，宣五谷味，熏肤、充身、泽毛，若雾露之溉"的思想是一致的。就营卫而言，由于上焦的作用，分别行于脉中、脉外，运行全身。"上焦如雾"，说明了营卫的运行与三焦有关。由于上焦与营卫的这种关系是在体内产生的，是肉眼看不见的，所以本文又以人们能直接观察到的出汗现象来说明这种关系："人有热……则汗出……卫气走之……名曰漏泄。"

（2）中焦与营卫："中焦如沤"，沤，是指用水将物质长时间地浸泡，这里是形容中焦腐熟消化饮食物的状况。

中焦有脾胃居其内，脾胃相互配合，把水谷腐熟并化为精微，如同以水浸物发酵一样，而营卫为水谷精微所化，所以"中焦如沤"正说明营卫的生成与三焦有关，并与"人受气于谷……浊者为卫"及"中焦亦并于胃口……血者神气也"两段文字前后相照应。血与津液亦为水谷精微所化，汗以津液为源，津液又为血液的组成部分，可说是血汗同源。所以，本文又以失血病人的身上常无汗，以及大出血、大汗出可以致死的现象，形象地说明"中焦如沤"的作用。"故夺血者无汗，夺汗者无血，故人生有两死而无两生"的用意也就在于此。

（3）下焦与营卫：下焦为小肠、大肠、肾、膀胱等脏腑所居之处，所谓"下焦如渎"，是指所居之脏腑相互配合，使水谷进一步分清泌浊，把水谷代谢中的无用之水和残渣化为二便，有节制地及时排出体外，如同沟渠排水一样保持通畅。正是由于"下焦如渎"的作用，才能保证中焦不断化生营卫，上焦不断布散营卫，而"营周不休""如环无端"。本文还以先吃饭，后喝酒，未待食物消化，酒已化为尿液排出体外的事例，形象地说明了"下焦如渎"的作用。

在理解本篇三焦"如雾""如沤""如渎"时，可与《难经》《中藏经》等有关论述相参照，与其他脏腑功能相联系，要辩证地看待三焦的功能。本文所述的三个方面，是三焦总功能的体现。三焦既是包罗诸脏的一腔大腑，那么就其功能实质而言，则又是整个脏腑的体现。所以三焦舍去内脏，就没有"如雾""如沤""如渎"的总司气化的作用可言。相反，内脏之所以能发挥其应有的生理作用，是在三焦通行元气、运行水谷、疏通水道的有机支配下进行的，因而脏腑舍三焦亦无其功能可言了。这便是三焦的整体与局部功能及其与其他脏腑功能的辩证关系。正如《医学入门》所说："观三焦妙用，而能脏腑异同，同而异分为十二，合之则为三焦。"

3. 关于营卫与睡眠的关系问题

本文提出老年人昼不精，夜不暝是"气血减……营气衰少而卫气内伐"的缘故。固然这是指生理的变化过程，但却给我们提示了一个问题，即营卫之气与睡眠的关系问题。

营卫之气的运行在本文已作了分析，其昼日行于阳，夜间行于阴。气行于阳则阳分之气充盛，阳主动，故昼日清醒少寐，精力旺盛充沛；气行于阴则阴分充盛，阴主静，故夜间目暝安寝，安卧熟睡。所以《灵枢·口问》说："卫气昼日行于阳，夜半则行于阴，阴者主夜，夜者卧。"又说："阳气尽，阴气盛，则目暝；阴气尽而阳气盛，则寤矣。"这就是睡眠与营卫之气的正常生理关系，由于青年人（少壮之人）营卫和调，运行正常，因此，"昼精而夜暝"。

但若营卫不和，就必然影响睡眠，《灵枢·大惑论》："卫气不得入于阴，常留于阳。留于阳则阳气满，阳气满则阳盛，不得入于阴则阴虚，故不暝矣。"《灵枢·邪客》也说："今厥气客于五脏六腑，则卫气独卫其外，行于阳，不得入于阴。行于阳则阳气盛，阳气盛则阳陷（陷：《甲乙》《太素》作"满"），不得入于阴，阴虚，故目不暝。"可以看出，如果营卫不和调，运行逆乱，卫气夜间不能入于阴分，"常留于阳"，就会导致阴分虚而阳偏盛，使人夜间仍处于像白天那样的兴奋状态而难以目暝安寝，因而在临床上对于虚证失眠患者，有时从调补营卫之法着手治疗，不仅有其理论根据，而且在实践中也是可行的。如《金匮要略》用桂枝龙骨牡蛎汤治疗男子失精，女子梦交，目眩，后世用于神经衰弱、失眠多梦等病症就宗此旨。

阴阳清浊精气津液血脉第十二

【原文】黄帝问曰：愿闻人气之清浊者，何也？岐伯对曰：受谷者浊，受气者清。清者注阴，浊者注阳。浊而清者，上出于咽；清而浊者，下行于胃。清者上行，浊者下行。清浊相干，名曰乱气。

曰：夫阴清而阳浊，浊中有清，清中有浊，别之奈何？曰：气之大别，清者上注于肺，浊者下流于胃。胃之清气上出于口，肺之浊气下注于经[1]，内积于海[2]。曰：诸阳皆浊，何阳独甚？曰：手太阳独受阳之浊[3]，手太阴独受阴之清[4]。其清者上走孔窍[5]，其浊者下行诸经。故诸阴皆清，足太阴独受其浊[6]。曰：治之奈何？曰：清者其气滑，浊者其气涩，此气之常也。故刺阴者，深而留之[7]；刺阳者，浅而疾取之[8]；清浊相干者，以数调之也[9]。

曰：人有精、气、津、液、血、脉，何谓也？曰：两神相搏[10]，合而成形，常先身生，是谓精。上焦开发，宣五谷味[11]，熏肤[12]充身泽毛，若雾露之溉，是谓气。腠理[13]发泄，汗出溱溱（一作溱溱[14]），是谓津。谷入气满，淖泽[15]注于骨，骨属屈伸泄泽[16]，补益脑髓，皮肤润泽，是谓液。中焦受气取汁[17]变化而赤，是谓血。壅遏营气[18]，令无所避，是谓脉也。

曰：六气[19]者，有余不足，气之多少[20]，脑髓[21]之虚实，血脉之清浊，何以知之？曰：精脱者[22]，耳聋；气脱者，目不明[23]；津脱者，腠理开，汗大泄[24]；液脱者，骨痹屈伸不利[25]，色夭[26]，脑髓消，胫酸，耳数鸣[27]；血脱者，色白，夭然不泽[28]；脉脱者，其脉空虚。此其候也。曰：六气贵贱何如？曰：六气者各有部主[29]也，其贵贱善恶可为常主[30]，然五谷与胃为大海也。

【注释】

[1] 肺之浊气下注于经：肺之浊气，指上达于肺的脉中之血，以其质稠故称之为浊。肺位最高，由肺而宣发输布于诸经，故称下注于经。

[2] 内积于海：海，指膻中，膻中称上气海。向下渗灌于周身的经脉，在内贮积于胸中的气海。海，髓海、气海、血海、水谷之海统称四海，在这里指胸中之气海。

[3] 手太阳独受阳之浊：胃者腐熟水谷，传与小肠，小肠受盛，然后传与大肠，大肠传导，是为小肠受秽浊最多，故小肠经受阳之浊。

[4] 手太阴独受阴之清：谓手太阴肺之脏直接受纳自然界所吸入的轻清之气。阴之清，即指自然界的轻清之气。

[5] 其清者上走孔窍：清中之浊即达于肺之精血，将下行诸经。留于肺者但只轻清之气，以清气上出咽喉为音为声。肺主治节诸气，司皮腠汗孔之开合，行呼吸之出入，但不论其为声音，为呼吸，为煦濡皮腠，皆出入于相应的空窍，故称上行空窍，以清气上升为故。

[6] 足太阴独受其浊：谷气为浊，天气为清。浊者注阴，足太阴脾所受，乃胃中水谷所化生之精气，尚未与天气合，故较他脏为清。浊与清乃相对之言，脾受之浊与小肠之浊有本质的不同，一为精血乃清中之浊，一为糟粕乃浊中之甚

者，必别之而勿混淆。

[7] 刺阴者，深而留之：浊气干犯而病滞塞不利时，宜深刺而留针，以疏通凝滞之气。阴，指病位深，故针宜深。

[8] 刺阳者，浅而疾取之：治疗血实、气滑而浮于表之病时，宜浅刺而疾出针，以宣散轻浮之气。

[9] 清浊相干者，以数调之也：数，常数、术数之谓，即一般的治疗规律和大法。即指用上述刺清浊滑涩的规律，来指导治疗清浊混淆，互相干犯的疾病。浊气干犯以致应升之清不能升而经脉滞涩的，深而留针，必待气至。清气不升以致应降之浊不能降而实邪浮越的，则浅而疾之，气至而止。以得气为经气得行之故。

[10] 两神相搏：指男女两性的生殖之精交合。

[11] 宣五谷味：指宣布发散水谷的精微。宣，宣布发散之意。

[12] 熏肤：即温煦皮肤。熏，通"薰"。

[13] 腠理：指汗孔。东汉·张仲景之《金匮要略·脏腑经络先后病脉证》："腠者，是三焦通会元真之处，为血气所注；理者，是皮肤脏腑之纹理也。"

[14] 溱溱（zhēn）：众盛的样子，盛多貌。这里形容汗出很多的样子。

[15] 淖（nào）泽：即指水谷精微中浓稠滑腻润泽的部分。淖，泥沼为淖，在此引申为浓稠的精微物质。泽，聚水的洼地为泽，在此引申为滑腻润泽的精微物质。

[16] 泄泽：泄，有渗泄、渗出的意思。原作"出泄"，据《灵枢·决气》改。

[17] 中焦受气取汁：中焦，指脾胃。受气，指接受水谷之气。取汁，提取其中的汁液精微。中焦受气取汁，原作"中焦受汁"，据《灵枢·决气》改。

[18] 壅遏营气：明·张介宾："壅遏者，堤防之谓，犹道路之有封疆，江河之有涯岸，俾营气无所回避而必行其中者，是谓之脉。然则脉

者，非气非血，而所以通乎气血者也。"壅遏，限制、约束之意。

[19] 六气：指精、气、津、液、血、脉六者。

[20] 气之多少：根据前后文意看，在"气"前脱"精"字，宜补。指精气的多少。

[21] 脑髓：根据前后文意，似为"津液"之误，宜改。

[22] 精脱者：肾主藏精，开窍于耳，故肾精亏损之人，耳失其养，则听力减退，甚至耳聋无闻。脱，有亏损、消耗、亏虚之意。

[23] 气脱者，目不明：张景岳："五脏六腑精阳之气，皆上注于目而为晴，故阳气脱则目不明。"

[24] 津脱者，腠理开，汗大泄：张景岳："汗，阳津也，汗大泄者津必脱，故曰亡阳。"

[25] 骨痹屈伸不利：谓骨骼关节缺乏液的濡润，而活动屈伸不利。

[26] 色夭：指皮肤缺乏液的润泽而色泽枯槁无华。

[27] 液脱者……耳数鸣：张景岳："液所以注骨益脑而泽皮肤者，液脱则骨髓无以充，故屈伸不利而脑消胫酸。皮肤无以滋，故色枯而夭。液脱则阴虚，故耳鸣也。"

[28] 血脱者，色白，夭然不泽：张景岳："血之荣在色，故血脱者色白如盐。夭然不泽，谓枯涩无神也。"

[29] 各有部主：谓六气各有所分布的部位，也各有所主的脏腑，如心主血脉、肝主血、脾主津液、肺主气、肾主精等。

[30] 其贵贱善恶，可为常主：贵，指主要。贱，指次要。意指主次好坏。张景岳："贵贱善恶，以衰旺邪正言，如春夏则木火为贵，秋冬则金水为贵，而失时者为贱也；六气之得正者为善，而太过不及者为恶也。贵贱善恶，主各有时，故皆可为常主。"

【语译】黄帝说：我想听你讲讲人体中清气与浊气的情况。岐伯答：人体受纳

的水谷有形之物为浊气，吸收的自然界的气为清气。清气注入属阴的五脏，水谷浊气注入属阳的六腑。水谷浊气所化生的清气，上升出于咽喉，自然界之气中的浊气则下降而行于胃。清气上行，浊气下行，如果清气和浊气相互干扰而不能正常地升降，就叫"乱气"。

黄帝问：清气注入五脏，浊气注入六腑，浊中有清，清中有浊，这些情况怎样区别呢？岐伯答：清浊之气的区别是自然之清气上注于肺脏，水谷浊气下注于胃腑。而胃中水谷浊气中的清气向上出于口，肺中的浊气则向下注入经脉中，并内积于胸中气海。黄帝问：诸阳经都受浊气的渗注，哪一经受浊气最甚呢？岐伯答：手太阳经受阳之浊气最多，手太阴经受阴之清气独多。其中清气都上走空窍，浊气流注于经脉之中。所以在阴经惟有足太阴脾经是受纳浊气的。黄帝问：阴阳清浊之气的调治，是怎样的？岐伯答：清浊之气，其生理特点不同，清气滑利流畅，浊气涩滞黏腻，故对于清浊之分布不均的阴阳经脉，在行针刺时应采取不同的手法。清气滑利流畅，浅而疾刺，便可疏通，故对清气较多的阴经在针刺时必须浅而疾之；浊气涩滞黏腻，深刺而久留，才可疏通，故对浊气相对较多的阳经在行针时必须深而留之。对于清浊之气分布逆乱时的针刺治疗，则又应根据其清浊之气的多少，采取相应的针刺方法。

黄帝问曰：人的精、气、津、液、血、脉都为一气所生，现在把它分为六种名称，我想知道这是什么道理？岐伯回答：男女交媾，其两性之精才能结合而形成胚胎，并逐渐发育而形成形体。在形体尚未形成

之前的原始物质叫作"精"。上焦将水谷精微宣发布散到全身各部，发挥温煦皮肤、充养身体、润泽毛发的作用，就像雾露滋润自然界生物一样。这种物质，就叫"气"。腠理开泄，汗液从腠理溱溱而出，这种汗液就叫作"津"。水谷入胃，化生的精微物质其质浓稠滑腻，注于骨骼之间以充养骨髓，润养骨骼，使骨骼关节屈伸运动自如；注入脑以补充脑髓，向外能润泽皮肤，这种物质叫作"液"。中焦脾胃纳运水谷，化生精微物质，提取其中的汁液，经过体内生理变化产生有丰富营养的红色液体，这种物质就叫"血"。具有通行、控制、约束血气，使血气循着一定的轨道运行而不致外溢，并且无所回避地到达身体各个部位的管道，就叫"脉"。

黄帝问：精、气、津、液、血、脉，这六气在人体中既有余也有不足，关于精气的多与少、津液的虚与实、血脉的清与浊，怎样才能知道呢？岐伯回答说：精气脱的人，会发生听力减退，甚至耳聋；元气耗脱的人，会出现视物不清，目暗不明；津脱的人，则汗孔开而大汗淋漓；液脱的人，则骨骼关节屈伸活动不利，肤色枯槁无华，脑髓不充，小腿酸软，经常耳鸣；血脱的人，可见面色苍白发暗，无光泽；脉脱的人，可见脉象空虚等。这就是精、气、津、液、血、脉六气不足所表现的证候。黄帝问：精、气、津、液、血、脉六气的重要性各有什么不同呢？岐伯回答说：六气在人体内各有分布的部位，并且各有不同的脏腑所主。因此，六气的主次好坏，可以根据所主之脏腑的作用来分，六气适时而正常的，为贵为善，反之则为贱为恶。六气虽有常主，但都资生于五谷，五谷的

精微化生于胃，所以说胃为水谷之海，六　气化生的源泉。

【导读】

1. 清浊之气分布运行规律

据原文内容，人体清浊之气的区别为，人体受纳的五谷有形之物谓之浊气，即人体精微物质中比较浓厚的部分；而吸收天阳之气即清气，实指人体精微物质中比较轻清的部分。文中还进一步指出清浊之气又可分清浊，即浊中有清、清中有浊这一辩证关系。其分布是天阳之气注于阴经，水谷之浊气注入阳经。清浊之气运行规律是水谷浊气所化生的清阳之气，上升出于咽；天阳之气中的浊气则下降。若就脏腑而言，则清气上注于肺，浊气下走于胃；胃中之清气，复上出于口，而肺中之浊气，则向下输注经脉之中，并内积于胸中之气海。基本上体现了人体气血清升浊降，阳升阴降的总体规律。如果清浊之气的分布运行规律失常，就是所谓的乱气。

对于清浊之气的运行，原文则概括为："清者上走孔窍，其浊者下行诸经。故诸阴皆清，足太阴独受其浊。"清·张志聪注云："六腑为阳，五脏为阴，六腑受谷者浊，五脏受气者清，故清者注阴，浊者注阳。浊而清者，谓水谷所生之清气，上出于咽喉，以行呼吸；清而浊者，肺之浊气，下注于经，内注于海，此人气之清浊相干，命曰乱气。"

2. 独受清浊之经脉

原文在指出诸阳经受浊气、诸阴经受清气的基础上，特别提出"手太阳独受阳之浊，手太阴独受阴之清"的重要观点，对后世医学理论的研究有一定的影响。六腑之中，胃主受纳腐熟水谷，下传于下肠，小肠为受盛之腑，主化物而分别清浊，以精华部分营养全身，其糟粕下传于大肠，因而手太阳小肠受浊气最多。五脏之中，肺为华盖居上焦，开窍于鼻，主诸气而司呼吸，肺吸入的清气，是人体化生元气的重要组成部分，"诸气者，皆属于肺"，故手太阴肺受清气最多。原文还指出："诸阴皆清，足太阴独受其浊。"如清·张志聪云："诸阳皆浊，而手太阳独受其浊之甚；盖手太阳小肠，主受盛胃腑之糟粕，有形者皆浊，而糟粕为浊之甚也。诸阴经皆清，而手太阴为五脏之长，华盖于上，故手太阴独受阴之清……手太阴主周身之气，走于空窍，以司呼吸开阖应天之道也。小肠主盛糟粕济泌别汁，化而为赤，下行于十二经脉，应地之道也。脾为仓廪之官，主输运胃腑水谷之精汁，故诸阴皆清，足太阴独受其浊也。"这里所提到各经的"独受"，是强调各经在承接转运清浊之气方面的主要作用，不能只理解为"唯一""只有"，清浊之气的转输代谢是各脏腑之间共同配合完成的，应以临证具体情况全面考虑为是。

3. 清浊之气性质不同，针刺疗法各异

原文最后提出，清浊之气其生理性质特点不同，清者其气滑利流畅，浊者其气涩滞黏腻，因而对于清浊之气输布不匀的阴阳经脉，进行针刺治疗时应采用不同的手法。清气滑利流畅，针时宜浅而疾刺，便可疏通气机，对于清气者，因应天运于外，进行针刺时必须浅刺，手法要快，少留或不留针；浊气涩滞黏腻，针时宜深刺而久留针，才能疏通气机，因而对于浊气者，因应地于中，在行针刺时宜深刺，并使针具在穴位上相对保持一段时间。对于清浊之气相互干扰逆乱时的针刺治疗，则应依据其清浊之气多少的具体情况而采取相应的针刺方法。明·马莳曰："清气属阴，故阴经必清，其气必滑；浊气属阳，故阳经必浊，其气必涩。此乃气之常也。"

津液五别第十三

【原文】黄帝问曰：水谷入于口，输于肠胃，其液别为五。天寒衣薄则为溺与气[1]，天暑衣浓则为汗，悲哀气并[2]则为泣，中热胃缓则为唾[3]，邪气内逆，则气为之闭塞而不行，不行则为水胀[4]，不知其何由生？岐伯对曰：水谷皆入于口，其味有五，分注其海[5]，津液各走其道。故上焦（一作三焦）出气[6]以温肌肉充皮肤者为津，其留而不行者为液。天暑衣浓，则腠理开，故汗出。寒留于分肉之间，聚沫则为痛。天寒则腠理闭，气涩不行，水下流于膀胱，则为溺与气。五脏六腑，心为之主[7]，耳为之听，目为之候，肺为之相[8]，肝为之将[9]，脾为之卫[10]，肾为之主外，故五脏六腑之津液，尽上渗于目[11]。心悲气并则心系急，急则肺叶举，举则液上溢。夫心系急，肺不能常举，乍上乍下[12]，故咳而涎出矣。中热则胃中消谷，消谷则虫上下作[13]矣，肠胃充郭故胃缓，缓则气逆，故唾出矣。五谷之津液和合而为膏者，内渗入于骨空，补益脑髓，而下流于阴股[14]。阴阳不和，则使液溢而下流于阴[15]，髓液皆减而下，下过度则虚，虚则腰脊痛而胫酸。阴阳气道不通，四海闭塞，三焦不泻，津液不化，水谷并于肠胃之中，别于回肠[16]，留于下焦，不得渗于膀胱，则下焦胀，水溢则为水胀。此津液五别之顺逆[17]也。

【注释】

[1] 溺与气：溺同尿，即小便。气，指排出体外的水气，如冷天时人口中呼出的可见水气。张景岳："腠理闭密则气不外泄，故气化为水，水必下流，故留于膀胱。然水即气也，水聚则气生，气化则水注，故为溺与气。"

[2] 悲哀气并：气并，指气聚一处。此指气并于心。

[3] 中热胃缓则为唾：中热，指脾胃有热。缓，即松弛也。此句意为脾胃有热，出现功能障碍，唾液分泌过多。

[4] 水胀：病证名。指三焦气化失职，水液停留下焦，不得渗于膀胱，致下焦胀满，水流四溢为水胀病。

[5] 分注其海：海，指《灵枢·海论》中所论之人体四海。分注其海，指水谷精微分别注入人身四海以营养周身。

[6] 上焦（一作三焦）出气：指饮食所化生的精气，均由三焦输出而布散全身。上焦，《灵枢·五癃津液别》作"三焦"。

[7] 心为之主：在五脏六腑中，心起主导作用，即"心为之主"。

[8] 肺为之相：肺主治节，能节一身之气，好像总理国事的宰相一样。

[9] 肝为之将：肝主谋虑决断，好像是智勇双全的将军。

[10] 脾为主卫：脾主运化水谷精微，营养五脏六腑、肌肉组织、四肢百骸，乃卫护全身。

[11] 尽上渗于目：眼目是十二经脉会聚上

注之处，所以五脏之精气津液都上渗而灌注于目。

[12] 乍上乍下：气的运行伴随呼吸运动忽上忽下。

[13] 虫上下作：虫，指肠道寄生虫。肠道的寄生虫因中焦脾胃有热而被扰动，则或上或下地窜动于肠胃之间。

[14] 阴股：指阴部。

[15] 液溢而下流于阴：指精气不相统摄而津液溢出，从阴窍流泄。

[16] 别于回肠：指饮食不得运化而聚集合并于肠胃之中，其糟粕也不得入于回肠。

[17] 津液五别之顺逆：五别，指津液分别出的溺、汗、泣、唾、髓五液。逆顺，意在于逆，即反常。指津液代谢障碍，津液流通之道壅闭而生水胀病。

【语译】黄帝说：水谷入口而转输到胃肠，所化生的津液分为五种。如天气寒冷，衣服单薄时，多化为尿与气；天气温热，衣服厚时，多化为汗；情绪悲哀，气并于上，就化为泪；因中焦有热而胃弛缓，则化为唾液；邪气内阻，阳气闭塞，不能宣散水气，就成为水胀。我不知道化生的道理，请你讲一下。岐伯答：饮食由口而入，其味有酸、苦、甘、辛、咸五味，五味所化生的精微分别渗注四海，以濡养全身。水谷所化生的津液，各出其所属的窍道。经由三焦布散的精气，可以温润肌肉，充养皮肤，叫作津。流注于五脏六腑、五官九窍，补益脑髓而不布散的，叫作液。天热衣厚，腠理开泄而汗出。如果寒邪留滞分肉之间，津液凝聚于沫，阻碍阳气流通，就会产生疼痛。天气寒冷，腠理就闭塞而不能出汗，阳气闭塞，水湿不得蒸化宣行，水液下注于膀胱，就化为尿与气。在五脏六腑之中，心为君主，其他一切器官，都在心的支配下活动。耳是听觉器官，目为视觉器官，都服务于心。肺朝百脉，主调节一身之气，故为之相辅。肝主谋虑决断，犹如将军，脾主肌肉而保护整个机体，故为外卫。肾主骨而支撑全身的活动，所以为主外。五脏六腑的津液都渗于眼目，人在悲哀时，气向上并于心，心系因而拘紧，肺随之上举，液道也就开大，津液就向上流溢。而心系和肺叶不能经常拘紧而上举，时上时下，故发生咳嗽和流泪的现象。中焦有热，则食物消化较快，胃部容易空虚，胃部空虚则蛔虫为了求食，上下活动于胃肠之间，胃满则肠虚，肠满则胃虚，所以当肠部充满时，胃必弛缓，胃弛缓则气上逆，津液随气上逆，因而涎唾从口外流。五谷所化生的津液，其混合成为膏脂者，渗灌于体内的骨空，并可补充脑髓，向下流注阴窍以为精。假如阴阳不相协调，则气不摄精，精液必下溢而出于阴窍，而使髓液减少，下流过度，则真阴必亏损，真阴亏虚则出现腰背脊骨疼痛和足胫部酸楚无力的现象。阴阳的气道阻滞不通，四海发生闭塞，三焦不能输泄，津液不得布化，水谷共同在胃肠中传行，谷虽能别于回肠而下入大肠，留于下焦，不能渗泄到膀胱，水无出路，则必泛滥四溢成为水胀。以上是津液分别运行的逆顺情况。

【导读】本篇论述津液代谢的影响因素以及津液五别之逆顺的情况。

奇邪血络第十四

【原文】黄帝问曰：愿闻其奇邪[1]而不在经者，何也？岐伯对曰：血络[2]是也。曰：刺血络而仆者[3]，何也？血出而射者[4]，何也？血出黑而浊[5]者，血出清而半为汁者，何也？发针[6]而肿者，何也？血出若多若少而面色苍苍然[7]者，何也？发针而面色不变而烦悗[8]者，何也？血出多而不动摇者，何也？愿闻其故。曰：脉气甚而血虚者，刺之则脱气，脱气则仆。血气俱盛而阴气多者，其血滑，刺之则射。阳气积蓄久留不泻[9]者，其血黑以浊，故不能射。新饮而液渗于络，而未和合于血，故血出而汁别焉。其不新饮者，身中有水，久则为肿[10]。阴气积于阳[11]，其气因于络，故刺之血未出而气先行，故肿。阴阳之气[12]，其新相得而未和合，因而泻之，则阴阳俱脱，表里相离，故脱色而苍苍然也。刺之不变而烦闷者，刺络而虚经[13]，虚经之属于阴者[14]，阴气脱[15]，故烦闷。阴阳相得[16]而合为痹者，此为内溢于经，而外注于络，如是阴阳皆有余，虽多出血，弗能虚也。

曰：相[17]之奈何？曰：血脉盛坚横以赤[18]，上下无常处，小者如针，大者如筯[19]，刺而泻之万全，故无失数；失数而返，各如其度。曰：针入肉著[20]，何也？曰：热气[21]因于针则热，热则血着于针，故坚焉。

【注释】

[1] 奇邪：张景岳曰："奇邪，即缪刺论所

谓奇病也。在络不在经，行无常处，故曰奇邪。"是指在络不在经，行无常处，异于寻常的一种病邪。

[2] 血络：张隐庵曰："血络者，外之络脉、孙络见于皮肤之间，血气有所留积，则失其外内出入之机。"泛指皮肤表面的络脉和小络。

[3] 刺血络而仆者：刺血络放血，而使病者昏仆倒地。

[4] 血出而射者：放出的血，向外喷射。

[5] 血出黑而浊：浊，浓厚而稠。全句作，出血量少色黑而浓厚。

[6] 发针：《辞海》注："发，出也。"即出针。

[7] 面色苍苍然：面色发青。

[8] 烦悗（mèn）：悗，《辞海》："烦满也。"烦悗，即烦闷之意。

[9] 久留不泻：谓阳气蓄积日久而不能疏泄宣通。

[10] 身中有水，久则为肿：意谓若不是刚饮入内，则是体内有水邪停留，日久便成水肿。

[11] 阴气积于阳：谓脏腑经脉中的阴气外出而蓄积于属于阳分的皮肤肌腠，敷布于皮肤肌腠的气便流溢到络脉之中。阴气，指脏腑经脉之气。阳，阳分，指皮肤肌腠。

[12] 阴阳之气：指脉内的阴气和脉外的阳气。

[13] 刺络而虚经：谓针刺血络且出血过多，从而导致经脉中的气血虚损。

[14] 虚经之属于阴者：谓气血受到损伤的经脉若属于与脏相连的阴经。

[15] 阴气脱：谓五脏中所藏的精气脱失。阴，指属阴的五脏。

[16] 阴阳相得：谓在表在阳分的邪气与在里在阴分的邪气两相逢遇。阴，指阴分之邪气，在里。阳，指阳分之邪，在表。

[17] 相：张景岳："相，视也。"即观察的意思。

[18] 血脉盛坚横以赤：直行者为经，横行者为络。坚横以赤，意思是络脉之血盛满，故脉坚胀而色赤。

[19] 小者如针，大者如箸：是形容络脉坚急盛满样，粗大得像筷子一样。

[20] 肉著：张景岳："肉著者，吸着于针也，针入而热，肉必附之，故紧涩难转而坚不可拔也。"

[21] 热气：张志聪："三阳之气，主于肤表。热气，阳气也。"所谓热气，即指在表阳之气。实际是指肌肉组织收缩之张力，对针体的钳制。

【语译】黄帝说：我想听你讲一下奇邪不在经脉的道理。岐伯答：奇邪是在血络之中。问：刺血络会使病人昏倒，是什么原因？有的针刺后，血液喷射而出，是什么原因？有的针刺放出的血液很少而浓浊发黑，有的清稀淡薄，一半像水液一样，是什么原因？有的出针后针孔部位肿胀，是怎么回事？有的出血或多些，有的出血或少些，出血量不同而见面色发青是什么原因？有的出针后面色不变，但心中烦闷，是什么原因？有的出血虽多但对身体没影响，是什么原因？我想听听发生这些情况的道理。

答：经脉中气盛而血虚的，刺络放血，血失而气亦易随之脱失，气脱就会昏倒。血气俱盛而经脉中阴气较多而无郁滞者，血行滑利，在刺络时血就会喷射而出。若阳气蓄积在络脉，长久而不得宣泄，就会出现血黑而浓浊的情况，所以血不能射出。刚刚饮过水，水渗到血络时，尚未与血混合，所以刺出的血液有较多的水汁，如果不是刚饮过水，针刺出的血液中，也混有水汁的，是其体内素有水气，日久即成为水肿。阴气积聚于肌表间的阳络，其气循络脉而出，所以刺络脉时还没出血而气已先血而行，阴气闭于肉腠而发肿。阴阳二气刚刚相遇而尚未调和的时候，妄用泻法会使阴阳相脱而气血耗散，出现面色苍白的现象。刺络出血过多，面色不变而心胸烦闷，这是泻络时经脉也随之而虚，如果这虚弱的经脉是阴经，经虚脏虚而阴脱，阴脱故烦闷。阴阳邪气相合癰闭于体内而成痹证，邪气内溢于经，外注于络，经络中邪气均有余，刺之虽然出血多，而所泻多为邪气，所以不会引起虚弱的现象。

黄帝问：怎样观察血络呢？岐伯答：络脉中血盛的，血络坚硬充盈色赤，或上或下没有定处，小的像针一样细，大的像筷子一样粗，刺之以泻其血，即可万无一失。施治时，不要违反用针的原则。若违反了这些原则，就会出现或仆或脱等不良后果。黄帝问：针刺入后，肌肉紧紧地裹住针身，这是什么道理？岐伯答：这是由于进针后，遇到热气，而针身发热，肌肉与针粘在一起，所以十分坚紧。

【导读】本篇论述刺血络的依据、刺血络的反应及其原因。

五色第十五

【原文】雷公问曰：闻风者，百病之始也；厥逆者[1]，寒湿之所起也。别之奈何？黄帝答曰：当候眉间（《太素》作阙中），薄泽为风，冲浊为痹[2]，在地为厥[3]，此其常也，各以其色言其病也。曰：人有不病卒死，何以知之？曰：大气[4]入于脏腑者，不病而卒死矣。曰：凡病少愈而卒死者，何以知之？曰：赤色出于两颧，大如拇指者，病虽少愈，必卒死。黑色出于颜（《太素》作庭），大如拇指，不病，亦必卒死矣。

曰：其死有期乎？曰：察其色以言其时。颜者，首面也[5]。眉间以上者，咽喉也（《太素》眉间以上作阙上）。眉间以中（《太素》亦作阙中）者，肺也。下极者，心也[6]。直下者，肝也[7]。肝左者，胆也。下者，脾也。方上者，胃也[8]。中央者，大肠也。侠傍者，肾也[9]。当肾者，脐也[10]。面王以上者（王，古本作壬字），小肠也。面王以下者，膀胱字子处也[11]。颧者，肩也。后颧[12]者，臂也。臂以下者，手也。目内眦上者，膺乳也。侠绳而上[13]者，背也。循牙车以上者，股也[14]。中央者，膝也。膝以下者，胫也。当胫以下者，足也。巨分者，股里也[15]。巨屈者，膝膑也[16]。此五脏六腑支局（一作节）之部也。五脏五色之见者，皆出其部也。其部骨陷者[17]，必不免于病也。其部色乘袭者[18]，虽病甚不死也。

曰：五官具五色，何也？曰：青黑为痛，黄赤为热，白为寒，是谓五官。曰：以色言病之间甚，奈何？曰：其色粗以明者[19]为间，沉夭[20]（一作天，下同）者为甚，其色上行者病亦甚，其色下行如云彻散者病方已。五色各有脏部，有外部，有内部。其色从外部走内

部者，其病从外走内。其色从内部走外部者，其病从内走外。病生于内者，先治其阴，后治其阳，反者益甚。病生于外者，先治其阳，后治其阴（《太素》云：病生于阳者，先治其外，后治其内。与此文异，义同），反者益甚。用阳和阴，用阴和阳。审明部分，万举万当。能别左右，是谓大通[21]。男女异位，故曰阴阳。审察泽夭，谓之良工。

沉浊为内[22]，浮清为外[23]，黄赤为风，青黑为痛，白为寒，黄而膏泽者为脓，赤甚者为血[24]，痛甚者为挛，寒甚者为皮不仁[25]。各见其部，察其浮沉以知浅深，审其泽夭以观成败，察其散浮以知近远，视色上下以知病处，积神于心以知往今。故相气不微，不知是非。属意勿去，乃知新故。色明不粗，沉夭为甚。不明不泽，其病不甚。其色散，驹驹然[26]未有聚，其病散而气痛，聚未成也。肾乘心，心先病，肾为应，色其（一作皆）如是[27]。

男子色在面王，为少腹痛，下为卵痛，其圜直[28]为茎痛，高为本，下为首，狐疝[29]癀阴[30]病之属也。女子色在面王，为膀胱字子处病。散为痛，搏[31]为聚，方圜左右各如其色形，其随而下至胝为淫，有润如膏状，为暴食不洁，左为右（一作左），右为左（一作右），其色有邪，聚空满而不端，面色所指者也。色者青黑赤白黄，皆端满有别乡。别乡赤者，其色亦赤，大如榆荚，在面王为不月。其色上锐，首空上向，下锐下向，在左右如法。

以五色命脏，青为肝，赤为心，白

为肺，黄为脾，黑为肾。肝合筋，青当筋。心合脉，赤当脉。脾合肉，黄当肉。肺合皮，白当皮。肾合骨，黑当骨。

夫精明五色者，气之华[32]也。赤欲如白裹朱[33]，不欲如赭色也。白欲如白璧之泽（一云鹅羽），不欲如垩（一云盐）也。青欲如苍璧之泽[34]，不欲如蓝也。黄欲如罗裹雄黄[35]，不欲如黄土也。黑欲如重漆色，不欲如炭（《素问》作地苍）也。五色精微象见，其寿不久也。

青如草滋[36]，黑如炲煤[37]，黄如枳实，赤如衃血[38]，白如枯骨，此五色见而死也。青如翠羽，黑如乌羽，赤如鸡冠，黄如蟹腹，白如豕膏[39]，此五色见而生也。生于心，如以缟裹朱。生于肺，如以缟裹红。生于肝，如以缟[40]裹绀[41]。生于脾，如以缟裹栝楼实。生于肾，如以缟裹紫。此五脏所生之外营也。

凡相五色，面黄目青，面黄目赤，面黄目白，面黄目黑者，皆不死也。面青目赤（一作青），面赤目白，面青目黑，面黑目白，面赤目青者，皆死也。

【注释】

[1] 者：原无，据《灵枢·五色》补。

[2] 薄泽为风，冲浊为痹：风病在阳，皮毛受之，故眉间色泽浮薄光泽，骨肉受之，故色泽沉滞晦浊。冲，有深的意思。

[3] 在地为厥：病色出现在地阁（下巴），属于寒湿引起的厥逆病。厥逆起于四肢，病在于下，故色亦见于下。地阁，在面的下部。

[4] 大气：大邪之气，指极厉害的邪气。

[5] 颜者，首面也：颜，指额头。额头可以候察人体头面部位的疾病。

[6] 下极者，心也：在眉心之下，即鼻根处。心在肺下，故下极应心。

[7] 直下者，肝也：直下，指下极的下方，即鼻柱。

[8] 下者，脾也。方上者，胃也：鼻柱以下至鼻准之端，主脾的疾病。鼻准两旁的鼻隧，主胃的疾病。

[9] 中央者，大肠也。挟傍者，肾也：鼻隧至颊部之间的中央（颧骨之下）主大肠的病。由此外开的颊部，主肾的病。

[10] 当肾者，脐也：肾脏所属颊部的下方，主脐部的病。

[11] 面王以下者，膀胱字子处也：在鼻准之端的下方的人中部位，主膀胱和子宫的病。

[12] 后颧：《灵枢·五色》作"颧后"。

[13] 挟绳而上：绳，指耳边的部位。挟绳而上，指在颊部稍外方，靠近耳边的部位，主背的病。

[14] 循牙车以上者，股也：沿牙车以上的部位，主大腿的病。

[15] 巨分者，股里也：口吻旁和颊前肉之空软处，主大腿内侧的病。

[16] 巨屈者，膝膑也：颊下曲骨的部位，主膝盖骨的病。

[17] 其部骨陷者：是指五脏六腑等在面部所配属的部位，如果出现病色，隐隐有似深陷于骨的现象。

[18] 其部色乘袭者：按五行相生顺序相互乘袭，如心部见黄色、肝部见赤色等。

[19] 色粗以明者：谓色略微显现，为病轻之症。

[20] 沉垩（è）：形容颜色晦滞。垩，白土也。

[21] 通：《灵枢·五色》作"道"。

[22] 沉浊为内：指面色沉浊晦暗主病在脏在里。

[23] 浮清为外：浮清，《灵枢·五色》作"浮泽"。浮清为外，指面色浮浅有光泽，主病

在腑在表。

[24] 黄而膏泽者为脓，赤甚者为血：这里是指疮疡，不是指气色。疮疡黄而油润，为化脓接近表面而欲溃，赤甚是热毒迫使血液积于局部，故呈现赤甚之色，这是疮疡的阳证初期尚未化脓的局部表现。

[25] 痛甚者为挛，寒甚者为皮不仁：血液受寒邪，流行不畅，不通则痛，痛甚则筋脉挛急，寒凝血滞而营卫运行不利，则皮肤麻木不仁。

[26] 驹驹然：驹指幼马，奔驰无所定。驹驹然，形容病色如驹无定，散而不聚的意思。

[27] 色其（一作皆）如是：指病色相克的现象，各个脏腑都是这样。

[28] 圜直：圜，同圆。指圆而直的人中沟。

[29] 狐疝：是指阴囊偏坠胀大，时上时下的一种病症。

[30] 癀（tuí）阴：癀阴又名阴癀，指阴囊偏大的癀疝病。

[31] 搏：原作"薄"，据《灵枢》改。

[32] 气之华：华，外荣也，言精明五色是气血之华。

[33] 白裹朱：马莳："白，当作帛。"朱，即朱砂。张景岳："白裹朱，隐然红润而不露也。"

[34] 苍璧之泽：璧，指玉。苍璧之泽，谓色泽青而明润。

[35] 罗裹雄黄：罗，指丝织物，质地软而有疏孔，如生罗、熟罗之类。

[36] 草滋：滋，《素问·五脏生成论》作"兹"，较妥。草兹，是指死草色，盖青中带有枯黑色。

[37] 炲（tái）煤：炲，煤烟的灰。炲煤，是指黑色煤烟。

[38] 赤如衃（pēi）血：王冰："败恶凝聚之血，色赤黑也。"赤如衃血，是指赤色好似败血凝结之赤黑色。

[39] 豕膏：即猪的脂肪。

[40] 缟（gǎo）：白色的生绢。

[41] 绀（gàn）：青而含赤之色。

【语译】雷公问：听说百病的发生多从受风开始，厥痹病变多由感受寒湿之邪引起，从面部的色泽应怎样辨别呢？黄帝答：观察两眉间的气色变化就可判断出来。色现浮薄而光泽的是风病的表现，眉间色深而沉浊者为痹病，色见于面下部即地阁部位的为厥逆病。这是一般的察色诊病的方法，各以不同的色泽来判断疾病的一般规律。问：有的人平时无病，却突然死亡，如何知道呢？答：这种人素体元气大虚，又加上大邪之气侵入脏腑，元气衰败而突然死亡。问：病势稍有好转而突然死亡的，如何知道呢？答：两颧发现赤色，大如拇指，病虽暂时好转，仍会突然死亡。额部出现黑色，大如拇指，为肾绝，虽然没有显著的病象，也会突然死亡。

问：病的死期可以预先知道吗？答：观察面部脏腑相应部位的色泽变化，可以预测死亡的日期。额头，是候察人体头面疾病的色诊部位。眉心以上应咽喉，眉心应肺，鼻根部应心，鼻柱应肝，左右两侧应胆，鼻的准头应脾，鼻准两旁应胃，面的中央部位应大肠，挟面中央两旁部位应肾，肾与脐相对，准头以上两侧应小肠，准头以下的人中部位应膀胱和子宫，两颧骨部位应肩，颧的外侧应臂，臂部的下方应手，内眼角以上部位应胸与乳房，颊的外部上方应背，沿颊车以上部位应股，两牙床的中央部位应膝，膝以下的部位应胫，胫部以下部位应足，口角大纹处应股内侧，颊下曲骨的部位应膝盖。以上是五脏六腑肢体分布在面的部位。而五色主病也各有一定的部位。五脏五色显现于面部的，都是出现在它相应的部位上。如果它所属部位出现了病色，且有隐隐深陷入骨的征象，则必然要生病。如果出现了病色，但其色是相生相助的色，那么虽然病情严重，却不会死亡。

问：五色所主的病症是什么呢？答：青色、黑色主痛，黄色、赤色主热，白色主寒，这是五色主病的一般情况。问：怎样从五色辨别病的轻重呢？答：色的表现略现微显明润的病轻，晦滞的病重。色上行的是病气较盛，色下行的是病气渐衰，如乌云消散，天空晴朗，病将愈的现象。五色见于面部分别显现于五脏六腑所属的部位。鼻两侧为外部，属于六腑，鼻中央为内部，属于五脏。病色从外部走向内部的，为病邪由表入里，病色从内部走向外部者，为病邪从里出表。脏为阴，腑为阳，病生于五脏者，当先治其脏，后治其腑，反之先后颠倒就会使病情加重。病生于六腑的，先治其外，后治其里，反之，就会使病情加重。阳盛的阴必衰，当补阴以和阳，阴盛的阳必衰，当补阳以和阴，只要能够审察明确各部所主的病色，根据阴阳盛衰情况进行治疗，不论多么复杂的疾病，辨证治疗就会万举万当。左右者，是阴阳之道也，阴气右行，阳气左行，能别左右，就能掌握阴阳运动的规律。男女病色的转移，其位置是不同的，男子属阳，其色以左为逆，右为从，女子属阴，其色以右为逆，左为从，这就是男女阴阳的区别。总之，能掌握阴阳演变规律，再根据所属部位去审察面色的润泽与晦暗，从而诊察出病的吉凶来，就是医术高明的良医。

面色沉浊晦暗的为在里在脏的病，浮露而鲜明的，为在表在腑的病。色见黄赤主风，色见青黑主痛，色见白色主寒证，色黄而局部软如膏的痈脓已成。赤色深的为瘀血内留，痛甚的主痉挛，寒重的主皮肤麻木不仁。五色分别出现于脏腑肢节所属的部位，可以从色泽的浮沉来察知病势的浅深。审察颜色的润泽与晦暗，就可以判断疾病的预后吉凶。观察病色的结聚与消散，就可以知道病程的长短。观察病色所在部位的上下，就可以知道发病的部位在何处。医生聚精会神地望色辨证，就能正确分析和判断出既往病和刻下病症。所以，对于气色的变化，如果不能细心诊察，就不能判断疾病的情况，必须专心致志地分析研究，才能知道新病、旧病的关系及发展变化的规律。颜色不光泽，反而晦暗沉滞的，为病重。面色虽不明亮，亦不润泽，只要没有晦暗的现象，其病不致趋向严重。色散乱而不结聚的，则其病势亦将分散，即便有疼痛症状，也仅是气滞不通引起，不是积聚病。肾邪侵犯心脏，是因为心先病，水邪乘而克之，然肾色才反映出来。不仅心肾如此，这种相克的现象，各脏都是这样。一般病色的出现，若不是某一部位上应见的本色，都可依此类推。

男子病色出现在鼻尖上的，主小腹痛，向下牵引到睾丸也痛；若病色出现在人中沟，则出现阴茎作痛，病色显现在人中沟上半部的则茎根痛，出现在下半部的则龟头痛。这些都属于狐疝、阴㿗之类的疾病。女子病色出现在鼻尖以上的，主膀胱和胞宫的病，其色散而不聚的为无形之气，其色搏而不散的，为有形之血凝，为积聚病。其积聚或方或圆，或左或右，都和它的病色的形态相似。若病色一直下行到唇部，则为白淫带浊病。其色润泽如膏状，多因暴饮暴食，内伤饮食不洁，为饮食停滞之证。色的显现和病变的部位是一致的，色现于左的病在左，色现于右的病在右。其色斜，或聚或散而不端正的，即为有病的征象，可以知其病变所在。上面所言色者，即青、黑、赤、白、黄五种色，都应该端正盈满地表现在所应出现的部位上。如赤色不出现在心的部位，而出现在鼻尖的部位，且大如榆荚，则为女子经闭的征象。若病色显现于鼻尖向上的，则是头面部的正气空虚，病邪有向上发展之趋势，病色显现于鼻尖向下的，病邪有向下发展的趋势，在左在右都和这个辨认法相同。

以五色与五脏相应的关系来说，青为肝色，赤为心色，白为肺色，黄为脾色，黑为肾色。而肝合于筋，心合于脉，肺合于皮，脾合于肉，肾合于骨。依据这种内外相应的关系，就可以诊察疾病所在的内脏和组织。

凡是面部可以见到的五色外形，都是内脏精气表现出来的一种光华。假如是赤色，应该如绸帛裹着朱砂，红润而不显露，不应该像赭石那样，没有光泽；白色要像鹅毛那样白而润泽，不要像盐那样发白而带有枯暗色；青色要像璧玉一样苍翠，不应像蓝色那样青而带沉暗色；黄色要像罗裹雄黄那样黄而明润，不应像黄土那样枯暗无华；黑色要像重漆色般黑而明润，不要如地苍那样枯暗无尘。假如五色精微暴露于外，那这个人的寿命也就不会长久了。

五脏皆有气色见于面部，凡是面色发青如枯草，黑如煤烟，黄如枳实，赤如败血，白如枯骨，这五种病色出现都是死证的征象。倘如青如翡翠鸟的羽毛，黑如乌鸦羽毛，赤如鸡冠，黄如螃蟹的腹色，白如猪的油脂，这五种明润光彩而有神的面色出现，为脏气充实的表现，都主生。凡心脏有生气的色泽，像白绢包朱砂一样；肺脏有生气的色泽，像白绢包红色的东西一样；肝脏有生气的色泽，像白绢包绀色的东西一样；脾脏有生气的色泽，像白绢包栝楼实一样；肾脏有生气的色泽，像白绢包紫色的东西一样。这些色泽都是五脏的生气显露于外的荣华。

凡是诊视五色，可决死生。如面黄目青，面黄目赤，面黄目白，面黄目黑，都不是死证。面青目赤，面赤目白，面青目黑，面黑目白，面赤目青者，这些都是死证的征象。

【导读】本篇专论色诊，阐述了颜面部位的名称、脏腑肢节在颜面的望色部位及察色要点，指出通过望色可以判断疾病的性质、部位、间甚、转归及生死预后，可谓望色之大纲。

阴阳二十五人形性血气不同第十六

【原文】黄帝问曰：人有阴阳，何谓阴人，何谓阳人？少师对曰：天地之间，不离于五[1]，人亦应之，非徒一阴一阳而已。盖有太阴之人，少阴之人，太阳之人，少阳之人，阴阳和平之人。凡此五人者，其态不同，其筋骨血气亦不同也。

太阴之人，贪而不仁，下济湛湛[2]，好内而恶出[3]，心抑而不发，不务于时[4]，动而后人[5]，此太阴之人也。

少阴之人，少贪而贼心，见人有亡[6]，常若有得，好伤好害，见人有荣，乃反愠怒[7]，心嫉而无恩[8]，此少阴之人也。

太阳之人，居处于于[9]，好言大事，无能而虚说，志发于四野[10]，举措罔顾是非，为事如常自用[11]，事虽败而无改（一作悔），此太阳之人也。

少阳之人，误谛[12]好自贵，有小小官，则高自宣，好为外交而不内附[13]，此少阳之人也。

阴阳和平之人，居处安静，无为惧惧[14]，无为欣欣[15]，婉然从物[16]，或与不争，与时变化[17]，尊而谦让，卑而不谄，是谓至治。古之善用针灸者，视人五态乃治之，盛者泻之，虚者补之。

太阴之人，多阴而无阳，其阴血浊，其卫气涩，阴阳不知，缓筋而浓皮，不之疾泻，不能移之。

少阴之人，多阴而少阳，小胃而大肠，六腑不调，其阳明脉小而太阳脉大，必审而调之，其血易脱，其气易败。

太阳之人，多阳而无阴[18]，必谨调之，无脱其阴而泻其阳，阳重脱者易狂[19]，阴阳皆脱者暴死不知人。

少阳之人，多阳而少阴，经小而络大，血在中而气在外，实阴而虚阳，独泻其络脉则强[20]，气脱而疾，中气重不足，病不起矣。

阴阳和平之人，其阴阳之气和，血脉调，宜谨审其阴阳，视其邪正，安[21]其容仪，审其有余，察其不足，盛者泻

之，虚者补之，不盛不虚，以经取之，此所以调阴阳，别五态之人也。

太阴之人，其状黮黮然[22]黑色，念然下意[23]，临临然长大[24]，䐃然未偻[25]。

少阴之人，其状清然窃然[26]，固以阴贼[27]，立而躁险，行而似伏[28]。

太阳之人，其状轩轩储储[29]，反身折腘[30]。

少阳之人，其状立则好仰，行则好摇其两臂，两臂肘皆出于背。

阴阳和平之人，其状逶逶然[31]，随随然[32]，颙颙然[33]，愉愉然[34]，豆豆然[35]，众人皆曰君子。（一本多愉愉然，暶暶然。）

黄帝问曰：余闻阴阳之人于少师。少师曰：天地之间不离于五，故五五二十五人之形，血气之所生别，而以候从外知内何如？岐伯对曰：先立五形金木水火土，别其五色，异其五声，而二十五人具也。

木形之人，比于上角[36]苍色，小头长面，大肩平背直身，小手足，好有材，好劳心，少力，多忧劳于事，奈春夏，不奈秋冬，感而成病主足厥阴，佗佗然[37]。大角[38]（一曰左角）之人，比于左足少阳，少阳之上遗遗然[39]。右角（一曰少角）之人，比于右足少阳，少阳之下随随然[40]。钛角[41]（一曰右角）之人，比于右足少阳，少阳之上[42]鸠鸠然[43]（一曰推推然）。判角[44]之人，比于左足少阳，少阳之下括括然[45]。

火形之人，比于上徵[46]，赤色广

胻[47]，锐面小头，好肩背髀腹，小手足，行安地，疾心[48]行遥，肩背肉满，有气轻财，少信多虑，见事明了，好颜[49]急心，不寿暴死，奈春夏不奈秋冬，感而生病，主手少阴窈窈然[50]（一曰核核然[51]）。太徵之人，比于左手太阳，太阳之上肌肌然[52]。少徵之人，比于右手太阳，太阳之下慆慆然[53]。右徵之人，比于右手太阳，太阳之上鲛鲛然[54]（一曰熊熊然）。判徵之人，比于左手太阳，太阳之下支支然，熙熙然[55]。

土形之人，比于上宫，黄色，大头圆面，美肩背，大腹，好股胫，小手足，多肉，上下相称，行安地，举足浮，安心，好利人，不喜权势，善附人[56]，奈秋冬不奈春夏，春夏感而生病，主足太阴敦敦然[57]。太宫之人，比于左足阳明，阳明之上婉婉然[58]。加宫之人，比于左足阳明，阳明之下炫炫然[59]（一曰坎坎然[60]）。少宫之人，比于右足阳明，阳明之上枢枢然[61]。左宫之人，比于右足阳明，阳明之下兀兀然[62]（一曰众之人，一曰阳明之上）。

金形之人，比于上商[63]，白色，小头方面，小肩背，小腹，小手足，如骨发踵外[64]骨轻身[65]（一曰发动轻身），清廉，急心静悍[66]，善为吏，奈秋冬不奈春夏，春夏感而生病，主手太阴敦敦然。太商之人，比于左手阳明，阳明之上廉廉然[67]。右商之人，比于左手阳明，阳明之下脱脱然。左商之人，比于右手阳明，阳明之上监监然[68]。少商之人，比于右手阳明，阳明之下严

严然[69]。

水形之人，比于上羽[70]，黑色，大头面不平（一云曲面），广颐，小肩，大腹，手足小（小作大），发行摇身，下尻长背[71]，延延然，不敬畏，善欺绐人[72]，殆戮死[73]，奈秋冬，不奈春夏，春夏感而生病，主足少阴，污污然[74]固。大羽之人，比于右足太阳，太阳之上，颊颊然[75]。少羽之人，比于左足太阳，太阳之下，纡纡然[76]。众之为人[77]，比于右足太阳，太阳之下，洁洁然[78]。桎之为人[79]，比于左足太阳，太阳之上，安安然[80]。

曰：得其形，不得其色[81]，何如？曰：形胜色[82]，色胜形[83]者，至其胜时年加，害[84]则病行，失则忧矣[85]。形色相得[86]，富贵大乐。曰：其形色相胜之时年加[87]可知乎？曰：凡人之大忌常加九岁。七岁，十六岁，二十五岁，三十四岁，四十三岁，五十二岁，六十一岁，皆人之忌，不可不自安也。感则病，失则忧矣。

曰：脉之上下血气之候，以知形气奈何？曰：足阳明之上，血气盛则须美长，血多气少则须短，气多血少则须少，血气俱少则无须，两吻多画[88]（须字一本俱作髯字）。足阳明之下，血气盛则下毛美长至胸；血多气少则下毛美短至脐，行则善高举足，足大指少肉，足善寒；血少气多则肉善瘃[89]；血气皆少则无毛，有则稀而枯瘁，善痿厥足痹。足少阳之上，血气盛则通髯美长，血多气少则通髯美短，血少气多则少髯，血气皆少则无髯，感于寒湿，则

善痹骨痛爪枯。足少阳[90]之下，血气盛则胫毛美长，外踝肥；血多气少则胫毛美短，外踝皮坚而浓；血少气多则毛少，外踝皮薄而软；血气皆少则无毛，外踝瘦而无肉。足太阳之上，血气盛则美眉，眉有毫毛；血多气少则恶眉，面多小理；血少气盛则面多肉；血气和则美色。足太阴之下，血气盛则跟肉满，踵坚；气少血多则瘦，跟空；血气皆少则善转筋，踵下痛。手阳明之上，气血盛则上髭美；血少气多则髭恶，血气皆少则善转筋，无髭。手阳明之下，血气盛则腋下毛美，手鱼肉以温；气血皆少则手瘦以寒。手少阳之上，血气盛则眉美以长，耳色美；血气皆少则耳焦恶色。手少阳之下，血气盛则手拳多肉以温，血气皆少则瘦以寒，气少血多则瘦以多脉。手太阳之上，血气盛则多髯，面多肉以平；血气皆少则面瘦黑色。手太阳之下，血气盛则掌肉充满，血气皆少则掌瘦以寒。

黄赤者多热气，青白者少热气，黑色者多血少气。美眉者太阳多血，通髯极须者少阳多血，美须者阳明多血，此其时然也。夫人之常数，太阳常多血少气，少阳常多气少血，阳明常多血多气，厥阴常多气少血，少阴常多血少气，太阴常多血少气，此天之常数也。

曰：二十五人者，刺之有约乎？曰：美眉者，足太阳之脉血气多；恶眉者，血气少。其肥而泽者，血气有余；肥而不泽者，气有余，血不足。瘦而无泽者，血气俱不足。审察其形气有余不足而调之，可知逆顺矣。曰：刺其阴阳

奈何？曰：按其寸口人迎以调阴阳，切循其经络之凝泣[91]。结而不通者，此于身皆[92]为痛痹，甚则不行故凝泣，凝泣者致气以温之，血和乃止。其结络者，脉结血不行，决之乃行。故曰：气有余于上者，导而下之；气不足于上者，推而往之；其稽留不至者，因而迎之。必明于经隧，乃能持之。寒与热争者，导而行之；其宛陈血不结者，即而取之。必先明知二十五人，别血气之所在，左右上下，则刺约毕矣。

曰：或神动而气先针行，或气与针相逢，或针已出气独行，或数刺之乃知，或发针而气逆，或数刺病益甚。凡此六者，各不同形，愿闻其方？曰：重阳之盛人[93]，其神易动，其气易往也，矫矫蒿蒿[94]（一本作高高），言语善疾，举足喜高，心肺之脏气有余[95]，阳气滑盛而扬，故神动而气先行，此人颇有阴者也。多阳者多喜，多阴者多怒，数怒者易解，故曰颇有阴。其阴阳之离合难[96]，故其神不能先行。阴阳和调者，血气淖泽滑利，故针入而气出，疾而相逢也。其阴多而阳少，阴气沉而阳气浮，沉[97]者内藏，故针已出，气乃随其后，故独行也。其多阴而少阳者，其气沉而气往难，故数刺之乃知。其气逆与其数刺病益甚者，非阴阳之气也，沉浮之势也，此皆粗之所败，工之所失，其形气无过也。

【注释】

[1] 不离于五：指宇宙间的一切事物都可以用五行归纳类别。五指五行。

[2] 下济湛湛：下济，即谦下济人的意思。

济，无参差错杂，面面周到。湛湛，是水澄而深的意思，在这里是形容内心深沉阴险。

[3] 好内而恶出：内即纳，出即拿出，给予别人。好内恶出是愿意占人家的便宜而不愿给予别人。

[4] 心抑而不发，不务于时：内心世界深藏，不及时从语言上表露出来。

[5] 动而后人：即后而动之。一切行动落于人后，看别人的成败，而决定自己的动向。后人，《灵枢·通天》作"后之"。

[6] 亡：损失。

[7] 愠怒：心小暗怒，妒嫉。

[8] 心嫉而无恩：心嫉，生性暴虐。无恩，毫无同情怜悯之心。

[9] 居处于于：于于，无知貌，自足貌。居处于于，即随便什么地方都能安居下来。

[10] 志发于四野：志，意愿。发于四野，即到处宣扬，恐人不知。

[11] 为事如常自用：做事常常自以为是。犹放意肆志，做事纵情，无所顾及。

[12] 谥（shì）谛（dì）：谥，审也。谛，审也。谥谛，审而又审，形容做事精细，再三思考研究方行。

[13] 而不内附：而不善于做内部的事物。

[14] 无为惧惧：心中坦荡，无私而无畏也。惧惧，纠心重重、患得患失之意。

[15] 无为欣欣：没有过分高兴和欢欣。欣欣，沾沾自喜、忘乎所以之意。

[16] 婉然从物：婉然，和顺貌。婉然从物，即心境和顺地适应周围事物。

[17] 或与不争，与时变化：不斤斤计较个人得失，顺应时令气候的变化。

[18] 多阳而无阴：张景岳："纯阳者曰太阳。"

[19] 狂：此为阳气欲脱之兆。

[20] 强：不病而死曰强。

[21] 安：安，同"案"，考察的意思。

[22] 黮黮（dàn dàn）然：黮，深黑色，原意是形容黑色的桑椹。黮黮然，《类经》四卷第三十注："黮黮，色黑不明也。"用以形容面色阴沉的样子。

[23] 念然下意：意念不扬，故作姿态，外表像很卑下恭顺，没有什么想法的样子。

[24] 临临然长大：临临然，在这里形容两眼经常下视的样子。即个子是很高大，但两眼经常下视。

[25] 䐃（jùn）然未偻：是形容假作卑躬屈膝的姿态，并非真有佝偻病。

[26] 清然窃然：清然，是形容高贵自尊的样子。窃然，指行动鬼祟，偷偷摸摸，即上文"贼心"的表现。

[27] 固以阴贼：阴险贼害之心内藏而难改变。

[28] 立而躁险，行而似伏：躁，躁动不安。险，站立时躁动不安，行动时像俯伏不能直立一样。形容此种人经常包藏祸心。

[29] 轩轩储储：形容扬扬自得，骄傲自满，大模大样的样子。

[30] 反身折䐃：形容仰腰挺腹其䐃似折的样子。

[31] 逶逶然：指雍容自得，落落大方的样子。

[32] 随随然：指顺和而不逆，善于适应环境。

[33] 颙颙然：温和谦虚，严正不阿的样子。

[34] 衮衮然：继续繁多的意思。

[35] 豆豆然：举止有度，处事分明。

[36] 比于上角：比，是比类的意思。《类经》四卷第三十一注："比，属也。"马莳："以人拟角，故曰比。"角，是五音之一，属术。上角、大角、左角、钛角、判角是木音的分类。比于上角，是将木形之人，比类于上角，而其他属木的四型人，则分别比类于大角、左角、钛角、判角。说明五行之中，每一行也和音调一样变化多端。

[37] 佗佗然：体态优美，雍容自得貌。《集

韵》："佗，曰美也。"丹波元简："雍容自得之貌。"

[38] 大角：《类经·阴阳二十五人》："禀五形之偏者各四，曰左之上下，右之上下。而言木形之左上者，是谓大角之人也。"

[39] 遗遗然：是形容消极退让，迟滞不前的样子。

[40] 少阳之下随随然：左角之人比于右足少阳之下。随随然，即柔顺、随和的意思。

[41] 钛角：即右角。

[42] 上：原作"下"，据《灵枢·阴阳二十五人》改作"上"。

[43] 鸠鸠然：鸠，有安的意思。鸠鸠然，有安然的意思。

[44] 判角：《类经·阴阳二十五人》注："判，半也，在大角之下者，是谓判角之人，而属左足少阳之下，即言其左之下也。"

[45] 少阳之下括括然：括括然，《灵枢》作"栝栝然"。栝（guā），炊灶木叫栝。此言判角之人，比于左足少阳之下。栝栝然，说明其人行为方正、端直。

[46] 比于上徵：徵，五音之一，属火。徵音又有上徵、质徵、少徵、右徵、质判的五种分类。上徵，五徵音之一。这里用上徵比拟禀火气最全的人。

[47] 广胭（yǐn）：胭，脊肉。广，指脊部肌肉丰满宽广。

[48] 疾心：对周围事物理解、领会得很敏捷。

[49] 好颜：明抄本及《千金》卷十三第一作"好顾"。

[50] 窈窈然：通明畅达的意思。

[51] 核核然：为人真诚朴实。

[52] 肌肌然：行为浮躁，见识浮浅。

[53] 慆慆（tāo tāo）然：乐观而喜悦的神情。

[54] 鲛鲛然：踊跃的意思。马莳："鲛鲛者，踊跃之义也。"鲛鲛然，言性情活泼爽快。

[55] 支支然，熙熙然：形容怡然自得而无忧愁烦恼的样子。

[56] 善附人：指善于附合于人。

[57] 敦敦然：有敦厚诚实的意思。

[58] 婉婉然：处事圆滑机变，性情温柔和顺。

[59] 炫炫（kài kài）然：旺盛的意思。

[60] 坎坎然：形容性情端庄持重。

[61] 枢枢然：枢，圆滑的样子，张景岳："枢枢，圆转貌。"枢枢然，用以说明灵活、敏捷的思想作风。

[62] 兀兀（wù wù）然：勤奋辛劳貌，如"兀兀穷年"。用以说明不畏困难，勤劳奋勉，独立自主的精神面貌。

[63] 商：五音之一，属金音。上商、钛商、太商、少商、右商是金音的分类。

[64] 骨发踵外：指足跟外侧肌肉坚硬如骨，足跟坚厚而大，好像另有骨骼生于跟骨的外面一样。

[65] 外骨轻身：骨骼坚固而行动轻快的意思。

[66] 急心静悍：指性情爽快，精明，沉着，坚强。

[67] 廉廉然：廉洁，奉公守法的样子。

[68] 监监然：善于考察的样子。

[69] 严严然：严肃庄重的样子。

[70] 羽：五音之一，属水。分上、太、小、众、桎（zhì）五类。

[71] 下尻长背：即屁股较低下，脊背较长。

[72] 善欺绐（dài）人：即喜欢欺骗别人。

[73] 戮死：张志聪："戮死者，多因戮力劳伤而死，善水质柔弱而宜过劳也。"

[74] 污污然：即秽恶不洁的意思。

[75] 颊颊然：即洋洋自得的意思。

[76] 纡纡然：即不论善恶都能周旋的意思。

[77] 众之为人：马莳："众者，常人也。"众之为人，即与平常人一样。

[78] 洁洁然：张景岳："清洁貌。"即廉洁

的样子。

[79] 桎之为人：桎，古时的刑具。马莳："桎者，受桎梏之人也。"指手足如桎，安然不动的意思。

[80] 安安然：安然若无其事的样子。

[81] 得其形，不得其色：指形体与肤色不相应。如木形之人，不见苍色。

[82] 形胜色：马莳："形胜色者，如木形人而黄色现也。"即木（形）能胜土（形）之意。凡木形人色见黄、火形人色见白等，即称形胜色。

[83] 色胜形：马莳："色胜形者，如木形人而白色现也。"即金（色）能胜木（形）之意。凡木形人而色见白、火形人色见黑等，为色胜形。

[84] 害：正统本、《灵枢》作"感"。

[85] 失则忧矣：失，指不能及时恰当地治疗。总的说明，在胜时年加的异常情况下，疾病若得不到及时恰当的治疗，就有性命的忧虑。

[86] 形色相得：如木形人色苍、火形人色赤等，为形色相得。马莳："本形本色相得者。"

[87] 形色相胜之时年加：指在形色相胜的反常情况下，又遇所胜的一行主时、主岁，这种反常情况所引起的变化就更加严重。

[88] 两吻多画：吻，口角的意思。画，张景岳："纹也。"指皱纹。两吻多画，即两口角多纹理。

[89] 瘃（zhú）：指肌肤受冻而形成的肿块，即冻疮。

[90] 阳：原作"阴"，据正统本及文义改。

[91] 泣：同"涩"，《灵枢》作"涩"。

[92] 背：《灵枢》作"皆"，较合文义。

[93] 重阳之盛人：是指偏重阳分的人。张隐庵："重阳之人者，手足左右太少之三阳，及心肺之脏气有余者也。"

[94] 矫矫蒿蒿：火热炽盛的意思。这里是形容有像火一样的热情。

[95] 心肺之脏气有余：心肺都是阳脏，心藏神，肺藏气，心肺之脏气有余，表现精神旺盛，肺气充沛，所以神气易于冲动，针刺的敏感性很强。

[96] 阴阳之离合难：此指阳中有阴者，其阴阳不协调，故气血在全身的运行及离合出入不完全正常，所以针感较为迟钝。

[97] 沉：原无，据《太素·量气刺》补。

【语译】黄帝问：人体有属阴、属阳两种类型，什么叫作阴性的，什么叫作阳性的人？少师答：天地之间，一切事物的归纳都离不开五行，人也不会例外，不仅是一阴一阳为限。就一般情况来说，有太阴之人、少阴之人、太阳之人、少阳之人、阴阳平和之人五种类型。这五种类型的人，他们的形态不同，筋骨的强弱、气血的盛衰，也各不一样。

太阴之人，贪而不仁，表面谦虚，假装正经，内心却深藏阴险，好得恶失，喜怒不形于色，不识时务，只知利己，行动上惯用后发制人的手段，这是太阴之人的特征。

少阴之人，喜贪小利，暗藏贼心，见到别人有了损失，好像自己得到什么似的，感到满足，好搞破坏来伤害人，见到人家有了荣誉，反而感到气愤，心怀嫉妒，对人毫无恩情，这是少阴之人的特征。

太阳之人，生活处处表现自己，而扬扬自得，好夸夸其谈，才能不大而言过其实，好高骛远，处理事务不顾是非，作风草率，常意气用事，虽遭失败却不知悔改，这属于太阳类型之人的特征。

少阳之人，貌似审慎，而妄自尊大，有了小小的政治地位，就过高地自我宣传，善于对外交际，不愿默默无闻，埋头苦干，这属于少阳类型之人的特征。

阴阳平和之人，生活安静自处，不介

意个人名利，心安而无所畏惧，寡欲而无过分之喜，顺从事物发展的规律，遇事不与人争，善于适应形势的变化，地位虽高却很谦虚，以理服人，而不是用压制的手段来治人，具有极好的治理才能，这属于阴阳平和之人的特征。

古代善于用针灸治病的人，就是根据人的五种类型的形态，分别施治。邪气盛的就用泻法，正气不足的就用补法。

太阴型的人，体质多阴而无阳，他的阴血浓浊，而卫气涩滞，阴阳不能调和，所以筋缓而皮厚，刺治这种体质的人，若不急泻其阴分，就不可能使病好转。

少阴型的人，体质是多阴少阳，胃小而肠大，六腑的功能不协调，其阳明经脉偏小而太阳脉偏大，必须详察阴阳盛衰的情况进行调治，否则容易出现血脱气败的现象。

太阳型的人，体质是多阳而无阴，对这种人必须谨慎调治，不能泻其阴以防阴气虚脱，只能泻其阳，但要避免泻之太过。如果阳气过度损伤，就容易导致阳气外脱而发狂；若阴阳都脱失，就会暴死或突然不知人事。

少阳型的人，体质是多阳而少阴，多阳则络脉大，少阴则经脉小，阴血居内而阳气居外，以其阳多阴少，所以当实其阴经泻其阳络。若独泻阳络太过，又会迫使阳气很快地耗散，就会导致中气不足，病就难治了。

阴阳平和型的人，其阴阳之气协调，血脉和顺。在治病时，当谨慎地诊察其阴阳盛衰、邪正的虚实，并端详其面部的表现，然后审别其有余、不足进行调治。邪气盛的就用泻法，正气虚的就用补法，一般虚实不明显的病症，就取其所属经脉腧穴治疗。

以上是说明调治阴阳时，要根据五种类型之人的不同特征，分别进行调治。

太阴型的人，面色阴沉黑暗，而假意谦虚，身体长大，可是卑躬屈膝，故作姿态，而并非有佝偻病，这是太阴之人的形态。

少阴型的人，外貌好像清高，但行动鬼祟，偷偷摸摸，深怀阴险害人之贼心，站立时躁动不安，走路时状似伏身向前，这是少阴之人的形态。

太阳型的人，外貌表现出高傲自满，仰腰挺腹，好像身体向后反张和两胭曲折那样，这是太阳型之人的形态。

少阳型的人，在站立时惯于把头仰得很高，行走时惯于摇摆身体，常反挽其手于背后，喜欢把两臂两肘露在外，这是少阳之人的形态。

阴阳平和型的人，外貌从容稳重，举止大方，性情和顺，善于适应环境，态度严肃，品行端正，待人和蔼，目光慈祥，作风光明磊落，举止有度，处事条理分明，为众人所尊重和夸赞，这是阴阳平和之人的形态。

黄帝问：我曾听过少师讲述阴阳之人的事。少师说，天地之间，离不开五行之数，所以有五五二十五种类型人的形态，血气不同而产生的各种特点，究竟怎样从外部表现就能知道内部的情况呢？岐伯回答说：首先确立金、木、水、火、土五种形态，再区别五色，分辨五声，这样二十五种人的体质类型就具备了。

木形的人，属于木音中的上角，他的皮肤呈苍色，像东方的苍帝一样，头小面长，肩大背平身直，手足小，有才智，好用心机，体力不强，常为各种事务忧心劳神。对时令的适应是能耐受春夏，不能耐受秋冬，秋冬容易感受病邪而发生疾病。这种类型的人，感邪发病就属于足厥阴肝经失调所致。其人表现为柔美而安重，是禀受木气最全的人。大角一类的人，比类于左足少阳，应在少阳以上，其人逶迤而美长。右角一类的人，类属于右足少阳经之下，其人随和而顺从。钛角一类的人，类属于右足少阳，应在少阳之上，其人表现为随和，努力向前进取。判角一类的人，类属于左足少阳，应在少阳以下，其人表现方正。

火形的人，属于火音中的上徵，肤色赤，脊背宽广，颜面瘦小，头小，肩背髀腹各部的发育均匀美好，手足小，步履稳健，心性急，走路时身体摇晃，肩背部的肌肉丰满，有气魄，轻财，但必守信用，多思虑，对事物的观察、分析、判断明快而透彻，面部颜色红润光泽，性情急躁，往往短寿而暴死。对时令的适应是能耐受春夏的温热，不能耐受秋冬的寒凉，易感受邪气而生病。这种类型的人属于手少阴心经，其人对事物认识很深刻，讲求实效。太徵一类的人，比类于左手太阳经，应在太阳之上，其人表现为光明正大而明白事理。少徵一类的人，类属于右手太阳经，应在太阳之下，其人表现为多疑。右徵一类的人，类属于右手太阳经，应在太阳之上，其人表现活跃。判徵一类的人，类属于左手太阳经，应在太阳之下，其人表现为乐观，怡然自得而无忧无虑。

土形之人，属于土音中的上宫，肤色黄，头大面圆，肩背匀称，腹大，股胫都很健壮，手足小，肌肉丰满，上下匀称，

步履稳重，举足轻浮，心情安逸，好做利人的事，不争逐权势，善于团结人。对时令的适应是能耐受秋冬的寒凉，不能耐受春夏的温热，春夏易感受邪气而发病。这一类型的人属于足太阴脾经，其人平和而柔顺。太宫一类的人，类属于左足阳明经，应在阳明之上，其人敦厚诚实。加宫一类的人，类属于左足阳明经，应在阳明之下，其人稳重大方，喜悦快活。少宫一类的人，类属于右足阳明经，应在阳明之上，其人言语圆润婉转。左宫之类的人，类属于右足阳明经，应在阳明以下，其人勤奋辛劳。

金形的人，属于金音中的上商，肤色白，头小面方，肩背小，腹小，手足小，足跟外侧肌肉坚硬如骨，行动轻快，清正廉洁，性情急躁，静则安，动则悍猛，适合于做官吏。对时令的适应是能耐受秋冬，不能耐受春夏温热，春夏易感邪而生病。这一类型的人属于手太阴经，其人刻薄寡恩。太商一类的人，类属于左手阳明经，应在阳明之上，其人廉洁自守。右商之人，类属于左手阳明经，应在阳明之下，其人俊美而潇洒。左商之人，类属于右手阳明经，应在阳明之上，其人善于明察是非。少商之人，类属于右手阳明经，应在阳明之下，其人严肃庄重。

水形之人，属于水音中的上羽，肤色黑，头大，面部不平，颐部宽大，肩部瘦小，腹大，手足好动，行走时身体摇晃，尻偏下，背较长，身形延延而长，对人不敬不畏，善于欺骗人，容易劳伤致死。对时令的适应是能耐受秋冬的寒凉，而不能耐受春夏的温热，春夏易感邪而生病。这一类型的人属于足少阴肾经，其人表现秽恶不洁。大羽一类的人，类属于右足太阳，

应在太阳之上，其人表现为洋洋自得。少羽一类的人，类属于左足太阳经，应在太阳之下，其人表现为不论善恶都能周旋。众羽一类的人，类属右足太阳，应在太阳之下，其人表现为文静坦白，洁身不贪。桎羽一类的人，类属于左足太阳经，应在太阳之上，其人表现为安然若无其事的样子。

问：人体已具备了五形的体形特征，但并未显现出每一类型应出现的胜色，又将怎样呢？答：根据五行生克的关系，体形的五行属性克制肤色五行属性，有这种形色相克现象出现，每逢有年忌相加，受到邪气伤害就要生病，生病后因失治、误治，后果则不堪设想。如果形体与皮肤颜色相称，则是康泰富贵的表现。问：所谓体形与肤色相克制时，年忌的相加能知道吗？答：凡人的年加大忌，是从七岁开始，每次增加九年，即成十六岁、二十五岁、三十四岁、四十三岁、五十二岁、六十一岁等，都是人之大忌。此时不可不防护，否则容易感受邪气伤害而生病，如有病后疏忽，失治、误治，就有生病之忧了。

问：手足三阳经脉循行于人体的上部和下部，根据气血的多少变化，反映到体表又是怎样的呢？答：循行于人体上部的足阳明经脉，若血气充足，则两颊胡须美而长；若血少而气多，则胡须较短；若气少血多，则胡须稀而少；血气皆少则两颊完全无胡须，而两口角多纹理。循行于身体下部的足阳明经脉，若气血充足，下部的毛美而长，可上到胸部生毛；血多气少则下部之毛虽美而短小，可下至脐部亦生毛，走路时善抬高足，足趾的肌肉较少，足部常觉寒冷；血少气多，则易生冻疮；

血气皆不足，则下部不生毛，若有亦很稀少，而槁枯憔悴，并易患痿、厥、痹等病。

循行于上部的足少阳经脉，若气血充盛，则生于两颊连鬓的胡须美好而长；若血多气少，则生于两颊连鬓的胡须虽美好而短；血少气多，则少胡须；血气皆少，则不生胡须，感受了寒湿之邪则易患痹证及骨痛、爪甲干枯等症。循行于下部的足少阳经脉，若血气充盛，则腿胫部的毛美好而长，外踝的肌肉丰满；若血多少气，则腿胫部的毛虽美好而短小，外踝处皮坚而厚；若血少气多，则腿胫部的毛少，外踝部皮薄而软；血气都少则不生毛，外踝处瘦而没有肌肉。循行于身体上部的足太阳经脉，血气盛则眉毛美好，眉间有长毛；血多气少则眉毛干枯而不清秀，面部多有小的纹理；血少气盛，则面部多肉；血气调和，则面色秀美。循行于身体下部的足太阳经脉，血气盛，则足跟肌肉丰满而坚实；气少血多，则足跟瘦削而不坚；血气皆少，则易患转筋、足跟痛等病。循行于身体上部的手阳明经脉，气血盛则髭美好；血少气多，则髭粗疏无华；血与气都少，则不生髭。循行于身体下部的手阳明经脉，血气盛则腋下毛美好，手部鱼际处的肌肉丰满而温暖；气血皆不足，则手部鱼际处肌肉瘦削而寒凉。循行于人体上部的手少阳经脉，血气盛则眉美好而长，耳部红润美好；血气皆少，则耳部干焦，色晦暗。循行于人体下部的手少阳经脉，血气盛满则手掌部肌肉丰厚温暖；如果血气都少，则手掌瘦削而寒凉；气少血多，则手部瘦削，而有许多脉络。循行身体上部的手太阳经脉，血气盛则胡须较多，面部多肉而平展；如果血气都不足，则面部肌肉消瘦，面部黑暗无华。循行身体下部的手太阳经脉，若血气旺盛，则手掌部肌肉丰满；若血气均不充足，则手掌部的肌肉瘦削，感觉寒凉。

凡色显黄色、赤色的人，身多热气。色显青色、白色的人，身少热气。色显黑色，身多血少气。眉毛秀美的人是太阳经多血，胡须很长的人是少阳经多血，胡须美好的是阳明经多血，这是一般的规律。人的气血多少是有一定规律的，太阳经常多血少气，少阳经常多气少血，阳明经常多血多气，少阴经常多气少血，厥阴经常多血少气，太阴经常多气少血，这是人体自然的一般规律。

问：对于这二十五种不同类型的人，在针刺时有一定的准备吗？答：眉毛美好的人，是足太阳脉血气旺盛；眉毛稀疏的人，是气血虚少。其人肌肉丰满而皮肤润泽的，是血气有余；肌肉肥满而皮肤无色泽的人，是气有余而血不足；肌肉消瘦而皮肤无色泽的，是气血均不足。根据外候，细心观察人体的外在表现与内在气血的有余与不足，进行调治。虚则用补法，实则用泻法为顺，反之为逆。

问：怎样针刺治疗三阴三阳经的病变呢？答：切按其寸口和人迎脉的变化，以知阴阳的盛衰，循按经脉络道，以察有无气血凝涩不通的现象。气血结聚不通，身体各部都可发生痛痹，甚至行走不方便，所以为气血凝涩之病。气血凝涩的，应该用针刺温补，以通调气血而停止针刺。气血结聚络道，血脉结滞不通的，用针刺放血的方法以使瘀血去除。所以说，邪气郁滞在上的，应导邪下行；正气不足表现在上的，应揉按肌肤，留针候气；其气迟滞

不至者，针刺当以其势以迎之，引气早至。必须明确经脉的情况，才能够掌握针刺的方法。若出现寒热交争的现象，应予以引导，使其调和；若气郁滞而血未结聚，应审察其病情给予相应的治疗。总之，必须先明确二十五种不同类型的人，气血盛衰在体表的所在部位，诊察上下左右各部的特征，以及针刺的原则，也就非常清楚了。

问：针刺时，有的精神易动，针才刺入而气已先至便有针感；有的人脉气与针同时而至；有的已经出针，而脉气的感应不止；有的人必须多次针刺，才有感觉；有的出针后，脉气逆行出现不良反应；有的人经多次针刺，病情愈益加重。以上六种反应，各不相同，我想知道是什么道理？答：重阳之人，精神易动，脉气易至，常表现为气势壮勇的样子，说话很快，走路时喜高抬其足，其心肺的脏气有余，阳气滑利旺盛，容易宣发，所以精神易激动，脉气先行。有的人针刺时神不先行，此人虽阳旺盛，但阴气亦盛。阳气多的人心情开朗，精神愉悦，多阴的人心情抑郁，易于恼怒，屡次发怒而又易于缓解，是因阳中有阴，这种人，阳为阴滞，阴阳之气的离合困难，所以其神气不能在进针之前出现反应。阴阳和调的人，血和气润泽滑利，所以针刺之后，脉气即至，很快就有了感应。其阴气多而阳气少者，由于阴气性本深沉，阳气性本轻浮，今阴多阳少，阴沉之气偏胜，脉气内藏，气至较迟，所以出针之后，气尚独行而仍有感觉。因阴气多而阳气少者，阴气沉滞于内，而脉气往来困难，所以需要多次针刺才能有所感觉。其针刺后气逆有不良反应的及屡经针刺病情反而加重的，并不是人体阴阳偏盛、偏

衰及脉气的浮沉所造成的。这都是技术较　　的形质和脉气没有什么关系。
差的缘故，是医生的错误与过失，与病人

【导读】本篇论述五态人的名称及特征，阴阳二十五人的形体特征、生理病理特点以及针刺原则。

卷 二

十二经脉络脉支别第一（上）

【原文】雷公问曰：禁脉之言，凡刺之理，经脉为始[1]，愿闻其道？黄帝答曰：经脉者，所以决死生，处百病，调虚实，不可不通也。

肺手太阴之脉，起于中焦[2]，下络大肠，还循胃口[3]，上膈属肺，从肺系[4]横出腋下，下循臑内[5]，行少阴[6]、心主[7]之前，下肘中，循臂内[8]上骨[9]下廉[10]，入寸口[11]，上鱼[12]，循鱼际，出大指之端。其支者，从腕后直出次指内廉，出其端。是动则病[13]肺胀满，膨膨然[14]而喘咳，缺盆[15]中痛，甚则交两手而瞀[16]，是谓臂厥[17]。是主肺所生病者[18]，咳，上气喘喝[19]，烦心胸满，臑臂内前廉痛厥，掌中热。气盛[20]有余，则肩背痛，风寒汗出中风，小便数而欠[21]。气虚[22]则肩背痛寒，少气不足以息，溺色变[23]。为此诸病，凡十二经之病，盛则泻之，虚则补之，热则疾之，寒则留之，陷下则灸之，不盛不虚，以经取之。盛者则寸口大三倍于人迎，虚者则寸口反小于人迎也。

大肠手阳明之脉，起于大指次指[24]之端外侧，循指上廉[25]，出合谷两骨[26]之间，上入两筋[27]之中，循臂上廉，入肘外廉，上循臑外廉，上肩，出髃骨[28]之前廉，上出柱骨[29]之会上[30]；下入缺盆，络肺，下膈，属大肠。其支者，从缺盆直上至颈，贯颊[31]，下入齿中，还出挟口交人中[32]，左之右，右之左，上挟鼻孔。是动则病，齿痛，颈肿，是主津液所生病[33]者，目黄口干，鼽衄[34]，喉痹[35]，肩前臑痛，大指次指痛不用。气盛有余，则当脉所过者热肿，虚则寒栗不复[36]。为此诸病，盛者则人迎大三倍于寸口，虚者则人迎反小于寸口也。

胃足阳明之脉，起于鼻，交頞中[37]，旁约太阳之脉[38]，下循鼻外，上入齿中，还出挟口，环唇，下交承浆[39]，却循颐[40]后下廉，出大迎[41]，循颊车[42]，上耳前，过客主人[43]。循发际，至额颅[44]。其支者，从大迎前，下人迎[45]，循喉咙，入缺盆，下膈，属胃，络脾。其直者[46]，从缺盆下乳内廉，下挟脐，入气街[47]中。其支者，起于胃口[48]，下循腹里，下至气街中而合，以下髀关[49]，抵伏兔[50]，下入膝膑中，下循胫外廉，下足跗[51]，入中指内间[52]。其支者，下膝三寸而别，一下入中指外间，其支者，别跗上，入大指间，出其端。是动则病，凄凄然振寒，善伸，数欠，颜黑，病至则恶人与火，闻木音则惕然[53]惊，心欲动，独闭户塞牖[54]而处，甚则欲上高而歌，弃衣而走，贲响腹胀，是为骭厥[55]。是主血所生病者，狂，疟，温淫[56]，汗出，鼽衄，口喝，唇胗[57]，颈肿，喉痹，大腹水肿，膝膑肿痛，循膺乳、气街、股、伏兔、骭外廉、足跗上皆痛，中指不用。气盛，则身以前皆热，其有余于胃，则消谷善饥，溺色黄。气不足，则身以前皆寒栗，胃中寒则胀满。为此诸病，盛者人迎大三倍于寸口，虚者人迎反小于寸口也。

脾足太阴之脉，起于大指之端，循指内侧白肉际[58]。过核骨[59]后，上内踝前廉[60]，上腨[61]内，循胫骨后，交出厥阴[62]之前，上循膝股内前廉，入腹，属脾络胃，上膈，挟咽[63]，连舌本[64]，散舌下。其支者，复从胃，别上膈，注心中。是动则病，舌本强，食则呕，胃脘[65]痛，腹胀善噫，得后与气[66]，则快然而衰[67]，身体皆重。是主脾所生病者，舌本痛，体重不能动摇，食不下，烦心，心下急，溏、瘕、泄[68]、水闭[69]、黄疸，不能食，唇青，强立[70]，股膝内肿，厥，足大指不用。为此诸病，盛者，则寸口大三倍于人迎，虚者，则寸口反小于人迎也。

心少阴之脉，起于心中，出属心系[71]，下膈络小肠。其支者，从心系上挟咽[72]，系目系[73]。其直者，复从心系却上肺，出腋下，下循臑内后廉，行太阴、心主[74]之后，下肘中内廉，循臂内后廉抵掌后锐骨[75]之端，入掌内后廉，循小指内出其端。是动则病，嗌干[76]，心痛，渴而欲饮，是为臂厥[77]。是主心所生病者，目黄，胁痛，臑臂内后廉痛厥，掌中热痛。为此诸病，盛者，则寸口大再倍于人迎；虚者，则寸口反小于人迎也。

小肠手太阳之脉，起于小指之端，循手外侧上腕，出踝[78]中，直上循臂骨[79]下廉，出肘内侧两骨[80]之间，上循臑外后廉，出肩解[81]，绕肩胛，交肩上，入缺盆向腋下络心，循咽下膈，抵胃属小肠，其支者，从缺盆循颈上颊，至目锐眦[82]，却入耳中。其支者，别颊上䪼[83]抵鼻至目内眦，斜络于颧。是动则病，嗌痛颔[84]肿，不可以顾[85]，肩似拔，臑似折[86]。是主液所生病者，耳聋，目黄，颊肿，颈颔肩臑肘臂外后廉痛。为此诸病，盛者人迎大再倍于寸口，虚者人迎反小于寸口也。

膀胱足太阳之脉，起于目内眦，上额交巅[87]。其支者，从巅至耳上角。其直者，从巅入络脑，还出别下项[88]，循肩膊[89]内，挟脊[90]抵腰中，入循膂[91]，络肾属膀胱。其支者，从腰中下会于后阴，贯臀入腘中。其支者，从膊内左右别下贯胛（一作髋），挟脊内过髀枢[92]，循髀外后廉，下合腘中，以下贯腨（足跟也）内，出外踝[93]之后，循京骨[94]，至小指外侧。是动则病，冲头痛，目似脱，项似拔，脊痛腰似折，髀不可以曲，腘如结，腨如裂，是谓踝厥[95]。是主筋所生病者，痔疟狂癫疾，头囟项颈间痛，目黄泪出，鼽衄，项背腰尻腘腨脚皆痛，小指不用，为此诸病，盛者则人迎大再倍于寸口，虚者则人迎反小于寸口也。

肾足少阴之脉，起于足小趾之下，斜趣足心[96]，出然谷之下，循内踝之后，别入跟中，以上踹内，出腘中内廉，上股内后廉，贯脊，属肾络膀胱。其直者，从肾上贯肝膈，入肺中，循喉咙，挟舌本（一本云从横骨中挟脐，循腹上行，而入肺）。其支者，从肺出，络心，注胸中。是动则病，饥不欲食，面黑如炭色，咳唾则有血，喝喝而喘[97]（一作喉鸣），坐而欲起，目䀮䀮[98]无所见，心如悬若饥状，是为骨厥[99]。是主肾所病者，口热，舌干，咽肿，上气，嗌干及痛，烦心，心痛，黄疸，肠澼[100]，脊、股内后廉痛，痿、厥，嗜卧，足下炙热而痛。灸则强食生肉，缓带披发，大杖重履而步。为此诸病，盛者则寸口大再倍于人迎，虚者则寸口反小于人迎也。

心主[101]手厥阴之脉，起于胸中，出属心包络，下膈，历络三焦[102]。其支者，循胸出胁[103]，下腋三寸，上抵腋下，循臑内，行太阴、少阴之间，入肘中，下循臂，行两筋之间，循中指出其端。其支者，别掌中，循小指次指出其端。是动则病，手心热，臂肘挛急，腋肿，甚则胸胁支满，心中憺憺[104]大动，面赤，目黄，喜笑不休。是主脉（一作心包络）所生病者，烦心，心痛，掌中热。为此诸症，盛者，则寸口大一倍于人迎，虚者则人迎反大，寸口反小于人迎也。

三焦手少阳之脉，起于小指次指之端，上出两指之间[105]，循手表腕[106]，出臂外两骨[107]之间，上贯肘，循臑外上肩，而交出足少阳之后，入缺盆，布膻中，散络心包，下膈，偏属三焦。其支者，从膻中上出缺盆，上项挟耳后，直上出耳上角，以屈下额（一作颊），至䪼。其支者，从耳后入耳中，出走耳前，过客主人，前交颊，至目锐眦。是动则病，耳聋，浑浑焞焞，嗌肿，喉痹。是主气所生病者，汗出，目锐眦痛，颊肿，耳后、肩、臑、肘、臂外皆痛，小指次指不为用。为此诸病，盛者则人迎大一倍于寸口，虚者则人迎反小于寸口也。

胆足少阳之脉，起于目锐眦，上抵头角[108]，下耳后，循颈行手少阳之前，至肩上，却交出手少阳之后，入缺盆。其支者，从耳后，入耳中，出走耳前，至目锐眦后。其支者，别锐眦，下大迎，合手少阳。抵于䪼下（一本云，别兑眦，上迎手少阳于颔），加颊车，下颈合缺盆，以下胸中，贯膈络肝属胆，循胁里出气街，绕毛际，横入髀厌[109]中。其直者，从缺盆下腋，循胸中，过季胁，下合髀厌中。以下循髀阳[110]，出膝外廉，下外辅骨[111]之前，直下抵绝骨[112]之端，下出外踝之前，循足跗上，入小指次指之端。其支者，别跗上，入大指之间，循大指歧骨内出其端，还贯入爪甲，出三毛。是动则病，口苦，善太息，心胁痛，不能反侧，甚则面微有尘[113]，体无膏泽[114]，足外[115]反热，是为阳厥[116]。是主骨所生病者，头面领痛，目锐眦痛，缺盆中肿痛，腋下肿痛，马刀侠瘿[117]，汗出振寒，疟，胸中胁、肋、髀、膝外至胫、绝骨、外踝前及诸节皆痛，小指次指不为用。为此诸病，盛者则人迎大倍于寸口，虚者人迎反小于寸口也。

肝足厥阴之脉，起于大指丛毛之际，上循足跗上廉，去内踝一寸，外踝八寸，交出太阴之后，上腘内廉，循股阴[118]，入毛中，环阴器，抵少腹，挟胃，属肝络胆，上贯膈，布胁肋，循喉咙之后，上入颃颡[119]，连目系，上出额与督脉会于巅（一云，其支者从小腹与太阴、少阳结于腰髁，夹脊下第三、第四骨孔中）。其支者，从目系下颊里，环唇内。其支者，复从肝别贯膈，上注肺中。是动则病，腰痛不可以俯仰，丈夫㿉疝[120]，妇人少腹肿，甚则嗌干，面尘脱色。是主肝所生病者，胸满呕逆，洞泄，狐疝[121]，遗精癃闭。为此诸病，盛者则寸口大一倍于人迎，虚者则寸口反小于人迎也。

足少阴气绝，则骨枯。少阴者，冬脉也，伏行[122]而濡骨髓者也。故骨不濡（一作软）则肉不能著骨也[123]，骨肉不相亲，则肉濡而却，肉濡而却，故齿长而垢。发无润泽，无润泽者，骨先死，戊笃己死，土胜水也。

手少阴气绝，则脉不通。脉不通，则血不流，血不流则发色不泽，故面色如黰（一作漆柴）者，血先死，壬笃癸死，水胜火也。《灵枢》云：少阴终者，面黑齿长而垢，腹胀闭，上下不通而终也。

足太阴气绝，则脉不营其口唇，口唇者，肌肉之本也。脉弗营，则肌肉濡[124]，肌肉濡，则人中满，人中满，则唇反。唇反者，肉先死。甲笃乙死，木胜土也。

手太阴气绝，则皮毛焦。太阴者，行气温于皮毛者也。气弗营，则皮毛焦，皮毛焦则津液去，津液去则皮节著，皮节著，则爪枯毛折，毛折者，毛先死，丙笃丁死，火胜金也。《九卷》云：腹胀闭，不得息，善噫，善呕，呕则逆，逆则面赤，不逆上下不通，上下不通则面黑，皮毛焦而终也。

足厥阴气绝，则筋弛[125]，厥阴者，肝脉也，肝者，筋之合也；筋者，聚于阴器，而脉络于舌本。故脉弗营，则筋缩急；筋缩急，则引卵于舌，故唇青，舌卷，卵缩，则筋先死。庚笃辛死，金胜木也。《九卷》云：中热嗌干，喜溺，烦心，甚则舌卷，卵上缩而终矣。

五阴俱绝，则目系转，转则目运[126]，运为志先死。故志先死，则远一日半而死矣。

太阳脉绝，其终也。戴眼[127]，反折[128]，瘛疭[129]，其色白，绝汗[130]乃出，则终矣。

少阳脉绝，其终也。耳聋，百节尽纵[131]，目囊[132]（一本作裹，一本无此字）系绝，系绝一日半死，其死也，目白（一作色青白）乃死。

阳明脉绝，其绝也，口目动作，善惊妄言，色黄，其上下经盛而不行（一作不仁）则终矣。

六阳俱绝，则阴阳相离。阴阳相离

则腠理发泄，绝汗乃出，大如贯珠，转出不流，则气先死矣。故旦占夕死，夕占旦死[133]。此十二经之败也。

【注释】

[1] 经脉为始：是说要掌握针刺理论，必须以经脉为根本。始，开端，基础。

[2] 起于中焦：是说手太阴肺经起始于中脘部位。中焦，宋·王惟一《铜人腧穴针灸图经》注："中焦者，在胃中脘，主腐熟水谷，水谷精微上注于肺。"

[3] 还循胃口：是说脉气返回来顺着胃的上口运行。还，经脉改变方向去而复回。循，经脉沿着其部位运行。胃口，胃上口贲门。

[4] 肺系：喉咙，兼指气管。

[5] 臑内：上臂的内侧。

[6] 少阴：此指手少阴心经。

[7] 心主：此指手厥阴心包经。

[8] 臂内：臂，指前臂。内，指内侧，即掌侧。

[9] 上骨：指桡骨。

[10] 廉：边，侧。

[11] 寸口：桡动脉搏动处。

[12] 鱼：指大鱼际部，又称"手鱼"。

[13] 是动则病：指这一经脉发生异常变化就可能出现有关病症。

[14] 膨膨然：指气不宣畅而肺部胀大。

[15] 缺盆：指锁骨上窝部。缺盆中，包括喉咙部分。

[16] 瞀（mào）：视力模糊不清。

[17] 臂厥：指前臂经脉所过处发生气血阻逆的见症。

[18] 是主肺所生病者：指这一经脉（腧穴）能主治有关肺方面所发生的病症。

[19] 喘喝：气喘声粗，喝喝有声。

[20] 气盛：指实证、阳证，与气虚相对而言。

[21] 小便数而欠：指小便次数多而量少。

[22] 气虚：指虚证、阴证，与气盛相对而言。

[23] 溺色变：指小便颜色异常。

[24] 大指次指：大指侧的第二指，即食指。

[25] 指上廉：食指的桡侧边。

[26] 合谷两骨：指第一、第二掌骨，合称歧骨。

[27] 两筋：指拇长伸肌腱、拇短伸肌腱的过腕关节处。

[28] 髃骨：肩胛骨上部与锁骨、肱骨相连接处。

[29] 柱骨：指颈椎。

[30] 会上：指大椎。

[31] 颊：面旁的总称。

[32] 人中：又名水沟，位于人中沟中央近鼻处。

[33] 津液所生病：由于体内津液失常导致的疾病。

[34] 鼽（qiú）衄：鼽，为鼻流清涕。衄，指鼻出血。

[35] 喉痹：咽喉肿痛，壅闭不通，言语、呼吸困难之症。

[36] 寒栗不复：发冷颤抖，难以回温。

[37] 頞（è）：鼻根凹陷处，又称山根。

[38] 旁约太阳之脉：与旁边的足太阳经交会。

[39] 承浆：穴名，在颏唇沟中央，属任脉。

[40] 颐：口角后，下颌部。

[41] 大迎：穴名，在下颌角前1.3寸骨陷中，当面动脉搏动处。

[42] 颊车：穴名，在下颌角前咬肌处。

[43] 客主人：穴名，即上关穴。当耳前颧弓上缘。

[44] 额颅：前额骨部，在发下眉上处。

[45] 人迎：穴名，在结喉两侧，颈动脉搏动处。

[46] 其直者：指从缺盆直行的脉。

[47] 气街：穴名，即气冲。在少腹下方，

毛际两侧，股动脉搏动处。

[48] 胃口：指胃下口，即幽门部。

[49] 髀关：穴名，在髂前上棘与髌底外侧端的连线上，约平会阴。

[50] 伏兔：穴名，在大腿前正中部，股四头肌隆起处。

[51] 足跗：足背。

[52] 中指内间："指"通"趾"，内间指它的内侧趾缝，即中趾与次趾间。

[53] 惕然：惊悸貌。

[54] 牖（yǒu）：指窗户。

[55] 骭厥：指足胫部气血阻逆。

[56] 温淫：指热性病症。

[57] 唇胗：指口唇疮疡。

[58] 白肉际：指四肢掌（跖）面与背面交接的边缘。掌（跖）面的皮肤较厚而色浅，称白肉，又称赤白肉际。

[59] 核骨：即指第一跖趾关节内侧的圆形突起。

[60] 内踝前廉：内踝前边。

[61] 腨：小腿肚，即腓肠肌部。

[62] 厥阴：指足厥阴肝经。

[63] 咽：指食管。

[64] 舌本：指舌根部。

[65] 胃脘：脘，胃腑也。

[66] 得后与气：是说在解过大便或矢气之后。后，指大便。气，矢气，即放屁。

[67] 快然而衰：感觉病情减轻。

[68] 溏、瘕、泄：溏，指大便溏薄。瘕，指腹部忽聚忽散的痞块。泄，指水泻。

[69] 水闭：指小便不通等症。

[70] 强立：《太素》作"强欠"。勉强站立。

[71] 心系：是指心与各脏相连的组织。主要指与心连接的大血管及其功能性联系。

[72] 咽：指食管。

[73] 目系：指眼后与脑相连的组织。

[74] 太阴、心主：指手太阴肺经和手厥阴心包经。

[75] 掌后锐骨：指腕骨之豌豆骨部。

[76] 嗌（yì）干：指咽部干燥。

[77] 臂厥：指循行于手臂的心经气血逆乱之症。

[78] 踝：指手腕后方小指侧的高骨。

[79] 臂骨：指尺骨。

[80] 两骨：指尺骨鹰嘴和肱骨内上髁。

[81] 肩解：肩后骨缝。

[82] 目锐眦：指外眼角。

[83] 顣（zhuō）：眼眶的下方，包括颧骨内连及上牙床的部位。

[84] 颔（hàn）：指颏下结喉上两侧肉之软处。

[85] 顾：此指转动头项。

[86] 肩似拔，臑似折：肩痛得如同被拔开，臂痛得如同被折断。

[87] 交巅：交，交会之意；巅，指头顶正中高点，当百会穴处。

[88] 项：后颈部。

[89] 肩膊：指肩胛区。

[90] 挟脊：指挟行脊柱两旁。

[91] 膂：挟脊两旁的肌肉。

[92] 髀枢：当股骨大转子部位，环跳穴处。

[93] 外踝：腓骨下端的突出处。

[94] 京骨：足外侧小趾本节后突出的半圆骨，即第五跖骨粗隆。又为穴名。

[95] 踝厥：指循于外踝部位的足太阳膀胱经气血逆乱。

[96] 斜趣足心：从小趾下斜行走向足心。

[97] 喝喝而喘：喘息有声。

[98] 盳盳（huāng huāng）：视物不清。

[99] 骨厥：肾主骨，指本经经脉所过部位出现的证候。

[100] 肠澼（pì）：指痢疾。

[101] 心主：即心包络。《类经·持针纵舍屈折少阴无俞》注："然心为君主之官，而包络亦心所主，故称心主。"

[102] 历络三焦：此指自胸至腹挨次联络上、中、下三焦。

[103] 胁：乳下旁肋部。

[104] 心中憺憺：心跳不安的意思。

[105] 两指之间：指第4、5掌骨间。

[106] 手表腕：指手背腕关节处。

[107] 臂外两骨：指前臂背（伸）侧，尺骨与桡骨间。

[108] 头角：当额结节部。一般称额角。

[109] 髀厌：即髀枢，相当于环跳穴部。

[110] 髀阳：指股骨的外侧。

[111] 外辅骨：指腓骨。

[112] 绝骨：指腓骨的下段低凹处。

[113] 面微有尘：形容面色灰暗，好像蒙有一层尘土一样。

[114] 膏泽：即脂滑润泽之意。

[115] 足外：指下肢外侧，经脉所过部分。

[116] 阳厥：此指足少阳经气阻逆为病。

[117] 马刀侠瘿：此指瘰疬生在颈项或腋下等部位。

[118] 股阴：指大腿的内侧。

[119] 颃颡（háng sǎng）：指上颚与鼻相通的孔窍处。

[120] 癀（tuí）疝：疝气的一种，症见睾丸肿痛下坠。

[121] 狐疝：为七疝之一，其症为阴囊疝气时上时下，像狐之出入无常。

[122] 伏行：在深部循行。

[123] 肉不能著骨也：指肌肉软弱不能附着于骨。

[124] 濡：《灵枢·经脉》作"软"，较妥。

[125] 弛：《脉经》与《千金》均作"缩"，当从。

[126] 目眩：即眩晕而视物不清。

[127] 戴眼：目睛上视而不能转动。

[128] 反折：即角弓反张。

[129] 瘈疭：瘈，即筋急引缩。疭，是筋缓纵弛。瘈疭，指手足伸缩时抽动不止。

[130] 绝汗：即死亡前出的汗。《素问·诊要经终论》王冰注："绝汗，谓汗暴出如珠而不流，旋复干也。"

[131] 百节尽纵：即全身诸关节都弛缓。

[132] 橐：注云："一作囊，一本无此字。"据《素问》及马王堆帛书《阴阳脉死候》应改为"囊"。

[133] 旦占夕死，夕占旦死：《类经》曰："汗本阴精，固于阳气，阳气绝则阴阳相离而腠理不闭，脱汗乃出，其死在顷刻间也。"

【语译】雷公问：禁脉篇曾说，凡用针刺治病，首先要懂得经脉的起止、长短及其与五脏六腑的联系，我想知道其中的道理是什么。黄帝答：经脉不仅仅是运行气血、通调阴阳，它对诊断治疗疾病，决断死生也有重要作用，必须精通它。

手太阴肺经，起于中焦，向下络大肠，返回来循着胃口，向上穿过膈膜，入属于肺，再由肺系（气管、咽喉）横出腋下，下循上臂内侧，行于手少阴经、手厥阴心包经之前，下过肘中，沿前臂内侧桡骨边缘，进入寸口桡动脉搏动处，上向大鱼际部，沿其边际，出大指的末端。腕后支脉，从腕后列缺穴处走向食指内侧，出其末端。本经脉异常就表现为下列病症：肺部胀满，膨膨气喘，咳嗽，锁骨上窝咽喉部疼痛；严重的则交捧两手，感到胸部烦闷，视觉模糊。还可发生前臂部的气血阻逆，如厥冷、麻木、疼痛等症。本经腧穴主治：肺所生病变，如气急，咳嗽，喘息，心烦，胸闷，上臂、前臂的内侧前边酸痛或厥冷，或掌心发热。本经气盛有余的实证，多见肩背部酸痛，感受风寒而汗出，伤风，小便频数而量少。本经气虚不足的虚证，多见肩背部酸痛而怕冷，气短，呼吸急促，小便颜色异常。凡十二经的病证，针灸治疗时，属实证当用泻法，属虚证的当用补法，属热证当用疾刺法，寒证当用深刺久留针的方法治疗，正气不足而脉象沉下的病证当用灸法，对不实不虚的病证选取所属本经的穴位治疗。邪气亢盛的，则寸口脉比人迎脉大三倍；正气不足的，则寸口脉反小于人迎脉。

手阳明大肠经，起于食指末端，沿食指桡侧缘，出第一二掌骨间，进入两筋（拇长伸肌腱和拇短伸肌腱）之间，沿前臂桡侧，进入肘外侧，经上臂外侧前边，上肩，出肩峰部前边，向上交会颈部后面的大椎穴，向下入缺盆，络肺，通过横膈，属于大肠。颈部支脉从缺盆部上行颈旁，通过面颊部，进入下齿龈，出来挟口旁，交叉人中沟部，左脉向右，右脉向左，到达对侧鼻翼旁。本经脉有了异常变化则表现为下列病症：牙痛，面颊部肿痛。本经经穴主治"津液"方面的有关病症：眼睛昏黄，口干，鼻塞不通，鼻流清涕或出血，喉咙痛，肩前及上臂部痛，大指侧的食指痛而不好运用。凡属气盛有余的病证，则见经脉所过部位发热和肿胀；属于气虚不足的病证，则见寒冷，战栗而不易回暖。邪气亢盛的，人迎脉比寸口脉大三倍；正气不足的，则人迎脉反小于寸口脉。

足阳明胃经，从鼻旁开始，交会鼻根中，与旁边的足太阳经交会，向下沿鼻的外侧，进入上齿龈，回出来挟口旁，环绕口唇，退回来沿下颌出面动脉部，再沿下颌角，上耳前，经颧弓上，至额颅中部。颈部支脉，从大迎前向下，经颈动脉部，沿喉咙进入缺盆，通过横膈，属于胃腑，联络脾脏。胸腹部直行脉，从缺盆部向下，经过乳中，向下挟脐两旁，进入气街。腹内胃口支脉，从胃口向下，沿腹里，至腹股沟动脉部与前外行者会合。由此下行经髋关节前，到股四头肌隆起处，下向膝髌中，沿胫部外侧，下行足背，进入中趾内侧趾缝，出第二趾末端。小腿支脉，从膝下三寸处，进入中趾外侧趾缝至中趾末端。足部支脉，从足背部分出，进入大趾趾缝间，出足大趾端。本经经脉异常变化则表现为下列病症：战栗发抖，喜欢伸腿，屡屡呵欠，颜面暗黑。病发时，则厌恶别人和火光，听到木器的声音就惕惕发惊，心慌心跳，独自关门闭户、遮塞窗户而睡，严重的则可能登高而歌，不穿衣服就走，胸膈部响，腹部胀满。还可发生小腿部的气血阻逆，如厥冷、麻木、疼痛等症。本经经穴能主治有关"血"的病症，如躁狂，疟疾，温热病，自汗出，鼻塞流涕或出血，口渴，口唇疮疡，颈部肿，喉咙痛，大腹水肿，膝关节肿痛。沿着前胸、乳部、气街、腹股沟部、大腿前、小腿外侧、足背部均痛，足中趾不能运用。凡属于气盛有余的病证，则身体前面发热，胃热盛则消烁水谷，易于饥饿，尿色改变等；本经气虚，则见身前胸腹部感觉发冷，如胃中有寒，可发生胀满。以上这些病，邪气亢盛的，人迎脉大三倍于寸口脉；气虚不足的，人迎脉反小于寸口脉。

足太阴脾经，起于足大趾末端，沿大趾赤白肉际处，经过大趾本节后的圆骨。上向内踝的前面，上小腿内侧，沿胫骨后，交出足厥阴肝经之前，上膝骨内侧前面，进入腹部，属脾脏联络胃，通过横膈，挟食管旁，连系舌本，分散舌下。腹部支脉，从胃部分出，穿过横膈，流注于心中。本经经脉异常表现为下列病症：舌根强痛，吃了就要吐，胃脘痛，腹胀，好嗳气，解了大便或放屁后腹部感到松快，全身感觉沉重无力。本经经穴主治脾脏发生的病症，会出现舌根疼痛，身体不得转动，吃不下食物，心中烦乱，心下掣引拘急，大便稀薄或下痢，或小便不通，或一身面目俱黄，喜于安卧而不能消化肉食，口唇青紫，勉强站立，则膝股内侧肿痛，足大趾不能活动。以上这些病症，邪气亢盛的，寸口脉比人迎脉大三倍；正气虚时，寸口脉反小于人迎脉。

手少阴心经，起于心中，出属心系，通过横膈，联络小肠。上行支脉，从心系上行挟食管两旁，联系于眼与脑相联系的系带。外行的主干，从心系上行至肺，向下出于腋下，沿上臂内侧后缘，走手太阴、手厥阴经之后，向下入肘内，沿前臂内侧后缘，到达掌后豌豆骨部进入掌内后边，沿小指的桡侧出于末端。本经经脉异常就表现为下列病症：咽喉干燥，心痛，口渴欲饮，前臂部气血阻逆出现厥冷、麻木、酸痛等症。本经经穴主治"心"方面所发生的病症，如眼睛发黄，胸胁疼痛，上臂、前臂内侧后边痛或厥冷，手掌心热。以上这些病，邪气亢盛的，则出现寸口脉比人迎脉大两倍；气虚不足的，寸口脉反小于人迎脉。

手太阳小肠经，起于手小指，沿手外侧至腕，过腕后小指侧的高骨，直上沿尺骨下边，出于肘内侧肱骨内上髁和尺骨鹰嘴之间，向上沿臂外后廉，出肩关节部，绕肩胛，交会肩上，进入缺盆，络于心脏，沿食管，通过膈肌，到胃部，向下属于小肠。颈部支脉，从缺盆上行沿颈部，上向面颊，到达外眼角，弯向后，进入耳中。

面颊支脉，从面颊部分出，上向颧骨，靠鼻旁到内眼角。本经经脉异常就表现为咽喉疼痛，颊部发肿，头项难以转侧回顾，肩痛如拔，臑痛如折。本经经穴主治"液"方面的病症，如耳聋，眼睛发黄，颊肿，沿颈部向下，颈、肩、臑、肘、臂等部位后侧疼痛。以上这些病，邪气亢盛的，人迎脉比寸口脉大两倍；正气不足的，人迎脉反小于寸口脉。

足太阳膀胱经，起于目内眦，上额交会于巅顶。巅顶部支脉，从巅顶到耳上角。巅顶部直行脉，从巅顶入里联络脑，复出下行于项后，循肩膊内侧，挟行脊柱两旁到达腰部，入深层，沿着脊旁肌肉行走，联络肾脏，属于膀胱。一支从腰中分出，挟脊旁，通过臀部，进入腘窝中。背部另一支脉，从肩胛内侧分别下行，通过肩胛，经过髋关节部，沿大腿外侧后边下行，会合腘窝中，通过腓肠肌部，出外踝后方，沿第五跖骨粗隆，到足小趾侧。本经经脉异常就表现为下列病症：头重痛，眼睛要脱出，后项像被牵引，脊背痛，腰好像折断，股关节不能弯曲，腘窝好像凝结，腓肠肌像要裂开，还可发生外踝部的气血阻逆，如厥冷、麻木、酸痛等症。本经经穴主治"筋"方面所发生的病症：痔，疟疾，躁狂，癫痫，头囟后项痛，眼睛昏黄，流泪，鼻塞，颈项、背腰部、骶尾部、膝弯、腓肠肌、脚都可发生疼痛，小脚趾不好运用。以上这些病症，邪气亢盛的，人迎脉比寸口脉大两倍；正气虚的，人迎脉反小于寸口脉。

足少阴肾经，起于足小趾下，斜行走向足心，出于内踝前大骨下陷中，沿着内踝骨的后面别入于足跟，由此上经腿肚内后侧，出腘膝窝内侧，上行股内侧缘，贯脊而入，属于肾脏，下行联络膀胱。其直行的脉，从肾上行，通过肝和膈膜，入于肺中，再沿喉咙上行挟舌根。其支脉，从肺出来联络心脏，再注入胸中。本经经脉异常就表现为下列症状：饥饿而不想进食，面色暗黑像漆炭，咳嗽痰唾带血，喘息有声，坐下又想起来，感到两眼昏花，视物模糊不清，心脏像悬空，有似饥饿状。肾气虚的容易发生恐惧，心中怦怦跳动，好像有人要捕捉他，还可发生"骨"方面的深部的气血阻逆，如厥冷、酸痛等症。本经经穴主治"肾"方面的病症：口热，舌干燥，咽部发肿，气上逆，咽部发干而痛，心内烦扰且痛，黄疸，腹泻，脊柱、大腿内侧后边痛，痿软，厥冷，喜欢躺着，脚心发热而痛。使用灸法之后，应增强营养以促使肌肉生长恢复，放宽衣带，散开头发使形体舒展，手持大杖，脚穿重履散步，使气血通畅。以上这些病症，邪气亢盛的，寸口脉比人迎脉大两倍；正气虚的，寸口脉反小于人迎脉。

手厥阴心包经，起于胸中，出属心包络，通过横膈，从胸至腹依次属于上、中、下三焦，它的支脉，从胸横出腋下三寸处的胁部，向上到腋下，沿上臂内侧，行于手太阴、手少阴之间，进入肘窝中，下向前臂，走两筋之间，进入掌中，沿中指桡侧出于末端。掌中支脉，从掌中分出，沿无名指出其末端。本经经脉异常表现的病症：手心发热，臂肘部拘挛，腋下肿，甚至胸中满闷，心跳不宁，面赤，眼黄，喜笑不休。本经经穴主治"脉"方面的病症：心中烦闷，心痛，掌心发热。以上这些病症，邪气亢盛，则寸口脉比人迎脉大一倍；正气虚，则寸口脉反小于人迎脉。

手少阳三焦经，起始于无名指尖端，上行于无名指与小指之间，沿着手背，出于前臂伸侧尺骨与桡骨之间，向上通过肘尖，沿上臂外侧，向上通过肩部，交出足少阳经的后面，进入缺盆，分布于膻中，散络于心包，通过横膈，从胸至腹依次属于上、中、下三焦。胸中支脉，从膻中上行，出锁骨上窝，上向颈旁，联系耳后，直上出耳上角，弯下向面颊，至目眶下。耳后支脉，从耳后入耳中，复出耳前，过足少阳经上关穴的前方，与前一支支脉交会于颊部，向上行至眼外角。本经经脉异常就表现为耳聋、耳内烘烘作响、喉咙肿痛、喉痹等症。本经经穴主治"气"方面的病症：自汗出，眼睛外眦痛，面颊肿，耳后、肩部、上臂、肘弯、前臂外侧均可发生病痛，小指侧的次指不好使用。以上这些病症，邪气亢盛的，人迎脉比寸口脉大一倍；虚的，人迎脉反小于寸口脉。

足少阳胆经，起于外眼角，上行至额角，下耳后，沿颈旁，行手少阳三焦经之前，至肩上退后，交出手少阳经之后，进入锁骨上窝。耳部支脉，从耳后进入耳中，出走耳前，至外眼角后。目部支脉，从外眼角分出，下走大迎，会合手少阳三焦经于目眶下；向下走颊车，下行颈部，会合于缺盆。由此下行胸中，通过横膈，络肝，属于胆，沿着胁里，出于腹股沟动脉处，绕阴器毛际，横向进入髋关节部。躯体的直行脉，从缺盆下向腋下，沿胸侧，过季胁向下会合于髋关节部。由此向下，沿大腿外侧，出膝外侧，下向腓骨头前，直下到腓骨下段，下出外踝之前，沿足背进入第四趾外侧。足背部支脉，从足背分出，进入大趾趾缝间，沿第一二跖骨间，出趾端，回过来，通过趾背毫毛部。本经经脉异常就表现为：口苦，爱叹气，胸胁痛不能转侧，甚至面部像蒙了微薄的灰尘，身体没有脂滑润泽，小腿外侧热，还可发生足少阳部的气血阻逆，如厥冷、麻木、酸痛等症。本经的经穴主治"骨"方面的病症：头痛，颔痛，眼睛外侧痛，缺盆中肿痛，腋下肿，腋下或颈部生瘰疬，自汗出而发冷，疟疾，胸、胁、肋、髀、膝等部位的外侧，直至胫骨、绝骨、外踝前及各骨节都酸痛，小趾侧的次趾不好使用。以上这些病症，邪气亢盛的，人迎脉比寸口脉大一倍；正气虚的，人迎脉反小于寸口脉。

足厥阴肝经，起于足大趾二节间丛毛的边侧，沿足背上缘行至内踝前一寸，再入踝上八寸，交出于足太阴的后面，上走腘内缘，沿股内侧入阴毛中，环绕阴器，至小腹，挟胃旁，属于肝脏，联络胆。向上通过横膈，分布胁肋部，沿气管后，向上进入鼻咽部，连系目系，上行出于额部，与督脉交会于头顶。目部支脉，从"目系"下向颊里，环绕唇内。肝部支脉，从肝部分出，通过横膈，流注于肺中。本经经脉异常就表现为下列病症：腰痛得不能前俯后仰，男人可出现小肠疝气，女人可出现小腹部肿胀，甚则咽干，面垢如尘，神色晦暗，脱了血色。本经经穴主治"肝"所发生的病症：胸部胀满，恶心呕吐，大便溏泄，疝气，遗尿或尿闭不通。以上这些病症，邪气亢盛的，寸口脉比人迎脉大一倍；正气虚的，寸口脉反小于人迎脉。

足少阴脉气衰竭，就出现骨枯槁。足少阴脉又称为冬脉，其脉在深部循行而濡养骨髓，若骨得不到肾气濡养，肌肉软弱就不能附着于骨也。骨肉不相联属而分离，肌肉就软弱萎缩。肌肉软缩，则齿长而多垢，毛发也失去光泽。头发枯槁而不润泽，这是骨气将要衰竭的征象。此种病症戊己日危重和死亡，是土能胜水的缘故。

手少阴脉气衰竭，则脉道不通，脉道不通则血流不畅，血不畅行则面色失去润泽，所以面色晦暗无光泽，这是血脉要枯竭的征象，此病壬日危重，癸日死亡，这是水能胜火的缘故。《灵枢》中说：少阴脉气衰竭而死亡的多面色晦暗，齿龈萎缩，齿长而多垢，腹部胀满，气机闭塞，上下不通而死亡。

足太阴脉气衰竭，则不能输布精微，口唇失其濡养，口唇乃肌肉之本，肌肉因失去营养而松软，则出现舌体萎缩，人中部肿满，口唇外翻，口唇外翻是肌肉要衰萎的征象。此种征象甲日危重，乙日死亡，这是木能胜土的缘故。

手太阴脉气衰竭，则皮毛憔悴。手太阴肺经是运行精气以温润皮毛的经脉，所以肺气失去营养作用，皮毛就会憔悴。皮毛憔悴是津液耗损的表现。津液的耗损不仅是皮毛焦枯，肌表也会受到伤害，肌表受伤则皮肤肌肉损伤，伤则毫毛损折。这是肺气将要衰竭的征象。这种征象丙日危重，丁日死亡，是火胜金的缘故。《九卷》云：腹胀闭塞，呼吸不畅，时常嗳气和呕吐，呕吐则气上逆，气上逆则面赤，如果气不上逆则为上下不通，不通则面色发黑，皮毛枯焦而死。

足厥阴脉气衰竭，就出现筋脉缩急拘挛，牵引到睾丸抽缩，舌体卷曲。足厥阴属肝脏的经脉，肝经外合于筋，经筋结聚于阴器，经脉联络于舌根。如果肝脉不能营养筋脉，则见筋脉拘急，牵引睾丸和舌根，出现口唇发青、舌体卷曲、阴囊抽缩等证候，这是经筋将要败绝的征象。此种病症，庚日危重，辛日死亡，这是金能胜木的缘故。《九卷》说：厥阴经脉气绝，则胸中发热，咽干，小便频数，心烦，严重的则舌卷，睾丸上缩而死。

五脏的精气衰竭，就见目系转动，目系转动则两目眩晕，这就是五脏所藏神志已经衰竭的征象，不超过一天半就会死亡。

太阳经脉气衰竭，就会出现两目上视、眼睛不转、角弓反张、手足抽掣、面色发白、汗暴出如珠不流等征象，就会死亡。

少阳经脉气衰竭，患者出现耳聋，遍体骨节松懈，两目直视如惊，此为目系绝，目系绝一日半就会死亡，死时面色由青而白。

阳明经脉气衰竭，患者就会出现口眼歪斜，时时发惊，胡言乱语，面色发黄，手足阳明经脉出现脉动躁盛及皮肉麻木不仁时，就会死亡。

六腑阳气败绝，则阴气与阳气两相分离，离则腠理不闭，精气外泄，可见汗出不止，大如串珠，凝涩而不流，气息奄奄的死症。如果早晨出现危象，预示晚上就可能死亡；夜间出现危象，预示早晨就可能死亡。以上这些气绝证的出现，都是十二经脉衰败的象征。

【导读】

1. 经脉的重要性

本文首先指出在临床针刺时经脉的重要性，这是引用《禁服》篇内容来说明的，就是要医者必须抓住经脉这个根本，掌握它的循行路线、度量的方法及气血的多少，论述了在内侧针刺治五脏病、外侧针刺治六腑病的基本规律。

其次，文中回答了为什么经络如此重要的问题，认为有先天之精的形成和后天胃气的推动，经脉道路通畅，气血才能循行，人体才能生长发育。骨、脉、筋、肉、皮毛实际上是代表五脏的原始脏气，胃代表了六腑的腑气，这就意味着只有经脉道路畅通，先天与后天结合，气血运行正常了，这些组织才能在其营养联络下，形成人体，从而维护了人体正常的生理功能，使生命活动正常。

文中又从临床角度指出经络有"决死生，处百病，调虚实"的重要作用，作为医生，必须精通它。这就明确地强调了经络的重要作用，为后面全面阐述经络的循行、功能奠定了基础。

从马王堆发现的帛书到《灵枢·经脉》，标志着经脉学说是在实践中产生，逐步完善，从而达到了科学化、系统化的，从而奠定了中医学中经络学说的生理学及病理学基础，创造出世界上独一无二的中医学，这是对中国人民乃至世界人民的巨大贡献。时至今日，现代科学也一再证明经络的客观存在和经络的物质性。

《灵枢》曰："人始生，先成精，精成而脑髓生，骨为干，脉为营，筋为刚，肉为墙，皮肤坚而毛发长。"这是在脏腑经络理论指导下独特的中医人体形成发育学，即"气聚成形"的过程，是对中医气化理论的补充。

2. 诸经气绝证的症状及机制

原文"手太阴气绝，则皮毛焦"至"旦占夕死，夕占旦死"一段，主要是论述了各经脉的经气竭绝出现的症状及产生的机制。

本段是根据五脏与五体五华的联系而展开论述的，因此五脏气绝主要表现在五体、五华的颓败方面。如手太阴肺主气，与皮毛关系密切，因此手太阴肺经的经气竭绝，不能输精于皮毛，主要表现为皮毛焦枯而不荣、爪枯毛折、毛先死等症状。他脏亦然。

本段最后概括地论述了五脏阴经气绝和六腑阳经气绝的问题，而且抓住了问题的关键。五脏藏神，五脏六腑精气上注于目，故眼睛上翻是神亡精气绝的标志。"阳加于阴谓之汗"，六腑阳经的阳气终绝，则绝汗出，故见"绝汗"者为元阳之脱，六腑之经气绝之证。

本段运用五行相克规律，预测五脏经气终绝之时的死亡时期。病情加重或死亡于各脏所不胜之时。如肝病死于庚辛（金），心病死于壬癸（水），脾病死于甲乙（木），肺病死于丙丁（火），肾病死于戊己（土），这与《素问·玉机真脏论》所说五脏有病，"死于其所不胜"的意思相一致。但是，人的死亡因素是多方面的，时间规律只是其中一个因素，尤其单纯用五行相克来推测死期是比较机械的，不能过于拘泥于此。

十二经脉络脉支别第一（下）

【原文】黄帝问曰：经脉十二，而手太阴之脉，独动不休何也？岐伯对曰：足阳明胃脉也，胃者，五脏六腑之海，其清气上注入肺，肺气从太阴而行之，其行也以息往来，故人脉一呼再动，一吸脉亦再动，呼吸不已，故动而不止。曰：气口[1]何以独为五脏主？曰：胃者，水谷之海、六腑之大源也[2]，五味入于口，藏于胃，以养五脏气，气口亦太阴也。是以五脏六腑之气味皆出于胃，变见于气口。故五气[3]入于鼻，藏于心肺。心[4]肺有病而鼻为之不利也（《九卷》言其动，《素问》论其气。此言其为五脏之所主，相发明也）。曰：气之过于寸口也，上出焉息，下出焉伏[5]？何道以还？不知其极[6]也。曰：气之离于脏也，卒然如弓弩之发，如水岸之下[7]，上于鱼以反衰，其余气，衰散以逆上，故其行微也。

曰：足阳明因何而动？曰：胃气上注于胃，其悍气上冲头者，循喉上走空窍，循眼系入络脑，出颔[8]下客主人，循牙车，合阳明，并下人迎，此胃气走于阳明者也[9]，故阴阳上下，其动也若一[10]。故阳病而阳脉小者为逆，阴病而阴脉大者为逆，阴阳俱盛，与其俱动，若引绳，相倾者病[11]。曰：足少阴因何而动？曰：冲脉者，十二经脉之海也，与少阴之络，起于肾下，出于气街，循阴股内廉，斜入腘中，循胻骨内廉，并少阴之经，下入内踝之后足下。其别者，斜入踝内，出属跗上，入大指之间，以注诸络，以温足跗，此脉之常动者也。

曰：卫气之行也，上下相贯，如环无端。今有卒遇邪气及逢大寒，手足不随，其脉阴阳之道，相榆之会，行相失也，气何由还？曰：夫四末，阴阳之会，此气之大络也，四冲[12]者，气之径也（经，一作径），故络绝，则经通四末，解则气从合，相输如环。黄帝曰：善，此所谓如环无端，莫知其纪，终而复始，此之谓也。

十二经脉伏行于分肉之间，深而不见，其常见者，足太阴脉，过于外踝之上[13]，无所隐，故诸脉之浮而常见者，皆络脉也。六经络，手阳明、少阴之大络，起五指间[14]，上合肘中[15]。饮酒者，卫气先行皮肤，先充络脉，络脉先盛，则卫气以平，营气乃满，而经脉大盛也[16]。脉之卒然动者，皆邪气居之，留于本末[17]，不动则热[18]，不坚则陷且空，不与众同，是以知其脉之动也。

雷公问曰：何以知经脉与络脉异也？黄帝答曰：经脉者，常不可见也，其虚实也，以气口知之。脉之见者，皆络脉也，诸络脉，皆不能经大节之间，必行绝道而出入，复居于皮中，其会皆见于外[19]。故诸刺络脉者，必刺其结上甚血者，虽无血结，急取之以泻其邪而出其血，留之发为痹也[20]。

凡诊[21]络脉，脉色青则寒且痛[22]，赤则有热[23]。胃中有寒，则手鱼际之络多青。胃中有热，则鱼际之络赤[24]。其暴黑者，久留痹也。其有赤有青有黑者，寒热也。其青而小短者，少气也。凡刺寒热者，皆多血络，必间日而一取之，血尽乃止，调其虚实。其小而短者

少气，甚者泻之则闷，闷甚则仆，不能言。闷则急坐之也。

手太阴之别[25]，名曰列缺，起于腕上分间[26]，并[27]太阴之经，直入掌中，散入于鱼际。其病实则手锐骨[28]掌热，虚则欠㰦[29]，小便遗数[30]，取之去腕一寸，别走阳明。

手少阴之别，名曰通里，在腕一寸半[31]，别而上行，循经入于心中，系舌本，属目系。实则支膈[32]，虚，则不能言[33]。取之腕[34]后一寸，别走太阳。

手心主之别，名曰内关，去腕二寸，出于两筋之间，循经以上，系于心包络心系。实则心痛，虚则为烦心[35]，取之两筋间。

手太阳之别，名曰支正，上腕五寸，内注少阴；其别者，上走肘，络肩髃。实则筋弛肘废[36]，虚则生肬[37]，小者如指痂疥[38]，取之所别。

手阳明[39]之别，名曰偏历，去腕三寸，别走太阴；其别者，上循臂乘肩髃[40]，上曲颊偏齿[41]；其别者入耳，会于宗脉[42]。实则龋[43]、耳聋，虚则齿寒、痹膈[44]，取之所别。

手少阳之别，名曰外关，去腕二寸外，外绕臂，注胸中，合心主。实则肘挛[45]，虚则不收，取之所别。

足太阳之别，名曰飞阳[46]，去踝七寸，别走少阴。实则鼽窒[47]，头背痛；虚则鼽衄[48]，取之所别。

足少阳之别，名曰光明，去踝上五寸，别走厥阴。并经下络足跗。实则厥，虚则痿躄[49]，坐不能起，取之所别。

足阳明之别，名曰丰隆，去踝八寸，别走太阴。其别者，循胫骨外廉，上络头项，合诸经之气，下络喉嗌。其病气逆则喉痹卒喑[50]，实则癫狂，虚则足不收，胫枯[51]。取之所别。

足太阴之别，名曰公孙，去本节后一寸，别走阳明。其别者，入络肠胃。厥气上逆，则霍乱，实则肠[52]中切痛，虚则鼓胀，取之所别。

足少阴之别，名曰大钟，当踝后绕跟，别走太阳。其别者，并经上走于心包，下外贯腰脊。其病气逆则烦闷，实则癃闭，虚则腰痛，取之所别。

足厥阴之别，名曰蠡沟，去内踝上五寸，别走少阳。其别者，循经上睾，结于茎[53]。其病气逆则睾肿卒疝，实则挺长热[54]，虚则暴痒[55]，取之所别。

任脉之别，名曰尾翳下鸠尾，散于腹。实则腹皮痛，虚则搔痒，取之所别。

督脉之别，名曰长强，挟脊上项，散头上，下当肩胛左右，别走太阳，入贯膂。实则脊强，虚则头重，高摇之，挟脊之有过者，取之所别也。

脾之大络，名曰大包，出渊腋下三寸，布胸胁。实则一身尽痛，虚则百脉皆纵，此脉若罗络之血者，皆取之。

凡此十五络者，实则必见，虚则必下，视之不见，求之上下，人经不同络脉异所别也。

黄帝问曰：皮有分部[56]，脉有经纪[57]，愿闻其道。岐伯对曰：欲知皮部，以经脉为纪者，诸经皆然。阳明之阳，名曰害蜚[58]，十二经上下同法，视其部中有浮络者，皆阳明之络也。其色多青则痛，多黑则痹，黄赤则热，多白则寒，五色皆见，则寒热也。络盛则入客于经，阳主外，阴主内。

少阳之阳，名曰枢杼[59]（一作持），视其部中有浮络者，皆少阳之络也。络盛则入客于经，故在阳者主内，在阴者主外，以渗于内也，诸经皆然。

太阳之阳，名曰关枢[60]，视其部中有浮络者，皆太阳之络也。络盛则入客于经。

少阴之阴，名曰枢儒[61]，视其部中有浮络者，皆少阴之络也。络盛则入客于经，其入于经也，从阳部注入经[62]，其出者，从阴部内注于骨[63]。

心主之阴，名曰害肩[64]，视其部中有浮络者，皆心主之络也。络盛则入客于经。

太阴之阴，名曰关蛰[65]，视其部中有浮络者，皆太阴之络也。络盛则入客于经。凡此十二经络脉者，皮之部也，是故百病之始生也，必先客于皮毛，邪中之，则腠理开，开则入客于络脉，留而不去，传入于经，留而不去，传入于腑，禀于肠胃。邪之始入于皮也，淅然起毫毛，开腠理；其入于络也，则络脉盛，色变[66]；其入客于经也则盛，虚乃陷下。其留于筋骨之间，寒多则筋挛骨痛；热多则筋弛骨消，肉烁[67]䐃破[68]，毛直而败也。曰：十二部其生病何如？曰：皮者脉之部也，邪客于皮则腠理开，开则邪入客于络脉，络脉满则注于经脉，经脉满则入舍于腑脏，故皮有分部，不愈而生大病也。曰：夫络脉之见，其五色各异，其故何也？曰：经有常色，而络无常变。曰：经之常色何如？曰：心赤、肺白、肝青、脾黄、肾黑，皆亦应其经脉之色也。曰：其络之阴阳以应其经乎？曰：阴络之色应其经，阳络之色变无常，随四时而行。寒多则凝泣，凝泣则青黑；热多则淖泽[69]，淖泽则黄赤。此其常色者，谓之无病。五色俱见，谓之寒热。

曰：余闻人之合于天地也，内有五脏，以应五音、五色、五味、五时、五位[70]；外有六腑，以合六律[71]，主持阴阳诸经，而合之十二月、十二辰、十二节、十二时、十二经水、十二经脉。此五脏六腑所以应天道也。夫十二经脉者，人之所以生，病之所以成，人之所以治，病之所以起，学之所始，工之所止，粗之所易，上之所难也。其离合出入奈何？曰：此粗之所过，上之所悉也，请悉言之。

足太阳之正，别入于腘中，其一道[72]下尻五寸，别入于肛，属于膀胱，散之肾，循膂当心入散。直者，从膂上出于项[73]，复属于太阳，此为一经也。

足少阴之正，至腘中[74]，别走太阳而合，上至肾，当十四椎，出属带脉[75]。直者，系舌本，复出于项，合于太阳。此为一合。（《九墟》云：或以诸阴之别者皆为正也。）

足少阳之正，绕髀入于毛际，合于厥阴。别者，入季胁之间，循胸里，属胆，散之上肝，上贯心[76]，以上挟咽，出颐颌中，散于面，系目系，合少阳于外眦。

足厥阴之正，别跗上[77]，上至毛际，合于少阳与别俱行。此为二合。

足阳明之正，上至髀，入于腹里[78]，属于胃，散之脾，上通于心，上循咽，出于口，上頞頗[79]，还系目系[80]，合于阳明。

足太阴之正，则别上至髀[81]，合于阳明，与别俱行[82]，上终于咽，贯舌本[83]。此为三合。

手太阳之正，指地[84]，别入于肩解[85]，入腋，走心，系小肠。

手少阴之正，别下于渊腋[86]两筋之间，属于心[87]，上走喉咙，出于面[88]，合目内眦。此为四合。

手少阳之正，指天[89]，别于巅，入手缺盆，下走三焦，散于胸中。

手心主之正，别下渊腋[90]三寸。入胸中，别属三焦，出循[91]喉咙，出耳后，合少阳完骨之下[92]。此为五合。

手阳明之正，从手循膺乳[93]，别于肩髃[94]，入柱骨[95]，下走大肠，属于肺，上循喉咙，出缺盆[96]，合于阳明。

手太阴之正[97]，别入渊腋[98]少阴之前，入走肺，散之太阳，上出缺盆，循喉咙，复合阳明[99]。此为六合。

【注释】

[1] 气口：《类经·气口独为五脏主》注："气口之义，其名有三：手太阴肺经脉也，肺主诸气，气之盛衰见于此，故曰气口；肺朝百脉，脉之大会聚于此，故曰脉口；脉出太渊，其长一寸九分，故曰寸口。是名虽三而实则一耳。"

[2] 胃者，水谷之海、六腑之大源也：胃为水谷之海，主受纳水谷。人之饮食，均先入于胃，所以胃好像是汇聚水谷的大海。胃主化生水谷精微，以养脏腑百骸，所以胃又是脏腑营养的

源泉。

[3] 五气：指风、寒、暑、湿、燥五种气。

[4] 心：原无，据正统本补。

[5] 上出焉息，下出焉伏："下出"，嘉靖本为"下入"，当从。《灵枢·动输》作"上十焉息，下八焉伏"。《太素·脉行同异》中"出""入"二字皆无。息，生也。《类经·三经独动》注："上下言进退之势也……言脉之进也其气盛，何所来而生也……言脉之退也其气衰，何所去而伏也。"

[6] 极：穷尽、彻底的意思。

[7] 水岸之下：于文义不合，据《灵枢》《太素》应改为"水之下岸"。是形容脉气流行得急疾，如水之由山崖泻下。

[8] 颔：在此指"颔厌穴"处，其部位在曲周颞颥上廉。《类经·三经独动》注："此当在脑之下，鬓之前，客主人之上，其即鬓骨之上。"

[9] 此胃气走于阳明者也：《太素·脉行同异》注："胃者，水谷之海，五脏六腑皆悉禀之，别起一道之气合于阳明，故阳明得在经脉中长动，在结喉两箱名曰人迎，五脏六腑脉气并出其中，所以别走与余不同。"

[10] 故阴阳上下，其动也若一：《太素·脉行同异》注："阴谓寸口，手大阴也；阳谓人迎，足阳明也。上谓人迎，下谓寸口，有其二义：人迎是阳，所以居上也，寸口是阴，所以居下也；又人迎在颈，所以为上，寸口在手，所以为下。人迎寸口之动，上下相应惧来，譬之引绳，故若一也。"

[11] 若引绳，相倾者病："倾"，偏倾之意。此言若人迎与寸口之脉动静不一，而有所偏，即是病脉。

[12] 四冲：冲，《灵枢》作"街"，四冲即四街，指头、胸、腹、胫等四处脉气通行的道路。当四末的大络受邪而阻绝时，气即通过四冲而达四末，以保持气血的循环。

[13] 足太阴脉，过于外踝之上：《类经·经络之辨刺诊之法》注："足太阴，当作手太阴。经脉深而直行，故手足十二经脉，皆伏行分肉之间，不可得见，其有见者，惟手太阴一经，过于手外踝之上，因其骨露皮浅，故不能隐。下文云经脉者，常不可见也，其虚实也，以气口知之，正谓此耳。"本文指出十二经脉均深伏于分肉之间，隐而不现，而云足太阴外现于外踝之上，疑有误，《类经》之说，似可从。

[14] 起五指间：《太素·经络别异》注："六阳络中，手阳明络，肺腑之络也；手少阳络，三焦之络也。手阳明大肠之经，起大指次指之间，即大指次指及中指内间，手阳明络起也；手少阳经起小指次指间，即小指次指及中指外间，手少阳脉起也。故二脉络起五指间也。"

[15] 上合肘中：《类经·经络之辨刺诊之法》注："其上行者，总合于肘中内廉厥阴曲泽之次。"此处指手阳明、少阴之络脉，在肘中内侧手厥阴经之曲泽穴附近汇合。

[16] 饮酒者……而经脉大盛也：《类经·经络之辨刺诊之法》注："卫气者，水谷之悍气也。其气慓疾滑利，不入于经。酒亦水谷之悍气，其慓疾之性亦然。故饮酒者必随卫气先达皮肤先充络脉，络脉先盛，则卫气已平，而后营气满，经脉乃盛矣。"

[17] 脉之卒然动者……留于本末：《太素·经络别异》注："十二经脉有卒然动者，皆是营卫之气将邪气入此脉中，故此脉动也，本末即是此经本末也。络脉将邪入于卫气，卫气将邪入于此脉本末之中，留而不出，故为动也。"

[18] 不动则热：《太素·经络别异》注："若邪在脉中盛而不动，则当邪居处，蒸而热也。"

[19] 诸络脉……其会皆见于外：《类经·经络之辨刺诊之法》注："凡经脉所行，必由溪谷大节之间，络脉所行，乃不经大节，而于经脉不到之处，出入联络，以为流通之用。然络有大小，大者曰大络，小者曰孙络，大络犹木之干，行有出入；孙络犹木之枝，散于肤腠。故其会皆

见于外。"

[20] 故诸刺络脉者……留之发为痹也：《类经·经络之辨诊之法》注："凡刺络脉者，必刺其结上，此以血之所聚，其结粗突倍常，是为结上，即当刺处也。若血聚已甚，虽无结络，亦必急取之，以去其邪血，否则发为痹痛之病，今西北之俗，但遇风寒痛痹等疾，即以绳带紧束上臂，令手肘青筋胀突，乃用磁锋于肘中曲泽穴次，合络结上，砭取其血，谓之放寒，即此节之遗法，勿谓其无所据也。"

[21] 诊：视也，指诊视络脉的颜色而察病。

[22] 脉色青则寒且痛：有寒则气血凝滞而不通，凝滞则脉色青，不通则痛，所以络脉色青的则寒而且痛。

[23] 赤则有热：邪热在血，则气血之行急疾而充于络脉，所以络脉色赤主有热。

[24] 胃中有寒……则鱼际之络赤：《太素·经络别异》注："色之候者，青赤二色候胃中也，皆候鱼络。胃者，手阳明脉与太阴合；太阴之脉循胃口至鱼，故候太阴之络，知胃寒热。"

[25] 别：与"络"同义。《灵枢注证发微》注："夫不曰络而曰别者，以此穴由本经而别走邻经也。"

[26] 分间：分肉之间。

[27] 并：指与经脉并列而行。

[28] 手锐骨：指手掌后小指侧的高骨。

[29] 欠㰦（qù）：张口伸腰之状。指张口出气，肺气不足所致。

[30] 遗数：遗，小便不禁；数，小便频数。此属虚证。

[31] 一寸半：《太素》作"一寸"。

[32] 支膈：胸膈间胀满、支撑不适。

[33] 不能言：分支联系舌本，故不能言。

[34] 腕：原作"掌"，据《太素》改。

[35] 烦心：原作"头强"，据《甲乙经》《千金方》改。

[36] 筋弛肘废：指肩肘部关节松弛，痿废不用。

[37] 肬：与疣通，指赘生在皮肤上的小瘤。

[38] 痂疥：此指疣之多生如指间痂疥之状。

[39] 明：原作"名"，据正统本、《灵枢·经脉》《太素·十五络脉》改。

[40] 髃：原作"髓"，据正统本、《灵枢·经脉》《太素·十五络脉》改。

[41] 曲颊偏齿：指下颌角呈弯曲处，经络上行到下颌角，偏络于下齿龈。

[42] 宗脉：指分布在耳、眼等器官由很多经脉汇聚而成的主脉或大脉。

[43] 龋：龋齿。

[44] 痹膈：指膈间塞闭不通。

[45] 肘挛：肘部掣引拘挛。

[46] 飞阳：穴名作"飞扬"。

[47] 鼽窒：指鼻塞不通气。

[48] 鼽衄：鼽，指鼻流清涕；衄，指流鼻血。

[49] 痿躄：下肢痿软无力，跛行或仆倒。

[50] 卒喑：即突然失音。

[51] 足不收，胫枯：指下肢松弛、松软无力，胫部肌肉萎缩，气血亏虚的见证。

[52] 肠：《脉经》《太素》原作"腹"。

[53] 茎：指阴茎。

[54] 挺长热：即阳强而热。《太素·十五络脉》注："此络上囊聚于阴茎也。挺长，阴挺出长也。"《灵枢集注》张志聪注："挺，即阴茎也。"

[55] 暴痒：即阴囊奇痒。

[56] 皮有分部：就是皮肤上有十二经脉分属的部位。

[57] 脉有经纪：张志聪注："言脉络有径之经，横之维也。"所以凡脉络直行者称作"经"，横行者称为"纪"。

[58] 害蜚：是损害万物生长的意思。张景岳："蜚，古'飞'字。蜚者，飞扬也，言阳盛而浮也。凡盛极者必损，故阳之盛也，在阳明，阳之损也，亦在阳明，是以阳明之阳，名曰害蜚。"

[59] 枢杼：杼，《素问·皮部论》作"持"。枢杼，即门臼，俗称门转心。主运转门户，以司开合而分内外。在此是比喻少阳之阳，主转动出入之机，如同门框一样。

[60] 关枢：吴崑注："关，固卫也。少阳为枢，转布阳气，太阳则约束而固卫其转布卫阳，故曰关枢。"这是说太阳能约束少阳的转枢出入之机。

[61] 枢儒：儒，《说文》曰"柔也"，正统本，《素问》作"檽"。张景岳："少阴为三阴开阖之枢，而阴气柔顺，故名枢儒。"

[62] 其入于经也，从阳部注入经：经与络分为阴阳，则络为阳，经为阴，病邪由络入经，故称从阳部注于经。

[63] 其出者，从阴部内注于骨：邪由经出，而更向内注之于骨，故称其出者从阴内注于骨。

[64] 害肩：张景岳："肩，任也，载也。阳主乎运，阴主乎载。阴盛之极，其气必伤，是阴之盛也，在厥阴；阴之伤也，亦在厥阴，故曰害肩。"与害蜚之义相同，此指阴极对万物的损害。

[65] 关蛰：张景岳："关者，固于外。蛰者，伏于中。阴主藏而太阴卫之，故曰关蛰。"这是说太阴约束了闭藏的阴气，而不使外泄。

[66] 色变：指五色异常。

[67] 肉烁：指肌肉因热盛而消瘦。

[68] 䐃（jùn）破：吴崑："䐃者，肩、肘、髀，厌皮肉也，人热盛则反侧多而皮破也。"䐃破，就是该处皮肉败坏的意思。

[69] 淖泽：即滑利的意思。

[70] 五位：指五方的定位，即东、南、西、北、中央。

[71] 六律：我国古代音乐的律制，用三分损益法截竹为管，分为十二个不同的长度，以所发音之高下清浊作为音调的准则。其音自低向高，依次名为黄钟、大吕、太簇、夹钟、姑洗、仲吕、蕤宾、林钟、夷则、南吕、无射、应钟，称为十二律。奇数为阳，称为律，偶数为阴，称为吕，故又称六律六吕。

[72] 一道：指一条或一支。

[73] 项：约当天柱穴部。

[74] 腘中：委中以上会合于足太阳经别。

[75] 带脉：带脉从十四椎处横出。

[76] 散之上肝，上贯心：《灵枢评文》拟改为"散之肝，上贯心"，以与足阳明条"散之脾"和足太阳条"散之肾"句法相合。如是，则足三阳经别分别散于脾、肾、肝而皆通于心。

[77] 跗上：此经别于足背部分出。正统本《甲乙经》中"跗"作"膝"，如是，则经别的部位上移。

[78] 腹里：腹腔之内。

[79] 頞頔：頞，指鼻根；頔，指眼眶下部。

[80] 目系：眼后内连于脑的组织。

[81] 髀：为下肢膝上部分的通称。此指股前，约当冲门、气冲部会合入腹。

[82] 与别俱行：指阴经经别与阳经经别同行。

[83] 舌本：原作"舌中"，此据《甲乙》《太素》改。

[84] 指地：地在下，自上而下故称指地。

[85] 肩解：指肩关节。

[86] 渊腋：指腋窝部，非胆经穴名，此处约当极泉部。

[87] 属于心：此经未记与小肠的联系，应补。

[88] 出于面：约经天容穴部与手太阳经会合后上行。

[89] 指天：张景岳："指天者，天属阳，运于地之外，手少阳之正，上别巅，入缺盆，下走三焦，散于胸中，包罗脏腑之外，故曰指天。"

[90] 渊腋：指腋部，其下三寸当天池穴处。

[91] 出循：《太素》作"上循"。

[92] 完骨之下：当天牖穴部。

[93] 膺乳：膺，胸旁。乳，乳部。

[94] 肩髃：指肩峰部。

[95] 柱骨：此处指锁骨。

[96] 出缺盆：约当扶突穴部。

[97] 正：十二经别又称为别行之正经，意指从十二经脉分出。

[98] 别入渊腋：指分支进入腋窝。"渊腋"不宜作穴名解。

[99] 复合阳明：又合于手阳明经，约当扶突穴部。经别无所属穴，为说明其出入所在，结合穴位表示。

【语译】黄帝问：十二经脉中，惟独手太阴经脉跳动不休止，这是什么道理呢？岐伯答：足阳明胃经是也。胃者，是营养五脏六腑的源泉，胃中水谷精微所化生的清气，上行注入于肺，肺气从手太阴经脉开始循行于十二经脉，经脉的运行是按着人的呼吸进行的，所以人一呼脉跳动两次，一吸脉亦跳动两次，呼吸不停，所以脉搏跳动也不停止。问：为什么诊察寸口脉就能知道五脏的变化呢？答：胃为水谷之海，是五脏六腑营养的来源。凡是饮食五味进入口，都先停留于胃，经过胃的腐熟后水谷精微化生精气，通过脾的转输运化，上归于肺，布散全身，以养五脏气。外行于手太阴肺经的气口，气口亦属于手太阴，所以五脏六腑的气味，都来源于胃，外显于气口，所以诊察气口脉就能知道五脏六腑的变化。自然界的风、寒、暑、湿、燥五气入于鼻，贮藏于心肺，鼻为肺窍，所以心肺有病，鼻往往不通利。问：脉气通于寸口时，上下出入是怎样运行的呢？又从何路而回的呢？都是什么道理呢？答：脉气离开五脏而外行于经脉的时候，像箭离弦一样迅急，如水冲决堤岸一样迅猛。所以，开始脉气是强盛的，当脉气上达鱼际时，就会出现由盛而衰的现象，但还要借此衰散之力而上行，所以它运行就很微弱了。

问：足阳明胃经为什么搏动不止呢？

答：这是因为胃气上注于肺，其上冲于头的慓悍之气，因循咽上走于空窍，循目系联络于脑，出于颔部下行至客主人，沿颊车合于足阳明胃经，并下至人迎，这就是胃气别走而又合于阳明的使阳明独动不休的原因。由于手太阴寸口脉，和足阳明人迎脉阴阳上下之气相互贯通，所以它的跳动也是一致的。阳病而阳明脉反小的为逆象，阴病而太阴脉大的为逆象。所以在正常情况下，脉气的阴阳动静，匀平协调，静则俱静，动则俱动，像引绳那样，是有胃气的平脉。若动静不等，有偏倾的，就是病脉。问：足少阴肾经的动脉为什么独动不休呢？答：足少阴脉动，是冲脉与之并行的缘故。冲脉为十二经之海，它和足少阴之络，同起于肾下，出于足阳明胃经的气街，沿大腿内侧，向下斜行入腘中，再沿胫骨内侧，与足少阴经并行，入于足内踝之后到达足下。其中又分出一条支脉，斜入内踝，出而入于胫骨、跗骨相连之处的属部，以及足背，进入足大趾之间，灌注入各个络脉，以温养足跗，这就是足少阴脉能常动的道理。

问：卫气的运行是上下相贯通的，如环无端。若突然感受邪气，或触犯严寒之气，使手足懈惰无力，营卫在经脉内外运行，阴阳有度，若邪气居之，则其运行之道路及运输会合之处，都因外邪的影响而阻滞不通，运行失常，在这样的情况下，它的运行是怎样往返循环的呢？答：四肢末端，是三阴三阳交会的地方，也是卫气运行顺接和联络的大络，四街，是周身上下之气所通行的径路，头、胸、腹、胫四部的气街，是经气运行的必经之路。故邪气阻塞了小的络脉后，四街的径路就会开通，气血仍可往返于四末，邪气解除后，卫气复会合于四肢的大络，输注往返，如环无端，运行不息。黄帝说：好，有了这种络绝经通的协调配合作用，才能保持营卫之气环周运输，往来不息，就是这个道理啊。

十二经脉都是隐伏于分肉之间，位置较深，从体表不容易看到，能看到的是足太阴经经过内踝之上的部位，这是由于该处皮薄，无所隐蔽。其他各脉浮露表浅能够看到的，都是络脉。手六经的络脉以阳明、少阴二经为最大，二脉络分别起于五指间，向上汇合于肘窝中。饮酒以后，酒随卫气到达皮肤，先充于络脉，络脉先盛满，卫气以平，因而营气盛满，经脉大盛。十二经脉中，任何一条经脉突然发生异常搏动，都是邪气留在经脉所致。如果邪气在经脉中聚而不动，可郁久化热，脉形坚硬。若脉形不坚硬，是寒邪偏盛，寒邪盛多见脉陷下而空虚，出现与其他脉不同的情况。这样就可以知道某一经脉中留有邪气。

雷公问道：怎样才能知道经脉与络脉不同呢？黄帝答：经脉行于深部是看不见的，要了解它的虚实情况，可以从寸口部位诊察清楚。凡是暴露在外的脉，都是络脉。所有络脉都不能经过大关节处，出入与经脉联络，大络和小络，都是行于皮中，散在肌肤，它们的会合都显露在外。因此，凡刺各络脉时，必须刺在络脉有血聚结之处，若其邪血较甚，虽无聚结，也应急刺络脉，放出恶血，以泻其邪，否则邪血留结不去，就会发生痹证。

在诊察络脉时，凡络脉色青的，是属于寒而且痛，色赤的是有热。胃有寒，则手上鱼际部位的络脉多现青色。胃中有热，鱼际部位的络脉多现赤色。若鱼际络脉见黑色，是邪留日久的痹病。若络脉颜色时赤、时黑、时青，是寒热错杂的病变。色青而小短的，青是阴寒太胜，其小短是阳气不足，主少气。在治疗时，凡是邪气侵犯皮毛未入于经而发寒热的，是病在血络，应多刺表浅血络，必须隔日一刺，把邪血泻尽为止，然后根据体质虚实进行调治。若手鱼际部位络脉短小，则是正气不足，对这种患者如用泻法，会引起昏闷烦乱，甚至突然跌倒不省人事，语言不利。在昏闷烦乱发生时，应立即扶起患者，施行急救，使气恢复，即可苏醒过来。

手太阴络脉，名曰列缺，它起于腕后上侧分肉之间，与手太阴经脉并行，直入掌内侧，散于鱼际处。如果络脉发病，邪实的则腕后高骨及手掌发热，正气虚的则张口伸腰，小便不禁或频数。治疗时，取腕后一寸半的列缺穴，本络由此别出，联络手阳明经脉。

手少阴络脉，名曰通里，它起于腕后内侧一寸处，本络脉由此别出，循本经上行，入于心中，再上行联系舌根，属于目系。如果络脉发病，邪气实的，则心膈间支撑不舒，心气虚则不能言。治疗时，取腕后一寸半处的通里穴，本络脉由此别出，联络手太阳经脉。

手厥阴心包的络脉，名曰内关，从掌后腕上二寸处别出，出两筋间。本络脉由此别走手少阳经脉，并循经上行，系于心包，络于心系。如果本络脉有病，邪气实的则心痛，正气虚的则心中烦乱。治疗时，取腕上二寸的内关穴治疗。

手太阳络脉，名曰支正，起于腕上外

侧五寸，向内注于手少阴心经；其别出向上过肘，络于肩髃穴。如果络脉发病，邪实的则骨节弛缓，肘关节痿废不用，正虚的则气血不行，皮上生赘肉，所生赘肉之多如指间疥疮一样。治疗时，取本经别出的络穴支正。

手阳明络脉，名曰偏历，起于腕后三寸处，别行走入手太阴经；其别而上行沿臂上肩髃，再上行过颈到曲颊，偏络于齿根；另一别出的脉，上入耳中，合于所属的经脉。如果络脉发病，邪实的则见龋齿、耳聋，正虚的则齿冷，膈间闭塞不通。治疗时，取本经的络穴偏历穴。

手少阳经络脉，名曰外关，起于腕上外侧二寸处，上行绕臂外侧，流注入胸中，会合于手厥阴心包经。如果络脉发病，邪气实的则见肘关节拘挛，正虚的则肘部弛缓不收。治疗时，取本经络穴外关。

足太阳络脉，名曰飞扬。起于外踝上七寸处，别行走入足少阴经。如果络脉有病，邪实的则出现鼻塞不通，头背部疼痛，正虚的则出现鼻塞流涕或出血。治疗时，取本经络穴飞扬。

足少阳络脉，名曰光明。起于外踝上五寸处，别出走足厥阴肝经。与其本经并行的脉向下联络足跗。如果络脉有病，邪实的则出现四肢厥冷，正虚的则出现下肢痿软无力不能行走，坐而不能站起。治疗时，取本经的络穴光明。

足阳明络脉，名曰丰隆，起于外踝上八寸处，别出走足太阴经。其别出而上行的脉，沿着胫骨外缘向上络于头项，会合诸经经气，向下络于喉咽。若邪气上逆，则见喉痹和突然失音，邪气实的，则神志失常而发癫狂，正虚的，则足弛缓无力，

胫部枯槁不润。治疗时，取本经络穴丰隆。

足太阴络脉，名曰公孙，起于足趾本节后一寸处，别行走入足阳明经。其别出而上行的脉，入腹络于胃肠。若厥气上逆，则发生霍乱，邪气实则肠中切痛，正虚则发生鼓胀。治疗时，取本经的络穴公孙。

足少阴络脉，名曰大钟，起于足内踝后面环绕足跟，交于足太阳经。其别出而上行的脉，与本经并行走入心包，向下贯入腰脊。若邪气上逆，则心烦闷乱，邪实的则小便闭塞不通，正虚的则腰痛。治疗时，应取本经的络穴大钟。

足厥阴络脉，名曰蠡沟，起于内踝上五寸处，别行走入足少阳经。其别出而上行的脉，沿本经所循路径到达睾丸，聚于阴茎。其病气上逆则突然发为疝病，睾丸肿痛，邪气实的则阴茎挺长而热，正虚的则出现阴部奇痒。治疗时，取本经的络穴蠡沟。

任脉的络脉，名曰鸠尾，由此向下散布于腹部。如果络脉有病，实的则出现腹部皮肤痛，正虚的则出现腹皮瘙痒。治疗时，取之络穴鸠尾。

督脉的络脉，名曰长强，挟脊背两旁的肌肉，沿着膂上行到项部，散于头部，又下行于肩胛两旁走入足太阳经，入贯膂肉。如果络脉有病，邪气实的则脊柱强直，不能俯仰，虚的则头部有沉重感，身体晃动不宁。对于本络在所行的脊骨部位发生的病变，治疗时，取督脉的络脉长强。

脾经的大络，名曰大包，从渊腋下三寸处别出而布散胸胁。邪实的则大络瘀滞不通而全身尽痛，正虚的则出现周身骨节弛纵无力。如果这支络脉较大，能包络各络脉之血，治疗时，如遇到瘀血凝滞的症

状，都可刺脾之大络大包穴的部位。

以上十五络脉，邪气实的则血满脉中而明显可见，正虚的则脉络陷下而不易见到。但可在络脉上下寻求，因人的体质不同所以络脉的分布也有差别。

黄帝问：我听说皮肤上有十二经脉分属的部位，脉络的分布有纵有横，这是什么道理？岐伯答：要知道皮肤上的分属部位，是以经脉循行的部位为头绪的，各经都是这样。阳明经的阳络，叫作害蜚，十二经脉诊察络脉的方法，都与手足阳明经的诊法相同，观察它上下分部中所有的浮络，都是阳明的络脉。这些浮络多见青色的，则病痛；多见黑色的，则病痹；多见黄赤色的，则病热；多见白色的，则病寒；如果五种颜色同时出现，则是寒热错杂之病。在络脉的邪气盛，就会内传于本经，络属阳主外，经属阴主内。

少阳经的阳络，叫作枢杼，手足少阳经都一样，观察它上下分部中所有浮络，都属于少阳经的络脉。如果络脉的邪气盛而不泻，就要内传入其本经了。

太阳经的阳络，名叫关枢，手足太阳经都是一样的，观察它上下分部所有的浮络，都属于太阳经的络脉。在络的邪气盛而不泻，就要内传入其本经了。所以邪在阳分（络），主传入内（经），邪在阴分（经），主出于外或渗入于内。各经的内外出入都是这样。

少阴经的阴络，名叫枢儒，手足少阴都是一样的，观察它上下分部所有的浮络，都属少阴经的络脉。如果络脉中邪气盛，就要内传其本经了，其邪气入经，先从属阳的络脉而入于经脉，然后由属阴的经脉出而向内，灌注于骨。

心包经的阴络，名叫害肩，手厥阴与足厥阴经都一样，观察它上下分部所有的浮络，都属厥阴经的络脉。如果络脉中的邪气盛，就要内传其本经了。

太阴经的阴络，名叫关蛰，手太阴和足太阴经都是一样的。观察它上下分部所有的浮络，都属太阴经的络脉。如果络脉中的邪气盛，就要内传其本经了。所有十二经的络脉，都分属皮肤各部。因此百病的发生，必先从皮毛开始，病邪侵袭了皮毛，则腠理开，腠理开则邪入客于络脉，留而不去，就内传于经脉，再留而不去，就传入于腑，聚积于肠胃。当病邪开始侵入皮毛时，使人恶寒，毫毛直竖，腠理开泄；病邪侵入络脉时，使络脉盛满，颜色变异；病邪入于经脉时，是由于经气先虚而致病邪陷入。病邪留恋于筋骨之间时，如果寒气盛，则出现筋挛骨痛；热气盛，则出现筋骨痿弱，皮肉败坏，毛发枯槁。问：十二皮部发生病变是怎样的呢？答：皮部是十二经的络脉部署的部位。邪气侵袭皮肤，则腠理开泄，腠理开泄，则邪气侵入络脉；络脉盛满，则内传于经脉，经脉盛满，则又传于腑脏。所以皮上十二经分属部位发生了病变，如果不能及时治愈，邪气就将内传于脏腑而使人生大病。问：络脉显露于外，五色各不相同，这是什么缘故？答：经脉的颜色经常不变，而络脉则没有常色，多随四时之气而变化。问：经脉的常色是怎样的？答：心主赤色、肺主白色、肝主青色、脾主黄色、肾主黑色，都与其所属经脉的主色相应。问：阳络与阴络，都与经脉的主色相应吗？答：阴络的色与其经脉相应，阳络的色，不与经脉相应，是跟随四时气候的变化而变化无常。

如寒气多则血气滞涩，色显青黑；热气多则血气润泽滑利，色显黄赤。这都是没有疾病的正常颜色。若五色都出现，那是过寒过热的刺激所引起，或者是疾病的表现。

问：我听说人与自然界事物是相应的，内有五脏以应五音、五色、五味、五时、五位；外有六腑以应六律。六律有六阴六阳以应人体阴阳十二经，以应时令的十二月、十二辰、十二节、十二时、地之十二经水以及人之十二经脉。这是五脏六腑与自然界事物相应的情况。十二经脉是气血运行的通路，与人体的生存、疾病的生成以及人体的健康和疾病的痊愈都有密切关系。所以初学医的人从一开始就应该学好有关经络理论的内容。即使学术造诣很深的人，也必须深入研究，才能很好地掌握治疗疾病的技术。经络理论深奥，粗率的医生认为很容易学懂，因而马虎从事。知识渊博的医生，知其深奥之义，感觉难以学精。请你谈谈经脉在人体是怎样离入出合的？答：经脉的离合出入，是粗率的医生最容易忽略的，只有高明的医生才会认真钻研，请让我详细谈谈。

足太阳经别，别出而行的正经，一支入于腘窝中，与足少阴经脉合而上行，另一支上行至尻下五寸处，别行入于肛门，内行腹中，属于膀胱本腑，散行于肾脏，沿脊柱两旁的肌肉，到心脏部进入散布开。直行的一支，循膂上行进入项部，仍归属于足太阳经。

足少阴经别，在腘窝部分出，与足太阳经别相合并行，上行肾脏，在十四椎（第二腰椎）处分出来，归属于带脉。其直者继续上行，联系于舌根，再出来别项部，仍会合于足太阳经别。这是阴阳表里的第一合。

足少阳经别，从足少阳胆经分出，绕过大腿前侧，进入外阴部，同足厥阴肝经会合。分支进入浮肋之间，沿着胸腔，归属于胆，散布，上向肝脏，贯心中，挟着食管，浅出下颌中间，散布在面部，联系眼后的目系，当外眦部与足少阳经脉会合。

足厥阴经别，从足背上足厥阴经分出，向上别达外阴部，和足少阳经别会合并行。这是阴阳表里的第二合。

足阳明经别，在大腿前面从足阳明经分出，进入腹腔之内，属于胃，散布于脾脏，向上通于心，上行沿咽部出于口，再上行至鼻梁及眼眶下方，联系目系，与足阳明经相合。

足太阴经别，从足太阴经分出，到达髀部，与足阳明经别行的正经相合向上循行，络于咽部，贯通到舌根部。这是阴阳表里的第三合。

手太阳经别，在肩关节部从手太阳经分出，进入于腋窝部，走向心脏，联系小肠。

手少阴经别，分出后进入腋下两筋之间，归属于心脏，向上走到喉咙，浅出面部，与手太阳经在目内眦会合。这是阴阳表里的第四合。

手少阳经别，在头部从手少阳分出，向下进入缺盆，经过上、中、下三焦，散布于胸中。

手厥阴经别，在腋下三寸处分出，进入胸腹部，分别归属上、中、下三焦，上沿喉咙，浅出耳后，与手少阳经会合于完骨的下方。这是阴阳表里的第五合。

手阳明经别，从手阳明经分出，从手上行，循胸前膺乳部，其内行者，别于肩髃穴处，行入于天柱骨，经过缺盆向下走入大肠本腑，又上行联属于肺，再向上沿喉咙，出于缺盆，相合于手阳明经脉。

手太阴经别，从手太阴经分出，进入腋下，行于手少阴经别之前，入走于肺，散行于大肠，再上行出于缺盆，循喉咙相合于手阳明经。这是阴阳表里第六合。

【导读】

1. 三经之脉独动不休的机制

三经之脉搏动的总机制：三经之脉之所以跳动不休，都是借助于胃气的作用。胃主受纳，腐熟水谷，为五脏六腑之海，气血化生之源。胃中水谷所化生的精气，由脾转输于肺，与肺吸入的自然界清气合成宗气，宗气积于胸中，贯注于心肺之脉。在宗气的作用下，脉气从手太阴开始周行于十二经脉。脉的搏动，同时又借助于肺的呼吸运动，所以说"其行也，以息往来""呼吸不已，故动而不止"。

2. 脏腑与气口的关系及诊脉独取寸口的原理

原文从"曰：气口何以独为五脏主"到"故五气入鼻，藏于心肺。心肺有病而鼻为之不利也"一段，重点论述了脏腑与气的关系，也成为诊脉独取寸口的主要理论依据。气口，也叫"脉口""寸口"，按经络学说，气口属手太阴肺经。张介宾说，"气口之义，其名有三：手太阴肺经脉也，肺主诸气，气之盛衰见于此，故曰气口；肺朝百脉，脉之大会聚于此，故曰脉口；脉出太渊，其长一寸九分，故曰寸口。是名虽三而实则一耳"。独取寸口的"独"，是"只"的意思。张氏已经把为何叫"寸口""脉口""气口"讲得很清楚。"气口亦太阴也"一句，张介宾也有一段解释。他说，"气口本属太阴，而曰亦太阴者何也？盖气口属肺，手太阴也。布行胃气，则在于脾，足太阴也。按《营卫生会篇》曰：谷入于胃，以传于肺，五脏六腑皆受气。《厥论》曰：脾主为胃行其津液者也。《经脉别论》曰：饮入于胃，游溢精气，上输于脾，脾气散精，上归于肺。然则胃气必归于脾，脾气必归于肺，而后行于脏腑营卫。所以气口虽为手太阴，而实即足太阴之所归，故曰气口亦太阴也"。故"气口亦太阴也"实指足太阴脾。"是以五脏六腑之气味皆出于胃，变见于气口"，具体论述了气口虽为手太阴之脉，但它实际上汇聚了五脏六腑之饮食精华，尤其是胃气强弱对它的影响尤大。这些论述，说明了五脏与气口的密切关系，为诊寸口脉以候五脏病奠定了理论基础。

关于诊脉独取寸口的原理，本文已论述得较为深透。《素问·三部九候论》中已记载取全身上、中、下九个部位的诊脉方法，还有"人迎诊脉法""人迎寸口合参诊脉法"，最后逐步走向独取寸口诊脉法，是经过了较长时间和反复变革后慢慢趋于一致的。《难经·一难》根据本篇"气口独为五脏主"的理论，倡导诊脉"独取寸口"的方法，其理论依据：第一，气口本为手太阴经会穴，但足太阴脾之经脉也会归于此，脾胃为后天之本，气血之源，"胃者水谷之海，六腑之大源也"（《素问·五脏别论》），"脾主为胃行其津液者也"（《素问·厥论》）。因此，肺虽然主气，若无后天脾胃之气之充养，也无法发挥正常功能。第二，手太阴肺脉入"寸口"，寸口属于手太阴脉，肺主气而朝百脉，脾所运化的水谷精微物质通过肺而布散全身。《难经·一难》说"寸口者，脉之大会也"，寸口是全身脉会聚的地方，又为手太阴会穴，故可以通过寸口反映五脏六腑的功能及全身气血盛衰情况，临床通过诊寸口脉以探知全身之疾，也是根据这个理论。第三，气口是全身状况的一个缩影，人上下内外是一个有机的整体，寸口又居于诸脉之大会处，"五脏六腑之气味，皆出于胃，变见于气口"（《素问·五脏别论》）。养脏腑之气者，胃也；验脏腑之气者，气口也。所以，小小的寸口，是脏腑的一个缩影，也可以在某种程度上反映全身脏腑、经络、四肢百骸的气血津液精的盛衰及一些疾病的状况。所以，诊脉独取寸口是有其理论依据的。但也要注意，中医学强调，诊病时要望、闻、问、切，四诊合参。在有些情况下，也需要"舍脉从证"，要全面搜集病症资料，综合分析，不要偏执脉诊一端，这才是诊法的基本思想。

3. 经络色诊法

本篇原文说："经有常色，而络无常变……心赤、肺白、肝青、脾黄、肾黑，皆亦应其经脉之色也。""阴络之色应其经，阳络之色变无常，随四时而行。寒多则凝泣，凝泣则青黑；热多则淖泽，淖泽则黄赤。此其常色者，谓之无病。五色俱见，谓之寒热。"张介宾在《景岳全书·传忠录》中说："寒热者，阴阳之化也。"因此，如果经络的色泽不按上述三种正常规律出现，那么就是机体阴阳失调的反应，也就是说观察外见经络色泽的变化，可以测知人体内部的病变，这就是本篇所说的经络色诊法。经络色诊法，不但可以了解疾病的变化情况，还可以用来推断疾病的转归和预后，因此为历代医家所重视。张介宾说，"故合经络而言，则经在里为阴，络在外为阳，若单以络脉而言，则又有大络孙络，在里在外之别，深而在内者，为阴络……浅而在外者，是为阳络"，指出"六阴经为阴络，六阳经为阳络，阳经之络必无常，阴经之络必无变，皆误也"。《灵枢·百病始生》曰："阳络伤则血外溢，阴络伤则血内溢。"由此可见，经络色诊一般是指观察浅而浮现于外的阳络的颜色变化，以判断病情。

中医学诊法思想之一是知常达变，对于经络色诊而言，只有掌握经络颜色的正常变化，才能达其变。经络的常色，本篇指出，"经之常色何如……心赤、肺白、肝青、脾黄、肾黑"，络之常色"阴络之色应其经，阳络之色变无常，随四时而行也。寒多则凝泣，凝泣则青黑；热多则淖泽，淖泽则黄赤。此其常色者，谓之无病"。正常人面色红黄隐隐，明润含蓄，表示气血和平，精气内含，容光外发，乃有胃、有神、无病之色，《医宗金鉴·四诊心法》曰："五脏之色，随五形之人而见，百岁不变。"此外，因气候变化、情绪波动、饮酒、日晒多少和风土种族不同，经络颜色有所变化，也属常色。

经络颜色的异常变化比较复杂，临证不易掌握，就其诊断意义而言，与面部色诊法大致相同。一般是通过经络所在部位、络脉颜色的变化及色泽的润枯、脏腑经脉的五行所属来推断疾病的病因、病位、病机，再结合相应脉证进行诊断。如本篇云："五色俱见，谓之寒热。"《灵枢·经脉》曰："凡诊络脉，脉色青则寒且痛，赤则有热。胃中寒，手鱼之络多青矣；胃中有热，鱼际络赤；其暴黑者，留久痹也；其有赤有黑有青者，寒热气也。"

《素问·皮部论》也说："视其部中有浮络者……其色多青则痛，多黑则痹，黄赤则热，多白则寒，五色皆见，则寒热也。"这些均是对经络色诊的论述。后世的小儿指纹诊法，观察浮露于食指内侧的络脉变化，而食指内侧的络脉是手太阴肺经的分支，可见是对经络色诊的发展。

面部血络丰富，《灵枢·邪气脏腑病形》说："十二经脉，三百六十五络，其血气皆上于面而走空窍。"因此，面部望诊法也是经络色诊法的内容，望面色可以判断疾病的预后转归。如《素问·脉要精微论》说："赤欲如白裹朱，不欲如赭；白欲如鹅羽，不欲如盐；青欲如苍璧之泽，不欲如蓝；黄欲如罗裹雄黄，不欲如黄土；黑欲如重漆色，不欲如地苍。五色精微象见矣，其寿不久也。"即面色润泽含蓄则预后好，晦暗枯槁外露则预后差。

奇经八脉第二

【原文】黄帝问曰：脉行之逆顺[1]奈何？岐伯对曰：手之三阴，从脏走手；手之三阳，从手走头；足之三阳，从项[2]走足；足之三阴，从足走腹。曰：少阴之脉独下行何也？曰：冲脉者，五脏六腑之海也。五脏六腑皆禀焉，其上者，出于颃颡，渗诸阳，灌诸阴[3]。其下者注少阴之大络[4]，出于气冲[5]，循阴股内廉，斜入腘中，伏行腑[6]骨内，下至内踝之后属而别；其下者，至于少阴之经，渗三阴；其前者，伏行出跗属[7]，下循跗入大指间，渗诸络而温肌肉。故别络结则跗上不动，不动则厥，厥则寒矣。曰：何以明之？曰：以言道之，切而验之，其非必动，然后可以明逆顺之行也。

冲脉、任脉者，皆起于胞中[8]，上循脊里[9]，为经络之海。其浮而外者，循腹上（一作右）行，会于咽喉，别而络唇口。血气盛则充肤热肉，血独盛则渗灌皮肤，生毫毛。妇人有余于气，不足于血，以其月水下，数脱血[10]，任冲并伤故也。任冲之交，脉不营其唇，故髭须不生焉。任脉者，起于中极之上，以下毛际，循腹里，上关元，至咽喉，上颐，循目入面。冲脉[11]者，起于气冲[12]，并少阴之经（《难经》作阳明之经），挟脐上行，至胸中而散（其言冲脉与《九卷》异）。任脉为病，男子内结，七疝[13]，女子带下瘕聚[14]。冲脉为病，逆气里急。督脉为病，脊强反折[15]（亦与《九卷》互相发也）。

曰：人有伤于阴，阴气绝而不起，阴不为用[16]，髭须不去，宦者[17]独去，何也？曰：宦者，去其宗筋[18]，伤其冲脉，血泻不复，皮[19]肤内结，唇口不营，故无髭须，夫宦者[20]，其任冲之脉不盛，宗筋不成，有气无血，口唇不营，故髭须不生。（督脉者，经缺不具，见于营气曰，上额循巅下项中，循脊入骶，此督脉也。）

《素问》曰：督脉者，起于少腹以

下骨中央[21]，女子入系廷孔[22]，其孔，溺孔之端[23]也。其络循阴器，合篡间[24]，绕篡后，别绕臀，至少阴，与巨阳中络者，合少阴上股内后廉，贯脊属肾；与太阳起于目内眦，上额交巅上，入络脑，还出别下项，循肩膊内，侠脊抵腰中，入循膂，络肾。其男子循茎下至篡，与女子等。其小腹直上者，贯脐中中[25]央，上贯心入喉，上颐环唇，上系两目之中。此生病，从小腹上冲心而痛，不得前后，为冲疝，其女子不孕，癃痔遗溺嗌干，督脉生病，治督脉。

《难经》曰：督脉者，起于下极之俞[26]，并[27]于脊里，上至风府，入属于脑，上巅循额，至鼻柱，阳脉之海也。（《九卷》言营气之行于督脉，故从上下。《难经》言其脉之所起，故从下上。所以互相发也。《素问》言督脉似谓在冲，多闻阙疑，故并载以贻后之长者云。）

曰：跷脉[28]安起安止，何气营也？曰：跷脉者，少阴之别，起于然骨之后，上内踝之上，直上循阴股，入阴[29]，上循胸里入缺盆，上循人迎之前，上入頄[30]（《灵枢》作顺字），属目内眦。合于太阳、阳跷而上行，气相并相还，则为濡（一作深）目[31]，气不营则目不合也[32]。

曰：气独行五脏，不营六腑何也？曰：气之不得无行也，如水之流，如日月之行不休，故阴脉营其脏，阳脉营其腑，如环之无端，莫知其纪，终而复始。其流溢之气，内溉脏腑，外濡腠理[33]。

曰：跷脉有阴阳，何者当其数[34]？曰：男子数其阳，女子数其阴；其阴[35]（一本无此二字）当数者为经，不当数者为络也[36]。《难经》曰：阳跷脉者，起于跟中，循外踝上行，入风池[37]。阴跷脉者，亦起于跟中，循内踝上行，入喉咙，交贯冲脉。此所以互相发明也[38]。又曰：阳维、阴维者，维络于身，溢畜不能环流溉灌也[39]。故阳维起于诸阳会，阴维起于诸阴交也。又曰：带脉起于季胁，回身一周[40]（自冲脉以下，是谓奇经八脉）。又曰：阴跷为病，阳缓而阴急，阳跷为病，阴缓而阳急[41]。阳维维于阳，阴维维于阴，阴阳不能相维，为病腰腹纵容如囊水之状（一云：腹满，腰溶溶如坐水中状），此八脉之诊也（维脉、带脉皆见如此，详《素问·病论》及见于《九卷》）。

【注释】

[1] 脉行之逆顺：经脉从身走向四肢为顺，从四肢上至身为逆。

[2] 项：正统本、《灵枢·逆顺肥瘦》《太素·冲脉》作"头"。

[3] 阴：《灵枢·逆顺肥瘦》《太素·冲脉》均作"精"。

[4] 少阴之大络：指足少阴肾经的分支。《灵枢注证发微》注："肾经之大络曰大钟。"

[5] 气冲：本卷第四、《灵枢·逆顺肥瘦》《太素·冲脉》均作"气街"。

[6] 胻：原作"髀"，据本卷第一（下）改。

[7] 跗属：跗骨与胫骨相连属的部位。《太素·冲脉》注："胫骨与跗骨相连之处，曰属也。"

[8] 胞中：指子宫。张景岳云："胞者，子

宫是也，此男女藏精之所，皆得称为子宫，唯女子于此受子，因名曰胞。"

[9] 脊里：指脊柱之内。

[10] 数脱血：指妇女因月经来潮时常下血。

[11] 冲脉：《难经·二十八难》杨玄操注："冲者，通也。言此脉下至于足，上至于头，通受十二经之气血，故曰冲焉。"

[12] 起于气冲：《奇经八脉考》曰："冲脉起于会阴，夹脐而行，直冲于上，为诸脉之冲要，故曰十二经脉之海。"

[13] 七疝：《难经汇注笺正》云："疝之有七，隋唐以前，谓有厥疝、癥疝、寒疝、气疝、盘疝、胕疝、狼疝之名。元以后，则曰寒疝、筋疝、水疝、气疝、血疝、癥疝、狐疝。要之，疝以气言，皆气滞不行为病。"

[14] 痕聚：痕，指癥痕。聚，指积聚。

[15] 脊强反折：督脉循行于脊里，故病则脊强直而反张。

[16] 阴不为用：指阳痿不举。

[17] 宦者：亦云宦人，指过去王朝宫中的阉官，是割去阴茎、睾丸的人。

[18] 宗筋：指男性生殖器。

[19] 皮：《太素·任脉》作"肉"。

[20] 夫宦者：夫，《灵枢》作"天"，当从。天宦者，指先天性生殖器发育不全的宦者。

[21] 起于少腹以下骨中央：《素问·骨空论》王注："起，非初起，亦犹任脉、冲脉起于胞中也，其实乃起于肾下，至于少腹，则下行于腰横骨围之中央也。""少腹以下骨中央"当会阴穴处。

[22] 廷孔：即尿道口。马莳："女子如系廷孔，以其阴廷系属于中，故名之为廷孔也。其孔即溺孔之端，盖窍漏中有溺孔，其端正在阴挺，乃溺孔之端也。"

[23] 其孔，溺孔之端：《素问·骨空论》王注："孔，则窍漏也，窍漏之中，其上有溺孔焉。端，谓阴廷在此溺孔之上端也。而督脉自骨围中央，则至于是。"

[24] 合篡间：张景岳云："篡，交篡之义，谓两便交争行之所，即前后二阴之间。"会阴也。

[25] 中中：《素问·骨空论》《太素·督脉》《圣济总录》均作"中"。

[26] 下极之俞：虞庶云："督脉流行，起自会阴穴。"《奇经八脉考》："任脉起于会阴，循腹而行于身之前；冲脉起于会阴，夹脐而行，直冲于上；督脉起于会阴，循背而行于身之后。"冲、任、督三脉，一源而三歧，下极之俞，即会阴穴。

[27] 并：正统本作"平"。

[28] 蹻脉：《难经·二十八难》杨玄操注："蹻，捷疾也。言此脉是人行走之机要，动足之所由，故曰蹻脉焉。"

[29] 入阴：《太素·阴阳蹻脉》注："入阴者，阴蹻脉入阴器也。"

[30] 頄：《灵枢》及正统本、《太素》作"頏"。

[31] 濡目：指阴蹻脉能濡润眼睛。

[32] 气不营则目不合也：《类经·蹻脉分男女》注："若蹻气不荣，则目不能合，故寒热病篇曰：阴蹻、阳蹻，阴阳相交，阳入阴，阴出阳，交于目锐眦，阳气盛则瞋目，阴气盛则瞑目。此所以目之瞑与不瞑，皆蹻脉为之主也。"

[33] 如水之流……外濡腠理：《类经·蹻脉分男女》注："如水之流，如日月之行，皆言不得无行也。阴荣其脏，指阴蹻也；阳荣其腑，指阳蹻也。言无分脏腑，蹻脉皆所必至也。流者，流于内，溢者，溢于外。故曰'流溢之气，内溉脏腑，外濡腠理'，谓其不独在脏也。按：此蹻脉之义，阴出阳则交于足太阳，阳入阴则交于足少阴。阳盛则目张，阴盛则目瞑，似皆随卫气为言者，故阴脉荣其脏，阳脉荣其腑也。"

[34] 当其数：张景岳云："蹻脉阴阳之数，男女各有所属，男属阳，当数其阳，女属阴，当数其阴。故男子以阳蹻为经，阴蹻为络，女子以阴蹻为经，阳蹻为络也。"《医学纲目》注："当数，谓当脉度一十六丈二尺之数也。男子以阳蹻

当其数，女子以阴跷当其数。"

[35] 其阴：正统本、《灵枢·脉度》及《太素》无此二字，应删。

[36] 当数者为经，不当数者为络也：《太素·阴阳跷脉》注："男子以阳跷为经，以阴跷为络；女子以阴跷为经，阳跷为络也。"

[37] 阳跷脉者……入风池：《难经·二十八难》丁德用注："阳跷脉起于跟中，循外踝者，中冲穴也，上入风池穴者。"《奇经八脉考》："阳跷者，足太阳之别脉。其脉起于跟中，出于外踝下足太阳申脉穴，当踝后绕跟，以仆参为本，以外踝上三寸，以附阳为郄，直上循股外廉，循胁后髀，上会手太阳、阳维于臑腧，上行肩髆外廉，会手阳明于巨骨，会手阳明、少阳于肩髃，上人迎夹口吻，会手足阳明、任脉于地仓，同足阳明上而行巨窌，复会任脉于承泣，至目内眦，与手足太阳、足阳明、阴跷五脉会于睛明穴。从睛明上行入发际，下耳后，入风池而终。"按：关于阳跷脉循行路线，《内经》与本经俱不载，知古经脱简已久，今惟以《难经》此文为据。

[38] 此所以互相发明也：正统本无。此乃宋臣之惯用语也，故不译出。

[39] 溢畜不能环流溉灌也：义即十二经血气入于奇经后，则充满蓄积于八脉之内，不能循环回流再灌溉十二经脉。

[40] 带脉起于季胁，回身一周：《奇经八脉考》曰："带脉者，起于季胁足厥阴之章门穴，同足少阳循带脉穴，围身一周，如束带然，又与足少阳会于五枢、维道。"

[41] 阴跷为病……阴缓而阳急：《难经·二十九难》吕广注："阴跷在内踝上，病则其脉从内踝以上急，外踝以上缓也；阳跷在外踝上，病则其脉从外踝以上急，内踝以上缓也。"丁德用注："诸阳脉盛，散入阳跷，则阳跷病；诸阴脉盛，散入阴跷，则阴跷病。故阴跷、阳跷乃为病耳。"

【语译】 黄帝问：经脉循行顺逆怎样

区分呢？岐伯回答：在正常情况下，手三阴经都是从胸走手的，手三阳经都是从手走头的，足三阳经都是从头走足，足三阴经都是从足走腹的。问：在十二经脉中唯独足少阴经向下循行是怎么回事？答：向下行的不是足少阴，是冲脉，冲脉是五脏六腑十二经脉之海，五脏六腑都禀受它的气血濡养。其中上行的一支，出于咽喉上部和鼻咽部，向诸阳经灌渗精气。向下的一支，注入足少阴肾经的大络，从气街部位浅出，沿着大腿内侧下行，进入腘窝中，伏行于胫骨的内侧，下至内踝后面分行。下行的与足少阴经相并行，同时将精气灌注于足三阴经。向前行的分支，从内踝的深部跟骨上缘处向外浅出，沿着足背进入足趾间，将精气灌渗于全身大大小小的络脉中以温养肌肉。因此，冲脉的别络郁结不通，足背部的脉皆不跳动，气血厥逆就会出现足冷。问：怎样才可以弄明白经脉气血逆顺的情况呢？答：先用语言进行开导，以消除患者的顾虑，然后用手按其跗阳之脉，如果其脉不跳动，是冲脉受邪，如果其脉仍然跳动，说明冲脉未受邪。可以根据跗阳脉动与不动得知厥逆足寒是否为冲脉受邪所致。

冲脉、任脉都起始于胞中，上行沿着脊柱内，是经络之海，那浅出外行的，沿腹左右各上行，会合咽喉部，分开来散络口唇。血气充盛则肌肉丰满，皮肤润泽，温煦肌肉，若血独盛，则渗灌皮肤中而生毫毛。女性的生理特征是气有余、血不足，其原因是每月均有月经排出，冲任之脉的血气，不能营养口唇，所以女性不生胡须。任脉起于中极穴的下面，上行毛际曲骨穴处入腹，循腹里上行，经过关元穴，向上到咽喉部，再向上到下颌、口旁，沿面部进入目下。冲脉起始于气冲部，伴随足少阴肾经并行，挟脐上行，到胸中而分散。任脉发生病变，发生于男子则腹内结为七疝，发生于女子则有赤白带下和癥瘕积聚。冲脉发生病变，则气逆上冲，腹中拘急疼痛。督脉发生病变，则症见脊背强直，甚至角弓反张。

问：有的人损伤了阴器，阳痿而不能勃起，丧失了性功能，但仍然长胡须，而宦者却不生胡须，是什么原因呢？答：宦官的阴茎连同睾丸均被割掉了，使冲脉受损，血泻出后不能复行于正常的循行路径，皮肤被伤后伤口干结，唇口得不到冲、任脉气血的营养，所以胡须就不生长了。天阉，是生理上的缺陷，其人任、冲二脉气血不充盛，阴茎和睾丸发育也不健全，气血不足，不能上行营养口唇，所以不能生胡须。

《素问》说：督脉起于小腹部，下向骨盆的中央，对于女子，入内联系阴部的"廷孔"，廷孔在外尿道口上端。从此分出一支络脉，循着阴器分行向后会合在会阴处，又分行于会阴部的后面，绕行臀部，到少阴经处与足太阳经的中络相合于少阴之脉。足少阴经从股内后缘上行，贯通脊柱，而连属肾脏。督脉又与足太阳经起于目内眦，上行至额，交会于巅顶，入络于脑，又退出下项，循行肩胛内侧，挟脊柱，抵达腰中，入循脊里，络于肾脏。对于男子，督脉则沿阴茎下至肛门，与女子相仿。督脉别一支从小腹直上，穿过肚脐中央，向上通过心脏，入于喉咙，上至下颌部绕唇口，向上联络两目之下的中央。督脉发生病变，则气从少腹上冲心而痛，不能大

小便，这叫冲疝。发生于女子则不孕，或见小便不利、痔疾、遗溺、咽干等症。督脉有病，应治督脉。

《难经》中说：督脉起于下极的会阴穴，入于脊柱之内，上行至风府，深入联属于脑，上行到头顶，循额中至鼻尖，为阳脉之海。

黄帝曰：跷脉从哪里起，到哪里止，是哪一经的经气使它营运呢？答：跷脉是足少阴经的别络，起于然骨之后的照海穴，上行至内踝上的交信穴，直向上行，沿着大腿内侧入于前阴，向上循胸里入缺盆，向上出人迎穴的前面，入颧部，连属于内眼角，与足太阳经、阳跷脉会合后上行。阴跷与阳跷的脉气并行回还而濡润眼目，使之开合。如果阴跷和阳跷二气偏盛，不能相并运行，则目失去濡润而开合失常。

问：阴跷脉之气，独行于五脏，而不行六腑，是什么道理？答：阴阳二气的运行是没有停息的，像水的流行、日月的运转一样，永不休止，所以阴脉营运五脏精气，阳脉营运六腑精气，如环无端，终而复始，无从知道它的起点，也无法计算它流转的次数。跷脉之气，流于内则灌溉脏腑，溢于外则濡润腠理。

问：跷脉有阴跷、阳跷，计算经脉总长度时以哪个脉在数呢？答：男子计算阳跷脉的长度，女子计算阴跷脉的长度。在数的为经，不在数者为络。《难经》中说：阳跷脉起于跟，循外踝上行，进入项部的风池穴。阴跷脉也起于足跟，循着内踝上行，到达咽喉部，交会贯通于冲脉。《难经》又说：阳维和阴维二脉，能维系联络全身阴阳，起溢出或蓄入气血的作用，不直接参与循环流注的运行。所以，阳维脉

始于各阳经的交会处，阴维脉起始于各阴经的交会处。《难经》又说：带脉从季胁处开始，围绕腰腹部一周。《难经》又说：阴跷发生病变，则阳侧弛缓、阴侧拘急；阳跷脉发生病变，则阴侧弛缓、阳侧拘急。阳维脉维系一身之阳，阴维脉维系一身之阴。如果阴阳不相维系，则出现怅然失意的感觉，以致精神涣散，体力松懈而不能自持。带脉有病，则不能约束诸脉，以致腹胀满，腰部宽纵无力而畏寒，好像坐在水中一样。

【导读】

1. 关于冲脉并少阴上行的论述

原文指出："冲脉者，五脏六腑之海也，五脏六腑皆禀焉。"这是说明冲脉在人体生理过程中有滋养脏腑的重要作用，因而并少阴经上行，渗诸阴经，以灌诸经之精，并少阴经而下行，以渗灌三阴诸经之气血。除此而外，冲脉在渗灌诸阴诸阳经时，也"渗诸络而温肌肉"，故而素有"冲为血海"之称。作为一个医学大家，知晓脉行之逆顺，气血之渗灌，便是明白了医学之真谛。

有关冲脉的循行路线，其记载多有出入，历代医家对此多有发挥，其论点仍难归一，现归纳整理，大体有以下三种：一是"并"作合并解释。如王冰："冲脉循腹挟脐旁，各同身寸之五分而上。"此距离与少阴经距离等同。二是作"并"足阳明经而上。如《难经》："冲脉者，起于气冲，并足阳明之经，夹脐上行，至胸中而散。"持此说法的还有《黄帝内经太素》《针灸甲乙经》等。三是"并"行于少阴、阳明两经之间循行。如李时珍的《奇经八脉考·冲脉》曰："其浮而外者，起于气冲，并足阳明、少阴二经之间，循腹上行至横骨，挟脐左右各五分。"宋虞庶认为冲脉"在阳明、少阴二经之内，夹脐上行"。综合各家见解，结合临证实践分析，冲脉"并少阴之经，夹脐而上"的"并"字似应作并行而解，较为符合临床实际。再说冲脉、阳明、少阴三脉在腹部的循行均是夹脐而行，只是与脐的距离以及深浅上下层次不同而已，故作并行理解，更为清楚明白。至于冲脉行于少阴、阳明二经之间一说，若作并行解，也并没有什么突出的矛盾。只有作合并解，那么就当然是二者为一，似不大好理解。对于冲脉与少阴脉，部分医家认为脐旁同身寸五分，不作合并为一讲，而作深浅上下解，以并行去解释，同样也是可以说得通的。对于以上这些问题，只有作更多地探讨，加深理解，方有助于推进医学事业的发展。

2. 性别、禀赋对体质的影响

原文以"夫宦者，其任冲之脉不盛，宗筋不成，有气无血，口唇不营，故髭须不生"为例，说明了性别、先天禀赋、后天创伤是造成人体体质差异的三个方面的因素。胡须的有无与冲任之脉气血盛衰密切相关。文中指出："冲脉、任脉者，皆起于胞中，上循脊里，为经络之海。"冲、任、督三脉是一源三歧，同起于胞中，冲脉、任脉为十二经脉之海，其中浮行于体表的，沿腹部上行，会于咽喉部，别行而络唇口。唇中周围是胡须生长的部位，冲任之脉"血气盛则充肤热肉，血独盛则渗灌皮肤，生毫毛"，所以说冲任之脉气血的盛衰决定胡须的有无。妇人由于月月排出经血，冲为血海，致使冲任之血不足，不能上荣于唇口，故不能生须。宦者是因为任冲受损，血泻不复，不能上荣于唇口，故不生须。如文中指出："宦者，去其宗筋，伤其冲脉，血泻不复，皮肤内结，唇口不营，故无髭须。"天宦不能生须，主要是因为生理上的缺陷，冲、任二脉不充盛，宗筋的功能不健全，虽具生气，而血却不能上营口唇，所以也不生胡须。

原文："任冲之交，脉不营其唇，故髭须不生焉。"对胡须的有无展开讨论并分析其原因，说明男女因性别不同，生理特点各异，因而体质有别，指出性别是造成人体体质差异的一个重要因素。接着以士人、宦者、天宦等因先天禀赋、后天所受创伤不同而形成的有须、无须的差别为论，说明先天禀赋、后天创伤等均可造成人体体质的差异。

脉度第三

【原文】黄帝问曰：愿闻脉度。岐伯对曰：手之六阳[1]，从手至头，长五尺，五六合三丈。手之六阴[2]，从手至胸中，长三尺五寸，三六一丈八尺，五六合三尺，凡二丈一尺。足之六阳[3]，从头至足，长八尺，六八合四丈八尺。足之六阴[4]，从足至胸中，长六尺五寸，六六合三丈六尺，五六三尺，凡三丈九尺。跷脉从足至目，长七尺五寸，二七一丈四尺，二五合一尺，凡一丈五尺[5]。督脉、任脉各长四尺五寸，二四合八尺，二五合一尺，凡九尺。凡都合一十六丈二尺，此气之大经隧也。经脉为里，支而横者为络，络之别者，为孙络，孙络之盛而有血者，疾诛之[6]，盛者泻之，虚者饮药以补之。

【注释】

[1] 手之六阳："六"，是以每条经脉分左右两侧来计算。"手之六阳"，即"手太阳""手少阳""手阳明"左右两侧的经脉。

[2] 手之六阴：即"手太阴""手少阴""手厥阴"左右两侧的经脉。

[3] 足之六阳：即"足太阳""足少阳""足阳明"左右两侧的经脉。

[4] 足之六阴：即"足太阴""足少阴""足厥阴"左右两侧的经脉。

[5] 一丈五尺：跷脉分阴阳，左右共四条，男子以左右阳跷为数，女子以左右阴跷为数，所以只有一长五尺，即前篇所谓"当数者为经，不当数者为络"之意。

[6] 疾诛之：是用针速刺祛瘀血的意思。诛，除也。

【语译】黄帝说：愿听你说说脉的长度。岐伯对答：手阳明、手少阳、手太阳左右共六条阳经，从手走头，每条经脉长五尺，五六合三丈。手太阴、手厥阴、手少阴经脉，左右共六条，从手到胸中，每条脉长三尺五寸，六三一丈八尺，五六共三尺，总共二丈一尺。足阳明、足少阳、足太阳经脉，左右共六条，从头到足，每条脉长八尺，六八四丈八尺。足太阴、足厥阴、足少阴经脉，左右共六条，从足到胸中，每条脉长六尺五寸，六六三丈六尺，五六合三尺，总共三丈九尺。跷脉从足至目，左右两条，每条脉长七尺五寸，二七合一丈四尺，二五合一尺，总共一丈五尺。督脉和任脉，每条脉长四尺五寸，二四合八尺，二五合一尺，总共九尺。以上经脉总共长一十六丈二尺，这是营气运行全身的大隧道。经脉隐伏循行人体深部，从经脉分出支脉横行的是络脉，络脉分出的支脉是孙络，孙络盛满而有瘀血的，应当速刺出血。若是邪气盛的，就当用泻法，正气虚的用药物以补之。

【导读】

1. 经脉长度及其与络脉的区别

本篇经文论述了经脉的长度、经脉与络脉的区别和经络的作用，其内容如下。

经络系统主要由经脉和络脉两大部分组成。经有径路的意思，指纵行深伏于里的干线；络有网络的含义，指横行于浅表的分支。故本篇说："经脉为里，支而横者为络。"经脉分正经和奇经两类，正经即手足三阴三阳经脉，合称十二经脉。奇经有八，统称奇经八脉。络脉也有别络、浮络、孙络之别。其他尚有十二经筋、十二经别、十二皮部等，共同组成一个沟通表里、上下，联系脏腑器官的独特系统。故《灵枢·海论》说："夫十二经脉者，内属于腑脏，外络于肢节。"

本篇具体地论述了脉度问题，说明古人对经络的研究已经较为深入细致。所谓脉度，乃指经脉的长度，经脉之中，也规定二十八脉为脉度的计算范围，并在分别叙述各条经脉的起止点及各自的脉度基础上，得出二十八脉的总长度为十六丈二尺，这是全身经脉的总长度。这是我国古代医家研究人体解剖所记载经脉长度的原始数据，为研究人体生理、病理以及疾病的诊断、治疗提供了依据。

2. 脉的长度如何测知

根据《内经》时期医学发展及其所记载的资料分析，经脉的长度测定数据，是建立在骨度基础上的。《灵枢·骨度》曰："先度其骨节之大小、广狭、长短，而脉度定矣。"因为骨骼尺度的可靠程度要比软组织高。经脉长度的测量，又是建立在当时大体解剖的基础上的。《灵枢·经水》云："若夫八尺之士，皮肉在此，外可度量切循而得之，其死可解剖而视之。其脏之坚脆，腑之大小，谷之多少，脉之长短，血之清浊，气之多少……皆有大数。"脉度数据的产生，便是建立在这样一种解剖基础之上的。

3. 关于"此气之大经隧也"

本篇所测量的二十八脉，是人体经气的感传线而不是指血管。"手之六阳，从手至头""手之六阴，从手至胸中""足之六阳，从头至足""足之六阴，从足至胸中"，这和"手之三阴从脏走手……足之三阴从足走腹"（《灵枢·逆顺肥瘦》）是相一致而略有不同的。后者是从向心进展到十二经循环。这里所描述的不是血管而是人体经气感传的途径。《内经》时期的医学家，对人体经气感传线不仅作了定性的观察，而且作了定量的测定，测出十二经脉、蹻脉（以性别当数）、任督二脉的总长度为十六丈二尺，其结论是"此气之大经隧也"。这里所说的"气"应理解为经气的感传，"大经隧"理解为感传线，即感传途径。经脉的感传是人体的生理反应，而其感传线也应有其形态存在。

4. 关于二十八脉长十六丈二尺计数问题

本篇分述经脉的长度，其中包括手足三阴三阳十二经脉，左右共二十四脉，脉左右各一条，任、督二脉，合计二十八脉，总长为十六丈二尺，化为一百六十二尺，其单数为八十一尺，恰合九九制会。若是以这种计算法，产生这一数据，未免过于机械了。

十二经标本第四

【原文】黄帝问曰：五脏者，所以藏精神魂魄也。六腑者，所以受水谷而化物[1]者也。其气内循于五脏，而外络肢节。其浮气之不循于经者为卫气，其精气之行于经者为营气。阴阳相随，外内相贯，如环无端，亭亭淳淳[2]乎，孰能穷之？然其分别阴阳，皆有标本[3]虚实所离之处。能别阴阳十二经者，知病之所生。候虚实之所在者，能得病之高下。知六经[4]之气街[5]者，能知解结绍[6]于门户[7]。能知虚实之坚濡者[8]，知补泻之所在。能知六经标本者，可以无惑于天下也。岐伯对曰：博哉圣帝之论，臣请悉言之。

足太阳之本，在跟上五寸中[9]，标在两络命门[10]，命门者，目也。

足少阴之本，在内踝下上三寸中，标在背腧与舌下两脉[11]。

足少阳之本，在窍阴之间[12]，标在窗笼之前[13]，窗笼者，耳[14]也。（《千金》云：窗笼者，耳前上下脉，以手按之动者是也。）

足阳明之本，在厉兑，标在人迎上颊颃颡。（《九卷》云：标在人迎颊，上侠颃颡。）

足厥阳[15]之本，在行间上五寸所[16]，标在背腧[17]。

足太阴之本，在中封前上[18]四寸之中[19]，标在背腧[20]与舌本。

手太阳之本，在外踝之后[21]，标在命门上一寸[22]。（《千金》云：命门在心上一寸。）

手少阳之本，在小指、次指之间上三寸（一作二寸），标在耳后上角下外眦[23]。

手阳明之本，在肘骨中[24]，上至别阳[25]，标在颊[26]下合钳上[27]。

手太阴之本，在寸口之中[28]，标在腋下，内动脉是也[29]。

手少阴之本，在兑骨之端[30]，标在背腧[31]。

手心主之本，在掌后两筋之间[32]，标在腋下三寸[33]。

凡候此者，主下虚则厥，下盛则热[34]；上虚则眩，上盛则热痛[35]。故实者绝而止之[36]，虚者引而起之[37]。请言气街，胸气有街，腹气有街，头气有街，胫气有街。故气之在头者，止[38]之于脑[39]；在胸中者，止之膺与背腧[40]；气在腹者，止之于背腧与冲脉于脐左右之动脉者[41]；气在胫者，止之气街与承山、踝上以下[42]。取此者，用毫针，必先按而久存之，应于手乃刺而予之[43]。所刺者，头痛眩仆，腹痛中满，暴胀，及有新积痛[44]可移者，易已也；积不痛也，难已也[45]。

【注释】

[1] 受水谷而化物：指六腑受纳水谷，转输

营养，排出糟粕的作用。

[2] 亭亭淳淳：亭亭，在此是远的意思。淳淳：在此是流行不息的意思。亭亭淳淳，是形容营气和卫气在人体内流行得既长又远，没有休止。

[3] 标本：木之末曰标，木之根曰本。在此指经脉的本末。

[4] 经：《灵枢·卫气》《太素·经脉标本》均作"腨"。

[5] 气街：在此指气所通行的径路，不单指足阳明经的气街穴。

[6] 解结绍：是说邪气往往循正气出入往来的道路侵入人体，所以能知道六经之气通行的径路，就可以知道邪气结聚之所在，进而采取恰当解除邪气的方法。

[7] 门户：指气血通行的要道。

[8] 虚实之坚濡者：指以经脉的坚濡来说明虚证和实证。马莳注："能知病虚之为软，病实之为坚者，必能知刺法补泻之所在也。"

[9] 在跟上五寸中：指足外踝上三寸处的跗阳穴。

[10] 两络命门：指目内眦外睛明穴，左右各一，故称为两络。命门，这里指目。

[11] 内踝下上三寸中……舌下两脉：《灵枢注证发微》注："内踝下上三寸中，即交信穴。其标在于背肾俞穴与舌两脉。据《根结篇》当是廉泉穴。"

[12] 窍阴之间：足第四趾端的窍阴穴处。

[13] 窗笼之前：即听宫穴。

[14] 耳：此后正统本有"前"字。

[15] 阳：据正统本改为"阴"。

[16] 行间上五寸所：《灵枢注证发微》注："疑是中封穴。"

[17] 背腧：指肝俞穴。

[18] 上：原无，据《灵枢·卫气》《太素·经脉标本》补。

[19] 中封前上四寸之中：《灵枢注证发微》注："疑是三阴交穴。"

[20] 背腧：指脾俞穴。

[21] 外踝之后：《灵枢注证发微》注："疑养老穴。"《太素·经脉标本》注："手腕之处，当大指者为内踝，当小指者为外踝也。"

[22] 命门之上一寸：《类经·诸经标本气街》注："命门之上一寸，当是睛明穴上一寸，盖睛明为手、足太阳之会也。"

[23] 耳后上角下外眦：《类经·诸经标本气街》注："耳后上角，当是角孙穴；下外眦，当是丝竹空也。"

[24] 肘骨中：指肘骨中的曲池穴。

[25] 别阳：《太素》注："背臑，手阳明络，名曰别阳。"

[26] 颊：原作"颜"，据《太素·经脉标本》改。

[27] 颊下合钳上：《太素·经脉标本》注："颊下一寸，人迎后，扶突上，名为钳。钳，颈铁也，当此铁处名为钳上。"张景岳："颜，额庭也。钳上，即根结篇钳耳之义。谓脉由足阳明大迎之次，夹耳之两旁也。"即指耳前直上额角入发际的头维穴。

[28] 寸口之中：指太渊穴。

[29] 标在腋下，内动脉是也：《灵枢·寒热病》云："腋下动脉，臂太阴也，名曰天府。"

[30] 兑骨之端：指神门的部位。

[31] 背腧：指心俞穴。

[32] 掌后两筋之间：指内关穴。

[33] 腋下三寸：指天池穴。

[34] 热：此后《太素·经脉标本》有"痛"字。

[35] 下虚则厥，下盛则热；上虚则眩，上盛则热痛：《类经·诸经标本气街》注："此诸经之标本，上下各有所候。在下为本，本虚则厥，元阳下衰也；下盛则热，邪热在下也。在上为标，上虚则眩，清阳不升也；上盛则热痛，邪火上炽也。"

[36] 绝而止之：张景岳云："绝而止之，谓实者可泻，当决绝其根而止其病也。"即决绝邪

实的根源，制止病势发展。

[37] 引而起之：张景岳云："引而起之，谓虚者宜补，当导引其气而振其衰也。"即引导气行，使虚陷之气得以振起。

[38] 止：原作"上"，据正统本、《灵枢》《太素·经脉标本》改。

[39] 故气之在头者，止之于脑：《太素·经脉标本》注："脑为头气之街，故头有气，止百会也。"《类经·诸经标本气街》注："诸髓者，皆属于脑，乃至高之气所聚，此头之气街也。"

[40] 在胸中者，止之膺与背腧：《类经·诸经标本气街》注："胸之两旁为膺，气在胸之前者止之膺，谓阳明、少阴经分也。胸之后者在背腧，谓自十一椎膈膜之上，足太阳经诸脏之腧，皆为胸之气街也。"

[41] 气在腹者……与冲脉于脐左右之动脉者：《类经·诸经标本气街》注："腹之背腧，谓自十一椎膈膜以下，太阳经诸脏之腧，皆是也。其行于前者，则冲脉并少阴之经行于腹，与脐之左右动脉，即肓俞、天枢等穴，皆为腹之气街也。"

[42] 气在胻（héng）者……与承山、踝上以下：胻，通胻。《类经·诸经标本气街》注："此云气街，谓足阳明经穴，即气冲也。承山，足太阳经穴，以及踝之上下，亦皆足之气街也。"

[43] 必先按而久存之，应于手乃刺而予之：《太素·经脉标本》注："刺气街法也，皆须按之良久，或手下痛，或手下脉动应手知已，然后予行补泻之。"

[44] 痛：原无，据《灵枢·卫气》《太素·经脉标本》补。

[45] 新积痛可移者，易已也；积不痛者，难已也：《类经·诸经标本气街》注："又若以新感之积，知痛而可移者，乃血气所及，无固结之形也，故治之易已；若其不痛，及坚硬如石不动者，其积结已深，此非毫针能治矣。"

【语译】黄帝问道：人体五脏，是贮藏精神魂魄的，六腑是受纳和传化水谷的。

由水谷所化生的精微之气，在内入于五脏，在外联络全身肢节。浮行在外不循行于经脉之中的气叫卫气，行于经脉之中的精气叫营气。卫气行于脉外属阳，营行于脉中属阴，阴阳互相依随，内外互相贯通，如环无端，如水之源远流长，运行不息，谁能穷尽其中的道理？然而，经脉虽分阴阳，都有标本虚实和离合之处，故能分别三阴三阳十二经脉的起止径路，就能知道疾病生于何经。能诊察出疾病虚实所在，就能找出发病部位在上还是在下。能知六经之气通行的径路，就知邪气结聚的地方，以及解除邪气的方法。能够了解病位濡软为虚、坚硬者属实的诊断方法，便知补虚泻实之所在。能明确六经的本末，对疾病的认识就毫不疑惑了。岐伯答：您谈的这些问题高深博大，臣就知道的一些理论来谈谈。

足太阳膀胱经的本部，在足跟上五寸的跗阳穴，其标部在两目内眦的睛明穴处。

足少阴肾经本部，在内踝上三寸处的复溜、交信穴处，其标部在背部第二腰椎下两旁的肾俞穴和廉泉穴处。

足少阳胆经的本部，在足第四趾之端的窍阴穴处，其标部在耳前听会穴处。

足阳明胃经的本部，在足第二趾之端的历兑穴处，标部在颊下结喉两旁的人迎穴处。

足厥阴肝经本部，在足部行间穴上五寸的中封穴，标部在背部的肝俞穴。

足太阴脾经本部，在中封穴前上四寸中的三阴交穴，其标在背部第十一椎下两旁的脾俞穴与舌根部。

手太阳小肠经本部，在手腕后尺骨小头隆起处之后的养老穴，其标部在睛明穴上一寸的攒竹穴处。

手少阳三焦经的本部，在手小指、次指的液门穴，约当无名指尖端之上三寸，标部在耳后上角的角孙穴与目外眦的丝竹空穴处。

手阳明大肠经的本部，在肘部的曲池穴处，上至臂臑穴处。其标部在颊车下，人迎后，扶突上颈钳处。

手太阴肺经本部，在寸口处的太渊穴处，其标部在腋下动脉处的天府穴处。

手少阴心经本部，在掌后锐骨之端的神门穴处，其标部在背部第五胸椎棘突下两旁的心俞穴处。

手厥阴心包经本部，在掌后两筋之间腕横纹上二寸处，其标部在腋下三寸的天池穴处。

以上十二经标本上下各有所主的疾病，其一般发病规律是：在下的为本部，下虚则元阳衰于下而为厥逆，下盛则阳盛于下而为热痛；在上的为标，上虚则清阳不升而为眩晕，上盛则阳盛于上而为热痛。在

针刺治疗时，属实证的则用泻法，以绝其病根而使病邪停止发展。属虚证的当用补法，以补其气振其衰。让我再谈谈气街的情况。气街是气所通行的道路。胸部有街为胸之气街，腹部有街为腹之气街，头部有街为头之气街，胫部有街为胫之气街。所以气在头部的，聚集于脑；气在胸之前部的，聚集于胸之两旁肌肉隆起的部位，气在胸之后部的，聚集于背俞穴；气在腹部的，聚集于背俞穴，并聚于腹前冲脉及脐之左右动脉处的穴位；气在胫部的，聚集于足阳明胃经气冲穴处，及承山和足踝部上下等处。凡刺各部之气往来行聚的部位，要用毫针，刺前先用手按其所在部位做较长时间的按压，以候气的反应，或按处疼痛，或有动脉应手，然后刺而治之。刺各部气街的穴位能治疗头痛、眩晕、中风眩仆、腹痛、中满、暴胀及积聚等病症。凡新得的积聚疼痛，按之移动的容易治疗，积聚有形不觉疼痛的，则难以治愈。

【导读】

1. 十二经的标本

十二经脉的标本理论，是经络学说的重要组成部分，本篇的标本，张志聪疏注为："经脉所起为本，所出之处为标。"十二经脉的内外、阴阳、营卫之气互相依赖，周流全身，在这样的循环传注中，人体的上和下、四肢和躯干是相互对应的，"上为标，下为本"，其中以四肢为本、头面躯干为标的经脉标本理论，是治疗取穴时上病下取、下病上取的理论依据之一，标本理论进一步说明，经脉的循行与经气的弥散作用，既着重于经脉循行路线，而又不为循行路线所局限，从而阐明了营卫气血在人体升降出入，贯彻上下内外，表现出经脉功能作用的多样性。

十二经脉均有本部和标部，躯干头面与四肢相比较，有上下之不同，标部均处在部位靠上的躯干头面，本部都在部位靠下的四肢。掌握了十二经的标本，对诊断疾病性质及辨证施治有一定的价值。如本篇指出，"凡候此者，主下虚则厥，下盛则热；上虚则眩，上盛则热痛"，其治疗原则是"实者绝而止之，虚者引而起之"。就是说在下为本，当本虚时则容易出现寒厥，当邪热充斥在下则易出现发热；在上为标，当十二经脉的标虚则出现头

晕目眩，标实邪盛则容易出现热痛症状。治疗时应详察标本虚实，实则绝其邪盛的根源，制止疾病的发展。虚则引其气行，使正气奋起抗邪。在治疗中，我们常根据标本理论，上病下取，下病上取，标病取本，本病刺标。在针灸取穴时，四肢下端的腧穴能够治疗头、胸、腹、背的疾患，这就是上病取下。下病也可取上，如针刺头面、胸腹、背部的腧穴可治疗四肢部的疾患，比如取神庭穴治疗四肢瘫痪，取浮白穴治腿足痿软，针刺地仓穴治手足痿弱。《四总穴歌》的"肚腹三里留，腰背委中求，头项寻列缺，面口合谷收"就是典型的例证。

同时，十二经的标本与《灵枢·根结》所叙述的根结意义完全相同。马莳释："脉之所起为根，所归为结。"十二经的根与本、标与结，其位置与生理意义相同。故张志聪有"根结者，六气合六经之本标也"之高论。四肢在下为根为本，头身在上为结为标，一为经气所出，一为经气所归，相应穴位也有许多相同之处，两者互为补充，说明了经气的源和流——根本为源，标结为流。所以针刺四肢，尤其是肘膝以下的穴位，不但能治疗局部疾患，还能治疗远端的内脏与头身部疾患，针刺头身部穴位则多治疗局部疾患。二者配合取穴，标本根结同用，则疗效更好。因此，明确了标本根结、经气源流，对于观察经络生理功能，研究针灸临床治疗都有一定的意义。

有临床报道，针刺肘膝以下的穴位，较头身部穴位容易得气，针感较强，治疗效果也较满意。这就更说明了根与本、标与结犹如树木的根干与梢杪一样。在针刺循经感传现象研究中，发现肘膝以下穴位容易获得感传，其循经感传率优于头身诸穴，临床效果也是前者优于后者。可见，经络的根结标本是有其根据的。

综上所述，标本理论的应用范围相当广泛，无论是在诊断疾病还是在治疗方面，都有重要的意义，尤其是为针灸远近配穴及四肢胸腹部特定穴的配合应用提供了理论依据，对于指导临床诊断，提高疗效有很大帮助。

2. 关于气街

气街的含义有三：一是指穴位，气街穴也就是气冲穴。二是指体表的一个部位，即西医学所说的腹股沟股动脉处。第三即本篇含义。如《灵枢·动输》所释："四街者，气之径路也。"也就是说，本篇的气街是经气聚积运行的道路，是营气、卫气、阴阳之气的通行之道，是气出入的道路。"胸气有街，腹气有街，头气有街，胫气有街。"头部气街是头面部气所出入之路，是指头面部与脑部的联系。胸部气街是气由胸部出入的门户和路径，是指胸部与胫、上背、上肢的联系。腹部气街是腹部气所出入之地，是指腹部与下背的联系。胫部气街是下肢气所出入的地方，是指下肢与腰骶部、下腹的联系。通过头面、胸、腹、胫各部的分段联系，使各部既有相对独立的组织系统和自身特有的功能活动，又通过各部所分布的十二正经、奇经八脉、四海、八会穴、俞募穴、下合穴、原穴、交会穴等将四部连为一体。同时，胸、腹气街主要按横向将人体的脏腑、经络、腧穴、器官紧密联系起来，构成网络结构。胸、腹的气街为横向联系，头、胫气街为纵向结构，联系着躯干与头面官窍及下肢。还有胸之气街将胸膺与肾部连贯在一起，腹之气街将腹部与背腰部密切相连，使人体躯干部与背腰部形成了前后对应的结构关系。并且气街以脏腑为中心，分布其周围。这些都是气街的分布与结构特点。

气街的生理功能主要在于汇聚气血，营养脏腑，以及纵横联系，沟通表里。在正常情况下，气街能调节经气，使之在流注过程中呈现一定的节段性。在异常情况下，当邪气壅遏四肢末端，阴阳之气不能交会，气不能循常道而运行的情况下，气街可以起到"络绝径通"的代偿性调节作用，使气通过头、胸、腹、胫四街的径路回还，以保持机体生命活动的正常进行。

气街的理论应用于临床诊断，有利于加深对某些疾病的认识。如患者出现脑转耳鸣、眩冒、目无所见、懈怠安卧，这些症状主要是通过头之气街反映于外，故可用"头气有街"的理论来认识、分析，认为是"头者精明之府"的病变。如患者下肢痿废，难辨是足部某经，用"胫气有街"的理论来指导，可诊断是脏腑功能失调所致。

在治疗上，气街理论侧重说明头、胸、腹、背的相应腧穴，除局部病变治疗外，对全身性疾病也有治疗意义。同时，由于气街纵横交错，分为四部，构成网络，与脏腑经脉、组织器官有着广泛的联系，从而扩大了十四经穴的主治范围，如脑部有病取头面部穴位，五脏六腑有病取背腰部、胸腹部的穴位，下肢有病可取腰骶部的穴位。此外，俞募配穴、前后配穴、阴病引阳、阳病引阴、近部取穴等都是以气街理论为指导的。在针法选用上，气街理论同样有指导作用。如《灵枢·官针》曰："偶刺者，以手直心若背，直痛所，一刺前，一刺后，以治心痹。"在气街通道的作用下，前后施针，可以达到调节脏腑功能的目的。现代发展起来的头针，五官、颅脑手术的针刺麻醉等，同样是气街理论的临床应用。保健穴位大多分布在气街范围内，如足三里、气海、关元、膏肓等穴，这与气街汇聚诸气，气较旺盛有关。

近年来，研究发现，气街的分布、结构及调节功能影响着经络感传，气街结构的不同和气的多少影响着经络感传的速度、经穴皮肤导电量。由于气街结构分布的密集度按下肢、躯干、头面的次序依次增大，气的分布、经络感传偏经率和经穴皮肤导电量与之呈正性相关，经络感传速度与之呈负性相关。《灵枢·动输》："四街者，气之径路也，故络绝则径通，四末解则气从合，相输如环。"在正常情况下，气街调节经气，使之在流注过程中呈现一定的节段性。当某一部位发生病变时，气街通过调节，开放通向病所的通道，关闭其他无关通道，汇聚较多的气趋向病所，抗邪祛病。这种"络绝径通"调节经气的功能，有人认为与西医学的微循环有惊人相似之处，值得进一步深入研究。

总之，气街理论是经络学说的重要组成部分，其理论不但能够指导针灸临床实践，而且还可能对进一步揭示经络的实质有一定作用，有待进一步挖掘、整理、提高。

经脉根结第五

【原文】黄帝曰：天地相感，寒热 相移，阴阳之数[1]，孰少孰多？阴道偶而阳道奇[2]，发于春夏，阴气少而阳气多，阴阳不调，何补何泻？发于秋冬，阳气少而阴气多，阴气盛而阳气衰，故茎叶枯槁，湿雨下归[3]，阴阳相离，何补何泻？奇邪离经[4]，不可胜数，不知根结，五脏六腑，折关败枢，开阖而走[5]，阴阳大失，不可复取。九针之要，在于终始[6]，能知终始，一言而毕，不知终始，针道绝矣。

太阳根于至阴，结于命门[7]。命门者，目也。

阳明根于厉兑，结于颃颡。颃颡者钳大，钳大者，耳也[8]。

少阳根于窍阴，结于窗笼。窗笼者，耳也。

太阳为开[9]，阳明为阖，少阳为枢[10]，故开折则内[11]节渎缓，而暴病起矣。故候暴病者，取之太阳，视有余不足。渎缓者，皮肉缓䐃[12]而弱也。阖折则气无所止息[13]，而痿病起矣。故痿病者，皆取之阳明，视有余不足。无所止息者，真气[14]稽留[15]，邪气居之也。枢折则骨摇[16]而不能安于地。故骨摇者，取之少阳，视有余不足。骨摇者[17]节缓而不收也，当核其本。

太阴根于隐白，结于太仓[18]。

厥阴根于大敦，结于玉英[19]，络于膻中[20]。

少阴根于涌泉，结于廉泉。

太阴为开[21]，厥阴为阖，少阴为枢[22]。故开折则仓廪无所输，膈洞[23]；膈洞者，取之太阴，视有余不足。故开折者，则气不足而生病。阖折则气弛而善悲；善悲者，取之厥阴，视有余不

足。枢折则脉有所结而不通；不通者，取之少阴，视有余不足，有结者，皆取之。

足太阳根于至阴，流于京骨，注于昆仑，入于天柱、飞扬[24]。

足少阳根于窍阴，流于丘墟，注于阳辅，入于天容（疑误）、光明。

足阳明根于厉兑，流于冲阳，注于下陵[25]，入于人迎、丰隆。

手太阳根于少泽，流于阳谷，注于少海，入于天窗（疑误）、支正。

手少阳根于关冲，流于阳池，注于支沟，入于天牖、外关。

手阳明根于商阳，流于合谷，注于阳溪，入于扶突、偏历。此所谓十二经络也，络盛者当取之。

【注释】

[1] 数：《灵枢·根结》作"道"。

[2] 阴道偶而阳道奇：寓天属阳、地属阴之意。单数为奇，双数为偶。

[3] 湿雨下归：是指秋冬季节，水湿之气下渗，故使植物上部的茎叶，反而枯槁。

[4] 奇邪离经：奇邪，不正之气。离经，指邪离开经脉，由经传入脏腑或其他组织。

[5] 折关败枢，开阖而走：即机关折损，枢纽败坏，表里开合失常，使精气走泄不藏。

[6] 终始：指阴阳、脏腑、气血、经脉运行的始终。

[7] 根于至阴，结于命门：《素问·阴阳离合论》王注："至阴，穴名，在足小指外侧。命门者，藏精光照之所，则两目也。太阳之脉，起于目而下至于足，故根于指端，结于目也。"

[8] 颃颡者钳大，钳大者，耳也：《灵枢·根结》《太素·经脉根结》均作"颡大者，钳耳也"。

[9] 开：《素问·阴阳离合论》《太素·阴

阳合》《太素·经脉根结》均作"关"。

[10] 太阳为开，阳明为阖，少阳为枢：《类经·阴阳离合》注："此总三阳为言也。太阳为开，谓阳气发于外，为三阳之表也；阳明为阖，谓阳气畜于内，为三阳之里也；少阳为枢，谓阳气在表里之间，可出可入，如枢机也。"

[11] 内：正统本、《灵枢·根结》《太素·经脉根结》等作"肉"。

[12] 皮肉缓膲：《类经·诸经根结开阖病刺》注："即消瘦干枯之谓。"

[13] 无所止息：《太素·经脉根结》注："能止气不泄，能行气滋息者，真气之要也。"按：杨注：指气的正常功能。"气无所止息"即气机不用的意思。

[14] 真气：《针灸甲乙经·阴受病发痹（下）》曰："真气者，所受于天，与谷气并而充身者也。"《类经·邪变无穷》注："真气，即元气也。"

[15] 稽留：滞留不行的意思。

[16] 骨繇：骨节纵缓而不收，摇动不安。

[17] 骨繇者：原无，据《灵枢·根结》《太素·经脉根结》补。

[18] 太仓：即中脘穴。

[19] 玉英：即玉堂穴。

[20] 根于大敦……络于膻中：《太素·经脉根结》注："厥阴先出大敦为根，行至行间上五寸所为本，行至玉英、膻中为结，至肝输为标，有此不同也。"

[21] 开：《素问·阴阳离合论》新校正引《九墟》及《太素·经脉根结》均作"关"。

[22] 太阴为开，厥阴为阖，少阴为枢：《类经·阴阳离合》注："此总三阴为言，亦有内外之分也。太阴为开，居阴分之表也；厥阴为阖，居阴分之里也；少阴为枢，居阴分之中也。开者主出，阖者主入，枢者主出入，亦与三阳之义同。"

[23] 膈洞：张志聪云："膈者，上不开而不受纳。洞者，下关折而飧泄也。"

[24] 天柱、飞扬：《太素·经脉根结》注："天柱……足太阳之正经也；飞扬……足太阳之大络也。"

[25] 下陵：即三里穴。

【语译】黄帝说：自然界气候的变化，天气、地气相互感应，是寒去热至、热去寒至交相推移，阴阳寒热消长的时数，谁多谁少，都有一定的规律。阴道为偶数，阳道为奇数，春夏季节发生的疾病，是因为阴气少而阳气多，对于这种阴阳不能协调的病变，在治疗时怎样施行补泻之法呢？应根据阴阳多少的具体情况，施行补泻之法。发生在秋冬季节的疾病，是因阳气少而阴气多，因秋冬季节阳气衰少而阴气充盛，草木叶茎枯槁，水湿下渗于根部。针对这种阴阳相移的病变，在治疗时怎样施行补泻之法呢？必须根据阴阳多少情况施行补泻之法。不正之邪侵入机体，流传不定，造成病证之多，难以胜数，这是因为不知道根结的意义，不懂得脏腑、经脉的作用。奇邪侵扰脏腑，致使开阖功能失常，枢机败坏，其气走泄，阴阳大伤，病就难治了。九针的妙用，在于彻底明了经脉根结的情况，能知道经脉根结的内容和意义，针刺的道理一说就明白了。若不知道经脉根结的内容和意义，针刺的道理也就无从谈起。

足太阳膀胱经经脉起于足小趾外侧的至阴穴，归结于面部的命门。所谓"命门"，就是内眼角的睛明穴。

足阳明胃经经脉起于足大趾次趾端的厉兑穴，归结于头部的颡大，就是钳束于耳的上方、额角部位的头维穴。

足少阳胆经经脉起于足第四趾端的足窍阴穴，归结于耳部的窗笼。所谓窗笼，就是听会穴。

太阳经主表为开，阳明经主里为阖，

少阳经介于表里之间，转输内外，如门之枢纽，故称为枢。所以太阳之关失常，则发生肉节溃的病变，加上外邪易于入侵，多出现暴急之病。治疗暴急病，可取用足太阳膀胱经，泻其有余，补其不足。所谓"溃"，就是皮肉消瘦干枯而松缓。阳明经主润宗筋，束骨而利机关，如果阳明之"阖"失司，阳气就会无所止息而肢体失养，容易发生痿病。所以痿病当取治于阳明，根据有余不足施行补泻之法。所谓"无所止息"，是真气阻滞不行，邪气居留不去的意思。少阳主表里之间，如果少阳枢转内外的功能失常，就易产生骨摇病，站立不稳。所以骨摇病取治于少阳，根据病情，虚则补，实则泻。所谓"骨摇"，就是骨节弛缓不收的意思。以上说的应当根据三阳经的开、阖、枢的作用，诊察具体病证，找出疾病根源来给予恰当治疗。

足太阴脾经经脉起于足大趾内侧隐白穴，上行结于上腹部的中脘穴。

足厥阴肝经经脉起于足大趾外侧大敦穴，归结于胸部的玉堂穴，终于胸部的膻中穴。

足少阴肾经经脉起于足心的涌泉穴，归结于喉部的廉泉穴。

太阴经属脾脏，居阴分之表，为开；厥阴经属肝脏，居阴分之里，为阖；少阴经属肾脏，居表里之间，为枢。所以太阴关折，就会出现脾失运化之职，谷气不能转输，上逆则膈气痞塞，下则洞泄不止。治疗膈塞洞泄之病，可取足太阴脾经经穴。看病的具体情况，有余的则用泻法，不足

的则用补法来治疗。太阴经主"开"之功能失常，则为气不足而发生疾病。厥阴经主"阖"的功能失常，则肝气弛缓而时常悲哀，在治疗时取足厥阴肝经经穴来治疗，根据病情虚实而给予补泻之法。少阴经主"枢"的功能失常，则肾的经脉结滞而下焦不通，在治疗上取足少阴经经穴来治疗，根据病情的有余不足，有余用泻法，不足用补法来治疗。如果脉络结聚瘀滞，都应该针刺出血。

足太阳经脉根起于井穴至阴，流于原穴京骨，注于经穴昆仑，入于颈部的扶突穴和下肢的飞扬穴。

足少阳经根起于井穴足窍阴，流于原穴丘墟，注于经穴阳辅，上入于颈部的天容穴、下入于络穴光明穴。

足阳明经根起于井穴厉兑，流于原穴冲阳，注于经穴足三里，上入于颈部人迎穴、下入于络穴丰隆穴。

手太阳经根起于井穴少泽，流于原穴阳谷，注于经穴少海，上入于天窗穴、下入于络穴支正。

手少阳经根起于井穴关冲，流于原穴阳池，注于经穴支沟，上入于天牖穴、下入于络穴外关。

手阳明经根起于井穴商阳穴，流于原穴合谷，注于经穴阳溪，上入于扶突穴、下入于偏历穴。以上手三阳、足三阳左右共十二经脉根、流、注、入的部位，有络脉盛满而瘀结者，都可用针刺出血及泻法治疗。

【导读】

1. 欲明针道，先明四时阴阳盛衰变化规律

原文开篇首先阐明了四时阴阳的消长变化规律，以及与针刺理论的关系。四时阴阳，

各有盛衰，"春夏，阴气少，阳气多""秋冬，阳气少，阴气多"。人体阴阳二气的盛衰变化与自然界相应，其疾病的变化也受到春夏阴气少、阳气多，或者秋冬阳气少、阴气多的影响。因此，治疗疾病时要根据自然界阴阳气多少的四时气候变化特点，来运用相应的补泻刺法，勿损其不足之阴或不足之阳。文中举例说明，四时不正之邪侵入经络，治疗不当深入脏腑，从而形成多种病变，因此临床上必须审经脉根结之本末，察脏腑阴阳之盛衰，明五脏六腑三阴三阳所属开、阖、枢之作用，如果不懂得、不掌握这些知识，治疗失误，人体内外的阴阳之气损伤，则病难治。

2. 关于根结理论及其临床应用

本篇中的根结理论，对中医针灸理论的发展奠定了一定的基础。根结理论说明四肢与头身的互相影响，经气从四肢走向头身。因此，四肢腧穴和头身部腧穴在治疗上可相互为用。本篇提出的"根、流、注、入"诸穴，十分重视肘膝以下的上述各穴的作用，这与五输穴的作用相似。根结理论说明经气流动输注，是依次为"根、流、注、入"循行输布，从小到大的，最后贯注于十二经主干，从此参与十二经脉流注的程序。根与结的关系，是从四肢走向头身，这似乎与十二经脉循环流注中的某些经，如手三阴和足三阳的循行走向有矛盾，其实不然。因根结走向是十二经循环流注中的一个组成部分，不管十二经各经循行顺逆如何，但根结关系总是从四肢走向头身的，它是通过入穴部位进入十二经中，参与十二经循环流注行列，以后则依随十二经循行方向流动。这为"根、流、注、入"诸穴与五输穴作用相似提供了论据。在临床应用方面，"奇邪离经，不可胜数，不知根结，五脏六腑，折关败枢，开阖而走，阴阳大失，不可复取"，可见根结在辨证运用上的重要意义。本篇原文"此所谓十二经络也，络盛者当取之"的记载，指出手足三阳经的"根、流、注、入"穴的名称，当各经脉出现充盛证候时，都应刺泻这些穴位。后世医家依据《内经》之根结理论，创立了各种配穴法。把五输穴中的"井"穴作为根结中的根，如《针灸聚英》说"头面之疾针至阴"，是以足太阳经结于头面而根于小趾至阴穴为理论依据的。反之，当四肢有疾时，可按根结、标本有关"下病上取"理论选取头面、躯干腧穴治疗，如《外台秘要》提出浮白穴治腿足痿软的记载。

经筋第六

【原文】足太阳经筋起于足小指，上结[1]于踝，斜上结于膝。其下者，从足外侧结于踵[2]，上行跟结于腘[3]。其别者[4]，结于腨外，上腘中内廉，与腘中并，上结于臀，上夹脊上项。其支者，别入结于舌本。其直者，结于枕骨，上头下额（一作颜），结于鼻。其支者，为目上纲[5]，下结于頄[6]（《灵枢》作烦字）。其下支者，从腋后外廉，结于肩髃。其支者，入腋下，出缺盆[7]，上结完骨。其支者，出缺盆，斜上入[8]于頄。其病小指支[9]踵跟痛（一作小指支踵痛），腘挛急，脊反折，项筋急，肩不举，腋支缺盆中纽痛[10]，不可左右摇。治在燔针劫刺[11]，以知为数[12]，以痛为输[13]，名曰仲春痹[14]。

足少阳之筋，起于小指次指之上，结于外踝，上循胫外廉，结于膝外廉。其支者，别起于外辅骨，上走髀，前者结于伏兔[15]，后者结于尻[16]。其直者，上乘䏚[17]季胁，上走腋前廉，系于膺乳，结于缺盆。直者，上出腋贯缺盆，出太阳之前，循耳后，上额角，交巅上，下走颔[18]，上结于頄，其支者，结于目外眦，为外维[19]。其病小指次指支转筋，引膝外转筋，膝不可屈伸，腘筋急，前引髀，后引尻，即上乘䏚季胁痛，上引缺盆膺乳颈维筋急，从左之右，右目不开[20]，上过右角，并跷脉而行，左络于右，故伤左角，右足不用，命曰维筋相交[21]。治在燔针劫刺，以知为数，以痛为输，名曰孟春痹。

足阳明之筋，起于中三指[22]，结于跗上，斜外上加于辅骨，上结于膝外廉，直上结于髀枢，上循胁，属脊。其直者，上循骭，结于膝。其支者，结于外辅骨，合少阳。其直者，上循伏兔，上结于髀，聚于阴器，上腹而布[23]，至缺盆而结，上颈，上侠口，合于頄，下结于鼻，上合于太阳。太阳为目上纲[24]，阳明为目下纲。其支者，从颊结于耳前。其病足中指支胫转筋，脚跳坚[25]，伏兔转筋，髀前肿，㿉疝，腹筋乃急，引缺盆及颊，卒口僻[26]，急者目不合，热则筋弛纵不胜，目不开。颊筋有寒则急，引颊移口，有热则筋弛纵不胜收，故僻。治之以马膏，膏其急者，以白酒和桂涂其缓者，以桑钩钩之。即

以生桑灰置之坎[27]中，高下与坐等，以膏熨急颊，且饮美酒，啖炙肉，不饮酒者，自强也，为之三拊而已[28]。治在燔针劫刺[29]，以知为数，以痛为输，名曰季春痹。

足太阴之筋，起于大指之端内侧，上结于内踝，其直者，上结[30]于膝内辅骨，上循阴股，结于髀，聚于阴器。上腹，结于脐，循腹里，结于胁，散于胸中，其内者，著于脊。其病足大指支内踝痛，转筋，膝[31]内辅骨痛，阴股引髀而痛，阴器纽痛，上引脐[32]与两胁痛，膺中脊内痛。治在燔针劫刺，以知为数，以痛为输，名曰孟秋痹。

足少阴之筋，起于小指之下，入足心，并足太阴之筋[33]，而斜走内踝之下，结于踵[34]，则与足太阳[35]之筋合而上，结于内辅之下。并太阴之筋[36]而上循阴股，结于阴器，循脊内侠脊[37]上至项，结于枕骨，与足太阳之筋合。其病足下转筋，及所过而结者皆痛及转筋。病在此者，主痫瘛及痉[38]，病在外者不能俯，在内者不能仰。故阳病者则腰反折，不能俯；阴病者，不能仰。治在燔针劫刺，以知为数，以痛为输。在内者，熨引饮药，此筋折纽[39]，纽发数甚者，死不治，名曰仲秋痹。

足厥阴之筋，起于大指之上，结于内踝之前，上循胫[40]，上结内辅之下，上循阴股，结于阴器，络诸经（一作筋）。其病足大指支内踝之前痛，内辅痛，阴股痛，转筋，阴器不用，伤于内侧不起，伤于寒则阴缩入，伤于热则纵挺不收。治在行水行清阴气[41]，其病转

筋者，治在燔针劫刺，以知其数，以痛为输，名曰季秋痹。

手太阳之筋，起于小指之上，结于腕，上循臂内廉，结于肘内兑骨[42]之后，弹之应小指之上[43]，入结于腋下。其支者，从腋走后廉，上绕臑外廉，上肩胛，循颈出足太阳之筋前，结于耳后完骨。其支者，入耳中。直者，出耳上，下结于颌上，属目外眦。其病小指及肘内兑骨后廉痛，循臂阴，入腋下，腋下痛，腋后廉痛，绕肩胛引颈而痛，应耳中鸣，痛引颌，目瞑良久[44]乃能视，颈筋急则为筋瘘，颈肿[45]，寒热在颈者。治在燔针劫刺，以知为数，以痛为输。其为肿者，复而兑之[46]，名曰仲夏痹。

手少阳之筋，起于小指次指之端，结于腕，上循臂，结于肘，上绕臑外廉，上肩走颈，合手太阳。其支者，上当曲颊入系于舌本[47]。其支者，上曲牙[48]，循耳前，属目外眦，上乘颌，结于角。其病当所过者，即支转筋，舌卷。治在燔针劫刺，以知为数，以痛为输，名曰季夏痹。

手阳明之筋，起于大指次指之端，结于腕，上循臂，上结于肘外[49]，上绕臑，结于髃。其支者，绕肩胛，侠脊。其直者，从肩髃[50]上颈。其支者，上颊，结于頄。其直者，上出手太阳之前，上左角，络头，下右颌[51]。其病当所过者，支痛及转筋，肩不举，颈不可左右视，治在燔针劫刺，以知为数，以痛为输，名曰孟夏痹。

手太阴之筋，起于大指之上，循指上行，结于鱼后[52]，行寸口外侧，上循臂，结肘中，上臑内廉，入腋下，上出缺盆，结肩前髃，上结缺盆，下结于胸里，散贯贲[53]，合胁下，抵季肋。其病当所过者，支转筋痛，其成息贲者，胁急吐血。治在燔针劫刺，以知为数，以痛为输，名曰仲冬痹。

手心主之筋，起于中指，与太阴之筋[54]并行，结于肘内廉，上臂阴，结腋下，下散前后侠胁。其支者，入腋散胸中，结于臂[55]。其病当所过者，支转筋痛，手心主前及胸痛息贲。治在燔针劫刺，以知为数，以痛为输，名曰孟冬痹。

手少阴之筋，起于小指之内侧，结于兑骨上，结肘内廉，上入腋，交太阴，挟乳里，结于胸中，循臂[56]下系于脐。其病内急[57]，心承伏梁[58]，下为肘纲[59]。其病当所过者，支转筋痛。治在燔针劫刺，以知为数，以痛为输。其成伏梁吐脓血者，死不治[60]。凡经筋之病，寒则反折筋急，热则筋纵缓不收，阴痿不用，阳急则反折[61]，阴急则俯不伸[62]。焠刺[63]者，刺寒急也，热则筋纵不收，无用燔针劫刺。名曰季冬痹。

足阳明、手之太阳，筋急则口目为之僻，目眦急，不能卒视[64]，治此皆如右方也。

【注释】

[1] 结：聚的意思。

[2] 踵：足后跟着地的部分。

[3] 从足外侧结于踵，上行跟结于腘：《类经·十二经筋结支别》注："踵即足跟之突出者，跟即踵之硬筋处也，乃仆参、申脉之分，结

于腘，委中也。"

[4] 其别者：《类经·十二经筋结支别》注："此即大筋之旁出者，别为柔耎短筋，亦犹木之有枝也。后凡言别者、支者，皆仿此。"

[5] 目上纲：指约束目睫，主管目之开阖的筋。

[6] 頄：指颧骨处。

[7] 缺盆：指锁骨上窝处。

[8] 入：《灵枢·经筋》《太素·经筋》均作"出"。

[9] 支：在此作牵引的意思。

[10] 纽痛：牵引而痛的意思。

[11] 燔针劫刺：燔针，即火针。劫刺，指疾刺疾出。燔针劫刺，即将针烧红后迅速刺入相应部位快速出针的刺法。

[12] 以知为数："知"，病愈的意思。"数"，指针刺次数。

[13] 以痛为输：指在疼痛处取穴，即今之天应穴、阿是穴。

[14] 仲春痹：古人以手足六经分别主一年十二个月，一年分为四时，每时三个月又分孟、仲、季的顺序分别命名。每个月发生的痹证，也按月的名称分别命名，如发生在春季的痹证称孟春痹、仲春痹、季春痹。

[15] 兔：此后《灵枢·经筋》《太素·经筋》《千金·肝脏》均有"之上"二字。

[16] 其支者……结于尻：《太素·经筋》注："其支者起外辅骨，凡有二支也。故前文上结伏兔，后支上走髀，结于尻前。"

[17] 眇（miǎo）：侧腹部季胁下空软处。

[18] 颔：颏下结喉。

[19] 外维：此支由颥部向上斜行而结于外眼角，为目之外维，此筋伸缩，目就能左右盼视。

[20] 从左之右，右目不开：《太素·经筋》注："此筋本起于足至项上而交之左右目，故左箱有病，引右箱目不得开，右箱有病，引左箱目不得开也。"

[21] 上过右角……命日维筋相交：《太素·经筋》注："蹻脉至于目眦。故此筋交颠左右下于目眦，与之并行也。筋既交于左右，故伤左额角，右足不用，伤右额角，左足不用，以此维筋相交故也。"

[22] 中三指：指中间三趾，即足次趾、足中趾、足无名趾。

[23] 布：分布的意思。

[24] 太阳为目上纲：太阳经筋散于目上，故为目上纲。

[25] 脚跳坚：脚跳动发硬，谓行走不便。

[26] 卒口僻：指突然发生口角歪斜。

[27] 坎：即坑。

[28] 治之以马膏……为之三拊而已："为之三拊而已"，即再三拊摩患处的意思。《本草纲目》云："世多不知此方之妙，窃谓口颊㖞僻，乃风中血脉也，手足阳明之筋，络于口，会太阳之筋，络于目，寒则筋急而僻，热则筋缓而纵。故左中寒，则逼热于右；右中寒，则逼热于左。寒者急而热者缓也。急者，皮肤顽痹，营卫凝滞。治法：急者缓之，缓者急之，故用马膏之甘平柔缓，以摩其急，以润其痹，以通其血脉；用桂酒之辛热急束，以涂其缓，以和其营卫，以通其经络。桑能治风痹，通节窍也。病在上者酒以行之，甘以助之，故饮美酒啖炙肉云。"

[29] 治在燔针劫刺：《医学纲目》云："治在燔针劫刺之上，当有'其病转筋者'五字，如足厥阴筋行水清明气之下所言也。盖燔针但宜施于筋寒转筋之病，其筋热缓纵者，则不宜也。"

[30] 结：原作"络"，据《太素·经筋》改为"结"，因本篇言经筋循行，均用"结"。

[31] 膝：原无，据前文及《灵枢》《太素》补。

[32] 上引脐：引，原无，于义不顺。据《灵枢》《太素》补。

[33] 之筋：原无，据《灵枢》《太素》等书补。

[34] 踵：《太素·经筋》作"踝"。

［35］太阳：《太素·经筋》作"足太阴"。

［36］筋：原作"经"，据《灵枢》《太素》改。

［37］循膂内侠脊：《灵枢·经筋》《太素·经筋》均作"循脊内侠膂"。

［38］痫瘛及痉：《类经·十二经筋痹刺》注："痫，癫痫也。瘛，牵急也。痉，坚强反张，尤甚于瘛者也。足少阴为天一之经，真阴受伤，故为此病。"

［39］折纽：张介宾认为系"转筋"。

［40］循胕：原作"冲胕"，据《灵枢》《太素》改。

［41］治在行水行清阴气：水者肾脏，清者理也。即通行肾气，调理厥阴之气。

［42］兑骨：《太素·经筋》注："兑谓肘内箱尖骨，名曰兑骨。"

［43］弹之应小指之上：张景岳云："但于肘尖下两骨罅中，以指捺其筋，则酸麻应于小指之上，是其验也。"指肱骨内髁后的尺神经。

［44］良久：时间很长的意思。

［45］筋痿，颈肿：《太素·经筋》注："筋痿，颈肿者，皆是寒热之气也。"

［46］复而兑之：张景岳云："刺而肿不退者，复刺之，当用锐针，即镵针也。"

［47］上当曲颊入系于舌本：曲颊，指颊所钩著处，其曲如环形，故名。《类经·十二经筋结支别》注："其支者，自颈中当曲颊下，入系舌本。"

［48］曲牙：《释骨》曰："齿左右势转微曲者，名曰曲牙。"

［49］外：原无，据《灵枢》《太素》补。

［50］髃：原作"髀"，据《灵枢》《太素》改。

［51］上左角，络头，下右颔：《类经·十二经筋结支别》注："此直者自颈出手太阳天窗、天容之前，行耳前上额左角络头，以下右颔。此举左而言，则右在其中，亦如经脉之左之右，右之左也。故右行者，亦上额右角，交络于头下左

颔，以合于太阳、少阳之筋。"

［52］鱼后：即鱼际。

［53］贲：《太素·经筋》注："贲谓膈也，筋虽不入脏，仍散于膈也。"

［54］筋：原作"经"，据《灵枢》《太素》改。

［55］臂：《太素·经筋》作"贲"。

［56］臂：《太素·经筋》作"贲"。

［57］内急：指乳里、胸中、贲部及脐部拘急。

［58］心承伏梁：心下坚积而成伏梁病。主要是指心下至脐部周围有包块（或气块）而形成的病证。

［59］心承伏梁，下为肘纲：《太素·经筋》注："心之积名曰伏梁，起脐上如臂，上至心下，其筋循隔下齐，在此底下，故曰承也。入肘屈伸，以此为纲维，故曰肘纲也。"

［60］其成伏梁吐脓血者，死不治：《类经·十二经筋痹刺》注："若伏梁已成，而唾见血脓者，病剧脏伤，故死不治。"

［61］阳急则反折：概指手足三阳经筋拘急而出现角弓反张之急证。

［62］阴急则俯不伸：概指手足三阴经筋拘急而出现的挛缩急证。

［63］焠刺：即火刺法。

［64］不能卒视：指不能立即看清东西。

【语译】足太阳经筋，起于足小趾爪甲的外侧，上行结于踝，斜上结于膝部，下行沿足外侧结于足踝部，向上沿跟腱结于腘部。其分支结于小腿肚，上向腘内侧，与腘部一支并行上结于臀部，向上夹脊旁，上后项，分支入结于舌根。直行者结于枕骨，上向头项，由头的前方下行到颜面，结于鼻部。分支为目之上纲，下边结于鼻旁。背部支脉，从腋后外侧结于肩髃部位。一支进入腋下，向上出缺盆，上方结于耳后乳突部，再有分支从缺盆出来，斜上结

于鼻旁部。足太阳经筋有病，则见足小趾和足跟部掣引疼痛，腘窝部牵急，脊背反张，项筋拘急，肩不能抬举，从腋部到缺盆部牵引作痛，不能左右活动。治疗本病当用火针劫刺，治疗次数以病愈为度，以痛处为针刺穴位。这种病证叫仲春痹。

足少阳经筋，起于足第四趾上，上行结聚于外踝，沿胫骨的外缘，向上结聚于膝关节的外缘。其支筋，别起于外辅骨，上行至髀，分为两支，前面的结聚于伏兔，后面的结聚于尻部。直行的经侧腹季胁，上走腋前方，联系到胸部乳部，结于缺盆。直行的上出腋部，通过缺盆，走向太阳经的前方，沿耳后绕到额角，交会于头顶，向下走向颔，上方结于鼻旁，分支结于目外眦成外维。足少阳经筋发病，可见足第四趾掣引转筋，牵引至膝的外侧也转筋，膝关节不能屈伸，腘窝的筋拘急，向前牵引髀部，向后牵引尻部。上至肋和季胁都拘急作痛，更向上牵引缺盆、膺、乳、颈所维系的筋而拘急。如果从左侧向右侧维络的筋拘急，则右眼不能睁开。因此筋上过右额角与跷脉并行，阴阳跷脉在此互相交叉，左右筋也是相交叉的，左侧的维络右侧，所以左侧的额角受伤会引起右足不能活动，这叫"维筋相交"。在治疗时，应当用火针疾刺，治疗次数以病愈为度，以病痛处为针刺的腧穴。这种病叫孟春痹。

足阳明经筋，起于足的中三趾间，结聚于足背上，其斜向外行的，至辅骨向上结聚于膝的外侧，再直行向上结于股骨大转子部，上循胁部联系脊柱。直行的上沿胫骨，结于膝部。分支结于腓骨部，与足少阳经筋相合。其直行的，沿伏兔上行，结于髀部而会聚于阴器，再向上布散于腹部，上行缺盆部结聚，再上颈挟口合于頄部，继而下结于鼻，从鼻旁上行与太阳经筋相合。太阳经筋散布于上眼睑，阳明经筋散布于下眼睑。另一支从頄部出的经筋，通过颊部结聚耳前。足阳明经筋发病，可见足中趾、胫部转筋，足部有跳动和强硬不舒感，伏兔部转筋，髀前肿，癀疝，腹筋拘急，向上牵扯到缺盆部及颊部，突然口角歪斜，筋拘急之侧眼睛不能闭合，如有热则筋弛纵，眼不能开。颊筋有寒，则发生拘急，牵引颊部致口角歪斜。有热时则筋弛缓收缩无力，故见口歪。治疗口角歪斜的方法，是用马油膏涂在拘急的一侧面颊，以润养其筋，用白酒调和肉桂末涂在弛缓的一侧面颊。再用桑钩钩其口角，以调整其歪斜。另用桑木炭火放在地坑中，坑的高低与患者坐位相等，以烤到颊部为宜，并以马油膏温熨拘急的面颊，同时让患者喝些酒，多吃些熏肉之类的美味，不能喝酒的也勉强喝一些，以活血舒筋，并再三地用手抚摩患处。足阳明经筋病，用火针劫刺，针刺的次数以病愈为度，以痛处为针刺的部位。这种病证叫作季春痹。

足太阴经筋，起于足大趾末端的内侧，上行聚于内踝，直行向上结于膝内辅骨，向上沿着大腿内侧，结于股前，会聚于阴器。向上别腹部结于脐，再沿着腹里结于胁部，散布到胸中，在内的经筋则附着于脊柱。足太阴经筋发病，出现足大趾掣引内踝痛或转筋，膝内辅骨痛，股内侧牵引髀部作痛，阴器有扭转疼痛的感觉，并向上牵引脐、两胁、胸膺和脊内部等处痛。在治疗时，当用火针劫刺，针刺的次数以病愈为度，以痛处为针刺的部位。这种病证叫作孟秋痹。

足少阴经筋，起于足小趾之下，入于足心，走于内侧与足太阴的经筋相合，斜行上至内踝之下，结聚于足跟部。与太阳经筋会合而上，结聚于内辅骨之下，同足太阴经筋一起向上行，沿大腿内侧，结聚于阴器，沿着膂里夹脊，上后项结于枕骨，与足太阳经筋合。足少阴经筋发病，出现足下转筋，所经过和结聚部位都有疼痛和转筋的证候。病在足少阴经筋，主要发生痛证、痉证，可见抽搐和项背反张等，病在背部的不能前俯，在胸腹部的不能后仰。背为阳，腹为阴，阳筋病，项背部筋急，而腰向后反折，身体不能前俯；阴筋病，腹部筋急，而身不能后仰。治疗时，用火针劫刺，针刺的次数以病愈为度，以痛处为治疗的穴位。病发于内脏者，要运用熨法及内服药物进行治疗。此种筋病，如果发作次数逐渐增多，症状逐渐加重，便是阴精损衰已极，不能养筋，为不治的死症。这种病叫仲秋痹。

足厥阴经筋，起于足端之上，上行结于内踝之前，再循胫骨向上结于内辅骨之下，又循股内侧上行结于阴器，联络足三阴与足阳明的经筋。足厥阴经筋发病，则足大趾掣引内踝前疼痛，内辅骨部也痛，股内侧痛，转筋，阴器不能运用，若房劳过度，耗伤阴精则阳痿不举，伤于寒邪则阴器缩入，伤于热邪则阴器挺长不缩。治疗时，应当通行肾水以调整厥阴之气。若仅是转筋疼痛，则用火针劫刺，以治愈为度，以痛处为针刺腧穴。这种病叫季秋痹。

手太阳经筋，起于手小指的上边，结于腕背，上沿前臂内侧，结于肱骨内踝后，以手弹该骨处，有感传可及手小指之上，进入后，结于腋下。其分支走肘后侧，向上绕肩胛部，沿着颈旁出走足太阳经筋的前方，结于耳后乳突部。分支进入耳中，直行的出于耳上向下结于下额处，上方的连属于目外眦。手太阳经筋发病，出现手小指僵滞不舒，肘内锐骨后缘痛，沿臂的内侧，上至腋下，及腋下后处疼痛，绕肩胛牵引颈部作痛，并感到耳中鸣响，痛牵引额部，目闭一段时间方能看清物景，颈筋拘急，可发生筋痿，颈肿，发寒热的颈部病证。在治疗时，应用火针劫刺，针刺次数以病愈为度，以痛处为针刺部位。刺之其肿不能消散，当用锐针再刺之。这种病叫仲夏痹。

手少阳经筋，起于无名指之端，上行结于腕，又沿臂上行而结于肘，上绕臑部外侧上行经肩至颈，与手太阳经筋相合。其支者，从颈部分出，上当曲颊部入系于舌根。其支者，从颊下分出，上至曲牙，沿耳前属目外眦，上到颔厌穴处而结于额角。手少阳经筋发病，可见本经筋循行和结聚的部位出现牵引转筋以及舌卷等症状。治疗时，当用火针劫刺，针刺次数以病愈为度，以痛处为针刺的腧穴。这种病叫作季夏痹。

手阳明经筋，起于食指桡侧端，结于腕背部，向上沿前臂，结于肘外侧，上经上臂外侧，结于肩峰部。分支绕肩胛部，挟脊柱两旁，直行的从肩峰部上颈。分支上向面颊，结于鼻旁颧部。直行的走手太阳经筋，上额角，散络头部，下向对侧颔部。手阳明经筋发病，在所过之处出现强滞、酸痛及痉挛，肩关节不能举，颈不能向两侧转动。治疗时用火针劫刺，针刺次数以病愈为度，以痛处为针刺穴位。这种病证名曰孟夏痹。

手太阴经筋，起于大指之上，循指上行结于鱼际，从寸口外侧，上行沿前臂，结于肘中，向上经过上臂内侧，进入腋下，出缺盆，结于肩峰前方，其上方结于缺盆，向下内行结于胸里，分散通过膈，会合于膈下，到达季胁。手太阴经筋发病，当经筋循行处出现强滞、痉挛和酸痛，有成为"息贲"病的，见胁肋拘急，上逆吐血。治疗时应用火针劫刺，针刺次数以病愈为度。这种病叫作仲冬痹。

手心主经筋，起于中指端，循指上行通过掌后与手太阴经筋并行，结于肘的内侧。上行沿臂的内侧结于腋下，从腋下前后布散挟于两胁。从胁下分出的经筋，入于腋内，散布于胸中，结于膈部。手厥阴经筋发病，出现经筋循行部位僵滞不适，转筋，以及胸痛，或成为息贲病证。治疗时，应用火针劫刺，针刺次数以病愈为度，以痛处为针刺的腧穴。这种病证叫作孟冬痹。

手少阴经筋，起于手小指端的内侧，结于腕后兑骨处，向上结于肘内侧，上入腋内，交手太阴经筋，伏行于乳里，结于胸中，沿膈向下，联系到脐部。手少阴经筋发病，出现胸内拘急，心下积块如承受横木，名曰伏梁。下方为肘部之纲，有病时，当循行部位支撑不适、掣引转筋和酸痛。治疗时当用火针劫刺，针刺次数以病愈为度，以痛处作为针刺的穴位。如果已成伏梁而吐脓血，为脏器已伤，病情恶化的死证。以上所论述经筋的病，属寒的，则筋拘急，腰背反张；属热的，则筋弛纵不收，或阴痿不举。背部筋拘急则脊背向后反张，腹部筋拘急则身弯俯向前而不能伸。所谓焠刺法，是用于治疗因寒而筋急的病。因热而筋弛不收的病，就不可用燔针劫刺。这种病证叫季冬痹。

足阳明和手太阳经筋拘急，则表现为口眼歪斜，其目眦亦拘急，不能立即看清东西。治疗时，可以采用上方燔针劫刺法，针刺次数以病愈为度，以痛处作为针刺的腧穴。

【导读】经筋病的治疗原则

本篇云："治在燔针劫刺，以知为数，以痛为输。"简要指明治疗经筋病当用火针劫刺，以病愈为度、以痛为腧的原则与方法。具体分析如下。

（1）取穴方面：古人十分重视经筋病的局部取穴法，《灵枢·经筋》称其为"以痛为输"。《灵枢·卫气失常》曰："筋病无阴无阳，无左无右，候病所在。"这种"候病所在"就是在发病局部选穴治疗，是治疗经筋病最常用而行之有效的方法。后世所称的"阿是穴""天应穴"等均指"以痛为输"，即以病居痛处为腧穴，不拘经穴所限。对此《太素·经筋》释之较详："输，谓孔穴也，言筋，但以筋之所痛之处，即为穴孔，不必要须依诸输也，以筋为阴阳气之所资，中无有孔，不得通于阴阳之气上下往来，然邪入腠袭筋为病，不能移输，遂以病居痛处为输。"杨上善之说，不仅阐明以痛为输的原因，也指出经筋通过十二经脉营运渗灌的血气而得到濡养，其筋的形态"中无有空"，当与经脉的中空有别。十二经筋的循行分布，几乎是与十二经脉伴随，十二经脉主于血气，内营五脏六腑，外营头身四肢，因此有许多经穴能主治经筋的病候。例如阳陵泉，是足少阳胆经的合穴，也是筋的会穴，故凡属经筋的病候，皆可配取此穴。除阳陵泉外，还可以配取经筋所过之处，尤其是肌肉丰盛处及关节处的经穴。所以，杨上善在《太素》中说："明堂依穴疗筋病者，此乃依脉引筋气也。"可见经筋为病，选取腧穴既有原则性，也有灵活性。另外，经筋还有"维筋相交"的特性，文中曰：足少阳之筋，"左络于右，故伤左角，右足不用，命曰维筋相交"，对治疗半身不遂等疾病有指导意义。

（2）针刺方法：《内经》根据经筋病的特点，应用了特定针法，如原文中载有"经筋为病""治在燔针劫刺，以知为数"。燔针，即"焠刺"，亦名火针，是《内经》刺法的一种。《灵枢·官针》曰："焠刺者，刺燔针则取痹也。"张介宾在《类经》中说："燔针，烧针也，劫刺，因火气而劫散寒邪也。"此针法能祛除风寒湿邪，疏通筋脉，调整经筋功能，现代则多用温针（针柄加灸）治疗。但燔针对经筋的热性疾患，一般宜禁，对此，文中明确指出："焠刺者，刺寒急也，热则筋纵不收，无用燔针劫刺。"对热性经筋病，可用速刺疾出的针刺方法。此外，《内经》还载述了治疗经筋疾患的其他刺法，如《灵枢·官针》篇中刺分肉的"分刺"（"分刺者，刺分肉之间也"），刺肌腱的"恢刺"（"恢刺者，直刺傍之举之前后，恢筋急，以治筋痹也"），刺关节周围组织的"关刺"（"关刺者，直刺左右尽筋上，以取筋痹，慎勿出血，此肝之应也"），横刺筋膜的"浮刺"（"浮刺者，傍入而浮之，以治肌急而寒者也"）。总之，经筋病取穴以局部为主，以痛为输，或刺浅或刺深，或深浅相结合，以针刺入所病之肌肉或筋上或关节为中的，视病之虚实而施以补泻手法，或配合艾灸温熨、敷贴药治、按摩导引等法，多能收到除疼痛于目前、愈疾病于指下的良好效果。

骨度肠度肠胃所受第七

【原文】黄帝问曰：脉度言经脉之长短，何以立之？伯高对曰：先度其骨节之大小、广狭、长短，而脉度定矣。曰：人长七尺五寸者，其骨节之大小长短，知各几何？曰：头（一作颈）之大骨围[1]二尺六寸。胸围[2]四尺五寸。腰围[3]四尺二寸。发所覆者[4]，颅至项一尺二寸。发以下至颐长一尺，君子参（又作三，又作终）折[5]。结喉以下至缺盆中[6]长四寸。至缺盆下至𩩲骬长九寸，过则肺大，不满则肺小[7]。𩩲骬以下至天枢长八寸，过则胃大，不及则胃小[8]。天枢以下至横骨[9]长六寸半，过则回肠广长，不满则狭短[10]。横骨长六寸半，横骨上廉以下至内辅[11]之上廉，长一尺八寸。内辅之上廉以下至下廉，长三寸半。内辅下廉至内踝，长一尺三寸。内踝以下至地长三寸。膝腘[12]以下至跗属，长一尺六寸。跗属以下至地长三寸。故骨围大则大过，小则不及。角[13]以下至柱骨[14]，长一尺（一作寸）。行腋中不见者[15]，长四寸。腋以下至季胁[16]，长一尺二寸，季胁以下至髀枢长六寸[17]。髀枢以下至膝中，长一尺九寸。膝以下至外踝，长一尺六寸。外踝以下至京骨长三寸。京骨以下至地，长一寸。耳后当完骨者，广九寸。耳前当耳门[18]者，广一尺二寸（一作三寸）。两颧之间，广九寸半（《九墟》作七寸）。两乳之间，广九寸半。两髀之间[19]，广六寸半。足长一尺二寸，广四寸半。肩至肘长一尺七寸。肘至腕，长一尺二寸半。腕至中指本节[20]，长四寸。本节至其末[21]，长四寸半。项发以下至脊骨长三寸半（一作二寸）。脊骨以下至尾骶二十一节，长三尺。上节长一寸四分分之七奇分之一。奇分在下[22]，故上七节下至膂骨九寸八分分之七。此众人骨之度也，所以立经脉之长短也。是故视其经脉之在于身也，其见浮而坚，其见明而大者多血，细而沉者多气[23]，乃经之长短也[24]。

曰：愿闻六腑传谷者，肠胃之大小长短，受谷之多少奈何？曰：谷之所以出入浅深远近长短之度：唇至齿长九分，广二寸半。齿以后至会厌[25]，深三寸半，大容五合。舌重十两，长七寸，广二寸半。咽门[26]重十两，广二寸半，至胃长一尺六寸。胃纡曲屈[27]，伸之长二尺六寸。大[28]一尺五寸，径[29]五寸。大容三（一作二）斗五升。小肠后附脊，左环回周叶（一作叠，下同）积[30]，其注于回肠者，外附于脐上，回运环反十六曲，大二寸半，径八分分之少半，长三丈二尺（一作三尺）。回肠当脐左环回周叶积而下，回运环反十六曲，大四寸，径一寸寸之少半，长二丈一尺，广肠脐脊以受回肠，左环叶积（一作脊）上下，辟大八寸[31]，径二寸寸之大半，长二尺八寸。肠胃所入至所出，长六丈四寸四分，回曲环反三十二曲。

曰：人不食七日而死者，何也？曰：胃大一尺五寸，径五寸，长二尺六寸，横屈受水谷三斗五升。其中之谷，常留者二斗，水一斗五升而满。上焦泄气，出其精微，慓悍滑疾，下焦下溉，泄诸小肠。小肠大二寸半，径八分分之少半，长三丈二尺，受谷二斗四升，水六升三合合之大半。回肠大四寸，径一寸寸之少半，长二丈一尺，受谷一斗，水七升半。广肠大八寸，径二寸寸之大半，长二尺八寸，受谷九升三合八分合之一。肠胃之长凡五丈八尺四寸，受水谷九斗二升一合合之大半，此肠胃所受水谷之数也。平人则不然，胃满则肠虚，肠满则胃虚，更满更虚[32]，故气得上下，五脏安定，血脉和利，精神乃居，故神者，水谷之精气也。故肠胃之中常留谷二斗四升，水一斗五升。故人之一日再至后[33]，后二升半，一日中五升，五七三斗五升而留水谷尽矣。故平人不饮不食，七日而死者，水谷精气津液皆尽，故七日死矣。

【注释】

[1] 头之大骨围：即头盖骨周围，以前与眉平、后与枕骨平为计算标准。《太素》注："自颈项部以上为头颅骨，以为头大骨也，当其粗处以绳围之。"

[2] 胸围：《太素·骨度》注："缺盆以下，䯏骬以上为胸，当中围也。"即平乳一周。䯏骬，指胸骨。

[3] 腰围：《类经》注："平脐周围为腰。"

[4] 发所覆者：人在仰卧时，自前发际纵行向后度量至后发际，头被发所盖之处的长度。

[5] 君子参折：君子，此指体格匀称、五官端正的人。参折，是将前发际以下至下颌端一尺

长的面部折分三份，三份长度相等。

[6] 缺盆中：张景岳云："此以巨骨上陷中而言，即天突穴处。"

[7] 过则肺大，不满则肺小：《类经·骨度》注："缺盆之下，鸠尾之上，是为之胸，肺脏所居。故胸大则肺亦大，胸小则肺亦小也。"

[8] 过则胃大，不及则胃小：《类经·骨度》注："自䯏骭之下，脐之上，是为中焦，胃之所居。故上腹长大者胃亦大，上腹短小者胃亦小也。"

[9] 横骨：即耻骨。

[10] 过则回肠广长，不满则狭短：《类经·骨度》注："自天枢下至横骨，是为下焦，回肠所居也。故小腹长大者，回肠亦大，小腹短狭者，回肠亦小也。"

[11] 内辅：即内辅骨，是指股骨下端、胫骨上端膝关节内侧骨之高起处。

[12] 膝腘：膝，指膝盖，即髌骨，在前；腘，是指腿弯，即腘窝，在后。

[13] 角：张景岳："角，头侧大骨，耳上高角也。"即头角，指前发际在左右两端弯曲下垂所呈的角度。

[14] 柱骨：即第七颈椎棘突。张志聪："肩胛上之颈骨为柱骨。"

[15] 行腋中不见者：张景岳："此自柱骨下通腋中，隐伏不见之处。"指腋窝正中部位。

[16] 季胁：在此是指第十一肋，即章门穴处。

[17] 六寸：现在针灸书均作九寸计算。

[18] 耳门：在此指听宫穴处。

[19] 两髀之间：指从横骨两端至髀外侧的距离。张景岳："两髀之间，言两股之中，横骨两头尽处也。"

[20] 本节：指掌指关节或跖趾关节。

[21] 末：在此指指端。

[22] 奇分在下：义即其余奇分，在以下六节之内。《类经图翼》："背部折法，自大椎至尾骶，通折三尺。上七节各长一寸四分一厘，共九

寸八分七厘；中七节各长一寸六分一厘，共一尺一寸二分七厘，第十四节与脐平；下七节各长一寸二分六厘，共八寸八分二厘。总共二尺九寸九分六厘。不足四厘者，有零未尽也。"

[23] 是故视其经脉之在于身也……细而沉者多气：《灵枢识》："此一节与骨度不相涉，疑是他篇错简。"

[24] 乃经之长短也：《灵枢·骨度》《太素·骨度》均无，且文义与上文不联属，或系后人粘注，误刊入正文，故不释。

[25] 会厌：指喉头上的软骨，在食管与气管交会处，当呼吸或谈话时，会厌开启以通气，在吞咽或呕吐时，会厌将气管盖住，以免食物等进入呼吸道。

[26] 咽门：即食管的上口。

[27] 胃纡曲屈：是形容胃的形状弯曲不直。

[28] 大：是指其周围数，下同。

[29] 径：是指直径，下同。

[30] 叶积：张景岳："叶积，如叶之积。亦叠积之义。"

[31] 辟大八寸：《类经·肠胃小大之数》注："以其最广，故云辟大八寸。"

[32] 更满更虚：更，更替、交替。更满更虚，指饮食通过胃肠时，胃肠在形态上所发生的虚实交替变化。

[33] 一日再至后：指人一日两次大便。

【语译】黄帝问：脉度篇所说的人身经脉的长短，是依照什么标准确定的呢？伯高回答：先度量出各骨节的大小、宽窄和长短，而后用这个标准确定脉的长度。问：身长七尺五寸的人，他的各个骨节的大小、长短是多少？答：头之大骨周围长二尺六寸。胸部周围长四尺五寸。腰部周围长四尺二寸。头发所覆盖的部位叫颅，从头颅的前发际到项部的后发际长一尺二寸。从前发际到颐端长一尺。五官端正、体格匀称的人，面部上、中、下三停的长

度相等。从喉头隆起部位至胸骨上窝长四寸。从天突穴处下行到蔽心骨（剑突）长九寸，若超过九寸则肺脏也大，不满九寸的肺脏也小。从胸骨下端到天枢穴之间（脐中）长八寸，超过八寸的则胃大，不满八寸的则胃小。从脐到横骨长六寸半，超过六寸半的则大肠粗且长，不满六寸半的大肠细且短。横骨长六寸半，从横骨的上缘向下到股骨内侧上缘长一尺八寸，膝骨内侧部的上缘至下缘长三寸半，从膝骨内侧下缘向下到内踝骨长一尺三寸。从内踝骨向下到地长三寸，从膝腘之间向下沿小腿外侧到跗属长一尺六寸。跗属以下至地长三寸。所以骨围大的骨也大，骨围小的骨也小。度量人体的侧面，从头角下到颈根长一尺，自颈根行至腋窝正中处长四寸。从腋窝下到季胁长一尺二寸。从季胁下至环跳长六寸。从环跳下沿股外侧到膝关节中心长一尺九寸。从膝中到外踝长一尺六寸。从外踝到京骨长三寸。自京骨下到地长一寸。耳后两完骨之间，宽九寸。耳前两耳门之间，宽一尺二寸。左右两颧之间，宽九寸半。两乳之间，宽九寸半。两髀缝之间，宽六寸半。足的长度一尺二寸，宽度四寸半。肩端到肘尖长一尺七寸。从肘尖到腕关节长一尺二寸半。腕关节至中指本节长四寸。从本节至中指尖长四寸半。从项后发际以下至脊骨的大椎穴长三寸半。从第一椎上缘下至尾骶骨共二十一椎，计长三尺。第一椎长一寸四分一厘，其余数在以下各椎中计算，所以上部的七个椎节，共长九寸八分七厘。以上所说是一般人身长的骨度，根据这个标准，确定了人体经脉的长短度数。同时可以观察人体的经脉，其呈现在体表浮浅而坚实或明显粗大的是多血之经，细而深伏的是多气之经。

问：我想听关于六腑的传化水谷，肠胃的大小长短，受纳水谷的多少，是怎样的？答：水谷食物从入口一直到废物的排出，所经过的所有消化道的深浅、远近、长短等情况：自唇到牙齿长九分，口的宽度是二寸半。从牙齿之后到会厌深三寸半，整个口腔可容五合的食物。舌的重量为十两，长七寸，宽二寸半。咽门重十两，宽一寸半。自咽门到胃为一尺六寸。胃体是弯曲的，伸直了长二尺六寸，周围长一尺五寸，直径为五寸，容纳二斗五升。小肠的后部附于脊部，从左向右环绕重叠，下接回肠，外附于脐之上方，共有十六个弯曲，周围两寸半，直径不到八分半，长三丈二尺。回肠在脐部开始向右环绕而重叠，也有十六个弯曲，周围四寸，直径不到一寸半，长两丈一尺。广肠附着于脊部，接受回肠的内容物，向左环绕盘叠脊部上下，周围八寸，直径二寸半有余，长二尺八寸。肠胃从水谷物所入之处，到所出之处共长六丈零四寸四分，肠回运环转三十二曲。

问：人体七天不进饮食就会死亡，是什么原因呢？答：胃的一周长一尺五寸，直径五寸，长二尺六寸，它的位置横屈在腹里，可容纳三斗五升水谷，平常情况下常存留二斗水谷食物，水液一斗五升就满了。这些食物经过消化而形成的精微，经上焦之气升发宣泄而布散全身，其中一部分形成慓悍滑疾的阳气，其中糟粕部分经下焦的传输灌于诸肠之中。小肠一周长是二寸半，直径略小于八分半，长三丈二尺，能容纳水谷二斗四升，水液六升三合又一合之大半。回肠一周长四寸，直径为一寸又一寸的少半，长为二丈一尺，能容纳水谷一斗，水液七升半。广肠一周长八寸，直径二寸半略多，长二尺八寸，能容纳水谷物九升三合又八分合之一。胃肠的长度，总计为五丈八尺四寸，能容纳水谷物九斗二升一合又一合之大半。这就是胃肠受纳水谷的总数。平常人的胃肠受纳水谷，却与实际的胃肠容量不相符合。这是因为当胃中食物充满时，肠是空虚的，饮食物下行至肠腔时，胃中就空虚了。这样，胃肠之间由满而虚、由虚而满交替变化。人体的气体才能上下流行，五脏得以安定，血脉才能通利和调顺。人体的胃肠中，通常留有食物二斗四升，水液一斗五升。平常人每天两次大便，每次排出二升半，一天就排出五升，七天排出三斗五升。这样胃肠原存留的水谷都排尽了，所以常人若七天不食就要死亡。这就是水谷精气津液耗竭的根本原因。

【导读】

1. 骨度的意义

通过骨度可以测知经脉的长短，为针灸循经取穴提供了依据，如经文中说："先度其骨节之大小、广狭、长短，而脉度定矣。""此众人骨之度也，所以立经脉之长短也。"其意就是要知道经脉的长短，必须先度量出各骨节的大小、宽窄和长短，而后根据这个标准才能确定人体经脉的长短度数。又如经文："至缺盆下至髑骬长九寸，过则肺大，不满则肺小。髑骬以下至天枢长八寸，过则胃大，不及则胃小。天枢以下至横骨长六寸半，过则回肠广长，不及则狭短。"在此更说明了古人通过常人骨度，而测知内脏发育情况，明确体表与内脏的关系，用以指导针灸施针操作，以避免刺中内脏，发生医疗事故，这在临床上是很有实用价值的。

2. 以骨度为标准确定脉度

因为人的皮肉可肥瘦增减，而骨节的长度不可延缩，所以可以骨节的长度为标准，来确定经脉的长短。故曰："先度其骨节之大小、广狭、长短，而脉度定矣。"在测量脏腑大小、经脉长短时，应该确立一个中等的骨度。古人取身高七尺五寸作为一般人的长度标准，故称众人之度，"人长七尺五寸者"。

卷　三

头直鼻中发际傍行至头维凡七穴第一

【原文】黄帝问曰：气穴[1]三百六十五，以应一岁，愿闻孙络[2]溪谷[3]，亦各有应乎？岐伯对曰：孙络溪谷三百六十五穴会[4]，以应一岁，以洒[5]（《素问》作溢）奇邪[6]，以通荣卫。肉之大会为谷，肉之小会为溪，肉分之间，溪谷之会，以行荣卫，以舍（《素问》作会）大气[7]也。

神庭，在发际[8]直鼻[9]，督脉、足太阳、阳明之会。禁不可刺，令人癫疾，目失精，灸三壮[10]。

曲差，一名鼻冲，侠神庭两傍各一寸五分，在发际，足太阳脉气所发。正头取之，刺入三分，灸五壮。

本神，在曲差两傍各一寸五分，在发际（一曰直耳上入发际四分），足少阳、阳维脉之会。刺入三分，灸三壮。

头维，在额角发际，侠本神两傍各一寸五分，足少阳、阳维之会。刺入五分，禁不可灸。

【注释】

[1] 气穴：即经气所输注的穴位。张景岳："人身孔穴，皆气所居。本篇言穴，不言经，故名气穴。"

[2] 孙络：《素问·气穴论》王注："孙络，小络也，谓络之支别者。"

[3] 溪谷：张志聪："夫肉有大小之分，大

分者，如股肱之肉，各有界畔。小分者，肌肉之内，皆有纹理。然理路虽分，而交相会合，是大分处即是大会处，小分处即是小会处也。分肉之间，以行荣卫之气，故曰溪谷。"

[4] 穴会：《类经·孙络溪谷之应》注："孙络之云穴会，以络与穴为会也，穴深在内，络浅在外，内外为会，故曰穴会。"

[5] 洒：《素问》作"溢"，较合文义。

[6] 奇邪：《类经》："邪自皮毛而溢于络者，以左注右，以右注左，其气无常处而不入于经，是为奇邪。"

[7] 大气：在此指经气。

[8] 发际：头发的边际。

[9] 直鼻：即下与鼻成垂直的意思。

[10] 灸三壮：灸时用一个艾炷为一壮。

【语译】黄帝问：我听说人身有三百六十五个孔穴，与一年三百六十五天相应。我希望听听孙络与溪谷，是否各自也与一岁相应呢？岐伯回答：孙络、溪谷，亦各三百六十五穴，也与一年相应。孙络的作用，是能祛散邪气，能通畅荣卫。肌肉的大会合处叫谷，肌肉的小会合处叫溪。分肉之间，溪谷会合之处，能够通行荣卫，以舍经气。

神庭，在头部正中线入前发际五分，即下与鼻垂直，是督脉、足太阳经、足阳明经的交会穴。禁用刺法。若妄用针刺，将出现精神抑郁、表情淡漠、沉默痴呆、语无伦次的癫证，眼睛失去精气的濡养。

艾炷灸三壮。

曲差，又叫鼻冲，在神庭旁开一寸五分处，在前发际，是足太阳经气所输注的部位。在头的正面来取穴。毫针沿皮刺入三分，艾炷灸五壮。

本神，在曲差穴两侧旁开各一寸五分，入发际四分，足少阳经与阳维脉的交会穴。毫针沿皮刺入三分，艾炷灸三壮。

头维，在额角当鬓发际直上入发际五分，本神穴旁开一寸五分处，是足少阳经与阳维脉的交会穴。毫针沿皮刺入五分，禁用灸法。

头直鼻中入发际一寸循督脉却行至风府凡八穴第二

【原文】上星一穴，在颅[1]上，直鼻中央，入发际一寸陷者中，可容豆[2]，督脉气所发。刺入三分，留六呼[3]，灸三壮。

囟会，在上星后一寸，骨间[4]陷者中，督脉气所发。刺入四分，灸五壮。

前顶，在囟会后一寸五分，骨间[5]陷者中，督脉气所发。刺入四分，灸五壮。

百会，一名三阳五会，在前顶后一寸五分，顶中央[6]旋毛中[7]，陷可容指[8]，督脉、足太阳之会。刺入三分，灸三壮。

后顶，一名交冲，在百会后一寸五分，枕骨[9]上，督脉气所发。刺入四分，灸五壮。

强间，一名大羽，在后顶后一寸五分，督脉气所发。刺入三分，灸五壮。

脑户，一名匝[10]风，一名会额，在枕骨[11]上，强间后一寸五分，督脉、足太阳之会。此别脑之会。刺入四分[12]，不可灸，令人喑。（《素问·禁刺论》云：刺头中脑户，入脑立死。王冰注云：灸五壮。又《骨空论》云：不可妄灸。《铜人经》云：禁不可灸，灸之令人哑。）

风府，一名舌本，在项[13]上，入发际一寸，大筋内穴穴[14]中，疾言，其肉立起，言休其肉立下，督脉、阳维之会。禁不可灸，灸之令人喑。刺入四分，留三呼。

【注释】

[1] 颅：指头盖骨处。

[2] 可容豆：指孔穴处稍凹陷，可容纳豆大之物。

[3] 呼：指呼吸，古人以呼吸的次数，作为留针的时间。下同。

[4] 骨间：指额骨与顶骨接合处。

[5] 骨间：指左右顶骨接合部。

[6] 顶中央：巅顶中央，矢状缝接合处。

[7] 旋毛中：旋毛生正中者，正当其处是穴。若旋毛不正或双旋毛者，当凭两耳尖直上，再由前发际向上量五寸处是穴。

[8] 陷可容指：指穴处凹陷可容下手指顶。

[9] 枕骨：亦名"玉枕骨"，位于头顶部的后方，头颅骨的后下方。

[10] 匝（zā）：周也。

[11] 枕骨：明抄本作"枕骨"。

[12] 刺入四分：原无，正统本作"刺入四分"，今据正统本补。

[13] 项：原作"顶"，据正统本、《千金方》改。

[14] 穴穴：《千金》《外台》《素问·气府论》王注均作"宛宛"，"宛宛"是凹陷的意思。

【语译】上星，在头盖骨处，即下与鼻中央垂直，在头正中线入前发际一寸凹陷处，即可容纳豆大之物处是穴，是督脉经气输注的部位。毫针沿皮刺入三分，留针呼吸六次的时间，艾炷灸三壮。

囟会，在上星穴后一寸，即额骨与顶骨接合处的凹陷中，是督脉经气输注的部位。毫针沿皮刺入四分，灸五壮。

前顶，在囟会穴后一寸五分左右，顶骨接合部的凹陷中，是督脉经气输注的部位。毫针向后沿皮刺入四分，艾炷灸五壮。

百会，又叫三阳五会，在前顶穴后一寸五分，头顶中央旋毛之中凹陷处，可容下手指尖的部位，是督脉与足太阳经的交会穴。毫针刺入三分，艾炷灸三壮。

后顶，又名交冲，在百会穴后一寸五分，玉枕骨的上方，是督脉经气所输注的部位。毫针向后沿皮刺入四分，艾炷灸五壮。

强间，又名大羽，在后顶后一寸五分，是督脉经气输注的部位。毫针向后沿皮刺入三分，艾炷灸五壮。

脑户，又名匝风，又叫会额，当枕骨粗隆上缘，强间穴后一寸五分，是督脉与足太阳经的交会穴。该穴也是络脑的交会穴。毫针沿皮刺入四分，不能用灸法，若用灸则使人失音。

风府，又叫舌本，在头项正中线，枕骨粗隆直下入后发际一寸，两侧斜方肌之间的凹陷中。谈话过急时其肉立起，不说话时其肉立下。该穴是督脉与阳维脉的交会穴。禁用灸法，若用灸则使人失音。毫针向下颌方向缓慢刺入四分，留针三次呼吸的时间。

头直侠督脉各一寸五分却行至玉枕凡十穴第三

【原文】五处，在督脉傍去上星一寸五分，足太阳脉气所发。刺入三分，留七呼[1]，灸三壮。

承光，在五处后二寸，足太阳脉气所发。刺入三分，禁不可灸。

通天，一名天白[2]，在承光后一寸五分，足太阳脉气所发。刺入三分，留七呼，灸三壮。

络却，一名强阳，一名脑盖，在通天后一寸三分[3]，足太阳脉气所发。刺入三分，留五呼，灸三壮。

玉枕，在络却后七分[4]，侠脑户傍一寸三分，起肉枕骨[5]，入发际三寸，足太阳脉气所发。刺入三分，留三呼，灸三壮。

【注释】

[1] 留七呼：原无，据《素问·刺热》及《水热穴论》王注及《铜人》补。

[2] 天白：《外台》卷三十九作"天白"。

[3] 一寸三分：《素问》王注及《千金》卷二十九、《外台》卷三十九均作"一寸五分"。

[4] 七分：《铜人》卷三、《圣济总录》《资生经》《西方子灸经》《十四经》均作"一寸五分"。今皆按一寸五分取之。

[5] 起肉枕骨：指玉枕骨。

【语译】五处，在督脉两侧旁开上星穴一寸五分处取之，是足太阳经经气输注的部位。毫针沿皮刺入三分，留针呼吸七次的时间，艾炷灸三壮。

承光，在五处穴后二寸，是足太阳经经气输注的部位。毫针沿皮刺入三分，禁用灸法。

通天，又叫天臼，在承光穴后一寸五分，是足太阳经经气输注的部位。毫针沿皮刺入三分，留针呼吸七次的时间，灸三壮。

络却，又叫强阳，也叫脑盖，在通天穴后一寸五分，是足太阳经经气输注的部位。毫针沿皮刺入三分，留针呼吸五次的时间，艾炷灸三壮。

玉枕，在络却穴后一寸五分，旁开脑户穴一寸三分，当玉枕骨枕外粗隆上缘之外侧，入后发际三寸处取之，是足太阳经经气输注的部位。毫针向下沿皮刺入三分，留针呼吸三次的时间，艾炷灸三壮。

头直目上入发际五分却行至脑空凡十穴第四

【原文】临泣，当目上眦，直入发际五分陷者中，足太阳、少阳、阳维之会。刺入三分，留七呼，灸五壮。

目窗，一名至营，在临泣后一寸，足少阳、阳维之会。刺入三分，灸五壮。

正营，在目窗后一寸，足少阳、阳维之会。刺入三分，灸五壮。

承灵，在正营后一寸五分，足少阳、阳维之会。刺入三分，灸五壮。

脑空，一名颞颥，在承灵后一寸五分，侠玉枕骨下陷者中，足少阳、阳维之会。刺入四分，灸五壮。（《素问·气府论》注云：侠枕骨后枕骨上。）

【语译】临泣，在前头部，令患者目直视，瞳孔直上，入前发际五分，当头维与神庭之间凹陷中，是足太阳经与足少阳经及阳维脉的交会穴。毫针向上刺入三分，留针呼吸七次的时间，艾炷灸五壮。

目窗，又叫至营，在头临泣穴后一寸，是足少阳经与阳维脉的交会穴。毫针向后沿皮刺入三分，艾炷灸五壮。

正营，在目窗穴后一寸，当头临泣与风池穴连线上取穴，是足少阳经与阳维脉的交会穴。毫针向后沿皮刺入三分，艾炷灸五壮。

承灵，在正营穴后一寸五分，当头临泣与风池穴连线上取穴，是足少阳经与阳维脉的交会穴。毫针向后沿皮刺入三分，艾炷灸五壮。

脑空，又叫颞颥，在承灵穴后一寸五分，在枕骨粗隆之外侧稍上凹陷中取穴，是足少阳经与阳维脉的交会穴。毫针向下沿皮刺入四分，艾炷灸五壮。

头缘耳上却行至完骨凡十二穴第五

【原文】天冲，在耳上如前[1]三分。刺入三分，灸三壮。（《气府论》注云：

足太阳、少阳之会。）

率谷，在耳上，入发际一寸五分，

足太阳、少阳之会。嚼而取之[2]。刺入四分，灸三壮。

曲鬓，在耳上，入发际，曲隅[3]陷者中，鼓颔有空[4]，足太阳、少阳之会。刺入三分，灸三壮。

浮白，在耳后，入发际一寸，足太阳、少阳之会。刺入三分，灸二壮。（《气穴》注云：灸三壮，刺入三分。）

窍阴，在完骨上[5]，枕骨下，摇动应手[6]，足太阳、少阳之会。刺入四分，灸五壮。（《气穴》注云：灸三壮，刺入三分。）

完骨，在耳后，入发际四分，足太阳、少阳之会。刺入二分，留七呼，灸七壮。（《气穴》注云：刺入三分，灸三壮。）

【注释】

[1] 如前：稍向前的意思。

[2] 嚼而取之：黄竹斋的《针灸经穴图考》："以齿嚼物，则此处自能鼓动，故嚼牙取之。"

[3] 曲隅：《人镜经》："额角两旁耳上发际为曲隅。"即颧骨弓后上方处。

[4] 鼓颔有空：即上下牙齿连续叩击若寒栗状，可摸到凹陷。

[5] 完骨上：即在乳突部的后上方。

[6] 摇动应手：取穴时，让患者摇动头部，用手按之有活动的感觉。

【语译】 天冲，在耳廓根后上方，入发际二寸，率谷穴后约五分处。毫针沿皮刺入三分，艾炷灸三壮。

率谷，在耳廓尖上方，角孙穴之上，入发际一寸五分处，是足太阳经与足少阳经的交会穴。咀嚼时此处自能鼓动，故嚼牙取之。毫针沿皮刺入四分，艾炷灸三壮。

曲鬓，在耳前上方入鬓发内，颧骨弓之后上方凹陷中，上下牙齿叩击时可摸到凹陷。约当角孙穴前一横指处取之。该穴是足太阳经与足少阳经的交会穴。毫针向后沿皮刺入三分，艾炷灸三壮。

浮白，在耳后乳突后上方，入发际一寸，当天冲与头窍阴穴弧形连线的中点取穴，是足太阳经与足少阳经的交会穴。毫针向后刺入三分，艾炷灸二壮。

窍阴，在耳后乳突后上方，枕骨的外下方，让患者摇头时，用手按之有活动的感觉，当浮白与完骨连线的中点取穴。该穴是足太阳经与足少阳经的交会穴。毫针沿皮刺入四分，艾炷灸五壮。

完骨，在耳后乳突后下方凹陷中，入后发际四分，是足太阳经与足少阳经的交会穴。毫针斜刺五分至一寸或直刺二分，留针呼吸七次的时间，艾炷灸七壮。

头自发际中央傍行凡五穴第六

【原文】 喑门[1]，一名舌横[2]，一名舌厌，在项后，发际宛宛中，入系舌本[3]，督脉、阳维之会。仰头取之[4]。刺入四分，不可灸，灸之令人喑。（《气府论》注云：去风府一寸。）

天柱，在侠项后发际，大筋外廉陷者中，足太阳脉气所发。刺入二分，留六呼，灸三壮。

风池，在颞颥[5]后发际的陷者中，足少阳、阳维之会。刺入三分，留三呼，灸三壮。（《气府论》注云：在后陷者中，按之引耳，手足少阳脉之会。刺入四分。)

【注释】

[1] 喑门：即哑门穴。

[2] 舌横：《外台》卷二十九作"横舌"。

[3] 入系舌本：指督脉自哑门内系于舌根。

[4] 仰头取之：低头时则穴处项部肌肉隆起，仰头时则穴处项部肌肉凹陷，故当仰头取之。

[5] 颠颅：此指脑空穴。

【语译】哑门，又叫舌横，也叫舌厌，在项后正中，入后发际的凹陷中，风府穴直下五分，督脉自哑门内系于舌根，是督脉与阳维脉的交会穴。低头时则穴处肌肉隆起，仰头时则穴处项部肌肉凹陷，所以仰头取穴。毫针直刺四分，不能用灸法，误灸则使人哑。

天柱，在哑门穴旁开1.3寸，当项后发际内，斜方肌之外侧凹陷中取穴，是足太阳经脉经气输注的部位。毫针直刺入二分，留针呼吸六次的时间，艾炷灸三壮。

风池，在项后脑空穴后的发际凹陷中，与风府穴相平，当胸锁乳突肌与斜方肌上端之间凹陷中，是足少阳经与阳维脉的交会穴。毫针向对侧鼻尖方向直刺三分，留针呼吸三次的时间，艾炷灸三壮。

背自第一椎循督脉下行至脊骶凡十一穴第七

【原文】大椎，在第一椎上[1]陷者中，三阳、督脉之会[2]。刺入五分，灸九壮。

陶道，在大椎节下间[3]，督脉、足太阳之会，俯而取之[4]。刺入五分，留五呼，灸五壮。

身柱，在第三椎节下间，督脉气所发，俯而取之。刺入五分，留五呼，灸三壮。（《气府论》注云：灸五壮。）

神道，在第五椎节下间，督脉气所发，俯而取之。刺入五分，留五呼，灸三壮。（《气府论》注云：灸五壮。）

至阳，在第七椎节下间，督脉气所发，俯而取之。刺入五分，灸三壮。

筋缩，在第[5]九椎节下间，督脉气所发，俯而取之。刺入五分，灸三壮。（《气府论》注云：灸五壮。）

脊中，在第十一椎节下间，督脉气所发，俯而取之。刺入五分，不可灸，灸则令人痿。

悬枢，在第十三椎节下间，督脉气所发，伏而取之。刺入三分，灸三壮。

命门，一名属累，在第十四椎节下间，督脉气所发，伏而取之[6]。刺入五分，灸三壮。

腰俞，一名背解，一名髓空，一名腰柱[7]，一名腰户。在第二十一椎节下间，督脉气所发。刺入三分，留七呼，灸三壮。（《气府论》注云：刺之三分。《热》注、《水穴》注同。《热穴》注作二寸，《缪刺论》同。）

长强，一名气之阴郄，督脉别络[8]，在脊骶端[9]，少阴所结。刺入三分，留七呼，灸三壮。

【注释】

[1] 上：原无，据正统本补。

[2] 三阳、督脉之会：《铜人》卷四作"手足三阳督脉之会"。

[3] 大椎节下间：指第一胸椎棘突下。

[4] 俯而取之：即低头取之，因端坐低头，则椎节明显。

[5] 第：原脱，据明抄本补。

[6] 伏而取之：采取俯卧的姿势取穴。

[7] 一名腰柱：原脱，据《外台秘要》《医心方》补。

[8] 督脉别络：《奇经八脉考》曰："督脉别络，自长强走任脉者，由少腹直上。"本经卷二《十二经脉络脉支别第一（下）》曰："督脉之别，名曰长强，侠脊上项，散头上，下当肩胛左右，别走太阳，入贯脊。"督脉之正脉贯于脊内，长强谓督脉别络，当指自长强别出挟脊上项之脉。

[9] 脊骶端：即脊椎尾骶骨端。

【语译】大椎，在第一胸椎棘突上与第七颈椎棘突之间凹陷中，是手足三阳经与督脉的交会穴。毫针微向上斜刺入五分，艾炷灸九壮。

陶道，在第一胸椎的棘突下，是督脉与足太阳经的交会穴。低头取穴。毫针向上斜刺入五分，留针呼吸五次的时间，艾炷灸五壮。

身柱，在第三胸椎棘突下，是督脉经气输注的部位。低头取穴。毫针向上斜刺入五分，留针呼吸五次的时间，艾炷灸三壮。

神道，在第五胸椎棘突下，是督脉经气输注的部位。低头取之。毫针向上斜刺入五分，留针呼吸五次的时间，艾炷灸三壮。

至阳，在第七胸椎棘突下，是督脉经气输注的部位。低头取之。毫针斜向上刺入五分，艾炷灸三壮。

筋缩，在第九胸椎棘突下，是督脉经气输注的部位。低头取之。毫针斜向上刺入五分，艾炷灸三壮。

脊中，在第十一胸椎棘突下，是督脉经气输注的部位。低头取之。毫针斜向上刺入五分，禁用灸法，误灸则使人腰背伛偻。

悬枢，在第十三椎（第一腰椎）棘突下，是督脉经气输注的部位。俯伏卧位取穴。毫针垂直刺入三分，艾炷灸三壮。

命门，又叫属累，在第十四椎（第二腰椎）棘突下，是督脉经气输注的部位。俯伏卧位取穴。毫针垂直刺入五分，艾炷灸三壮。

腰俞，又叫背解、髓空、腰柱、腰户等，在第二十一椎（第四骶椎）棘突下，正当骶管裂孔中取穴。该穴是督脉经气输注的部位。毫针斜向上刺入三分，留针呼吸七次的时间，艾炷灸三壮。

长强，又叫气之阴郄，是督脉的络穴，在脊椎尾骶骨端，正当尾骶骨尖端与肛门连线的中点，与足少阴经结合。毫针斜刺针尖向上与骶骨平行刺入三分，留针呼吸七次的时间，艾炷灸三壮。

背自第一椎两傍侠脊各一寸五分下至节凡四十二穴第八

【原文】凡五脏之腧，出于背者[1]，按其处，应在中而痛解，乃其腧也。灸之则可，刺之则不[2]可，盛则泻之，虚则补之。以火补者，无吹其火，须自灭也；以火泻之者，疾吹其火，拊[3]其艾，须其火灭也[4]。

大杼，在项第一椎下两傍各一寸五分陷者中，足太阳、手太阳之会。刺入三分，留七呼，灸七壮。（《气穴论》注云：督脉别络、手足太阳三脉之会。）

风门，一名热府，在第二椎下两傍各一寸五分，督脉、足太阳之会。刺入五分，留五呼，灸三壮[5]。

肺俞，在第三椎下两傍各一寸五分。刺入三分，留七呼，灸三壮。（《气府论》注云：五脏腧并足太阳脉之会。）

心俞，在第五椎下两傍各一寸五分。针入三分，留七呼，禁灸。

膈俞，在第七椎下两傍各一寸五分。针入三分，留七呼，灸三壮。

肝俞，在第九椎下两傍各一寸五分。针入三分，留六呼，灸三壮。

胆俞，在第十椎下两傍各一寸五分，足太阳脉气所发，正坐取之。刺入五分，灸三壮。（《气府论》注云：留七呼。《痹论》云：胆、胃、三焦、大小肠、膀胱俞，并足太阳脉气所发。）

脾俞，在第十一椎下两傍各一寸五分。刺入三分，留七呼，灸三壮。

胃俞，在第十二椎下两傍各一寸五分。刺入三分，留七呼，灸三壮。

三焦俞，在第十三椎下两傍各一寸五分，足太阳脉气所发。刺入五分，灸三壮。

肾俞，在第十四椎下两傍各一寸五分。刺入三分，留七呼，灸三壮。

大肠俞，在第十六椎下两傍各一寸五分。刺入三分，留六呼，灸三壮。

小肠俞，在第十八椎下两傍各一寸五分。刺入三分，留六呼，灸三壮。

膀胱俞，在第十九椎下两傍各一寸五分。刺入三分，留六呼，灸三壮。

中膂俞，在第二十椎下两傍各一寸五分，侠脊肿而起[6]。刺入三分，留六呼，灸三壮。

白环俞，在第二十一椎下两傍各一寸五分，足太阳脉气所发，伏而取之。刺入八分，得气则泻，泻讫多补之，不宜灸。（《水穴》注云：刺入五分，灸三壮，自大肠俞至此五穴，并足太阳脉气所发。）

上髎，在第一空[7]，腰髁[8]下一寸，侠脊陷者中，足太阳、少阳之络。刺入三分，留七呼，灸三壮。

次髎，在第二空，侠脊陷者中。刺入三分，留七呼，灸三壮。（《铜人经》云：刺入三分，灸七壮。）

中髎，在第三空，侠脊陷者中。刺入两寸，留十呼，灸三壮。（《铜人经》云：针入二分。）

下髎，在第四空，侠脊陷者中。刺入二寸，留十呼，灸三壮。（《铜人经》：针入三分。《素问·缪刺论》云：足太阳、厥阴、少阳所结。）

会阳，一名利机，在阴毛[9]骨两傍，督脉气所发。刺入八分，灸五壮。（《气府》注云：灸三壮。）

【注释】

[1] 五脏之腧，出于背者：《类经·五脏背腧》注："五脏居于腹中，其脉气俱出于背之足太阳经，是为五脏之腧。"

[2] 不：据《太素》及以下条文当删。

[3] 拊：以手著物之意。也作"拍"讲。

[4] 以火补之者……须其火灭也：《太素·气穴》注："言灸补泻，火烧其处，正气聚，故曰补也；吹令热入，以攻其病，故曰泻也。"

[5] 灸三壮：明抄本作"五壮"。

[6] 侠脊肿而起：《外台》《铜人》《资生经》均作"夹脊起肉"。

[7] 第一空：骶骨两旁，各有四个骨孔，称为骶骨孔。第一空，即最上的一个骶骨孔。下第二、三、四空，即第二、三、四骶骨孔处。

[8] 腰髁：指髂后嵴。

[9] 毛：《外台》《医心方》《千金》均作"尾"。

【语译】 凡五脏的俞穴，都是出于背部足太阳膀胱经第一侧线上，取穴时，用手按其俞穴的部位，如果其中有酸痛放散的感应，就是俞穴。这些背俞穴，可以用灸法，也可以用刺法，但不宜刺之过深，刺时应慎重。邪气实的用泻法，正气虚的用补法。用艾火补时，不要吹其火，可使艾火慢慢燃烧，以待其灭；用艾火泻时，可迅速吹其火，使其急燃，但也要待其自灭。

大杼，在项后第一胸椎棘突下两旁各一寸五分凹陷中，是足太阳、手太阳的交会穴。毫针斜向脊柱方向刺入三分，留针呼吸七次的时间，艾炷灸七壮。

风门，又叫热府，在第二胸椎棘突下两旁各一寸五分，是督脉、足太阳的交会穴。毫针斜向脊柱侧刺入五分，留针呼吸五次的时间，艾炷灸三壮。

肺俞，在第三胸椎棘突下两旁各一寸五分。毫针向脊柱侧斜刺三分，留针呼吸七次的时间，艾炷灸三壮。

心俞，在第五胸椎棘突下两旁各一寸五分。毫针向脊柱侧斜刺三分，留针呼吸七次的时间，禁用灸法。

膈俞，在第七胸椎棘突下两旁各一寸五分。毫针斜向脊柱方向刺入三分，留针呼吸七次的时间，艾炷灸三壮。

肝俞，在第九胸椎脊突下两旁各一寸五分。毫针斜向脊柱侧刺入三分，留针呼吸六次的时间，艾炷灸三壮。

胆俞，在第十胸椎棘突下两旁各一寸五分，是足太阳经脉经气输注的部位。正坐体位取穴。斜刺入五分，艾炷灸三壮。

脾俞，在第十一胸椎棘突下两旁各一寸五分。毫针斜向脊柱方向刺入三分，留针约呼吸七次的时间，艾炷灸三壮。

胃俞，在第十二胸椎棘突下两旁各一寸五分。毫针斜向脊柱方向刺入三分，留针呼吸七次的时间，艾炷灸三壮。

三焦俞，在第十三椎（第一腰椎）棘突下两旁各一寸五分，是足太阳经经气输注的部位。毫针斜向脊柱方向刺入五分，艾炷灸三壮。

肾俞，在第十四椎（第二腰椎）棘突下两旁各一寸五分。毫针直刺三分，留针呼吸七次的时间，艾炷灸三壮。

大肠俞，在第十六椎（第四腰椎）棘突下两旁各一寸五分。毫针直刺入三分，留针呼吸六次的时间，艾炷灸三壮。

小肠俞，在第十八椎（第一骶椎）棘突下两旁各一寸五分，平第一骶后孔，当骶后上棘内缘与骶骨间凹陷中。毫针直刺入三分，留针呼吸六次的时间，艾炷灸三壮。

膀胱俞，在第十九椎（第二骶椎）棘突下两旁各一寸五分，当骶后上棘下与骶骨之间凹陷中。毫针直刺三分，留针呼吸六次的时间，艾炷灸三壮。

中膂俞，在第二十椎（第三骶椎）棘突下两旁各一寸五分，挟脊两旁隆起的肌肉处。毫针直刺入三分，留针呼吸六次的时间，艾炷灸三壮。

白环俞，在第二十一椎（第四骶椎）

棘突下两旁各一寸五分，是足太阳经经气输注的部位。俯卧取穴。毫针直刺入八分，得气后即先用泻法，泻后多用补，不宜用灸法。

上髎，在第一骶后孔，髂后上棘下一寸与督脉之间中点凹陷中，是足太阳经与足少阳经脉循行之处。毫针直刺三分，留针呼吸七次的时间，艾炷灸三壮。

次髎，在第二骶后孔中，约当骶后上棘下与督脉的中点凹陷中。毫针直刺三分，留针呼吸七次的时间，艾炷灸三壮。

中髎，在第三骶后孔中，当督脉与中膂俞的中间。毫针直刺二寸，留针约呼吸十次的时间，艾炷灸三壮。

下髎，在第四骶后孔中，当督脉与白环俞的中间。毫针刺入二寸，留针约呼吸十次的时间，艾炷灸三壮。

会阳，又名利机，在尾骨下端的两旁，督脉旁开五分，是督脉经气输注的部位。毫针直刺八分，艾炷灸五壮。

背自第二椎两傍侠脊各三寸行至二十一椎下两傍侠脊凡二十六穴第九

【原文】附分，在第二椎下，附项内廉，两傍各三寸，足太阳之会。刺入八分，灸五壮。

魄户，在第三椎下两傍各三寸，足太阳脉气所发。刺入三分，灸五壮。

神堂，在第五椎下两傍各三寸陷者中，足太阳脉气所发。刺入三分，灸五壮。

譩譆，在肩髆内廉，侠第六椎下，两傍各三寸，以手痛按之，病者言譩譆[1]，是穴，足太阳脉气所发。刺入六分，灸五壮。（《骨空》注云：令病人呼譩譆之言，则指下动矣，灸三壮。）

膈关，在第七椎下两傍各三寸陷者中，足太阳脉气所发。正坐开肩取之[2]。刺入五分，灸三壮。（《气府论》注云：灸五壮。）

魂门，在第九椎下两傍各三寸陷者中，足太阳脉气所发。正坐取之。刺入五分，灸五壮。

阳纲，在第十椎下两傍各三寸陷者中，足太阳脉气所发。正坐取之。刺入五分，灸三壮。

意舍，在第十一椎下两傍各三寸陷者中，足太阳脉气所发。刺入五分，灸三壮。

胃仓，在第十二椎下两傍各三寸陷者中，足太阳脉气所发。刺入五分，灸三壮。

肓门，在第十三椎下两傍各三寸，入肘间[3]，足太阳脉气所发。刺入五分，灸三壮。（《经》云：与鸠尾相值。）

志室，在第十四椎下两傍各三寸陷者中，足太阳脉气所发。正坐取之。刺入五分，灸三壮。

胞肓，在第十九椎下两傍各三寸陷者中，足太阳脉气所发。伏而取之。刺入五分，灸三壮。

秩边，在第二十一椎下两傍各三寸

陷者中，足太阳脉气所发。伏而取之。刺入五分，灸三壮。

【注释】

[1] 噫嘻（yī xī）：因痛而呼叫之声。《集韵》："噫，痛声，或从言。"又"噫"，恨辞。"嘻"，《说文》："痛也。"

[2] 开肩取之：即将肩胛骨外展，则便于取穴。若向内收，则覆经，不得取穴。

[3] 入肘间：正统本、《外台》卷三十九、《铜人》卷四均作"叉胁间"。根据前后文例证，应作"陷者中"为是。

【语译】附分，在第二胸椎棘突下督脉两旁各三寸，肩胛骨内缘取之，是手太阳经与足太阳经的交会穴。毫针斜向脊柱方向刺入八分，艾炷灸五壮。

魄户，在第三胸椎棘突下督脉两旁各三寸，肩胛骨内侧缘，是足太阳经脉气输注的部位。毫针斜刺三分，艾炷灸五壮。

神堂，在第五胸椎棘突下督脉两旁各三寸的凹陷中，于肩胛内缘取之，是足太阳经经气输注的部位。毫针斜刺三分，艾炷灸五壮。

噫嘻，在肩胛骨内缘，第六胸椎棘突下督脉两旁各三寸，以手按其处，患者因痛呼叫"噫嘻"，就是腧穴，是足太阳经经气输注的部位。毫针斜刺六分，艾炷灸五壮。

膈关，在第七胸椎棘突下督脉两旁各三寸凹陷中，肩胛骨内缘，是足太阳经经气输注的部位。让患者正坐，将肩胛骨外展取穴。毫针斜刺五分，艾炷灸三壮。

魂门，在第九胸椎棘突下督脉两旁各三寸的凹陷中，是足太阳经气输注的部位。正坐取穴。毫针斜刺五分，艾炷灸五壮。

阳纲，在第十胸椎棘突下督脉两旁各三寸的凹陷中，是足太阳经经气输注的部位。正坐取穴。毫针斜刺五分，艾炷灸三壮。

意舍，在第十一胸椎棘突下督脉两旁各三寸凹陷中，是足太阳经经气输注的部位。毫针斜刺五分，艾炷灸三壮。

胃仓，在第十二胸椎棘突下督脉两旁各三寸凹陷中，是足太阳经经气输注的部位。毫针斜刺五分，艾炷灸三壮。

肓门，在第十三椎（第一腰椎）棘突下督脉两旁各三寸凹陷中，是足太阳经经气输注的部位。毫针直刺入五分，艾炷灸三壮。

志室，在第十四椎（第二腰椎）棘突下督脉两旁各三寸凹陷中，是足太阳经经气输注的部位。正坐取穴。毫针直刺五分，艾炷灸三壮。

胞肓，在第十九椎（第二骶椎）棘突下督脉两旁各三寸凹陷中，平第二骶后孔，是足太阳经经气输注的部位。俯卧位取穴。毫针直刺五分，艾炷灸三壮。

秩边，在第二十一椎（第四骶椎）棘突下督脉两旁各三寸凹陷中，是足太阳经经气输注的部位。俯卧位取穴。毫针直刺五分，艾炷灸三壮。

面凡二十九穴第十

【原文】悬颅，在曲周颞颥中，足少阳脉气所发。刺入三分，留七呼，灸三壮。

颔厌，在曲周颞颥上廉，手少阳、

足阳明之会。刺入七分，留七呼，灸三壮。

悬厘，在曲周颞颥下廉，手足少阳、阳明之会。刺入三分，留七呼，灸三壮。

阳白，在眉上一寸直瞳子[1]，足少阳、阳维之会。刺入三分，灸三壮。

攒竹，一名员在，一名始光，一名夜光，又名明光。在眉头陷者中，足太阳脉气所发。刺入三分，留七呼，灸三壮。

丝竹空，一名巨窌[2]，在眉后陷者中，足少阳脉气所发。刺入三分，留三呼，不宜灸，灸之不幸，令人目小及盲[3]。（《气府论》注云：手少阳。又云：留六呼。）

睛明，一名泪孔，在目内眦外，手足太阳、足阳明之会。刺入六分，留六呼，灸三壮。（《气府论》注云：手足太阳、阳明、阴阳跷五脉之会。）

瞳子髎，在目外去眦五分，手太阳、手足少阳之会。刺入三分，灸三壮。

承泣，一名鼷穴，一名面髎，在目下七分，直目瞳子，阳跷、任脉、足阳明之会。刺入三分，不可灸。

四白，在目下一寸，向頄骨颧空，足阳明脉气所发。刺入三分，灸七壮。（《气府论》注云：刺入四分，不可灸。）

颧髎，一名兑骨，在面頄骨下廉陷者中，手少阳、太阳之会。刺入三分。

素髎，一名面王，在鼻柱上端，督脉气所发。刺入三分，禁灸。

迎香，一名冲阳，在禾髎上，鼻下孔旁，手、足阳明之会。刺入三分。

巨髎，在侠鼻孔傍八分，直瞳子，跷脉、足阳明之会。刺入三分。

禾髎，在直鼻孔下，侠溪水沟傍五分，手阳明脉气所发。刺入三分。

水沟，在鼻柱下人中，督脉、手足阳明之会。直唇取之。刺入三分，留七呼，灸三壮。

兑骨，在唇上端，手阳明脉气所发。刺入三分，留六呼，灸三壮。

龈交，在唇内齿上龈缝中。刺入三分，灸三壮。（《气府论》注云：任、督脉二经之会。）

地仓，一名会维，侠口傍四分，如近下是[4]，跷脉、手足阳明之会。刺入三分。

承浆，一名天池，在颐前下[5]唇之下[6]，足阳明、任脉之会。开口取之。刺入三分，留六呼，灸三壮。（《气穴论》注云：作五呼。）

颊车，在耳下曲颊端[7]陷者中，开口有孔[8]，足阳明脉气所发。刺入三分，灸三壮。

大迎，一名髓孔，在曲颔前[9]一寸三分骨陷者中，动脉[10]，足太阳脉气所发。刺入三分，留七呼，灸三壮。

【注释】

[1] 直瞳子：目正视时，正与瞳子相垂直。

[2] 巨窌：《外台》卷三十九、《铜人》卷三作"目髎"。

[3] 灸之不幸，令人目小及盲：正统本无。

[4] 如近下是：《铜人》卷三、《圣济总录》均作"外如近下，有脉微微动"。

[5] 下：原无，据《千金》卷二十九、《外台》卷三十、《资生经》引《明堂》补。

[6] 下：此后《铜人》卷三、《圣济总录》《资生经》均有"宛宛中"三字。

[7] 曲颊端：即下颌曲角之端。

[8] 开口有孔：指穴位处开口时即稍有凹陷。

[9] 曲颔前：即曲颊前。

[10] 动脉：指此穴处的面动脉。

【语译】悬颅，在鬓发中，当头维与曲鬓连线之中点取穴，是足少阳经经气输注的部位。毫针向后沿皮刺入三分，留针约呼吸七次的时间，艾炷灸三壮。

颔厌，在鬓角上发际，当头维穴与曲鬓连线的上1/4与3/4的交点处，当头维与悬颅的中间，入发际处取穴。该穴是手少阳、足阳明经的交会穴。毫针向后沿皮刺入七分，留针约呼吸七次的时间，艾炷灸三壮。

悬厘，在鬓角下发际，当悬颅与曲鬓之中点取穴，是手足少阳、阳明经的交会穴。毫针向后沿皮刺入三分，留针约呼吸七次的时间，艾炷灸三壮。

阳白，在前额眉毛中点上一寸，约当前发际与眉毛之间中1/3与下1/3连接点处，正视时，直对瞳孔处取穴。该穴是足少阳经与阳维脉的交会穴。毫针向后沿皮刺入三分，艾炷灸三壮。

攒竹，又叫员在、始光、夜光，亦叫明光，在眉毛的内侧端，眶上切迹处取穴，是足太阳经气输注的部位。毫针向外或向下沿皮刺入三分，留针约呼吸七次的时间，艾炷灸三壮。

丝竹空，一名目髎，在眉毛外端的凹陷中，是足少阳经气输注的部位。毫针向眉头或向后沿皮刺入三分，留针约呼吸三

次的时间。不宜用灸法，妄灸会造成瞳孔缩小或视力障碍。

睛明，又叫泪孔，在目内眦旁开0.1寸，是手足太阳经、足阳明经的交会穴。毫针直刺六分，留针约呼吸六次的时间，艾炷灸三壮。

瞳子髎，在目外眦旁开五分，眶骨外缘凹陷中，是手太阳经与手足少阳经的交会穴。毫针向后沿皮刺入三分，艾炷灸三壮。

承泣，又叫鼷穴，又叫面髎，在瞳孔直下七分眶下缘处，正视时直对瞳孔取穴，是阳跷脉与任脉、足阳明经的交会穴。毫针沿眶下缘直刺三分，不提插，不捻转。不能用灸法。

四白，在瞳孔直下一寸，正当眶下孔凹陷中，是足阳明经气输注的部位。毫针直刺三分，不可太深，恐伤血络。艾炷灸七壮。

颧髎，又叫兑骨，在目外眦直下，正当颧骨下缘凹陷中，是手少阳经与足太阳经的交会穴。毫针刺入三分。

素髎，又叫面王，在鼻尖中央取穴，是督脉经气输注的部位。毫针向上斜刺或直刺三分，禁用灸法。

迎香，又叫冲阳，在禾髎穴上方，鼻翼外缘的中点，平齐鼻唇沟取穴，是手阳明经与足阳明经的交会穴。毫针斜刺三分。

巨髎，与鼻翼下缘平齐，在鼻唇沟旁八分处，瞳孔的直下方，是跷脉与足阳明经的交会穴。毫针直刺三分。

禾髎，在鼻孔直下平水沟处，水沟穴旁开五分，是手阳明经经气输注的部位。毫针直刺三分。

水沟，在鼻尖直下入中沟的上1/3与中

1/3 交界处取穴，是督脉与手足阳明经的交会穴。直对上唇尖端取穴。毫针直刺三分，留针约呼吸七次的时间，艾炷灸三壮。

兑端，在上唇尖端，当人中沟与口唇连接处取穴，是手阳明经气输注的部位。毫针斜刺三分，留针约呼吸六次的时间，艾炷灸三壮。

龈交，在上唇内与上齿龈之间，上唇系带中取穴。毫针向上斜刺三分，灸三壮。

地仓，又叫会维，在口角旁四分，微下动脉应手取穴，是跷脉与手阳明、足阳明经交会穴。毫针斜向颊车方向刺入三分。

承浆，又叫天池，在颏唇沟正中的凹陷中取穴，是足阳明经与任脉的交会穴。张口取穴。毫针斜刺三分，留针呼吸六次的时间，艾炷灸三壮。

颊车，在耳廓下方下颌角的前上方一横指咬肌附着处凹陷中，上下齿咬紧时咬肌隆起的部位，张口呈凹陷，是足阳明经经气输注的部位。毫针直刺或斜刺三分，艾炷灸三壮。

大迎穴，又叫髓孔，在下颌角前一寸三分凹陷处，咬肌附着的前缘，闭合鼓气时出现一凹陷的下端取穴，可摸见动脉跳动，是足太阳经经气输注的部位。毫针直刺三分，留针呼吸七次的时间，艾炷灸三壮。

耳前后凡二十穴第十一

【原文】上关，一名客主人，在耳前上廉起骨[1]端，开口有孔，手少阳、足阳明之会。刺入三分，留七呼，灸三壮，刺太深，令人耳无闻。(《气府论》注云：手足太阳、少阳、足阳明三脉之会。《气穴》《刺》注与《甲乙经》同。)

下关，在客主人下，耳前动脉下空下廉，合口有孔，张口即闭，足阳明、少阳之会。刺入三分，留七呼，灸三壮。耳中有干擿[2]抵[3]，不可灸。(擿抵，一作适之，不可灸，一作针，久留针。)

耳门，在耳前起肉[4]当耳缺[5]者。刺入三分，留三呼，灸三壮。

禾髎，在耳前兑发下横动脉[6]，手足少阳、手太阳之会。刺入三分，灸三壮。(《气府论》注云：手、足少阳二脉之会。)

听会，在耳前陷者中，张口得之，动脉[7]应手，少阳脉气所发。刺入四分，灸三壮。(《缪刺》注云：正当手阳明脉之分。)

听宫，在耳中珠子大[8]，明如赤小豆，手足少阳、手太阳之会。刺入三分，灸三壮。(《气穴》注云：刺入一分。)

角孙，在耳廓中间，开口有孔，手足少阳、手阳明之会。刺入三分，灸三壮。(《气府论》注云：在耳上廓表之间，发际之下，手太阳、手足少阳三脉之会。)

瘈脉，一名资脉，在耳本[9]后鸡足青络脉[10]。刺出血，如豆汁，刺入一分，灸三壮。

颅息，在耳后间青脉[11]，足少阳脉气所发。刺入一分，出血多则杀人，灸三壮。

翳风，在耳后陷者中，按之引耳中，手、足少阳之会。刺入四分，灸三壮。

【注释】

[1] 耳前上廉起骨：指颧骨弓上缘。

[2] 撷：原作"糒"，据《素问·气穴论》新校正引本条及本书卷十二改。

[3] 干撷抵：指"耵聍"。

[4] 耳前起肉：即耳珠，亦即今之所谓耳屏。

[5] 耳缺：即耳珠之上缺口处，亦即今之所谓屏上切迹。

[6] 兑发下横动脉：即鬓发后下缘颞浅动脉横过处。

[7] 动脉：指颞浅动脉。

[8] 大：原作后有"明"，据明抄本、正统本删。

[9] 耳本：即耳根。

[10] 鸡足青络脉：《针灸经穴图考》引《新考正》曰："谓耳后之青色络脉，形如鸡爪也。"

[11] 青脉：原作"青络脉"，据《外台》《医心方》《千金》删"络"字。

【语译】

上关，又叫客主人，在耳前颧骨弓的上缘，当下关穴直上方凹陷中，张口凹陷处取穴，是手少阳、足阳明经的交会穴。毫针直刺三分，留针约呼吸七次的时间，艾炷灸三壮。直刺过深，则耳不能听。

下关，在上关穴直下，耳廓前颧骨弓下缘凹陷中，当下颌骨髁状突的前方，闭口有孔，张口即合，是足阳明、足少阳经之会。毫针刺入三分，留针呼吸七次的时间，艾炷灸三壮，耳内有干耵聍的不能用灸法。

耳门，在耳屏上切迹之前方，当下颌骨髁状突的后缘上方凹陷中。毫针直刺三分，留针呼吸三次的时间，艾炷灸三壮。

禾髎，在耳门的前上方，平耳廓根前，鬓发后缘，当颞浅动脉后方取穴，是手少阳、足少阳、手太阳经的交会穴。毫针直刺入三分，艾炷灸三壮。

听会，在耳屏间切迹前方凹陷中，（当听宫直下，下颌骨髁状突后缘），张口取穴，可摸到颞浅动脉跳动，是足少阳经经气输注的部位。毫针直刺四分，艾炷灸三壮。

听宫，在耳屏中点与下颌骨髁状突之间，张口呈凹陷处取穴，是足少阳、手少阳、手太阳经的交会穴。毫针直刺三分，艾炷灸三壮。

角孙，平耳尖正中，当颞颥部发际处取穴，张口微有孔，是手少阳、足少阳、手阳明经的交会穴。毫针向后斜刺三分，艾炷灸三壮。

瘛脉，又叫资脉，在耳根后之青色络脉处，当翳风与角孙穴沿耳翼连线的中1/3与下1/3交界处。点刺出血如豆许大，或直刺一分，灸三壮。

颅息，在耳后，当翳风与角孙沿耳翼连线的上1/3折点处取穴，是足少阳经经气输注的部位。毫针直刺一分，若出血过多则伤人。艾炷灸三壮。

翳风，在耳后，下颌骨与乳突之间凹陷中，用手按之牵引耳中痛，是手少阳经与足少阳经的交会穴。毫针直刺四分，艾炷灸三壮。

颈凡十七穴第十二

【原文】廉泉，一名本池，在颔下结喉[1]上，舌本下，阴维、任脉之会。刺入二分，留三呼，灸三壮。（《气府论》注云：刺入三分。）

人迎，一名天五会，在颈大脉动应手，侠结喉，以候五脏气[2]，足阳明脉气所发。禁不可灸，刺入四分，过深不幸杀人。（《素问·阴阳类论》注云：人迎在结喉旁一寸五分，动脉应手。）

天窗，一名窗笼，在曲颊下，扶突后，动脉应手陷者中，手太阳脉气所发。刺入六分，灸三壮。

天牖，在颈筋间，缺盆上，天容后，天柱前，完骨后，发际上，手少阳脉气所发。刺入一分，灸三壮。

天容，在耳下[3]曲颊后，手太阳[4]脉气所发。刺入一寸，灸三壮。

水突，一名水门。在颈大筋前[5]，直人迎下，气舍上，足阳明脉气所发。刺入一寸，灸三壮。

气舍，在颈直人迎下[6]，侠天突陷者中，足阳明脉气所发。刺入三分，灸五壮。

扶突，在人迎后一寸五分，手阳明脉气所发。刺入三分，灸三壮。（《针经》云：在气舍后一寸五分。）

天鼎，在缺盆上，直扶突，气舍后一寸五分，手阳明脉气所发。刺入四分，灸三壮。（《气府论》注云：在气舍后半寸。）

【注释】

[1] 结喉：即喉头结节。

[2] 以候五脏气：《针灸经穴图考》曰："滑氏曰：古以挟喉两旁为气口人迎，以候五脏气。"

[3] 下：原无，据《千金》卷二十九、《医心方》《外台》补。

[4] 手太阳：原作"手少阳"，据正统本、《外台》《铜人》改。

[5] 颈大筋前：指胸锁乳突肌前缘。

[6] 下：据《外台》《医心方》应删。

【语译】廉泉，又叫本池，在颏下结喉上方，当舌骨下缘的凹陷中，是阴维脉与任脉的交会穴。毫针直刺二分，留针约呼吸三次的时间，艾炷灸三壮。

人迎，又叫天五会，正当颈总动脉搏动处，按之应手，在平结喉旁颈动脉处当胸锁乳突肌前缘取穴，以应五脏，是足阳明脉气输注的部位。禁用灸法，毫针避开动脉直刺四分，若针刺过深则伤害人。

天窗，又叫窗笼，在下颌骨下方胸锁乳突肌的后缘，扶突穴后方动脉跳动的凹陷中，是手太阳经气输注的部位。毫针直刺六分，艾炷灸三壮。

天牖，在乳突后下部与胸锁乳突肌的凹陷中，缺盆上方，前与天容穴、后与天柱穴相平，入发际中，是手少阳经气输注的部位。毫针直刺一分，艾炷灸三壮。

天容，在下颌角的后方，胸锁乳突肌前缘的凹陷中，是手太阳经气输注的部位。毫针直刺一分，艾炷灸三壮。

水突，又叫水门，在胸锁乳突肌前缘，正当人迎穴与气舍穴的中间，是足阳明经经气输注的部位。毫针直刺一寸，艾炷灸三壮。

气舍，在人迎穴直下方，天突穴的凹陷旁，即锁骨内侧端的上缘，在胸锁乳突肌的胸骨头与锁骨头之间凹陷中，是足阳明经经气输注的部位。毫针直刺三分，艾炷灸五壮。

扶突，人迎穴后一寸五分，在颈部侧面，结喉旁开三寸，约当胸锁乳突肌的胸骨头与锁骨头之间取穴，是手阳明经气输注的部位。毫针刺入三分，艾炷灸三壮。

天鼎，在缺盆上，扶突穴直下，气舍穴后一寸五分，胸锁乳突肌后缘，是手阳明经气输注的部位。毫针直刺四分，艾炷灸三壮。

肩凡二十八穴第十三

【原文】肩井，在肩上陷者中，缺盆上大骨[1]前，手少阳[2]、阳维之会。刺入五分，灸三壮。（《气府论》注云：灸三壮。）

肩贞，在肩曲胛下[3]，两骨解[4]间，肩髃[5]后陷者中，手太阳脉气所发。刺入八分，灸三壮。

巨骨，在肩端上行两叉骨[6]间陷者中，手阳明、跷脉之会。刺入一寸五分，灸五壮。（《气府论》注云：灸三壮。）

天髎，在肩缺盆中，毖骨[7]之间陷者中，手少阳、阳维脉之会。刺入八分，灸三壮。

肩髃，在肩端两骨间[8]，手阳明、跷脉之会。刺入六分，留六呼，灸三壮。

肩髎，在肩端臑上，斜举臂取之。刺入七分，灸三壮。（《气府论》注云：手少阳脉气所发。）

臑俞，在肩臑后大骨下胛上廉陷者中，手太阳、阳维、跷脉之会，举臂取之。刺入八分，灸三壮。

秉风，侠天[9]髎在外，肩上小髃[10]，骨后，举臂有空，手阳明、太阳、手足少阳之会。举臂取之。刺入五分，灸五壮。（《气府论》注云：灸三壮。）

天宗，在秉风后大骨下陷者中，手太阳脉气所发。刺入五分，留六呼，灸三壮。

肩外俞，在肩胛上廉，去脊三寸陷者中。刺入六分，灸三壮。

肩中俞，在肩胛内廉，去脊二寸陷者中。刺入三分，留七呼，灸三壮。

曲垣，在肩中央曲胛陷者中，按之动脉应手。刺入八[11]九分，灸十壮。

缺盆，一名天盖，在肩上横骨[12]陷者中。刺入三分，留七呼，灸三壮。刺太深，令人逆息[13]。（《骨空论》注云：手阳明脉气所发。《气府论》注云：足阳明脉气所发。）

臑会，一名臑髎，在臂前廉，去肩头三寸，手阳明之络[14]。刺入五分，灸五壮。（《气府论》注云：手阳明、手少阳结脉之会。）

【注释】

[1] 大骨：指肩胛棘。

[2] 手少阳：正统本作"手足少阳"。

[3] 肩曲胛下：指肩胛骨外缘弯曲处下方。

[4] 两骨解：指肩关节。

[5] 肩髃：指肩髃骨后。

[6] 叉骨：《针灸经穴概要》引《和汉三才图会》曰："盖肩前骨与背大骨会入于肩端处，名叉骨。"

[7] 髎骨：《经穴纂要》曰："即肩井后突骨是也。"

[8] 肩端两骨间：指肩峰处肩胛骨与肱骨大结节之间。

[9] 天：原作"人"，据正统本、《千金》卷二十九、《外台》卷三十九改。

[10] 小髃：《释骨》："小髃，肩前微起者。"

[11] 八：据明抄本、正统本应删。

[12] 横骨：此处指锁骨。

[13] 刺太深，令人逆息：本经卷五第一有"刺缺盆中内陷气泄，令人喘咳逆"。《素问·刺禁论》王注："五脏害肺为之盖，缺盆为之道，肺藏气而主息，又在气为咳，刺缺盆中内陷，则肺气外泄，故令人喘咳逆也。"与本节义同。此穴不可深刺，深则必伤肺气。

[14] 手阳明之络：此穴诸书说法不一，《千金》列入手太阳经，《外台》列入手阳明经，《铜人》《圣济总录》列入手少阳经。《针灸聚英》《针灸大成》均曰："手少阳、阳维脉之会。"现列入手少阳。

【语译】肩井，在肩上凹陷中，位于缺盆上方肩胛棘之前，即大椎穴与肩峰连线的中点，是手少阳、足少阳、阳维脉的交会穴。毫针直刺五分，艾炷灸三壮。

肩贞，在肩胛骨外缘弯曲处下方，即肩关节的后下方凹陷中，当上臂内收时，在腋后纹头上一寸处取穴，是手太阳经经气输注的部位。毫针直刺入八分，艾炷灸三壮。

巨骨，在肩髃上，肩胛上肩峰起始部上缘与锁骨外端上缘之间凹陷中取穴，是手阳明经与跷脉的交会穴。毫针刺入一寸五分，艾炷灸五壮。

天髎，在肩胛冈上窝中，当肩井与曲垣穴连线的中点取穴，是手少阳、阳维脉的交会穴。毫针直刺八分，艾炷灸三壮。

肩髃，在肩峰前下方，当肩峰与肱骨大结节之间取穴，是手阳明、跷脉的交会穴。毫针直刺六分，留针呼吸六次的时间，艾炷灸三壮。

肩髎，在肩峰的后下际，上臂外展，当肩髃后寸许的凹陷中，是手足太阳经、阳维脉、跷脉的交会穴。举臂取穴。毫针直刺入七分，艾炷灸三壮。

臑俞，在肩部，当腋后纹头直上，肩胛冈下缘凹陷中，是手太阳、阳维脉、跷脉的交会穴。举臂取穴。毫针直刺入八分，艾炷灸三壮。

秉风，在肩胛冈上窝，当天宗直上，举臂有凹陷处取之，是手阳明、手太阳、手少阳、足少阳经的交会穴。举臂取穴。毫针直刺五分，艾炷灸五壮。

天宗，在肩胛冈下窝的凹陷中，与第四胸椎相平，是手太阳经气输注的部位。毫针直刺五分，留针约呼吸六次的时间，艾炷灸三壮。

肩外俞，当肩胛骨内侧上方，在第一胸椎棘突下陶道穴旁开三寸处取穴。毫针斜刺六分，艾炷灸三壮。

肩中俞，当肩胛骨内侧，在第七颈椎棘突下大椎穴旁开二寸取穴。毫针斜刺三分，留针呼吸七次的时间，艾炷灸三壮。

曲垣，在肩胛冈上窝之内，约当天髎穴直下取穴，用手按压可感到动脉跳动。毫针刺入九分，艾炷灸十壮。

缺盆，又叫天盖，在肩上乳中直线直上锁骨上窝中央。毫针直刺三分，留针呼吸七次的时间，艾炷灸三壮。若直刺太深，必刺伤肺脏造成气胸，使人出现咳喘的病症。

臑会，又叫臑髎，在肩髎与尺骨鹰嘴的连线上，肩髎下三寸，当三角肌后缘取穴，是手少阳、手阳明、阳维脉的交会穴。毫针直刺五分，艾炷灸五壮。

胸自天突循任脉下行至中庭凡七穴第十四

【原文】天突，一名玉户，在颈结喉下二寸（《气府论》注云：五寸）中央宛宛中，阴维、任脉之会。低头取之。刺入一寸，留七呼，灸三壮。（《气府论》注云：灸五壮。）

璇玑，在天突下一寸中央陷者中，任脉气所发。仰头取之。刺入三分，灸五壮。

华盖，在璇玑下一寸陷者中，任脉气所发。仰头取之。刺入三分，灸五壮。

紫宫，在华盖下一寸六分陷者中，任脉气所发。仰头取之。刺入三分，灸五壮。

玉堂，一名玉英，在紫宫下一寸六分陷者中，任脉气所发。仰头取之。刺入三分，灸五壮。

膻中，一名元儿，在玉堂下一寸六分陷者中，任脉气所发。仰而取之。刺入三分，灸五壮。

中庭，在膻中下一寸六分陷者中，任脉气所发。仰而取之。刺入三分，灸五壮。

【语译】天突，又名玉户，在颈部结喉下二寸，胸骨上窝正中凹陷中，是阴维脉与任脉的交会穴。正坐仰头取穴。毫针先直刺2~3分，然后沿胸骨柄后缘，气管前缘缓慢刺入一寸，留针呼吸七次的时间，艾炷灸三壮。

璇玑，在天突穴与华盖穴之间，胸骨正中线上平第一肋上缘的凹陷中，是任脉经气输注的部位。正坐仰头取穴。毫针向下沿皮刺入三分，艾炷灸五壮。

华盖，在璇玑穴下一寸的凹陷中，胸骨正中线上平第一肋间隙，是任脉经气输注的部位。正坐仰头取穴。毫针向下沿皮刺入三分，艾炷灸五壮。

紫宫，在华盖穴直下一寸六分的凹陷中，胸骨正中线上平第二肋间隙，是任脉经气所输注的部位。正坐仰头取穴。毫针向下沿皮刺入三分，艾炷灸五壮。

玉堂，又叫玉英，在紫宫穴直下一寸六分的凹陷中，是任脉经气输注的部位。仰头取穴。毫针向下沿皮刺入三分，艾炷灸五壮。

膻中，又叫元儿，在玉堂穴下一寸六分的凹陷中，胸骨正中线上平第四肋间隙，两乳之间取穴，是任脉经气输注的部位。仰卧或仰靠坐位取穴。毫针向下沿皮刺入三分，艾炷灸五壮。

中庭，在膻中穴下一寸六分的凹陷中，

平第五肋间隙，是任脉经气输注的部位。仰卧或仰靠坐位取穴。毫针向下沿皮刺入三分，艾炷灸五壮。

胸自输府侠任脉两傍各二寸下行至步廊凡十二穴第十五

【原文】输府，在巨骨[1]下，去璇玑傍各二寸陷者中，足少阴脉气所发。仰而取之。刺入四分，灸五壮。

或中，在输府下一寸六分陷者中，足少阴脉气所发。仰而取之。刺入四分，灸五壮。

神藏，在或中下一寸六分陷者中，足少阴脉气所发。仰而取之。刺入四分，灸五壮。

灵墟，在神藏下一寸六分陷者中，足少阴脉气所发。仰而取之。刺入四分，灸五壮。

神封，在灵墟下一寸六分陷者中，足少阴脉气所发。仰而取之。刺入四分，灸五壮。

步廊，在神封下一寸六分陷者中，足少阴脉气所发。仰而取之。刺入四分，灸五壮。

【注释】

[1] 巨骨：此指锁骨。

【语译】俞府，在胸部，当锁骨下缘，璇玑穴两旁各二寸的凹陷中，为足少阴经经气输注的部位。仰卧取穴。毫针斜刺或平刺四分，艾炷灸五壮。

或中，在俞府穴下一寸六分的凹陷中，即第一肋间隙，任脉旁开二寸，是足少阴经经气输注的部位。仰卧取穴。毫针斜刺或平刺四分，艾炷灸五壮。

神藏，在或中穴下一寸六分的凹陷中，即平第二肋间隙，任脉旁开二寸，是足少阴经经气输注的部位。仰卧取穴。毫针斜刺或平刺四分，艾炷灸五壮。

灵墟，在神藏穴下一寸六分的凹陷中，在第三肋间隙中，任脉旁开二寸，是足少阴经经气输注的部位。仰卧取穴。毫针斜刺或平刺四分，艾炷灸五壮。

神封，在灵墟穴下一寸六分的凹陷中，在第四肋间隙中，膻中旁开二寸，是足少阴经经气输注的部位。仰卧取穴。毫针斜刺或平刺四分，艾炷灸五壮。

步廊，在神封穴下一寸六分的凹陷中，即第五肋间隙中，任脉旁开二寸，是足少阴经经气输注的部位。仰卧取穴。毫针斜刺或平刺四分，艾炷灸五壮。

胸自气户侠输府两傍各二寸下行至乳根凡十二穴第十六

【原文】气户，在巨骨下，输府两傍各二寸陷者中，足阳明脉气所发。仰而取之。刺入四分，灸五壮。（《气府论》注云：去膺窗上四寸八分，灸三壮。）

库房，在气户下一寸六分陷者中，足阳明脉气所发。仰而取之。刺入四分，灸五壮。（《气府论》注云：灸三壮。）

屋翳，在库房下一寸六分。刺入四分，灸五壮。（《气府论》注云：在气户下三寸二分，灸三壮。）

膺窗，在屋翳下一寸六分。刺入四分，灸五壮。（《气府论》注云：在胸两傍侠中行各四寸，巨骨下四寸八分陷者中，足阳明脉气所发，仰而取之。）

乳中，禁不可刺灸，灸刺之，不幸生蚀疮，疮中有脓血清汁者可治，病中有息肉若蚀疮者死。

乳根，在乳下一寸六分陷者中，足阳明脉气所发。仰而取之。刺入四分，灸五壮。（《气府论》注云：灸三壮。）

【语译】气户，在乳中线上锁骨中点的下方，即俞府穴两旁各二寸的凹陷中，第一肋上缘取穴，是足阳明经经气输注的部位。仰卧或仰靠坐位取穴。毫针斜刺四分，艾炷灸五壮。

库房，在气户穴下一寸六分的凹陷中，第一肋间隙取穴，是足阳明经经气输注的部位。仰卧取穴。毫针斜刺四分，艾炷灸五壮。

屋翳，在库房穴下一寸六分的凹陷中，乳中线上第二肋间隙取穴。毫针向内斜刺四分，艾炷灸五壮。

膺窗，在屋翳穴下一寸六分的凹陷中，乳中线上平第三肋间隙中。毫针直刺或向内斜刺四分，艾炷灸五壮。

乳中，在乳头正中央。此穴不针不灸，只作为胸腹部取穴的标志。若妄用针刺艾灸，就会发生"蚀疮"，疮中有脓血清汁的则可治愈，疮内有息肉像蚀疮腐烂的是不治的死证。

乳根，在乳中穴下一寸六分的凹陷中，即乳根部，第五肋间隙，距前正中线四寸，是足阳明经气输注的部位。仰卧取穴。毫针斜刺四分，艾炷灸五壮。

胸自云门侠气户两傍各二寸下行至食窦凡十二穴第十七

【原文】云门，在巨骨下，气户两傍各二寸陷者中，动脉[1]应手，手太阴脉气所发。举臂取之。刺入七分，灸五壮，刺太深令人逆息。（《气府论》注云：在巨骨下，任脉两傍各六寸。《刺热穴论》注云：手太阳脉气所发。）

中府，肺之募[2]也。一名膺中俞，在云门下一寸，乳上三肋间陷者中[3]，动脉[4]应手，仰而取之，手、足太阴之会。刺入三分，留五呼，灸五壮。

周荣，在中府下一寸六分陷者中，足太阴脉气所发。仰而取之。刺入四分，灸五壮。

胸乡，在周荣下一寸六分陷者中，足太阴脉气所发。仰而取之。刺入四分，灸五壮。

天溪，在胸乡下一寸六分陷者中，足太阴脉气所发。仰而取之。刺入四分，灸五壮。

食窦，在天溪下一寸六分陷者中，足太阴脉气所发。仰而取之。刺入四分，灸五壮。

【注释】

[1] 动脉：此穴深部分布有胸肩峰动脉

分支。

[2] 募：《针灸大成》曰："募犹结募也，言经气聚此。"《类经图翼》曰："募音暮，举痛论作膜，盖以肉间膜系，为脏气结聚之所，故曰募。"

[3] 乳上三肋间陷者中：《针灸经穴图考》云："按人乳在第四肋之下，云乳上三肋间，系由乳上数至三肋。即由上往下数之，第一肋下际，外端内软肉之间是穴。"

[4] 动脉：该动脉指胸肩处动脉。

【语译】 云门，在锁骨外端下方，当肩胛骨喙突内方，即气户穴两旁各两寸的凹陷中，距任脉旁开六寸。用手按压可感觉到动脉跳动。该穴是手太阴经气输注的部位，举臂取穴。毫针向外斜刺七分，艾炷灸五壮。若毫针直刺太深，会刺伤肺脏引起气胸，出现咳喘。

中府，肺脏的募穴，又叫膺中俞，在云门穴下一寸，胸前臂外上方，第一肋间隙凹陷中，用手可摸到动脉跳动，距任脉六寸。仰卧取穴。该穴是手太阴与足太阴

的交会穴。毫针向外斜刺入三分，留针呼吸五次的时间，艾炷灸五壮。

周荣，在中府下一寸六分的凹陷中，即当第二肋间隙取穴，距任脉六寸，是足太阴经经气输注的部位。仰卧取穴。毫针斜刺或平刺四分，艾炷灸五壮。

胸乡，在周荣穴下一寸六分的凹陷中，即当第三肋间隙中，距任脉六寸，是足太阴经经气输注的部位。仰卧取穴。毫针斜刺四分，艾炷灸五壮。

天溪，在胸乡穴下一寸六分的凹陷中，即乳头外旁开二寸，当第四肋间隙，距任脉六寸取穴，是足太阴经经气输注的部位。仰卧取穴。毫针斜刺或平刺四分，艾炷灸五壮。

食窦，在天溪穴下一寸六分的凹陷中，当第五肋间隙，距任脉六寸，是足太阴经经气输注的部位。仰卧取穴。毫针斜刺四分，艾炷灸五壮。

胸胁下凡八穴第十八

【原文】 渊腋，在腋下三寸宛宛中。举臂取之。刺入三分，不可灸，灸之不幸，生肿蚀马刀伤[1]，内溃者死，寒热生马疡可治。（《气穴论》注云：足少阳脉气所发。）

大包，在渊腋下三寸，脾之大络，布胸胁中，出九肋间，及季胁端，别络诸阴者[2]。刺入三分，灸三壮。

辄筋，在腋下三寸，复前行一寸[3]，著胁[4]，足少阳脉气所发。刺入六分，灸三壮。

天池，一名天会，在乳后一寸

（《气府论》注云：二寸），腋下三寸，著胁，直腋撅肋间[5]，手厥阴、足少阳脉之会（一作手心主、足少阳脉之会）。刺入七分，灸三壮。（《气府论》注云：刺入三分。）

【注释】

[1] 马刀伤：《外台》卷三十九、《铜人》卷四、《圣济总录》《资生经》第一均作"马疡"。

[2] 别络诸阴者：《针灸大成》曰："脾之大络，总统阴阳诸络，由脾灌溉五脏。"

[3] 腋下三寸，复前行一寸：指腋下三寸，当渊腋穴，再向前一寸处是穴。

[4] 著胁：指附着胁肋。

[5] 直腋撅肋间：《医学金鉴》曰："直腋下行三寸，胁之撅起肋骨间，是其穴也。"《释骨》曰："胁骨之短在下者，曰撅肋间。"

【语译】 渊腋，在腋下三寸的凹陷中，即当腋中线上第四肋间隙。举臂取穴。毫针斜刺三分，不能灸。灸则发生肿蚀马刀疡疮，若肿蚀马刀疮内溃，则是不可治的死证，发生马疡而现寒热的则可以治愈。

大包，在渊腋穴下三寸，即腋中线上第六肋间隙中取穴。侧卧举臂取穴。该穴是脾经的大络，分散在胸胁，出第九肋间及季肋端，总统阴阳诸络，由脾灌溉五脏。毫针斜刺三分，艾炷灸三壮。

辄筋，在渊腋前一寸，当第四肋间隙，附着胁肋，侧卧取穴。该穴是足少阳经气输注的部位。毫针斜刺六分，艾炷灸三壮。

天池，又叫天会，在第四肋间隙中，乳头外侧一寸，侧卧取穴，即腋窝正中直下三寸的胁肋处平第四肋间隙的部位。该穴是手厥阴经与足少阳经的交会穴。毫针斜刺七分，艾炷灸三壮。

腹自鸠尾循任脉下行至会阴凡十五穴第十九

【原文】 鸠尾，一名尾翳，一名𩨭骬，在臆[1]前敝骨[2]下五分，任脉之别。不可灸刺[3]。（鸠尾盖心上，人无蔽骨者，当从上歧骨度下行一寸半。《气府论》注云：一寸为鸠尾处，若不为鸠尾处，则针巨阙者中心。人有鸠尾短者，少饶今强一寸。）

巨阙，心募也，在鸠尾下一寸，任脉气所发。刺入六分，留七呼，灸五壮。（《气府论》注云：刺入一寸六分。）

上脘，在巨阙下一寸五分，去蔽骨三寸，任脉、足阳明、手太阳[4]之会。刺入八分，灸五壮。

中脘，一名太仓，胃募也，在上脘下一寸，居心蔽骨与脐之中，手太阳、少阳、足阳明所生，任脉之会[5]。刺入一寸二分，灸七壮。（《九卷》云：𩨭骬至脐八寸，太仓居其中，为脐上四寸。吕广撰《募输经》云：太仓在脐上三寸，非也。）

建里，在中脘下一寸。刺入五分，留十呼，灸五壮。（《气府论》注云：刺入六分，留七呼。）

下脘，在建里下一寸，足太阴、任脉之会。刺入一寸，灸五壮。

脐中，禁不可刺，刺之令人恶疡遗矢者，死不治。

水分，在下脘下一寸，脐上一寸，任脉气所发。刺入一寸，灸五壮。

阴交，一名少关，一名横户，在脐下一寸，任脉、气冲之会。刺入八分，灸五壮。

气海，一名脖胦，一名下盲[6]，在脐下一寸五分，任脉气所发。刺入一寸三分，灸五壮。

石门，三焦募也，一名利机，一名精露，一名丹田，一名命门。在脐下二寸，任脉气所发。刺入五分，留十呼，灸三壮。女子禁不可刺，灸中央，不幸令人绝子。（《气府论》注云：刺入六分，留七呼，灸五壮。）

关元，小肠募也，一名次门，在脐下三寸，足三阴、任脉之会。刺入二寸，留七呼，灸七壮。（《气府论》注云：刺入一寸二分。）

中极，膀胱募也，一名气原，一名玉泉，在脐下四寸，足三阴、任脉之会。刺入二寸，留七呼，灸三壮。（《气府论》注云：刺入一寸二分。）

曲骨，在横骨上中极下一寸，毛际陷者中[7]，动脉[8]应手，任脉、足厥阴之会。刺入一寸五分，留七呼，灸三壮。（《气府论》注云：自鸠尾至曲骨十四穴，并任脉气所发。）

会阴，一名屏翳，在大便前、小便后[9]两阴之间，任脉别络，侠督脉、冲脉之会。刺入二寸，留三呼，灸三壮。（《气府论》注云：留七呼。）

【注释】

[1] 臆（yì）：即胸。《广雅·释亲》曰："胸也。"《医宗金鉴》曰："胸骨，一名臆骨。"

[2] 散骨：散通蔽，诸书均作"蔽"。蔽骨，《释骨》曰："蔽心者，曰髑骭，曰鸠尾，曰心蔽骨，曰臆骨。"

[3] 不可灸刺：《外台》卷三十九引甄权曰："宜针不宜灸。"《铜人》卷四曰："不可灸，灸即令人毕世少心力，此穴大难针，大好手方可此穴下针，不然取气多不幸令人夭，针入三分，留三呼，泻五吸，肥人可倍之。"《圣济总录》《资生经》同，惟文少异。此穴现不禁针灸，惟针时不宜过深，以免伤及内脏。

[4] 手太阳：正统本作"手太阴"。

[5] 任脉之会：《素问》之《气穴论》及《气府论》王注均作"任脉气所发"。

[6] 下肓：《灵枢》卷一云："肓之原，出于脖胦。"此所谓"下肓"者，取义于此。

[7] 毛际陷者中：指耻骨部阴毛处凹陷中。

[8] 动脉：指腹壁下动脉。

[9] 大便前、小便后：此指肛门前阴囊（女子指阴唇后联合）后。

【语译】鸠尾，又叫尾翳，又叫髑骭，在胸剑结合部下五分，当脐上七寸，仰卧取穴。该穴是任脉的络穴。不可妄用针刺艾灸。

巨阙，是心的募穴，在鸠尾穴下一寸，前正中线上，当脐中上六寸，仰卧取穴。该穴是任脉经气输注的部位。毫针直刺六分，留针呼吸七次的时间，艾炷灸五壮。

上脘，在巨阙穴下一寸五分，距胸剑结合部下三寸，前正中线上，当脐中上五寸，是任脉、足阳明经、手太阴经的交会穴。毫针直刺八分，艾炷灸五壮。

中脘，又叫太仓，是胃的募穴，在上脘穴下一寸，在胸剑结合部与肚脐正中连线的中间。该穴是手太阳与手少阳、足阳明经的交会穴，是任脉经气输注的部位。毫针直刺一寸二分，艾炷灸七壮。

建里，在中脘穴下一寸，腹正中线上，仰卧取穴。毫针直刺五分，留针呼吸十次的时间，艾炷灸五壮。

下脘，在建里穴下一寸，腹正中线上，是足太阴经与任脉的交会穴。毫针直刺一寸，艾炷灸五壮。

脐中，即神阙，又叫气舍，在腹中部，肚脐正中。艾炷灸三壮。禁用针刺。妄用针刺可使人脐部发生疮疡溃烂及肠内物遗出的病症，是不可治疗的死证。

水分，在下脘穴下一寸，腹正中线上，肚脐正中上一寸，是任脉经气输注的部位。毫针直刺一寸，艾炷灸五壮。

阴交，又叫少关，也叫横户，在腹正中线上，肚脐正中下一寸，是任脉与冲脉、足少阴经的交会穴。毫针直刺八分，艾炷灸五壮。

气海，也叫脖胦，亦叫下肓，在脐下一寸五分，腹正中线上，是任脉经气输注的部位。毫针直刺入一寸三分，艾炷灸五壮。

石门，又叫利机、精露、丹田、命门，是三焦的募穴。该穴在腹正中线上，肚脐正中下二寸，是任脉经气输注的部位。毫针直刺五分，留针呼吸十次的时间，艾炷灸三壮。女子禁用针刺，宜用艾法。妄用针刺使女子绝育。

关元，又叫次门，是小肠募穴，在腹正中线上，肚脐正中下三寸，是足三阴经与任脉的交会穴。毫针直刺二寸，留针呼

吸七次的时间，艾炷灸七壮。

中极，又叫气原、玉泉，是膀胱的募穴，在下腹部，前正中线上，在脐中下四寸，是足三阴经与任脉的交会穴。毫针直刺二寸，留针呼吸七次的时间，艾炷灸三壮。

曲骨，在耻骨联合上方，中极穴下一寸，耻骨上阴毛部凹陷中，用手可摸到腹壁下动脉搏动。该穴是足厥阴经与任脉的交会穴。毫针直刺一寸五分，留针呼吸七次的时间，艾炷灸三壮。

会阴，又叫屏翳，在肛门前与男子阴囊根部（女子阴唇后联合）前后二阴之间。仰卧屈膝取穴。该穴是任脉别络与督脉、冲脉的交会穴。毫针刺入二寸，留针约呼吸三次的时间，艾炷灸三壮。

腹自幽门侠巨阙两傍各半寸循冲脉下行至横骨凡二十二穴第二十

【原文】幽门，一名上门，在巨阙两傍各五分陷者中，冲脉、足少阴之会。刺入五分，灸五壮。（《气府论》注云：刺入一寸。）

通谷，在幽门下一寸陷者中，冲脉、足少阴之会。刺入五分，灸五壮。（《气府论》注云：刺入一寸。）

阴都，一名食宫，在通谷下一寸，冲脉、足少阴之会。刺入一寸，灸五壮。

石关，在阴都下一寸，冲脉、足少阴之会。刺入一寸，灸五壮。

商曲，在石关下一寸，冲脉、足少阴之会。刺入一寸，灸五壮。

肓俞，在商曲下一寸，直脐傍五

分，冲脉、足少阴之会。刺入一寸，灸五壮。

中注，在肓俞下五分[1]，冲脉、足少阴之会。刺入一寸，灸五壮。

四满，一名髓府，在中注下一寸，冲脉、足少阴之会。刺入一寸，灸五壮。

气穴，一名胞门，一名子户，在四满下一寸，冲脉、足少阴之会。刺入一寸，灸五壮。

大赫，一名阴维，一名阴关，在气穴下一寸，冲脉、足少阴之会。刺入一寸，灸五壮。

横骨，一名下极，在大赫下一寸，冲脉、足少阴之会。刺入一寸，灸

五壮。

【注释】

[1] 五分：《铜人》卷四、《圣济总录》《资生经》第一均作"一寸"。《素问·气府论》曰："侠脐下傍各五分至横骨寸一。"即是脐下两旁各五分至横骨，每距一寸一穴。据此则五分疑有误，当作"一寸"为是。

【语译】幽门，又叫上门，在巨阙穴两旁各五分的凹陷中，在肓俞（与肚脐正中相平）上六寸，仰卧体位取穴。该穴是冲脉与足少阴经的交会穴。毫针直刺五分，艾炷灸五壮。

通谷，在幽门穴下一寸的凹陷中，在上腹部，脐中上五寸，前正中线旁开0.5寸，仰卧取穴。该穴是冲脉与足少阴经的交会穴。毫针直刺五分，艾炷灸五壮。

阴都，又名食宫，在通谷穴下一寸，前正中线旁五分，肓俞穴上四寸的凹陷中。该穴是冲脉与足少阴经的交会穴。毫针刺入一寸，艾炷灸五壮。

石关，在阴都穴下一寸的凹陷中，肓俞穴上三寸，前正中线旁五分，仰卧取穴。该穴是冲脉与足少阴经的交会穴。毫针直刺一寸，艾炷灸五壮。

商曲，在石关穴下一寸，肓俞穴上二寸，前正中线旁五分，是冲脉与足少阴经的交会穴。毫针直刺一寸，艾炷灸五壮。

肓俞，在商曲穴下一寸，肚脐正中旁五分，是冲脉与足少阴经的交会穴。毫针直刺一寸，艾炷灸五壮。

中注，在肓俞穴下一寸，即在中腹部，当脐中下一寸，前正中线旁五分，仰卧取穴。该穴是冲脉与足少阴经的交会穴。毫针直刺一寸，艾炷灸五壮。

四满，又叫髓府，在中注穴下一寸，即脐中下二寸，前正中线旁五分。该穴是冲脉与足少阴经的交会穴。毫针直刺一寸，艾炷灸五壮。

气穴，又叫胞门，也叫子户，在四满穴下一寸，即脐中下三寸，前正中线（关元）旁开五分。仰卧取穴。该穴是冲脉与足少阴经的交会穴。毫针直刺一寸，艾炷灸五壮。

大赫，又叫阴维，也叫阴关，在气穴下一寸，即脐中下四寸，前正中线（中极）旁五分。该穴是冲脉与足少阴经的交会穴。毫针直刺一寸，艾炷灸五壮。

横骨，又叫下极，在大赫穴下一寸，即脐中下五寸，前正中线（曲骨）旁五分。该穴是冲脉与足少阴经的交会穴。毫针直刺一寸，艾炷灸五壮。

腹自不容侠幽门两傍各一寸五分至气冲凡二十三穴第二十一

【原文】不容，在幽门傍各一寸五分，去任脉二寸[1]，直四肋端[2]，相去四寸，足阳明脉气所发。刺入五分，灸五壮。（《气府论》注云：刺入八分。又云：下至太乙各上下相去一寸。）

承满，在不容下一寸，足阳明脉气所发。刺入八分，灸五壮。

梁门，在承满下一寸，足阳明脉气所发。刺入八分，灸五壮。

关门，在梁门下，太乙上，足阳明脉中间穴外延[3]，足阳明脉气所发。刺入八分，灸五壮。

太乙，在关门下一寸，足阳明脉气所发。刺入八分，灸五壮。

滑肉门，在太乙下一寸，足阳明脉气所发。刺入八分，灸五壮。

天枢，大肠募也，一名长溪，一名谷门。去肓俞一寸五分，侠脐两傍各二寸陷者中，足阳明脉气所发。刺入五分，留七呼，灸五壮。（《气府论》注云：在滑肉门下一寸，正当脐。）

外陵，在天枢下[4]，大巨上，足阳明脉气所发。刺入八分，灸五壮。（《气府论》注云：在天枢下一寸。《水穴论》注云：在脐下一寸，两傍去冲脉各一寸五分。）

大巨，一名腋门[5]，在长溪下二寸，足阳明脉气所发。刺入八分，灸五壮。（《气府论》注云：在外陵下一寸。）

水道，在大巨下三寸[6]，足阳明脉气所发。刺入二寸五分[7]，灸五壮。

归来，一名溪穴，在水道下二寸。刺入八分，灸五壮。

气冲，在归来下，鼠鼷[8]上一寸，动脉应手，足阳明脉气所发。刺入三分，留七呼[9]，灸三壮。灸之不幸使人不得息。（《气府论》注云：在腹脐下横骨两端，鼠鼷上一寸。《刺禁论》注云：在腹下侠脐两傍相去四寸，鼠鼷上一寸，动脉应手。《骨空》注云：在毛际两傍，鼠鼷上一寸。）

【注释】

[1] 二寸：原作"三寸"，据《素问·气府论》新校正、《千金》卷二十九、《外台》卷三十九及明抄本改。

[2] 直四肋端：原作"至两肋端"，据明抄本及《千金》《外台》改。

[3] 足阳明脉中间穴外延：《外台》《千金》《铜人》《圣济总录》《资生经》等均无，故当删。

[4] 下：此后《铜人》卷四、《资生经》第一均有"一寸"二字。

[5] 腋门：《医心方》作"液门"。

[6] 三寸：《针灸经穴图考》引《针灸图考》曰："在大巨下一寸，诸书云三寸实误。"今皆作"一寸"。

[7] 二寸五分：正统本作"一寸五分，留七呼"。

[8] 鼠鼷：《针灸经穴图考》曰："鼷，《说文》：小鼠也。横骨尽处，去中行五寸，有肉核名鼠鼷。"

[9] 刺入三分，留七呼：《铜人》卷四、《圣济总录》《资生经》均禁针。

【语译】不容，在幽门穴旁开一寸五分，即脐上六寸，巨阙穴（任脉）旁开二寸，约第四肋间乳中穴直下四寸相平的部位。该穴是足阳明经经气输注的部位。毫针直刺五分，艾炷灸五壮。

承满，在不容穴下一寸，即脐上五寸，任脉（上脘穴）旁开二寸。仰卧取穴。该穴是足阳明经经气输注的部位。毫针直刺八寸，艾炷灸五壮。

梁门，在承满穴下一寸，即脐上四寸，任脉（中脘穴）旁开二寸。仰卧取穴。该穴是足阳明经经气输注的部位。毫针直刺八分，艾炷灸五壮。

关门，在梁门穴与太乙穴之间，即脐上三寸，任脉（建里穴）旁开二寸，是足阳明经气输注的部位。毫针直刺八分，艾炷灸五壮。

太乙，在关门穴下一寸，即脐上二寸，任脉（下脘穴）旁开二寸，是足阳明经经气输注的部位。仰卧取穴。毫针直刺八分，艾炷灸五壮。

滑肉门，在太乙穴下一寸，即脐上一寸，任脉（水分穴）旁开二寸，是足阳明经经气输注的部位。仰卧取穴。毫针直刺八分，艾炷灸五壮。

天枢，是大肠的募穴，又叫长溪，也叫谷门，距肓俞一寸五分，挟脐中两旁各二寸的凹陷中。该穴是足阳明经经气输注的部位。毫针直刺五分，留针约呼吸七次的时间，艾炷灸五壮。

外陵，在天枢穴与大巨穴之间，即脐中下一寸，任脉（阴交穴）旁开二寸，是足阳明经经气输注的部位。毫针直入八分，留针约呼吸七次的时间，艾炷灸五壮。

大巨，也叫腋门，在长溪穴下二寸，即脐下二寸，任脉（石门穴）旁开二寸。

仰卧取穴。该穴是足阳明经经气输注的部位。毫针直刺八分，艾炷灸五壮。

水道，在大巨穴下一寸，即脐下三寸，任脉（关元穴）旁开二寸。仰卧取穴。该穴是足阳明经经气输注的部位。毫针直刺一寸五分，艾炷灸五壮。

归来，也叫溪穴，在水道穴下一寸，即脐中下四寸，任脉（中极穴）旁开二寸。仰卧取穴。该穴是足阳明经经气输注的部位。毫针直刺八分，艾炷灸五壮。

气冲，在归来穴下方，当腹股沟之前，前正中线脐中下五寸旁开二寸，用手可摸到动脉跳动。该穴是足阳明经经气输注的部位。毫针直刺三分，留针约呼吸七次的时间，艾炷灸三壮。若灸之太过，则使人不得安息。

腹自期门上直两乳侠不容两傍各一寸五分下行至冲门凡十四穴第二十二

【原文】 期门，肝募也，在第二肋端[1]，不容傍各一寸五分，上直两乳，足太阴、厥阴、阴维之会。举臂取之。刺入四分，灸五壮。

日月，胆募也，在期门下一寸五分，足太阴、少阳之会。刺入七分，灸五壮。（《气府论》注云：在第三肋端，横直心蔽骨傍各二寸五分，上直两乳。）

腹哀，在日月下一寸五分[2]，足太阴、阴维脉之会。刺入七分，灸五壮。

大横，在腹哀下三寸，直脐傍，足太阴、阴维之会。刺入七分，灸五壮。

腹屈，一名腹结，在大横下一寸三分。刺入七分，灸五壮。

府舍，在腹结下三寸，足太阴、阴维、厥阴之会。此脉上下入腹络胸，结心肺，从胁上至肩，此太阴郄[3]，三阴阳明支别。刺入七分，灸五壮。

冲门，一名慈宫，上去大横五寸，在府舍下横骨两端[4]，约文[5]中动脉，足太阴、厥阴之会。刺入七分，灸五壮。

【注释】

[1] 第二肋端：指乳下二肋间，即六七肋间的尖端。

[2] 一寸五分：《素问·气府论》新校正、《外台》《医心方》作"五分"。

[3] 郄：即郄穴，有孔隙之义。

[4] 横骨两端：即耻骨两端。

[5] 约文：即腹股沟纹。

【语译】 期门，是肝的募穴，在乳下二肋间，不容穴旁开一寸五分，向上直对两乳，即锁骨中线上，乳头直下第六肋间隙。该穴是足太阴经与足厥阴经、阴维脉的交会穴。举臂取穴。毫针斜刺四分，艾炷灸五壮。

日月，是胆的募穴，在期门穴下一寸五分，即乳头下方，第七肋间隙。仰卧取穴。该穴是足太阴经与足少阳经的交会穴。毫针斜刺七分，艾炷灸五壮。

腹哀，在日月穴下五分，即脐上三寸，任脉（建里穴）旁开四寸。仰卧取穴。该穴是足太阴经与阴维脉的交会穴。毫针直刺七分，艾炷灸五壮。

大横，在腹哀穴下三寸，肚脐旁开四寸，是足太阴经与阴维脉的交会穴。毫针直刺七分，艾炷灸五壮。

腹屈，又叫腹结，在大横下一寸三分，即在府舍穴与大横穴连线上，府舍穴上三寸。仰卧取穴。毫针直刺七分，艾炷灸五壮。

府舍，在腹结穴下三寸，即脐中下四寸，冲门穴上七分，距前正中线四寸。仰卧取穴。该穴是足太阴经与阴维脉及足厥阴经的交会穴。以上三条脉上下入腹络肝脾达胸结心肺，从胁上至肩部，是足太阴经经气深集的孔隙，此三阴经与手足阳明经相互联络。毫针直刺七分，艾炷灸五壮。

冲门，又叫慈宫，上方距大横穴五寸，在府舍穴下方耻骨的两端，腹股沟股动脉的外侧，当耻骨联合上缘，曲骨（任脉）旁开三寸五分。该穴是足太阴和足厥阴经的交会穴。仰卧取穴。毫针直刺七分，艾炷灸五壮。

腹自章门下行至居髎凡十二穴第二十三

【原文】 章门，脾募也，一名长平，一名胁髎，在大横外，直脐季肋端[1]，足厥阴、少阳之会。侧卧屈上足，伸下足，举臂取之。刺入八分，留六呼，灸三壮。

带脉，在季肋下一寸八分[2]。刺入六分，灸五壮。（《气府论》注云：足少阳、带脉二经之会。）

五枢，在带脉下三寸。一曰：在水道旁一寸五分[3]。刺入一寸，灸五壮。（《气府论》注云：足少阳、带脉二经之会。）

京门，肾募也，一名气府，一名气俞，在监骨[4]下腰中挟脊，季肋下[5]一寸八分[6]。刺入三分，留七呼，灸三壮。

维道，一名外枢，在章门下五寸三分，足少阳、带脉之会。刺入八分，灸三壮。

居髎，在章门下八寸三分，监骨上陷者中，阳跷、足少阳之会。刺入八分，灸三壮。（《气府论》注云：监骨作髂骨。）

【注释】

[1] 大横外，直脐季肋端：《针灸经穴图考》引《针灸图考》曰："在第十一肋端。"

[2] 季肋下一寸八分：即第十一肋向下一寸八分处。

[3] 一寸五分：《针灸聚英》《针灸大成》均作"五寸五分"。一寸五分疑有误。

[4] 监骨：即髂骨。

[5] 在监骨下腰中挟脊，季肋下：《素问·骨空论》王注作"在髂骨与腰中季胁本挟脊"。

[6] 一寸八分：诸书均无。

【语译】章门，是脾的募穴，也叫长平，又叫胁髎，在大横穴外侧，第十一肋端下方，是足厥阴和足少阳经的交会穴。侧卧伸下腿屈上腿，举臂取穴。毫针斜刺八分，留针约呼吸六次的时间，艾炷灸三壮。

带脉，在侧腹部，在第十一肋（章门）稍后处，向下一寸八分，即第十一肋骨游离端下方垂线与脐水平线的交点上。毫针直刺六分，艾炷灸五壮。

五枢，在带脉穴下三寸，又说在水道穴旁开一寸五分，即在髂前上棘的前方，

与脐下三寸相平。毫针直刺一寸，艾炷灸五壮。

京门，是肾的募穴，也叫气府，又叫气俞，在髂骨与腰中季胁挟脊的部位，即章门穴下一寸八分，当第十二肋骨游离端的下方。毫针刺入三分，留针约呼吸七次的时间，艾炷灸三壮。

维道，又叫外枢，在章门穴下五寸三分，即侧腹部，当髂前上棘的前下方，五枢穴前下五分。该穴是足少阳经与带脉的交会穴。毫针向前下方斜刺八分，艾炷灸三壮。

居髎，在章门穴下八寸三分，髂骨上方的凹陷中，即髋部，当髂前上棘与股骨大转子最高点连线的中点处。该穴是阳跷脉与足少阳经的交会穴。毫针直刺或斜刺八分，艾炷灸三壮。

手太阴及臂凡一十八穴第二十四

【原文】黄帝问曰：愿闻五脏六腑所出之处。岐伯对曰：五脏五俞[1]，五五二十五俞；六腑六俞[2]，六六三十六俞。经脉十二，络脉十五，凡二十七气[3]，上下行。所出为井[4]，所溜为荥[5]，所注为俞[6]，所过为原[7]，所行为经[8]，所入为合[9]。别而言之，则所注为俞[10]。总而言之，则手太阴井也、荥也、原也、经也、合也，皆谓之俞[11]。非此六者谓之间[12]。

凡穴手太阴之脉，出于大指之端内侧，循白肉际，至本节后太渊，溜以澹[13]，外屈[14]，本指以下（一作本于上节），内屈，与诸阴络会于鱼际，数

脉并注此[15]（疑此处有缺文），其气滑利，伏行壅骨[16]之下，外屈于寸口而行，上至于肘内廉，入于大筋[17]之下，内屈上行臑阴[18]，入腋下，内屈走肺，此顺行逆数之屈折也[19]。

肺出少商，少商者，木也[20]。在手大指端内侧，去爪甲角[21]如韭叶[22]，手太阴脉之所出也，为井。刺入一分，留一呼，灸一壮。（《气府论》注云：作三壮。）

鱼际者，火也。在手大指本节后内侧散脉中，手太阴脉之所溜也，为荥。刺入二分，留三呼，灸三壮。

太渊者，水也。在掌后陷者中，手

太阴脉之所注也，为俞。刺入二分，留二呼，灸三壮。

经渠者，金也。在寸口陷者中[23]，手太阴之所行也，为经。刺入三分，留三呼，不可灸，灸之伤人神明[24]。

列缺，手太阴之络，去腕上一寸五分，别走阳明者。刺入三分，留三呼，灸五壮。

孔最，手太阴之郄，去腕七寸，专（此处缺文）金二七水之父母[25]。刺入三分，留三呼，灸五壮。

尺泽，水也。在肘中约上动脉，手太阴之所入也，为合。刺入三分，灸五壮。（《素问·气穴论》注云：留三呼。）

侠白，在天府下，去肘五寸动脉中，手太阴之别。刺入四分，留三呼，灸五壮。

天府，在腋下三寸，臂臑内廉动脉中，手太阴脉气所发。禁不可灸，灸之令人逆气[26]，刺入四分，留三呼。

【注释】

[1] 五脏五俞：指五脏的经脉各有井、荥、输、经、合五个腧穴。

[2] 六腑六俞：指六腑的经脉各有井、荥、输、原、经、合六个腧穴。

[3] 二十七气：指十二经脉加上十五络脉共计二十七脉之气。

[4] 所出为井：张景岳曰："脉气由此而出，如井泉之发，其气正深也。"

[5] 所溜为荥：张景岳曰："急流曰溜，小水曰荥，脉出于井而溜于荥，其气尚微也。"

[6] 所注为俞：张景岳曰："注，灌注也；输，输运也。脉注于此而输于彼，其气渐盛也。"

[7] 所过为原：过，经过的意思。原，通"源"，源流的意思。

[8] 所行为经：张景岳曰："脉气大行经营于此，其正盛也。"

[9] 所入为合：张景岳曰："脉气至此渐为收藏，而入合于内也。"

[10] 别而言之，则所注为俞：即五输穴分别说明，单指脉气所注之处，叫输。

[11] 总而言之……皆谓之俞：即总体来说，井、荥、原、经、合，皆叫作输穴。

[12] 非此六者谓之间：指分布在肘膝关节以下的不属井、荥、输、原、经、合穴，除此以外的都叫间穴。

[13] 溜以澹：《类经》二十卷第二十三注："澹，水摇貌，脉至太渊而动曰留以澹也。"即脉气会聚于太渊穴处，而形成太渊动脉。

[14] 外屈：弯曲的意思。

[15] 数脉并注此：指手太阴、手少阴、手心主三脉皆注于此（鱼际）。

[16] 雍骨：《太素》杨注："雍骨，谓手鱼骨也。"

[17] 大筋：在此指肱二头肌腱。

[18] 臑阴：指前臂内侧。

[19] 此顺行逆数之屈折也：指手太阴肺经脉气从手指端开始，从手走胸，故曰："逆数之屈折也。"

[20] 木也：《黄帝内经明堂》（以下简称《明堂》）注："五脏之脉，是阴生于阳地，终于阴地，故井出为木，荥流为火，输注为土，经行为金，合入为水。"

[21] 角：原无，据《素问·缪刺论》新校正引本经补。

[22] 如韭叶：指穴位离爪甲角如一韭叶宽的距离，约一分许。

[23] 在寸口陷者中：指寸口脉的关部处。

[24] 灸之伤人神明：《明堂》杨上善云："口，通气处也，从关上至鱼一寸，五脏六腑之气，皆此中过，故曰寸口，手太阴脉等，五脏神气，大会此穴，则神明在于此穴之中，火又克

金，故灸之者，伤神明也。"

[25] 专金二七水之父母：《明堂》杨注："西方金位，数当于九，故曰专金金九，金生水，故曰父母也。有本为二七也。"

[26] 灸之令人逆气：《明堂》杨注："此穴之脉迫肺，更无余脉共会，灸之损肺，咳逆气也。"

【语译】黄帝说：我想了解五脏六腑脉气所出之处的情况。岐伯答：五脏所属的五阴经各自有井、荥、输、经、合五个腧穴，五五二十五个腧穴；六腑所属的六阳经各自有井、荥、输、原、经、合六个腧穴，六六三十六个腧穴。人体共有十二经脉及十五络脉，共计二十七脉。这些经脉之气上下循行出入于全身，都是从井穴开始，出入于肘膝关节，入合于内，故"所出为井"，如山谷间泉水初出；"所溜为荥"，如山泉之水涓涓而行，而未成大流；"所注为输"，像水已汇潴而能转输而行，其气渐盛；"所过为原"，像水渠中的水流，源源不断地流过；"所行为经"，像水行成渠，脉气正盛；"所入为合"，像水已汇聚，经气入合于内。若五输穴分别说明，单指脉气所注之处为输。总体来说，手太阴肺经的井、荥、原、经、合都可叫作腧穴。凡分布在四肢肘膝关节以下部位的井、荥、输、原、经、合之间的穴位皆称为"间穴"。手太阴肺经的腧穴，出于手大指的末端内侧，向内屈折，沿着内侧的赤白肉际，到达大拇指的最后一个骨节之后的寸口部，然后再屈向外行，上行于大拇指的最后一个骨节的下方，又向内曲行，和诸阴络会合于鱼际部，其气流动滑利，伏行于大指本节后隆起的"壅骨"之下，再屈折向外，浮出于寸口部循经上行，到达肘内侧，进入大筋之下，又向内屈折上行，通过臑部内侧入腋下，向内屈行走入肺中。这就是手太阴肺经脉气由手向胸逆行屈折出入的次序。

肺的脉气出于少商，少商穴，其性属木，在手大拇指内侧距指甲角如韭叶宽，是手太阴肺经脉气所开始的部位，为井穴。浅刺一分或点刺出血，留针约呼吸一次的时间，艾炷灸一壮。

鱼际穴，其性属火，在手拇指本节后凹陷中，约当桡侧第一掌骨中点，赤白肉际处，是手太阴肺脉入内散行的部位。手太阴脉气尚微，如初出泉之水涓涓而行也，为荥穴。毫针直刺二分，留针约呼吸三次的时间，艾炷灸三壮。

太渊穴，其性属土，在腕后掌侧横纹桡侧端，桡动脉桡侧凹陷中，是手太阴脉气渐盛，由此注彼的部位，为输穴。毫针刺入二分，留针约呼吸二次的时间，艾炷灸三壮。

经渠者，其性属金，在寸口凹陷中，即在臂掌面桡侧，桡骨茎突与桡动脉之间凹陷中，腕横纹上一寸，是手太阴肺脉所经过之处，为经穴。毫针直刺三分，留针约呼吸三次的时间，不可用灸法，妄灸则伤神明。

列缺，手太阴经的络穴，在腕横纹上一寸五分，当桡骨茎突上凹陷中，络脉由此分出后走向手阳明大肠经。毫针向上斜刺三分，留针约呼吸三次的时间，艾炷灸五壮。

孔最穴，手太阴经的郄穴，距腕横纹上七寸，当太渊与尺泽穴的连线上，金生水，故为水之父母。毫针直刺三分，留针约呼吸三次的时间，艾炷灸五壮。

尺泽穴，其性属水，在肘横纹中，当

肱二头肌腱的桡侧，是手太阴肺经脉气由此深入，入合于脏的部位，为肺经的合穴。毫针直刺三分，艾炷灸五壮。

侠白穴，在天府穴下方，肘横纹上五寸的动脉搏动处，当肱二头肌桡侧缘，是手太阴肺经经别，由此分出，进入腋窝。毫针直刺四分，留针约呼吸三次的时间，艾炷灸五壮。

天府穴，在上臂内侧，腋前纹头下三寸，当肱二头肌桡侧，尺泽穴上六寸，是手太阴经脉气输注的部位。禁用灸法，妄灸则伤肺气，迫使肺气上逆而发为咳喘。毫针直刺四分，留针约呼吸三次的时间。

手厥阴心主及臂凡一十六穴第二十五

【原文】手心主之脉，出于中指之端，内屈中指内廉，以上留[1]于掌中，伏（一本下有行字）两骨之间[2]，外屈出[3]两筋之间，骨肉之际，其气滑利，上二寸外屈（一本下有出字）行两筋之间，上至肘内廉，入于小筋之下（一本下有留字），两骨之会，上入于胸中，内络心包。

心主出中冲，中冲者，木也。在手中指之端[4]，出爪甲如韭叶陷者中，手心主脉之所出也，为井。刺入一分，留三呼，灸一壮。

劳宫者，火也。一名五里，在掌中央动脉中，手心主脉之所溜也，为荥。刺入三分，留六呼，灸三壮。

大陵者，土也。在掌后两筋间陷者中，手心主脉之所注也，为俞。刺入六分，留七呼，灸三壮。

内关，手心主络[5]，在掌后去腕二寸，别走少阳。刺入二分，灸五壮。

间使者，金也。在掌后三寸，两筋间陷者中，手心主脉之所行也，为经。刺入六分，留七呼，灸三壮。

郄门，手心主之郄，去腕五寸。刺入三分，灸三壮。

曲泽者，水也。在肘内廉下陷者中[6]，屈肘得之，手心主脉之所入也，为合。留七呼，灸三壮。

天泉，一名天温，在曲腋[7]下，去臂二寸，举臂取之。刺入六分，灸三壮。

【注释】

[1] 留：与"溜""流"义同。

[2] 两骨之间：即第一二掌骨间。

[3] 出：原无，据《灵枢·邪客》补。

[4] 中指之端：即中指尖端处。中冲在手中指尖端之中央取之。直刺一分，或三棱针点刺出血。

[5] 手心主络：手心主脉由此络于手少阳。

[6] 肘内廉下陷者中：即肘内廉凹陷处。

[7] 曲腋：指腋横纹弯曲处。

【语译】手厥阴心包经的脉气，始出于中指端，由此向内屈折，沿着中指上行，流注于掌中，伏行于第一二掌骨间，又向外屈行出于两筋（掌长肌腱和桡侧腕屈肌腱）中间，骨肉交界的部位。它的脉气流动滑利，在腕后行二寸后，由外屈折出行于两筋的中间，上到肘内侧，进入肱二头肌腱的下方，流注于两骨的会合处，再沿臂上行进入胸中，内络于心包。

手厥阴心包经脉气出于中冲。中冲穴，其性属木，在中指本节尖端中央，距爪甲约韭叶宽的凹陷中，是手厥阴心包经脉气始出之处，为井穴。毫针浅刺一分，留针约呼吸三次的时间，艾炷灸一壮。

劳宫穴，其性属火，又叫五里，在手掌心当第二三掌骨之间偏于第三掌骨处的动脉搏动处。手厥阴心包经经气尚微，如刚出泉之水涓涓流动，为荥穴。毫针直刺三分，留针约呼吸六次的时间，艾炷灸三壮。

大陵穴，其性属土，在腕横纹正中凹陷中，掌长肌腱与桡侧腕屈肌腱之间，是手厥阴心包经脉气渐盛，由此注彼的部位，为输穴。毫针直刺六分，留针呼吸七次的时间，艾炷灸三壮。

内关穴，手厥阴心包经的络穴，在掌后腕横纹上二寸，其络脉由此分出后走向手少阳经。毫针刺入二分，艾炷灸五壮。

间使穴，其性属金，在掌后腕横纹上三寸，在掌长肌腱与桡侧腕屈肌腱之间凹陷中。该穴是手厥阴心包经脉气正盛运行经过的部位，为经穴。毫针直刺六分，留针约呼吸七次的时间，艾炷灸三壮。

郄门穴，手厥阴心包经的郄穴，距腕横纹上五寸，掌长肌腱与桡侧的腕屈肌腱之间。毫针直刺三分，艾炷灸三壮。

曲泽穴，其性属水，在肘横纹中，肱二头肌腱的尺侧缘凹陷中，微屈肘取穴，是手厥阴心包经脉气由此深入，会合于脏的部位，为合穴。毫针直刺三分，留针约呼吸七次的时间，艾炷灸三壮。

天泉，又叫天温，在腋前横纹头下二寸，当肱二头肌的两头之间取穴。举臂取穴。毫针直刺六分，艾炷灸三壮。

手少阴及臂凡一十六穴第二十六

【原文】 黄帝问曰：手少阴之脉独无俞[1]，何也？岐伯对曰：少阴者，心脉也。心者，五脏六腑之大主也，为帝王，精神之舍也。其脏坚固，邪弗能容也。容之则心伤，心伤则神去，神去则死矣。故诸邪之在于心者，皆在心之包络，包络者，心主之脉[2]也，故独无俞焉。曰：少阴脉独无俞者，心不病乎？曰：其外经脉病而脏不病[3]，故独取其经于掌后兑骨之端[4]，其余脉出入曲折，皆如手少阴（少阴"少"字宜作"太"字，《铜人经》作"厥"字）、心主之脉行也。故本俞[5]者，皆因其气之虚实疾徐以取之，是谓因冲[6]而泄，因

衰而补。如是者，邪气得去，其气坚固，是谓因天之叙[7]。

心出少冲，少冲者，木也。一名经始，在手小指内廉之端，去爪甲角如韭叶，手少阴脉之所出也，为井。刺入一分，留一呼，灸一壮。少阴八穴，其七有治，一无治者，邪弗能容也，故曰无俞焉[8]。

少府者，火也。在小指本节后陷者中，直劳宫[9]，手少阴脉之所溜也，为荥。刺入三分。

神门者，土也。一名兑冲，一名中都，在掌后兑骨之端陷者中，手少阴脉之所注也，为俞。刺入三分，留七呼，

灸三壮。（《素问·阴阳论》注云：神门，在掌后五分，当小指间。）

手少阴郄，在掌后脉中[10]，去腕五分。刺入三分，灸三壮。（《阴阳类论》注云：当小指之后。）

通里，手少阴之络，在腕后一寸，别走太阳。刺入三分，灸三壮。

灵道者，金也。在掌后一寸五分，或曰一寸，手少阴脉之所行也，为经。刺入三分，灸三壮。

少海者，水也。一名曲节，在肘内廉节后陷者中[11]，动脉应手[12]，手少阴脉之所入也，为合。刺入五分，灸三壮。

极泉，在腋下筋间[13]动脉[14]入胸中，手少阴脉气所发。刺入三分，灸五壮。

【注释】

[1] 手少阴之脉独无俞：十二经脉本来各有特定的输穴（井、荥、输、经、合），但据前《灵枢·本输》中记载：心经所取的输穴，实际是心包经之所属。因此，这里有"手少阴之脉独无输"的提问。张景岳："手少阴，心经也；手厥阴，心包络经也。经虽分二，脏实一原。凡治病者，但治包络之腧，即所以治心也。故少阴一经，所以独无腧焉。"

[2] 心主之脉：包络为心的外卫，而受心所主宰，所以称心包络为心主之脉。

[3] 其外经脉病而脏不病：张景岳："凡脏腑经络，有是脏则有是经。脏居于内，经行于外，心脏坚固居内，邪弗能容，而经则不能无病。"

[4] 掌后兑骨之端：指手少阴心经的神门穴。

[5] 本俞：是指少阴本经的俞穴。《类经·持针纵舍屈折少阴无俞》注："故曰本俞者，言

少阴本经之腧，非上文皆在心包之谓也。"

[6] 冲：动也。在此是脉气亢盛的意思。

[7] 因天之叙：《灵枢·邪客》《太素·脉行同异》中"叙"均作"序"。叙与序通，有次序、次第的意思。因天之叙，《类经·持针纵舍屈折少阴无俞》张介宾注："乃不失诸经天界之序也。"《灵枢注证发微》注："有以循天道四时之序矣。"前者认为是指人体经脉的自然循行规律，后者认为是指自然界四时阴阳消长的规律。其义皆逐，当以后者义长。

[8] 少阴八穴……故曰无俞焉：存疑待考。

[9] 直劳宫：少府横直与劳宫（手厥阴）相平。

[10] 掌后脉中：指尺动脉。

[11] 肘内廉节后陷者中：指肘关节稍后肱二头肌腱内方肱前肌停止部。

[12] 动脉应手：指尺侧下副动脉及尺侧返动脉。

[13] 腋下筋间：指喙突肌与肱三头肌之间。

[14] 动脉：指腋动脉。

【语译】黄帝问：手少阴经脉，为什么独没有输穴呢？岐伯答：手少阴经，是心脉，心是五脏六腑的主宰，精神之舍，脏器坚固，是不容邪气侵犯的。一旦邪气侵入，就会损伤心脏，心脏受伤必致神气消散而死亡。心包络是心脏的外围，为心的宫城，代心行令，因此，凡是各种病邪侵犯心脏时，都在心包络上，因为包络是心主之脉，能够代心受邪，故取其心包经的输穴，可以刺治心病，所以手少阴心经独没有输穴。问：手少阴心经独没有输穴，难道它不受病吗？答：少阴心其脏深居内部，外有心包相护，其脏坚固，邪不能伤，而经脉循行于外，则易感于邪，故云"其外经脉病而脏不病"。因此可取其经的原穴神门穴以治之。至于其经脉的出入屈折，行之疾徐，皆与手少阴心主之脉逆顺相同。

所以病在心经的，可取手少阴经本经的输穴。而邪入心包的，又当取心包本经的输穴。治疗时，都要根据他们本经的虚实缓急，分别进行调治。邪气盛者用泻法，正气虚的用补法。这样，使邪气得以消除，而真气得以坚固，这种治法，才符合自然界四时阴阳消长的规律及人体经脉的自然循行规律。

手少阴经脉气出于少冲。少冲穴，其性属木，也叫经始，在手小指末节桡侧距指甲角一分如韭叶宽，是手少阴经脉气所始出的部位，为井穴。浅刺入一分，留针约呼吸一次的时间，艾炷灸一壮。"少阴八穴，其七有治，一无治者，邪弗能容也，故曰无俞焉"（其意不详，存疑）。

少府穴，其性属火，在手小指指掌关节后凹陷中，即第四五掌骨间，横直与劳宫穴相平。手少阴心经脉气尚微，如刚出泉之水涓涓而流，故为荥穴。毫针直刺三分，艾炷灸三壮。

神门穴，其性属土，也叫兑冲，又叫中都，在掌后豌豆骨与尺骨相接处的凹陷中，正当腕横纹的尺侧端，尺侧腕屈肌腱

的桡侧凹陷处。该穴是手少阴脉气渐盛，由此注彼的部位，故为输穴。毫针直刺三分，留针约呼吸七次的时间，艾炷灸三壮。

阴郄穴，是手少阴经的郄穴，在掌后腕横纹上五分，在尺侧腕屈肌腱的桡侧。毫针直刺三分，艾炷灸三壮。

通里穴，是手少阴经的络穴，在掌后腕横纹上一寸，尺侧腕屈肌腱的桡侧。络脉由此分出后走向手太阳经。毫针直刺三分，艾炷灸三壮。

灵道穴，其性属金，在掌后腕横纹上一寸五分，也有腕横纹上一寸的说法，是手少阴经脉气正盛运行经过的部位，故为经穴。毫针直刺三分，艾炷灸三壮。

少海穴，其性属水，又叫曲节，在肘横纹内侧端与肱骨内上髁连线的中点，用手可摸到动脉搏动。该穴是手少阴经脉气由此深入，会合于脏的部位，故为合穴。毫针直刺五分，艾炷灸三壮。

极泉穴，在腋窝正中，腋动脉搏动处，上臂外展取穴，是手少阴经脉气输注的部位。毫针避开动脉直刺三分，艾炷灸五壮。

手阳明及臂凡二十八穴第二十七

【原文】大肠合手阳明出于商阳。商阳者，金也[1]。一名绝阳，在手大指次指内侧[2]，去爪甲如韭叶，手阳明脉之所出也，为井。刺入一分，留一呼，灸三壮。

二间者，水也。一名间谷，在手大指次指本节前内侧陷者中，手阳明脉之所溜也，为荥。刺入三分，留六呼，灸三壮。

三间者，木也。一名少谷，在手大指次指本节后内侧陷者中，手阳明脉之所注也，为俞。刺入三分，留三呼，灸三壮。

合谷，一名虎口，在手大指次指间，手阳明脉之所过也，为原。刺入三分，留六呼，灸三壮。

阳溪者，火也。一名中魁，在腕中上侧两傍间陷者中，手阳明之所行也，

为经。刺入三分，留七呼，灸三壮。

偏历，手阳明络，在腕后三寸，别走太阴者。刺入三分，留七呼，灸三壮。

温溜，一名逆注，一名蛇头[3]。手阳明郄，在腕后少士五寸，大士六寸[4]。刺入三分，灸三壮。（大士少士，谓大人小儿也。）

下廉，在辅骨[5]下去上廉一寸，恐（疑误）辅齐兑肉其分外邪[6]。刺入五分，留五呼，灸三壮。

上廉，在三里之下一寸，其分抵阳之会外邪[7]。刺入五分，灸五壮。

手三里，在曲池下二寸，按之肉起[8]兑肉之端[9]。刺入三分，灸三壮。

曲池者，土也。在肘外辅骨肘骨之中，手阳明脉之所入也，为合。以手按胸取之。刺入五分，留七呼，灸三壮。

肘髎，在肘大骨外廉[10]陷者中。刺入四分，灸三壮。

五里，在肘上三寸，行向里大脉中央。禁不可刺，灸三壮。

臂臑，在肘上七寸，臑肉端[11]，手阳明络之会。刺入三分，灸三壮。

【注释】

[1] 金也：《明堂》注："六腑为阳，生于阴地，终于阳地，故井出为金，荥流为水，输注为木，所过为原，原者三焦，总有六腑阳气，经行为火，合入为土也。"

[2] 大指次指内侧：即食指内侧。

[3] 蛇头：《经穴纂要》曰："亦握手视之，有分肉如蛇头之形，此处肌肉隆起，象似蛇头，故以名此。"

[4] 少士五寸，大士六寸：《针灸经穴图考》："卢氏曰：大士身长者，小士身短者。"

《资生经》引《明堂》曰："在腕后五寸六寸间。"《经穴纂要》："但以腕后五寸为定。"今多以腕上五寸为准。

[5] 辅骨：《人镜经》："臂有上骨下骨，上骨为辅骨。"在此指桡骨。

[6] 辅齐兑肉其分外邪：指臂上隆起之肌肉外斜缝中。

[7] 其分抵阳之会外邪：《铜人》《圣济总录》《资生经》均作"其分抵阳明之会外斜"。其义均不甚详。

[8] 按之肉起：《针灸经穴概要》引《经穴纂要》："肉起，谓以指按之傍肉起也。肉厚之处按之始如此。"

[9] 兑肉之端：指桡侧腕伸长肌的上端。

[10] 大骨外廉：指肱骨外侧。

[11] 臑肉端：臑，原作"胭"，据《千金》《外台》改。臑肉端，指三角肌停止部。

【语译】 手阳明大肠经脉气出于商阳。商阳穴，其性属金，又叫绝阳，在手次指桡侧爪甲角旁一分如韭叶宽，是手阳明经气所出之处，故为井穴。毫针浅刺一分，留针约呼吸一次的时间，艾炷灸三壮。

二间穴，其性属水，又叫间谷，在食指本节（第二掌指关节）前，桡侧凹陷中。手阳明经脉气尚微，如刚出泉之水涓涓流动，故为荥穴。毫针直刺三分，留针约呼吸六次的时间，艾炷灸三壮。

三间穴，其性属木，又叫少谷，在手食指桡侧指掌关节后的凹陷中，是手阳明经脉气渐盛，由此注彼的部位，故为输穴。毫针直刺三分，留针约呼吸三次的时间，艾炷灸三壮。

合谷穴，又叫虎口，在第一掌骨与第二掌骨之间，约平第二掌骨中点，是手阳明经脉气所过的部位，故为原穴。毫针直刺三分，留针约呼吸六次的时间，艾炷灸三壮。

阳溪穴，其性属火，又叫中魁，在腕背横纹桡侧，当拇短伸肌腱与拇长伸肌腱之间的凹陷中。该穴是手阳明经脉气正盛运行经过的部位，故为经穴。毫针直刺三分，留针约呼吸七次的时间，艾炷灸三壮。

偏历穴，是手阳明经的络穴，在前臂背面桡侧，当阳溪与曲池穴的连线上，腕横纹上三寸。络脉由此分出走向手太阴经。毫针直刺三分，留针约呼吸七次的时间，艾炷灸三壮。

温溜，又叫逆注，也叫蛇头，是手阳明经的郄穴，当阳溪穴与曲池穴的连线上，在腕横纹上五寸处取穴。毫针直刺三分，艾炷灸三壮。

下廉穴，在桡骨下距上廉穴一寸，臂上隆起肌肉外斜缝中，当阳溪穴与曲池穴连线上，肘横纹下四寸。毫针直刺五分，留针约呼吸五次的时间，艾炷灸三壮。

上廉穴，在手三里穴下一寸，当阳溪穴与曲池穴的连线上，曲池穴下三寸。毫针直刺五分，艾炷灸五壮。

手三里，在曲池穴下二寸，在桡侧腕伸长肌的上端按之肌肉隆起的部位，当阳溪穴与曲池穴的连线上，曲池穴下二寸。毫针直刺三分，艾炷灸三壮。

曲池穴，其性属土，在肘外桡骨上端关节处，屈肘时穴在肱骨与桡骨之间，即肘横纹的桡侧凹陷中，约当尺泽穴与肱骨外上髁连线的中点。该穴是手阳明经脉气由此深入，会合于腑的部位，故为合穴。屈肘立掌掌心向前胸取穴。毫针直刺五分，留针约呼吸七次的时间，艾炷灸三壮。

肘髎，在肱骨外上髁的上方，肱三头肌的外缘，肱桡肌的起始部，当曲池外上方一寸。毫针直刺四分，艾炷灸三壮。

手五里穴，在肱骨外上髁上方，屈肘当曲池直上三寸，当曲池与肩髃穴连线上，曲池穴上三寸。禁用针刺，艾炷灸三壮。

臂臑穴，在肘上七寸，肱骨外侧三角肌下端，当曲池穴与肩髃的连线上取穴，是手阳明经络的会穴。毫针直刺三分，艾炷灸三壮。

手少阳及臂凡二十四穴第二十八

【原文】三焦上合手少阳，出于关冲。关冲者，金也。在手小指次指[1]之端，去爪甲角如韭叶，手少阳脉之所出也，为井。刺入一分，留三呼，灸三壮。

腋[2]门者，水也。在小指次指间陷者中，手少阳脉之所溜也，为荥。刺入三分，灸三壮。

中渚者，木也。在手小指次指本节后陷者中，手少阳脉之所注也，为俞。

刺入二分，留三呼，灸三壮。

阳池，一名别阳，在手表[3]上腕上[4]陷者中，手少阳脉之所过也，为原。刺入二分，留三呼，灸五壮。（《铜人经》云：不可灸。）

外关，手少阳络，在腕后二寸陷者中，别走心主。刺入三分，留七呼，灸三壮。

支沟者，火也。在腕后三寸两骨之间陷者中，手少阳脉之所行也，为经。

刺入二分，留七呼，灸三壮。

三阳络，在臂上大交脉，支沟上一寸。不可刺，灸五壮。

四渎，在肘前五寸外廉陷者中。刺入六分，留七呼，灸三壮。

天井者，土也。在肘外大骨之后，两筋间陷者中，屈肘得之，手少阳脉之所入也，为合。刺入一分，留七呼，灸三壮。

清冷渊，在肘上一寸（一本作二寸），伸肘举臂取之。刺入三分，灸三壮。

消泺，在肩下臂外开腋斜肘分下胻（一本无胻字）。刺入六分，灸三壮。（《气府论》注云：手少阳脉之会。）

会宗，手少阳郄，在腕后三寸空中[5]。刺入三分，灸三壮。

【注释】

[1] 小指次指：即无名指。

[2] 腋：《素问·气穴论》王注、《铜人》《资生经》皆作"液"。现今多作"液"。

[3] 手表：即手背。

[4] 腕上：《针灸大成》曰："从指本节直摸下至腕中心。"

[5] 腕后三寸空中：《针灸经穴图考》："《神照集》：在腕后三寸如外五分。"

【语译】三焦在上相合于手少阳经，其脉气出于关冲穴。关冲穴，其性属金，在无名指之端，距爪甲旁如韭叶宽，即无名指尺侧指甲角一分，是手少阳经脉气初始的部位，故为井穴。毫针浅刺一分，留针约呼吸三次的时间，艾炷灸三壮。

液门穴，其性属水，在手背部，第四五指间，指蹼缘后方赤白肉际处凹陷中。手少阳经脉气尚微，如刚出泉之水涓涓流动，故为荥穴。毫针直刺三分，艾炷灸三壮。

中渚穴，其性属木，在第四五掌骨间，当掌指关节后一寸，是手少阳经脉气渐盛，由此注彼的部位，故为俞穴。毫针直刺二分，留针约呼吸三次的时间，艾炷灸三壮。

阳池穴，又叫别阳，在手背部，腕背横纹中，当指总伸肌腱的尺侧缘凹陷中，是手少阳经脉气经过的部位，故为原穴。毫针直刺二分，留针约呼吸三次的时间，艾炷灸五壮。

外关穴是手少阳三焦的络穴，在腕背横纹上二寸，桡骨与尺骨之间凹陷中。络脉由此分出后走向手厥阴经。毫针直刺三分，留针约呼吸七次的时间，艾炷灸三壮。

支沟穴，其性属火，在腕背横纹上三寸，桡骨与尺骨之间凹陷中，是手少阳经脉气正盛运行经过的部位，故为经穴。毫针直刺二分，留针约呼吸七次的时间，艾炷灸三壮。

三阳络穴，在前臂背侧，腕横纹上四寸，尺骨与桡骨之间，支沟穴上一寸。不可用针刺，艾炷灸五壮。

四渎穴，在前臂背侧，当阳池穴与肘尖的连线上，肘尖下五寸，桡骨与尺骨之间凹陷中。毫针直刺六分，留针约呼吸七次的时间，艾炷灸三壮。

天井穴，其性属土，在肘骨鹰嘴后上一寸，屈肘时呈凹陷处，屈肘取穴。该穴是手少阳经脉气由此深入，会合于三焦的部位，故为合穴。毫针直刺一分，留针约呼吸七次的时间，艾炷灸三壮。

清冷渊穴，在天井穴上一寸，即在臂外侧，屈肘，当肘尖上二寸的部位。举臂屈肘取穴。毫针直刺三分，艾炷灸三壮。

消泺穴，在臂的外侧，当清冷渊与臑会连线的中点，肱三头肌外侧头隆起的下缘。毫针直刺六分，艾炷灸三壮。

会宗穴，是手少阳经的郄穴，在前臂背侧，当腕骨横纹上三寸，支沟的尺侧，尺骨的桡侧缘。毫针直刺三分，艾炷灸三壮。

手太阳及臂凡一十六穴第二十九

【原文】小肠上合于手太阳，出于少泽。少泽者，金也。一名小吉，在手小指之端，去爪甲下一分陷者中，手太阳脉之所出也，为井。刺入一分，留二呼，灸一壮。

前谷者，水也。在手小指外侧，本节前陷者中，手太阳脉之所溜也，为荥。刺入一分，留三呼，灸三壮。

后溪者，木也。在手小指外侧，本节后陷者中，手太阳脉之所注也，为俞。刺入二分，留二呼，灸一壮。

腕骨，在手外侧腕前，起骨[1]下陷者中，手太阳脉之所过也，为原。刺入二分，留三呼，灸三壮。

阳谷者，火也。在手外侧腕中，兑骨下陷者中[2]，手太阳脉之所行也，为经。刺入二分，留二呼，灸三壮。（《气穴论》注云：留三呼。）

养老，手太阳郄，在手踝骨上一空[3]，腕后一寸陷者中。刺入三分，灸三壮。

支正，手太阳络，在肘后[4]五寸，别走少阴者。刺入三分，留七呼，灸三壮。

小海者，土也。在肘内大骨外，去肘端五分陷者中，屈肘乃得之，手太阳脉之所注也，为合。刺入二分，留七呼，灸七壮。

【注释】

[1] 起骨：指豌豆骨。

[2] 兑骨下陷者中：指尺骨茎突前下方凹陷中。

[3] 手踝骨上一空：踝骨，即尺骨茎突。《针灸经穴图考》："《折衷》以指按踝骨令表腕内转，一空见矣。"

[4] 肘后：《铜人》及原校作"腕后"。

【语译】小肠向上相合于手太阳经，脉气从少泽开始。少泽穴，其性属金，又叫小吉，在手小指尺侧指甲角旁一分如韭叶宽，是手太阳经脉气所初始的部位，故为井穴。毫针浅刺一分，留针约呼吸二次的时间，艾炷灸一壮。

前谷穴，其性属水，在手小指外侧指掌关节前凹陷中。手太阳经的脉气尚微，如初出泉之水涓涓而行，故为荥穴。毫针直刺一分，留针约呼吸三次的时间，艾炷灸三壮。

后溪穴，其性属木，在手的尺侧缘，第五掌指关节后，掌横纹头处，尺侧赤白肉际凹陷中，握拳取穴。该穴是手太阳经脉气渐盛，由此注彼的部位，故为输穴。毫针直刺二分，留针约呼吸二次的时间，艾炷灸一壮。

腕骨，在手背外侧，当第五掌骨基底与钩骨之间的凹陷中，赤白肉际处，是手太阳经脉气经过的部位，故为原穴。毫针刺入二分，留针约呼吸三次的时间，艾炷灸三壮。

阳谷穴，其性属火，在腕关节的尺侧，尺骨茎突前外下方的凹陷中，是手太阳经脉气正盛运行经过之处，故为经穴。毫针直刺二分，留针约呼吸二次的时间，艾炷灸三壮。

养老穴，是手太阳经的郄穴，在腕后尺骨小头近端桡侧凹陷中，腕背横纹上一寸。毫针斜刺三分，艾炷灸三壮。

支正穴，是手太阳经的络穴，在腕后五寸，当阳谷穴与小海穴连线上。络脉由此分出走向手少阴心经。毫针直刺三分，留针约呼吸七次的时间，艾炷灸三壮。

小海穴，其性属土，在肘关节的内侧尺骨鹰嘴与肱骨内上髁之间凹陷中。屈肘取穴。该穴是手太阳经脉气由此深入，会合于小肠腑的部位，故为合穴。毫针直刺二分，留针呼吸七次的时间，艾炷灸七壮。

足太阴及股凡二十二穴第三十

【原文】脾在[1]隐白。隐白者，木也。在足大指端内侧，去爪甲角[2]如韭叶，足太阴脉之所出也，为井。刺入一分，留三呼，灸三壮。

大都者，火也。在足大指本节后陷者中，足太阴脉之所溜也，为荥。刺入三分，留七呼，灸一壮。

太白者，土也。在足内侧核骨下陷者中，足太阴脉之所注也，为俞。刺入三分，留七呼，灸三壮。

公孙，在足大指本节后一寸，别走阳明，太阴络也。刺入四分，留二十呼，灸三壮。

商丘者，金也。在足内踝下微前陷者中，足太阴脉之所行也，为经。刺入三分，留七呼，灸三壮。(《气穴论》注云：刺入四分。)

三阴交，在内踝上三寸骨下[3]陷者中，足太阴、厥阴、少阴之会。刺入三分，留七呼，灸三壮。

漏谷，在内踝上六寸骨下陷者中，足太阴络。刺入三分，留七呼，灸三壮。

地机，一名脾舍，足太阴郄，别走上一寸[4]空[5]，在膝下五寸。刺入三分，灸三壮。

阴陵泉者，水也。在膝下内侧辅骨下陷者中，伸足乃得之，足太阴脉之所入也，为合。刺入五分，留七分，灸三壮。

血海，在膝膑上内廉白肉际二寸半，足太阴脉气所发。刺入五分，灸五壮。

箕门，在鱼腹[6]上越两筋间，动脉[7]应手，太阴内市[8]，足太阴脉气所发。刺入三分，留六呼，灸三壮。(《素问·三部九候论》注云：直五里下，宽巩足单衣，沉取乃得之，动脉应于手。)

【注释】

[1] 在：据前文应改为"出"。

[2] 角：原无，据《素问·气穴论》注补。

[3] 骨下："骨"指胫骨，穴在胫骨后缘。

[4] 别走上一寸：足太阴与足厥阴相交处，

适当内踝上八寸，再上一寸，即地机穴，此所谓"别走上一寸"，似指由二经相交处再上行一寸。

[5] 空：指"空穴"。

[6] 鱼腹：指膝上股内之肌肉隆起处。

[7] 动脉：指股动脉。

[8] 太阴内市：正统本无此四字。《圣济总录》《资生经》均作"在阴股内"。

【语译】足太阴脾经脉气从隐白开始。隐白穴，其性属木，在足大趾内侧爪甲角一分如韭叶宽，是足太阴经脉气初始之处，故为井穴。毫针刺入一分，留针约呼吸三次的时间，艾炷灸三壮。

大都穴，其性属火，在足大趾内侧跖趾关节后凹陷中，足太阴经脉气尚微，如刚出泉之水涓涓而行，故为荥穴。毫针直刺三分，留针约呼吸七次的时间，艾炷灸一壮。

太白穴，其性属土，在足内侧缘，当足大趾本节后下方凹陷中，是足太阴经脉气渐盛，由此注彼的部位，故为输穴。毫针直刺三分，留针约呼吸七次的时间，艾炷灸三壮。

公孙穴，在足大趾第一跖趾关节后一寸的凹陷中，络脉由此分出走向足阳明经，是足太阴经络穴。毫针直刺四分，留针约呼吸二十次的时间，艾炷灸三壮。

商丘穴，其性属金，在内踝前下方凹陷中，当舟骨结节与内踝高尖连线的中点，是足太阴经脉气正盛运行经过的部位，故

为经穴。毫针直刺三分，留针约呼吸七次的时间，艾炷灸三壮。

三阴交穴，在内踝高点上三寸，胫骨后缘凹陷中，是足太阴经与足厥阴、足少阴经的交会穴。毫针直刺三分，留针约呼吸七次的时间，艾炷灸三壮。

漏谷，在内踝高点上六寸，胫骨后缘取穴，是足太阴经的经穴。毫针刺入三分，留针约呼吸七次的时间，艾炷灸三壮。

地机穴，又叫脾舍，是足太阴经的郄穴，在足太阴经与足厥阴经相交处上一寸，即内踝高点与阴陵泉的连线上阴陵泉下三寸。毫针直刺三分，艾炷灸三壮。

阴陵泉穴，其性属水，在胫骨内侧髁下缘当胫骨内侧之后的凹陷中，伸足取穴，是足太阴脉气由此深入，会合于脏的部位，故为合穴。毫针直刺五分，留针约呼吸七次的时间，艾炷灸三壮。

血海穴，在膝关节上方髌骨内侧缘上二寸，是足太阴经脉气输注的部位。毫针直刺五分，艾炷灸五壮。

箕门穴，在膝上股内上肌肉隆起处上方，当血海穴与冲门穴连线上，缝匠肌外侧缘与股内侧肌之间，血海上六寸，用手可摸到股动脉搏动，是足太阴脾经经气输注的部位。毫针直刺三分，留针约呼吸六次的时间，艾炷灸三壮。

足厥阴及股凡二十二穴第三十一

【原文】肝出大敦，大敦者，木也。在足大指端，去爪甲如韭叶[1]及三毛中[2]，足厥阴脉之所出也，为井。刺入三分，留十呼，灸三壮。

行间者，火也。在足大指间动脉陷者中，足厥阴之所溜也，为荥。刺入六分，留十呼，灸三壮。

太冲者，土也。在足大趾本节后二

寸，或曰一寸五分陷者中，足厥阴脉之所注也，为俞。刺入三分，留十呼，灸三壮。（《素问·刺腰痛论》注云：在足大指本节后内间二寸陷者中，动脉应手。）

中封者，金也。在足内踝前一寸，仰足取之，陷者中，伸足乃得之[3]，足厥阴脉之所注也，为经。刺入四分，留七呼，灸三壮。（《气穴论》注云：在内踝前一寸五分。）

蠡沟，足厥阴之络，在足内踝上五寸，别走少阳。刺入二分，留三呼，灸三壮。

中都，足厥阴郄，在内踝上七寸胻骨中，与少阴相直。刺入三分，留六呼，灸五壮。

膝关，在犊鼻[4]下二寸陷者中，足厥阴脉气所发。刺入四分，灸五壮。

曲泉者，水也。在膝内辅骨下，大筋上，小筋下陷者中，屈膝得之，足厥阴脉之所入也，为合。刺入六分，留十呼，灸三壮。

阴包，在膝上四寸股内廉两筋间，足厥阴别走太阴[5]。刺入六分，灸三壮。

五里，在阴廉下，去气冲三寸，阴股中动脉。刺入六分，灸五壮。（《外台秘要》作去气冲三寸，去外廉二寸。）

阴廉，在羊矢[6]下，去气冲二寸动脉中。刺入八分，灸三壮。

【注释】

[1] 去爪甲如韭叶：指爪甲根后如韭叶处，与他经去爪甲角如韭叶不同。

[2] 及三毛中：《十四经》曰："足大指爪甲后为三毛，三毛后横文为聚毛。"《针灸经穴图考》："《新考正》：此穴盖不在爪甲之两侧，而在爪甲后如韭叶之丛毛中，及字，盖是衍文。"

[3] 仰足取之，陷者中，伸足乃得之：当足上屈时，腕内侧大筋外有凹陷处即是，伸足时，于两筋之间即可得穴。

[4] 犊鼻：《经穴纂要》："此所称犊鼻。"

[5] 太阴：原无，据正统本补。

[6] 羊矢：穴名。《医学入门》曰："羊矢，气冲外一寸。"《类经图翼》曰："羊矢，在会阴旁三寸，股内横文中，按皮肉间有核如羊矢。可刺三分，灸七壮。"

【语译】足厥阴肝经的脉气从大敦开始。大敦穴，其性属木，在足大趾末端的外侧，爪甲指根后如韭叶宽处的丛毛中，是足厥阴经脉气所出的部位，故为井穴。毫针直刺三分，留针呼吸十次的时间，艾炷灸三壮。

行间穴，其性属火，在足大趾与次趾之间，趾蹼缘的后方赤白肉际处，足厥阴经的脉气尚微，如刚出泉之水涓涓流动，故为荥穴。毫针刺入六分，留针呼吸十次的时间，艾炷灸三壮。

太冲穴，其性属土，在足大趾本节后上二寸，也有一寸五分的凹陷中之说，即第一跖骨间隙后方的凹陷中。该穴是足厥阴经脉气渐盛，由此注彼的部位，故为输穴。毫针刺入三分，留针约呼吸十次的时间，艾炷灸三壮。

中封穴，其性属金，在足背部内踝之前，商丘穴与解溪穴之间，内踝前一寸。足上屈时，内侧大筋外有凹陷处即是。伸足时，于两筋之间可取得此穴。该穴是足厥阴经脉气正盛运行经过的部位，故为经穴。毫针直刺四分，留针约呼吸七次的时间，艾炷灸三壮。

蠡沟穴，是足厥阴经的络脉，在小腿内侧，内踝尖上五寸，胫骨内侧面的中央。络脉从此分出后走向足少阳经。毫针刺入二分，留针约呼吸三次的时间，艾炷灸三壮。

中都穴，是足厥阴经的郄穴，在小腿内侧，内踝尖上七寸，胫骨内侧面的中央，与足少阴经相平行。毫针刺入三分，留针约呼吸六次的时间，艾炷灸五壮。

膝关穴，在小腿内侧，当胫骨内上髁后下方，阴陵泉穴后一寸的凹陷中，是足厥阴经脉气输注的部位。毫针直刺四分，艾炷灸五壮。

曲泉穴，其性属水，在膝内侧，屈膝，当膝关节内侧面横纹内侧端，股骨内侧髁的后缘，半腱肌半膜肌止端的前缘凹陷中。该穴是足厥阴经脉气由此深入，会合于脏的部位，故为合穴。毫针直刺六分，留针约呼吸十次的时间，艾炷灸三壮。

阴包，在膝关节上，股骨内上髁上四寸，当股内肌与缝匠肌之间，足厥阴经支脉分出后走向足太阴经。毫针直刺六分，艾炷灸三壮。

五里穴，在大腿内侧，当气冲穴直下三寸，大腿根部，耻骨结节的下方，长收肌的外缘。毫针刺入六分，艾炷灸五壮。

阴廉穴，在大腿内侧，当气冲穴直下二寸，大腿根部，耻骨结节的下方，长收肌外缘。毫针刺入八分，艾炷灸三壮。

足少阴及股并阴蹻阴维凡二十穴第三十二

【原文】肾出涌泉，涌泉者，木也。一名地冲，在足心陷者中，屈足卷指宛宛中[1]，足少阴脉之所出也，为井。刺入三分，留三呼，灸三壮。

然谷者，火也。一名龙渊，在足内踝前起大骨[2]下陷者中，足少阴脉之所溜也，为荥。刺入三分，留三呼，灸三壮。刺之多见血，使人立饥欲食。

太溪者，土也。在足内踝后跟骨上动脉陷者中，足少阴脉之所注也，为俞。刺入三分，留七呼，灸三壮。

大钟，在足跟后冲中，别走太阳，足少阴络。刺入二分，留七呼，灸三壮。（《素问·水热穴论》注云：在内踝后。《刺腰痛论》注云：在足跟后冲中，动脉应手。）

照海，阴蹻脉所生，在足内踝下一寸。刺入四分，留六呼，灸三壮。

水泉，足少阴郄，去太溪下一寸，在足内踝下。刺入四分，灸五壮。

复溜者，金也。一名伏白，一名昌阳，在足内踝上二寸陷者中，足少阴脉之所行也，为经。刺入三分，留三呼，灸五壮。（《刺腰痛论》注云：在内踝上二寸，动脉应手。）

交信，在足内踝上二寸[3]，少阴前，太阴后[4]，筋骨间[5]，阴蹻之郄。刺入四分，留三呼，灸三壮。

筑宾，阴维之郄，在足内踝上腨分中[6]。刺入三分，灸五壮。（《刺腰痛论》注云：在内踝后。）

阴谷者，水也。在膝下内辅骨后，大筋之下，小筋之上[7]，按之应手，屈膝得之，足少阴脉所入也，为合。刺入四分，灸三壮。

【注释】

[1] 屈足卷指宛宛中：当足指向下卷屈时，足心有凹陷处是穴。

[2] 大骨：指舟骨粗隆。

[3] 内踝上二寸：自内踝向上二寸，适当复溜前五分处。

[4] 少阴前，太阴后：《针灸经穴图考》引《入门》云："复溜前，三阴交后。"

[5] 筋骨间：指足拇长屈肌与胫骨之间。

[6] 腨分中：指穴在腓肠肌内侧肌腹下方。

[7] 大筋之下，小筋之上：指半腱肌腱、半膜肌腱之间。

【语译】足少阴肾经的脉气从涌泉开始。涌泉穴，其性属木，又叫地冲，在足底部，足趾向下卷屈时足心有凹陷处是穴，是足少阴经脉气始出的部位，故为井穴。毫针直刺三分，留针约呼吸三次的时间，艾炷灸三壮。

然谷穴，其性属火，又叫龙渊穴，在足内侧，舟骨粗隆下方凹陷中，足少阴经的脉气尚微，如初出泉之水涓涓而行，故为荥穴。毫针直刺三分，留针约呼吸三次的时间，艾炷灸三壮。若刺之出血过多，则使人饥饿欲食。

太溪穴，其性属土，在足内侧，内踝后方，当内踝尖与跟腱之间的凹陷中，是足少阴经脉气渐盛，由此注彼的部位，故为输穴。毫针直刺三分，留针约呼吸七次的时间，艾炷灸三壮。

大钟穴，在足内侧，内踝的后下方，当跟腱附着部的内侧前方凹陷中，是足少阴经的络穴，络脉由此分出后走向足太阳经。毫针直刺二分，留针约呼吸七次的时间，艾炷灸三壮。

照海穴，阴跷脉脉气从此开始，在足内侧，足踝尖下方凹陷中。毫针直刺四分，留针约呼吸六次的时间，艾炷灸三壮。

水泉穴，是足少阴经的郄穴，距太溪穴下一寸，当跟骨结节的内侧凹陷中。毫针直刺四分，艾炷灸五壮。

复溜穴，其性属金，又叫伏白，也叫昌阳，在小腿内侧，太溪穴直上二寸凹陷中，是足少阴经脉气正盛运行经过的部位，故为经穴。毫针直刺三分，留针约呼吸三次的时间，艾炷灸五壮。

交信穴，在小腿内侧，当内踝向上二寸，当复溜穴前五分，胫骨内侧缘的后方，在足拇长屈肌与胫骨之间取穴，是阴跷脉的郄穴。毫针直刺四分，留针约呼吸三次的时间，艾炷灸三壮。

筑宾穴，是阴维脉的郄穴，在小腿内侧，当太溪穴与阴谷穴的连线上，太溪穴上五寸，腓肠肌肌腹的下方。毫针直刺三分，艾炷灸五壮。

阴谷穴，其性属水，正坐微屈膝，在腘窝内侧，屈膝时，当半腱肌腱与半膜肌腱之间，用手按压有凹陷，屈膝取穴。该穴是足少阴经脉气由此深入，会合于脏的部位，故为合穴。毫针刺入四分，艾炷灸三壮。

足阳明及股凡三十穴第三十三

【原文】胃出厉兑，厉兑者，金也。在足大指次指之端，去爪甲角如韭叶，足阳明脉之所出也，为井。刺入一分，留一呼，灸三壮。

内庭者，水也。在足大指次指外间陷者中，足阳明脉之所溜也，为荥。刺入三分，留二十呼，灸三壮。（《气穴论》注云：留十呼，灸三壮。）

陷谷者，木也。在足大指次指间，本节后陷者中，去内庭二寸，足阳明脉之所注也，为俞。刺入五分，留七呼，灸三壮。

冲阳，一名会原，在足跗上五寸，骨间动脉[1]上，去陷谷三寸，足阳明脉之所过也，为原。刺入三分，留十呼，灸三壮。

解溪者，火也。在冲阳后一寸五分，腕上陷者中[2]，足阳明脉之所行也，为经。刺入五分，留五呼，灸三壮。（《气穴论》注云：二寸五分。《刺疟论》注云：三寸五分。）

丰隆，足阳明络也，在外踝上八寸，下廉胻外廉陷者中，别走太阴者。刺入三分，灸三壮。

巨虚下廉，足阳明与小肠合，在上廉下三寸。刺入三分，灸三壮。（《气穴论》注云：足阳明脉气所发。）

条口，在下廉上一寸，足阳明脉气所发。刺入八分，灸三壮。

巨虚上廉，足阳明与大肠合，在三里下三寸。刺入八分，灸三壮。（《气穴论》注云：在犊鼻下六寸，足阳明脉气所发。）

三里，土也。在膝下三寸，胻外廉，足阳明脉气所入也，为合。刺入一寸五分，留七呼，灸三壮。（《素问》云：在膝下三寸，胻外廉两筋间分间。）

犊鼻，在膝膑[3]下胻上[4]侠解[5]大筋[6]中，足阳明脉气所发。刺入六分，灸三壮。

梁丘，足阳明郄，在膝上二寸两筋间[7]。刺入三分，灸三壮。

阴市，一名阴鼎，在膝上三寸，伏兔下，若拜而取之[8]，足阳明脉气所发。刺入三分，留七呼，禁不可灸。（《刺腰痛论》注云：伏兔下陷者中，灸三壮。）

伏兔，在膝上六寸，起肉间[9]，足阳明脉气所发。刺入五分，禁不可灸。

髀关，在膝上伏兔后[10]，交分中[11]。刺入六分，灸三壮。

【注释】

[1] 骨间动脉：指足背动脉。

[2] 腕上陷者中：即腕横纹处，当拇长伸肌腱与趾长伸肌腱之间的凹陷中，即俗云系鞋带处。

[3] 膑：原无，据明抄本及《千金》《外台》补。

[4] 胻上：指胫骨上端。

[5] 解：指膝盖骨与胫骨之空隙。

[6] 大筋：即髌韧带。

[7] 两筋间：原无，据明抄本及《千金》补。两筋间，指股直肌与股外直肌之间。

[8] 若拜而取之：即屈膝之意。

[9] 起肉间：指股直肌的肌腹中。

[10] 膝上伏兔后：即膝上自伏兔直上之处。此所谓"伏兔"，非指穴位，乃指股直肌肌腹，其形如伏兔。

[11] 交分中：指缝匠肌与阔筋膜张肌之间。

【语译】足阳明胃经脉气从厉兑开始。厉兑穴，其性属金，在足第二趾的外侧，距爪甲角如韭叶宽，是足阳明脉气初始的部位，故为井穴。毫针浅刺一分，留针呼吸一次的时间，艾炷灸三壮。

内庭穴，其性属水，在足背部，第二三趾间，趾蹼缘后方赤白肉际处，足阳明经脉气尚微，如初出泉之水涓涓流动，故为荥穴。毫针向上斜刺三分，留针约呼吸二十次的时间，艾炷灸三壮。

陷谷穴，其性属木，在足背，第二三跖骨结合部前方凹陷中，距内庭穴二寸，是足阳明经脉气渐盛，由此注彼的部位，故为输穴。毫针直刺五分，留针约呼吸七次的时间，艾炷灸三壮。

冲阳穴，又叫会原，在足跗最高处，当拇长伸肌腱与趾长伸肌腱之间，足背动脉搏动处，距陷谷穴三寸，是足阳明经气经过的部位，故为原穴。毫针直刺三分，留针约呼吸十次的时间，艾炷灸三壮。

解溪穴，其性属火，在冲阳穴后一寸五分，当足背与小腿交界处的横纹中央凹陷中，拇长伸肌腱与趾长伸肌腱之间。该穴是足阳明经脉气正盛运行经过的部位，故为经穴。毫针直刺五分，留针约呼吸五次的时间，艾炷灸三壮。

丰隆穴，是足阳明经的络穴，在外踝上八寸，距胫骨前缘二横指的凹陷中，络脉由此分出后走向足太阴经。毫针刺入三分，艾炷灸三壮。

下巨虚穴，是足阳明经上手太阳小肠经下合穴，在上巨虚穴下三寸，是足阳明经脉气输注的部位。毫针直刺三分，艾炷灸三壮。

条口穴，在下巨虚穴上一寸，是足阳明经气输注的部位。毫针直刺八分，艾炷灸三壮。

上巨虚穴，是足阳明经上的手阳明大肠经的下合穴，在足三里穴下三寸，是足阳明经气输注的部位。毫针直刺八分，艾炷灸三壮。

足三里穴，其性属土，在小腿的前外侧，当犊鼻穴下三寸，距胫骨前缘一横指，是足阳明经气由此深入，会合于腑的部位，故为合穴。毫针直刺一寸五分，留针约呼吸七次的时间，艾炷灸三壮。

犊鼻穴，在髌骨与髌韧带外侧凹陷中，屈膝取穴，是足阳明经气输注的部位。毫针向髌韧带内方斜刺六分，艾炷灸三壮。

梁丘穴，是足阳明经的郄穴，屈膝取穴，在大腿前面，当髂前上棘与髌骨外侧缘连线上，髌骨外上缘上二寸。毫针直刺三分，艾炷灸三壮。

阴市穴，一名阴鼎，在大腿前面，当髂前上棘与髌骨外缘连线上，髌骨外上缘上三寸，屈膝前跪取穴，是足阳明脉气输注的部位。毫针直刺三分，留针约七次呼吸的时间，禁用灸法。

伏兔，在大腿的前面，当髂前上棘与髌骨外缘连线上，髌骨外上缘上六寸，股直肌的肌腹中，是足阳明经气输注的部位。毫针直刺五分，禁用灸法。

髀关，在大腿前面，在髂前上棘与髌底外侧端连线上，平臀横纹，与承扶穴相对处，缝匠肌与阔筋膜张肌之间。毫针直刺入六分，艾炷灸三壮。

足少阳及股并阳维四穴凡二十八穴第三十四

【原文】胆出于窍阴。窍阴者，金也。在足小指次指之端，去爪甲如韭叶，足少阳脉之所出也，为井。刺入三分，留三呼，灸三壮。（《气穴论》注云：作一呼。）

侠溪者，水也。在足小指次指二歧骨间，本节前陷中，足少阳脉之所溜也，为荥。刺入三分，留三呼，灸三壮。

地五会，在足小指次指本节后间陷者中。刺入三分，不可灸，灸之令人瘦，不出三年死。

临泣者，木也。在足小指次指本节后间陷者中，去侠溪一寸五分，足少阴脉之所注也，为俞。刺入二分，灸三壮。

丘墟，在足外廉[1]踝下如前陷者中，去临泣三寸[2]，足少阳脉之所过也，为原。刺入五分，留七呼，灸三壮。

悬钟，在足外踝上三寸动者脉中[3]，足三阳络，按之阳明脉绝[4]乃取之。刺入六分，留七呼，灸五壮。

光明，足少阳络，在足外踝上五寸，别走厥阴者。刺入六分，留七呼，灸五壮。（《骨空论》注云：刺入七分，留十呼。）

外丘，足少阳郄，少阳所生，在内踝上七寸。刺入三分，灸三壮。

阳辅者，火也，在外踝上四寸（《气穴论》注无"四寸"二字），辅骨前，绝骨端，如前三分，去丘墟七寸，足少阳脉之所行也，为经。刺入五分，留七呼，灸三壮。

阳交，一名别阳，一名足髎，阳维之郄，在外踝上七寸，斜属三阳分肉

间。刺入六分，留七呼，灸三壮。

阳陵泉者，土也。在膝下一寸，胻外廉陷者中，足少阳脉之所入也，为合。刺入六分，留十呼，灸三壮。

阳关，在阳陵泉上三寸，犊鼻外陷者中。刺入五分，禁不可灸。

中渎，在髀关外，膝上五寸，分肉间陷者中，足少阳脉气所发也。刺入五分，留七呼，灸五壮。

环跳，在髀枢中，侧卧伸下足，屈上足取之，足少阳脉气所发。刺入一寸，留二十呼，灸五十壮。（《气穴论》注云：髀枢后，足少阳、太阳二脉之会，灸三壮。）

【注释】

[1] 廉：据正统本及《医心方》《千金》应删去。

[2] 三寸：原作"一寸"，据正统本及《素问·气穴论》王注改。

[3] 动者脉中：指胫前动脉。

[4] 按之阳明脉绝：用手重按则足背动脉不跳动，故曰"按之阳明脉绝"。

【语译】足少阳胆经脉气从足窍阴穴开始。足窍阴穴，其性属金，在足第四趾外侧趾甲角如韭叶宽，是足少阳经脉气初始的部位，故为井穴。毫针浅刺三分，留针约呼吸三次的时间，艾炷灸三壮。

侠溪穴，其性属水，在足第四五趾之间，趾蹼缘后方赤白肉际处，足少阳经脉气尚微，像刚出泉的水涓涓而行，故为荥穴。毫针直刺三分，留针约呼吸三次的时间，艾炷灸三壮。

地五会穴，在足背部外侧，当足第四趾本节后的凹陷中，第四五跖骨之间。毫针直刺三分，不能用灸法，妄灸则使人消

瘦，不出三年就会死亡。

足临泣穴，其性属木，在足背外侧，当第四趾本节后方，小趾长伸肌腱的外侧凹陷中，侠溪穴上一寸五分，是足少阳经脉气渐盛，由此注彼的部位，故为输穴。毫针直刺二分，艾炷灸三壮。

丘墟穴，在外踝前下方凹陷中，当趾长伸肌腱的外侧，距足临泣穴三寸，是足少阳经脉气所经过和留止的部位，故为原穴。毫针直刺五分，留针约呼吸七次的时间，艾炷灸三壮。

悬钟穴，在外踝尖上三寸，腓骨前缘，是足三阳经的络穴，用手重按则足背动脉不跳动。侧卧小腿外侧取穴。毫针直刺六分，留针约呼吸七次的时间，艾炷灸五壮。

光明穴，是足少阳胆经的络穴，在小腿外侧，外踝尖直上五寸，络脉由此分出后走向足厥阴经。毫针直刺六分，留针约呼吸七次的时间，艾炷灸五壮。

外丘穴，是足少阳经的郄穴，是足少阳脉气聚集的部位，在小腿外侧，外踝尖上七寸。毫针直刺三分，艾炷灸三壮。

阳辅穴，其性属火，在小腿外侧，当外踝尖上四寸，腓骨前缘稍前方三分许，距丘墟穴七寸，是足少阳经脉气正盛运行

经过的部位，故为经穴。毫针刺入五分，留针约呼吸七次的时间，艾炷灸三壮。

阳交穴，又叫别阳，也叫足髎，是阳维脉的郄穴，在外踝尖上七寸，斜向行于三阳经分肉之间。毫针直刺六分，留针约呼吸七次的时间，艾炷灸三壮。

阳陵泉，其性属土，在小腿外侧，膝关节下方，腓骨小头前下方的凹陷中，胫骨外侧，是足少阳经脉气由此深入，会合于腑的部位，故为合穴。毫针直刺六分，留针约呼吸十次的时间，艾炷灸三壮。

阳关穴，在阳陵泉上三寸，股骨外上髁上方的凹陷中，犊鼻穴外侧。毫针直刺五分，禁用灸法。

中渎穴，在大腿外侧，风市穴下二寸，腘横纹水平线上五寸，股外侧肌与股二头肌之间，是足少阳经脉气输注的部位。毫针直刺五分，留针呼吸七次的时间，艾炷灸五壮。

环跳穴，在股外侧部，侧卧屈股，即伸小腿屈大腿取穴，当股骨大转子最高点与骶管裂孔连线的外 1/3 与中 1/3 的交界处，是足少阳脉气输注的部位。毫针直刺一寸，留针约呼吸二十次的时间，艾炷灸五十壮。

足太阳及股并阳跷六穴凡三十四穴第三十五

【原文】膀胱出于至阴。至阴者，金也。在足小指外侧，去爪甲角如韭叶，足太阳之所出也，为井。刺入三分，留五呼，灸五壮。

通谷者，水也。在足小指外侧，本节前陷者中，足太阳脉之所溜也，为荥。刺入二分，留五呼。

束骨者，木也。在足小指外侧本节后陷者中，足太阳脉气之所注也，为俞。刺入三分，灸三壮。（《气穴论》注云：本节后赤白肉际。）

京骨，在足外侧大骨下赤白肉际陷者中，按而得之，足太阳脉之所过也，为原。刺入三分，留七呼，灸三壮。

申脉，阳跷所生也，在足外踝下陷者中，容爪甲许。刺入三分，留六呼，灸三壮。（《刺腰痛论》注云：外踝下五分。）

金门，在足太阳郄，一空在足外踝下，一名关梁，阳维脉所别属也。刺入三分，灸三壮。

仆参，一名安邪，在跟骨下陷者中，拱足得之，足太阳脉之所行也，为经。刺入五分，留十呼，灸三壮。（《刺腰痛论》注云：陷者中，细脉动应手。）

跗阳，阳跷之郄，在足外踝上三寸，太阳前，少阳后，筋骨间。刺入六分，留七呼，灸三壮。（《气穴论》注作付阳。）

飞扬，一名厥阳，在足外踝上七寸，足太阳络，别走少阴者。刺入三分，灸三壮。

承山，一名鱼腹，一名肉柱，在兑腨肠下分肉间陷者中。刺入七分，灸三壮。

承筋，一名腨肠，一名直肠，在腨肠中央陷者中，足太阳脉气所发。禁不可刺，灸三壮。（《刺腰痛论》注云：在腨中央。）

合阳，在膝约文中央下二寸。刺入六分，灸五壮。

委中者，土也。在腘中央约文中动脉，足太阳脉之所入也，为合。刺入五分，留七呼，灸三壮。（《素问·骨空论》注云：腘，谓膝解之后，曲脚之中，背面取之。《刺腰痛论》注云：在膝后屈处。）

昆仑，火也。在足外踝后跟骨上陷中，细脉动应手，足太阳脉之所行也，为经。刺入五分，留十呼，灸三壮。

委阳，三焦下辅俞也[1]，在足太阳之前，少阳之后，出于腘中外廉两筋间，扶承[2]下六寸，此足太阳之别络也。刺入七分，留五呼，灸三壮。屈身而取之。

浮郄，在委阳上一寸，屈膝得之。刺入五分，灸三壮。

殷门，在肉郄下六寸。刺入五分，留七呼，灸三壮。

承扶，一名肉郄，一名阴关，一名皮部，在尻臀下股阴肿上约文中。刺入二寸，留七呼，灸三壮。

欲令灸发者，灸，履鞴熨之，三日即发。

【注释】

[1] 三焦下辅俞也：委阳穴虽属足太阳经穴，又为三焦下输，故曰。

[2] 扶承：应为承扶。

【语译】 足太阳膀胱经脉气从至阴开始。至阴穴，其性属金，在足小趾外侧趾甲角旁开一分，是足太阳经脉气初出的部位，故为井穴。毫针直刺三分，留针约呼吸五次的时间，艾炷灸五壮。

足通谷穴，其性属水，在足小趾本节的前方，赤白肉际处，足太阳膀胱经脉气尚微，如初出泉之水涓涓流动，故为荥穴。毫针直刺二分，留针约呼吸五次的时间，艾炷灸五壮。

束骨穴，其性属木，在足小趾外侧本节后的凹陷中，是足太阳脉气渐盛，由此注彼的部位，故为输穴。毫针刺入三分，留针约呼吸三次的时间，艾炷灸三壮。

京骨穴，在足外侧，第五跖骨粗隆下

方赤白肉际处，按之其处骨下凹陷中就是
腧穴，是足太阳经气留止和经过的部位，
故为原穴。毫针直刺三分，留针约呼吸七
次的时间，艾炷灸三壮。

申脉穴，阳跷脉脉气从此出发，在足
外踝下缘凹陷中，能容纳爪甲的缝隙中。
毫针直刺三分，留针约呼吸六次的时间，
艾炷灸三壮。

金门穴，是足太阳经的郄穴，在足外
侧，当外踝前缘直下，骰骨外侧凹陷中，
又叫关梁，由此分出一支脉走向阳维脉，
故又别属阳维。毫针直刺三分，艾炷灸
三壮。

仆参穴，又叫安邪，在足外侧部，外
踝后下方，昆仑穴直下，跟骨外侧赤白肉
际处，足跖屈时取穴。该穴是足太阳经脉
气正盛运行经过的部位，故为经穴。毫针
直刺五分，留针约呼吸十次的时间，艾炷
灸三壮。

跗阳穴，是阳跷脉的郄穴，在外踝后
昆仑穴上三寸，在足太阳经的前方，少阳
脉的后方，腓骨与跟腱之间。毫针直刺六
分，留针约呼吸七次的时间，艾炷灸三壮。

飞扬穴，又叫厥阳，在外踝后，昆仑
穴直上七寸，承山外下方一寸，是足太阳
经的络穴，络脉由此分出走向足少阴经。
毫针直刺三分，艾炷灸三壮。

承山穴，又叫鱼腹，也叫肉柱，在小
腿后面，当腓肠肌两肌腹之间交角处。毫
针直刺七分，艾炷灸三壮。

承筋穴，又叫腨肠，也叫直肠，在腓
肠肌腹中央，是足太阳经脉气输注的部位。

禁用针刺，艾炷灸三壮。

合阳穴，在腘窝横纹中央委中穴下二
寸。毫针直刺六分，艾炷灸五壮。

委中穴，其性属土，在腘横纹中央动
脉搏动处，当股二头肌腱与半腱肌腱的中
间，是足太阳经脉气由此深入，会合于膀
胱腑的部位，故为合穴。毫针直刺五分，
留针约呼吸七次的时间，艾炷灸三壮。

昆仑穴，其性属火，在足外踝后方，
当外踝尖与跟腱之间的凹陷中，用手可摸
到外踝后动脉跳动，是足太阳经脉气正盛
运行经过的部位，故为经穴。毫针直刺五
分，留针约呼吸十次的时间，艾炷灸三壮。

委阳穴，为手少阳三焦经的下合穴，
在足太阳经与足少阳经之间，腘窝外侧，
股二头肌腱内缘，承扶穴直下六寸，此穴
是足太阳经的络穴。毫针直刺七分，留针
约呼吸五次的时间，艾炷灸三壮。俯卧
取穴。

浮郄穴，在腘横纹外侧端，委阳穴上
一寸，肌二头肌腱的内侧。屈膝取之。毫
针直刺五分，艾炷灸三壮。

殷门穴，在大腿后面，当承扶与委中
连线上，承扶穴下六寸。毫针直刺入五分，
留针约呼吸七次的时间，艾炷灸三壮。

承扶穴，又叫肉郄，也叫阴关，还叫
皮部，在大腿后面，臀横纹的中点。毫针
直刺二寸，留针约呼吸七次的时间，艾炷
灸三壮。

通过灸法治疗疾病而不能痊愈时，应
当在应用灸法之后，再用鞋底烤热熨于局
部，三天就会痊愈。

【导读】本卷对十四经腧穴作了全面系统的归纳整理，把 349 个穴位的别名、部位、
取法、何经所会、何经脉气所发、禁刺、禁灸以及误刺误灸所带来的不良后果、针入深
度、留针时间、艾灸壮数等，都作了具体的载述。虽然其穴位排列顺序是按头、背、面、

耳、颈、肩、胸、腹、手三阴三阳经、足三阴三阳经，由肢末至头面躯干依次向上向中，与后世按十四经循行分布之排列顺序不同，但毕竟结束了经穴分离的局面，使经脉和腧穴理论初步地结合起来了。《针灸甲乙经》中的腧穴归纳见下表 3-1 至表 3-8。

表 3-1 　《针灸甲乙经》头部腧穴归纳表

穴名	定位	主治	备注
神庭	在发际直鼻	目瞖，鼻衄，鼻渊，角弓反张，吐舌，癫痫，惊悸不安，喘咳烦满，卒中	督脉、足太阳、阳明之会。禁不可刺，令人癫疾，目失精，灸三壮
曲差（鼻冲）	侠神庭两旁各一寸五分，在发际	头痛身热，喘息不利，心中烦闷，汗不出，目视不明，鼻疮，鼽衄	足太阳脉气所发。正头取之，刺入三分，灸五壮
本神	在曲差两旁各一寸五分，在发际（一日直耳上入发际四分）	呕吐涎沫，小儿惊痫	足少阳、阳维脉之会。刺入三分，灸三壮
头维	在额角发际，侠本神两旁各一寸五分	目痛，多泪，视物不明，眼睑𥆧动，喘逆，烦满	足少阳、阳维之会。刺入五分，禁不可灸
上星	在颅上，直鼻中央，入发际一寸陷者中，可容豆	头面虚肿，鼻渊，目眩，不能远视，热病汗不出，癫痫	督脉气所发。刺入三分，留六呼，灸三壮
囟会	在上星后一寸，骨间陷者中	头面肿，鼻衄，鼻塞，鼻痔，不眠或多睡，卒中，脑虚冷痛	督脉气所发。刺入四分，灸五壮
前顶	在囟会后一寸五分，骨间陷者中	面赤肿，瘛疭，头顶痛，鼻塞多涕	督脉气所发。刺入四分，灸五壮
百会（三阳五会）	在前顶后一寸五分，顶中央旋毛中，陷可容指	巅顶痛，目眩，耳鸣，耳聋，鼻塞，中风，口噤不开，阴挺，痔疾	督脉、足太阳之会。刺入三分，灸三壮
后顶（交冲）	在百会后一寸五分，枕骨上	头昏，眩晕，瘛疭	督脉气所发。刺入四分，灸五壮
强间（大羽）	在后顶后一寸五分	头痛目眩，脑旋烦心，呕吐涎沫	督脉气所发。刺入三分，灸五壮
脑户（匝风、会额）	在枕骨上，强间后一寸五分	面赤面肿，目黄头重，项肿痛，瘿瘤，黄疸，目赤，目不明，喑不能言，瘛疭	督脉、足太阳之会。此别脑之会。刺入四分，不可灸，令人喑
风府（舌本）	在项上，入发际一寸，大筋内宛宛中，疾言，其肉立起，言休其肉立下	伤寒头痛，项强目眩，咽喉肿痛，失音，黄疸，狂走，头风，眩晕，呕吐不止	督脉、阳维之会。禁不可灸，灸之令人喑。刺入四分，留三呼

穴名	定位	主治	备注
五处	在督脉旁去上星一寸五分	头重痛，汗出寒热，瘈疭，目不明，鼻衄，喘息不利，脊背反折	足太阳脉气所发。刺入三分，留七呼，灸三壮
承光	在五处后二寸	热病汗不出，苦呕烦心，鼻塞多涕，不闻香臭，口喎，青盲，远视不明	足太阳脉气所发。刺入三分，禁不可灸
通天（天臼）	在承光后一寸五分	鼻塞多涕，不闻香臭，头项重痛，头晕，口喎，偏风	足太阳脉气所发。刺入三分，留七呼，灸三壮
络却（强阳、脑盖）	在通天后一寸五分	青风内障，目无所见，鼻塞，瘈疭，狂走	足太阳脉气所发。刺入三分，留五呼，灸三壮
玉枕	在络却后七分，侠脑户旁一寸三分，起肉枕骨，入发际三寸	头项痛，目痛，恶风汗不出，凄厥恶寒，呕吐，瘈疭，目视不清，鼻塞不闻	足太阳脉气所发。刺入三分，留三呼，灸三壮
临泣	当目上眦，直入发际五分陷者中	多泪，目眦痛，眉骨痛，耳聋，腋下肿，胸痹，心痛不得反侧	足太阳、少阳、阳维之会。刺入三分，留七呼，灸五壮
目窗（至营）	在临泣后一寸	目赤痛，目黄眡眡原始不明，上齿痛，耳聋，惊痫，鼻塞，寒热汗不出	足少阳、阳维之会。刺入三分，灸五壮
正营	在目窗后一寸	恶风寒，头晕，唇吻急强	足少阳、阳维之会。刺入三分，灸五壮
承灵	在正营后一寸五分	脑风头痛，发热恶风寒，鼻塞多涕，眩晕，咳嗽喘急	足少阳、阳维之会。刺入三分，灸五壮
脑空（颞颥）	在承灵后一寸五分，侠玉枕骨下陷者中	风眩，心闷乱，身热，目痛，颈项强直	足少阳、阳维之会。刺入四分，灸五壮
天冲	在耳上如前三分	癫疾互引，惊恐	刺入三分，灸三壮
率谷	在耳上，入发际一寸五分	烦满呕吐，不能饮食，小儿急慢惊风，咳嗽咳痰，目疾，膈胃寒痰，头风两角痛	足太阳、少阳之会。嚼而取之。刺入四分，灸三壮
曲鬓	在耳上，入发际，曲隅陷者中，鼓颔有空	颊颔肿，头痛连齿，口噤不开，目疾，呕吐，暴喑不能言，颈项急强	足太阳、少阳之会。刺入三分，灸三壮
浮白	在耳后，入发际一寸	寒热，头风痛，喉痹，胸满喘息，颈项肿痛，瘿气，目痛，足痿不能行	足太阳、少阳之会。刺入三分，灸二壮

穴名	定位	主治	备注
窍阴	在完骨上，枕骨下，摇动应手	鼻管疽，手足烦热，汗不出，舌强胁痛，四肢转筋，口中恶苦	足太阳、少阳之会。刺入四分，灸五壮
完骨	在耳后，入发际四分	烦心，颈项痛，颊肿引耳，口噤不开，足痿不收，喉痹	足太阳、少阳之会。刺入二分，留七呼，灸七壮
喑门（舌横、舌厌）	在项后，发际宛宛中，入系舌本	后头痛，项强，鼻衄，舌缓不能言，中风，癫狂，瘛疭	督脉、阳维之会。仰头取之。刺入四分，不可灸，灸之令人喑
天柱	在侠项后发际，大筋外廉陷者中	头眩痛重，鼻塞，咽肿，目疾，癫痫，小儿惊痫	足太阳脉气所发。刺入二分，留六呼，灸三壮
风池	在颞颥后发际的陷者中	鼻渊，目赤痛，偏正头痛，失眠，感冒，疟疾，瘿气	足少阳、阳维之会。刺入三分，留三呼，灸三壮

表 3-2　《针灸甲乙经》背部腧穴归纳表

穴名	定位	主治	备注
大椎	在第一椎上陷者中	伤寒热盛，寒热，咳嗽，肺胀，胁痛，骨蒸潮热，喉痹	三阳、督脉之会。刺入五分，灸九壮
陶道	在大椎节下间	寒热，汗不出，头重目眩，瘛疭，虚劳，骨蒸，脊强	督脉、足太阳之会，俯而取之。刺入五分，留五呼，灸五壮
身柱	在第三椎节下间	胸中热，中风不语，癫痫，瘛疭，腰脊强痛	督脉气所发，俯而取之。刺入五分，留五呼，灸三壮
神道	在第五椎节下间	身热头痛，健忘，惊悸，脊膂强痛，咳嗽，中风戴眼，恍惚悲愁	督脉气所发，俯而取之。刺入五分，留五呼，灸三壮
至阳	在第七椎节下间	胃寒，肠鸣，四肢倦怠，黄疸，咳嗽，喘气，胸胁支满	督脉气所发，俯而取之。刺入五分，灸三壮
筋缩	在第九椎节下间	癫狂，眩晕，脊强	督脉气所发，俯而取之。刺入五分，灸三壮
脊中	在第十一椎节下间	腹满不能食，风痫，癫邪，黄疸，温病，积聚，下痢，小儿脱肛，鼓胀，吐血	督脉气所发，俯而取之。刺入五分，不可灸，灸则令人痿
悬枢	在第十三椎节下间	小儿痢下赤白，腹中积气上下行，水谷不化，下利	督脉气所发，伏而取之。刺入三分，灸三壮
命门（属累）	在第十四椎节下间	头痛，耳鸣，腰腹相引痛，疟疾，瘛疭，肠疝痛，崩漏，脱肛	督脉气所发，伏而取之。刺入五分，灸三壮

穴名	定位	主治	备注
腰俞（背解、髓空、腰柱、腰户）	在第二十一椎节下间	淋浊，遗尿，大便下血，温疟，发热无汗，月经不调，痔疾	督脉气所发。刺入三分，留七呼，灸三壮
长强（气之阴郄）	督脉别络，在脊骶端，少阴所结	遗精，淋浊，瘛疭狂痫	刺入三分，留七呼，灸三壮
大杼	在项第一椎下两旁各一寸五分陷者中	头痛振寒，腰背痛，喉痹，胸满气喘，疟疾，瘛疭，膝痛，不可屈伸，痉脊强	足太阳、手太阳之会。刺入三分，留七呼，灸七壮
风门（热府）	在第二椎下两旁各一寸五分	头痛，鼻塞，流涕，伤风咳嗽，呕逆上气，项强，胸背痛	督脉、足太阳之会。刺入五分，留五呼，灸三壮
肺俞	在第三椎下两旁各一寸五分	骨蒸盗汗，吐血，胸满上气，喉痹，癫疾，瘛疭，瘿气	刺入三分，留七呼，灸三壮
心俞	在第五椎下两旁各一寸五分	心胸烦闷，寒热心痛，咳嗽咯血，呕吐不食，疟疾，手足心热，盗汗，健忘	针入三分，留七呼，禁灸
膈俞	在第七椎下两旁各一寸五分	寒热，骨蒸，盗汗，咳逆，吐血，腹中积癖，怠惰嗜卧，诸血证	针入三分，留七呼，灸三壮
肝俞	在第九椎下两旁各一寸五分	鼻衄，吐血，各种目疾，黄疸，积聚痞痛	针入三分，留六呼，灸三壮
胆俞	在第十椎下两旁各一寸五分	头痛振寒，口苦，干呕，咽中痛，胸腹胀满，胁痛，目黄，黄疸，骨蒸劳热	足太阳脉气所发，正坐取之。刺入五分，灸三壮
脾俞	在第十一椎下两旁各一寸五分	噎膈，泄痢，水肿，鼓胀，积聚痞块，黄疸	刺入三分，留七呼，灸三壮
胃俞	在第十二椎下两旁各一寸五分	食不下，反胃呕吐，小儿吐乳，畏寒腹痛，泄痢，水肿鼓胀	刺入三分，留七呼，灸三壮
三焦俞	在第十三椎下两旁各一寸五分	目眩头痛，呕吐，水谷不化，肠鸣腹胀，泄痢，水肿，黄疸	足太阳脉气所发。刺入五分，灸三壮
肾俞	在第十四椎下两旁各一寸五分	溺血，水肿，消渴，癫疾，膝冷	刺入三分，留七呼，灸三壮
大肠俞	在第十六椎下两旁各一寸五分	肠鸣腹胀，泄痢，食不下，绕脐切痛，大小便难	刺入三分，留六呼，灸三壮
小肠俞	在第十八椎下两旁各一寸五分	尿血，尿黄赤，消渴，泄泻，痢疾，疝气，妇人带下	刺入三分，留六呼，灸三壮

穴名	定位	主治	备注
膀胱俞	在第十九椎下两旁各一寸五分	腰脊痛，遗精，遗尿，阴部肿痛，小便赤涩	刺入三分，留六呼，灸三壮
中膂俞	在第二十椎下两旁各一寸五分	腰痛脊强，腹胀，肠冷，赤白痢，肾虚消渴，疝痛，汗不出，胁痛	侠脊肿而起。刺入三分，留六呼，灸三壮
白环俞	在第二十一椎下两旁各一寸五分	腰脊急痛，脚膝不遂，遗精白浊，崩中带下，疝痛，大小便不利	足太阳脉气所发，伏而取之。刺入八分，得气则泻，泻讫多补之，不宜灸
上髎	在第一空，腰髁下一寸，侠脊陷者中	腰膝冷痛，阴痒，赤白带下，阴挺，淋浊，鼻衄，大小便不利	足太阳、少阳之络。刺入三分，留七呼，灸三壮
次髎	在第二空，侠脊陷者中	腰脊痛，背寒，疝痛，淋浊，带下，肠鸣泄泻，心下坚胀，恶寒	刺入三分，留七呼，灸三壮
中髎	在第三空，侠脊陷者中	腰痛，大便难，飧泄，癃，淋浊，月经不调，腰尻中寒，丈夫五劳七伤	刺入两寸，留十呼，灸三壮
下髎	在第四空，侠脊陷者中	腰痛，少腹痛，肠鸣泄泻，淋浊，带下，阴痒，小便不利	刺入二寸，留十呼，灸三壮
会阳（利机）	在阴毛骨两旁	大便下血，腹中冷痛，腿痛，阴汗	督脉气所发。刺入八分，灸五壮
附分	在第二椎下，附项内廉，两旁各三寸	颈项强痛，肩背拘急，风劳	足太阳之会。刺入八分，灸五壮
魄户	在第三椎下两旁各三寸	咳逆上气，颈项背痛，呕吐，烦满，虚劳，骨蒸发热，凄厥恶寒，霍乱	足太阳脉气所发。刺入三分，灸五壮
神堂	在第五椎下两旁各三寸陷者中	肩背强急或痛，胸腹满，气逆上攻，时噫，腰背脊强急，不可俯仰	足太阳脉气所发。刺入三分，灸五壮
譩譆	在肩髆内廉，侠第六椎下，两旁各三寸，以手痛按之，病者言譩譆，是穴	喘逆，鼽衄，季胁引少腹痛、胀，热病汗不出，目眩，疟疾，肩背痛，虚损喘咳，胸痛引肩髆内廉痛	足太阳脉气所发。刺入六分，灸五壮

穴名	定位	主治	备注
膈关	在第七椎下两旁各三寸陷者中	背痛强急，恶寒，呕哕嘻闷，饮食不下，诸血证，小便黄，身疼痛	足太阳脉气所发。正坐开肩取之。刺入五分，灸三壮
魂门	在第九椎下两旁各三寸陷者中	胸胁胀满，胸背心痛，恶风寒，呕吐，食不下，肠鸣泄泻，大便不节，小便赤黄，尸厥，痉挛骨痛	足太阳脉气所发。正坐取之。刺入五分，灸五壮
阳纲	在第十椎下两旁各三寸陷者中	腹痛肠鸣，泄泻，小便不利，身热目黄，饮食不下，黄疸，消渴，腹满虚胀，大便不节	足太阳脉气所发。正坐取之。刺入五分，灸三壮
意舍	在第十一椎下两旁各三寸陷者中	背痛，恶风寒，腹满虚胀，大便滑泻，消渴，黄疸，呕吐，饮食不下，小便赤黄，目黄	足太阳脉气所发。刺入五分，灸三壮
胃仓	在第十二椎下两旁各三寸陷者中	腹胀满，水肿，小儿食积，多寒	足太阳脉气所发。刺入五分，灸三壮
肓门	在第十三椎下两旁各三寸，入肘间	便秘，心下大坚	足太阳脉气所发。刺入五分，灸三壮
志室	在第十四椎下两旁各三寸陷者中	吐逆，饮食不消，小便淋沥，阴部肿痛	足太阳脉气所发。正坐取之。刺入五分，灸三壮
胞肓	在第十九椎下两旁各三寸陷者中	腰脊痛，少腹胀满，癃闭，下重，大便难，阴肿，肠鸣	足太阳脉气所发。伏而取之。刺入五分，灸三壮
秩边	在第二十一椎下两旁各三寸陷者中	腰骶痛，小便不利，阴痛，痔疾，大便难	足太阳脉气所发。伏而取之。刺入五分，灸三壮

表3-3　《针灸甲乙经》面部腧穴归纳表

穴名	定位	主治	备注
悬颅	在曲周颞颥中	热病烦满汗不出，目外眦痛，齿痛，面肿	足少阳脉气所发。刺入三分，留七呼，灸三壮
颔厌	在曲周颞颥上廉	头痛身热，善嚏，头项痛，目眩，外眦痛，齿痛，手腕痛，历节风汗出	手少阳、足阳明之会。刺入七分，留七呼，灸三壮
悬厘	在曲周颞颥下廉	耳鸣善嚏，目外眦赤痛，热病汗不出，烦心不欲食，面红肿，偏头痛，干呕，瘛疭	手足少阳、阳明之会。刺入三分，留七呼，灸三壮

穴名	定位	主治	备注
阳白	在眉上一寸直瞳子	寒热,头风痛,喉痹,胸满喘息,颈项肿痛,瘿气,目痛,足痿不能行	足少阳、阳维之会。刺入三分,灸三壮
攒竹（员在、始光、夜光、明光）	在眉头陷者中	寒热,头痛,眉头痛,目眩,癫狂,小儿惊痫	足太阳脉气所发。刺入三分,留七呼,灸三壮
丝竹空（巨窌）	在眉后陷者中	偏正头痛,目赤,目眩,倒睫,视物不明,癫痫发狂	足少阳脉气所发。刺入三分,留三呼,不宜灸,灸之不幸,令人目小及盲
睛明（泪孔）	在目内眦外	目赤痛,胬肉侵眼,迎风流泪,青盲,雀目,内外翳障	手足太阳、足阳明之会。刺入六分,留六呼,灸三壮
瞳子髎	在目外去眦五分	青盲,目翳,流泪,头痛,喉痛	手太阳、手足少阳之会。刺入三分,灸三壮
承泣（谿穴、面髎）	在目下七分,直目瞳子	目赤痛,多泪,雀目,眼睑瞤动,口眼歪斜	阳跷、任脉、足阳明之会。刺入三分,不可灸
四白	在目下一寸,向颅骨颧空	目赤痛,目翳,头痛,眩晕	足阳明脉气所发。刺入三分,灸七壮
颧髎（兑骨）	在面颅骨下廉陷者中	面赤,目赤黄,目眩,颊肿,唇痛,口不能嚼,齿痛,颊肿痛	手少阳、太阳之会。刺入三分
素髎（面王）	在鼻柱上端	鼻中息肉,多涕,小儿惊风	督脉气所发。刺入三分,禁灸
迎香（冲阳）	在禾髎上,鼻下孔旁	鼻衄,多涕,不闻香臭,面痒浮肿	手、足阳明之会。刺入三分
巨髎	在侠鼻孔旁八分,直瞳子	目赤痛,多泪,眼睑瞤动,近视眼,鼻衄,齿痛,颔肿,唇颊痛,瘛疭,青盲,鼻塞,目翳,远视䀮䀮	跷脉、足阳明之会。刺入三分
禾髎	在直鼻孔下,侠溪水沟旁五分	鼻疮,口噤不开	手阳明脉气所发。刺入三分
水沟	在鼻柱下人中	中风口噤,不省人事,口眼歪斜,面肿唇动,惊风,癫狂痫,心腹绞痛	督脉、手足阳明之会。直唇取之。刺入三分,留七呼,灸三壮
兑骨	在唇上端	衄血,唇吻强,齿龈痛,目翳,黄疸,小便黄,舌干,消渴,口噤	手阳明脉气所发。刺入三分,留六呼,灸三壮

穴名	定位	主治	备注
龈交	在唇内齿上龈缝中	鼻头额颊中痛，鼻衄，目翳，多泪，内眦赤痒痛，牙疳肿痛，齿痛出血，黄疸，癫狂，心烦	刺入三分，灸三壮
地仓（会维）	侠口旁四分，如近下是	喑哑，流涎，眼𥆧动	跷脉、手足阳明之会。刺入三分
承浆（天池）	在颐前下唇之下	牙痛龈肿，面浮，暴喑，消渴，偏风	足阳明、任脉之会。开口取之。刺入三分，留六呼，灸三壮
颊车	在耳下曲颊端陷者中，开口有孔	颈项强痛	足阳明脉气所发。刺入三分，灸三壮
大迎（髓孔）	在曲颔前一寸三分骨陷者中，动脉	颊肿，面浮，发热，舌强不能言，瘰疬，癫疾，痉口噤，胃中满，唇吻强，𥆧动不止，牙关脱臼	足太阳脉气所发。刺入三分，留七呼，灸三壮
上关（客主人）	在耳前上廉起骨端，开口有孔	聤耳，目眩，青盲翳目，恶风寒，上齿龋痛，偏风，偏头痛，瘰疬，惊痫，寒热痉引骨痛	手少阳、足阳明之会。刺入三分，留七呼，灸三壮，刺太深，令人耳无闻
下关	在客主人下，耳前动脉下空下廉，合口有孔，张口即闭	耳鸣，耳聋，耳痛，耳中流脓，牙关脱臼	足阳明、少阳之会。刺入三分，留七呼，灸三壮。耳中有干擿抵，不可灸
耳门	在耳前起肉当耳缺者	耳流脓液，上齿痛，头颔痛	刺入三分，留三呼，灸三壮
禾髎	在耳前兑发下横动脉	头重痛，耳鸣，牙车急，颈颔肿，鼻准上肿痛，瘰疬，口癖	手足少阳、手太阳之会。刺入三分，灸三壮
听会	在耳前陷者中，张口得之，动脉应手	中风偏瘫，狂走，瘈疭	少阳脉气所发。刺入四分，灸三壮
听宫	在耳中珠子大，明如赤小豆	癫狂病，聤耳，齿痛，心腹痛	手足少阳、手太阳之会。刺入三分，灸三壮
角孙	在耳廓中间，开口有孔	齿痛，龈肿不可嚼，目翳，唇燥，唇吻强，项强	手足少阳、手阳明之会。刺入三分，灸三壮
瘈脉（资脉）	在耳本后鸡足青络脉	小儿惊痫，瘈疭，呕吐，泄痢	刺出血，如豆汁，刺入一分，灸三壮
颅息	在耳后间青脉	小儿呕吐涎沫，瘈疭，发痫，耳中流脓	足少阳脉气所发。刺入一分，出血多则杀人，灸三壮
翳风	在耳后陷者中，按之引耳中	颊肿，痉病，口噤不语，目不明	手、足少阳之会。刺入四分，灸三壮

表 3-4 《针灸甲乙经》颈部腧穴归纳表

穴名	定位	主治	备注
廉泉（本池）	在颔下结喉上，舌本下	喘息呕沫，舌下肿难言，舌根结缩，涎出，咽食困难，消渴，口疮，口噤	阴维、任脉之会。刺入二分，留三呼，灸三壮
人迎（天五会）	在颈大脉动应手，侠结喉，以候五脏气	头痛，咳嗽，喘息，瘿气，瘰疬，狂言	足阳明脉气所发。禁不可灸，刺入四分，过深不幸杀人
天窗（窗笼）	在曲颊下，扶突后，动脉应手陷者中	肩痛引项，中风失音	手太阳脉气所发。刺入六分，灸三壮
天牖	在颈筋间，缺盆上，天容后，天柱前，完骨后，发际上	耳暴聋，目痛，喉痹，多梦，瘰疬	手少阳脉气所发。刺入一分，灸三壮
天容	在耳下曲颊后	耳鸣，耳聋，齿噤，咳逆上气	手太阳脉气所发。刺入一寸，灸三壮
水突（水门）	在颈大筋前，直人迎下，气舍上	咳逆上气，咽喉痈肿，呼吸短气，喘息不通	足阳明脉气所发。刺入一寸，灸三壮
气舍	在颈直人迎下，侠天突陷者中	喉痹，咳逆上气，颈项强不得回顾，瘰疬，呃逆，肩肿，哽咽食不下	足阳明脉气所发。刺入三分，灸五壮
扶突	在人迎后一寸五分	咳喘，痰多，咽中如水鸡声	手阳明脉气所发。刺入三分，灸三壮
天鼎	在缺盆上，直扶突，气舍后一寸五分	暴喑气梗，喉痹咽中，不得息，饮食不下，喉中鸣	手阳明脉气所发。刺入四分，灸三壮
肩井	在肩上陷者中，缺盆上大骨前	眩晕，头项痛，上气咳逆，中风不语，难产，瘰疬	手少阳、阳维之会。刺入五分，灸三壮
肩贞	在肩曲胛下，两骨解间，肩髃后陷者中	肩胛痛，手臂痛不能举，耳鸣，耳聋，牙痛，颔肿	手太阳脉气所发。刺入八分，灸三壮
巨骨	在肩端上行两叉骨间陷者中	肩臂痛不得屈伸，惊痫，吐血，瘿气，胸中瘀血	手阳明、跷脉之会。刺入一寸五分，灸五壮
天髎	在肩缺盆中，毖骨之间陷者中	身热汗不出，胸中烦满，肩臂重痛不举	手少阳、阳维脉之会。刺入八分，灸三壮
肩髃	在肩端两骨间	肩部风湿，发热，瘾疹，臂细无力，瘿气	手阳明、跷脉之会。刺入六分，留六呼，灸三壮
肩髎	在肩端臑上，斜举臂取之	臂痛，肩重不能举	刺入七分，灸三壮
臑俞	在肩贞直上，当肩胛冈下缘处	寒热，肩臂痛不可举，臂酸无力	手太阳、阳维、跷脉之会，举臂取之。刺入八分，灸三壮

穴名	定位	主治	备注
秉风	侠天髎在外,肩上小髃,骨后,举臂有空	肩痛不可举	手阳明、太阳、手足少阳之会。举臂取之。刺入五分,灸五壮
天宗	在秉风后大骨下陷者中	胸胁支满,咳逆抢心,颊颔肿	手太阳脉气所发。刺入五分,留六呼,灸三壮
肩外俞	在肩胛上廉,去脊三寸陷者中	肩胛中痛而寒至肘,颈项强急,上膊厥冷痛	刺入六分,灸三壮
肩中俞	在肩胛内廉,去脊二寸陷者中	咳嗽上气,唾血,目视不明,寒热,肩背疼痛	刺入三分,留七呼,灸三壮
曲垣	在肩中央曲胛陷者中,按之动脉应手	肩胛臂痛,拘急	刺入八九分,灸十壮
缺盆(天盖)	在肩上横骨陷者中	胸满喘咳,项强,缺盆中痛,上肢麻痹或挛急,肩痛引项,寒热,咳血,腰痛不可俯仰,胸中热,胸满水气	刺入三分,留七呼,灸三壮。刺太深,令人逆息
臑会(臑髎)	在臂前廉,去肩头三寸	肩酸痛无力不能举,寒热,肩肿引胛痛,瘿气	手阳明之络。刺入五分,灸五壮

表3-5 《针灸甲乙经》前胸部腧穴归纳表

穴名	定位	主治	备注
天突(玉户)	在颈结喉下二寸中央宛宛中	暴喘咳逆,咳唾脓血,喉中水鸡声,暴喑,瘿瘤初起	阴维、任脉之会。低头取之。刺入一寸,留七呼,灸三壮
璇玑	在天突下一寸中央陷者中	胸胁满痛,咽喉肿痛,小儿喉中鸣	任脉气所发。仰头取之。刺入三分,灸五壮
华盖	在璇玑下一寸陷者中	胸胁满痛,吐血,喉痹,咽肿,水浆不下	任脉气所发。仰头取之。刺入三分,灸五壮
紫宫	在华盖下一寸六分陷者中	胸胁满痛,咳逆烦心,吐血,唾如白胶,饮食不下	任脉气所发。仰头取之。刺入三分,灸五壮
玉堂(玉英)	在紫宫下一寸六分陷者中	烦心,胸膺疼痛,寒痰,上气	任脉气所发。仰头取之。刺入三分,灸五壮
膻中(元儿)	在玉堂下一寸六分陷者中	吐血,咯血,噎膈,肺痈,瘿气	任脉气所发。仰而取之。刺入三分,灸五壮
中庭	在膻中下一寸六分陷者中	胸胁满,咽痛,食不下,心痛	任脉气所发。仰而取之。刺入三分,灸五壮
输府	在巨骨下,去璇玑旁各二寸陷者中	咳逆上气,喘不得息,腹胀,呕吐,不嗜食,胸中痛	足少阴脉气所发。仰而取之。刺入四分,灸五壮

穴名	定位	主治	备注
彧中	在输府下一寸六分陷者中	胸胁支满，咳逆喘息，痰壅，不嗜食	足少阴脉气所发。仰而取之。刺入四分，灸五壮
神藏	在彧中下一寸六分陷者中	胸胁支满，咳嗽喘息，烦满不嗜食	足少阴脉气所发。仰而取之。刺入四分，灸五壮
灵墟	在神藏下一寸六分陷者中	胸胁支满痛引膺，不得息，咳逆，不嗜食，闷乱，烦满	足少阴脉气所发。仰而取之。刺入四分，灸五壮
神封	在灵墟下一寸六分陷者中	胸胁支满，不得息，咳逆，短气，呕吐，不嗜食	足少阴脉气所发。仰而取之。刺入四分，灸五壮
步廊	在神封下一寸六分陷者中	胸胁支满，呕吐不嗜食，咳逆少气，喘息，不得举臂	足少阴脉气所发。仰而取之。刺入四分，灸五壮
气户	在巨骨下，输府两旁各二寸陷者中	哮喘，咳嗽，胸胁支满，胸背痛，呼吸肩息，不知食味	足阳明脉气所发。仰而取之。刺入四分，灸五壮
库房	在气户下一寸六分陷者中	咳逆上气，多唾浊沫脓血，胸胁支满	足阳明脉气所发。仰而取之。刺入四分，灸五壮
屋翳	在库房下一寸六分	咳逆上气，胸胁支满，乳中疼痛，多唾浊沫脓血，身体重，遍身风痒疼痛，皮肤不可近衣，瘛疭不仁，小儿喘胀	刺入四分，灸五壮
膺窗	在屋翳下一寸六分	寒热，胸满短气，卧不得安，乳痛，肠疝痛，唇肿，肠鸣泻注	刺入四分，灸五壮
乳中			禁不可刺灸，灸刺之，不幸生蚀疮，疮中有脓血清汁者可治，病中有息肉若蚀疮者死
乳根	在乳下一寸六分陷者中	咳逆气促，乳痈痛，噎膈食不下，反胃吐食	足阳明脉气所发。仰而取之。刺入四分，灸五壮
云门	在巨骨下，气户两旁各二寸陷者中，动脉应手	咳逆喘息，暴心腹痛，疝上冲心，胸中热，肩痛不可举，引缺盆痛，喉痹，胸中烦满，伤寒，四肢热，瘿气，四逆，代脉不至寸口	手太阴脉气所发。举臂取之。刺入七分，灸五壮，刺太深令人逆息
中府（膺中俞）	在云门下一寸，乳上三肋间陷者中，动脉应手	咳嗽喘急，咳吐脓血，喉痹鼻塞，汗出，肩背痛，瘿瘤	肺之募也，手、足太阴之会。仰而取之。刺入三分，留五呼，灸五壮
周荣	在中府下一寸六分陷者中	胸胁胀满，咳逆上气，唾多脓秽，食不下	足太阴脉气所发。仰而取之。刺入四分，灸五壮

穴名	定位	主治	备注
胸乡	在周荣下一寸六分陷者中	胸胁支满	足太阴脉气所发。仰而取之。刺入四分，灸五壮
天溪	在胸乡下一寸六分陷者中	胸中满痛，乳痈肿溃，咳逆上气，喉鸣有声	足太阴脉气所发。仰而取之。刺入四分，灸五壮
食窦	在天溪下一寸六分陷者中	胸胁支满，膈间雷鸣，漉漉常有水声，脾气大损，水肿膨胀，小便不通	足太阴脉气所发。仰而取之。刺入四分，灸五壮
渊腋	在腋下三寸宛宛中	胸满，臂痛不得举，咳嗽，胁痛，马刀侠瘿，恶寒发热	举臂取之。刺入三分，不可灸，灸之不幸，生肿蚀马刀伤，内溃者死，寒热生马疡可治
大包	在渊腋下三寸，脾之大络，布胸胁中，出九肋间，及季胁端	胸胁痛，全身痛，百节尽纵	别络诸阴者。刺入三分，灸三壮
辄筋	在腋下三寸，复前行一寸，著胁	胸中暴满，不得眠，多涎，语言謇涩，四肢不遂，吐且下痢	足少阳脉气所发。刺入六分，灸三壮
天池（天会）	在乳后一寸，腋下三寸，著胁，直腋撅肋间	咳嗽多痰，气喘，心烦胸满，胁肋疼痛，四肢不举	手厥阴、足少阳脉之会

表3-6　《针灸甲乙经》腹部腧穴归纳表

穴名	定位	主治	备注
鸠尾（尾翳、𩩲骬）	在臆前蔽骨下五分	胸满，呃逆，心绞痛，癫痫，狂病，腹胀，反胃，惊悸，精神耗散，短气，少气	任脉之别。不可灸刺
巨阙	在鸠尾下一寸	上气咳逆，惊悸，反胃呕吐，癫痫，妄言狂怒，黄疸	心募也，任脉气所发。刺入六分，留七呼，灸五壮
上脘	在巨阙下一寸五分，去蔽骨三寸	身热汗不出，心中烦热，心痛腹胀，多吐涎，黄疸	任脉、足阳明、手太阳之会。刺入八分，灸五壮
中脘（太仓）	在上脘下一寸，居心蔽骨与脐之中	反胃，吞酸，食不化，食无味，虚劳吐血，癫狂，黄疸	胃募也，手太阳、少阳、足阳明所生，任脉之会。刺入一寸二分，灸七壮
建里	在中脘下一寸	腹胀气逆上并，霍乱，真心痛，呕逆，不欲食，身肿，支满，胃脘痛	刺入五分，留十呼，灸五壮
下脘	在建里下一寸	饮食不化，入腹还出，不嗜食，小便赤，腹坚硬癖块，腹痛，腹胀，肠鸣，六腑之气寒，脐上厥气动，呕吐	足太阴、任脉之会。刺入一寸，灸五壮

穴名	定位	主治	备注
脐中		中风，中暑，不省人事，肠鸣，腹痛，泄利不止，干霍乱	禁不可刺，刺之令人恶疡遗矢者，死不治
水分	在下脘下一寸，脐上一寸	反胃吐食，腹鸣，腹胀，绕脐结痛，洞泄，脊强里急，霍乱转筋，脱肛，大小便不利	任脉气所发。刺入一寸，灸五壮
阴交（少关、横户）	在脐下一寸	阴痒，产后恶露不止，绕脐冷痛，奔豚，转胞，大小便不通，惊悸，不得眠，肠鸣	任脉、气冲之会。刺入八分，灸五壮
气海（脖胦、下盲）	在脐下一寸五分	赤白带下，崩漏，不妊，中暑，卒中虚脱	任脉气所发。刺入一寸三分，灸五壮
石门（利机、精露、丹田、命门）	在脐下二寸	瘕癖，产后恶露不止，泄痢，不欲食，谷入不化，卒疝绕脐痛，血淋，腹满，便秘，呕逆	三焦募也，任脉气所发。刺入五分，留十呼，灸三壮。女子禁不可刺，灸中央，不幸令人绝子
关元（次门）	在脐下三寸	卒中脱证，全身衰弱，脐下绞痛，溺血，便血，潮热，咯血，消渴，泄痢	小肠募也，足三阴、任脉之会。刺入二寸，留七呼，灸七壮
中极（气原、玉泉）	在脐下四寸	经闭，血崩，阴痒，阴痛，失精，水肿，尿频数或不得尿	膀胱募也，足三阴、任脉之会。刺入二寸，留七呼，灸三壮
曲骨	在横骨上中极下一寸，毛际陷者中，动脉应手	五脏虚竭，赤白带下，失精，疝痛，癃闭，阳痿	任脉、足厥阴之会。刺入一寸五分，留七呼，灸三壮
会阴（屏翳）	在大便前、小便后两阴之间	阴汗，阴头痛，经水不调，妇人产后昏迷，阴挺，阴门肿痛，久痔，大小便不利，遗精	任脉别络，侠督脉、冲脉之会。刺入二寸，留三呼，灸三壮
幽门（上门）	在巨阙两旁各五分陷者中	胸中痛引腰背，心下痞胀，呕吐善哕，少腹坚	冲脉、足少阴之会。刺入五分，灸五壮
通谷	在幽门下一寸陷者中	积聚留饮，胸满食不化，目䀮䀮，口㖞僻不端，舌下肿难言，心中澹澹恐	冲脉、足少阴之会。刺入五分，灸五壮
阴都（食宫）	在通谷下一寸	肠鸣，逆气，肺胀，气抢，呕沫，胁下热痛，大便难，身寒热，心烦满	冲脉、足少阴之会。刺入一寸，灸五壮
石关	在阴都下一寸	痉脊强，口不能开，多唾，噫哕，呕逆，大便难	冲脉、足少阴之会。刺入一寸，灸五壮

穴名	定位	主治	备注
商曲	在石关下一寸	腹中积聚，时切痛，肠中痛不嗜食，大便秘或泄	冲脉、足少阴之会。刺入一寸，灸五壮
肓俞	在商曲下一寸，直脐旁五分	寒疝，腹胀切痛，小腹有热	冲脉、足少阴之会。刺入一寸，灸五壮
中注	在肓俞下五分	腰腹疼痛，少腹热	冲脉、足少阴之会。刺入一寸，灸五壮
四满（髓府）	在中注下一寸	血崩，月经病，恶血疝痛，白浊遗精，石水，鼓胀	冲脉、足少阴之会。刺入一寸，灸五壮
气穴（胞门、子户）	在四满下一寸	泄痢不止，五淋，小便痛，腰脊痛，奔豚	冲脉、足少阴之会。刺入一寸，灸五壮
大赫（阴维、阴关）	在气穴下一寸	男子虚劳失精，阴上缩，茎中痛，女子带下赤白	冲脉、足少阴之会。刺入一寸，灸五壮
横骨（下极）	在大赫下一寸	阴器下纵引痛，小便难，五淋，失精，腹胀，脱肛	冲脉、足少阴之会。刺入一寸，灸五壮
不容	在幽门旁各一寸五分，去任脉二寸，直四肋端，相去四寸	腹满脘痛，吐血，喘咳，胸背痛，痰癖，不嗜食，肩息胁下痛，口干，疝瘕，小儿疳积，雀目，脾虚鸣	足阳明脉气所发。刺入五分，灸五壮
承满	在不容下一寸	肠鸣，鼓胀，饮食不下，下利，上气喘逆，肩息唾血，膈气	足阳明脉气所发。刺入八分，灸五壮
梁门	在承满下一寸	腹中积气结痛，大便滑泻，疝痛，脱肛	足阳明脉气所发。刺入八分，灸五壮
关门	在梁门下，太乙上，足阳明脉中间穴外延	胸满积气，肠鸣泄利，脘痛，挟脐急痛，遗溺，水肿	足阳明脉气所发。刺入八分，灸五壮
太乙	在关门下一寸	癫狂，心烦吐舌	足阳明脉气所发。刺入八分，灸五壮
滑肉门	在太乙下一寸	舌强，吐血，脱肛，发狂，癫疾，呕逆，吐舌	足阳明脉气所发。刺入八分，灸五壮
天枢（长溪、谷门）	去肓俞一寸五分，侠脐两旁各二寸陷者中	呕吐，下利，腹痛，便秘，赤白带下，月事不调，淋浊，痛经，瘕瘕	大肠募也，足阳明脉气所发。刺入五分，留七呼，灸五壮
外陵	在天枢下，大巨上	心如悬，引脐腹痛	足阳明脉气所发。刺入八分，灸五壮
大巨（腋门）	在长溪下二寸	小腹胀满，瘕疝，四肢倦怠，失眠，善惊，烦渴	足阳明脉气所发。刺入八分，灸五壮

穴名	定位	主治	备注
水道	在大巨下三寸	小腹胀满，三焦热结，小便不通，痛引阴中	足阳明脉气所发。刺入二寸五分，灸五壮
归来（溪穴）	在水道下二寸	疝气，经闭，带下，不妊	刺入八分，灸五壮
气冲	在归来下，鼠鼷上一寸，动脉应手	睾丸痛，阴茎痛，妇人崩漏，不孕，胎产诸疾，阳痿	足阳明脉气所发。刺入三分，留七呼，灸三壮。灸之不幸使人不得息
期门	在第二肋端，不容旁各一寸五分，上直两乳	胁胀，心痛，呕吐，疟疾，妇人产后余疾	肝募也。足太阴、厥阴、阴维之会。举臂取之。刺入四分，灸五壮
日月	在期门下一寸五分	脘痛，呕吐，吞酸，黄疸，腹胀，多唾，四肢不收，太息善悲，小腹热	胆募也。足太阴、少阳之会。刺入七分，灸五壮
腹哀	在日月下一寸五分	绕脐痛抢心，膝寒	足太阴、阴维脉之会。刺入七分，灸五壮
大横	在腹哀下三寸，直脐旁	少腹寒痛，中焦虚寒，善悲惊怖	足太阴、阴维之会。刺入七分，灸五壮
腹屈（腹结）	在大横下一寸三分	绕脐痛，上冲抢心，腹寒泄利，咳逆，疝痛，善惊悲	刺入七分，灸五壮
府舍	在腹结下三寸	疝瘕，臂中急痛，循胁上下抢心，腹痛，积聚，厥逆，霍乱	足太阴、阴维、厥阴之会。此脉上下入腹络胸，结心肺，从胁上至肩，此太阴郄，三阴阳明支别。刺入七分，灸五壮
冲门（慈宫）	上去大横五寸，在府舍下横骨两端，约文中动脉	腹寒气满，腹中积聚疼痛，乳难，妊娠子冲心，不得息，痔疾	足太阴、厥阴之会。刺入七分，灸五壮
章门（长平、胁髎）	在大横外，直脐季胁端	寒中洞泄，溺多白浊，胸胁支满，一切积聚痞块，黄疸久之变为黑疸	脾募也。足厥阴、少阳之会。侧卧屈上足，伸下足，举臂取之。刺入八分，留六呼，灸三壮
带脉	在季胁下一寸八分	肠疝痛，下利，偏坠瘰疬	刺入六分，灸五壮
五枢	在带脉下三寸。一曰：在水道旁一寸五分	男子寒疝，腰背痛，腹痛，便秘，里急，瘰疬	刺入一寸，灸五壮
京门（气府、气俞）	在监骨下腰中挟脊，季胁下一寸八分	寒热，脊强反折，腹胀，腰痛，髀枢痛，肠鸣洞泄，面肿尿少，呕吐，尿黄，小腹痛，里急，体痛引骨，水道不通	肾募也。刺入三分，留七呼，灸三壮

穴名	定位	主治	备注
维道（外枢）	在章门下五寸三分	咳逆不止，水肿，肠痛，寒疝，呕吐，不思饮食，腰腿痛，妇人带下，少腹痛	足少阳、带脉之会。刺入八分，灸三壮
居髎	在章门下八寸三分，监骨上陷者中	腰痛引少腹，腿足瘫痪或痿弱无力，下利	阳跷、足少阳之会。刺入八分，灸三壮

表 3-7 　《针灸甲乙经》上肢腧穴归纳表

穴名	定位	主治	备注
少商	在手大指端内侧，去爪甲角如韭叶	咳逆，项肿，小儿乳蛾	少商者，木也。手太阴脉之所出也，为井。刺入一分，留一呼，灸一壮
鱼际	在手大指本节后内侧散脉中	咳嗽，喉痹，失音，精神失常，疟疾，腹痛，胸背痛	鱼际者，火也。手太阴脉之所溜也，为荥。刺入二分，留三呼，灸三壮
太渊	在掌后陷者中	头痛，牙痛，目痛生翳，咳血，胸痛，手腕无力疼痛	太渊者，水也。手太阴脉之所注也，为俞。刺入二分，留二呼，灸三壮
经渠	在寸口陷者中	咳逆喘息，寒热，胸背痛，热病汗不出，心痛欲呕，喉痹，掌中热，臂内廉痛，腕部疼痛，胸中膨膨然，数欠	经渠者，金也。手太阴之所行也，为经。刺入三分，留三呼，不可灸，灸之伤人神明
列缺	去腕上一寸五分	头痛，咳逆，咽肿，半身不遂，口噤，风疹，溺血，四肢暴肿	手太阴之络，别走阳明者。刺入三分，留三呼，灸五壮
孔最	去腕七寸	头痛，汗不出，咯血，失音，咽痛，咳逆，肘臂痛，屈伸难	手太阴之郄，专（此处缺文）金二七水之父母。刺入三分，留三呼，灸五壮
尺泽	在肘中约上动脉	咳喘，吐血，心痛，喉痹，胸胁胀满	尺泽，水也。手太阴之所入也，为合。刺入三分，灸五壮
侠白	在天府下，去肘五寸动脉中	咳逆上气，心痛气短，干呕烦满，赤白汗斑	手太阴之别。刺入四分，留三呼，灸五壮
天府	在腋下三寸，臂臑内廉动脉中	咳上气，喘不得息，暴渴，鼻口出血，身胀，身肿，风病汗出，恍惚善忘，嗜卧不觉，卒中恶风邪气，疟疾，悲哭，瘿气，头眩，泪出	手太阴脉气所发。禁不可灸，灸之令人逆气，刺入四分，留三呼

穴名	定位	主治	备注
中冲	在手中指之端，出爪甲如韭叶陷者中	心痛，热病烦心，身热如火，头痛如破，肘中痛，掌中热，心闷汗不出，舌本痛，耳鸣，小儿多哭夜惊，疳虫	中冲者，木也。手心主脉之所出也，为井。刺入一分，留三呼，灸一壮
劳宫（五里）	在掌中央动脉中	心痛，食不下，黄疸，呕吐，手颤，鹅掌风，癫狂	劳宫者，火也。手心主脉之所溜也，为荥。刺入三分，留六呼，灸三壮
大陵	在掌后两筋间陷者中	癫狂，喉痹，腋肿，吐血，疥癣，上肢湿疹，舌本痛	大陵者，土也。手心主脉之所注也，为俞。刺入六分，留七呼，灸三壮
内关	在掌后去腕二寸	心胸诸疾，呕吐，脾胃不和，疟疾，黄疸，中风，脱肛	手心主络，别走少阳。刺入二分，灸五壮
间使	在掌后三寸，两筋间陷者中	心痛，心悸，脘痛，呕吐，目赤黄，癫狂，浑身疥疮，妇人月水不调	间使者，金也。手心主脉之所行也，为经。刺入六分，留七呼，灸三壮
郄门	去腕五寸	心烦胸痛，忧郁，心痛呕哕，惊恐畏人	手心主之郄。刺入三分，灸三壮
曲泽	在肘内廉下陷者中，屈肘得之	心痛善惊，痧症，霍乱，身热烦渴	曲泽者，水也。手心主脉之所入也，为合。留七呼，灸三壮
天泉（天温）	在曲腋下，去臂二寸，举臂取之	胸胁支满，呃逆，石水，足不收	刺入六分，灸三壮
少冲（经始）	在手小指内廉之端，去爪甲角如韭叶	心痛，黄疸，胸胁痛，悲喜不常，喉痹，热病烦躁不安，舌本痛，乍寒乍热，手踡不伸	少冲者，木也。手少阴脉之所出也，为井。刺入一分，留一呼，灸一壮。少阴八穴，其七有治，一无治者，邪弗能容也，故曰无俞焉
少府	在小指本节后陷者中，直劳宫	心悸，胸痛，小指拘挛，阴挺，阴部瘙痒	少府者，火也。手少阴脉之所溜也，为荥。刺入三分
神门（兑冲、中都）	在掌后兑骨之端陷者中	痴呆癫痫，心烦，呕吐唾血，黄疸，胁痛，失音，喘逆上气	神门者，土也。手少阴脉之所注也，为俞。刺入三分，留七呼，灸三壮
阴郄	在掌后脉中，去腕五分	头痛眩晕，心痛惊悸，洒淅恶寒，鼻衄，吐血，喉痹，小儿骨蒸，失音	刺入三分，灸三壮

穴名	定位	主治	备注
通里	在腕后一寸	头痛，目眩，舌强，喉痹，心悸怔忡，月经过多，遗尿	手少阴之络，别走太阳。刺入三分，灸三壮
灵道	在掌后一寸五分，或曰一寸	暴喑不能言，瘛疭，悲恐	灵道者，金也。手少阴脉之所行也，为经。刺入三分，灸三壮
少海（曲节）	在肘内廉节后陷者中，动脉应手	头痛目眩，项强，牙痛，心痛，呕吐，腋痛，健忘，发狂，四肢不举	少海者，水也。手少阴脉之所入也，为合。刺入五分，灸三壮
极泉	在腋下筋间动脉入胸中	干呕，四肢不举，忧郁	手少阴脉气所发。刺入三分，灸五壮
商阳（绝阳）	在手大指次指内侧，去爪甲如韭叶	热病汗不出，青盲，耳聋，耳鸣，牙痛，喉痹不能言，颔肿，肩背痛引缺盆，指麻木，胸中气满，喘咳支肿	商阳者，金也。手阳明脉之所出也，为井。刺入一分，留一呼，灸三壮
二间（间谷）	在手大指次指本节前内侧陷者中	目昏不见，上下牙痛，喉痹，颔肿，肩背痛，多卧善唾，振寒，多惊，伤寒寒热，头痛	二间者，水也。手阳明脉之所溜也，为荥。刺入三分，留六呼，灸三壮
三间（少谷）	在手大指次指本节后内侧陷者中	目眦痛，下齿龋痛，喉痹，咽塞，手指手背红肿，寒热，胸满肠鸣，肩痛，唇口干，身热，喘息，便秘，多卧善唾，疟疾	三间者，木也。手阳明脉之所注也，为俞。刺入三分，留三呼，灸三壮
合谷（虎口）	在手大指次指间	头痛，目痛，目翳，鼻衄，耳聋，牙痛，喉痹，中风，口噤，疟疾，风疹，疥疮，堕胎	手阳明脉之所过也，为原。刺入三分，留六呼，灸三壮
阳溪（中魁）	在腕中上侧两傍间陷者中	头痛，目赤痛，目翳，喉痹，舌本痛，腕痛，肘臂不举	阳溪者，火也。手阳明之所行也，为经。刺入三分，留七呼，灸三壮
偏历	在腕后三寸	目不明，耳聋，耳鸣，喉痹，肩膊肘腕酸痛，小便不利，水蛊，嗌干，颊肿，癫疾多言，风疟汗不出	手阳明络，别走太阴者。刺入三分，留七呼，灸三壮
温溜（逆注、蛇头）	在腕后少士五寸，大士六寸	头痛，口齿痛，喉痹，面浮，肩背酸痛，肩不举，哕，肠鸣腹痛，疔疮，伤寒寒热，癫痫，面赤肿，狂仆，四肢肿，吐涎，口舌痛，膈中气闭	手阳明郄。刺入三分，灸三壮

穴名	定位	主治	备注
下廉	在辅骨下去上廉一寸	目痛，肘臂痛，绕脐痛，食不消化，小便血，溺黄，痨瘵，狂言，小肠气，疝癖，腹痛不可忍，气喘，唇干，涎出	恐（疑误）辅齐兑肉其分外邪。刺入五分，留五呼，灸三壮
上廉	在三里之下一寸	脑风头痛，手足不仁，风水膝肿，肠鸣，胸痛，小便难、黄赤	其分抵阳之会外邪。刺入五分，灸五壮
手三里	在曲池下二寸，按之肉起兑肉之端	牙痛，失音，颔颊肿，瘰疬，吐泻，半身不遂	刺入三分，灸三壮
曲池	在肘外辅骨肘骨之中	目赤痛，齿痛，喉痹，瘰疬，瘾疹，皮肤干燥，月经不通	曲池者，土也。手阳明脉之所入也，为合。以手按胸取之。刺入五分，留七呼，灸三壮
肘髎	在肘大骨外廉陷者中	肘臂拘挛麻木，嗜卧	刺入四分，灸三壮
五里	在肘上三寸，行向里大脉中央	心下胀满痛，上气，风劳惊恐，吐血，肘臂痛，嗜卧，四肢不得动摇，寒热瘰疬，咳嗽，目视晥晥，疟疾	禁不可刺，灸三壮
臂臑	在肘上七寸，䐃肉端	寒热，颈项拘急，肩臂痛不得举，瘰疬	手阳明络之会。刺入三分，灸三壮
关冲	在手小指次指之端，去爪甲角如韭叶	肩臂痛，头眩颔痛，耳聋，耳鸣，胸中气噎，不嗜食，目翳，三焦邪热，舌卷，唇焦，眼火眦痛，舌本痛	关冲者，金也。手少阳脉之所出也，为井。刺入一分，留三呼，灸三壮
腋门	在小指次指间陷者中	寒热，善惊，目涩	腋门者，水也。手少阳脉之所溜也，为荥。刺入三分，灸三壮
中渚	在手小指次指本节后陷者中	肩背肘臂酸痛，五指不能伸屈，头痛，视物不明	中渚者，木也。手少阳脉之所注也，为俞。刺入二分，留三呼，灸三壮
阳池（别阳）	在手表上腕上陷者中	消渴口干，目红肿，喉痹，耳聋，腕痛无力	手少阳脉之所过也，为原。刺入二分，留三呼，灸五壮
外关	在腕后二寸陷者中	手指痛不能握物，手颤，咽肿，热病，胁肋痛，便秘	手少阳络，别走心主。刺入三分，留七呼，灸三壮
支沟	在腕后三寸两骨之间陷者中	肩臂酸重，卒心痛，逆气，咽肿，胁腋急痛，吐泻，大便不通	支沟者，火也。手少阳脉之所行也，为经。刺入二分，留七呼，灸三壮

穴名	定位	主治	备注
三阳络	在臂上大交脉，支沟上一寸	暴喑，手臂痛不举，嗜卧	不可刺，灸五壮
四渎	在肘前五寸外廉陷者中	耳暴聋，下齿痛，失音，咽梗，前臂痛	刺入六分，留七呼，灸三壮
天井	在肘外大骨之后，两筋间陷者中，屈肘得之	颈、项、肩痹背痛，目痛，头痛，耳聋，喉痛，疟疾，癫疾	天井者，土也。手少阳脉之所入也，为合。刺入一分，留七呼，灸三壮
清冷渊	在肘上一寸（一本作二寸），伸肘举臂取之	振寒，目黄，胁痛，臑纵，肩不举	刺入三分，灸三壮
消泺	在肩下臂外开腋斜肘分下胻（一本无胻字）	头痛，项、背强急，齿痛，寒热痹痛，癫疾	刺入六分，灸三壮
会宗	在腕后三寸空中	肌肉痛	手少阳郄。刺入三分，灸三壮
少泽（小吉）	在手小指之端，去爪甲下一分陷者中	寒热汗不出，心痛，短气，胸胁痛，黄疸，目翳，耳聋	少泽者，金也。手太阳脉之所出也，为井。刺入一分，留二呼，灸一壮
前谷	在手小指外侧，本节前陷者中	咳嗽胸满，肘、臂、腕中痛，肘挛，头痛，项强，咽肿，妇人产后无乳，手指麻木	前谷者，水也。手太阳脉之所溜也，为荥。刺入一分，留三呼，灸三壮
后溪	在手小指外侧，本节后陷者中	目赤痛，目翳，耳鸣，耳聋，黄疸，五指挛急	后溪者，木也。手太阳脉之所注也，为俞。刺入二分，留二呼，灸一壮
腕骨	在手外侧腕前，起骨下陷者中	热病汗不出，喉痹，呕吐，消渴，胁痛，黄疸，五指不可伸屈	手太阳脉之所过也，为原。刺入二分，留三呼，灸三壮
阳谷	在手外侧腕中，兑骨下陷者中	热病汗不出，胸胁痛，颈颔肿，腕痛，寒热	阳谷者，火也。手太阳脉之所行也，为经。刺入二分，留二呼，灸三壮
养老	在手踝骨上一空，腕后一寸陷者中	肩臂酸痛，目视不明，腰痛不可转侧	手太阳郄。刺入三分，灸三壮
支正	在肘后五寸	振寒，寒热，头痛，目眩，肘挛，手指痛不能握，惊，恐，悲，忧，痂疥	手太阳络，别走少阴者。刺入三分，留七呼，灸三壮
小海	在肘内大骨外，去肘端五分陷者中，屈肘乃得之	项痛，耳聋，目黄，四肢不举	小海者，土也。手太阳脉之所注也，为合。刺入二分，留七呼，灸七壮

表 3-8　《针灸甲乙经》下肢腧穴归纳表

穴名	定位	主治	备注
隐白	在足大指端内侧，去爪甲角如韭叶	衄血不止，吐血，崩漏，大小便皆血，小儿慢惊风	隐白者，木也。足太阴脉之所出也，为井。刺入一分，留三呼，灸三壮
大都	在足大指本节后陷者中	热病汗不出且厥，手足青，暴泄，腹胀胸满，胃心痛，食不化，呕逆，大便难，身重骨痛	大都者，火也。足太阴脉之所溜也，为荥。刺入三分，留七呼，灸一壮
太白	在足内侧核骨下陷者中	热病先头颜痛，闷满不得卧，腹满两颔痛，食不化，胸胁胀，肠鸣切痛，胃心痛，呕吐，痔漏	太白者，土也。足太阴脉之所注也，为俞。刺入三分，留七呼，灸三壮
公孙	在足大趾本节后一寸	鼓胀，腹痛，上吐下泻，癫疾，脾冷，烦心	太阴络也，别走阳明。刺入四分，留二十呼，灸三壮
商丘	在足内踝下微前陷者中	脾虚腹胀，肠鸣，溏泻，便秘，胃痛，黄疸，乳痛，痔疾，疝痛	商丘者，金也。足太阴脉之所行也，为经。刺入三分，留七呼，灸三壮
三阴交	在内踝上三寸骨下陷者中	心腹胀满，脾胃虚弱，肠鸣溏泻，食不消化，月经不调，崩漏，带下，经闭，不孕，难产，产后恶露不行，血晕，遗精，遗尿，小便不利，白浊，疝痛	足太阴、厥阴、少阴之会。刺入三分，留七呼，灸三壮
漏谷	在内踝上六寸骨下陷者中	腹中热，腹胀善鸣，心悲气逆，饮食不为肌肤，小腹胀急，小便不利，失精，厥气上头癫，足踝肿痛	足太阴络。刺入三分，留七呼，灸三壮
地机（脾舍）	别走上一寸，空在膝下五寸	腹胁气胀，水肿，小便不利，月经不调，痔，疝，遗精	足太阴郄。刺入三分，灸三壮
阴陵泉	在膝下内侧辅骨下陷者中，伸足乃得之	水肿，洞泄不化，腹痛，阴痛，腰腿痛	阴陵泉者，水也。足太阴脉之所入也，为合。刺入五分，留七分，灸三壮
血海	在膝膑上内廉白肉际二寸半	淋病，气逆，腹胀	足太阴脉气所发。刺入五分，灸五壮
箕门	在鱼腹上越两筋间，动脉应手，太阴内市	淋，遗溺，鼠鼷痛，小便难	足太阴脉气所发。刺入三分，留六呼，灸三壮

穴名	定位	主治	备注
大敦	在足大指端，去爪甲如韭叶及三毛中	阴缩，睾丸偏大，阴头痛，五淋，小而遗尿，尸厥，癫痫，卒心痛，汗出，腹脐痛，目眕眕不可远视，小腹中热，善寐，大便不通	大敦者，木也。足厥阴脉之所出也，为井。刺入三分，留十呼，灸三壮
行间	在足大指间动脉陷者中	茎中痛，白浊，遗溺，目赤肿痛，癫痫，不眠，呕逆，小腹胀	行间者，火也。足厥阴之所溜也，为荥。刺入六分，留十呼，灸三壮
太冲	在足大趾本节后二寸，或曰一寸五分陷者中	喉痛，目痛，胸胁痛，腰痛，乳痛，产后汗出不止，癃闭	太冲者，土也。足厥阴脉之所注也，为俞。刺入三分，留十呼，灸三壮
中封	在足内踝前一寸，仰足取穴，陷者中，伸足乃得之	淋病，身黄有微热，腰痛，膝踝痛	中封者，金也。足厥阴脉之所注也，为经。刺入四分，留七呼，灸三壮
蠡沟	在足内踝上五寸，别走少阳	崩漏带下，小便不利，阴挺，腰痛，阳痿	足厥阴之络。刺入二分，留三呼，灸三壮
中都	在内踝上七寸骱骨中，与少阴相直	腹上下痛，产后恶露不绝，肠澼，癥疝，胫寒，湿痹不能行，阴暴痛	足厥阴郄。刺入三分，留六呼，灸五壮
膝关	在犊鼻下二寸陷者中	膝内廉痛引髌，不可屈伸，连腹引咽痛，风痹，寒湿走注，白虎历节风痛	足厥阴脉气所发。刺入四分，灸五壮
曲泉	在膝内辅骨下，大筋上，小筋下陷者中，屈膝得之	茎中痛，小便涩痛，下利脓血	曲泉者，水也。足厥阴脉之所入也，为合。刺入六分，留十呼，灸三壮
阴包	在膝上四寸股内廉两筋间	腰尻痛引少腹，腰痛连少腹肿	足厥阴别走太阴。刺入六分，灸三壮
五里	在阴廉下，去气冲三寸，阴股中动脉	腹中痛，肠风，风劳，嗜卧，四肢不得举，寒热，颈瘰，咳，呼吸难	刺入六分，灸五壮
阴廉	在羊矢下，去气冲二寸动脉中	妇人经产诸疾	刺入八分，灸三壮
涌泉（地冲）	在足心陷者中，屈足卷指宛宛中	头眩，巅顶痛，目糊，咽肿，舌干，鼻衄，二便不调，疝气，水肿，足心热，五趾尽痛	涌泉者，木也。足少阴脉所出也，为井。刺入三分，留三呼，灸三壮

穴名	定位	主治	备注
然谷（龙渊）	在足内踝前起大骨下陷者中	喉痹，消渴，黄疸，洞泄，疟疾，月经不调，阴痒，阴挺，不孕	然谷者，火也。足少阴脉之所溜也，为荥。刺入三分，留三呼，灸三壮。刺之多见血，使人立饥欲食
太溪	在足内踝后跟骨上动脉陷者中	喉痹，咳逆上气，乳痈，消渴，溺黄，阳痿，腰脊痛，大便难	太溪者，土也。足少阴脉之所注也，为俞。刺入三分，留七呼，灸三壮
大钟	在足跟后冲中	咳逆唾血，胸胀，便秘，腰痛，痴呆，嗜卧，舌本出血，神气不足	别走太阳，足少阴络。刺入二分，留七呼，灸三壮
照海	在足内踝下一寸	喉痹，咽干，目痛，浮肿，赤白带下，阴痒，难产，偏瘫，心烦热，不眠	阴跷脉所生。刺入四分，留六呼，灸三壮
水泉	去太溪下一寸，在足内踝下	月水不中痛来，心下多闷痛，阴挺，淋漏，目䀮䀮不可远视	足少阴郄。刺入四分，灸五壮
复溜（伏白、昌阳）	在足内踝上二寸陷者中	水肿，腹胀，便脓血，淋病，盗汗，无汗，疟疾，癫狂	复溜者，金也。足少阴脉之所行也，为经。刺入三分，留三呼，灸五壮
交信	在足内踝上二寸	气淋，疝	少阴前，太阴后，筋骨间，阴跷之郄。刺入四分，留三呼，灸三壮
筑宾	在足内踝上腨分中	癫狂，疝痛	阴维之郄。刺入三分，灸五壮
阴谷	在膝下内辅骨后，大筋之下，小筋之上，按之应手，屈膝得之	阳痿，小便急引股痛，溺难，崩漏不止，股内廉痛，舌纵涎下	阴谷者，水也。足少阴脉所入也，为合。刺入四分，灸三壮
厉兑	在足大指次指之端，去爪甲角如韭叶	颜面浮肿，口㖞，口噤，齿痛，喉痹，多梦，心腹胀满，发热，鼻衄	厉兑者，金也。足阳明脉之所出也，为井。刺入一分，留一呼，灸三壮
内庭	在足大指次指外间陷者中	鼻衄，齿痛，口㖞，口噤，喉痹，耳鸣，腹胀，泄泻，赤白痢，小便出血，瘾疹	内庭者，水也。足阳明脉之所溜也，为荥。刺入三分，留二十呼，灸三壮
陷谷	在足大指次指间，本节后陷者中，去内庭二寸	目赤痛，肠鸣腹痛，足背肿痛，季胁支满痛	陷谷者，木也。足阳明脉之所注也，为俞。刺入五分，留七呼，灸三壮

穴名	定位	主治	备注
冲阳（会原）	在足跗上五寸，骨间动脉上，去陷谷三寸	上齿痛，腹胀，脚背肿痛，癫狂，口中热痛，善呕	足阳明脉之所过也，为原。刺入三分，留十呼，灸三壮
解溪	在冲阳后一寸五分，腕上陷者中	眩晕，眼疾，口痛，腹肿，惊悸，怔忡，脚腕痛	解溪者，火也。足阳明脉之所行也，为经。刺入五分，留五呼，灸三壮
丰隆	在外踝上八寸，下廉胻外廉陷者中	气逆，喉痹卒喑，狂癫，足不收，胫枯，胸腹痛，呕吐，便秘，脚气，厥头痛，眩晕，妇人心痛，头风喘嗽，诸痰为病	足阳明络也，别走太阴者。刺入三分，灸三壮
巨虚下廉	在上廉下三寸	胃热，腹痛，下肢痹证，乳痈，胫肿痛，转筋，足跗不收，跟痛	足阳明与小肠合。刺入三分，灸三壮
条口	在下廉上一寸	足胻痛，足痿，足冷，脘痛，肠疝痛，下利，咽痛，膝股肿，跗肿转筋，湿痹足下热	足阳明脉气所发。刺入八分，灸三壮
巨虚上廉	在三里下三寸	脾胃虚弱，消化不良，肠中切痛	足阳明与大肠合。刺入八分，灸三壮
三里	在膝下三寸，胻外廉	腹痛，腹胀，呕吐，便秘或腹泻，瘫痪，癫痫，乳痈，四肢肿满，小便不利，少腹肿痛，遗尿	三里，土也。足阳明脉气所入也，为合。刺入一寸五分，留七呼，灸三壮
犊鼻	在膝膑下胻上侠解大筋中	膝痛，脚气，下肢麻痹	足阳明脉气所发。刺入六分，灸三壮
梁丘	在膝上二寸两筋间	腰腿痛，鹤膝风，乳肿痛	足阳明郄。刺入三分，灸三壮
阴市（阴鼎）	在膝上三寸，伏兔下，若拜而取之	寒疝痛，腹胀满，痿厥少气，膝中寒，大腹水肿，两足拘挛	足阳明脉气所发。刺入三分，留七呼，禁不可灸
伏兔	在膝上六寸，起肉间	腰胯痛，脚气病	足阳明脉气所发。刺入五分，禁不可灸
髀关	在膝上伏兔后，交分中	髀股痿痹，筋急不得屈伸，腰痛膝寒，足麻不仁	刺入六分，灸三壮
窍阴	在足小指次指之端，去爪甲如韭叶	胁痛不得息，咳逆，四肢转筋，手足清，烦热汗不出，心烦，喉痹，舌卷干，月经不调，足跗肿痛，痈疽	窍阴者，金也。足少阳脉之所出也，为井。刺入三分，留三呼，灸三壮

穴名	定位	主治	备注
侠溪	在足小指次指二歧骨间，本节前凹陷中	热病汗不出，目外眦赤痛，多泪，头眩，颊颔肿，胸胁满，咯血，狂疾，乳痈肿溃，小腹肿痛，月水不调	侠溪者，水也。足少阳脉之所溜也，为荥。刺入三分，留三呼，灸三壮
地五会	在足小指次指本节后间陷者中	眼痒眼酸，内伤唾血，外无膏泽，腰痛，腋肿	刺入三分，不可灸，灸之令人瘦，不出三年死
临泣	在足小指次指本节后间陷者中，去侠溪一寸五分	腋下中，目眩，月经不调，足跗湿肿	临泣者，木也。足少阴脉之所注也，为俞。刺入二分，灸三壮
丘墟	在足外廉踝下如前陷者中，去临泣三寸	目不明，脚酸转筋，疟疾，胁下肿，肠疝痛	足少阳脉之所过也，为原。刺入五分，留七呼，灸三壮
悬钟	在足外踝上三寸动者脉中，按之阳明脉绝乃取之	鼻衄，喉痹，咳逆，胸腹胀满，颈项急，腰痛，中风偏瘫，脚气	足三阳络。刺入六分，留七呼，灸五壮
光明	在足外踝上五寸	寒热汗不出，腿膝酸痛，痿痹不仁，癫疾，眼痒痛	足少阳络，别走厥阴者。刺入六分，留七呼，灸五壮
外丘	在内踝上七寸	头痛，项强，恶风寒，发热，胸胁苦满，肤痛，痿痹，脚气，小儿龟胸，癫疾呕沫，狂犬伤而发寒热者灸之	足少阳郄，少阳所生。刺入三分，灸三壮
阳辅	在外踝上四寸（《气穴论》注无"四寸"二字），辅骨前，绝骨端，如前三分，去丘墟七寸	寒热，四肢不举，目痛，腋肿，马刀侠瘿，脚气，腰痛，胸胁、髀、膝、外踝前皆痛，浑身疼痛，喉痹	阳辅者，火也。足少阳脉之所行也，为经。刺入五分，留七呼，灸三壮
阳交（别阳、足髎）	在外踝上七寸，斜属三阳分肉间	寒热，喘息，癫疾，惊狂，胸痛，腿膝痛，脚气，颜面浮肿，喑不能言	阳维之郄。刺入六分，留七呼，灸三壮
阳陵泉	在膝下一寸，胻外廉陷者中	口、舌、咽、喉及头面肿，胸胁胀满，胆胀，遗尿，便秘，脚气	阳陵泉者，土也。足少阳脉之所入也，为合。刺入六分，留十呼，灸三壮
阳关	在阳陵泉上三寸，犊鼻外陷者中	膝不得屈伸，膝肿痛，鹤膝风，脚气	刺入五分，禁不可刺
中渎	在髀关外，膝上五寸，分肉间陷者中	筋痹不仁，半身不遂	足少阳脉气所发也。刺入五分，留七呼，灸五壮

穴名	定位	主治	备注
环跳	在髀枢中，侧卧伸下足，屈上足取之	偏瘫，腰胯痛，脚气，水肿，风疹	足少阳脉气所发。刺入一寸，留二十呼，灸五十壮
至阴	在足小指外侧，去爪甲角如韭叶	头项痛，目痛生翳，鼻衄，清涕出，周身瘙痒，瘈疭，胞衣不下	至阴者，金也。足太阳之所出也，为井。刺入三分，留五呼，灸五壮
通谷	在足小指外侧，本节前陷者中	癫狂，鼻衄，头痛目眩，胸满咳喘，疟，食不化，善惊	通谷者，水也。足太阳脉之所溜也，为荥。刺入二分，留五呼
束骨	在足小指外侧本节后陷者中	头痛目眩，发寒热，耳聋，目赤痛，瘈疭，癫疾，痈疽，疔疮，肠澼泄泻，痔疾，腰背痛，腘如结，腨如裂，目黄泪出，热病恶风寒	束骨者，木也。足太阳脉气之所注也，为俞。刺入三分，灸三壮
京骨	在足外侧大骨下赤白肉际陷者中，按而得之	目翳，癫狂，心悸，疟疾，项强，头重足寒	足太阳脉之所过也，为原。刺入三分，留七呼，灸三壮
申脉	在足外踝下陷者中，容爪甲许	偏正头痛，心惊，耳鸣，中风不语，半身不遂，癫狂	阳跷所生也。刺入三分，留六呼，灸三壮
金门（关梁）	在足太阳郄，一空在足外踝下	霍乱转筋，尸厥，腿膝酸痛，麻痹不仁，少腹痛，眩晕，暴疝，外踝疼，小儿抽搐	阳维脉所别属也。刺入三分，灸三壮
仆参（安邪）	在跟骨下陷者中，拱足得之	腰痛，足跟痛，足痿不收，霍乱转筋，癫狂，淋浊，吐逆，恍惚尸厥	足太阳脉之所行也，为经。刺入五分，留十呼，灸三壮
跗阳	在足外踝上三寸，太阳前，少阳后，筋骨间	下肢痿痹，霍乱转筋，少腹痛，癫疾，头重眩，痔痛，髀枢股痛，时有寒热，四肢不举	阳跷之郄。刺入六分，留七呼，灸三壮
飞扬（厥阳）	在足外踝上七寸	腰膝酸痛无力，历节痛风，头背痛，目眩，鼻塞，癫狂，腘中痛	足太阳络，别走少阴者。刺入三分，灸三壮
承山（鱼腹、肉柱）	在兑腨肠下分肉间陷者中	咽喉痛，脚气，腰脊脚腨酸痛	刺入七分，灸三壮
承筋（腨肠、直肠）	在腨肠中央陷者中	腨酸痛，霍乱转筋，大便难，腋肿，胫痹不仁，脚急肿，跗痛筋挛，头眩痛，鼻衄，癫疾，风劳热	足太阳脉气所发。禁不可刺，灸三壮

穴名	定位	主治	备注
合阳	在膝约文中央下二寸	腰脊痛，阴股热，癫疾，瘛疭，拘急，带下，阴暴痛，腹上下痛	刺入六分，灸五壮
委中	在腘中央约文中动脉	中风昏迷，半身不遂，腰脊强痛，癫疾反折，麻风，疟疾，疔疮，心腹绞痛	委中者，土也。足太阳脉之所入也，为合。刺入五分，留七呼，灸三壮
昆仑	在足外踝后跟骨上陷中，细脉动应手	疟疾，腰尻痛，难产，胞衣不下，小儿惊痫	昆仑，火也。足太阳脉之所行也，为经。刺入五分，留十呼，灸三壮
委阳	在足太阳之前，少阳之后，出于腘中外廉两筋间，扶承下六寸。屈身而取之	胸满，腹满，腰痛引腹，小便闭或遗尿，痔疾，便秘	三焦下辅俞也，此足太阳之别络也。刺入七分，留五呼，灸三壮
浮郄	在委阳上一寸，屈膝得之	小肠热，大肠结，股外经筋急，髀枢不仁，霍乱转筋，不得卧	刺入五分，灸三壮
殷门	在肉郄下六寸	腰痛不可俯仰，股外痛	刺入五分，留七呼，灸三壮
承扶（肉郄、阴关、皮部）	在尻臀下股阴肿上约文中	腰腿痛，阴痛，尾椎肿	刺入二寸，留七呼，灸三壮

卷 四

经脉第一（上）

【原文】雷公问曰：《外揣》[1]言浑束为一[2]，未知其所谓，敢问约之[3]奈何？黄帝答曰：寸口主内，人迎主外[4]，两者相应，俱往俱来，若引绳，大小齐等。春夏人迎微大，秋冬寸口微大，如是者，名曰平人。

人迎大一倍于寸口，病在少阳；再倍，病在太阳；三倍，病在阳明。盛则为热，虚则为寒，紧则为痛痹，代则乍甚乍间[5]。盛则泻之，虚则补之，紧则取之分肉[6]，代则取之血络，且饮以药[7]，陷下者则从而灸之[8]，不盛不虚者，以经取之，名曰经刺。人迎四倍，名曰外格。外格者，且大且数，则死不治。必审按其本末，察其寒热，以验其脏腑之病[9]。

寸口大一倍于人迎，病在厥阴；再倍，病在少阴；三倍，病在太阴。盛则胀满，寒则食不消化，虚则热中，出糜[10]，少气，溺色变，紧则为痛痹，代则乍痛乍止[11]。盛则泻之，虚则补之，紧则先刺之而后灸之，代则取血络而后调之，陷下者则从灸之。陷下者，其脉血结于中，中有着血，血寒，则故宜灸。不盛不虚，以经取之。寸口四倍者，名曰内关。内关者，且大且数，则

死不治。必审按其本末，察其寒热，以验其脏腑之病。

通其荥俞，乃可传于大数。大曰盛则从[12]泻，小曰虚则从补。紧则从灸刺之，且饮药。陷下则从灸之。不盛不虚，以经取之。所谓经治[13]者，饮药亦用灸刺。脉急则引，脉代则欲安静，无劳用力。

黄帝问曰：病之益甚，与其[14]方衰何如？

岐伯对曰：外内皆在焉。切其脉口，滑小紧以沉者，病益甚，在中；人迎气大紧以浮者，病益甚，在外。其脉口浮而滑者，病日进；人迎沉而滑者，病日损。其脉口滑而沉者，病日进，在内；其人迎脉滑盛以浮者，病日进，在外。脉之浮沉及人迎与气口气大小齐等者，其病难已。病在脏，沉而大者，其病易已，以小为逆；病在腑，浮而大者，其病易已。人迎盛紧者伤于寒，脉口盛紧者伤于食。其脉滑大以代而长者，病从外来，目有所见，志有所存，此阳之并也，可变而已。

曰：平人何如？

曰：人一呼脉再动，一吸脉亦再动，呼吸定息[15]，脉五动，闰以太

息[16]，名曰平人。平人者，不病也。常以不病之人，以调病人，医不病，故为病人平息以调之。人一呼脉一动，一吸脉一动者，曰少气。人一呼脉三动而躁，尺热[17]，曰病温；尺不热，脉滑，曰病风。人一呼脉四动以上曰死[18]，脉绝不至曰死，乍疏乍数曰死[19]。人常禀气于胃，脉以胃气为本，无胃气曰逆，逆者死。

持其脉口，数其至也，五十动而不一代者，五脏皆受气矣；四十动而一代者，一脏无气；三十动而一代者，二脏无气；二十动而一代者，三脏无气；十动而一代者，四脏无气；不满十动而一代者，五脏无气，与之短期[20]，要在《终始》[21]。所谓五十动而一代者，以为常也，以知五脏之期也。与之短期者，乍数乍疏也。

肝脉弦[22]，心脉钩[23]，脾脉代[24]，肺脉毛[25]，肾脉石[26]。心脉来，累累然如连珠，如循琅玕[27]，曰平。喘喘连属，其中微曲，曰病。前钩后居，如操带钩，曰死。肺脉来，厌厌聂聂[28]，如落榆荚，曰平。不上不下[29]，如循鸡羽[30]，曰病。如物之浮，如风吹毛，曰死。肝脉来，耎弱招招，如揭长竿末梢，曰平。盈实而滑，如循长竿，曰病。急而益劲，如新张弓弦，曰死。脾脉来，和柔相离，如鸡足践地，曰平。实而盈数，如鸡举足[31]，曰病。坚兑如鸟之喙[32]，如鸟之距，如屋之漏，如水之流[33]，曰死。肾脉来，喘喘累累如钩，按之坚，曰平。来如引葛，按之益坚，曰病。发如夺索[34]，辟

辟如弹石[35]，曰死。脾脉虚浮似肺，肾脉小浮似脾，肝脉急沉散似肾。

曰：见真脏[36]曰死，何也？

曰：五脏者皆禀气于胃，胃者五脏之本。脏气者，皆不能自致于手太阴，必因于胃气，乃能至于手太阴。故五脏各以其时，自为而至于手太阴。故邪气胜者，精气衰也。故病甚者，胃气不能与之俱至于手太阴，故真脏之气独见。独见者病胜脏也，故曰死。

春脉，肝也，东方木也，万物之所始生也，故其气耎弱轻虚而滑，端直以长，故曰弦。反此者病。其气来实而强，此谓太过，病在外；其气来不实而微，此谓不及，病在中。太过则令人善忘，忽忽[37]眩冒而巅疾；不及则令人胸满引背，下则两胁胠满。

夏脉，心也，南方火也，万物之所盛长也，故其气来盛去衰，故曰钩。反此者病。其气来盛去亦盛，此谓太过，病在外；其气来不盛，去反盛，此谓不及，病在内。太过则令人身热而骨痛，为浸淫[38]；不及则令人烦心，上见咳唾，下为气泄[39]。

秋脉，肺也，西方金也，万物之所收成也，故其气来轻虚以浮，来急去散，故曰浮。反此者病。其来毛而中央坚，两傍虚，此谓太过，病在外；其气来毛而微，此谓不及，病在中。太过则令人逆气而背痛，愠愠然[40]；不及则令人喘呼，少气而咳，上气见血，下闻病音[41]。

冬脉，肾也，北方水也，万物之所合藏也，故其气来沉以濡，故曰营。反

此者病。其气来如弹石者，此谓太过，病在外；其去如数[42]者，此谓不及，病在中。太过则令人解㑊[43]，脊脉痛而少气，不欲言；不及则令人心悬如病饥。（《素问》下有眇中清，脊中痛，小腹满，小便变赤黄。）

脾脉，土也，孤脏，以灌四傍者也[44]，其善者不可见，恶者可见[45]。其来如水之流者[46]，此谓太过，病在外；如鸟之喙者，此谓不及，病在中。太过则令人四肢不举[47]；不及则令人九窍不通，名曰重强[48]。

【注释】

[1]《外揣》：《灵枢》中篇名。

[2] 浑束为一：浑是混同，束是约束。此指把许多复杂的问题，综合归纳为一个总纲。

[3] 约之：简要的意思。

[4] 寸口主内，人迎主外：太阴经行气于脏，故寸口主内；阳明经行气于腑，故人迎脉主外。

[5] 代则乍甚乍间：代指代脉，即脉来动而中止，不能自还，良久复动的脉象。是因为邪在血络，阻滞血行。乍甚乍间，是指病情忽轻忽重。

[6] 紧则取之分肉：紧脉主痛痹，多为寒湿所侵，故应取分肉之间。

[7] 代则取之血络，且饮以药：邪在血络阻滞血行而为代脉，故应刺血络祛邪血，并饮用汤药以补其不足。

[8] 陷下者则从而灸之：经脉血气不能充满，则陷下不见，是中寒所致，必须灸之。

[9] 必审按其本末，察其寒热，以验其脏腑之病：本是以三阴三阳之气为本，末是指左右之人迎气口。此指外以三阴三阳六气的证候，判断内部五脏六腑的疾病。

[10] 出糜：指泄泻糜烂之物。

[11] 代则乍痛乍止：代脉是气血滞于脉中而致经脉不通，寸口脉动而中止不还曰代。邪客分肉，致令卫气之行乍行乍止，故令其痛乍有乍止也。

[12] 从：只用的意思。

[13] 经治：以经取之的意思。

[14] 其：脉象。

[15] 呼吸定息：指呼气吸气末了、第二次呼吸尚未开始之际。

[16] 闰以太息：闰，余的意思。太息，长的呼吸。平人一呼脉当两动有余，一吸也是两动有余，呼吸定息则四动有余。称五动，则一息不足，必须如年之闰月，以长息来尽其余数。

[17] 尺热：指手腕至肘部的皮肤发热。

[18] 人一呼脉四动以上曰死：一呼四动，则一息会有八至，为精气亏损所致，为死证的脉象。

[19] 乍疏乍数曰死：脉来忽快忽慢，为气血阴阳已严重紊乱，心肺不能权衡百脉，生机将绝，属死证脉。

[20] 与之短期：预计死期已近的意思。

[21]《终始》：《灵枢》篇名。

[22] 弦：脉象端直而长，如按琴弦。

[23] 钩：钩脉指下极大，来盛去衰，如洪水之来，所以称为洪。

[24] 代：此处是更代之义，指脾脉可以随着四时更代。

[25] 毛：轻浮而虚，如羽毛。

[26] 石：指脉沉如石下水底一样。

[27] 累累然如连珠，如循琅玕：玉石中光润如珠的，叫琅玕。形容脉来盛满滑利。

[28] 厌厌聂聂：指脉象轻浮和缓，即微毛之义，为有胃气，故为肺之平脉。

[29] 不上不下：指脉往来涩滞。

[30] 如循鸡羽：指脉象中央坚而两旁虚。

[31] 实而盈数，如鸡举足：指脉象强急不和，如鸡举足，轻疾不缓。

[32] 坚兑如鸟之喙：形容脉像鸟嘴一样坚

锐不柔和。

[33] 如屋之漏，如水之流：形容脉象点滴无伦，去而不返，为无胃气之脉。

[34] 发如夺索：发，发动的意思，形容脉急骤。此处指脉来急骤而坚长。

[35] 辟辟如弹石：辟辟，来去不伦。如弹石，圆硬不软。形容脉象来去不定，如圆石弹动。

[36] 真脏：无余物和杂，故名真也。五脏之气，皆与胃气相和，即得生长，若真独见，无和胃气，必有死期到来。

[37] 忽忽：精神恍惚不定。

[38] 浸淫：皮肤疮疡之火热症。

[39] 下为气泄：下元不固，气自肛门泄出。

[40] 愠愠然：郁闷不舒的样子。愠，发怨、恼怒。

[41] 上气见血，下闻病音：气不能归原，所以气上逆；阴虚内损，所以见血。下闻病音，是指喘息时喉下有声。

[42] 如数（shuò）：动止急便之脉，为真阴亏。

[43] 解㑊（yì）：寒不寒，热不热，弱不弱，壮不壮，㑊而不可名；患者倦而支节不能振耸，怠而精气不能检摄，筋不束骨，脉不从理，解释解㑊不可指名，也是解㑊的解释。

[44] 孤脏，以灌四傍者也：因脾虽旺于四季各十八日，但不专旺于一季，故称孤脏。脾胃纳水谷，化津液，灌溉于其余四脏。

[45] 其善者不可见，恶者可见：善，指平和不病之脉。弦、钩、浮、营四脉见时，为脾胃之气滋灌俱见，故四脏脉常得和平。而脾脉以他为善，自更无善也，故曰善者不可见也。恶者，病脉也。脾受邪气，脉见关中，诊之可得，故言可见。

[46] 如水之流：指脉来滑而洪盛，为脾气太过之象。

[47] 太过则令人四肢不举：脾主肌肉四肢，脉来洪盛，脾热太过，则熏灼肌肉四肢，使举动

困难。

[48] 重强：脾不能行气于周身，故身重而强。

【语译】雷公问：《外揣》篇中说的"浑束为一"，不知道它指的是什么？请说说它的大概意思吧！黄帝回答：寸口脉属阴主内，人迎脉属阳主外，两者都来自胃气，表里相应，随着呼吸同来同往，就像两人牵引着的一条绳索，大小也相似。春夏阳气盛时人迎脉稍大一些，秋冬阴气盛时寸口脉稍大一些，这是平和的脉象。

人迎脉如果比寸口脉大一倍，是病在少阳；大两倍，是病在太阳；大三倍，是病在阳明。人迎脉盛大的属阳盛，主热证；脉虚的属阳虚，为寒证；脉紧的属寒湿客于分肉，主痛痹证；脉代的为邪在血络，主病时轻时重。脉盛的用泻法，脉虚的用补法，脉紧的应取分肉之间的腧穴，脉代的应刺血络祛邪血，并服用汤药，脉气陷下的当用灸法，脉来不盛不虚，并且经络中有邪气的，就取本经的腧穴，名叫"经刺"。人迎脉比寸口脉大四倍，就叫外格，是阳气独盛，格阴于外，脉来又大又数，独阳无阴，为不治之死证。因此必须详细审查其致病之根源，诊察其症状表现的寒热虚实，以确定脏腑的病变，进行相应的治疗。

寸口脉比人迎脉大一倍，是病在厥阴；大两倍，是病在少阴；大三倍，是病在太阴。寸口脉盛则会有腹胀满，食不运化的中寒症状；寸口脉虚则会有排泄糜烂样粪便、少气、小便颜色变黄等内热症状；脉紧的属寒，出现痛痹；脉代是血脉不调，会时痛时止。治疗时脉盛的用泻法，脉虚的用补法，脉紧的先针刺后用灸法，脉代的应先刺血络，再用汤药调其虚实，脉陷

下的只用灸法。脉之所以陷下，是因为脉中之血结滞，脉中有瘀血，以致血流不畅而生内寒，故当用灸法，以温通脉气。脉不盛不虚的，从本经取穴治疗。寸口脉大于人迎四倍的，叫内关，是阴气独盛，格阳于外，脉来大而且数，为独阴无阳的死症。因此，必须详细审查致病的根源，根据症状表现的寒热虚实，以诊察脏腑的病变，确定治疗方法。

只有通晓了荣腧主治与功效以后，方可传授针治疾病的大法。脉大为盛，只用泻法；脉小为虚，只用补法。脉紧属寒，用灸法和汤药及针刺兼治；陷下的属中寒，只用灸法。不盛不虚的属于正经的病，取本经的腧穴刺治。所谓的"经治"，就是在本经治疗的方法。脉急是邪实，可兼用导引以去其病；脉代是气血虚衰，应使患者安静休养，不要过度劳累。

黄帝问：疾病的进退从脉象上怎样诊察呢？

岐伯答：主外的人迎脉与主内的寸口脉都可以反映病情的发展。切按寸口脉时，其脉滑小紧而且沉的，是阴分的邪气盛，为病势逐渐加重，病在里；人迎脉大紧而浮的，是阳分的邪气盛，为病势加重，病在外的表现。寸口脉浮而滑的，是阴邪衰退，病势渐减；人迎脉沉而滑的，是阳邪衰退，病势渐减。寸口脉滑而沉的，为病在内，逐渐加重；人迎脉滑盛而浮的，为病在外，逐渐加重。寸口与人迎二脉，浮沉大小相等的，是其不与四时阴阳变化相应，则病不偏阴，即偏阳，属于难治之证。病在脏，脉沉而大的，为正气充足，其病易于痊愈，若脉小则为逆症；病在腑，脉浮而大的，为正气充足，其病易于痊愈。

人迎脉盛大而紧的，为伤于风寒；寸口脉盛大而紧的，为伤于饮食。若脉见滑大而代兼而长的，为病邪由外向内而来，使人目有妄见，意念存在于心中，这是阳邪并于阴分所致。治疗时可根据其虚实缓急对证调治，使其改变。

问：健康人的脉象是怎样的呢？

答：一呼跳动两次，一吸再跳动两次，一呼一吸为一息，脉总共跳动五次。用长的呼吸来弥补其不足，这就是健康人。而健康人即指无病之人。诊脉时应根据健康人的呼吸，来诊察病人的脉息。医者没有病，所以用自己的呼吸来诊察病人的脉息。如果一呼一吸，脉各跳动一次，为正气衰少。若一呼一吸脉各跳动三次，而脉躁动急疾，尺肤又发热，是阳气亢盛的热性病；如尺肤不热，而脉象滑，是风病；脉见涩象的，是痹证。如果一呼脉动四次以上，为精气亏败的死脉；脉气断绝不至的，乃真气已绝，也是死脉；若脉忽快忽慢，乃是阴阳已乱，也是死脉。健康人的脉息是来源于胃气，所以说以胃气为本。无胃气就是逆脉，逆脉主死证。

切按寸口脉时，要计算寸口脉的至数，如果脉动五十次而不见代脉，是五脏皆能禀受胃气；脉动四十而出现代脉的，是一脏无精气；三十次而代一次的，是两脏无精气；二十次而代一次的，是三脏无精气；十次而代一次的，是四脏无精气；不满十至而出现代脉，是五脏皆无精气，见到这种脉象可以预料他的死期将近，核心内容在《灵枢·终始》中已经提到过。所谓脉动五十而不见代脉的，是正常的脉象，可以察知五脏受气的情况。之所以能预料死期将近，是因为脉搏忽快忽慢，阴阳已经紊乱。

肝的正常脉是弦脉，端直以长，如按琴弦；心的正常脉象是钩脉，来盛去衰，如钩之曲；脾旺于四季之中，分主四时，故其脉可随四时更代；肺的正常脉象，是毛脉，轻浮如毛；肾的正常脉象是石脉，沉下如石。心脉出现时，像一颗颗珠子不断地流过，如抚摸琅玕美玉般滑润，是正常无病的平脉。若是脉来流动连贯，喘喘促促，连串急数中，带有微曲之象，是钩多胃气少，这是心的病脉。若是脉前曲后直，像摸到带钩一样，全无和缓之象，为死脉。肺脉来时，轻浮和缓，像榆荚飘落一样轻软，这是正常的肺脉。若是脉象往来涩滞，像抚摸鸡毛一样，中间坚硬，两旁虚软，为毛多胃气少，是肺的病脉。若是脉来像物浮水上一样空虚无根，又像是风吹羽毛一样散乱无绪，为纯毛无胃气，属肺的死脉。肝脉来时，软弱而长，这是正常的肝脉，脉如举起长竿末梢的摆动。若脉来盛满滑实，如抚摸长竿一样弦硬不柔软，为弦多胃少，是肝的病脉。若脉来急而有力，如新张开的弓弦一样，为纯弦而无胃气，是肝的死脉。脾脉来时，和柔均匀，像鸡足踏地一样从容轻缓，这是脾的平脉。若脉来强急不和，像鸡举足一样急疾不缓，是脾的病脉。若脉象来如鸟嘴、鸡足那样坚锐不柔，如屋漏水，点滴无伦，如水之流去而不返，这是脾病的死脉。肾脉来时，喘喘累累流动圆滑，虽似心之钩脉，但按之沉坚柔和，是肾的平脉。若脉来坚搏像牵引葛藤一样，按之愈坚，为石多胃少，这是肾的病脉。如果脉来像扯紧的绳索一样，来去不定，硬如弹石，为无胃气，这是肾的死脉。脾有病，脉象虚浮而像肺脉；肾有病，脉象小浮而像脾脉；

肝有病，脉象急而沉散像肾脉。

问：见到真脏脉的就会死亡，这是什么道理呢？

答：五脏的营养，都赖于胃腑水谷之精微，胃为五脏六腑的根本。脏气不能自行到达手太阴寸口，必须借着胃气的输布，才能到达手太阴的寸口。所以有了胃气，五脏才能在其所分主的季节里，出现四时所主的脉象。因此，凡是邪气胜的，必然造成精气衰。疾病严重时，胃气就不能与真脏脉同到寸口，所以真脏脉才会单独出现。真脏脉独见，是邪气胜过脏气，所以说是要死亡的。

春脉属肝，属东方木，为万物开始生长的季节，所以肝的脉气来时软弱轻虚而滑，端直而长，叫作弦脉。如果与这种脉象相反，就是病脉。若是脉气来时，应指坚实有力，这叫太过，主病在外；脉气来时虚而微弱，这叫作不及，主病在内。太过时常使人发怒，精神恍惚，眩晕昏闷，巅顶疼痛；不及时使人胸痛牵引到背部，向下累及两胁肋部而胀满。

夏脉属心，属南方火，为万物生长茂盛的季节，因此心之脉气来时充盛，去时衰减，如钩之形。如果与这种脉象相反，就是病脉。如果脉气来盛去亦盛，这叫太过，主病在外；若是脉气来时不盛，去时反盛，这叫不及，主病在里。脉太过会使人身体发热，皮肤疼痛，热邪浸淫生疮；不及则会使人心烦，上部出现咳唾涎沫，下部出现矢气下泄。

秋脉属肺，属西方金，为万物收成的季节，因此肺之脉气来时轻虚以浮，来急去散，所以叫浮脉。如果与此脉相反，就是病脉。若脉来如毛而中央坚硬，两旁虚软，这叫太过，主病在外；若脉来如毛，轻浮无力，这叫不及，主病在里。太过则使人气逆，背痛而胸中郁闷不舒；不及则使人气喘，咳嗽，短气，气上逆而咯血，喉间有喘息之声。

冬脉属肾，属北方水，为万物蛰藏的季节，因此肾之脉气来时沉而濡软，如石下沉，所以叫作石脉。如果与这种脉象相反，就是病脉。若是肾脉来时坚硬如弹石，这叫太过，主病在外；若是脉去虚数，这叫不足，主病在内。太过则使人形体懈惰无力，脊背筋脉疼痛，气短，不愿说话；不及则使人心如悬空，状似饥饿，腰部当肾处清冷，脊中作痛，少腹胀满，小便变成赤黄色。

脾土位居中央，不专旺于一季，故为孤脏，能纳水谷，化津液以灌溉四旁。无病的脾脉不能见到，脾有病才能见到其病脉。其脉来如水之流而洪盛的，叫作太过，主病在外；脉来坚锐如鸟之喙的，叫作不及，主病在内。太过使人四肢不能举动；不及则人九窍不通，身体重强。

【导读】以常衡变，辨平脉、病脉、死脉

本篇根据人迎、气口的变化，说明疾病的进退和轻重、平人和病人在脉象上的区别，并强调胃气的重要性；指出五脏的平、病、死脉，以及五脏应于四时的太过和不及等脉症。知常达变、以不病调病人、判断辨别病脉与死脉，是本篇提出的诊脉基本原则。

计算脉搏的至数，必须要以一定的时间为标准。安静状态下，健康人的脉率与呼吸的比率基本固定。文中所说的"呼吸定息，脉五动"，以及《难经·十四难》所说的"脉来一呼再至，一吸再至，不大不小曰平"，同目前所说的呼吸与脉搏比率为1：4或1：5基本一致。掌握了正常人的脉搏变化，就可以知常达变，判断病人的脉象，进而推断病人体内的气血盛衰、病情的轻重以及预后的好坏。

经脉第一（中）

【原文】春得秋脉，夏得冬脉，长夏得春脉，秋得夏脉，冬得长夏脉，名曰阴出之阳，病善怒不治，是谓五邪，皆同，死不治。

春胃微弦曰平[1]，弦多胃少曰肝病，但弦无胃曰死，胃而有毛曰秋病，毛甚曰今病。脏真散于肝，肝藏筋膜之气也。

夏胃微钩曰平，钩多胃少曰心病，但钩无胃曰死，胃而有石曰冬病，石甚曰今病。脏真通于心，心藏血脉之气也。

长夏胃微耎弱曰平，胃少耎弱多曰脾病，但代无胃曰死，耎弱有石曰冬病，耎甚曰今病。脏真濡于脾，脾藏肌肉之气也。

秋胃微毛曰平，毛多胃少曰肺病，但毛无胃曰死，毛而有弦曰春病，弦甚曰今病。脏真高于肺，肺行营卫阴阳也。

冬胃微石曰平，胃少石多曰肾病，但石无胃曰死，石而有钩曰夏病，钩甚曰今病。脏真下于肾，肾藏骨髓之气也。

胃之大络，名曰虚里[2]，贯膈络肺，出于左乳下，其动应手，脉之宗气[3]也。盛喘数绝[4]者，则病在中；结而横，有积矣[5]；绝不至曰死。诊得胃脉则能实，虚则泄也。

心脉揣坚而长，病舌卷不能言[6]。其耎而散者，病消渴自已[7]。

肺脉揣坚而长，病唾血。其耎而散者，病灌汗[8]，至令不复散发。

肝脉揣坚而长，色不青，病坠[9]；若搏，因血在胁下，令人喘逆。其耎而散，色泽[10]者，病溢饮[11]。溢饮者，渴渴多饮，而溢入肌皮肠胃之外也。

胃脉揣坚而长，其色赤，病折髀[12]。其耎而散者，病食痹[13]，痛髀。

脾脉揣坚而长，其色黄，病少气。其耎而散，色不泽者，病足胻肿，若水状。

肾脉揣坚而长，其色黄而赤者，病折腰。其耎而散者，病少血，至令不复。

夫脉者，血气之府也[14]。长则气和[15]，短则气病[16]，数则烦心，大则病进，上盛则气高，下盛则气胀[17]，代则气衰，细则气少，涩则心痛[18]，浑浑革革至如涌泉[19]，病进而色弊之绰绰[20]，其去如弦绝者死。

寸口脉中手短者，曰头痛；寸口脉中手长者，曰足胫痛；寸口脉沉而坚者，病在中；寸口脉浮而盛者，病在外；寸口脉中手促上击者[21]，曰肩背痛；寸口脉紧而横坚[22]者，曰胁下腹中有横积痛[23]；寸口脉浮而喘[24]者，曰寒热；寸口脉盛滑坚者，曰病在外；寸

口脉小实而坚者，曰病在内；脉小弱以涩者，谓之久病；脉浮滑而实大者，谓之新病[25]；病甚有胃气而和者，曰病无他；脉急者，曰癫疝少腹痛。脉滑曰风，脉涩曰痹，盛而紧曰胀，缓而滑曰热中。按寸口得四时之顺，曰病无他，反四时及不间脏[26]曰死。

太阳脉至，洪大以长；少阳脉至，乍数乍疏，乍短乍长；阳明脉至，浮大而短。厥阴有余，病阴痹；不足，病生热痹；滑则病狐疝风[27]；涩则病少腹积气。少阴有余，病皮痹瘾疹；不足，病肺痹；滑则病肺风疝；涩则病积，溲血。太阴有余，病肉痹寒中；不足，病脾痹[28]；滑则病脾风疝；涩则病积，心腹时满。阳明有余，病脉痹，身时热；不足，病心痹；滑则病心风疝；涩则病积，时善惊。太阳有余，病骨痹身重；不足，病肾痹[29]；滑则病肾风疝；涩则病积，时善巅疾。少阳有余，病筋痹胁满；不足，病肝痹[30]；滑则病肝风疝；涩则病积，时筋急目痛。

太阴厥逆[31]，胻急挛，心痛引腹，治主病者。少阴厥逆，虚满呕变，下泄清，治主病者。厥阴厥逆，挛，腰痛，虚满，前闭，谵语，治主病者。三阴俱逆，不得前后，使人手足寒，三日死。太阳厥逆，僵仆呕血善衄，治主病者。少阳厥逆，机关不利。机关不利者，腰不可以行，项不可以顾。发肠痈，不可治，惊者死。阳明厥逆，喘咳身热，善惊，衄血，呕血，不可治，惊者死。手太阴厥逆，虚满而咳，善呕吐沫，治主病者。手心主、少阴厥逆，心痛引喉，

身热者死，不热者可治。手太阳厥逆，耳聋泣出，项不可以顾，腰不可以俯仰，治主病者。手阳明、少阳厥逆，发喉痹，嗌肿痛，治主病者。

来疾去徐，上实下虚，为厥癫疾；来徐去疾，上虚下实，为恶风也。故中恶风者，阳气受也。有脉俱沉细数者，少阴厥也[32]；沉细数散者，寒热也[33]；浮而散者，为眴仆[34]。诸浮而不躁者，皆在阳，则为热；其有躁者，在手。诸细而沉者，皆在阴，则为骨痛；其有静者，在足。数动一代者，病在阳之脉也。其涩者，阳气有余也；滑者，阴气有余也。阳气有余则为身热无汗，阴气有余则为多汗身寒，阴阳有余则为无汗而寒。推而外之，内而不外者，有心腹积也。推而内之，外而不内者，中有热也。推而上之，下而不上者，腰足清也。推而下之，上而不下者，头项痛也。按之至骨，脉气少者，腰脊痛而身有痹也。

【注释】

[1] 春胃微弦曰平：春令木王，其脉当弦，但宜微弦而不至太过，是得春胃之充和，故曰平。

[2] 虚里：本意指城邑的居处，此指胃的大络，乃是五脏六腑所禀居处，故称为虚里。

[3] 脉之宗气：宗气，指脾胃化生的水谷精气与肺吸入的清气汇合，积于胸中的大气，为十二经脉所宗，所以称"脉之宗气"。

[4] 盛喘数绝：绝，即断的意思。喘，脉动急迫的意思。总的意思是脉动虽充盛而急迫，而时有短暂的停止。

[5] 结而横，有积矣：脉来迟，时一止，为结。此处指虚里脉结，按之横坚有力，为有积聚

的征象。

[6] 病舌卷不能言：舌为心之苗，其心脉上至舌下，心脉跳动坚强而长为邪盛，致经脉急缩而不柔和，故舌卷不能言。

[7] 病消渴自已：消渴病但若有胃气，则可以自愈。

[8] 灌汗：因为肺气虚，故而脉软散，腠理不固，汗出如灌。

[9] 色不青，病坠：肝色为青色，肝病其色外现，故言其色当青。而不青的因为病在经而不在脏，必因坠伤而致。

[10] 色泽：水溢于肌肤，故见色润泽。

[11] 溢饮：水饮流行，归于四肢，当汗而不汗出，出现身体疼重，称为溢饮。

[12] 折髀：胃阳明脉，从气冲下髀，抵于伏兔，故病则髀痛如折。

[13] 食痹：胃虚不消水谷，故食积胃中为痛而成痹。

[14] 脉者，血气之府也：府，聚的意思。指血的多少，皆能聚见于经脉之中。

[15] 长则气和：长，即长脉，如循长竿，首尾端直，超过本位。气和，即气血平和，健康无病的意思。

[16] 短则气病：短，即短脉，与长脉相对，首尾俱短，不及本位。短脉为气不足。

[17] 上盛则气高，下盛则气胀：寸脉为上，关尺为下。上盛是因为邪壅于上；气高是指喘满之病症。下盛，邪滞于下，故而腹部胀满。

[18] 涩则心痛：涩脉艰涩而不滑利，为气滞血少，故而心痛。

[19] 浑浑革革至如涌泉：浑浑，形容泉水奔流之状。革革，急的意思。形容脉来奔流急速，像泉水上涌一样。

[20] 色弊弊之绵绵：指脉来虚微无力，飘忽不定，若断若续，似有似无。弊弊，有断的意思。绵绵，缓慢无力的样子。

[21] 促上击者：脉来急促，而上部击手者，阳邪盛于上也，故为肩背痛。

[22] 紧而横坚：横，形容脉应指下有如一横木，既弦紧，又坚硬的意思。

[23] 横积痛：积块横居作痛的意思。

[24] 浮而喘：浮而动甚的脉象。

[25] 脉浮滑而实大者，谓之新病：浮滑实大属阳邪过盛。浮为在表，所以谓之新病。

[26] 不间脏：指疾病按次序传给其所克之脏，如肝病传脾、脾病结肾等，病情必然严重；而传其所生，称为间脏，如肝不传脾而传心、心不传肺而传脾，病情轻微而易于治疗。

[27] 狐疝风：疝发生在前阴及少腹部，男女五脏皆可发生。如狐之昼伏夜出，疝在厥阴上下出入不常，与狐相似，故称作狐疝风。此非外入之风，乃因肝经有邪而致。

[28] 脾痹：表现为四肢解㑊、发咳呕汁等症状的病变。

[29] 肾痹：肾痹的症状为善胀，足不能行，以尻代之，头不能仰俯，脊柱弯曲，脊高于头。

[30] 肝痹：肝痹表现为夜卧则惊，多饮数小便，向上牵引少腹如怀孕状。

[31] 厥逆：指卒然经气逆乱的病证，非指四肢腰冷的病证。

[32] 沉细数者，少阴厥也：脉沉细数是水亏火旺之脉，所以发为少阴厥。

[33] 沉细数散者，寒热也：沉细为阴，数散为阳，阴脉数散，阴不固也，故或入之阴，或出之阳，而为往来寒热。

[34] 浮而散者，为眴仆：浮而散为气血极虚之脉，所以病头目眩晕而仆倒。眴即目眩，仆即颠仆。

【语译】春季见到独毛无胃的秋脉，夏季见到独石无胃的冬脉，长夏见到独弦无胃的春脉，秋季见到独钩无胃的夏脉，冬季见到独代无胃的长夏脉，乃本脏之气不胜，反见克我之脏的脉象，为不治之脉，称为五邪，其预后相同，都是不治的死证。

春天的脉象，微弦之中带有柔和的，

是有胃气，叫作平脉；如胃少而弦多，是邪盛而胃气衰，为肝脏有病；如果纯弦而不柔和，为胃气已绝，真脏脉见，主死。若是脉虽有胃气，而柔和之中兼见毛脉的，是春见秋脉，金来克木，若胃气尚强，则可延至秋天发病；倘若毛脉太甚，当时就会发病。春天五脏之真气舒散入于肝，则肝得精微之气以养筋膜，而筋无劲急的疾患。

夏天的脉象，微钩之中带有柔和的是有胃气，叫作平脉；如果钩多而胃气少，是心脏有病，为心火盛胃气衰；如果纯钩而不柔和，为胃气已绝，真脏脉见，主死。若是脉虽有胃气，而柔和之中兼见石脉，是夏见冬脉，水来克火，若胃气尚强，则可延至冬天发病；若是石脉过甚，是火被水伤，胃气已衰，当时就会发病。夏时五脏之真气通于心，心得精微之气以养血脉，而无血脉壅滞的疾患。

长夏时的脉象，微软弱中带有柔和的，是有胃气，叫作正常脉；如果软弱多而胃气少，就是脾脏有病；如仅见代脉而无柔和之象，是无胃气，为真脏脉见，主死。若是软弱脉中兼见沉石之象，为土被水侮，若胃气尚强，则可延至冬天发病；若石脉过甚，为胃气已衰，当时就会发病。长夏五脏之真气濡润于脾，脾得精微之气，而全身肌肉皆得其养。

秋时的脉象，微毛之中带有柔和，是有胃气，叫作平脉；如果毛多胃气少，主肺脏有病；仅见毛脉而不柔和，是无胃气，为真脏脉见，主死。如果毛脉中兼见弦脉，为金受木侮，若胃气尚强，则可延至春季发病；若弦脉过甚，为胃气已衰，当时就会发病。秋时五脏之真气上藏于肺，由肺自上焦敷布，运行营卫阴阳于内外。

冬时的脉象，沉石之中带有和缓之象的，是有胃气，叫作平脉；如果脉象石多而胃气少，主肾脏有病；若仅见沉石，而不柔和，是无胃气，为真脏脉见，主死。如石脉中兼见钩脉，为水被火侮，若胃气尚强，则可延至夏季发病；若钩脉过甚，为水亏火盛，胃气已衰，当时就会发病。冬时五脏之真气下达到肾，肾得精微之气，以养骨髓，则精旺神足，形体就会壮盛。

胃的大络，名叫虚里，其脉从胃上行，穿过膈膜，上络于肺，出现于左乳的下方，跳动应手，这是脉之宗气。若此脉跳动充盛急迫，而时有短暂停止的，为中气不守，主病在中；若脉见结象，按之横坚，主有积聚；若脉绝不至，为宗气已绝，主死亡。诊得虚里之脉充实，为气有余，主腹胀；若脉虚弱，则为气不足，主泄利。

心脉跳动坚强而长的，是心经邪盛，将出现舌卷而不能言语。若脉来软散，是胃气来复，病饮水善消，不治自愈。

肺脉跳动坚强而长，是火邪乘肺，则出现唾血。若其脉软而散，为肺虚皮毛不固，因而汗出如水浇灌，使身体到肺气旺的季节尚不能恢复。

肝脉跳动坚强而长，肝色为青色，肝病其色外现，面色不青者是因为病在经而不在脏，必为跌伤；若因击伤，以致瘀血停留胁下，则使人气息不利，喘而气逆。如果肝脉软而散，面色反见鲜泽，当病溢饮。病人大渴多饮，水饮溢渗于肌肉、皮肤之间，肠胃之外。

胃脉跳动坚强而长，面色赤，是阳明火盛，胃之经络被伤，则病髀部疼痛如折。如果胃脉软而散，为胃气虚，则出现食物不能消化，食后闷痛、呕吐水汁的食痹或髀部疼痛。

脾脉跳动坚强而长，面色黄，是脾虚，脾虚则肺无所养，当病少气。如果其脉软而散，面色不润泽，是脾虚不能制水，水气下行，则见足胫浮肿，好像水肿之状。

肾脉跳动坚强而长，面色黄而兼赤，是湿热之邪侵入肾，肾受邪，则病腰痛如折。如果其脉软而散，是精血虚少，本源已衰，就很难在短期内恢复。

血在脉中流行，所以脉是血之府。若见长脉，表示气血和畅；若见短脉，是气虚之病；若见数脉，则病内热心烦；若见大脉，是病势正在发展；上部脉盛的，则气逆于上而喘满；下部脉盛的，则气滞于下而腹胀；若见代脉，则为气衰；若见细脉，则为气少；若见涩脉，则为心痛；脉来奔流急速如泉水之上涌者，主病势加剧而危重；若脉来若断若续，飘忽不定，其去如琴弦断绝的，是真气已竭，将要死亡的证候。

寸口脉按之应指而短的，是阳气不足，当病头痛；寸口脉应指而长的，是阴气不足，当病足胫痛；寸口脉沉而坚硬，是邪在阴分，主病在内；寸口脉浮而盛，是邪在阳，主病在外；寸口脉应指急促而击指的，是阳邪在上，主肩背痛；寸口脉紧弦坚实的，是阴邪内结，主胁下或腹中有积块作痛；寸口脉浮而动甚，是邪气在表，主病寒热；寸口脉象洪滑有力的，为阳盛，主病在外；寸口脉象小而实，有力的，为阴盛，主病在内；脉象小弱而兼涩，为气虚血少，主久病；脉象浮滑有力，为新感风热，是新病；病情虽重，脉象和缓而有胃气的，病无危险；脉象紧急，为寒气凝滞，主有疝瘕积聚，少腹作痛。脉象滑利，是阳邪，主病风；脉象涩滞，主阴邪，为痹病；脉来盛而紧急，主寒凝气滞而腹胀满；脉来缓而滑利，是热邪在脾胃，病为热中。总之，诊察寸口的脉象，与四时相应的为顺，虽然患病，亦无危险；如果脉与四时相反，或病传所胜相克的脏，多主死亡。

太阳脉到来时，脉洪大而长；少阳脉到来时，脉忽快忽慢，时短时长；阳明脉到来时，脉浮大而短。厥阴之气有余，则病在阴分而发生阴痹；不足，则阳邪过盛而发生热痹；脉滑则患狐疝气；脉涩则为少腹中有积气。少阴之气有余，发为皮痹和瘾疹；不足，则发为肺痹；脉滑则患肺风疝；脉涩则病积聚和尿血。太阴之气有余，发为肉痹和寒中；不足则病脾痹；脉滑则病脾风疝；脉涩则主积聚和心腹胀满等病症。阳明之气有余，发为脉痹，身体不定时发热；不足则发为心痹；脉滑则病心风疝；脉涩则主积聚，及时常发惊。太阳有余，则发为骨痹身重；不足则发生肾痹；脉滑则病肾风疝；脉涩则主积聚及头巅部生病。少阳之气有余，则病发筋痹，胁部胀满；不足，则发为肝痹；脉滑则病为肝风疝；脉涩则病主积聚，及筋急、目痛等症。

足太阴的经气厥逆，可见小腿拘急痉挛，心痛牵引腹部。当以本经所发的腧穴为主穴治疗。足少阴经的经气厥逆，则腹部虚饱胀满，上而呕吐，下而泄利清冷。当取本经所发的腧穴为主治疗。足厥阴经的经气厥逆，则筋拘挛，可见腰痛、腹满、小便不通、谵言妄语。当以本经所发的腧穴为主治疗。足三阴经的经气都发生厥逆，则大小便不通、手足逆冷，三天就要死亡。足太阳经的经气厥逆，则会身体僵直仆倒、呕血、鼻衄出血。当以本经所发的腧穴为主治疗。足少阳经的经气厥逆，则筋骨关节不利。筋骨关节不利则腰部不能活动，项强不能左右回顾。若发肠痈，就是不可治的危症；如再发惊，就会死亡。足阳明经脉的经气厥逆，可见喘息咳嗽、发热、易发惊、鼻出血、呕血，是不可治的危症。若发惊而致神乱，则主死亡。手太阴经的经气厥逆，则胸满、咳嗽，常呕吐涎沫。当以本经所发的腧穴为主治疗。手心主和手少阴心经的经气厥逆，则心痛连及咽喉，若身发热则主死，若身不发热则可以治愈。手太阳的经气厥逆，则耳聋、眼流泪，项强不能左右回顾，腰不能前后俯仰。当以本经所发的腧穴为主治疗。手阳明大肠和手少阳三焦的经脉厥逆，则发生喉痹，可见咽喉肿痛。当以本经所发的腧穴为主治疗。

脉来急疾而去时徐缓，为上实下虚，阳盛于上，阴虚于下，见于厥逆和癫疾；脉来徐缓而去急疾，为上虚下实，是阳虚于上，为疠风之病。因为感受恶风的，都是阳虚不能卫固于外的缘故。脉象沉细而数的，是足少阴经厥逆的病；脉见沉细数散的，是寒热方面的病；若脉浮而散，是主眩晕仆倒的病。凡是浮脉而不躁急的，病在阳分，则为发热，病在足三阳；如脉浮而躁急，则病在手三阳经。脉细而沉，其病在阴分，则为骨节痛；如果沉细而静，则为阴中之阴，病在足三阴经。脉象数动而有歇止，其病在阳经。疾病太过之脉则与常脉不同，例如脉涩，是阳气太过，反现阴脉；脉滑，为阴气太过，反现阳脉。阳气有余，出现身发热而无汗；阴气有余，外开腠理，出现身多汗而发冷；阴阳二气都有余，则身无汗而发冷。凡脉象欲求之于表，反沉迟而不浮，是病在内，主有心腹积聚。凡脉象欲求之于里，脉反浮数而不沉，是病在外，主有身发热的疾患。欲求之于上部，脉反下而不上，是阴盛于下，见腰足清冷。欲求之于下部，脉反上而不下，是阳盛于上，见头项疼痛。若按之至骨，而脉气细微欲绝，是阳气衰微，阴寒内盛，见腰脊痛，身有痹证。

【导读】本篇重点论述五脏与四时相应的关系，指出平、病、死脉，以及有无胃气和诊虚里的重要意义，阐明六经有余、不足时出现之脉症和经脉厥逆的辨证。

古人用日常生活中的常见事物比喻四时五脏的平、病、死脉，力争使脉体形象化、具体化，并仍贯穿脉以胃气为本的思想。

经脉第一（下）

【原文】三阳为经，二阳为维，一阳为游部[1]。三阳者，太阳也，至手太阴[2]而弦，浮而不沉，决以度，察以心，合之阴阳之论。二阳者，阳明也，至手太阴弦而沉急不鼓，炅至以病皆死[3]。一阳者，少阳也，至手太阴上连人迎弦急悬不绝[4]。此少阳之病也，专阴则死[5]。三阴者，六经之所主也[6]，交于太阴，伏鼓不浮，上空至心[7]。二阴至肺，其气归于膀胱，外连脾胃。一阴独至[8]，经绝，气浮不鼓，钩而滑。此六脉者，乍阴乍阳，交属相关，缪通五脏，合于阴阳，先至为主，后至为客[9]。

三阳为父，二阳为卫，一阳为纪[10]；三阴为母，二阴为雌，一阴为独使[11]。二阳一阴，阳明主病，不胜一阴，脉耎而动，九窍皆沉。三阳一阴，太阳脉胜，一阴不能止，内乱五脏，外为惊骇。二阴二阳，病在肺，少阴脉沉，胜肺伤脾，故外伤四肢。二阴二阳皆交至，病在肾，骂詈妄行，癫疾为狂。二阴一阳，病出于肾，阴气客游于心，脘下空窍，堤闭塞不通，四支别离。一阴一阳代绝，此阴气至心，上下无常，出入不知，喉咽干燥，病在土脾。二阳三阴，至阴皆在，阴不过阳，阳气不能止阴，阴阳并绝，浮为血瘕，沉为脓胕也。三阳独至者，是三阳并至，并至如风雨，上为巅疾，下为漏血病。三阳者，至阳也。积并则为惊，病起如风礔砺[12]，九窍皆塞，阳气滂溢，嗌干喉塞；并于阴则上下无常，薄为肠澼。此谓三阳直心，坐不得起卧者，身重，三阳之病也。

黄帝问曰：脉有四时动奈何？

岐伯对曰：六合[13]之内，天地之变，阴阳之应，彼春之暖，为夏之暑；彼秋之忿，为冬之怒。四变之动，脉与之上下。以春应中规，夏应中矩，秋应中衡，冬应中权[14]。是故冬至四十五日，阴气微上，阳气微下；夏至四十五日，阴气微上，阳气微下。阴阳有时，与脉为期，期而相失，如脉所分。分之有期，故知死时。微妙在脉，不可不察，察之有纪，从阴阳始。是故声合五音，色合五行，脉合阴阳。持脉有道，虚静为宝[15]。春日浮，如鱼之游在波；夏日在肤，泛泛乎万物有余；秋日下肤，蛰虫将去；冬日在骨，蛰虫周密，君子居室。故曰知内者，按而纪之；知外者，终而始之。此六者，持脉之大法也。

赤[16]，脉之至也喘而坚，诊曰，有积气在中，时害于食，名曰心痹。得之外疾，思虑而心虚，故邪从之。

白，脉之至也喘而浮，上虚下实，惊，为积气在胸中，喘而虚，名曰肺痹，寒热。得之醉而使内也[17]。

黄，脉之至也大而虚，有积气在腹中，有厥气，名曰厥疝，女子同法。得之疾使四肢汗出当风。

青，脉之至也长而弦，左右弹，有积气在心下，支胠，名曰肝痹，得之寒湿，与疝同法，腰痛，足清，头痛。

黑，脉之至也上坚而大，有积气在少腹与阴，名曰肾痹。得之沐浴清水而卧[18]。

形气有余，脉气不足，死；脉气有余，形气不足，生；形气相得，谓之可治。脉弱以滑，是有胃气，命曰易治，治之趋[19]之，无后其时。形气相失，谓之难治；色夭不泽，谓之难已；脉实以坚，谓之益甚；脉逆四时，谓之不治。所谓逆四时者，春得肺脉，夏得肾脉，秋得心脉，冬得脾脉，其至皆悬绝沉涩者，名曰逆四时。未有脏形[20]，于春夏而脉沉涩，秋冬而脉浮大，病热脉静，泄而脉大，脱血而脉实，病在中而脉实坚，病在外而脉不实坚者，皆为难治，名曰逆四时也。

曰：愿闻虚实之要。

曰：气实形实，气虚形虚[21]，此其常也，反此者病。谷盛气盛[22]，谷虚气虚，此其常也，反此者病。脉实血实[23]，脉虚血虚，此其常也，反此者病。气盛身寒，气虚身热，曰反；谷入多而气少，曰反；谷不入而气多，曰反；脉盛血少，曰反；脉少血多，曰反。气盛身寒，得之伤寒；气虚身热，得之伤暑。谷入多而气少者，得之有所脱血，湿居其下也；谷入少而气多者，邪在胃及与肺也。脉少血多者，饮中热也；脉大血少者，脉有风气，水浆不入，此谓反也。夫实者，气入也；虚者，气出也。气实者，热也；气虚者，寒也。入实者，左手开针孔也；入虚者，左手闭针孔也。

脉小色不夺者，新病也[24]；脉不夺，色夺者，久病也[25]。脉与五色俱夺者，久病也；脉与五色俱不夺者，新病也。肝与肾脉并至，其色苍赤，当病毁伤，不见血，已见血，湿若中水也。

尺内[26]两傍则季胁也，尺外[27]以候肾，尺里[28]以候腹。中附上[29]，左[30]外以候肝，内以候膈；右外以候胃，内以候脾。上附上，右外以候肺，内以候胸中；左外以候心，内以候膻中。前以候前，后以候后[31]。上竟上[32]者，胸喉中事也；下竟下[33]者，少腹、腰、股、膝、胫中事也。粗大者，阴不足，阳有余，为热中也。

腹胀身热，脉大，是一逆也；腹鸣而满，四肢清泄脉大者，是二逆也；血衄不止脉大者，是三逆也；咳且溲血脱形，脉小而劲者，是四逆也；咳脱形，身热脉小而疾者，是五逆也。如是者，不过十五日死矣[34]。腹大胀，四末清，脱形泄甚，是一逆也；腹胀便血，其脉大时绝，是二逆也；咳溲血，形肉脱，喘，是三逆也；呕血胸满引背，脉小而疾，是四逆也；咳呕腹胀，且飧泄，其脉绝，是五逆也。如是者，不及一时而死矣。工不察此者而刺之，是谓逆治。

治热病脉静，汗已出，脉盛躁，是一逆也；病泄脉洪大，是二逆也；着痹不移，䐃肉破，身热，脉偏绝[35]，是三逆也；淫而夺形，身热色夭然白，及后下血衃，笃重，是四逆也；寒热夺形，脉坚搏，是五逆也。

五实死，五虚死。脉盛，皮热，腹胀，前后不通，闷瞀[36]，是谓五实。脉细，皮寒，气少，泄利前后，饮食不入，是谓五虚。浆粥入胃，泄注止，则虚者活。身汗得后利，则实者活。此其候也。

心脉满大，痫瘛筋挛[37]。肝脉小急，痫瘛筋挛[38]。肝脉骛暴，有所惊骇，脉不至若喑，不治自已。肾脉小急，肝脉小急，心脉小急，不鼓，皆为瘕。肾脉大急沉，肝脉大急沉，皆为疝。肝肾脉并沉为石水，并浮为风水，并虚为死[39]，并小弦欲为惊。心脉揣滑急为心疝。肺脉沉揣为肺疝。三阳急为瘕。三阴急为疝。二阴急为痫厥。二阳急为惊。

脾脉外鼓沉，为肠澼，久自已。肝脉小缓为肠澼，易治。肾脉小揣沉为肠澼下血，血温身热者死[40]。心肝澼亦下血，二脏同病者可治；其脉小沉涩为肠澼，其身热者死；热甚七日死[41]。胃脉沉鼓涩，胃外鼓大，心脉小坚急，皆膈偏枯。男子发左，女子发右。不喑舌转者，可治，三十日起。其从者喑，三岁起。年不满二十者，三岁死。

脉至而揣，衄血身有热者死。脉来悬钩浮者为热。

脉至而揣，名曰暴厥，暴厥者，不知与人言。

脉至而数，使人暴惊，三四日自已。

脉至浮合[42]，浮合如数，一息十至以上，是经气予[43]不足也，微见九十日死[44]。

脉至如火薪然，是心精予夺也，草干而死[45]。

脉至如丛棘，是肝气予虚也，木叶落而死。

脉至如省客，省客者，脉塞如鼓也，是肾气予不足也，悬去枣华而死。

脉至如丸泥，是胃精予不足也，榆荚落而死。

脉至如横格，是胆气予不足也，禾熟而死[46]。

脉至如弦缕，是胞精予不足也，病善言，下霜而死，不言可治。

脉至如交棘，交棘者，左右傍至也，微见三十日而死。

脉至如涌泉，浮鼓肌中，是太阳气予不足也，少气味，韭花生而死。

脉至如颓土之状，按之不足，是肌气予不足也，五色见黑，白垒发而死。

脉至如悬痈，悬痈者，浮揣切之益大，是十二俞之气予不足也，水冻而死。

脉至如偃刀，偃刀者，浮之小急，按之坚大，五脏寒热，寒热独并于肾，如此其人不得坐，立春而死。

脉至如丸滑不着手，丸滑不着者，按之不可得也，是大肠气予不足也，枣叶生而死。

脉至如春者，令人善恐，不欲坐卧，行立常听，是小肠气予不足也，季秋而死。

【注释】

[1] 三阳为经，二阳为维，一阳为游部：经，即大经。周身之脉，惟足太阳为巨，通巅下背，独统阳分，故曰经。维，维络也。阳明经上布头面，下循胸腹，独居三阴之中，维络于前，故曰维。少阳在侧，前行则会于阳明，后行则会于太阳，出入于二阳之间，故称为游部。

[2] 三阳者，太阳也，至手太阴：手太阴指肺经，本属三阴之脉，然诸脉皆会于气口，故特以三阳脉至手太阴而言。

[3] 弦而沉急不鼓，炅至以病皆死：阳明本是阳盛之经，若脉弦且沉急而不鼓指，是木来克土，中阳受制不能外达之故。本不应热，若有热至，为回光返照的现象，所以主死。

[4] 弦急悬不绝：脉象弦急如悬物之状，始终不得缓驰。

[5] 专阴则死：独阴无阳为专阴。孤阴不生，独阳不长，所以专阴则死。

[6] 三阴者，六经之所主也：三阴即太阴。太阴为六经之主，因为肺朝百脉，六经皆交会于气口。

[7] 上空至心：心主血脉，肺朝百脉，若手太阴伏而不浮，是肺气不足，血行无力，血脉皆虚，所以上部空虚以至于心。

[8] 一阴独至：厥阴脉当弦，并有柔和之象，是有胃气之脉，若但弦无胃，便是独至。

[9] 先至为主，后至为客：六脉交接的次序有先有后，有以阴见阳的，有以阳见阴的。阳脉先至，阴脉后至，则阳为主而阴为客；阴脉先至，阳脉后至，则阴为主而阳为客。

[10] 三阳为父，二阳为卫，一阳为纪：父指高尊者，督济群小之意；卫指抵御诸邪，扶正之意；纪指交会，一阳为阳之交会，与下文一阴为阴中之独使合看，则少阳、厥阴为阴阳相交之经。阳入阴，阴出阳，使阴阳相互协调。

[11] 三阴为母，二阴为雌，一阴为独使：太阴滋养诸经，故称为母。少阴属水，水能生物，故曰雌。使者，交通终始之谓，阴尽阳生，惟厥阴主之，故称独使。

[12] 礔砺：同霹雳，疾雷。

[13] 六合：四方上下叫六合。

[14] 以春应中规，夏应中矩，秋应中衡，冬应中权：规，能够画圆的器具。春气发生，圆活而动，故应中规；而人脉应之，所以圆滑。矩者，能画方形的器具。夏气茂盛，盛极而止，故应中矩；而人脉应之，所以洪大方正。衡，平的意思，即秤杆。秋气万宝俱成，平于地面，故应中衡；而人脉应之，所以浮毛而见于外。权，秤锤。冬气闭藏，故应中权；而人脉应之，所以沉石而伏于内也。以上所讲规矩权衡，皆发明阴阳升降之理，所以合乎四时脉气之变象也。

[15] 持脉有道，虚静为宝：指切脉时，最重要的是虚其心，静其志，聚精会神，不被其他事物所扰乱。

[16] 赤：指面色赤。以下白、黄、青、黑同此义。

[17] 得之醉而使内也：酒气本易动火，醉而入房，又伤肾气使肾水亏于下，火上灼肺，成为下虚上实之证。

[18] 得之沐浴清水而卧：肾主水，水性本

寒。沐浴清水而卧，水气未能散发，寒湿入侵，内合于肾，故而生病。

[19] 趋：速也，催促也。

[20] 未有脏形：指未见病脏的病形。

[21] 气实形实，气虚形虚：人体是有形之质，赖气以化生精微而充养之；若气虚则化生精微不足，或耗气过甚，亦必消耗有形之质。故言此。

[22] 谷盛气盛：人体脏腑之气，都是赖水谷化生的精气以充养，所以谷气充盛则人体之气也必然充盛。

[23] 脉实血实：脉为血之府，脉搏的强弱可以反映血气的充实与否，所以说"脉实血实"。

[24] 脉小色不夺者，新病也：脉小为邪气未盛，色泽不失其正常之象，是新病的表现。

[25] 脉不夺，色夺者，久病也：脉象虽未至于夺失，但色泽已失去正常光泽的，是久病。这是由于气血津液已受到了损伤。

[26] 尺内：尺泽部的内侧。

[27] 尺外：指尺泽部外侧。

[28] 尺里：尺泽部中间处。

[29] 中附上：将尺泽部分为三段，靠掌部者为上段，靠肘部者为下段，中间者为中段。中附上，指中段。下文的"上附上"，指上段。

[30] 左：指左手。下"左""右"同，指左右手。

[31] 前以候前，后以候后：当此尺里跗前以候胸腹之前，跗后以候背后。也即尺肤部的前面，即臂内阴经之分，以候胸腹部的病；尺肤部的后面，即臂后阳经之分，以候背部的病。

[32] 上竟上：指尺肤部上段直达鱼际处。

[33] 下竟下：当指尺肤部下段直达肘横纹处。

[34] 不过十五日死矣：一个节气的变更，时移则气也易，而客强主弱，则不能胜，故不过十五日而死。

[35] 脉偏绝：一侧脉绝不至。

[36] 罔瞀：昏罔，视物不清。

[37] 心脉满大，痫瘛筋挛：心脉满大为热盛，热伤心神，故痫瘛。子病及母，热盛伤阴，肝阴耗竭，筋脉失养，故筋挛。

[38] 肝脉小急，痫瘛筋挛：寒滞肝脉，筋脉不利，故筋挛。母病及子，邪犯心神，故痫瘛。

[39] 并虚为死：肾为先天之本，肝为生发之机，若二脏皆虚，根本动摇，多属死证。

[40] 血温身热者死：肠澼下血，为热邪伤血所致，若血温，是热在血分不退，身热是热邪炽盛的表现，所以多属死证。

[41] 热甚七日死：六阴经被阳热之邪耗尽，则第七日死。

[42] 浮合：如波浪一样涌动，后者追逐前者，速疾而动，无常候。

[43] 予：与而同义。

[44] 微见九十日死：微见，即初见。意为此脉初见，便可期九十日而死，若见之已久，则不必九十日矣。之所以为九十日，以时更季移，天道变而人气从之。

[45] 草干而死：夏令火旺，心火耗尽则阳衰而死。

[46] 禾熟而死：禾熟于秋，为金旺之时，胆属木，至秋不胜金克则死。

【语译】三阳为经纶，统于阳分；二阳为维系，维络于前；一阳为游部，前后出入于两阳之间。所谓三阳是指太阳，太阳为径，太阳的脉象应于寸口，本应洪大而长，今见脉弦浮而不沉，则属邪脉，应当根据诊脉的原则，细心审察，并结合阴阳的理论确定其预后的善恶。所谓二阳，是指阳明，少阳脉应于寸口，本应浮大而短，今现弦而沉急，不能鼓指，是阴气胜过阳气的病脉，若现热象，为回光返照，属阳气衰败，主死证。所谓一阳，是指少阳，少阳的脉应于寸口，上连人迎，本应乍数乍疏，乍短乍长，今现弦急悬而不绝，是少阳邪胜的病脉，如见但阴无阳的真脏脉象，则主死亡。三阴是指太阴，肺主气，朝百脉，所以为六经之主，其气交于太阴寸口，本应轻浮，今见沉伏鼓动而不浮的脉象，是肺气不足，脉行无力，当病上焦空虚，以至于心神受伤。二阴是少阴，少阴脉上行至肺，肺气下通膀胱，外与脾胃相连。一阴独至，是厥阴脉胜，厥阴脉应寸口，本应软滑弦长，方为阴中有阳之象，若一阴独至于寸口，是经气内绝，所以脉但弦浮，不能鼓，脉如钩而滑。以上六种脉象，或阳脏而见阴脉，或阴脏而见阳脉，交属相并，错综变化，都是因为脏气的盛衰而出现于寸口的，应该以阴阳之道，加以归纳分析，就其出现的各种脉象，而分出先见于寸口的为主，后见于寸口的为客。

三阳总领诸经，如父那样高尊；二阳捍卫诸经，抵御外邪，如外卫；一阳出于阴阳之间，如纲纪。三阴滋养诸经，如母所以养育；二阴属水生物如雌；一阴是阴尽阳生，能交通阴阳，如阴中之独使。二阳一阴合病，是肝邪侮胃而阳明主病，二阳不胜一阴，脉软而动，则九窍之气沉滞不利。三阳一阴为病，太阳经脉邪气太胜，一阴肝气不能制止，因而内乱五脏，外现惊骇。二阴二阳合病，是心火旺，风木盛，火刑金，则病在肺；木乘土，则病在脾。若少阴脉沉，是心阴虚，胜肺伤脾，脾主四肢，因此外伤四肢。二阴二阳皆交至，则土邪乘火，其病在肾，阳明邪实，则骂詈妄行，癫疾成狂。二阴一阳合病，则肾水克火，病出于肾，阴气上行至心，胃土气衰不能制水，所以脘下空窍皆如堤堰而不通，胃脉不能循足，心脉不能络手，因

而好像四肢要与身体分离一样不能运用。一阴一阳合病，其脉动而中止，这是厥阴与少阳不能枢转阴阳，其病或在上，或在下，没有定处，食不知味，泄利无度，且咽喉干燥，其病因虽为肝胆合病，而病证却表现为脾土运化失常。二阳胃腑、三阴肺脏和至阴脾土皆发病，阴气不能入于阳，阳气不能至于阴，阴阳相互隔绝，会形成脉与证相反的病变。如脉浮，病应在外而反内为血瘕；脉沉，病应在内而反外为脓肿。三阳独至，就是手足太阳之气合并而至，其来如风雨骤至，邪气循经上犯，则为巅顶的疾病，邪犯于下则为二便漏泄的疾患。三阳是至盛之阳，所以叫作至阳。阳气积并则伤心肾之阴而发为惊骇，其发病迅速猛烈，像疾风和霹雳一样，九窍都因之闭塞。若阳气充沛流溢，则咽干喉塞；若阳气并入于阴脏，则病或在上，或在下，而无定处，迫及下焦，则为肠澼下利。若是三阳热邪内入，随脉直冲心膈，则致身重不得起卧的太阳病。

黄帝问：脉有四时的不同变化，这是何缘故？

岐伯答：六合以内，自然界气候的变化，阴阳与之相应，如春天的温暖，渐变为夏天的暑热；秋天的肃杀之气，渐变为冬天的严寒之气。这种四时气候的变动，出现了生长收藏的过程。人体的脉搏，也随着自然界的阴阳消长，而表现有升降浮沉的现象。所以春脉应该合于圆规之圆活，夏脉应该合于方矩之方正，秋脉应该合于秤杆之平衡，冬脉应该合于秤锤之沉实。四时的阴阳变化：冬至一阳生，四十五日到立春，阳气微升，阴气微降；夏至一阴生，四十五日到立秋，阴气微升，阳气微

降。四时阴阳的变化，与人体脉象的升降，是时时相应的，如果脉象与四时不相应合，则可从脉象的变异推知病属何脏，结合四时脏气的旺衰，就能测知病的死期。所以切脉是最精妙的技术，不能不细心诊察，诊脉的纲领，先从辨别阴阳开始。因此，在诊病时，听声音要结合五音，分清浊；看气色要结合五行，辨生克；诊脉象要结合阴阳的升降，别浮沉。而诊脉尤贵在心静，对脉象才能认识准确。四时的脉象，一般是春天脉浮，好像鱼游在水波一样；夏天脉在肌肤，指下如水波涨溢，又像万物茂盛一样；秋天脉在肤下，好像虫类将要蛰伏；冬天脉沉在骨，好像虫类蛰藏周密，人们住在室内。因此，知道在内的脏腑，切脉就可定拟纲纪；知道在外的经脉，按次序就可以明确终始。这四时内外交点变化，是诊脉的大法则。

病人面色赤，脉来动甚而坚强有力者，诊为有积气在中脘，有时妨碍饮食，这是脏气不行，病气积结，病名叫作心痹。其致病原因，是感受外邪，由于思虑过度，致使心气内虚，所以外邪得以乘虚侵入。

病人面色白，脉来动甚而浮者，属于上虚下实，肺气虚于上，心火盛于下，故心神不安而发惊，这是积气在胸中，肺气不足则虚喘，病名叫作肺痹，并有寒热症状。其发病原因是酒醉而行房事。

病人面色黄，脉象大而虚者，是邪气积结在腹中，有逆气冲痛，病名叫作厥疝，女子亦有这种情况。其发病原因，是劳倦伤脾，四肢汗出当风，以致表虚而被风邪侵入，腹中气逆而成。

病人面色青，脉象长而弦，左右弹指有力的，是有病气积聚在心下，支撑胁下

胁肋，叫作肝痹。这是厥阴受了寒湿而引起，其发病机制与疝气相同，并伴见腰痛、足冷、头痛等症状。

病人面色黑，脉象不沉，反坚而大的，是邪气积在少腹和前阴，叫作肾痹。这是冷水洗澡后就卧睡所致。

病人的形体和神气都较旺盛，而脉气不足的，这属外貌虽好，而脏气已坏，主死；脉象旺盛而形气不足的，这是形衰而脏气未伤，主生；形气相称的，虽然有病，也可以治愈。脉软弱而兼滑象，这是脉有胃气，病容易治疗，但要急速治疗，不要延误时间。如果形盛气衰，或者气盛形衰，这是形气相失，病即难治；若是面色晦暗枯槁而不润泽，则病难以治愈；脉若坚硬而不柔和，是病势在逐步加剧；若脉逆四时，就是不治的死证。所谓脉逆四时，指春天见浮毛的肺脉，夏天见沉石的肾脉，秋天见洪大的心脉，冬天见更代的脾脉，而且均现毫无胃气的悬绝无根或沉涩不起的脉象，为四时脉见贼克，叫作逆四时。有的病，虽未见病脏的病形，但在春夏而脉见沉涩，秋冬而脉见浮大，或热病而脉反静，泄泻而脉反大，脱血而脉反实，病内伤诸虚而脉反实坚，病外邪方盛而脉反不实坚等脉证相反的，皆为难治的病，也都属于脉逆四时之例。

黄帝说：我想了解针刺中各种虚实的关键问题有哪些。

答：气充实的，形体也充实，气不足，形体也衰弱，这是正常现象，相反的就是病态。谷气多的气盛，谷气少的气衰，这是正常的，与此相反就是病态。脉搏大而有力的，血液也充实，脉搏虚小的，血液也不足，这是正常现象，相反就是病态。

阳气盛而身体反觉寒冷的，阳气虚而身体反发热的，都是反常的现象；饮食虽多而气反不足，是反常现象；饮食很少而气反盛，也是反常现象；脉搏盛而血少的，以及脉搏小而血多的，都是反常现象。气盛而身寒的，是被寒邪所伤；气虚而身热的，是被暑邪所伤。饮食多而气少的，是由于失血过多而下部有水湿；饮食少而气反多，是病在胃和肺脏。脉搏小而血络多，是因饮酒而中焦有热；脉搏大而血少，是因感受风邪而汤水不进。这都是反常的现象。实是因为邪气侵入人体，虚是因为正气外泄。邪气实则身热，正气虚则身寒。针刺治疗实证，出针时，左手开其针孔以泻邪气；治疗虚证，出针时，左手急按针孔，不使正气外泄。

凡是脉虽小而气色正常的，是新病；脉象正常而气血不正常的，是久病。脉象和气色都不正常的，是久病；凡是脉象和气色都正常的，是新病。如果脉见沉弦而色见苍赤，为肝脉与肾脉并至，主因毁伤而筋骨血脉俱病，不论出血还是没有出血，其血必凝，经脉必滞，致使气血凝滞而形成肿满，出现好像伤于湿邪或水气一样的肿胀。

尺肤部的下段，两手相同，内侧以候于季胁部，外侧以候于肾脏，中间部以候于腹部。尺肤部的中段，左手的外侧以候于肝脏，内侧以候于膈部；右手的外侧以候于胃，内侧以候于脾。右手尺肤上段，外侧候肺，内侧候胸中。左手尺肤上段，外侧候心，内侧候心包。尺肤部的前面，以候身前，即胸腹部；后面以候身后，即背部。从尺肤上段直达鱼际处，主胸部与喉中的疾病；从尺肤部的下段直达肘横纹

处，主少腹、腰、股、膝、胫等处的疾病。尺肤部皮肤粗大的，是阴气不足，阳气有余，为热邪在内所致。

腹胀、身热、脉大，为表里邪气俱盛，这是一逆；腹鸣胀满、四肢厥冷，兼有腹泻而脉大的，为脉证相反，这是二逆；衄血不止，若见大脉，为阴虚邪实，这是三逆；咳嗽而兼小便下血，形体消瘦，颜色枯槁，反见脉小而劲的，是正气已衰，不能胜邪，这是四逆；咳嗽而形体消瘦，全身发热，脉小而疾的，为阴亏火旺，这是五逆。凡出现上述五逆症状的，不过十五天就会死亡。腹部胀大、四肢清冷，形体消瘦而泄泻重的，为脾土已败，阳气已脱，这是一逆；腹胀而便血，脉搏大而有时歇止，为阴病于里，孤阳将脱于外，这是二逆；咳嗽而小便下血，为气血俱病，形肉消脱，为脾气已败，脉象动甚，为真脏脉见，这是三逆；呕血，胸部胀满连及背部，脉搏细小而数，为真元大亏，这是四逆；上而咳呕，中而腹胀，下而飧泄，脉绝不至，为三焦俱病，正气衰败，这是五逆。凡出现上述五逆症状的，不过一昼夜的时间就会死亡。医生如果不诊察这些逆证而用针刺治疗，就叫逆治。

热病脉反而安静，汗出之后脉反而盛大躁动的，这是一种逆证。患泄泻病的脉宜虚小，反见洪大的，为第二种逆证；患着痹身体不能移动，以致腘肉破伤，身热，而一侧无脉的，为元气将脱，是第三种逆证；淫欲过度，以致形体消瘦，身热，面色枯槁苍白，大便下血块严重的，为亡阴，是第四种逆证；患寒热病，身体消瘦失去原来外形，脉反坚硬弹指，是第五种逆证。

五种实证同时并见主死，五种虚证同

时并见，也主死。脉盛是心邪实，皮热是肺邪实，腹胀是脾邪实，二便不通是肾邪实，闷瞀是肝邪实，这叫作五实。脉细是心虚，皮寒是肺虚，气少是肝虚，泄利前后是肾虚，饮食不入是脾虚，这叫作五虚。五虚的病人，如果能够吃些稀粥以养胃气，而大便泄注停止，脾肾元气得以恢复，则可以治愈。五实的病人，如果能够汗出而解表邪，大便通利而除里邪，则内外通利和调，也可以治愈。这是五实、五虚能够痊愈的表现。

心脉满大，是心经热盛，耗却肝阴，心神被伤，筋脉失养，故能出现癫痫抽搐和筋脉拘挛的症状。肝脉小急，是寒滞肝脉，筋脉不利，邪犯心神，也能出现癫痫抽搐和筋脉拘挛。肝脉的跳动急疾而乱的，是由于受了惊吓，甚至一时按不到肝脉而言不出声，这是因受惊吓一时气逆，而致脉不通，不需治疗，待其气通，即可恢复。肾、肝、心三脉细小而急疾，指下不鼓，这是沉脉，主有积聚在腹中。肾脉或肝脉见沉急而大，都是阴邪盛的疝病。肾脉与肝脉均见沉，为石水病；均见浮象，为风水病；均见虚象，为死证；若均为小而兼弦，就会发生惊病。心脉搏动，流利而滑急，为寒邪乘心，是心疝。肺脉沉而搏动，为寒邪犯肺，是肺疝。手足太阳之脉急疾，是受寒而气积为瘕。手足太阴之脉急疾，是受寒而气聚为疝。手足少阴之脉急疾，是邪乘心、肾，则为痫厥。手足阳明之脉来急疾，是木邪乘胃，则为惊骇。

脾脉虽沉，但有向外鼓动之象，是痢疾，虽暂未愈，但有气机外达的征象，所以日久必然自愈。肝脉小而缓的痢疾，邪气轻，容易治愈。肾脉小而搏动且沉，是痢疾而下血，若血温身热，是热邪炽盛，真阴脱败，主死亡。心肝二脏所发生的痢疾，亦见下血，如果二脏同病，是顺症，可以治愈；心脉、肝脉都小沉而滞涩的痢疾，身发热，则是死证；若高热不退，七日就会死亡。胃脉沉取之鼓指而滞涩，浮取之鼓指而大的，和心脉细小坚硬急疾的，都属气血阻塞不通，当病偏枯半身不遂。男子发病在左侧，女子发病在右侧。若发音正常，舌转动灵活，则可以治疗，经过三十天可以痊愈。如果男病在右，女病在左，言语不能发声，需要三年才能病愈。如果患者年龄不满二十岁，此为禀赋不足，不出三年就要死亡。

脉象动甚，病见衄血而身发热，为真阴脱败的死证。若是脉来如悬钩而浮，则是有内热。

暴厥的病，脉象急促，不省人事，不能言语。

因突然受惊而致脉数的，经过三四天就会恢复。

脉象浮波相合而数，一息跳动十次以上，这是经脉之气灌注不足的现象，从初见这种脉象起，经过九十天就会死亡。

脉来如火燃薪，焰旺薪尽，来锐去速，这是心经的精气丧失，至秋末冬初野草干枯的时候，就会死亡。

脉来如丛棘之坚硬滞涩，这是肝气虚，胃气绝，至深秋木叶落的时候，就会死亡。

脉来如来泳之客，或去或来，或停止不动，或搏动鼓指，这是肾脏精气不足，在初夏枣华开落的时候，火旺水败，就是死期。

脉象如泥弹，坚强短涩，这是胃的精气不足，在春末夏初榆钱枯落的时候，就会死亡。

脉来长而坚硬，如横木在指下，是胆的精气不足，到秋后禾熟金旺时，会因胆木受克而死。

脉象弦急细如弦缕，这是胞宫精气不足，真元亏损，其病反多言语，在下霜的季节，便会死亡；若静而不言，还可以治疗。

脉象如荆棘交叉，左右颈急反转，从开始见到这种脉象起，三十日就会死亡。

脉来如泉水上涌，浮而有力，鼓动在肌肉中，这是太阳膀胱经的精气不足，小便清长，到长夏六月韭花开的时候，就会死亡。

脉来如倾颓的腐土虚大无力，重按即无，这是脾的精气不足，若皮肤呈黑色，是土败水反来乘的现象，到春天白藁发生的时候，木旺火衰，就会死亡。

脉悬起似与肉相离，按之愈大，这是十二俞的脏气不足，在冬季结冰的时候，就会死亡。

脉来浮取之小而急疾，如仰着的刀刃；按之坚硬大而急疾，如循刀背。这是五脏内有寒热，寒热交并于肾脏，则病人仅能睡卧，不能起坐，至立春阳盛阴衰，就会死亡。

脉来如丸弹，滑短而小，按之无根，是大肠精气不足，在初夏枣树生叶的时候，就会死亡。

脉来如舂米，时而一至，撞击力大，则令人易发惊恐，坐卧不宁，行立多疑心而常听，这是小肠的精气不足，在秋末金水旺的时候，就会死亡。

【导读】本篇节选《素问》第79、75、17、19、80、53、48篇及《灵枢》第60、61篇中部分经文而成，重点论述三阴三阳的生理功能和病理变化；指出色脉、形气、虚实等脉证结合的辨证方法，以及五逆、五实、五虚的脉定；根据五脏所现各种脉象所主病证，说明其病机和预后。

原文运用阴阳学说，把三阴三阳六经的功能特征、相互关系、病证脉象作了归类概括，无疑对研究六经的生理病理有一定作用。三阴三阳是太阳、阳明、少阳、太阴、少阴、厥阴，分别为三阳、二阳、一阳和三阴、二阴、一阴。根据三阴三阳的功能特点，分别把它们比喻为"经""维""游部"和"表""里""朔晦"。"经"，反映了太阳独统阳分，经纪纲领之意；"维"，反映了阳明维系人身，联络头面胸腹之意；"游部"反映少阳为枢纽，出入于二阳经之间的特点。原文的"三阳为表"按张景岳意为三阴，可补六经之缺，同时三阴比之于二阴、一阴也是三阴经之表分。二阴为三阴经之里。一阴的特点如月之朔晦，正如张景岳所说："夫厥阴之气，应在戌亥，六气不几于绝矣，然阴阳消长之道，阴之尽也，如月之晦，阳之生也，如月之朔，既晦而朔则绝而复生。"此外，文中又以"父"比喻太阳总领诸经的作用，以"卫"比喻阳明的卫外作用，以"纪"比喻少阳为出入游部的纲纪；以"母"比喻太阴有长养诸经的作用，以"雌"比喻少阴主水、滋生作用，以"独使"比喻厥阴阴尽阳生、交通终始的功能特点。三阴三阳均至手太阴脉而会于气口。太阳见浮而不沉为病脉。阳明见弦而沉急不鼓为病脉，兼有热证则预后不好。少阳见弦急悬不绝为病脉，若阴邪独盛，"专阴则死"。太阴脉见伏鼓不浮为病脉，可致心肾不足。少阴脉原文缺，张景岳根据《素问·经脉别论》之"二阴搏至，肾沉不浮"补此可供参考。厥阴脉钩而滑为病脉。

　　阴阳经合病论述了"二阳一阴，阳明主病"，为肝胃合病，脉弦而动则九窍沉滞不利。"三阳一阴，太阳脉胜"为膀胱与肝合病，发为惊骇。"二阴二阳"，心与大肠合和肾与胃合病，可伤及脾，伤及四肢，伤及肾则骂詈妄行，癫疾发狂。"二阴一阳，病出于肾"，是肾与三焦合病，可见水液代谢和四肢功能障碍。"一阴一阳代绝"，是肝胆合病，可见脾土为患。"二阳三阴，至阴皆在"是胃、肝、脾合病，或为血瘕，或为脓肿等症。文中对合病的脉证记述不详，难以得出确切的病理结论。预测死期是根据季节阴阳变化，结合人体阴阳气血的盛衰和具体脏腑功能状态而进行推测的，从而体现了人与自然相应的学术思想，这也正是值得我们今后继续深入研究的课题。

病形脉诊第二（上）

　　【原文】黄帝问曰：邪气之中人奈何？高下有度乎？

　　岐伯对曰：身半以上者，邪中之；身半以下者，湿中之。中于阴则留腑，中于阳则留经。

　　曰：阴之与阳，异名同类，上下相会[1]，经络之相贯也，如环之无端。夫邪之中人也，或中于阴，或中于阳，上下左右，无有恒常。其故何也？

　　曰：诸阳之会，皆在于面。人之方乘虚时，及新用力，若热饮食汗出，腠理开而中于邪。中于面则下阳明，中于项则下太阳，中于颊则下少阳。中于膺背两胁，亦中其经。中于阴者，常从臂胻始。夫臂与胻，其阴皮薄，其肉淖泽，故俱受于风，独伤其阴也。

　　曰：此故伤其脏乎？

　　曰：身之中于风也，不必动脏，故邪入于阴经，其脏气实，邪气入而不能容，故还之于腑。是故阳中则留于经，阴中则留于腑。

　　曰：邪之中脏者奈何？

　　曰：恐惧忧愁则伤心。形寒饮冷则伤肺，以其两寒相感，中外皆伤，故气逆而上行。有所堕坠，恶血留内，有所大怒，气上而不能下，积于胁下则伤肝。有所击仆，若醉以入房，汗出当风则伤脾。有所用力举重，若入房过度，汗出浴水则伤肾。

　　曰：五脏之中风奈何？

　　曰：阴阳俱相感，邪乃得往[2]。十二经脉，三百六十五络，其血气皆上于面而走空窍[3]。其精阳之气，上走于目而为睛，其别气走于耳而为听[4]，其宗气上出于鼻而为臭[5]，其浊气下出于胃走唇舌而为味[6]。其气之津液皆上熏于面，而皮又厚，其肉坚，故大热甚寒不能胜之也。虚邪[7]之中身也，洒淅动其形。正邪[8]之中人也微，先见于色，不知于身，若存若亡，有形无形，莫知其情。夫色脉与尺之皮肤相应，如桴鼓影响之相应，不得相失，此亦本末根叶之出候也，根死则叶枯矣。故色青者，其脉弦；色赤者，其脉钩；色黄者，其脉代；色白者，其脉毛；色黑者，其脉石。见其色而不得其脉，反得相胜之脉则死矣；得其相生之脉则病已矣。

曰：五脏之所生变化之病形何如？

曰：先定其五色五脉之应，其病乃可别也。

曰：色脉已定，别之奈何？

曰：调其脉之缓急大小滑涩，而病形定矣[9]。

曰：调之何如？

曰：脉急者，尺之皮肤[10]亦急；脉缓者，尺之皮肤亦缓；脉小者，尺之皮肤亦减而少气；脉大者，尺之皮肤亦大；脉沉者，尺之皮肤亦沉；脉滑者，尺之皮肤亦滑；脉涩者，尺之皮肤亦涩。凡此变者，有微有甚。故善调尺者，不待于寸；善调脉者，不待于色。能参合而行之者，可以为上工，十全其九；行二者为中工，十全其七；行一者为下工，十全其六。

尺肤温以淖泽者，风也。尺肉弱者，解㑊也；安卧脱肉者，寒热也。尺肤涩者，风痹也。尺肤粗如枯鱼鳞者，水泆饮也。尺肤寒甚脉急者，泄少气也。尺肤热甚脉盛躁者，病温也；其脉盛而滑者，汗且出也。尺肤烧炙人手，先热后寒者，寒热也。尺肤先寒，久持之而热者，亦寒热也。尺肤炬然热，人迎大者，当夺血也。尺坚大，脉小甚，则少气，悗有加者，立死。肘所独热者，腰以上热。肘后独热者，肩背热。肘前独热者，膺前热。肘后廉以下三四

寸热者，肠中有虫。手所独热者，腰以上热。臂中独热者，腰腹热。掌中热者，腹中热也；掌中寒者，腹中寒也。鱼际白肉有青血脉者，胃中有寒也。

曰：人有尺肤缓甚，筋急而见，此为何病？

曰：此所谓狐筋。狐筋者，是人腹必急[11]，白色黑色见，则病甚。

【注释】

[1] 上下相会：经脉的阴经和阳经，都在上部的手指端与下部的足趾端互相衔接，使阴经与阳经的脉气，得以上下会通，所以说"上下相会"。

[2] 往：侵入的意思。

[3] 上于面而走空窍：六阳之经、厥阴经上面，除二阴至于舌下，不上于面，血气贯通，故皆上走七窍以为用。

[4] 其别气走于耳而为听：别气指旁行之气，气自两侧上行于耳，气达则窍聪，所以能听。

[5] 宗气上出于鼻而为臭（嗅）：积于胸中的大气为宗气，随着呼吸出入，上通于鼻道，使鼻具有嗅的能力。

[6] 浊气下出于胃走唇舌而为味：胃受水谷之浊气，上达于唇舌，故胃气正常则唇舌能辨别五味。

[7] 虚邪：指四时反常的风邪。

[8] 正邪：指四时正常的风，乘人汗出腠理开泄而内侵，发病较轻微。

[9] 调其脉之缓急大小滑涩，而病形定矣：缓急根据脉的快慢而言，大小滑涩根据脉的形状而言。滑，脉往来流利，如盘走珠；涩，不滑，虚细而迟，往来觉难，如雨沾沙，如刀刮竹。此六种脉象互相对立，调此六者，则病变可以确定了。

[10] 尺之皮肤：即尺肤。

[11] 腹必急：尺里候腹中，尺中筋急，则

必腹中拘急。

【语译】黄帝问：邪气侵犯人体是怎样的呢？上下有一定的规律吗？

岐伯答：人体自腰以上与天气相应，风寒雨暑为天之邪气，多中于人的上部；人体自腰以下与地气相应，湿为地之阴邪，多中于人的下部。凡是邪气中在阴分，就留居于腑；中在阳分，就留居于经。

问：阴经和阳经，名称虽然不同，但均属经脉一类，都是内联脏腑，外络肌肤，上下互相会通，如环之无端。而邪气侵入人体，有的中在阴，有的中在阳，上、下、左、右，没有一定的部位，这是什么道理？

答：手足三阳经脉，都交会在头面部位。在人的经脉虚时，或正在劳动，或正在吃热饮食而汗出，腠理开泄时，邪即乘虚侵入。如邪气侵入面部，则下行入于阳明经脉；侵入项部，则下行入于太阳经脉；侵入颊部，则下行入于少阳经脉。阳明经脉循行于胸腹，太阳经脉循行于脊背，少阳经脉循行于两胁，若邪气侵入胸部、背部、两胁，也就分别入于三阳经。邪气侵入阴经，常常是从臂和胻的内侧开始。因为臂和胻的内侧，皮肤较薄，肌肉也较柔润，邪气容易侵入，所以同时受风，邪气往往容易损伤这些部位的阴经。

问：邪气能损伤阴经所属的脏吗？

答：人体受了风邪，不一定伤及内脏，因为阴经虽然内通五脏，但邪入阴经时，若五脏之气坚实，邪气入而不能停留，则还归于腑。所以阳部受邪，则留居于所属的经脉；阴部受邪，则留居于所合的腑。

问：邪气侵入五脏的，是什么缘故呢？

答：心藏神，忧愁恐惧则伤神。肺合皮毛而畏寒，若外部感受寒邪，内部再饮冷水，两寒交迫，就能伤肺，使肺气逆而上行。肝藏血，在志为怒，其经脉行于胁下，如因坠下而跌仆，使瘀血积留于内，或因大怒，遂使气上升而不能下降，积于胁下则伤肝。脾主肌肉，若因击仆伤其肌肉，或醉后房事，汗出当风，则伤脾。肾藏精主骨，若过度用力举重，或房事过度、汗出沐浴，以致骨伤精耗，则伤肾。

问：五脏是怎样中于风邪的呢？

答：脏气先伤于内，再感受外邪，在内外俱伤的情况下，邪气才能侵入内脏。人的十二经脉、三百六十五络脉的气血皆上注于头面，灌注于耳、目、口、鼻等空窍。其阳气的精微上注于目，则目能视；其傍行之气从两侧上行入耳，则耳能听；其宗气上通鼻窍，则鼻能闻香臭；其谷气下出于胃，上达于唇舌，则舌能辨味。其精气所化的津液皆上熏于面，而且面部又皮厚肉坚，所以大热、严寒都能耐受。虚邪中人较甚，发病时洒淅振寒，使形体震动。正邪中人比较轻微，开始微见于面色改变，身体上并没有感觉，若存若亡，似有形似无形，很容易被人忽略。诊病时，色脉应与尺之皮肤合参。凡呈现于气色的，可望而知之；表现于脉搏的，可按而知之；形肉的盛衰，可诊尺部的皮肤而知之。疾病与色、脉、尺肤的关系，如鼓之应桴而响，影之随形而现一样，是不会相失的。这种本末关系好像树木的根和叶一样，根死则叶必枯。所以现色青的，青为肝色，肝属木，其脉当弦；色赤的，赤为心色，心属火，其脉当钩；色黄的，黄为脾色，脾属土，其脉当代；色白的，白为肺色，肺属金，其脉当毛；色黑的，黑为肾色，其脉当石。若见其色而不见其相应的脉象，反得其相克之脉，如肝病而见肺的毛脉，肺病而见心的钩脉，则主死；若得其相生之脉，如肝病而见肾的石脉，心病见肝的弦脉，则主病愈。

问：五脏所生疾病的变化，应怎样认识呢？

答：先明确五色与五脉相应的变化，就可以把疾病清楚地鉴别出来。

问：色脉已经确定，又怎样辨别呢？

答：辨别其脉象的缓、急、大、小、滑、涩，就可以知道病情的变化。

问：怎样诊察脉象和尺肤的变化呢？

答：脉象急的，尺部皮肤也必紧急；脉象缓的，尺部皮肤也必弛缓；脉象小的，尺部皮肤也必瘦削；脉象大的，尺部皮肤也必充盛；脉象沉的，尺部皮肤也必凹下；脉象滑的，尺部皮肤也必滑润；脉象涩的，尺部皮肤也必枯涩。这些变化，是有轻有重的，重则病深，轻则病浅。所以善于诊察尺肤的，不必等到诊断寸口之脉，就可以知道病情的变化；善于诊脉的，不必再去望色，也可知道疾病的变化。假若能把色、脉、尺肤三者结合运用，则是最高明的医生，十个病人可以治愈九个；若能掌握其中两个诊断方法的，十个病人可治愈七个，为中等医生；若只能掌握其中一个诊法，十个病人能治愈六个，这是技术较低的医生。

尺部皮肤滑而润泽，多见风病。尺部肌肉松弛软弱的，见肢体懈怠无力；若嗜卧肉脱，主发寒热之病。尺部皮肤枯涩的，为风痹证。尺部皮肤粗糙不润如干鱼之鳞的，是脾土虚衰水饮不化的溢饮病。尺部皮肤寒凉而脉小，是阳气衰，见水泄及少气。尺部皮肤灼热，脉盛大而躁动的，是阳邪亢盛的温病；如脉虽盛大，但不躁动而滑利，则是汗将出的征象。尺部皮肤火热灼手，先热后寒，为寒热往来一类的病变。尺部皮肤初按之寒凉，久按之而热的，也是寒热往来一类的病变。尺部皮肤火热，而且人迎脉大的，是阳盛伤阴，当主失血。尺部皮肤坚固，但脉象微小的，是形有余而正气衰少，如再有烦闷不宁，并且逐渐加重，则是阴阳俱绝，会立即死亡。肘部单独发热的，其腰部以上必然发热。肘后单独发热的，其肩背部必然发热。肘前单独发热的，其胸膺部必然发热。肘后廉以下三四寸的部位发热的，是肠中有虫。手腕部单独发热的，其腰部以下必然发热。臂部单独发热的，其腰部也必然发热。手掌发热的，腹中必热；手掌发凉的，腹中必寒。鱼际白肉出现青色血脉的，是胃中有寒。

问：有的患者尺部皮肤松弛，反外见筋脉拘急，这是什么病？

答：这叫作狐筋病。这种病挟脐两旁的竖筋必然拘急。尺外以候肾，尺里以候腹，肾水亏不能养肝，故见腹中筋急。白为金色，黑为水色，面见白色，是金克木，面见黑色，是母病及子，所以为病必甚。

【导读】

1. 邪气性质不同，伤人部位有别，但也"无有恒常"

原文指出："身半以上者，邪中之；身半以下者，湿中之。"说明在通常情况下，天之邪气，即风雨寒暑诸邪，易伤人上部；地之湿气，易伤人下半部。正如《灵枢·百病始生》所说："风雨则伤上，清湿则伤下。"不同性质的病邪，侵犯人体的部位不同，说明不同类型的邪气与人体不同部位有一定的亲合性。为什么有的邪气易伤上部，有的邪气易侵下部呢？这与邪气的阴阳属性和部位上下的阴阳属性有关。如风为阳邪，身半以上为阳，故风邪易伤上部；清冷的湿邪属阴，人之身半以下属阴，故湿邪易伤下，中医学中属于同气相求之理。当然，这只是一般的发病规律，不能概而论之，故原文接着又指出，邪气"或中于阴，或中于阳，上下左右，无有恒常"，一般规律和特殊情况是一个问题的两个方面。所以在临床辨证时，一定要知常达变，具体情况具体对待。

2. 关于"方乘虚时"的发病理论

关于发病学说，《内经》有一套独特的理论。本篇指出，外邪伤人是"方乘虚时，及新用力，若热饮食汗出，腠理开而中于邪"，是"阴阳俱相感，邪乃得往"。如果再结合其他篇章中有关发病学说的理论，如《素问·遗篇·刺法论》之"正气存内，邪不可干"，《素问·评热病论》之"邪之所凑，其气必虚"，《灵枢·百病始生》之"风雨寒热，不得虚，邪不能独伤人，卒然逢疾风暴雨而不病者，盖无虚，故邪不能独伤人。此必因虚邪之风，与其身形，两虚相得，及客其形"等重要的观点，则可以看出中医学非常重视正气在发病中的作用。即若人体正气强盛，抗邪有力，则病邪难以进入人体而发病；即使邪入后，也可因正气强盛而病情较轻，易于痊愈。自然界邪气是普遍存在的，但在同样的环境条件下，有人发病，有人不发病，正可胜邪就是主要的原因。本篇强调，邪气侵入是"方乘虚时"，就是这种整体发病观中的一部分。当然，《内经》中也不否认邪气在发病中的作用，如六淫、疫疠之气等，是发病的重要条件，在不同篇章中均有明确的论述，应该把这二者统一起来分析，就能较全面地掌握中医学的发病观。

3. 色、脉、尺诊合参的诊法

本篇以较多的篇幅论述了关于诊查疾病时要色、脉、尺肤合参的问题。色诊，属于望诊的范畴，就是望患者的面色、舌色、肤色、发色等外在的颜色和色泽，作为诊病的一种主要手段。《灵枢》对这种诊断技术评价很高，说："见其色知其病，命曰明。"也就是说，观察病人色泽而能判断病情的医者，属于高明的医生。脉诊，就是切脉诊病，这是中医独特的诊病手段，虽然未明确论述怎样诊脉，但却对诊脉而能判断病情的医者评价也很高，认为其"按其脉，知其病，命曰神"。意即通过诊脉而确定病情的医生，是高明的医生。而"问其病，知其处，命曰工"，即通过问诊而诊断疾病的人是工（一般的医生）。这三种诊断方法各有一定难度，也有一定片面性。后来在《难经》中就修改变成了望、闻、问、切四诊的方法。值得注意的是，并非单独强调色、脉、尺肤的作用，主导思想是要强调色、脉、尺肤合参，"色、脉、形肉，不得相失也，故知一则为工，知二则为神，知三则神且明矣"（《灵枢·邪气脏腑病形》）。文中进一步说："能参合而行之者，可以为上工……行一者为下工，十全其六。"原文明确地论述了要尽量用一切诊断方法，全面收集资料，综合分析辨证病情，才能做到"神且明"，才能成为"十全九"的"上工"。

病形脉诊第二（下）

【原文】黄帝问曰：脉之缓急小大滑涩之病形何如？

岐伯对曰：心脉急甚为瘛疭；微急为心痛引背，食不下。缓甚为狂笑[1]；微缓为伏梁，在心下，上下行，有时唾血。大甚为喉吤吤[2]；微大为心痹引背，善泪。小甚为善哕；微小为消瘅。滑甚为善渴；微滑为心疝，引脐少腹鸣。涩甚为喑[3]；微涩为血溢[4]，维厥[5]，耳鸣，癫疾。

肺脉急甚为癫疾[6]；微急为肺寒热怠惰，咳唾血，引腰背胸，若鼻息肉不通。缓甚为多汗[7]，微缓为痿瘘偏风[8]，头以下汗出不止。大甚为胫肿[9]；微大为肺痹，引胸背，起恶日光。小甚为泄[10]；微小为消瘅。滑甚为息贲上气[11]；微滑为上下出血[12]。涩甚为呕血；微涩为鼠瘘，在颈支腋之间，下不胜其上，甚能善酸。

肝脉急甚为恶言[13]；微急为肥气[14]，在胁下若覆杯。缓甚为善呕；微缓为水瘕痹[15]。大甚为内痈，善呕衄；微大为肝痹阴缩[16]，咳引少腹。小甚为多饮；微小为消瘅。滑甚为癫疝[17]；微滑为遗溺[18]。涩甚为溢饮[19]；微涩为瘛疭挛筋。

脾脉急甚为瘛疭；微急为膈中，食饮入而还出，后沃沫。缓甚为痿厥；微缓为风痿，四肢不用，心慧然若无病[20]。大甚为击仆[21]；微大为痞气[22]，腹裹大脓血在肠胃之外。小甚为

寒热；微小为消瘅。滑甚为癀癃[23]，微滑为虫毒蛔蝎腹热。涩甚为肠癀[24]；微涩为内溃，多下脓血。

肾脉急甚为骨痿癫疾；微急为奔豚沉厥[25]，足不收，不得前后。缓甚为折脊，微缓为洞泄。洞泄者，食不化，下嗌还出。大甚为阴痿；微大为石水，起脐下至小腹垂垂然，上至胃脘，死不治。小甚为洞泄，微小为消瘅。滑甚为痈癃；微滑为骨痿，坐不能起，起则目无所见，视黑丸。涩甚为大痈，微涩为不月沉痔[26]。

曰：病之六变者，刺之奈何？

曰：诸急者多寒[27]，缓者多热[28]，大者多气少血[29]，小者血气皆少，滑者阳气盛而微有热[30]，涩者多血少气而微有寒[31]。是故刺急者，深内而久留之；刺缓者，浅内而疾发针，以去其热；刺大者，微泻其气，无出其血；刺滑者，疾发针而浅内之，以泻其阳气，去其热；刺涩者，必中其脉，随其逆顺而久留之，必先按而循之，已发针，疾按其痏，无令出血，以和其诸脉；小者，阴阳形气俱不足，勿取以针，而调之以甘药。

曰：五脏六腑之气，荥俞所入为合，令何道从入，入安从道？

曰：此阳明之别，入于内，属于腑者也。

曰：荥俞与合，各有名乎？

曰：荥俞治外脏，经合治内腑。

曰：治内府奈何？

曰：取之于合。

曰：合各有名乎？

曰：胃合入于三里，大肠合入于巨虚上廉，小肠合入于巨虚下廉，三焦合入于委阳，膀胱合入于委中央，胆合入于阳陵泉。

曰：取之奈何？

曰：取之三里者，低跗取之。巨虚者，举足取之。委阳者，屈伸而取之。委中者，屈膝而取之。阳陵泉者，正立竖膝予之齐，下至委阳之阳取之。诸外经者，揄伸[32]而取之。

曰：愿闻六府之病？

曰：面热者，足阳明病。鱼络血者，手阳明病。两跗之上，脉坚若陷者，足阳明病。此胃脉也。

【注释】

[1] 缓甚为狂笑：心脉缓甚则心神缓散而不内守，所以发为狂笑。

[2] 喉吤（jiè）吤：象声词。

[3] 涩甚为喑：心脉涩甚，则气血滞于上，喉失濡养则不能发音。

[4] 微涩为血溢：涩为气滞血瘀，瘀血损伤血络，则溢于脉外而为出血，此处指吐血、衄血。

[5] 维厥：维，指四维，即手足。维厥，指手足厥冷，气滞血瘀，不能营其四末，故手足厥冷。

[6] 肺脉急甚为癫疾：肺脉急甚，风邪胜也，木反乘金，故主癫疾。

[7] 缓甚为多汗：肺脉缓甚为肺气虚，肺合皮毛，气虚则卫表不固，所以多出汗。

[8] 瘘瘘偏风：肺热则津伤叶焦，故瘘而不行；阳结于阴，故为鼠瘘之病；肺合皮毛，肺热外达，则毛孔开张，故为汗出不止之漏风病。

瘘，指瘰疬漏管。偏风指漏风。

[9] 大甚为胫肿：肺脉太甚，心火烁肺，真阴必涸，故为胫肿。

[10] 小甚为泄：肺脉小甚为肺气虚极，虚则不能升，清阳下陷，大肠不固，而为泄病。

[11] 滑甚为息贲上气：肺脉滑甚为肺中热盛，肺气不能肃降，则上贲而为喘息之症。

[12] 上下出血：阴邪盛则病加于阴，热盛易伤血络，血络伤则上下出血，在上如吐血、衄血，在下如尿血、便血。

[13] 恶言：肝脉急甚，肝气强也，肝强者多怒少喜，故言多嗔恶。

[14] 肥气：为肝之积，在左胁下。

[15] 水瘕痹：阳气微热，肝气壅塞，饮溢为水，或结为瘕，或聚为痹。

[16] 阴缩：睾丸及阴茎上缩入腹叫阴缩，亦称阳缩。

[17] 滑甚为癫（tuí）疝：滑甚为阳盛，热壅于肝经，结于阴分，故发为癫疝，其症状为睾丸肿大坚硬，顽麻不知痛痒。

[18] 微滑为遗溺：阳气微盛，阴虚不禁，故为遗溺。

[19] 涩甚为溢饮：肝脉涩甚，为气血衰滞。肝木不足，土反乘之，故湿溢肢体，发为溢饮。

[20] 心慧然若无病：心中明了像无病一样，说明"风瘘，四肢不用"，为风邪不在脏而在于经络肌肉之中。

[21] 击仆：卒然仆倒，好似突然遭到打击一样，多为卒中之病，所以《内经》中称为击仆偏枯。

[22] 痞气：为脾之积。痞气，原作"疝气"，据《脉经》卷三改。

[23] 滑甚为癫癃：脾脉精甚，为太阴实热。太阴合宗筋，故发为癫癃疝。

[24] 肠癫：小肠疝气一类疾病。

[25] 沉厥：微急者，肾冷发沉厥之病，足脚沉重，逆冷不收。

[26] 不月沉痔：不月，指闭经。沉痔，是

久痔不愈。

[27] 诸急者多寒：急指弦而紧的脉象，所以主寒。

[28] 缓者多热：缓即纵缓之脉，故主有内热。

[29] 大者多气少血：脉大为阳盛，阳盛则阴虚。阳盛则气壮，阴虚则血少，所以为多气少血。

[30] 滑者阳气盛而微有热：滑脉为阳，气血实，故为阳气盛而微有热。

[31] 涩者多血少气而微有寒：涩为气滞，为血少，气血俱虚，则阳气不足，故微有寒。

[32] 揄伸：引伸的意思。此处指伸缩活动。

【语译】黄帝问：缓、急、大、小、滑、涩等六脉所主疾病的症状是怎样的?

岐伯答：心脉急甚的，为风寒伤及血脉，而见筋脉抽搐痉挛；心脉微急的，为心有微寒，而见心痛，并牵引到背部，不能饮食。心脉缓甚的，为神散而发狂笑；心脉微缓的，是心之积聚伏梁，病在心下部位，并上下移动，有时唾血。心脉大甚的，为心火上炎，喉间吩吩有声；心脉微大的，是心痹，痛引背部，时常流泪。心脉小甚，是阳气虚，阳虚则胃寒上逆，而时时呃逆；心脉微小的，为阴虚津亏，发为善食善饥的消瘅。心脉滑甚的，为阳盛血热，故善渴；心脉微滑的，善食善饥热在下，病发心疝，痛引脐部而少腹肠鸣。心脉涩甚的，是气血瘀滞于上，而见喑哑，不能发声；心脉微涩的，亦为气血内阻，瘀伤血络，则血溢而吐血、衄血，不能营其四肢、清窍，则出现四肢厥冷、耳鸣、癫疾。

肺脉急甚的，为风邪亢盛，木反侮金，发为癫疾；微急的，为风寒侵肺，正邪交争，故发寒热，肺气不行，故急惰，寒邪

束肺，肺气不利，则见痛引腰背胸腹，咳嗽而唾血，或若鼻生息肉而呼吸不通。肺脉缓甚的，为肺气虚，卫表不固，毛腠开泄，故而多汗；肺脉微缓的，为肺热叶焦，主痿躄不行，或阳结于阴而成鼠瘘，或肺热外达而成偏风，头以下汗出不止。肺脉大甚的，为心火灼肺，真阴耗损，而见胫肿；肺脉微大的，则发为肺痹，痛引胸背，因火盛阴虚，所以恶见日光。肺脉小甚的为气虚，肺与大肠相表里，气虚不能收摄，故泄泻；肺脉微小的，为金衰水弱，水之生源不足，故发为善食善饥的消瘅。肺脉滑甚的为实热，故见喘急上气；肺脉微滑的为气热，热迫血溢，故上下皆出血。肺脉涩甚的，则血滞不行，故见呕血；肺脉微涩的，为气有郁滞，则发为鼠瘘病，此病多生于颈腋。在上之肺金实，欲克在下之肝木，故喜食酸味，以救甚虚。

肝脉急甚的，为肝气盛，主多怒而言恶；肝脉微急的，为肝气积于胁下，状若覆杯，名为肥气。肝脉缓甚的为肝热，肝气上逆冲咽，故多呕吐；肝脉微缓，为肝热伤土，土不制水，积久而为水瘕痹证。肝脉大甚的，为肝热气盛，热邪内结，发为内痈，肝气郁而上逆，故多呕吐，肝热上冲迫血外溢则衄血；肝脉微大的为肝痹，肝脉上注于肺，下络阴器，抵少腹，肝气逆于下则阴器收缩，逆于上则咳嗽牵引少腹作痛。肝藏血，肝脉小则主阴血虚而口渴多饮；肝脉微小为阴虚血燥，故而发为善食善饥的消瘅。肝脉滑甚的，是热壅肝经阴分，发为癫疝；肝脉微滑的，是阴虚不禁，故见遗溺。肝脉涩甚的，为气血衰滞，水湿流溢肢体，而为溢饮；肝脉微涩的，为气血不足，筋失濡养，而见筋脉抽搐

拘挛。

脾脉急甚的，是脾寒受风，肝木乘土，故四肢抽搐；脾脉微急的，为微寒伤脾，脾不运化，主膈中病，饮食入而吐出，大便排冷沫。脾脉缓甚为脾热，脾主肌肉，因受热灼，故见四肢痿软无力，脾阳不足，不能温煦四肢，故而四肢厥冷；脾脉微缓的，是风痿病，四肢瘫痪痿废不用，因病在经络肌肉，而不在内脏，所以神志清楚，和无病一样。脾脉大甚的，为阴气亢盛而阳虚脱，故如跌仆则形成偏枯；脾脉微大的，为脾气结而成痞证，腹中的脓血在肠胃之外大量瘀积。脾脉小甚的，为中焦阳气不足，主发寒热；脾脉微小的，为气血俱少，虚热消灼肌肉，因成消瘅。脾脉滑甚的，为脾有实热，太阴脉合宗筋，故发为㿗疝或小便不利；脾脉微滑的，为湿热在脾，湿热熏蒸，故生蛔虫等，引起腹热。脾脉涩甚的，为气滞血寒，是小肠下坠而成癫疝；脾脉微涩的，为内溃而下利脓血。

肾脉急甚的，为寒邪入骨，则见形瘦骨痿而发癫疾；肾脉微急的为肾寒，邪气上逆则发奔豚，肾阳不振则为沉厥，气不下行，则足不能伸缩，肾窍不利，则为二便不通。督脉属肾贯脊，肾脉缓甚的，则督脉懈弛，而见腰脊疼痛似折；肾脉微缓的，为肾气不足，命门火衰，发为泄泻无度的洞泄病。洞泄病，症见食不消化，饮食下咽后，立即吐出。肾脉大甚的，为阴虚火旺，故见阴痿；肾脉微大的，为水不化气，积为石水，其状从脐下至小腹坠胀，若上至胃脘为水邪侮土，泛滥无制，脾肾俱败，是不治的死证。肾脉小甚的，为肾气甚衰，下焦无主，故发为洞泄；肾脉微小的，为真气亦亏，故发为消瘅。肾脉滑甚的，为肾有热邪，主小便癃闭，睾丸肿大；肾脉微滑的，为肾有热邪，骨髓干枯，发为骨痿，不能直立，坐不能起，骨之精为瞳子，热伤肾精，故起则眩晕，眼前发黑而不见物。肾脉涩甚的，为气血阻滞，发为大痈；肾脉微涩的，为气血不行，在女子为闭经，或为痔久而不愈。

问：五脏有病所出现的六种脉象，分别怎样针刺呢？

答：脉象紧急的，多主寒，缓脉多主热，脉象大的主多气少血，脉小的主血气皆不足，脉滑主阳气旺盛微有热象，脉涩主多血少气微有寒象。所以针刺治疗脉急的，应深刺而久留针；刺治脉缓的，应浅刺而疾出针，以泻其热气；刺治脉大的病人，应微泻其气，不要使其出血；刺治脉滑的疾病，应用浅刺疾出针的方法，以泻其阳热之气，祛其热邪；刺治脉涩的疾病，必须刺中其脉，随着脉的逆顺而久留针，以调和经脉内外的气血，而且针刺前要先按循针处肌肉，以利其气，出针后要疾按其针孔，不要使其出血，以调和其气血循行；脉细小的，为阴阳形气都有亏损，不宜用针，而应用甘药调和胃气。

问：五脏六腑的脉气，起于四肢之末，经荥俞然后入内为合，它是从何道而入，入后又通过什么道路合入内脏呢？

答：这里所说的合穴，并不是五腧穴中的合穴，乃是阳脉的别络，入于内而属于腑。

问：荥俞穴和你所说的合穴，各有一定的作用吗？

答：荥俞的脉气浅，未入于内，可治外部经脉的病；合穴的脉气深，入内属腑，可治内部六腑的疾病。

问：六腑有病应当怎样治疗呢？

答：取六腑的合穴。

问：合穴各有一定的名称吗？

答：胃循足阳明脉合于足三里，大肠合于上巨虚，小肠合于下巨虚，三焦合于委阳，膀胱合于委中，胆合于阳陵泉。

问：怎样取穴呢？

答：取三里，要正坐屈膝低其足背取之。上下巨虚都要举足取之。委阳要半屈腿足取之。委中要屈膝取之。阳陵泉要正位蹲坐竖立两膝相并，在委阳的外侧取之。取荥俞以治外经的疾病，应先伸缩活动其四肢，使经脉气血流通，然后取之。

问：六腑的病候是怎样的呢？

答：足阳明脉行于面部，故面部发热，是足阳明经病。手阳明之脉行于手鱼之表，故手鱼部络脉充血的，是手阳明经病。足阳明之脉下行于足背，故两足背上脉现坚实而内陷的，是足阳明胃脉病。大肠病与胃同候，所以此谓胃脉。

【导读】

1. 六脉主病及针刺原则

原文"病之六变者，刺之奈何……勿取以针，而调之以甘药"，说明脉象不同，其病变机制及针刺手法均有区别。急脉多因寒伤所致，故要深刺而久留针；缓脉，多因热邪引起，用针时要浅刺而快出针，使邪热得泄；大脉者，其病机是多气少血，刺宜微得其气，不能放血；小脉者是气血皆少，不宜针刺而要用甘药调治；滑脉是阳胜有热，宜浅刺，疾发针，以祛其热；涩脉是多血少气而有寒邪，要根据病情变化，取相应经脉刺之，当留针，起针要快，然后疾按针孔，不能出血。这些都说明针刺原则的确立及具体操作手法的实施，是在正确辨证的基础上进行的。若不能针刺而用甘药调理，显然是虚证，需要用甘温之品补益其气。

2. 合穴的名称及取穴的方法

"治内腑奈何……揄伸而取之"，明确指出了六腑合穴的名称及取穴方法。由于合穴是气血汇合之处，至今对针灸临床仍有指导意义。

三部九候第三

【原文】黄帝问曰：何谓三部？

岐伯对曰：上部、中部、下部，其部各有三候。三候者，有天，有地，有人。上部天，两额之动脉[1]；上部地，两颊之动脉[2]；上部人，耳前之动脉[3]。中部天，手太阴[4]；中部地，手阳明[5]；中部人，手少阴[6]。下部天，足厥阴[7]；下部地，足少阴[8]；下部人，足太阴[9]。

下部之天以候肝，地以候肾，人以候脾胃之气。中部之天以候肺，地以候胸中之气，人以候心。上部之天以候头角之气，地以候口齿之气，人以候耳目之气。此三部者，三而成天，三而成地，三而成人，三而三之，合为九。九分为九野[10]，九野为[11]九脏。故神脏五[12]，形脏四[13]，合为九脏。五脏已败，其色必夭，夭必死矣。

曰：以候奈何？

曰：必先度其形之肥瘦，以调其气之虚实，实则泻之，虚则补之，必先去其血脉而后调之。无问其病，以平为期。

曰：决死生奈何？

曰：形盛脉细，少气不足以息者危。形瘦脉大，胸中多气者死。形气相得者生。参伍不调者病[14]。三部九候皆相失者死。上下左右之脉相应如参舂者病甚[15]。上下左右相失不可数者死[16]。中部之候虽独调，与众脏相失者死。中部之候相减者死[17]。目内陷者死。

曰：何以知病之所在？

曰：察九候独小者病，独大者病，独疾者病，独迟者病，独热者病，独寒者病，独陷下者病。以左手于左足上去踝五寸而按之，以右手当踝而弹之，其应过五寸以上，蠕蠕然[18]者不病；其应疾，中手浑浑然[19]者病；中手徐徐然[20]者病；其应上不能至五寸，弹之不应者死。脱肉身不去者死[21]。中部乍疏乍数者死[22]。代脉而钩[23]者，病在络脉。九候之相应也，上下若一[24]，不得相失。一候后则病[25]，二候后则病甚，三候后则病危。所谓后者，应不俱[26]也。察其腑脏，以知死生之期。必先知经脉[27]，而后知病脉。真脏脉见者，邪胜，死也。足太阳之气绝者，其足不可以屈伸，死必戴眼。

曰：冬阴夏阳奈何？

曰：九候之脉皆沉细悬绝者为阴，主冬，故以夜半死；盛躁喘数者为阳，主夏，故以日中死；寒热病者，以平旦死；热中及热病者，以日中死；病风者，以日夕死；病水者，以夜半死；其脉乍数乍疏，乍迟乍疾者，以日乘四季死；形肉已脱，九候虽调者，犹死。七诊虽见，九候皆顺者，不死。所言不死者，风气之病，及经月之病[28]，似七诊之病而非也，故言不死；若有七诊之病，其脉候亦败者死矣，必发哕噫。必审问其所始病，与今之所方病，而后切循其脉，视其经络浮沉，以上下逆从循之。其病疾者，不病；其脉迟者，病；不往不来者，死；皮肤着者，死。

曰：其可治者奈何？

曰：经病者，治其经；络病者，治其络；身有痛者，治其经络。其病者在奇邪，奇邪之脉则缪刺[29]之。留瘦不移，节而刺之。上实下虚，切而顺之，索其结络脉，刺出其血，以通其气。瞳子高[30]者，太阳不足；戴眼者，太阳已绝。此决死生之要，不可不察也。

【注释】

[1] 两额之动脉：两额，足少阳、阳明二脉之动，头维二穴处。

[2] 两颊之动脉：两颊足阳明，在大迎中动。

[3] 耳前之动脉：相当于颔厌，耳前手太阳、手少阳、足少阳三脉穿入耳中。

[4] 手太阴：即肺脉，在掌后寸口中，谓经渠，动应于手。

[5] 手阳明：大肠经，在手大指次指歧骨之间，合谷之分，动应于手。

[6] 手少阴：即心脉，在掌后锐骨之端，神门之分，动应于手。

[7] 足厥阴：即肝脉，在毛际外羊矢下一寸半陷中，五里之分，卧而取之，动应于手，女子

取太冲，在足大趾本节后二寸陷中。

[8] 足少阴：即肾脉，在足内踝后跟骨上陷中，太溪之分，动应于手。

[9] 足太阴：即脾脉，在大腿内侧五里穴下，箕门穴处，动而应手。

[10] 九野：在此指人体九个分野。

[11] 为：即应的意思。

[12] 神脏五：所谓神脏，肝藏魂、心藏神、脾藏意、肺藏魄、肾藏志，以其皆神气居处故说神脏有五。

[13] 形脏四：形脏皆如器外张，虚而不屈，含藏于物，故云形脏。所谓形脏有四，指头角、耳目、口齿、胸腔。

[14] 参伍不调者病：参伍不调，指参差不相协调的意思，脉象或大或小，或迟或疾，往来出入而无常度的，皆为病脉。

[15] 上下左右之脉相应如参舂者病甚：形容脉大数而鼓，主病甚。

[16] 上下左右相失不可数者死：上下左右的脉极不一致，失于脉气的规律，是脉气已乱，主死证。

[17] 中部之候相减者死：中部左右共六脉，上部下部已不相应，中部独调，固非其久；减于上下，是亦气衰，皆主死。

[18] 蠕蠕然：蠕虫爬行的样子。

[19] 浑浑然：指混乱不清，为气盛太过。

[20] 徐徐然：缓慢的意思，为气虚不及。

[21] 脱肉身不去者死：即肉脱体弱不能行动的意思。肌肉已脱，身不能行，为精气已枯，真气内竭，故属死证。

[22] 中部乍疏乍数者死：中部指手部，脉来忽快忽慢，是脉气已乱，故属死证。

[23] 代脉而钩：钩为夏脉，又夏气在络，故病在络脉。络脉受邪，则经脉滞涩，故而脉代止。

[24] 上下若一：上下各部的脉，大小迟数一致。

[25] 一候后则病：九候上下动脉，相应若

[26] 应不俱：俱，指相同或一致。此指三部九候之脉不一致，失其常度，来去无次。

[27] 经脉：经者为常脉，病者为变脉，不知常脉，肯定也不能辨出变脉。

[28] 经月之病：月经病与妊娠病。

[29] 缪刺：是刺络脉的治疗方法，左病刺右，右病刺左。

[30] 瞳子高：目上视之义。瞳子高、戴眼，均为目瞪而上视，但戴眼症状重，瞳子高症状轻，程度不同而已。

【语译】 黄帝问：什么是三部？

岐伯答：指上部、中部、下部，每一部都有三候。所谓三候，指天、地、人三候。上部天，指两额的动脉；上部地，指两颊的动脉；上部人，指耳前的动脉。中部天，指两手太阴的动脉；中部地，指两手阳明的动脉；中部人，指两手少阴的动脉。下部天，指足厥阴的动脉；下部地，指足少阴的动脉；下部人，指足太阴的动脉。

下部的天可以候肝脏之气，下部地可以候肾脏之气，下部人可以候脾胃之气。中部的天可以候肺脏之气，地可以候胸中之气，中部之人可以候心脏之气。上部的天可以候头角之气，地可以候口齿之气，人可以候耳目之气。此三部中，三者成为天候，三者成为地候，三者成为人候，三与三乘，合为九候。脉之九候，分人体为九野，以应人之九脏。九脏分肝、心、脾、肺、肾五个神脏与头角、耳目、口齿、胸中四个形脏。假如五脏的精气已败，必见神色枯槁，凡神气枯槁的必死。

问：怎样诊察病情呢？

答：必先度量病者的身形肥瘦，以深

刺或浅刺而调其虚实，邪气实则泻之，正气虚则补之。若是络脉有瘀血，又必须先祛除血脉中的瘀滞，然后再调治其虚实。无论治疗什么病，都应以达到气血平和、阴平阳秘为准则。

问：怎样决断生死呢？

答：形体丰盛而脉反细弱，又气息微弱的，是死证。形体瘦弱，脉反粗大，胸中多气的，是死证。凡是形和气相称的，主生。脉来三五不相协调的，主有病。三部九候的脉搏大小迟数相差悬殊的，是死证。上下左右之脉来如捣米的，病必严重。上下左右之脉急乱，不可计其至数的，是死证。中部之脉虽然独自匀调，而与其他脏不相协调的，是死证。中部之脉衰减，与其他各部不相协调的，是死证。目珠内陷的，为精气衰竭，是死证。

问：怎样知道病的所在呢？

答：诊察九候就可以知道，若其中有一候独小、独大、独疾、独迟、独寒、独热，或独陷下，都是病象。用左手按于病人足内踝上五寸处，用右手指弹病人的内踝，左手即有振动的感觉，如果超过五寸，仍觉蠕蠕而动，这是无病的正常现象；如果振动快速而混乱不清，则是病象；如果振动缓弱，也是病象；若是振动不到五寸，或弹之毫无反应，即是气绝的死候。肌肉瘦削脱形，以致不能行动的，是死亡的征候。中部的脉象，乍疏乍数的，也是死征。如果脉象代而钩，则是病在络脉。九候之间的脉象相呼应，应该大小迟数上下一致，不能有所差异，如有一候不一致，就是病象；两候不一致，则病重；三候不一致，则病必危险。所谓不一致，就是脉象失其常度，来去无次。然后诊察其病脉所应的

脏腑，便知死生的时间。但诊察脉象，必须先了解正常不病之脉，然后才能知道有病的变脉。如果见到真脏脉，这是病邪胜脏，必然死亡。足太阳经脉气绝，则两足不能屈伸，死时目睛上视。

问：冬为阴、夏为阳，其脉象有什么变化吗？

答：九候之脉象均为沉细悬绝的，为阴极，主于冬，所以会在夜半时死；均为盛躁喘数的为阳，主于夏，所以在日中时分死亡；寒热交作的病，应于平旦阴阳交会时死；热中及热病，应于日中阳极时死；病风应于傍晚金旺时死；水邪过盛，应于夜半阴极时死；脉象时快时缓，时慢时急，是脾土败绝，应于辰、戌、丑、未时死；若形肉已经瘦削如脱，九候虽然正常，也是死证。假使出现七诊之脉，而九候都顺应四时，就不一定是死证。所说不死的病，如偶感风气之病，及妇女月经病，虽然类似七诊的病脉，其实不相同，不是死证；但如果有七诊之病，其脉象又有败坏现象，就是必死之证，死的时候，必发呃逆和嗳气。所以在诊病的时候，必须详细询问其开始发病的情况，以及现在的症状，然后诊其脉搏，察其经络浮沉，以及上下逆顺，根据病之所在，予以治疗。凡是脉来流利的，为正气盛，故不病；脉来迟缓的为正气衰，故当病；若脉不往来，则是阴阳俱脱，必死；若病久血液枯竭，皮肤附着于骨，亦会死。

问：其可以治疗的病，怎样治疗呢？

答：病在经的，刺其经；病在络的，刺其络；身有疼痛的就刺其经和络。若病为邪气留居大络脉的，就用缪刺的方法治疗。若病邪久留不移，形体消瘦，当于四

肢八溪之间，骨节交会处刺之。上实下虚，是脉有阻隔，当切循其脉，找寻其脉络郁结之处，刺出血，以通经气。如目上视（瞳子高），是太阳经气不足；若目上视（戴眼），是太阳经气已绝。这是判断死生的要领，不可不详细观察。

【导读】三部九候脉诊的重要性

《灵枢》曰"人与天地相参"，指出天地之至数合于人形血气。自然界有天、地、人，以应"九野"，故人体亦有上、中、下三部，部有三候，合为九候。通过三部九候来诊察脉的变化，可以达到决死生，处百病，调虚实，而除邪疾的目的。

上部（头部）

天——两额之动脉——颔厌穴——以候头角之气

地——两颊之动脉——巨髎穴——以候口齿之气

人——耳前之动脉——耳门穴——以候耳目之气

中部（手部）

天——手太阴经动脉——经渠穴——以候肺之病

地——手阳明经动脉——合谷穴——以候胸中之气病

人——手少阴经动脉——神门穴——以候心之病

下部（足部）

天——足厥阴经动脉——（男）五里穴，妇人取太冲穴——以候肝之病

地——足少阴经动脉——太溪穴——以候肾之病

人——足太阴经动脉——箕门穴分，或足阳明经动脉——冲阳穴——以候脾胃之病

在临床上，通过三部九候脉诊，可以帮助医生判断邪气的性质、病情的轻重、病位的深浅以及病证的虚实，这样就为采取适当的治则、刺法提供了依据。如病在经者刺其经；病在孙络者刺孙络出血；血病而有身痛症状的，则治其经与络；病邪留在大络的，则用缪刺法；病邪久留而形体消瘦的，可刺四肢八溪之间、骨节交会之处等。由此可见，正确的治疗必须建立在正确诊断的基础之上。因此，本文所述的诊法是"决死生之要，不可不察也"的重要理论。

卷　　五

针灸禁忌第一（上）

【原文】黄帝问曰：四时之气，各不同形，百病之起，皆有所生，灸刺之道，何者为宝[1]？岐伯对曰：四时之气，各有所在，灸刺之道，气穴为宝[2]。

故春刺络脉诸荥[3]，大经分肉之间，甚者深取之，间者[4]浅取之。《素问》曰：春刺散俞，及与分理[5]，血出而止。又曰：春者木始治[6]，肝气始生，肝气急，其风疾，经脉常深，其气少不能深入，故取络脉分肉之间。《九卷》云：春刺荥者正同，于义为是。又曰：春取络脉治皮肤[7]。又曰：春取经血脉分肉之间[8]，二者义亦略同。又曰：春气在经脉。

夏取诸俞孙络，肌肉皮肤之上[9]。又曰：春[10]刺俞，二者正同，于义为是。长夏刺经。又曰：取盛经络，取分间，绝皮肤[11]。又曰：夏取分腠，治肌肉[12]。义亦略同。《素问》曰：夏刺络俞[13]，见血而止。又曰：夏者，火始治，心气始长，脉瘦气弱[14]，阳气流溢，血温于腠，内至于经，故取盛经分腠，绝肤而病去者，邪居浅也。所谓盛经者，阳脉也。义亦略同。又曰：夏气在孙络，长夏气在肌肉。

秋刺诸合，余如春法[15]。秋取经俞，邪气在腑，取之于合。《素问》曰：秋刺皮肤循理，上下同法[16]。又曰：秋者，金始治，肺将收杀，金将胜火，阳气在合，阴初胜，湿气反体，阴气未盛，未能深入，故取俞以泻阴邪，取合以虚阳邪，阳气始衰，故取于合，是谓始秋之治变也。又曰：秋气在肤，闭腠者是也。《九卷》又曰：秋取气口[17]，治筋脉[18]，于义不同。

冬取井诸俞[19]之分，欲深而留之。又曰：冬取井荥。《素问》曰：冬取俞窍，及于分理，甚者直下，间者散下[20]。俞窍与诸俞之分，义亦略同。又曰：冬者水始治，肾方闭，阳气衰少，阴气坚盛，巨阳伏沉[21]，阳脉乃去，取井以下阴逆，取荥以通阳气[22]。又曰：冬取井荥，春不鼽衄，是谓末冬之治变也。又曰：冬气在骨髓。又曰：冬刺井，病在脏取之井。二者正同，于义为是。又曰：冬取经俞[23]，治骨髓五脏。五脏则同，经俞有疑。

春刺夏分，脉乱气微，入淫骨髓，病不得愈，令人不嗜食，又且少气[24]。春刺秋分，筋挛逆气，环为咳嗽，病不愈，令人时惊，又且哭[25]。春刺冬分，邪气着脏，令人腹胀，病不愈，又且欲言语[26]。

夏刺春分，病不愈，令人解堕[27]。夏刺秋分，病不愈，令人心中闷，无言，惕惕[28]如人将捕之。夏刺冬分，病不愈，令人少气，时欲怒[29]。

秋刺春分，病不愈，令人惕然[30]，欲有所为，起而忘之。秋刺夏分，病不愈，令人益嗜卧，又且善梦[31]。谓立秋之后。秋刺冬分，病不愈，令人凄凄时寒[32]。

冬刺春分，病不愈，令人欲卧不能眠，眠而有见。谓十二月中旬以前[33]。冬刺夏分，病不愈，令人气上，发为诸痹[34]。冬刺秋分，病不愈，令人善渴[35]。

足[36]之阳者，阴[37]中之少阳也。足之阴者，阴中之太阴也。手[38]之阳者，阳中之太阳也。手之阴者，阳中之少阴也。

正月、二月、三月，人气在左，无刺左足之阳[39]。

四月、五月、六月，人气在右，无刺右足之阳。

七月、八月、九月，人气在右，无刺右足之阴。

十月、十一月、十二月，人气在左，无刺左足之阴。

《刺法》曰：无刺熇熇[40]之热，无刺漉漉[41]之汗，无刺浑浑[42]之脉，无刺病与脉相逆者。上工[43]刺其未生者也，其次刺其未成者也，其次刺其已衰者也。下工刺其方袭者，与其形之盛者，与其病之与脉相逆者也。故曰：方其盛也，勿敢毁伤。刺其已衰，事必大昌。故曰：上工治未病，不治已病。大寒无刺，大温无凝。月生无泻，月满无补，月郭空[44]无治。新内无刺，已刺勿内[45]。大怒无刺，已刺勿怒。大劳无刺，已刺勿劳。大醉无刺，已刺勿醉。大饱无刺，已刺勿饱。大饥无刺，已刺勿饥。已渴无刺，已刺勿渴。乘车来者，卧而休之，如食倾，乃刺之。步行来者，坐而休之，如行十里顷，乃刺之。大惊大怒，必定其气，乃刺之。

凡禁者，脉乱气散，逆其荣卫，经气不次[46]。因而刺之，则阳病入于阴，阴病出为阳，则邪复生。粗工不察，是谓伐形[47]，身体淫泺[48]，反消骨髓，津液不化，脱其五味，是谓失气也[49]。

曰：愿闻刺浅深之分。曰：刺骨者，无伤筋。刺筋者，无伤肉。刺肉者，无伤脉。刺脉者，无伤皮。刺皮者，无伤肉。刺肉者，无伤筋。刺筋者，无伤骨。曰：余不知所谓，愿闻其详。曰：刺骨无伤筋者，针至筋而去，不及骨也。刺筋无伤肉者，至肉而去，不及筋也。刺肉无伤脉者，至脉而去，不及肉也。刺脉无伤皮者，至皮而去，不及脉也。刺皮无伤肉者，病在皮中，针入皮无中肉也。刺肉无伤筋者，过肉中筋。刺筋无伤骨者，过筋中骨，此之谓反也。

刺中心，一日死，其动为噫[50]。刺中肺，三日死，其动为咳。刺中肝，五日死，其动为穴（《素问》作语）。刺中脾，十五日死，其动为吞（《素问》作十日，一作五日）。刺中肾，三日死，其动为嚏（《素问》作六日，一作七日）。

刺中胆，一日半死，其动为呕。刺中膈，为伤中，其病虽愈，不过一岁必死。刺跗上[51]，中大脉，血出不止死。刺阴股[52]，中大脉，血出不止死。刺面中流脉[53]，不幸为盲。刺客主人，内陷中脉，为漏[54]为聋。刺头中脑户，入脑立死。刺膝膑出液，为跛。刺舌下，中脉太过，出血不止为喑[55]。刺肾[56]，中太阴脉，出血多，立死。刺足下布络[57]中脉，血不出为肿。刺足少阴脉，重虚出血，为舌难以言。刺郄中大脉[58]，令人仆脱色。刺膺中陷脉[59]（《素问》作刺膺中陷中肺），为喘逆仰息。刺气街中脉，血不出，为肿鼠鼷[60]。刺肘中内陷，气归之，为不屈伸。刺脊间中髓，为伛[61]。刺阴股中阴三寸内陷，令人遗溺。刺乳上中乳房，为肿，根蚀[62]。刺腋下肋间内陷，令人咳。刺缺盆中内陷气泄，令人喘咳逆。刺少腹中膀胱，溺出，令人少腹满。刺手鱼腹内陷，为肿。刺腨肠内陷，为肿。刺匡上陷骨中脉，为漏为盲。刺关节中，液至不得屈伸。

【注释】

[1] 宝：重要的意思。

[2] 气穴为宝：根据四时之气的不同及病情选择不同的穴位，在针刺治病中最重要。

[3] 春刺络脉诸荣：络脉浅在，荣穴位于肢端肌肤浅薄，皆应春气。春以少阳之令，将升未升，其气在中，故刺者，在络在荣。

[4] 间者：与甚者相对而言，指疾病轻者。

[5] 春刺散俞，及与分理：散俞，络脉之腧穴也。分理，分肉之腠理也。

[6] 春者木始治：治，主时之意。春天是木气开始主时。

[7] 春取络脉治皮肤：春天可取络脉治疗皮肤病。

[8] 春取经血脉分肉之间：《太素·杂刺》注："春时人气在脉，谓在经络之脉，分肉之间，故春取经血脉分肉之间也。"

[9] 夏取诸俞孙络，肌肉皮肤之上：《类经·四时之刺》注："诸俞者，十二经之腧穴，如手太阴经太渊之类是也，络之小者为孙络，皆应夏气，夏以老阳之令，阳盛于外，故宜浅刺于诸俞孙络，及肌肉皮肤之上也。"

[10] 春：《灵枢·顺气一日分为四时》作"夏"。

[11] 取盛经络，取分间，绝皮肤：《灵枢·四时气》作"夏取盛经孙络，取分间绝皮肤"。"盛经"指阳脉。

[12] 夏取分腠，治肌肉：《太素·寒热杂说》注："夏时心气始长，脉瘦气弱，阳气流于经隧沟洫，熏热分腠，内至于经，故取分腠以治肌肉之病也。"

[13] 夏刺络俞：《类经·刺分四时逆则为害》注："络俞，谓经浮络之穴，以夏气在孙络也。"

[14] 脉瘦气弱：意为脉气尚弱。

[15] 秋刺诸合，余如春法：《类经·四时之刺》注："诸合者，十二经之合穴，如手太阴尺泽之类是也。诸合应秋，故宜取之。秋以少阴之令，将降未降，气亦在中，故余如春法。谓亦宜中取于大经分肉之间，而可浅可深也。"

[16] 秋刺皮肤循理，上下同法：《素问·诊要经终论》王注："循理，谓循肌肉之分理也，上谓手脉，下谓足脉。"

[17] 气口：疑为五输穴中的合穴。

[18] 筋脉：筋脉之病。

[19] 取井诸俞：指十二经的"井穴"和"俞穴"。

[20] 冬取俞窍……间者散下：《类经·刺分

四时逆则为害》注："孔穴之深者为窍，冬气在骨髓之中，故当深取俞窍于分理之间也。甚者直下，察邪所在而直取其深也；间者散下，或左右上下，散布其针而稍宜缓也。"《素问集注》张志聪注："冬刺俞窍于分理者，近筋骨之膝理也。"

[21] 巨阳伏沉：《太素·变输》注："巨阳，足太阳。气沉伏在骨也。"意为冬天寒冷，寒性收引凝敛，故冬天人体的阳气相对来讲沉伏在较深的部位。

[22] 取井以下阴逆，取荣以通阳气：《素问经注节解》注："冬阴寒逆，抑之使下，冬阳气微，通之为贵。"

[23] 经俞：《类经·四时之刺》注：按此经俞者，总言经穴也。非上文经俞之谓，盖彼以五俞言，故云秋取经俞，冬取井荣，此以内外言，故云络脉治皮肤，经俞治骨髓也，当解其意。"

[24] 春刺夏分……又且少气：《素问·诊要经终论》王注："心主脉，故脉乱气微，水受气于夏，肾主骨，故入淫于骨髓也。心火微则胃土不足，故不嗜食而少气也。"

[25] 春刺秋分……又且哭：《素问·诊要经终论》王注："木受气于秋，肝主筋，故刺秋分则筋挛也。若气逆环周则为咳嗽。肝主惊，故时惊，肺主气，故气逆又且哭也。"

[26] 春刺冬分……又且欲言语：《素问·诊要经终论》王注："冬主阳气伏藏，故邪气著脏。肾实则胀，故刺冬分则令人胀也。火受气于冬，心主言，故欲言语也。"

[27] 解堕：解，同懈。堕，掉下来，亦即提不起劲。解堕，即倦怠乏力。

[28] 惕惕：《类经·刺分四时逆则为害》注："惕惕如人将捕之者，恐也。恐为肾之志，肺金受伤，病及其子，故亦虚而恐也。"

[29] 令人少气，时欲怒：《类经·刺分四时逆则为害》注："夏伤其肾，则精虚不能化气，故令人少气。水亏则木失所养，而肝气强急，故

时欲怒也。"

[30] 惕然：小心谨慎，保持警觉。

[31] 秋刺夏分……又且善梦：《素问·诊要经终论》王注："心气少则脾气孤，故令嗜卧。心主梦，神为之，故令善梦。"

[32] 凄凄时寒：时时发凉。凄，寒凉之意。

[33] 谓十二月中旬以前：《素问·诊要经终论》无，可能系注文。

[34] 发为诸痹：《类经·刺分四时逆则为害》注："心应夏，其主血脉，脉伤则邪气乘虚客之，故发为诸痹。"

[35] 善渴：《类经·刺分四时逆则为害》注："刺伤肺金，必亏肾水，故令人善渴。"

[36] 足：下肢之意。

[37] 阴：指腰以下部位；反之，腰以上为阳。

[38] 手：上肢之意。

[39] 无刺左足之阳：《类经·手足阴阳系日月》注：人气所在，不可以刺，恐伤其王气也。"

[40] 熇熇（hè hè）：烈火燃烧的样子。这里为热盛之意。

[41] 漉漉：水慢慢地渗下。这里喻为出汗多之意。

[42] 浑浑：杂乱之意。

[43] 上工：指医术高明的医生。

[44] 月郭空：指月亮满而缺，亦下弦的时候。

[45] 内：指同房。

[46] 经气不次：经脉之气不按次序。

[47] 伐形：伤害形体之意。

[48] 身体淫泺：指身体疲困无力。

[49] 脱其五味，是谓失气也：《灵枢集注》张志聪注："五味入口，藏于肠胃，味有所藏，以养五气，气和而生，津液相成，神乃自生，针灸之道，贵在得神致气，犯此禁者，则脱其五味所生之神气，是谓失气也。"

[50] 其动为噫：噫，文言叹词，这里为嗳气

之意。其动为噫，即疾病症状为嗳气。

[51] 跗上：足背部冲阳穴处。

[52] 阴股：大腿内侧。

[53] 流脉：指流经于眼部的血脉。

[54] 漏：耳内流脓。

[55] 喑：哑，不能说话。

[56] 肾：《素问·刺禁论》等作"臂"。

[57] 足下布络：《素问·刺禁论》王注："布络，谓当内踝前足下空处布散之络，正当然谷穴分也。"

[58] 郄中大脉：郄中，指足太阳膀胱经的委中穴。郄中大脉，即腘窝中央委中穴处的静脉。

[59] 刺膺中陷脉：《素问》作"刺膺中陷中肺"。膺，胸之忌。

[60] 肿鼠鼷：鼠鼷部肿胀之意。

[61] 伛：驼背。

[62] 为肿，根蚀：《素问·刺禁论》王注："乳之上下皆足阳明之脉也。乳房之中，乳液渗泄，胸中气血，皆外凑之，然刺中乳房，则气更交凑，故为大肿，中有脓根，内蚀肌肤，化为脓水而久不愈。"

【语译】 黄帝问：四时气候的变化是各不相同的，人体各种疾病的发生都有一定的原因，用针灸治疗疾病，什么是最重要的呢？岐伯答：四时不同气候影响人体所产生的疾病，各有其一定的部位，因此，灸刺治疗的原则，以能根据病情及四时之气的不同来确定有关的穴位最为重要。

春为少阳主时，络脉浅在，荥穴位于肢端，肌肤浅薄，皆应春气，所以春天针刺宜取络脉和荥穴于经脉和分肉之间隙，病情重的用深刺的方法，病情轻的用浅刺的方法。《素问》说：春天刺络脉之腧穴及分肉腠理，血出即止。《素问》又指出：春天是木气开始主时，肝气开始生发，肝气疾急，变化迅速，但春天人的经脉之气仍

深藏于内，邪气往往不能深入经脉，所以针刺治病时取络脉分肉之间。《灵枢》说：春天治疗疾病取荥穴，与上述道理是相同的。《灵枢》又说：春天可以取络脉治疗皮肤病。《灵枢》还说：春天应取经于血脉分肉之间，两者的意义也大致相同。《素问》又说：春天之气在经脉。

夏天阳气旺盛，针刺宜浅刺，取诸腧、孙络及肌肉皮肤之上。《灵枢》又说：夏天应取腧穴针刺，两者的意义是相同的。长夏应该刺经穴。《灵枢》又说：夏天应该取阳脉的经穴、络穴和分肉之间，浅刺至皮肤而止。《灵枢》又说：夏天应取分腠治疗肌肉的病，道理也大致相同。《素问》说：夏天应该取络脉之腧穴，出血即止。《素问》说：夏天是大气所主的时节，人的心气开始旺盛，脉气尚弱，阳气流溢时，其热向外熏于分肉腠理，内达于经脉。所以取阳脉分腠，浅刺至皮肤而病去的，是邪气侵犯的部位表浅。所谓盛经，是指阳脉，即三阳经的经脉。意义与以上的说法大致相同。《素问》又说：夏天经脉之气在孙络，长夏经脉之气在肌肉。

秋天应该取刺十二经脉的合穴，其余的刺法与春天的刺法相同。秋天应该取各经的腧穴，假若邪气在腑，应该取合穴。《素问》说：秋天应该刺皮肤，循肌肉腠理针刺，手经和足经的刺法相同。《素问》又说：秋天，是金气所主的时节，肺气既将收敛，金旺大衰，金将胜火。各经的合穴阳气比较旺盛，阴气初生，湿邪侵犯人体，然阴气还未太盛，病邪侵犯部位还不深，所以取刺输穴以泻阴邪，取合穴以泻阳邪。由于阳气初衰，所以要取合穴，这叫作初秋治变的方法。《素问》又说：秋天人体经

脉之气在皮肤，遮蔽腠理肌肉。《灵枢》又说：秋天应取合穴治疗筋脉病，道理与此不同。

冬天应该取井穴及各经的腧穴，要深刺久留针。《灵枢》又说：冬天应该取井穴和荥穴。《素问》说：冬天应取各经的腧穴，在近筋骨之分肉纹理间。病重的要直刺深刺，病轻的用斜刺、平刺或分散浅刺。"俞窍"与"诸俞之分"，两者的意义大致相同。《素问》又说：冬天，是水所主的时节，人的肾气开始闭藏，这时阳气衰少，少阴之气强盛，卫外之阳相对沉伏在较深的部位，阳脉也随之沉伏，所以要取井穴以降阴逆，取荥穴来通阳气，从而补不足之阳气，损有余之阴气。《素问》又说：冬天取井穴和荥穴针刺，春天就不会患鼻塞以及鼻出血的疾病，称之为冬末治变的方法。《素问》又说：冬天人体经脉之气深在骨髓。《素问》又说：冬天应取井穴针刺，疾病在脏时应该取井穴。两者的意义是相同的。《素问》又说：冬天取经脉的腧穴治疗骨髓及五脏病。五脏的说法是相同的，经脉腧穴有疑问。

春天针刺时如果误刺了夏天应刺的深度，就会损伤心气而导致脉乱气微，如果邪气进一步深入到达骨髓，疾病不但不易治愈，且可出现纳差，不思饮食及气短乏力。春天若是刺了秋天的部位，必然损伤肺气，使木气盛而反侮于金，因而出现筋脉挛急和咳嗽，疾病不能治愈，反而使人易惊喜恐且想哭。春天假如刺了冬天的部位，就会引邪深入侵及于脏，使患者出现腹胀症状，疾病不能治愈，且会出现多语之症。

夏天刺了春天的部位，不但病不能愈，反会使患者倦怠乏力。夏天刺了秋天的部位，病不仅不能被治愈，反会使患者出现胸闷，不想说话，时时恐惧好像将被追捕的症状。夏天刺了冬天的部位，病不但不能愈，反而使患者出现气短和易怒的症状。

秋天刺了春天的部位，病不仅不能被治愈，反而会使患者出现突然警觉，好像有什么事情要做，但站起来又忘了的症状。秋天如果刺了夏天的部位，病不但不能治愈，患者还会出现倦怠乏力及多梦的症状。立秋之后，假若刺了冬天的部位，疾病不但不能治愈，反会使患者出现时时发凉的症状。

冬天刺了春天的部位，疾病不但不能被治愈，反会损伤肝气，肝藏魂，肝气受损则神魂散乱，使患者乏困思睡但又不易入眠，而且睡着后梦见一些怪异的现象。冬天刺了夏天的部位，病不仅不能被治愈，反会损伤脉气，使气机上逆，邪气入侵导致痹证。冬天刺了秋天的部位，病不能被治愈，反会损伤肺气，母病及子，致肾阴亏损发为口渴。

下肢的外侧，属腰以下的少阳。下肢的内侧，属腰以下的太阴。上肢的外侧，属于腰部以上的太阳。上肢的内侧，属腰部以上的少阴。

正月、二月、三月，人体的经脉之气在左下肢三条阳经上，所以正月、二月、三月不要刺左下肢阳经。

四月、五月、六月，人体经脉之气在右下肢三阳经，故四、五、六月份不要刺右下肢阳经。

七月、八月、九月，人体经脉之气在右下肢足三阴经，因此，不能刺右下肢阴经。

十月、十一月、十二月，人体经脉之气旺于左下肢三阴经，故不能刺左下肢阴经，以免损伤人体的正气。

《刺法》说：针刺治病不要在热势最盛的时候针刺，不要在大汗淋漓的时候针刺，不要在虚实未辨、脉象杂乱不清的时候针刺，不要刺那些脉与证不相符的患者。高明的医生注重未病先防，其次是刺疾病尚不严重之时，再次是刺病邪已衰的时候。医术拙劣的医生治病，往往是在疾病的初期，或邪正交争、病势正盛的时候，或是在脉证不符的时候针刺。所以说：当病邪正盛的时候，人体正气也被调动起来与病邪抗争，这时针刺，可能邪气未去，正气反被损伤。在邪气渐衰之时针刺，必然收到较好的治疗效果。因此说：技术高超的大夫注重未病先防，就是这个道理。天气最冷的时候，卫气沉伏于内，不能针刺。天气暖和的时候，气血运行滑利，没有凝滞，可抓住时机针刺。新月初生的时候，不要用泻法。月圆之时不要行补法。下弦月时不要针刺。刚同过房的患者不可刺，已经针刺过的不要同房。发怒时不要针刺，已刺的应调节情绪，不要发怒。过度疲劳的不要针刺，已经接受针刺治疗的不要过于劳累。醉酒之后不要针刺，针刺之后不要饮酒。吃得过饱的不要针刺，针刺之后不要吃得过饱。饥饿的患者不要针刺，已经针刺的患者不要饥饿。大渴的时候不要刺，已刺的不要大渴。坐车来的患者，应该使其卧床休息，大约等一顿饭的时间才能针刺。步行来的患者，应使其坐下来休息，约走十里路的时间后方能针刺。大惊大怒的患者，一定要等到其情绪和气血稳定后，方可针刺。

凡是以上禁刺者，都是由于脉乱、精气涣散，营卫失调，经脉之气不按次序流注运行而造成的疾病。如果盲目针刺，就会使病邪由浅入深或在内的病变传到外表，而致表里俱病，从而使邪气更盛，疾病更加严重。技术低劣的医生不能明辨这些情况而妄行针刺，就会损伤患者的身体，使患者肢体疲困无力，阴津耗伤，津液不能化生，以致丧失了饮食五味所化生的精气，称之为"失气"。

黄帝说：我很想听听针刺部位的深浅是如何来区分的。岐伯说：刺骨的时候，不要伤筋。刺筋时，不要伤肉。刺肉时，不要伤脉。刺脉时，不要伤皮。刺皮时，不要伤肉。刺肉时，不要伤筋。刺筋时，不要伤骨。黄帝说：我不明白你说的意思，请详细告诉我。岐伯回答说：刺骨时不要伤筋，是指治疗病变部位较深的骨病时，针刺的深度应该深达骨部，若刺达筋部而未至骨部，不仅不能治病，反而损伤了筋。刺筋无伤肉，是说病变部位在筋，应刺达筋部，如果仅刺达肉部而未至筋部，因病变部位不在肌肉，所以不仅不能治病，反而徒伤了肌肉。刺肌肉时不伤脉，是说病变部位在肌肉，如果针刺深度至脉而未达肉部，不仅不能治病，反而损伤了脉。刺脉无伤皮，是指病变部位在脉，若针刺深度仅仅达皮而未中脉，不仅不能治病，反而损伤了皮。刺皮无伤肉，是指病变部位浅在皮肤，针刺部位宜浅在皮肤而不能深达肉部。如果针刺深浅不当，如应该刺到肌肉部位却刺达了筋部，应该刺达筋部却深至骨部等，这些都违反了针刺深浅的治疗原则。

若针刺不当，刺中了心脏，病变症状

为嗳气，一日内死。刺中肺脏，症状特点是咳嗽，三日内死。刺中肝脏，症状特点为呵欠不止，五日内死。刺中脾脏，患者频频吞咽，十五日内死亡。刺中肾脏，其症状为喷嚏，患者三日内死亡。

刺中胆，患者呕吐，一天半内死亡。刺中膈膜，称之为伤中，其病虽然能被治愈，但患者不超过一年必死。针刺冲阳穴，损伤了足背部的动脉，血出不止会造成患者死亡。针刺大腿内侧的穴位，若损伤局部大动脉，出血不止会导致患者死亡。针刺颜面部腧穴，误伤了流经眼部的血脉，会造成失明。刺耳周的穴位，过深伤及局部血脉，会导致耳内流脓或耳聋。针刺头上的脑户穴，过深刺中脑髓，会造成患者突然死亡。针刺膝关节部的穴位，手法不当致使关节腔积液，则患腿跛。针刺舌下腧穴，过深误伤血脉，出血不止，可使患者不能说话。针刺臂部腧穴，误伤手太阴肺经经脉，出血过多，患者可突然死亡。针刺足下布散之络脉，深浅不当，过深刺中了较大的血脉而出血又不能被排出体外，则局部肿胀。患者属于虚证，又刺足少阴肾经上的穴位，并使局部出血，即虚证又

行泻法，谓之重虚，致舌难以言语。针刺委中穴，误伤了局部的血脉，使人仆倒且面部无华脱色。针刺胸部穴位，过深误伤了肺脏，可出现咳喘气逆仰息。针刺气冲穴，误伤了深部较大的血脉，导致血积聚于局部可致鼠蹊部肿胀。针刺肘关节部的穴位，若针刺过深，使气郁于内，邪不得外泄，可造成肘关节屈伸不利。针刺棘突附近的穴位，若过深伤及脊髓，可造成驼背。针刺大腿内侧下三寸处的穴位，过深可使患者遗尿。针刺乳上穴，若误伤了乳房，可导致局部胀痛，久之腐蚀溃烂难以痊愈。针刺腋下肋间隙处的穴位过深，可伤及肺脏，引发咳嗽。针刺缺盆部穴位，过深也可伤肺，造成气泄而导致喘咳气逆。针刺少腹部的穴位过深，伤及膀胱使小便溢出，则患者出现少腹胀满的感觉。针刺手上鱼际部的穴位，过深可伤及血脉，造成局部肿胀。针刺足太阳膀胱经脉所过腓肠肌部的穴位，过深可使太阳经气耗泄，故为肿。针刺眼眶上部的穴位，误刺深陷骨间，伤及目系之脉，可致患者流泪不止或失明。若针刺关节腔使液体流出，可导致关节屈伸不利。

【导读】春、夏、秋、冬四季取穴之不同及误刺所引起的变证

本篇节选了《素问》与《灵枢》两书有关四时刺法方面的经文。原文"黄帝问曰：四时之气，各不同形，百病之起，皆有所生，灸刺之道，何者为宝……冬取经俞，治骨髓五脏。五脏则同，经俞有疑"，阐述根据气之所在及邪气的深浅而确定的刺法。如春夏阳气浮于外，邪居浅，刺不宜深，所以春取诸荥、络脉，夏取诸俞、孙络，只能刺至皮肤分肉之间；秋冬阳气深伏于内，邪居深，刺宜深而久留，所以秋取诸合、冬取诸井，可深刺至分肉筋骨之间。至于秋取俞、合，冬取井、荥，则是在夏秋、冬春之间，阴阳交替阶段的权变治法。所以文中又指出春天和秋天刺的深度相似，同时更应注意"甚者深取之，间者浅取之"，这在临床上是非常重要的。

原文"春刺夏分，脉乱气微，入淫骨髓……病不愈，令人善渴"，主要是论述了四时误刺所导致的后果。针刺治病，必须根据四时之气的深浅及邪气所在而刺之，违反这个治

疗原则，如春刺夏分、夏刺春分，便是刺非所宜，不应刺而刺，这样不仅原来的病不愈，反因误刺伤了其他脏气，使病势加重，或引起其他病变。所以《素问·诊要经终论》说："春夏秋冬，各有所刺，法其所在。"因此，在临床上必须予以重视。

原文"凡禁者，脉乱气散，逆其荣卫……刺关节中液出，不得屈伸"，叙述禁针的部位及误针所致的不良后果。首先提示了刺中脏器的危害性，至于刺中脏腑的死期，虽临床上与文中所说的有别，但造成的严重后果，则是必然的。其变动症状，与《素问·宣明五气论》之五气所病略同，都是脏气竭绝的表现。其次，又列举了误刺人体各个部位，出现的各种情况。所以在临证施针时，要慎重考虑针刺的深浅、刺针的方向、手法的轻重，以及避开筋脉脏器，防止事故发生，这都是医者必须加以注意的。

经文中所说的禁刺穴位，其中有的属绝对禁刺，有的属禁深刺，有的属禁多出血，这是古人从实践中得出来的经验，临床上应加以注意。古人对禁刺穴的记载每不一致，如伏兔、三阳络，在本经卷三中即不禁刺，从而说明禁刺穴并不是绝对不可刺的。本节所列禁刺穴中除"乳根""脐中"外，只要手法熟练，注意针刺的深浅，一般均可酌情针刺，如"神庭""鸿尾"即是例证。

针灸禁忌第一（下）

【原文】黄帝问曰：愿闻刺要。岐伯对曰：病有浮沉[1]，刺有浅深，各至其理，无过其道，过之则内伤，不及则生外壅，壅则邪从之。浅深不及，反为大贼[2]，内伤五脏，后生大病。故曰：病有在毫毛腠理者，有在皮肤者，有在肌肉者，有在脉者，有在筋者，有在骨者，有在髓者。是故刺毫毛腠理无伤皮，皮伤则内动[3]肺，肺动则秋病温疟，热厥，渐然[4]寒栗。刺皮无伤肉，肉伤则内动脾，脾动则七十二日四季之月[5]，病腹胀烦满，不嗜食。刺肉无伤脉，脉伤则内动心，心动则夏病心痛。刺脉无伤筋，筋伤则内动肝，肝动则春病热而筋弛。刺筋无伤骨，骨伤则内动肾，肾动则冬病胀腰痛。刺骨无伤髓，髓伤则消泺胻酸[6]，体解㑊然不去[7]矣。

神庭禁不可刺，上关禁不可刺深（刺深令人耳无所闻）。颅息刺不可多出血。左角[8]刺不可久留。人迎刺过深杀人。云门刺不可深（深则使人逆息不能食）。脐中禁不可刺。伏兔禁不可刺（本穴云刺入五分）。三阳络禁不可刺。复溜刺无多见血。承筋禁不可刺。然谷刺无多见血。乳中禁不可刺。鸠尾禁不可刺。

上刺禁。

头维禁不可灸。承光禁不可灸。脑户禁不可灸。风府禁不可灸。喑门禁不可灸（灸之令人喑）。下关，耳中有干𧏾（一作摘），禁不可灸。耳门，耳中有脓，禁不可灸。人迎禁不可灸。丝竹空禁不可灸（灸之不幸令人目小或昏）。承泣禁不可灸。脊中禁不可灸（灸之使人偻）。白环俞禁不可灸。乳中禁不可灸。石门女子禁不可灸。气街禁不可灸

（灸之不幸不得息）。渊腋禁不可灸（灸之不幸生肿蚀）。经渠禁不可灸（伤人神）。鸠尾禁不可灸。阴市禁不可灸。阳关禁不可灸。天府禁不可灸（使人逆息）。伏兔禁不可灸。地五会禁不可灸（使人瘦）。瘈脉禁不可灸。

上禁灸。

凡刺之道，必中气穴，无中肉节[9]。中气穴则针游于巷[10]。中肉节，则皮肤痛。补泻反则病益笃。中筋则筋缓，邪气不出，与真相薄[11]，乱而不去，反还内著[12]，用针不审，以顺为逆也。凡刺之理，补泻无过其度。病与脉逆者，无刺。形肉已夺[13]，是一夺也。大夺血之后，是二夺也。大夺汗之后，是三夺也。大泄之后，是四夺也。新产及大下血，是五夺也。此皆不可泻也。

曰：针能杀生人，不能起死人乎？曰：能杀生人，不起死生者是[14]。人之所受气谷，谷之所注者胃也。胃者，水谷气血之海也。海之所行云雨者，天下也。胃之所出气血者，经隧也。经隧者，五脏六腑之大络也，逆而夺之而已矣。迎之五里[15]，中道而止，五里[16]而已，五往（一作注）而脏之气尽矣。故五五二十五而竭其俞矣，此所谓夺其天气。故曰：窥门而刺之者，死于家。入门而刺之者，死于堂。帝曰：请传之后世，以为刺禁。

【注释】

[1] 浮沉：浮，表浅之意。沉，在内，部位较深之意。

[2] 反为大贼：反而能引起更大的损害。

[3] 动：伤动的意思。

[4] 淅然：畏寒的样子。

[5] 七十二日四季之月：指脾所主的四季之末各十八天。

[6] 消泺䯒酸：消泺，《素问·刺要论》作"销铄"，熔化金属之意。䯒，胫部，即小腿，从膝盖到脚跟的一段。消泺䯒酸，消耗乏困，胫部酸痛之意。

[7] 解㑊然不去：《类经·刺禁》注："解㑊者，懈怠困弱之名。阴之虚也。阴虚则气虚，气虚则不能举动，是谓不去也。"

[8] 左角：即左额角。

[9] 肉节：是指肌肉、筋脉与骨节相连之处。

[10] 针游于巷：是形容针中气穴像人游于街巷一样通行无阻。

[11] 与真相薄：真，真气，人体的正气。薄，搏之意。与真相薄，即与人体的正气搏争。

[12] 反还内著：著，停留之意。反还内著，指邪气不但不出反而内陷停留于中。

[13] 夺：损失之意。

[14] 死生者是：《灵枢·玉版》作"死者也"。

[15] 五里：指手阳明经的五里穴。

[16] 五里：《灵枢·玉版》作"五至"。

【语译】 黄帝说：我愿意听你讲一下针刺的要领。岐伯回答说：病邪侵犯人体的部位有在表在里的不同，针刺治病有刺浅与深之分。病浅则刺浅，病深则刺深。如果刺得太深就会损伤内部脏腑，针刺深度不够则会使气机壅滞于外，使邪可乘机侵犯人体。所以说，针刺深浅不当，不仅不能祛除病邪，治疗疾病，相反会对人体产生更大的损害，以致损伤五脏，使疾病更加严重。因此说：病有在毫毛腠理的，有在皮肤的，有在肌肉的，有在脉的，有在筋的，有在骨的，有在髓的。所以针刺毫毛腠理时，不要伤皮。肺外合皮毛，皮伤可以影响到肺，秋天是肺所主的季节，肺气受伤，秋天就会患温疟、热厥，并且有畏寒战栗的症状。刺皮时不要伤及肉，脾主肌肉，肉伤可以连累到脾，脾主四季之末的十八天，共七十二天，脾气受伤，就会在这段时间产生腹部胀满、烦闷、不思饮食等症状。刺肉不要伤脉，心主血脉，脉伤则会殃及于心，夏天是心所主的季节，心气损伤，夏天则病生心痛。刺脉不要伤筋，肝主筋，筋伤则会累及于肝，春天是肝所主的季节，肝气损伤则春天就会出现发热及筋脉弛缓的病变。刺筋不要伤骨，肾主骨，骨伤则会影响到肾，肾气损伤，于冬天就会出现腰痛、胀满。刺骨不要伤髓，髓伤就会导致阴精消散而引起乏困和胫部酸痛，四肢懈怠，不能举动。

神庭穴禁刺。上关穴禁深刺，深刺可以造成患者耳聋。颅息针刺时不能出血过多。左角针刺，不能留针太久。人迎深刺可以造成患者死亡。云门不可深刺，深刺使人气机上逆，发为呃逆而不能进食东西。神阙穴禁刺。伏兔穴不可深刺。三阳络禁刺。复溜穴针刺时不可出血过多。承筋穴禁刺。然谷针刺时不可出血过多。乳中穴禁刺。鸠尾穴禁刺。以上都是禁刺的穴位。

头维禁灸。承光禁灸。脑户穴禁灸。风府穴禁灸。喑门穴禁灸（灸之使人不会说话）。如果患者耳中有干糙的耳屎样东西，下关穴禁灸。若患者耳中流脓，耳门穴禁灸。人迎穴禁灸。丝竹空禁灸（若灸之，可导致患者畏光或视物昏花）。承泣禁灸。脊中穴禁灸（灸之可导致患者驼背）。白环俞、乳中禁灸。对于女子，石门穴禁灸。气街穴禁灸（灸之可造成患者呼吸困难）。渊腋穴禁灸（灸之可造成局部肿胀和损伤）。经渠穴不可灸（灸之可以伤神。）鸠尾禁灸。阴市穴禁灸。阳关穴禁灸。天府穴禁灸（若灸可造成患者喘咳逆气）。伏兔穴禁灸。地五会穴禁灸（灸之可导致患者消瘦）。瘈脉禁灸。以上都是禁灸的穴位。

针刺治病的原则，必须刺中穴位，而不能刺到肌肉、筋脉与骨节的连接部位。如果刺准了穴位，就可出现得气感，并且这种感觉沿一定的经行路线传导扩散，宛如人游走在街巷。如果刺中筋肉与骨节相连的部位，就会产生疼痛的感觉。治疗疾病时当补的反泻，或该泻的反补，可以加重病情。如果针刺不当刺中筋，就会导致筋脉弛缓，邪气不但不能被祛除，反而与人体的正气搏争，并内陷停留于中。这都是针刺治疗时没有仔细分析、推究疾病的虚实盛衰，误治或反治造成的不良后果。一般治病的基本道理，是要控制好补泻的量而不要过其度。若疾病与脉象不一致，也不要行施针灸治疗。患者形体瘦削，是一夺；大失血之后，是二夺；大出汗之后，是三夺；大泄泻之后，是四夺；刚分娩之后的妇女及大下血之后，是五夺。属于以上这些情况的患者，都不能用泻法。

黄帝问：针能杀死活人，不能救活死人吗？岐伯回答说：针刺治疗不当，确实能治死活人。但是，即便是善于针刺治疗的人，也不能救活死人。这是由于水谷精微物质是人赖以生存的物质基础，水谷进入人体，首先由胃受纳，然后化生成精微物质，如气、血等。所以说，胃是水谷气血之海，胃受纳腐熟水谷，犹如海水蒸发形成云雨游行天下一样。而胃将水谷腐熟转化成精微物质，是通过经络布散到人体的各个部位。而经隧是五脏六腑之大络，如果误用泻法就会耗夺气血，使正气亡绝。如采用迎而夺之的泻法泻手阳明大肠经的五里穴，就会使脏气运行到中途而止。一脏的真气，大约是五至而已，所以连续五次用迎而夺之的泻法，就会使一脏的真气泄尽。若连续泻二十五次，则五脏的俞气就会竭尽，这就是所谓的泄夺了人的天真之气。所以说：腧穴是脏腑精气输注的要害部位，若妄行针刺，刺得浅则害迟，病人回到家中就死亡，刺得深则害速，患者就会立即死在医堂上。黄帝说：请把这些留传给后人，作为针刺的禁忌。

【导读】

1. 针刺之要，各至其理，无过其道

经文"病有浮沉，刺有浅深，各至其理，无过其道，过之则内伤，不及则生外壅，壅则邪从之。浅深不及，反为大贼，内动五脏，后生大病"，指出了针刺治疗的要领必须根据疾病部位的表里浅深，掌握针刺的浅深。病在何处当针何处，应深则深，应浅则浅，"各至其理，无过其道"。恰好到气行之处，这样才能达到《素问·离合真邪论》中所说的"气至为故"，以发挥《素问·八正神明论》中所说"行者移也"的作用。《内经》其他篇中也各有论述，如《素问·刺齐论》《灵枢·经水》《灵枢·官针》等都指出了刺法有浅深的不同，并以深浅不同程度的刺法而有所谓的"三刺""五刺""十二刺"等，可见《内经》对针刺深浅这一问题是十分重视的。经文中还论及了针刺不按此法而带来的极大危害，即针刺超过病所为太过，太过则内伤脏腑之气；针刺不达病所为不及，不仅不能中病，甚至会造成气血壅滞，给邪气以可乘之机。正如经文中所云："过之则内伤，不及则生外壅，壅则邪从之。浅深不及，反为大贼，内动五脏，后生大病。"《灵枢·官针》也指出："疾浅针深，内伤良肉，皮肤为痈；病深针浅，病气不泻，反为大脓。"说明运用针刺治疗必须明确病位的表里浅深，才可进行相应的浅深刺法，可见针刺深浅，效果有异。所以临证据方施治时，一方面要考虑深浅不同所产生的不同效果，另一方面要因人、因病、因时的不同而灵活施术。

2. 过刺五体，内伤五脏

五体为五脏之外应，它们在生理上密切相关，病理上相互影响。《内经》中有关论述颇多，论述生理的如《素问·五脏生成》，论述病理的如《素问·痹论》《素问·痿论》等。本篇从刺法的角度论述了过刺五体可伤内脏的观点，如经文"是故刺毫毛腠理无伤皮，皮伤则内动肺，肺动则秋病温疟……刺骨无伤髓，髓伤则消铄胻酸，体解㑊然不去矣。"其机制包含以下两层意思：第一，体伤动五脏，针刺过深，刺入不该刺之处，通过表里相合的关系，影响相应的内脏而发生病变。第二，脏伤应时。刺伤五脏，并非当时发病，而是在各脏主时季节发病。

九针九变十二节五刺五邪第二

【原文】黄帝问曰：九针安生？

岐伯对曰：九针者，天地之数也。天地之数，始于一，终于九[1]。故一以法天，二以法地，三以法人，四以法四时，五以法五音，六以法六律，七以法七星，八以法八风，九以法九野[2]。

曰：以针应九之数奈何？曰：一者天。天者阳也，五脏之应天者肺也。肺者，五脏六腑之盖也。皮者，肺之合也，人之阳也，故为之治镵针[3]。镵针者，取法于布（一作巾）针[4]，去末半寸卒兑之[5]，长一寸六分，大其头而兑其末，令无得深入，而阳气出，主热在头身。故曰：病在皮肤无常处者，取之镵针于病所。肤白勿取[6]。

二者地。地者土也，人之所以应土者肉也，故为之治员针[7]。员针者，取法于絮针，筒其身而员其末，其锋如卵，长一寸六分，以写[8]肉分之气，令不伤肌肉，则邪气得竭。故曰：病在分肉间，取以员针。

三者人也。人之所以成生者，血脉也，故为之治锒针[9]。锒针者，取法于黍粟，大其身而圆其末，如黍粟之兑，长三寸五分，令可以按脉，勿陷以致其气[10]，使邪气独出。故曰：病在脉，少气，当补之以锒针，针于井荥分俞[11]。

四者时也。时者，人于四时八正之风，客于经络之中，为瘤病者也，故为之治锋针[12]。锋针者，取法于絮针，筒其身而锋其末，其刃三隅[13]，长一寸六分，令可以泻热出血，发泄瘤病。故曰：病在五脏固居者，取以锋针，泻于井荥分俞，取以四时也。

五者音也。音者，冬夏之分，分于子午[14]，阴与阳别，寒与热争，两气相薄，合为痛肿者，故为之治铍针[15]。铍针者，取法于剑，令末如剑锋，广二分半，长四寸，可以取大脓出血。故曰：病为大脓血，取以铍针。

六者律也。律[16]者，调阴阳四时，合十二经脉，虚邪客于经络而为暴痹者也，故为之治员利针。员利针者，取法于牦针[17]，且员且兑，身中微大，长一寸六分，以取痈肿暴痹。一曰：尖如牦，微大其末，反小其身，令可深内也。故曰：痹气暴发者，取以员利针。

七者星也。星者，人之七窍[18]，邪之所客于经、舍于络而为痛痹者也，故为之治毫针。毫针者，取法于毫毛，长一寸六分，令尖如蚊虻喙[19]。静以徐往，微以久留，正气因之，真邪俱往，出针而养，主以治痛痹在络也。故曰：病痹气补而去之者，取之毫针。

八者风也。风者，人之股肱八节[20]也。八正[21]之虚风[22]伤人，内舍于骨解[23]、腰脊、节腠之间为深痹者也，故为之治长针。长针者，取法于綦针，长七寸，其身薄而锋其末，令可以取深邪远痹。故曰：病在中者，取以长针。

九者野也。野者，人之骨解。虚风伤人，内舍于骨解皮肤之间也，淫邪流溢于身，如风水之状，不能过于机关大节者也，故为之治大针。大针者，取法于锋针（一作锃针），其锋微员，长四寸，以泻机关内外大气之不能过关节者也。故曰：病水肿不能过关节者，取以大针。

凡刺之要，官针[24]最妙。九针之宜，各有所为，长短大小，各有所施，不得其用，病不能移。疾浅针深，内伤良肉，皮肤为痛；疾深针浅，病气不泻，反为大脓。病小针大，气泻大甚，病后必为害；病大针小，大气不泻[25]泄，亦为后败。夫针之宜，大者大泻，小者不移，以言其过，请言其所施。

凡刺有九，以应九变。一曰腧刺，腧刺者，刺诸经之荣俞[26]脏俞也。二曰道刺[27]，道刺者，病在上，取之下，刺府俞也。三曰经刺，经刺者，刺大经之结络经分也。四曰络刺，络刺者，刺小络之血脉也。五曰分刺，分刺者，刺分肉之间也。六曰大泻刺（一作太刺），大泻刺者，刺大脓以铍针也。七曰毛刺，毛刺者，刺浮痹于皮肤也。八曰巨刺，巨刺者，左取右，右取左也。九曰焠刺，焠刺者，燔针取痹气也。

凡刺有十二节[28]，以应十二经。一曰偶刺[29]。偶刺者，以手直心若背，直痛所，一刺前，一刺后，以刺心痹，刺此者，傍针[30]之也。二曰报刺[31]。报刺者，刺痛无常处，上下行者，直内拔针，以左手随病所按之，乃出针复刺之也。三曰恢刺[32]。恢刺者，直刺傍之，举之前后，恢筋急以治筋痹也。四曰齐刺[33]。齐刺者，直入一，傍入二，以治

寒热[34]气小深者。或曰三刺，三刺者，治痹气小深者也。五曰扬刺。扬刺者，正内一，傍内四而浮之，以治寒热之博大者也。六曰直针刺[35]。直针刺者，引皮[36]乃刺之，以治寒气之浅者也。七曰输刺[37]。输刺者，直入直出，稀发针而深之，以治气盛而热者也。八曰短刺[38]。短刺者，刺骨痹，稍摇而深之，致针骨所，以上下摩骨也。九曰浮刺[39]。浮刺者，傍入而浮之，此治肌急而寒者也。十曰阴刺[40]。阴刺者，左右率刺之，此治寒厥中寒者，取踝后少阴也。十一曰傍刺。傍刺者，直刺傍刺各一，此治留痹久居者也。十二曰赞刺[41]。赞刺者，直入直出，数发针而浅之出血，此治痈肿者也。

脉之所居深不见者刺之，微内针而久留之，致其脉空。脉气之浅者勿刺，按绝其脉刺之，无令精出，独出其邪气耳。所谓三刺之，则谷气出[42]者，先浅刺绝皮以出阳邪；再刺则阴邪出者，少益深，绝皮致肌肉，未入分肉之间；后刺深之，已入分肉之间，则谷气出矣。故刺法曰：始刺浅之，以逐阳邪之气；后刺深之，以致阴邪之气；最后刺极深之，以下谷气[43]。此之谓也（此文乃解后"针道终始"篇三刺至谷邪之文也）。故用针者，不知年之所加，气之盛衰，虚实之所起，不可以为工矣。

凡刺有五，以应五脏。一曰半刺[44]。半刺者，浅内而疾发针，无针伤肉，如拔发（一作毛）状，以取皮气，此肺之应也。二曰豹文刺[45]。豹文刺者，左右前后针之，中脉为故，以取经

络之血者，此心之应也。三曰关刺。关刺[46]者，直刺左右尽筋上，以取筋痹，慎无出血，此肝之应也。四曰合谷刺，或曰渊刺，又曰岂刺。合谷刺者，左右鸡足，针于分肉之间以取肌痹，此脾之应也。五曰腧刺。腧刺者，直入直出，深内之至骨，以取骨痹，此肾之应也。

曰：刺有五邪，何谓五邪？曰：病有持痈[47]者，有大[48]者，有小[49]者，有热者，有寒者，是谓五邪。凡刺痈邪用铍针，无迎陇[50]，易俗移性[51]。不得脓，越道更行[52]，去其乡，不安处所乃散亡[53]。诸阴阳遇痈所者，取之其俞泻也。凡刺大邪用锋针。曰：以少泄，夺其有余，乃益虚，摽[54]其道，针其邪，于肌肉视之，无有，乃自直道[55]，刺诸阳分肉之间。凡刺小邪用员针。曰：以大补，益其不足，乃无害。视其所在，迎之界[56]，远近尽至，不得外侵而行之，乃自贵（一作费），刺分肉之间。凡刺热邪用镵针。越而沧[57]出游不归，乃无病为开道乎，辟门户[58]，使邪得出，病乃已。凡刺寒邪用毫针。曰：以温，徐往疾去，致其神，门户已闭，气不分，虚实得调，真气存。

【注释】

[1] 天地之数，始于一，终于九：推演阴阳天地万物的数字，皆是从一开始，止于九数。一到九是基本数。

[2] 九野：张志聪注："九野者，在天为分野，在地为九州，在人为头首膺喉、手足腰胁，故曰，其气九州九窍，皆通于天气。"

[3] 镵针：古代针具，九针中的一种。

[4] 布针：古针名，其义不详。

[5] 卒兑之：卒，通猝。兑，同锐。卒兑

之，即突然尖锐的意思。

[6] 肤白勿取：皮肤发白为气虚阳虚无火，故不能用镵针治疗。

[7] 员针：员，通圆。圆针是古代九针中的一种。

[8] 写：通泻。

[9] 锃针：古代九针中的一种。

[10] 令可以按脉，勿陷以致其气：《类经·九针》注："用在按脉致气以出其邪，而不欲其过深，陷于血脉之分也。"

[11] 井荥分俞：指十二经脉分布在肘、膝以下的井穴和荥穴。

[12] 锋针：古代九针之一，发展为现今的三棱针。

[13] 三隅：隅，角之意。三隅，即三棱形。

[14] 音者，冬夏之分，分于子午：音，是指五音（宫、商、角、徵、羽）。从一到九的数字中，五居中央。根据九宫数的位置，一为坎宫，位于北方，其时令为冬至，地支为子；九为离宫，位于南方，其时令为夏，地支为午。九宫的五数，位居中央，而分居于一九坎离二宫的中间，这两宫的时令为冬夏，地支为子午。所以说音者，冬夏之分，分于子午。

[15] 铍（pī）：大针也。

[16] 律：指六支阳律，六支阴吕，合为十二律。每律有五音，高低有节，协调四时阴阳，应于四时十二地支，并合于人身之十二经脉。

[17] 牦针：一种尖如牦牛之毛的针具。

[18] 七窍：指人面部的七窍。七窍位于人体的上部，本文以天上的七星比喻面部的七窍。

[19] 蚊虻喙：蚊虻的嘴，比喻毫针非常纤细。

[20] 股肱八节：股，俗称大腿。肱，是前臂。人体手足股肱关节，左右共八，所以叫作八节。此节之八节与上节之七窍均是举其大者，以概括其他，实际亦概括全身的空窍与关节在内。

[21] 八正：指四时的八个节气——冬至、

夏至、春分、秋分、立春、立夏、立秋、立冬。

[22] 虚风：指从节气所居方位的对方刮来之风。

[23] 骨解：骨缝之意。

[24] 官针：官，法之意。官针，即法定的或公认的针刺方法。

[25] 泻：原为写，实通泻。损失或泻法之意。

[26] 荣俞：《灵枢·官针》作"荥俞"。

[27] 道刺：《灵枢·官针》中为"远"道刺。

[28] 节：作节制解，就是有一定法则的意思。

[29] 偶刺：刺法之一。刺时一刺胸前，一刺背后，背为阳，胸为阴，故有阴阳相配合的意思。

[30] 傍针：是将针斜刺，防中伤内脏的意思。

[31] 报刺：报，复的意思。报刺，重复再刺之义。

[32] 恢刺：是使其宽阔通畅的刺法。

[33] 齐刺：是三针齐入的刺法，故名"齐刺"。

[34] 寒热：据上下文及《灵枢·官针》，此处之寒热应为寒无热。

[35] 直针刺：是用针沿皮刺的刺法。

[36] 引皮：即提捏起皮肤。

[37] 输刺：是输泻邪气的刺法。

[38] 短刺：是渐渐进针的刺法。

[39] 浮刺：是斜刺入针，轻浮于表的刺法。

[40] 阴刺：是治阴寒的刺法。

[41] 赞刺：是在局部多刺浅刺，使之出血，以助痈肿消散的刺法。

[42] 出：至也。

[43] 谷气：正气。

[44] 半刺：半分。

[45] 豹文刺：《太素·五刺》注："左右前后针痏状若豹文，故曰豹文刺也。"

[46] 关刺：关，关节，左右四肢。关刺，是针刺四肢关节病的刺法。

[47] 持痈：邪气结聚成为痈肿，叫作持痈。

[48] 大：指邪气盛大，即实邪。

[49] 小：指正气虚少，即虚邪。

[50] 迎陇：迎，迎而夺之。陇，大盛之意。

[51] 易俗移性：应当从缓调和，不宜过急的意思。

[52] 不得脓，越道更行：这是说尚未化脓的，就不可用铍针刺之，应当越过常规，更行别法治之。

[53] 散亡：消散。

[54] 摽：击之意。

[55] 乃自直道：《灵枢·刺节真邪》《太素·五邪刺》作"反其真"。

[56] 界：域也。

[57] 越而沧：沧，寒凉之意。越而沧，是指将邪气发越于外，使身体由热转凉。

[58] 辟门户：开辟门户，使邪有出路。

【语译】黄帝问岐伯：九针是怎么产生的呢？

岐伯回答说：九针，是取推演天地阴阳万物的自然之数。天地之数，都是从一开始，终止于九数。所以九针之中，一是取法于天，二取法于地，三是取法于人，四是取法于四时，五取法于五音，六取法于六律，七取法于七星，八取法于八风，九取法于九野。

黄帝问：怎样以针来应天地自然之九数呢？岐伯说：第一种针取应于天。天在人之上为阳，人体五脏中对应天的是肺脏。肺是五脏六腑之华盖，外合皮毛，皮毛为人体的最外层，属人体的阳分。所以病变部位在皮毛，可以用镵针治疗。镵针是仿效布针制成的，离针的末端约半寸处突然尖锐，长一寸六分，头大而末端锐利，浅刺皮肤而不能深入，用于泻血，治头身热证。所以说，病变部位在皮肤，但又无固定部位的实热病证，可以在病变部位用镵针治疗。若皮肤色白，则为气虚阳虚，不宜用镵针治疗。

第二种针是取法于地。地为土，人体与土相应的是肌肉。因此，治疗肌肉的病变用圆针。圆针是仿效絮针制成的，针身呈圆柱形，针头呈卵圆形，长一寸六分，用以泻分肉间气滞，使邪气得以散尽而又不损伤肌肉。所以说，病在分肉之间，应该用圆针治疗。

第三种针是取法于人。人是依赖血脉的滋养孕育形成和生长的。因此，治疗血脉的病变，应用锝针。锝针是仿效黍粟制成的，针头如黍粟形，圆而微尖，长三寸半，用以按压经脉，不能深入，以疏经活络，使邪气得以外泄，不至于陷于血脉之中，并可扶助人体的正气。所以说，病在血脉又兼有气虚之象的，应当用锝针选井穴和荥穴补之。

第四种针取法于四时。四时八方的致病邪气，侵于人体的经络之中，就会导致经久不愈的顽固性疾患。所以，治疗这些疾患要选锋针。锋针是仿效絮针制成的，针身呈圆柱形，针头锋利，呈三棱锥形，长一寸六分，用以点刺泻血治疗热证及发泄侵入经络之中的顽疾痼病。所以说，疾病侵犯五脏日久不愈的，可以选锋针泻井穴和荥穴，应该按四时之气所在的不同采用不同的方法。

第五种针是取法于音。五音的五数，在一到九数之间。一代表冬与子，九代表夏与午。五在中央，亦即位于冬夏或子午之间。人体如果阴阳不调，寒热相争，气血搏争，聚而不散发为痈肿，应该用铍针治疗。铍针是仿效剑制成的，针尖像剑锋，

宽二分半，长四寸，用这种针可以排出大量的脓血。所以说，脓血较多的疾病，可以用铍针治疗。

第六种针是取法于六律。律是协调四时阴阳之气，分六支阳律，六支阴吕，以应合人身的十二经脉。虚邪贼风侵入人体经络所致的痹证急证，可选用圆利针治疗。圆利针是效仿牦针制成的，针尖圆中带尖，针身中部微粗，长一寸六分，用以治疗突然发生的痹证及痈肿。有一种说法：针尖如牦牛毛，针尖微大，针身反而小，以便可以深刺肉内。所以说，突然发生的痹证，应选用圆利针治疗。

第七种针是取法于星。星星高挂天空，人体的七窍分布于面部，犹如星星高悬天空。外邪侵犯经脉停留于络脉而导致的疼痛痹证，可以选用毫针治疗。毫针是仿效毫毛制成的，长一寸六分，针尖像蚊虻的嘴一样纤细尖锐。针刺时应使患者心气平和，医者轻柔缓慢地刺入，微微地捻转针体并可久留针，正气可通过针体得到激发，邪气则得以消散，针刺后，疾病得以治愈，身体得以调养，主要治疗病变部位在络脉的痹证。所以说，凡是患疼痛痹证不去的，应用毫针治疗。

第八种针是取法于八风。风来自于四面八方，就好比人身的气血运行于四肢股肱八节。若四时八节的虚风侵入人体，停留于骨缝腰脊、关节腠理之间，形成部位比较深的痹证，可以选长针进行治疗。长针是仿效綦针制成的，长七寸，针身薄而针尖锋利，可用以治疗深邪远痹。所以说，病变部位在肌内部深层，可以用长针治疗。

第九种针是取法于九野。野在人体相应的是骨缝。如果虚风侵犯人体，停留在

骨缝与皮肤之间，流溢于全身，出现像风水一样的症状，致使气血不利，经气不能通过关节，应用大针治疗。大针是仿效锋针制成的，针尖微圆，长四寸，用以治疗经气受阻，不能通过关节的水肿病，针用泻法。所以说，凡水肿病，经气受阻不能通过大关节的，应选用大针治疗。

针刺治疗的要点，是以选用合乎病人或疾病要求的针具为最好。九种针具各有其所适宜的病证，针的长短大小，各有各的用途，若使用不当，就不能治愈疾病。如果病变部位浅而针刺过深，就会损伤内部的好肉，导致皮肤痈肿；若病变部位较深但针刺过浅，不但不能祛除病邪，反而使邪气久壅内部而发生大脓疡。轻微的小病或小儿患病，用了大针，就会使元气随针外泄或受损，从而加重病情；反之，如果疾病较重或是青壮年，用小针治疗，邪气不能被祛除，也会导致不良后果。故而针具的选择，大病疾深或青壮年患病，宜用大针泻其病邪，用小针则不能祛除病邪；小病疾浅或年老体弱的患者，宜用小针或细针治疗，以免损伤正气。上面已经谈了错用针具的害处，下面来说明具体的操作方法。

针刺的方法有九种，以便适应九种不同的病变。第一种叫输刺，所谓输刺，是刺诸经在四肢肘膝以下的荥穴、输穴，以及五脏的背俞穴。第二种叫作远道刺，即病在上部，循经远取下部腧穴针刺的方法。第三种是经刺，经刺是刺大经上有结聚不通的部位。第四种是络刺，即浅刺体表郁血的细小络脉使其出血的一种针刺法。第五种是分刺，分刺是刺分肉之间，治疗邪在肌肉的病证。第六种刺法是大泻刺，是

用铍针排泄脓液，治疗化脓性痈疡。第七种刺法是毛刺，毛刺即浅刺，治疗皮肤上浅表的风寒湿气。第八种是巨刺，即左侧有病取右侧腧穴，右侧有病取左侧腧穴的一种交叉取穴法。第九种刺法是焠刺，即将针用火烧红后刺入体表的一种方法，用以治疗寒痹等病证。

针刺有十二种重要方法，以适应十二经的不同病变。第一种是偶刺。偶刺是用手在前心和后背，直对疼痛部位，一针刺前胸的穴位，一针刺后背的穴位，用以治疗心痹。针刺前胸及后背部的穴位，应斜刺或平刺，以免伤及心脏。第二种是报刺。报刺是针对那些痛无定处，游走不定的疾病的一种刺法。其法是，在痛处直刺，用左手随病所上下循按，找到疼痛部位后，将前针拔出，在新找到的痛处针刺。第三种是恢刺。恢刺是在筋脉拘急的部位四周针刺，得气后，前后上下舒利其气，用以治疗筋痹的方法。第四种是齐刺。齐刺是在病变部位正中刺一针，在两边各刺一针，三针齐用，所以这种方法又称三刺，是治疗寒气小而病变部位较深的痹证的方法。第五种是扬刺。方法是在病变部位正中刺一针，旁边浅刺四针，用以治疗寒气浅而面积较大的痹证。第六种是直针刺。其法是提捏起病变部位处的皮肤，将针沿皮刺入，用以治疗寒气部位浅在皮肤的痹证。第七种是输刺。这是一种直入针直出针，取穴少但刺得深，以输泻热邪，治疗实热病证的方法。第八种是短刺。短刺是治疗骨痹的一种刺法，操作方法是轻微摇动针体并向下深插，使针接近骨的部位，然后上下提插犹如摩擦骨部。第九种是浮刺。其法是将针斜刺入浮浅的肌表，用以治疗

寒邪收引所致的肌肉拘急挛痛症。第十种是阴刺。阴刺是左右侧均刺的方法，用以治疗阴寒内盛的寒厥证，应取足内踝后方太阴经的太溪穴针刺。第十一种是傍刺。其法是直刺一针，傍刺一针，以治疗邪气久居的留痹证。第十二种是赞刺。其法是直入直出，快速多次地浅刺出血，用以治疗痈肿。

针刺部位较深而不可见的经脉，应轻柔进针且久留其针，以激发孔穴中的脉气上升。经气浮浅的血脉不要贸然针刺，应先推开经穴部位的血脉后再刺，只有这样，才能祛除病邪而又不致损伤人体的精气。所谓三刺而使谷气出现的刺法，是先浅刺透皮，以泻卫分之阳邪；再稍微加深以泻营分的阴邪，其法是：过皮至肌肉，但未达分肉之间；再继续深刺至分肉之间，则针下感到有种徐徐和缓之气，即是谷气已至之象。所以刺法上说：开始浅刺，以祛除阳邪；而后深刺，以便祛除体内的阴邪；继之针刺更深，以激发谷气的到来，即是此意。所以应用针刺方法治病的人，若不知道每年六气的来临时期和六气的盛衰，以及疾病虚实的原因，就不可以做一名针灸医生。

还有五种应和五脏疾病的刺法。第一种叫作半刺。它是一种浅刺而快刺出针的方法，不能刺伤肌肉，犹如拔毛一样，可以祛除浅在皮肤腠理的邪气。因为肺主皮毛，所以半刺法是应和肺的一种刺法。第二种叫作豹文刺。本法是在病变部位的左右前后针刺，以刺中络脉为准，并使之出血，针刺部位如豹的斑纹一般。心主血脉，所以豹纹刺是应和心的一种刺法。第三种叫作关刺。关刺是直刺关节周围筋的尽端，

是治疗筋痹的一种方法。针刺时应注意不要出血。肝主筋，所以关刺是与肝相应的一种刺法。第四种叫作合谷刺，又叫作渊刺，或叫作岂刺。本法是将针刺入分肉之间，然后左右前后将针由浅至深地提插，如鸡爪之状，用以治疗肌痹。脾主肌肉，此法是与脾相应的一种刺法。第五种叫作输刺。方法是直入针直出针，深刺直达骨部，用以治疗骨痹。肾主骨，这是与肾相应的一种刺法。

问：有针对五邪的刺法，那么什么叫作五邪呢？岐伯回答说：疾病有邪气结聚而成为痈肿的，有邪气盛大的实邪，也有正气虚弱的虚证，有热邪，也有寒邪，以上这五种就是五邪。针刺痈肿可用铍针，但在邪气正盛时，不要迎其锐势刺之，应当从缓调和，不宜过急。如果还未成脓，就不应该用铍针刺之，而应改变治法，如清热解毒等，使邪毒不致留聚于一定部位，而肿消结散。凡是在阴阳各经的循行路线上发生痈肿，应循经取穴行泻法。治疗邪气盛实的实证时，应该用三棱针泻之，以便泻夺邪气的亢盛有余之热，使之逐渐消退。应刺邪气盛行的经脉，刺中病邪，等到病邪已不存在于肌肉之上，自身的正气已经恢复为止。诸如邪气盛实的病证，应针刺诸阳经的分肉之间，因为实邪多侵犯三阳经。针刺治疗正气亏虚的虚邪时，应选用圆利针。用补法以补益人体正气的不足，邪气才不能侵害人体。治疗时，应根据虚实所在之处，补其不足，损邪气之有余，从而使邪去正复，远近各部的真气均已恢复，则邪气不得侵犯其他经脉而自行消散，针刺部位应该是邪气所在的分肉之间。凡是治疗热邪为患，应该用镵针，将

邪气发越于外，从而使身体由热转凉，邪气一去不返，身体才不会有病。针刺时应当开辟门户，使邪有出路，疾病才能够痊愈。针刺治疗寒邪为患时，用毫针。用温补的手法，即慢进针，缓缓地向下插针，快速地提针、出针，以激发经气，温散寒邪。出针后揉闭针孔，使正气不致分散，从而使虚实得以调整，真气才能够固存于内。

【导读】

1. 九针的创制及其意义

石器时代用砭石治病，在医学萌芽时期对人类的医疗保健起过一定作用。随着历史的发展，砭针势必会被用途广泛的新针具所替代。

金属针具的应用，大约开始于青铜器时代。我国夏、商、周时期，已发明冶金术。从新石器时代进入青铜时代，金属针具的制造已经具备了条件。以后又发明了冶铁术，在铁器普及应用于生产之后，铁针也相应得以广泛应用于医疗。到战国时期发展了炼钢技术，于是针具的制作和应用才达到比较精细的阶段。《内经》中记载的"九针"可能就是在青铜时代开始萌芽，到铁器时代才制作成功的。九针的创制和应用为刺法的形成奠定了基础，具有十分重要的意义。

金属九针是在承袭"针石""镵石"的基础上，经过漫长的历史时期，不断改进，逐渐完善而成的。九针的硬度可与砭石相媲美，其弹性、韧性、锋利的程度更优于砭石，还可以制造得很精巧。由于它有九种不同的形状，在治疗上不但保留了砭石切肿排脓的功能，而且还极大地扩展了用途，具有多种治疗功能，在当时已广泛应用。由于社会发展不平衡，某些地区和部族处于落后状况，砭石仍有应用。所以，在《内经》中虽还有不少地方提到它，但毕竟已明确地指出"无用砭石"，而主要论述九针的应用及其理论。

内经之《灵枢·九针十二原》《灵枢·官针》《灵枢·九针论》和《素问·针解》等，专门论述九针的形状、大小、用途、治疗范围和操作方法，如《灵枢·官针》："九针之宜，各有所为，长短大小，各有所施也。"在该篇中还提出了运用九针的"九刺""十二刺""五刺"法和适应证。在《内经》中对于九针之一的"微针——毫针"应用讲得最多，随之而来也提出了许多理论问题，如针刺气至、守气、调气、行气、补泻原理、针刺补泻操作方法、针刺宜忌、针刺事故、注意事项等，这些问题在《内经》中花了许多篇章来论述。这些内容既是刺法的主要内涵，也是中医学理论体系的重要部分。不难看出，九针的创制与使用，对于促进中医学的发展具有极为重要的意义。

2. 刺治疾病，针具选择的重要性

篇中明确提出"凡刺之要，官针最妙"，其明示凡针刺的要点，经文"九针之宜，各有所为"，即九种针具所适宜的病证各不相同。镵针、员针、锋针、锃针、铍针、员利针、毫针、长针、大针，九种针具的大小、长短、粗细、形状各不相同。不同规格型号的针具，是根据临床治疗不同病证的特点而设计的，这也是公认的原则。因此，临床针刺疾病时，一定要结合疾病病位的浅深、病情的轻重、病程的长短而选用不同的针具，此即原文所说："长短大小，各有所施。"经文"不得其用，病不能移"，即如果不能严格按照不同

病情选用不同规格的针具进行治疗，非但不能治愈疾病，甚或加重病情。例如病情轻、病位浅而深刺，就会损伤人体的肌肉组织，使人体正气耗泻。反之，如果病情重、病位深而反用小针刺治，既不能祛除病邪，亦无益于正气。

3. 官针刺法的方法、效用各不相同，应当合理地使用

本篇较为详细地论述了九变刺法、十二节刺法、五刺法的操作方法、适应证等内容，这些内容对后世刺法的发展有着积极的影响。文中所列刺法，是举例而言，旨在说明制定不同刺法的目的，是为了适应不同的疾病，示人不可墨守成规。学习本篇针刺方法的要义，是熟悉脏腑经络的生理病理，明了人体气血的多少、邪正的虚实、病位的上下内外以及自然气候的变化对人体的影响等。明确这些理论，方可灵活掌握和运用各种刺法。学习古人的刺法，不仅要了解其具体内容，更重要的是学习古人创立刺法的指导思想和辨证论治的方法和观点，只有这样，才能使古人的针刺疗法有所发展，有所创新，达到古为今用的目的。

缪刺第三

【原文】黄帝问曰：何谓缪刺？岐伯对曰：夫邪之客于形也，必先舍于皮毛，留而不去，入舍于络脉；留而不去，入舍于经脉，内连五脏，散于肠胃，阴阳俱感，五脏乃伤。此乃邪之从皮毛而入，极于五脏之次也。如此则治其经焉。

今邪客于皮毛，入舍于孙脉，留而不去，闭塞不通，不得入经，溢于大络[1]而生奇病[2]焉。夫邪客大络者，左注右，右注左，上下左右，与经相干[3]，而布于四末，其气无常处，不及于经俞，名曰缪刺。

曰：以左取右，以右取左，其与巨刺何以别之？曰：邪客于经也，左盛则右病，右盛则左病。亦有易且移者，左痛未已而右脉先病，如此者，必巨刺[4]之，必中其经，非络脉也。故络病者，其痛与经脉缪处[5]，故曰缪刺（巨刺者

刺经，缪刺者刺络）。曰：缪刺取之何如？曰：邪客于足少阴之络，令人卒心痛，暴胀，胸胁反满。无积者，刺然谷之前出血，如食顷而已，左取右，右取左。病新发者，五日已。

邪客于手少阴（一作阳）之络[6]，令人喉痹舌卷，口干心烦，臂外廉痛，手不及头。刺手中指（当作小指）次指，爪甲上去端如韭叶，各一痏，壮者立已，老者有顷已，左取右，右取左。此新病，数日已。

邪客于足厥阴之络，令人卒疝暴痛。刺足大指爪甲上与肉交者[7]，各一痏，男子立已，女子有顷已，左取右，右取左。

邪客于足太阳之络，令人头项痛，肩痛。刺足小指爪甲上与肉交者，各一痏，立已。不已，刺外踝上三痏，左取右，右取左，如食顷已。

邪客于手阳明之络，令人气满胸中，喘急而支胠[8]，胸中热。刺手大指次指爪甲上去端如韭叶，各一痏，左取右，右取左，如食顷已。

邪客于臂掌之间，不得屈，刺其踝后，先以指按之，痛乃刺之。以月死生为数，月生一日一痏，二日二痏，十五日十五痏，十六日十四痏。

邪客于足阳跷之脉，令人目痛，从内眦始[9]。刺外踝之下半寸所[10]，各二痏，左取右，右取左，如行十里顷而已。

人有所堕坠，恶血留于内，腹中胀满，不得前后，先饮利药[11]，此上伤厥阴之脉，下伤少阴之络。刺足内踝之下，然谷之前血脉出血，刺跗上动脉[12]。不已，刺三毛上各一痏，见血立已。左取右，右取左。善惊善悲不乐，刺如上方。

邪客于手阳明之络，令人耳聋，时不闻音。刺手大指次指爪甲上端如韭叶，各一痏，立闻。不已，刺中指爪甲上与肉交者[13]，立闻。其不时闻者，不可刺也。耳中生风[14]者，亦刺之如此数，右取左，左取右。

凡痹行往来无常处者，在分肉间，痛而刺之，以月生死为数。用针者，随气盛衰，以为痏数，针过其日数则脱气，不及其日数则气不泻，左刺右，右刺左。病如故，复刺之如法，以月生死为数，月生一日一痏，二日二痏，渐多之，十五日十五痏，十六日十四痏，渐少之。

邪客于足阳明之络（《素问》作经，王冰云：以其脉左右交于面部，故举经脉之病，以明缪刺之类），令人鼽衄，上齿寒。刺足中指（《素问》注云：刺大指次指）爪甲上与肉交者，各一痏。左取右，右取左。

邪客于足少阳之络，令人胁痛不得息，咳而汗出。刺足小指（《素》有次指二字）爪甲上与肉交者各一痏，不得息立已，汗出立止，咳者温衣饮食，一日已。左刺右，右刺左，病立已，不已，复刺如法。

邪客于足少阴之络，令人咽痛，不可内食，无故善怒，气上走贲[15]上。刺足中央之络[16]，各三痏，凡六刺立已，左刺右，右刺左。

邪客于足太阴之络，令人腰痛，引少腹控眇[17]，不可以仰息。刺其腰尻之解，两胂[18]之上，是腰俞，以月死生为痏数，发针立已，左刺右，右刺左。

邪客于足太阳之络，令人拘挛，背急引胁而痛，内引心而痛。刺之从项始，数脊椎侠脊，疾按之应手而痛，刺入傍，三痏立已。

邪客于足少阳之络，令人留于枢中[19]痛，髀不得气（一作髀不可举）。刺枢中以毫针，寒则留针，以月生死为痏数立已。

诸经刺之，所过者，不病则缪刺之[20]。耳聋刺手阳明，不已，刺其过脉出耳前者。齿龋刺手阳明立已，不已，刺其脉入齿中者立已。

邪客于五脏之间，其病也脉引而痛，时来时止。视其病脉缪刺之，于手足爪甲上[21]，视其脉，出其血。间日一刺，一刺不已，五刺已。缪传[22]引上齿，齿唇寒（《素》多一痛字），视其手背脉血者，去之，刺足阳明中指爪甲上一痏，手大指次指爪甲上各一痏立已。左取右，右取左。嗌[23]中肿，不能内唾，不能出唾者，缪刺然谷之前出血立已。左取右，右取左。（自嗌肿至此二十九字，《素问》王冰注原在邪客足少阴络之下，今移在此。）

邪客于手足少阴、太阴（一作阳）、足阳明之络，此五络者，皆会于耳中，上络左角，五络俱竭，令人身脉皆动而形无知也，其状若尸，或曰尸厥。刺足大指内侧爪甲上去端如韭叶，后刺足心，后刺足中指爪甲上各一痏，后刺手大指内侧爪甲上端如韭叶，后刺手少阴兑骨之端各一痏，立已（《素问》又云后刺手心主者，非也）。不已，以竹筒吹其两耳中，剔其左角之发方寸，燔治，饮以美酒一杯，不能饮者，灌之立已。

凡刺之数，先视其经脉，切而循之，审其虚实而调之。不调者，经刺之；有痛而经不病者，缪刺之。目视其皮部有血络者，尽取之。此缪刺之数也。

【注释】

[1] 大络：十五络脉。

[2] 奇病：本病不在经而在络，而且病气在左，症见于右；病气在右，症见于左，异于寻常，所以叫"奇病"。

[3] 干：干预，干涉。

[4] 巨刺：亦为左病取右、右病取左的交叉取穴法，但巨刺刺的是大经，与缪刺刺络脉则

不同。

[5] 痛与经脉缪处：络病的疼痛部位与经脉所在部位不同。

[6] 邪客于手少阴之络：据《素问·缪刺论》及原校，应为"手少阳"之络。

[7] 大指爪甲上与肉交者：即趾甲与肉交接处，在此指大敦穴。

[8] 胠：指腋下及腰上的部分。

[9] 目痛，从内眦始：阳跷脉从足外侧上行到达目内眦，故邪入其脉，目痛从内眦始。

[10] 外踝之下半寸所：指申脉穴所在部位。申脉通阳跷脉。

[11] 利药：指通便逐瘀的药物。

[12] 跗上动脉：当指冲阳穴。

[13] 中指爪甲上与肉交者：指手厥阴经的中冲穴。

[14] 耳中生风：耳中响鸣如风声一般。

[15] 贲：膈之意。

[16] 足中央之络：指足少阴肾经的井穴涌泉。

[17] 眇：指季肋之下的部位。

[18] 胂：指挟脊的肌肉。

[19] 枢中：指髀枢之中，即环跳穴处。

[20] 诸经刺之……则缪刺之：所过者经不病，为邪在络，故应缪刺之。

[21] 手足爪甲上：指十二经的井穴。

[22] 缪传：指病邪交错相传。

[23] 嗌：指咽喉部。

【语译】黄帝问：什么叫作缪刺？岐伯回答说：一般病邪侵犯人体，必须先侵入皮毛，若得不到及时治疗，致使邪气留而不去，就会侵犯络脉；再留而不去，就会侵犯经脉，经脉内连五脏，从而使邪气流溢于肠胃，如果阴经与阳经同时感受了邪气，五脏就会受到损伤。这是邪气从皮毛入侵，传至五脏的途径层次。如果是这样的话，应选用经穴治疗。

现在邪气侵入皮毛，并且达到孙络，若留而不去，使络脉阻塞不通，邪气也不能传入大的经脉，从而流溢于十五络脉，发生怪病。凡是邪气侵犯十五络脉，从左侧流注于右侧，或从右侧流注于左侧，上下左右，虽然扰及经脉，但却未入经脉，只是循十五络脉流注于四肢末端，病气流注无固定的处所，也不入经俞，故要左痛刺右，右痛刺左，这种刺法叫作缪刺。

问：缪刺也是左病取右，右病取左，这与巨刺如何区别呢？岐伯回答说：凡外邪侵犯流注于经脉的，左侧邪气盛则右侧发病，右侧邪气盛则左侧发病。也有左右相互转移的，左侧的疼痛还没有痊愈，而右侧的经脉又开始发病。这样的疾病，一定要用巨刺法治疗，必须刺中经脉，而不是络脉。因为络病的疼痛部位与经脉所在部位不同，所以叫作缪刺。巨刺与缪刺的相同之处，均是左病取右，右病取左，所不同的是巨刺刺的是经脉，缪刺刺的是络脉。黄帝问：怎样应用缪刺法呢？岐伯回答说：邪气侵入足少阴肾经的络脉，使人突发心痛，腹胀，胸胁胀满。假若患者没有积块，可以刺然谷穴，使之出血，约过一顿饭的时间，症状就可改善。运用左病取右、右病取左的方法，如果是新发的疾病，五天就可以痊愈。

邪气侵入手少阳的络脉，使人喉痛舌卷，口干心烦，臂的外侧疼痛，手不能上举到头。应刺无名指末端的关冲穴，定位是在距爪甲角约韭叶宽之处，两手各刺一次，身体强壮的，刺后疾病立刻痊愈，老年人稍等片刻即愈。用左病取右、右病取左的方法，若是新病，几天就可恢复健康。

外邪侵入足厥阴肝经的络脉，使人突然发生疝气痛。应刺足大趾爪甲与肉相连接处的大敦穴，左右各刺一次，男子可以立即痊愈，女子稍等片刻也可痊愈。用左病取右、右病取左的方法。

外邪侵入足太阳膀胱经的络脉，使人头项痛，肩痛。应刺足小趾上的至阴穴，左右侧穴位各刺一次，疾病就可以立刻痊愈。如果不愈，再刺外踝上三个穴位，左病取右，右病取左，约一顿饭的时间，疾病就可以痊愈。

邪气侵入手阳明大肠经的络脉，使人胸中气满，喘急息促，胁肋支撑满闷，胸中发热。应刺手阳明大肠经的商阳穴，左右各刺一次，左病取右，右病取左，约过吃一顿饭的时间，疾病就可痊愈。

假若邪气侵入臂掌之间的络脉，致使手臂、手掌之间疼痛，不能弯曲，应针刺腕关节以后的穴位。先用手指按之，在有压痛的部位针刺。针刺的次数以月的圆缺为依据，初一开始，随着月亮逐渐向圆，初一一针，初二两针……第十五日十五针。下半月月亮由圆向缺，逐日减一针，所以第十六日为十四针。

邪气侵入阳跷脉，使人眼痛，从目内眦开始。应针刺外踝下半寸处的申脉穴各两次，用左病刺右、右病刺左的方法，大约过走十里路的时间，病就痊愈。

有的患者因堕坠跌伤，使瘀血停留于内，腹部胀满，大小便不通。针刺治疗前，应先使患者服通便逐瘀之药。由于本病上伤了足厥阴的经脉，下面伤了足少阴的络脉，所以应刺内踝下方然谷穴之前的血脉出血，并针刺足背上的冲阳穴。若治疗无效，可再刺足大趾三毛上的大敦穴各一次，见血后疾病立即痊愈。用左病取右、右病取左的方法。如果是易惊善悲、郁郁寡欢的患者，也可采用上述方法治疗。

邪气侵入手阳明的络脉，使人耳聋，听力时好时坏。应针刺食指末端的商阳穴各一次，可使患者立即听到声音。若针刺无效，可再刺中指末端的中冲穴，可使患者立即听到声音。若完全失去听力，则不能针刺。若耳中的响鸣如风声一般，也可采用上法治疗，并采用左病刺右、右病刺左的方法。

凡是痹证疼痛游走不定，应在分肉间寻疼痛部位针刺，以月的圆缺日为选穴多少的标准。医者还应根据邪气的盛衰来决定针刺选穴的多少。若超过了应刺之数，会使人的正气耗散；但若达不到应刺之数，则邪气不能被泻除。用左病取右、右病取左的方法。针刺后若疾病仍旧不愈，可再按上法针刺，仍以月的圆缺为数，月生一日一针，二日二针……十五日十五针；月缺一日减一针，所以第十六日针刺十四针。

邪气侵入足阳明络脉，使人鼻塞或鼻出血，上齿寒冷。应刺足次指爪甲上和肉相交处的厉兑穴各一次，用左病取右、右病取左的方法。

邪气侵入足少阳的络脉，使人出现胁痛和呼吸困难，咳嗽时汗出。应刺足小指旁的次指爪甲上与肉相交接处的窍阴穴各一次，呼吸困难立即消失，出汗也可立即止住。咳嗽的患者应注意衣物保暖，忌食生冷，一天就可痊愈。用左病刺右、右病刺左的方法，疾病可立即痊愈，若不愈，可重复上法针刺。

邪气侵入足少阴的络脉，使人咽喉疼痛，进食困难，无故经常发怒，气逆上膈。应针刺足少阴肾经的井穴涌泉各三次，共计六刺，疾病就可立即痊愈。用左病刺右、右病刺左的方法。

邪气侵入足太阴的络脉，使人腰痛，痛引少腹及季肋之下，不可以仰身呼吸。应针刺腰臀部的骨缝中，两侧挟脊肌肉部的穴位，依据月的圆缺来确定针刺的次数，针刺后疾病立即痊愈。用左病刺右、右病刺左的方法。

邪气侵入足太阳膀胱经的络脉，使人项背拘急，疼痛牵引两胁，在内牵引到心痛。针刺治疗时，应从项部开始，数脊椎，沿脊柱两旁快速按压，在有压痛的部位斜刺三针，疾病便可立即痊愈。

邪气侵入足少阳经的络脉，使人环跳部久痛不愈，大腿抬举困难。应选用毫针刺环跳穴，属寒证的，应该久留针，根据月的圆缺来确定针刺的次数，刺后疾病就可立即痊愈。

凡是病在经脉的，当刺经脉，若邪气所过经脉未病，为邪气在络脉，应该用缪刺的方法治疗。耳聋可针刺手阳明经的穴位，若针刺后无效，可刺入耳经脉在耳前的穴位，如听宫等。龋齿痛可针刺手阳明经的穴位，疼痛可立即停止。若刺后无效，可针刺入齿中的经脉，疾病就可立即痊愈。

邪气侵入五脏之间，发病后脉络牵引疼痛，间歇性发作。应诊察病变脉络所在的部位，用缪刺的方法刺十二经的井穴，或刺有瘀血的络脉，使之出血，隔日一次，针刺一次无效时，针刺五次便可痊愈。手阳明经的病变交错相传于足阳明经而导致上齿与唇冷痛，应刺手背部有瘀血的络脉出血，并针刺足阳明胃经的井穴厉兑一次，及食指末端的商阳穴各一次，可立即痊愈。用左病刺右、右病刺左的方法。咽喉肿痛，不能吞咽和吐出唾液，应用缪刺的方法刺足少阴肾经的然谷穴出血，疾病可立即痊愈。用左病刺右、右病刺左的方法。

邪气侵入手少阴、足少阴、手太阴、足太阴、足阳明这五经的络脉，这些络脉均相会在两耳之中，并上络于左耳上的额角。假若这五络的络气都已衰竭，使人全身的经脉都被扰动，而形体却失去知觉，好像死尸一般，这种现象也叫作"尸厥"。应刺足太阳脾经的井穴隐白，后刺涌泉，再刺足阳明胃经的井穴厉兑，然后刺手太阴经的少商穴，其后再刺手少阴心经的神

门穴各一次，疾病可以立即痊愈。若治疗无效，可用竹筒吹患者的两耳之中，并剃去患者左额角上的头发约一寸，将头发烧成灰末，用一杯美酒冲服，不能自饮的，将酒灌入，疾病就可立刻痊愈。

一般针刺治病的方法，应先用切法和循法诊察经脉的虚实盛衰，然后给予适当的调理。调治无效的，可以用经刺的方法；如果有疼痛症状而经脉没有病，则是邪在络脉，应当用缪刺的方法治疗。诊察皮肤部位有瘀血的络脉，刺其出血，这就是缪刺的方法。

【导读】本篇从病邪传变侵犯的两种不同途径入手，论述缪刺、巨刺的适应证和具体刺法。虽然缪刺法和巨刺法同为左右交叉取穴，但缪刺法治疗络病，病情轻浅，病位不定，当取皮络浅刺之；而巨刺法则治经病，病情重，病位相对稳定，当取经脉以深刺之。这是本文的基本思想，也是该篇的立论所在。

1. 邪入经脉伤五脏，治宜巨刺（经刺）

原文说："……此乃邪之从皮毛而入，极于五脏之次也。如此则治其经焉。"文中并未先解释何谓缪刺，而是指出，外邪伤人的途径之一是由皮毛→孙脉→络脉→经脉→五脏及肠胃。正因为邪气所伤的部位是经脉和内脏，因此在针刺治疗时，就以刺治经穴为主。这种针刺方法就是经刺法，又称为巨刺法。

2. 邪伤皮毛留于络，治用缪刺

原文说："其气无常处，不及于经俞，命曰缪刺。"承上文论述巨刺法的适应证后，指出外邪伤人，虽然都从皮毛而入，"舍于孙络"，但有时病邪不一定入传于经脉，而是"流溢于大络"，病位在络不在经，也未入脏。由于络脉是经脉的细小分支，其在人身的分布是纵横交错，无处不至，全身各处的络脉之间，互相连通，构成一个互相贯通的网络性结构。邪气在络之时，"其气无常处"，病变部位常不固定。再者，邪气在络，而未入经脉和脏腑，还不具备经脉病变的系统证候，如《素问·调经论》："身形有痛，九候莫病，则缪刺之。"指出邪在络脉，虽形体疼痛，但经未受邪，故脉象变化尚属正常，因此针刺时，就要刺皮络，这种针刺方法就是缪刺法。

3. 缪刺与巨刺的区别

原文在叙述巨刺、缪刺各自的适应病证后，对二者又作了进一步的分析比较。人体经脉呈左右交叉性的分布，循行的部位比较明确而固定，所以"邪客于经也，左盛则右病，右盛则左病。亦有易且移者，左痛未已而右脉先病"。可见，邪气在经，其病位的变易有一定规律，所以《素问·调经论》说："痛在于左而右脉病者，巨刺之。"本篇说："如此

者，必巨刺之。"为了强调巨刺法虽也是用左病刺右、右病刺左的方法，但不同于缪刺，原文明确指出，巨刺法"必中其经，非络脉也"。

针道第四

【原文】夫针之要，易陈而难入[1]。粗守形，上守神。神乎神，客在门[2]。未睹其病，恶[3]知其原。刺之微，在速迟。粗守关，上守机。机之不动，不离其空[4]，空中之机，清静以微。其来不可逢，其往不可追。知机道者，不可挂以发。不知机者，叩之不发。知其往来，要与之期[5]。粗之暗乎，妙哉上独有之也。往者为逆，来者为顺。明知逆顺，正行无问。迎而夺之，恶得无虚。追而济之，恶得无实。迎而随之，以意和之，针道毕矣。凡用针者，虚则实之，满则泻之，菀陈[6]则除之，邪盛则虚之。《大要》曰：徐而疾则实，疾而徐则虚。言其实与虚，若有若无。察后与先，若存若亡。为虚为实，若得若失。

虚实之妙，九针最妙，补泻之时，以针为之。泻曰迎之。迎之意，必持而内之，放而出之，排扬出针[7]，疾气得泄。按而引针，是谓内温，血不得散，气不得出。补曰随之。随之意若忘之[8]，若行若按，如蚊虻止。如留如环，去如绝弦。令左属右，其气故止。外门已闭，中气乃实。必无留血，急取诛之。持针之道，坚者为实（《素问》作宝），正指直刺，无针左右。神在秋毫[9]，属意病者[10]，审视血脉，刺之无殆[11]。方刺之时，心在悬阳[12]，及与两衡[13]（一作冲）。神属勿去，知病存亡。取血脉者，在俞横居，视之独满，切之独坚。

夫气之在脉也，邪气在上[14]，浊气在中[15]，清气在下[16]。故针陷脉[17]则邪气出，针中脉[18]则浊气出，针太深则邪反沉，病益甚。故曰：皮肉筋脉，各有所处，病各有所舍，针各有所宜，各不同形，各以任其所宜。无实实虚虚，损不足，益有余，是为重病，病益甚。取五脉[19]者死，取三脉[20]者恇。夺阴者厥，夺阳者狂，针害毕矣。

知其所苦，膈有上下，知其气之所。先得其道，布而渫之（《太素》作希而疏之[21]），稍深而留之，故能徐入之。大热在上者，推而下之；从下上者，引而去之；视前痛者，常先取之；大寒在外，留而补之；入于中者，从合泻之。针所不为，灸之所宜。上气不足，推而扬之；下气不足，积而从之。阴阳皆虚，火自当之。厥而寒甚，骨廉陷下，寒过于膝，下陵三里，阴络所过，得之留止，寒入于中，推而行之。经陷下者，即火当之，结络坚紧，火之所治。不知其若，两跷之下，男阳女阴，良工所禁。针论毕矣。

凡刺虚者实之，满者泄之，此皆众工之所共知也。若夫法天则地，随应而动，和之若响，随之若影，道无鬼神，独来独往。凡刺之真，必先治神，五脏已定，九候已明，后乃存针。众脉所（《素》作不）见，众凶所（《素》作弗）闻，外内相得，无以形先，可玩[22]往来，乃施于人。虚实之要，五虚[23]勿近，五实[24]勿远。至其当发，间不容瞚[25]，手动若务，针耀而匀。静意视义，观适[26]之变，是谓冥冥，莫知其形，见其乌乌，见其稷稷，从见其飞，不知其谁。伏如横弩，起若发机。刺虚者，须其实；刺实者，须其虚。经气已至，慎守勿失，深浅在志，远近若一。如临深渊，手如握虎，神无营于众物。

黄帝问曰：愿闻禁数[27]。岐伯对曰：脏有要害，不可不察。肝生于左，肺藏于右[28]，心部于表，肾治于里，脾为之使，胃为之市。膈肓之上，中有父母[29]。七节之傍，中有志心[30]（《素》作小心）。顺之有福，逆之有咎。泻必用方（《太素》作员），切而转之，其气乃行。疾入徐出，邪气乃出。伸而迎之，摇大其穴，气出乃疾。补必用员（《太素》作方），外引其皮，令当其门。左引其枢，右推其肤，微旋而徐推之，必端以正，安以静，坚心无解，欲微以留，气下而疾出之。推其皮，盖其外门，真气乃存。用针之要，无忘养神。泻者以气方盛，以月方满，以日方温，以身方定，以息方吸而内针，乃复候其方吸而转针，乃复候其方呼而徐引针。补者行也，行者移也，刺必中其荣，复以吸排针也。必知形之肥瘦，荣卫血气之衰盛。血气者，人之神，不可不谨养。

形乎形，目暝暝。扪其所痛（《素》作问其所痛），索之于经，慧然在前，按之弗得，不知其情，故曰形。乎神神[31]，耳不闻，目明心开而志光，慧然独觉，口弗能言，俱视独见，象若昏，昭然独明，若风吹云，故曰神。三部九候为之原，九针之论不必存。

凡刺之而气不至，无问其数；刺之而气至乃去之，勿复针。针各有所宜，各不同形，各任其所为。刺之要，气至而效，效之信，若风吹云，昭然于天，凡刺之道毕矣。节之交[32]，凡三百六十五会。知其要者，一言而终；不知其要者，流散无穷。所言节者，神气之所游行出入也，非皮肉筋骨也。睹其色，察其目，知其散复。一其形，听其动静，知其邪正。右主推之，左持而御之，气至而去之。

凡将用针，必先视脉气之剧易，乃可以治病。五脏之气已绝于内，而用针者反实其外，是谓重竭。重竭必死，其死也静，治之者辄反其气，取腋与膺。五脏之气已绝于外，而用针者反实其内，是谓逆厥。逆厥则必死，其死也躁，治之者反取四末。刺之，害，中而不去则精泄，害中而去则致气。精泄则病甚而恇，致气则生为痈疡。

刺针必肃[33]，刺肿摇针[34]，经刺勿摇，此刺之道也。刺诸热者，如手探汤；刺寒清者，如人不欲行。刺虚者，刺其去；刺实者，刺其来。刺上关者，㰦[35]不能欠；刺下关者，欠不能㰦。刺犊鼻者，屈不能伸；刺内关者，伸不能屈。病高而内者，取之阴陵泉；病高而外者，取之阳陵泉。阴有阳疾者，取之下陵三里。正往无殆，下气乃止，不下复始矣。

【注释】

[1] 易陈而难入：《灵枢·小针解》曰："所谓易陈者，易言也。难入者，难著于人也。"著，明白之意。本句意为：易于陈述、说明，但针刺的精微之处是难以使人掌握的。

[2] 门：邪循正气来往出入的地方。

[3] 恶：同"何"，怎么的意思。

[4] 机之不动，不离其空：是说气机之反应，都在腧穴之中。

[5] 要与之期：即要使针与气相会之意。

[6] 菀陈：菀，同郁；陈，积也。菀陈指恶血，即离经之血或血郁滞不通之处。

[7] 排扬出针：指出针时摇大针孔，不闭针孔。

[8] 若忘之：随意自如之意。

[9] 秋毫：比喻事物细微。

[10] 属意病者：指精神意念集中于患者。

[11] 殆：危害的意思。

[12] 悬阳：一指心，一指目。

[13] 两衡：眉上的部位称作衡。此处泛指眉间及面部。

[14] 邪气在上：泛指风邪、阳邪侵犯人体上部。

[15] 浊气在中：指因寒温不适，饮食不节，使饮食积滞之气留于中焦肠胃。

[16] 清气在下：清气指寒湿清冷之气，清气为阴邪，侵犯人体必从足始，所以说清气在下。

[17] 陷脉：指骨缝，或筋骨凹陷中的腧穴。

[18] 中脉：指足阳明胃经的合穴足三里。

[19] 五脉：指五脏的背俞穴。

[20] 三脉：指手足三阳脉。

[21] 希而疏之：指取穴少而精。

[22] 玩：精熟之意。

[23] 五虚：指脉细、皮寒、气少、泄利前后、饮食不入。

[24] 五实：脉盛、皮热、腹胀、前后不通、闷瞀（即昏闷，视物不清）称为五实。

[25] 瞬：时间短暂之意，通瞬。

[26] 适：到达之意。

[27] 禁数：指禁刺部位的多少。

[28] 肝生于左，肺藏于右：肝为木，旺于春，春阳发生，所以生于左。肺属金，旺于秋，秋阴收杀，故藏于右。

[29] 膈肓之上，中有父母：心下膈上为肓。心为阳称父，肺为阴称母。心主血脉，肺主气，人赖气血以长养，故为父母。

[30] 七节之傍，中有志心：杨上善云："脊有三七二十一节，肾在下七节之傍，肾神曰志……"

[31] 平神神：《素问·八正神明论》《太素·本神论》作"神乎神"。

[32] 节之交：节，指关节肌肉等各部分。节之交，即人体关节等各部相交接之处及交接处的间隙。

[33] 肃：严肃认真。

[34] 刺肿摇针：摇大针孔，以便出脓。

[35] 㰦（qù）：通呿，张口之意。

【语译】针刺治病的要领，说起来容易，但在实践中是难以使人明白和掌握的。医术差的医生，只注意患者外在形体上的变化，拘守针法和发病部位来治疗；高明的医生却能明确地掌握疾病的虚实，以调神为主，补泻运用自如。神指人体的正气，客指邪气，外邪往往循正气往来出入之处侵入人体。若不辨明疾病所在何经，就不能正确地选用有关腧穴。针法的微妙之处，在于手法徐疾的合适与否。技术差的医生，只注意四肢关节部位的一些穴位，而不懂得辨明正气盛衰和邪正交争胜负情况，而高明的医生能掌握气机的变化及人体血气的盛衰。气机的变化可以在经络腧穴中表现出来，但是，腧穴中气机的变化是相当微小的，医者须非常谨慎地静候观察。当邪气正盛之时，不可以用补法，邪气已去而正气未复的时候，不能用泻法。掌握了气机的往来变化，应及时地行施补泻手法，而不能有丝毫之差。如果不知道气机往来的变化，不能适时地行施补泻手法，好比是箭叩在弦上，当发时未发。明确了气机的逆顺盛衰，才能根据气机变化的时机及时用针。医术低劣的医生，不懂得气机变化的道理，只有高明的医生，才能掌握气机的变化及运用针刺补泻手法的奥妙所在。正气衰去为逆，正气充实为顺。明白了正气的盛衰和疾病的虚实，才能够果断地采取措施，处方选穴，行施补泻手法。因此，采用"迎而夺之"的泻法，必须是无虚证。选用"追而济之"的补法，必须无实证。所以，迎泻随补，是依据医者的辨证情况，来调和患者的气血。用针的要领，大致如此。一般针刺治病的原则，虚证用补法，实证用泻法，经脉有瘀血阻滞的应该排除掉，邪气盛的应当泻邪。《大要》指出：慢进针，快出针，为补法；快进针，慢出针为泻法。所谓实虚，是指行施补泻手法后针下气至的有无，用补法后使正气充实谓之有，用泻法后使邪气消失谓之无。明察疾病的轻重缓急，根据邪气的存亡和气至先后，决定补泻的时机。补泻之后，补使患者正气充实似有所得，泻使患者邪去体安，宛如卸掉了包袱。

所以，补虚泻实，九针是最合适的，用不同的针法就可以达到补虚泻实的目的。泻叫"迎之"。迎即持针刺入，得气后出针，出针时摇大针孔，不闭针孔，邪气就得以泻除。若出针时按闭针孔，叫作"内温"，定会导致瘀血不得消散，邪气不能泻出。补又叫"随之"。随之的方法是将针随着经气流行的方向轻刺，手法自如，在按穴下针行气时，手法轻微，有如蚊虻叮在皮肤一样。出针时动作快捷，像离弦之箭一样，右手出针，左手揉按针孔，以使经气留止不得外泄，好比将外门关闭，从而使中气保留固实。但是，施行补法必须是没有瘀血停留，若经络中有瘀血留滞，必须及时祛除。持针有一定的要求，重要的是要紧握针柄，对准腧穴，端正直刺，不能偏左偏右。要全神贯注，专心致志地观察患者的反应，体会针下的感觉，细心地审察血脉虚实，针刺才不会对人体产生损害。在下针之时，一定要注意患者两目及整个面部神情的变化，悉心地体察患者神气的盛衰，从而测知疾病的预后与转归。若血脉横布在腧穴周围，看起来盛满，触按之坚硬，为经脉结络不通，应剔除瘀血，消积散结。

一般外邪侵犯人体经脉，风热阳邪多侵犯人体的上部，饮食积滞多停留于人体的中部，清寒冷湿之邪多伤人体的下部。所以针刺筋骨凹陷中的穴位，可祛除邪气；针刺足三里，可调理脾胃，祛除浊气积滞；但如果针刺太深，反而引邪深入，加重病情。所以说：皮肉筋脉，各有一定的部位，病邪不同，侵犯人体的部位也不同，针刺方法也各不相同，针的形状也各有所异，以适应不同的病症。邪实的不要用补法，正虚的不要用泻法，假若虚证用了泻法，实证用了补法，就会加重病情。若误泻五脏的背俞穴，可使脏气竭绝，导致患者死亡；若误泻三阳经的腧穴，必然导致正气虚怯。误刺劫夺了人体的阴气则成厥证，劫夺了人体的阳气必然导致患者发狂，误刺的害处就如此之大。

知道了疾病的所在部位，诊察膈上下之脏腑，了解气机的盛衰变化，之后取穴少而精，稍稍深刺而留针，缓慢进针。大热在上的疾病，应该用阻抑的方法，使热邪下行。病邪由下向上发展的，应泻之于下，以便引邪外出。针刺治疗，应先审病痛的初发部位，率先刺之，以治其本，以防传变。大寒在表的疾病，应当采用留针和补的方法治疗。寒邪入里的，当泻合穴。不宜应用针法治疗的疾病，可以用灸法治。上气不足的，应当引气上行以补之；下气不足的，应不断地随气补之。上下均虚的，当用灸法。厥证寒重的，骨侧的筋脉陷下，寒凉感超过膝膑的，当灸足三里治疗。寒邪留止于阴络不去，传入人体内部，应该用相应的针法推散寒邪。寒邪收引凝敛，致使经脉陷下，或因寒邪凝结，致络脉坚紧的，都应该选择灸法治疗。若因寒结经络，但却无痛或失去正常感觉，不能反映疾病苦楚的，当灸与阳跷交会的申脉穴和与阴跷交会的照海穴，而且是男取阴跷，女取阳跷。若是男取阳跷，女取阴跷，即是高明的医生所禁忌的。若能明白上述道理，针刺治病的理论，就称得上完备了。

针刺治病，虚则补之，实则泻之，这些是所有医生都知道的。至于遵循自然阴阳变化规律，根据不同病变机制调理疾病，取得迅捷疗效，如响应声，如影随形，这不是什么鬼神之道，而是技术高明的医生灵活自如地施行针刺补泻手法的结果。针刺治疗疾病的真谛，在于必须先全神贯注，

专心致志地辨明机体的虚实盛衰和气机变化，五脏虚实已经辨明，三部九候脉象已定，然后用针。分析诊得的脉象和患者所有的症状，辨明标本是否一致，脉症是否相符，而不能单纯以外在表现为依据，还要精熟气血往来及邪正斗争情况，才能为患者治疗。针刺治疗虚实的关键在于，见到五虚不要盲目治疗，见到五实也不要放弃不治。治疗的时机已到，刻不容缓，操作时专心致志，选择针具要针体光洁。全神贯注，专默精诚地体会针下气至的感觉，虽无形可见，但气至之后，有如群鸟飞翔，但不知它是什么。所以气未至时，应当留针候气，好比横弓守猎，针下气应时快速出针，有如箭离弓弦一般。针刺治疗虚证的结果，应该使正气充实；治疗实证要使邪气怯虚。当针下气至时，应慎重地把握治疗时机，适时地行施补泻手法，并根据不同的情况采取不同的针刺深度。无论是新病，或是久病，针刺时都要细心体会针下气至的感觉，全神贯注，好像面临深渊一样谨慎小心，或如手握猛虎一样专心致志，不为其他事物所干扰。

黄帝说：我想知道针刺的禁忌部位有多少。岐伯回答：五脏都有各自的要害，对此不可不知。肝属木，春旺生发，故生于人体的左侧。肺属金，秋阴收杀，肺主宣发肃降，作用在人体的右侧。心为阳中之阳，阳气布达于表。肾在下，为阴中之阴，调治人体的内部。脾主运化，升清降浊，为五脏的遣使。胃主受纳水谷，五味皆入，有如杂市。膈肓之上有心肺，脊柱下七节之旁有心包络。上述这些都是人体的要害部位，针刺治疗时谨慎小心就不会发生异常情况，若违背了这些部位的禁忌，

必将产生不良后果。泻应该用的方法，是要在左手按压穴部皮肤时捻转进针，可用快进针、慢出针的方法，引邪外出。迎邪气的来势行针，摇大针孔，邪气才会很快地被祛除出去。补应该用的方法，是按循皮肤找准穴位。左手固定穴位，右手推针刺入皮肤，轻轻地捻转，慢慢地向下插针，针身必须端正，医者要平心静气，专心致志，坚持不懈，要少留针，针下气至时快速出针，揉按针孔，使正气存内。用针的要领，在于注意养神。使用泻法时，要在患者邪气虽盛，但正气充实时，要在月正圆时，要在天气正热时，要在患者身心安定时，并在患者吸气时进针，吸气时捻针，呼气时慢慢出针。补法是促使气至病所，以增强人体正气，祛除病邪之法。针刺深度须达营分，呼气时进针，再吸气时出针。但一定要根据患者形体的肥瘦和营卫气血的盛衰来施行针刺手法，因为血气是人体生长发育，以及精神、意识、思维活动的物质基础，在针刺治疗时，必须谨慎调养。

所谓"形乎形"，是指在诊治疾病时，只注意患者的外在表象，而不能够明确疾病的内在本质。从扪按患者疼痛所在，找出疾病所在之经，似乎一切都很明白地摆在眼前；若按之不痛，就不知道病变归属何经，这就叫作"守形"。所谓"神乎神"，是指在诊断疾病时，虽没有听到患者的主诉，只是通过观察患者就能敏锐地掌握疾病的真实情况。即便口不能言，但在与众医一起诊病时，却能有独到的见解。尽管疾病的征象模糊，却能独自明白病因病机，好比是风吹云散，这就叫作"守神"。它是以三部九候脉象为基础，九针的理论也不能与它相提并论。

针刺以后没有得气，应该行针催气或留针候气，不管引针次数多少，要以得气与否为客观指标。如果针下气至，可行使补泻手法，然后出针，不需要再一次施行手法了。针的形状不同，功能各异，各自的适应病证也不同。针刺的关键，必须是在得气的基础上施行补泻手法，才能收到较好的治疗效果，好比是风吹乌云，天空豁然明亮一样明显。若能达到这样的效果，针刺理论也称得上完备了。人体关节肌肉等各部分相交之处，共有三百六十五个会合处，能掌握这些要领，一句话就能概括明白，反之，就会毫无头绪。所说的"节"，是神气游行出入的地方，而不是指皮肉筋骨。观察患者的面部气色和眼睛，可知疾病的存亡。从整体出发，了解患者表现在外的征象，以及切脉、问诊，掌握机体内部的动静变化，即可知道正邪盛衰与消长。针刺时，右手持针向下进针，左手护持针身，协助针刺，等到针下气至，方可行补泻手法，然后出针。

针刺治病之前，一定要先诊脉象，从而观察脏腑的虚实盛衰，然后才可以采取治疗措施。若五脏精气已绝于内，属阴虚，气口脉必然浮虚，重按则无，对此应予补阴。若反取阳经腧穴，造成阳愈盛，阴更虚，致使五脏精气竭绝，叫作"重竭"。重竭的患者必死。阴阳互根，由于阴竭阳无以生，所以无气以动，故死时安静。若取腋、胸部的腧穴治疗本病，也属误治，因这两个部位都是脏气所出之处，误泄该处穴位，可致脏气外脱。若五脏之气已虚于外，是阳虚。气口脉当沉微，轻取则无。治此当针补五脏之阳。若反补五脏之阴，则使阴更盛，阳愈虚，导致四肢厥冷，这叫作"逆厥"。逆厥的患者必死，且死时躁动不安。这是误针四肢末端而致阳气竭绝所造成的不良后果。针刺治病还应该掌握好留针与出针的时间。针刺已中疾病的要害，就应当立即出针。若已中病还留针不去，必然造成精气外泄，精气外泄必然加重病情且使身体怯弱。如未中病而出针太早，就会使邪气滞留不去，停于肌肤而生痈疡。

针刺治疗时，必须严肃认真。针刺治疗脓肿时，应摇大针孔，以便泻出脓血。若刺经脉病，不要摇针，以防经气外泄。这是针刺治疗的道理。针刺治疗热病，应浅刺，快入针快出针，有如手探热汤一样一触即回；治疗寒证，应当深刺久留针，

好像是来人留恋，不愿走开一样。针刺治疗正气亏虚的病，应当采用随而济之的补法，如依经脉循行方向而刺；治疗邪气盛实的疾病，应采用迎而夺之的泻法，迎其气来以夺泄之。针刺上关穴时，应使患者张口而不能闭口；针刺下关穴时，应闭口而不能张口。刺犊鼻穴，应使患者屈膝而不能伸腿；刺内关穴，应伸臂而不能屈之。在上而属于内的疾病，可取足太阴经的合穴阴陵泉；在上而属于外的疾病，可取足少阳经的阳陵泉。内有热病，可刺足阳明胃经的合穴足三里。按正法施治，就不会发生危险，待针下气至邪退即可停止治疗。病若不愈，可反复治疗。

【导读】本篇主要解释了有关运用针道的要领，同时也讨论了如何补虚泻实的问题。

1. 凡刺之真，必先治神

治神是针刺之前对医生的首要要求。医生必须先调整好自己的精神，做到精神专一，全神贯注，"众脉所见，众凶所闻"，细心地体察患者的病情。对患者的五脏虚实盛衰、三部九候的脉搏变化等，全部了然心中，"外内相得"之时，才可施针。

另外，在施针过程中，也要做到思想集中，动作协调，"手动若务"，密切观察患者的针刺反应，不要左顾右盼，心不在焉。要像面临万丈深渊那样小心谨慎，像手擒猛虎那样神情专注，不为其他事物所分心。"神无营于众物"，如《素问·针解》所说："神无营于众物者，静意观病人，无左右视也。"

（1）上工守神。《灵枢·小针解》说："上守神者，守人之血气有余不足，可补泻也。"以上工为例，指出运用小针治病的关键在于守神。所谓守神，就是要密切地观察患者的精神活动，观察其神气的有无和盛衰，同时也要密切注视血气之虚实、邪正之盛衰。"上守机者，知守气也"，这就指出了高水平的医生必须熟悉气血活动情况，随时把握针下得气的感应，勿要错过实施手法的时机而误用补泻，这正是高明的医生与众不同之处。

（2）粗工守形。《灵枢·小针解》说："粗守形者，守刺法也。"指出了粗工机械地拘守局部治疗，注意力只局限在患者的形体或局部穴位上，只懂得四肢关节取穴，而不熟悉气血运行，不知识别气血盛衰和正邪斗争情况，因而只能守死法而不能灵活地运用补泻原则。

2. 刺者必明病情，知虚实而调治

（1）气口定虚实。"气口虚而当补之""气口盛而当泻之"（《灵枢·小针解》），要想正确地进行针刺补泻，必须首先判定病证性质之虚实。由于脉会太渊，气口正当于此，全

身经脉气血的盛衰活动，均能通过肺而反映于气口。在一般情况下，气口脉虚，所主病证亦虚；气口脉盛，所主病证亦实。判定病证性质的虚实是实施补泻治疗的前提和依据。

（2）施补泻手法

①迎随补泻法。《灵枢·小针解》说："迎而夺之者，泻也；追而济之者，补也。"是指根据经脉的循行方向施以补泻方法。迎其脉气来势而行针，为泻法，顺着脉气的去势而行针为补法。这一方法的实施，要求医生熟悉经脉的循行路径和方向。

②徐疾补泻法。《灵枢·小针解》说："徐而疾则实者，言徐内而疾出也。疾而徐则虚者，言疾内而徐出也。"详细地解释了徐疾补泻的操作方法。在施用此法时，首先要判定邪气的有无、正气的盛衰。邪盛为实，当泻，就要采用"疾而徐则虚"之泻法，即快进针慢出针。若正气已衰，则为虚证，当补，就要采用"徐而疾则实"的补法，即慢进针快出针。

（3）判定疗效。《灵枢·小针解》说："为虚与实，若得若失者，言补者必然若有得也，泻则恍然若有失也。"是说施用补法就要使患者感到正气充满而似有所得；施用泻法，就要使患者马上有轻松而若有所失之感。根据针刺后患者的自我感觉，判定针刺疗效。

（4）注意针刺得气。得气，又称"气至"，或"针感"。指在针刺穴位后，经过手法操作或较长时间的留针，使患者出现酸、麻、胀、重等感觉，行针者亦觉得针下沉紧。针刺得气与疗效有密切的关系。《灵枢·九针十二原》说："刺之要，气至而有效。"本段说："经气已至，慎守勿失。"《素问·针解》也说："经气已至，慎守勿失者，勿变更也。"意思是说针刺后要注意是否得气，如果已经得气，就应谨慎地掌握，不要随便地变更手法。

3. 阳竭之死静，阴胜之死躁

《灵枢·小针解》说："所谓五脏之气已绝于内者，脉口气内绝不至，反取其外之病处与阳经之合，有留针以致阳气，阳气至则内重竭，重竭则死矣，其死也无气以动，故静。"既指出脉口是测知阴阳之气盛衰变化的部位，也指出辨证不精，补泻反作造成的针害。脉口虚浮是阴虚内绝证，针刺时要用留针之法治疗，若反补在外的阳气，益阳则阴气愈损，使内竭之气，竭而再竭，必致脏气损竭而死亡。

所谓五脏之气已绝于外者，则见脉口之气外绝而不至。如果误刺，反取四肢之输，久留针以补阴气，就会使阳气反入于内，入内则会使阴阳出入运动逆乱，加重病情，以致死亡。就一般情况而言，阳气衰竭的重症，其寸口脉象应该微弱，若在针刺时反取四末腧穴，助阴损阳，只能加重病情。当表现出烦躁不宁之象时，是为危象。

4. 脏有要害，不可不察

脏腑居于体内，而其在体表均有紧要之处，即"脏有要害"。因此，在体表"要害之处"施以针刺治疗，就必须要谨慎，若能遵循法则刺治，就会取得疗效，若违反了法则而误刺，就会对人体产生危害，故经文云："顺之有福，逆之有咎。"

经文"肝生于左，肺藏于右，心部于表，肾治于里，脾为之使，胃为之市"，阐述了肝位于下焦，其气主升，肺位至高，为华盖之脏，其气宣降，在下之气由左而升，在上之气从右而降，肝升肺降，升降相司，为调节全身气机的重要环节。肺肝升降得宜，则气机舒展，体内气机正常升降。又因肝藏血，肺主气，气为血帅，气行则血行，必须肺敷布运行周身之气的功能正常，血才能归藏于肝，并随时根据机体的需要向周身各处输送血液，发挥其贮藏血液、调节血量的作用。肺调节一身之气的功能又需得到肝血的濡养，才能正常发挥。故肝与肺两脏的相互配合能对气血的运行起一定的调节作用，才能形成左升右降的格局，从而统帅气机升降运动。心位居于上，属阳，主火。但火中有水，心阴含于心火之中，其性沉静，牵引心火下降，以温煦肾阳。肾位居于下，属阴，主水。肾水得肾阳激发蒸腾，上济于心，而生心阴。心阴沉静，复引心火下交于肾，如此循环，生生不息，正如《慎斋遗书》所说："心肾相交，全凭升降，而心气之降，由于肾气之升，肾气之升，又因心气之降。"心调节着外表的阳气，肾管理着内部的阴气，心肾之间相互依存，又相互制约，共同维持着阴阳、水火的动态平衡，故曰"心部于表，肾治于里"。脾与胃以膜相连，同居中焦，脾的经脉属脾络胃，胃的经脉属胃而络脾，脾与胃构成表里关系，二者在生理上密切配合，主要体现在纳运相宜、升降相因、燥湿相济方面。胃受纳和腐熟饮食水谷，是脾运化的前提和基础；脾运化转输水谷精微，是胃受纳腐熟水谷的继续和深化，并为胃继续受纳腐熟水谷提供能源。脾气主升，饮食水谷的精微物质才得以输布上达心肺，化生气血营运头面五官九窍及全身。胃气主降，则饮食水谷通达下行，便于不断消化吸收和排泄。脾升胃降，相辅相成，才能使人体的消化功能正常进行。脾脏属阴，以阳气为用，脾阳旺则能运化升清，其性喜温燥而恶湿；胃腑属阳，赖阴液滋润，胃阴还则能受纳降浊，故性喜柔润而恶燥。正如《临证指南医案》所云："太阴湿土，得阳则运，阳明燥土，得阴自安。"故经文所说"脾为之使，胃为之市"，进一步说明脾胃脏腑阴阳相合，升降相因，燥湿相济，才能维持人体饮食的消化吸收功能。

总而言之，在上之心肺之气下降，在下之肝肾之气上升，中有脾胃的枢转，使"高下相召，升降相因，而变作矣"（《素问·六微旨大论》），从而维持着人体正常的生命活动。若误刺损伤脏气，则使气机升降失序，轻者则病，甚者则死，如《素问·六微旨大论》所说："出入废则神机化灭，升降息则气立孤危。"因此本节原文关于脏腑的左、右、表、里的记载，仅从字面上理解，而视为解剖部位，则与经旨不合。特别是"肝生于左"，据现代解剖知识，肝居于右胁，据此而攻击中医不科学者有之。据近年来关于异位内脏的报道而认为此为异位肝脏之最早记载者也有之，对此，听来似是，究实亦非。这些看法，均囿于解剖学概念，而未得中医"藏象学说"之真谛。

本篇云："膈肓之上，中有父母。七节之傍，中有志心。顺之有福，逆之有咎。"提示了位于横膈之上胸腔之内的心肺，心为阳，主于血；肺为阴，主于气，共营卫于身，维持着生命活动，故为父母。第七椎旁里面有心包络，强调了胸背部的重要性，在针刺治疗时应该注意，假如伤及这些紧要部位是很危险的。所以告诉医生，遵守这个禁忌，就不会肇祸，违背了就要发生灾祸。

针道终始第五

【原文】凡刺之道,毕于终始。明知终始,五脏为纪,阴阳定矣。阴者主脏,阳者主腑。阳受气于四肢,阴受气于五脏。故泻者迎之,补者随之,知迎知随,气可令和。和气之方,必通阴阳。五脏为阴,六腑为阳,谨奉天道,请言终始。终始者,经脉为纪,持其脉口人迎,以知阴阳有余不足,平与不平,天道毕矣。所谓平人者,不病也。不病者,脉口人迎应四时也,上下相应而俱往来也。六经之脉不结动[1]也,本末相遇,寒温相守司,形肉血气必相称也,是谓平人。若少气者,脉口人迎俱少而不称尺寸[2]。如是者,则阴阳俱不足,补阳则阴竭,泻阴则阳脱。如是者,可将以甘药,不可饮以至剂[3]。如此者弗灸。不已者,因而泻之,则五脏气坏矣。

人迎一盛[4],病在足少阳;一盛而躁,在手少阳。人迎二盛,病在足太阳;二盛而躁,在手太阳。人迎三盛,病在足阳明;三盛而躁,在手阳明。人迎四盛,且大且数,名曰溢阳,溢阳为外格[5]。脉口一盛,病在足厥阴;一盛而躁,在手心主。脉口二盛,病在足少阴;二盛而躁,在手小阴[6]。脉口三盛,在足太阴;三盛而躁,在手太阴。脉口四盛,俱大且数,名曰溢阴。溢阴为内关[7],不通者,死不治。人迎与太阴脉口俱盛四倍已上,名曰关格。关格者,与之短期[8]。

人迎一盛,泻足少阳而补足厥阴,二泻一补,日一取之,必切而验之,疏[9]取之上,气和乃止。人迎二盛,泻足太阳而补足少阴,二泻一补,二日一取之,必切而验之,疏取之上,气和乃止。人迎三盛,泻足阳明而补足太阴,二泻一补,日一取之,必切而验之,疏取之上,气和乃止。脉口一盛,泻足厥阴而补足少阳,二补一泻,日一取之,必切而验之,气和乃止,疏取之。脉口二盛,泻足少阴而补足太阳,二泻一补[10],二日一取之,必切而验之,气和乃止,疏取之。脉口三盛,泻足太阴而补足阳明,二补一泻,日二取之,必切而验之,气和乃止,疏取之。所以日二取之者,太阴主胃,大富于谷,故可日二取之也。人迎脉口俱盛四倍已上(《灵枢》作三倍),名曰阴阳俱溢,如是者,不开则血脉闭塞,气无所行,流淫于中,五脏内伤。如此者,因而灸之,则变易为他病矣。

凡刺之道,气和乃止。补阴泻阳,音声益彰,耳目聪明,反此者,血气不行。所谓气至而有效者,泻则脉虚。虚者,脉大如其故而不坚也。大如故而益坚者,适虽言快,病未去也。补则益实。实者,脉大如其故而益坚也。大如故而不坚者,适虽言快,病未去也。故补则实,泻则虚,病虽不随针减,病必衰去矣。必先通十二经之所生病,而后可传于终始。故阴阳不相移,虚实不相倾，取之其经。

凡刺之属，三刺至谷气[11]。邪僻[12]妄合，阴阳移居，逆顺相反，浮沉异处，四时不相得，稽留淫泆，须针而去。故一刺阳邪出，再刺阴邪出，三刺则谷气至而止。所谓谷气至者，已补而实，已泻而虚，故知谷气至也。邪气独去者，阴与阳未能调而病知愈也。故曰补则实，泻则虚，病虽不随针减，病必衰去矣。（此文似解前第三篇中。）

阳盛而阴虚[13]，先补其阴，后泻其阳而和之；阴盛而阳虚，先补其阳，后泻其阴而和之。

三脉动于足大指之间，必审其虚实。虚而泻之，是谓重虚，重虚病益甚。凡刺此者，以指按之，脉动而实且疾者，则泻之，虚而徐者则补之，反此者病益甚。三脉动（一作重）于大指者，谓阳明在上，厥阴在中，少阴[14]在下。

膺腧中膺，背腧中背，肩膊[15]虚者取之上。重舌，刺舌柱以铍针也。手屈而不伸者，其病在筋；伸而不可屈者，其病在骨。在骨守骨，在筋守筋。

补须[16]一方实，深取之，稀按其痏，以极出其邪气。一方虚，浅刺之，以养其脉，疾按其痏，无使邪气得入。邪气之来也紧而疾，谷气之来也徐而和。脉实者，深刺之以泄其气；脉虚者，浅刺之，使精气无得出，以养其脉，独出其邪气。刺诸痛者，深刺之。诸痛者，其脉皆实。

从腰以上者，手太阴、阳明主之；从腰以下者，足太阴、阳明主之。病在下者，高取之；病在上者，下取之。病在头者，取之足；病在腰者，取之腘。病生于头者，头重；生于手者，臂重；生于足者，足重。治病者，先刺其病所从生者也。

春气在毫毛，夏气在皮肤，秋气在分肉，冬气在筋骨。刺此病者，各以其时为齐[17]。刺肥人者，以秋冬为之齐。刺瘦人者，以春夏为之齐。刺之[18]痛者，阴也，痛而以手按之不得者，亦阴也，深刺之。痒者，阳也，浅刺之。病在上者，阳也；在下者，阴也。病先起于阴者，先治其阴而后治其阳；病先起于阳者，先治其阳而后治其阴。久病者，邪气入深。刺此病者，深内而久留之，间日复刺之，必先调其左右，去其血脉，刺道毕矣。

凡刺之法，必察其形气。形气[19]未脱，少气而脉又躁，躁厥者（一作疾字），必为缪刺之，散气可收，聚气可布。深居静处，占神往来，闭户塞牖，魂魄不散，专意一神，精气之[20]分，无闻人声，以收其精，必一其神，令志在针。浅而留之，微而浮之，以移其神，气至乃休。男女内外，坚拒勿出，谨守勿内，是谓得气。

【注释】

[1] 六经之脉不结动：指手足六经之脉既无结涩不足，也无动疾有余的疾病征象。

[2] 不称尺寸：是指脉象短小无力，与平时尺寸不相称。

[3] 至剂：刚毒之剂。

[4] 人迎一盛：指人迎脉象比寸口脉象大一倍。

[5] 溢阳为外格：《太素·人迎脉口诊》注："人迎盛至四倍，大而动数，阳气盈溢在外，格拒阴气不得出外，故曰外格也。"

[6] 小阴：《灵枢·终始》等作"少阴"。

[7] 溢阳为内关：《太素·人迎脉口诊》注："阴气四盛于阳，脉口大而且数，阴气盈溢在内，关闭阳气不得复入，名曰内关。"

[8] 关格者，与之短期：关格指阴阳不变，相互格拒。"与之"有"称之""谓之"之意。短期，即死期不远之意。

[9] 疏：《太素·人迎脉口诊》作"躁"。

[10] 二泻一补：《灵枢·终始》《太素·人迎脉口诊》作"二补一泻"。

[11] 三刺至谷气：三刺指皮肤、肌肉、分肉三种不同深浅的刺法。谷气，即胃气、元气。

[12] 澼：《灵枢·终始》《太素·三刺》作"僻"。

[13] 阳盛而阴虚：阳指人迎脉，阴指寸口脉。它们分别代表人体的阴经和阳经。

[14] 少阴：《太素·三刺》作"太阴"。

[15] 膊：《太素·三刺》作"髀"。

[16] 补须：据《太素·三刺》及《类经》十九卷第八注，此二字与下文义不通，疑有脱误。

[17] 齐：同"剂"，本文中指针刺的深浅。

[18] 刺之：《灵枢·终始》《太素·三刺》作"病"。

[19] 气：《灵枢·终始》《太素·三刺》均作"肉"。

[20] 之：《太素·三刺》作"不"。

【语译】凡是针刺治病的道理，都详载在《终始》篇里。若想明确地知道终始的意义，必须以五脏为纲纪，然后才能明确阴阳各经的关系。手足三阴经归属五脏，手足三阳经归属六腑。阳主外，受气于四肢；阴主内，受气于五脏。所以在行泻法时，要迎而夺之，如逆着经脉循行方向而刺；在行补法时随而济之，即顺着经脉循行方向而刺。掌握了迎随补泻的方法，可使阴阳之气调和。若要掌握调和气血的方法，必须精通阴阳理论。五脏属阴，六腑属阳。根据自然界阴阳演变规律，下面谈谈终始的意义。所谓终始，在人体是以十二经脉为纲纪。寸口脉是太阴经所过，可查知五脏之阴的虚实；人迎脉是阳明脉所过，可测知六腑之阳的盛衰。所以，通过切寸口、人迎脉，便可知人体阴阳气血的有余与不足，及阴阳是否达到阴平阳秘。这样，也就掌握了自然演变的规律。所谓平人，是指没有病的人。人若无病，其寸口人迎脉是与四时阴阳之气相适应的，而且上部的人迎脉与下部的寸口脉也是一致往来不息的。手足六经之脉既没有结涩不足，也没有动疾有余的疾病征象，内在脏气的本与外在肌体的末，在四时室温不同的气候条件下协调一致，保持着正常的生理活动，形肉与气血相符，这样的人就是无病的人。若是气虚的人，则寸口与人迎脉均虚弱无力，与平时不一样。这样的患者，是阴阳俱虚，补阳则使阴气更加虚竭；泻阴，则由于阳依附于阴而会使阳气衰脱。对于这样的患者，只能用甘药调养，不可用刚毒之药攻伐，也不宜用灸法治疗。治疗无效的，是用了泻法以致五脏精气受损的缘故。

人迎脉比寸口脉大一倍的，病在足少阳经；若大一倍兼有躁动不安，病在手少阳。人迎脉大于寸口脉两倍的，病在足太阳经；若大两倍兼有躁动不安，病在手太阳。人迎脉大于寸口脉三倍的，病在足阳明；若大于三倍兼躁动不安，病在手阳明。人迎脉大于寸口脉四倍且大而数，叫作溢阳，为阳气盛极，格拒阴气不得外出，所以称为"外格"。寸口脉比人迎脉大一倍的，病在足厥阴；若大一倍兼见躁动不安，病在手厥阴。寸口脉比人迎脉大两倍的，病在足少阴；若大两倍兼见躁动不安，病在手少阴。寸口脉比人迎脉大三倍的，病在足太阴；若大三倍兼躁动不安，病在手太阴。寸口脉比人迎脉大四倍且大而数的，叫作溢阴，溢阴为阴气盈溢于内，阳气关闭于外，致使阴阳不交，所以称为"内关"。内关是阴阳表里隔绝不通的不治之证，或叫死证。若人迎与寸口脉均比平时大四倍以上，叫作关格。出现这种情况，为阴阳不交，相互格拒，这样的患者将会在短期内死亡。

人迎比寸口脉大一倍，应泻足少阳而补足厥阴，用两泻一补法，每日针刺一次。施治的同时，必须诊察人迎、寸口两处脉象，若躁动不安，可取刺手少阳和手厥阴经。待脉气平和，方可停止针刺治疗。人迎脉比寸口脉大两倍，可泻足太阳而补足少阴经，用两泻一补的方法，两天针刺一次。同时必须诊察人迎、寸口两处脉象，若显示躁动不安，可取刺手太阳和手少阴经，待脉气平和，方可停止针刺治疗。人迎脉比寸口脉大三倍，应泻足阳明经而补足太阴经，用两泻一补的方法，每日针刺一次，同时诊察人迎、寸口两处脉象，若显示躁动不安，可刺手阳明与手太阴经，待脉气平和，方可停止针刺治疗。寸口脉比人迎脉大一倍，应泻足厥阴而补足少阳，用两补一泻法，每日针刺一次，同时诊察两处脉象，脉象平和，便可停止针刺治疗。若脉象躁动不安，可刺手厥阴与手少阳经。寸口脉比人迎脉大两倍，应泻足少阴经而

补足太阳经，用两补一泻的方法，两天针刺一次。同时，须诊察两处脉象，脉气平和方可停止针刺治疗。若脉象躁动不安，可取刺手少阴与手太阳经。寸口脉比人迎脉大三倍，应泻足太阴经而补足阳明经，用两补一泻的方法，一日针刺两次。同时诊察两处脉象，待脉气平和方可停止针刺治疗。若脉象躁动不安，可取刺手太阴经和手阳明经。之所以一天要刺两次，是由于太阴与胃相表里，胃为水谷之海，多气多血之腑，所以一天可刺两次。人迎与寸口脉均比平时大三四倍以上，叫作阴阳俱溢。若是这样，由于阴阳不能交通，必使气不能行，血脉闭塞，从而流溢浸淫在内，使五脏被伤，真阴受损。此病若误用灸法，则愈伤真阴而变生他病。

针刺治病，以达到阴阳之气调和为目的。若能恰当地选用补阴泻阳的补泻手法，阴阳之气和调，则声音清朗、耳聪目明。反之，补泻不当，则会导致气血运行不畅。所谓"气至而有效"，指的是在施行泻法后，使脉象由实转虚。其表现是，脉象虽与治疗前一样大，但按之和缓不坚。若脉象同治疗前一样大且按之较前更加坚硬，针刺时患者虽然感觉轻快，但实际上疾病并未被消除。反之，虚证在施行补法后，就会使脉象由虚转为充实有力。其表现是，脉象虽与原来的一样大，但按之较治疗前坚实有力。若脉象与治疗前一样，但按之无力者，针刺时患者虽然感到舒适痛快，但疾病并未被消除。所以，正确地运用补泻手法，补后使正气充实，泻则使邪气转虚，虽然出针后病痛不一定痊愈，但病势却会由此衰去。因此，医者须先明确十二经所生疾病的规律，然后才能明白《终始》

篇的深刻意义。总之，十二经脉各有其属络关系、循行部位及发病特点，补虚泻实的治疗大法也不能相互颠倒，能掌握以上原则，实行辨证归经，按经取穴，就能达到补虚泻实的目的。

凡是适宜于针刺治疗的疾病，都必须运用由浅入深的三刺法，使针下气至而获得治疗效果。若邪气侵犯人体，妄与正气相合，使阴阳之气错乱，气血运行的逆顺方向与正常相反，脉象浮沉发生变化，且与四时气候的改变不相适应，使邪气滞留体内而浸淫弥漫，上述这些病变，必须用针刺的方法治疗。所以，一刺刺达浅层皮肤，可引阳分之邪外出；再刺刺达较深层肌肉，引阴分之邪外出；三刺刺入分肉之间，待针下谷气至，即有得气之感后，行施补泻手法，然后可以出针。所谓"谷气至"，即虚证用了补法，使正气充实，实证用了泻法，邪气则被祛除。这些征象就是"谷气至"。针刺治疗后，祛除了病邪，人体的阴阳气血虽不能立刻恢复常态，但是疾病是会痊愈的。所以说能正确地行施针刺手法，补使正气充实，泻则祛除致病邪气，出针后，病虽没有立刻痊愈，但是病势必然减轻了。

阳经盛而阴经虚，应先补阴经，后泻阳经以调和阴阳；阴经盛而阳经虚，当先补阳经，后泻阴经，从而调和阴阳两经。

足阳明、足厥阴、足少阴三条经脉，均循行分布于足大趾附近，所以在针刺治疗前，一定要审察清楚这三条经脉的虚与实，以便施行补泻手法。假若虚证用了泻法，叫作重虚，其不良后果是病情更加严重。凡是针刺治疗这些病证，可先用手指切按其动脉，若脉的搏动坚实且急速，则用泻法；若脉的搏动无力而缓慢，则属于虚证，当用补法。如果违反了这些治疗原则，就会使病情加重。三动脉所在的部位是，足阳明经在足背部，足少阴在足心部，足厥阴经在足阳明与少阴之间。

病有在阴经或阳经的不同，所以，治疗部位也有所不同。胸部两旁的腧穴可以治疗阴经病，背部的腧穴可以治疗阳经病，肩膊虚证可取其周围有经脉相通的穴位。治重舌病，可用铍针刺舌柱上瘀血络脉并使之出血。手屈而不能伸的，是病在筋；伸而不能屈的，是病在骨。病在骨当治骨，病在筋则治筋。

脉实属实证，宜深刺，出针后很少按压针孔，以便给邪以出路，使邪气得以尽快排出。脉象无力属虚证，宜浅刺，为了养护经脉之气，出针后快速按压针孔，一则真气得以保养，二来也可防止外邪侵入。针刺以后，针下坚紧而急的是邪气；而针下感到徐徐和缓且有力的，是正常的得气感，又叫作谷气至。所以，实证应深刺之泻病邪；虚证应浅刺，使精气不得外泄，从而养护经脉之气，只将病邪排出体外。针刺治疗各种疼痛病证，因其脉象坚实属于实证，故宜深刺行泻法。

腰部以上的疾病，应取手太阴经和手阳明经的穴位治疗；腰部以下的疾病，应取足太阴与足阳明两经上的穴位治疗。由于经脉循行贯穿人体的全身上下，所以，病在下的，也可循经远取上部的穴位治疗；病在上的，也可取下部的穴位治疗。病在头部的，可取脚上的穴位；病在腰部的，可取腘窝部的穴位。病生于头部的，头部必重；病在手部的，臂部必重；病生于脚部的，脚部必重。针刺治病，应先治那些初发病证，以治其本。

人与自然息息相关，外邪侵犯人体，往往随四时之气的不同而有不同的深浅所在。故春气在毫毛，夏气在皮肤，秋气在分肉，冬气在筋骨。针刺这些疾病，应根据时令季节而采取不同的针刺深度。为肥胖的人针刺治病，应当采用秋冬的深度，亦即刺得较深一些。为瘦人针刺治病，因其皮薄肉少，应当采用春夏的深度，即刺得较浅一些。疼痛由寒邪凝滞所致的，属于阴证；疼痛部位较深，用手按压找不到疼痛部位的，也是阴证，针刺时宜深刺。痒属阳证，为邪在皮肤，宜浅刺之。病变部位在上的属阳，病变部位在下的属阴。病变先在阴经的，应当先治阴经，后治阳经，即先治其本后治其标；病变先生于阳经的，应先治阳经，后治阴经，亦即先治本后治标。久病由于邪气侵入人体部位较深，针刺治疗时，当深刺而久留针，隔日针刺一次。针刺前，当先诊清病是在经，或是在络，然后决定是用缪刺法或是巨刺法。若经络中有结聚郁滞之处，应刺其出血。针刺的道理也就完备了。

一般针刺的方法，必须审察患者形体强弱及正气的盛衰。若患者并不消瘦，但气虚而脉象躁动，必须采用缪刺的方法治疗，才能使散失的精气得以收持，使聚积的邪气可被祛散消除。施术时，医者要平心静气，好像是身处幽静之地一样，精神集中，密切注意患者精神活动及机体的气机变化，关闭门窗，神志专一，全神贯注，精神内守，不被外界人声所扰乱，将全部注意力集中在针刺治疗上。或浅刺留针，或轻微地浮刺，以调整患者的精神和血气，待针下得气为止，从而使阳气内入，阴气外出，阴阳相交，协调沟通，正气充盛于内，邪气不能深入于里，这就叫作"得气"。

【导读】

1. 人迎、脉口脉的病理变化及诊治、预后

（1）人迎、脉口脉盛的诊断和治疗：人迎候阳，人迎脉盛表明阳经邪气亢盛；脉口候阴，脉口脉盛表明阴经邪气亢盛。阳经邪气盛实，易耗伤阴经之气；阴经邪气盛实，多耗伤阳经之气。所以针刺治疗时，人迎脉盛者，采取泻阳经之邪为主，补相表里的阴经之气为辅的方法；脉口脉盛者，采取泻阴经之邪为主，补相表里的阳经之气为辅的方法。如"人迎一盛，泻足少阳而补足厥阴，二泻一补""脉口一盛，泻足厥阴而补足少阳，二补一泻"。

（2）人迎、脉口四盛的病理及预后

①人迎四盛："人迎四盛，且大且数，名曰溢阳，溢阳为外格。"溢阳，是六阳偏盛盈溢之意。外格，是六阳偏盛与阴格拒，阴阳脱节之意。人迎脉大于寸口四倍，大而且快，六阳偏盛到了极点，盈溢于六腑，叫溢阳；因为溢阳不能与阴气相交，所以称为外格。由此说明，是邪气亢盛淫溢于阳经，阴气格拒在内所致，表示病情比较危重。

②脉口四盛："脉口四盛，俱大且数，名曰溢阴。溢阴为内关，不通者，死不治。"溢阴，是六阴偏盛盈溢之意。内关，关是关闭之意。六阴偏盛，拒六阳于外，有表里隔绝的意思。寸口脉大于人迎四倍，大而且快，六阴偏盛到极点，盈溢于五脏，叫溢阴；溢阴则阳气不能与阴气相交，所以称为内关。阴经连属五脏，邪气亢盛于阴经，时刻有中脏的危

险。因此病情极为严重，预后不良，即如原文所说："溢阴为内关，不通者，死不治。"

③人迎、脉口俱盛：人迎、脉口脉同时大于常人三倍或四倍以上，其病情更为严重。如原文所说："人迎脉口俱盛四倍已上，名曰阴阳俱溢，如是者，不开则血脉闭塞，气无所行，流淫于中，五脏内伤。""人迎与太阴脉口俱盛四倍已上，名曰关格。关格者，与之短期。"阴阳俱溢，是说明阴阳两气，都盛极而盈溢于脏腑。不开，乃内外不能开通之意。关格，是指阴阳两气都盛到极点，阴阳隔绝，互不相交。无论是"关格"或"阴阳俱溢"，皆说明邪气极端亢盛，人体阴阳内外不能开通，使血脉闭塞，气机受阻，使五脏内伤，大有阴阳离决之势，命在旦夕，正如原文所说："关格者，与之短期。"在抢救治疗此种极其危重的病证时，切勿采用灸法，以免复伤阴阳，此即"如此者，因而灸之，则变易为他病矣"。

2. 针刺要求与禁忌

（1）针刺要求：针刺要求是指对患者进行针刺前和针刺过程中，医生对疾病性质的认识，对治疗环境和患者心理状态等因素的把握。归纳通篇对针刺的要求，大致有以下三方面。

①必审病证虚实：审病证虚实，就是对疾病进行辨证的过程，辨证是进行针刺的基本前提。因为病有邪实与正虚之别，或者还存在虚实夹杂的情况，因此，这就要求针刺之前"必审其虚实"，才能恰当地施行补泻手法。如"阴盛而阳虚"者，应"先补其阳，后泻其阴而和之"；"阴虚而阳盛"者，应"先补其阴，后泻其阳而和之"。若先不明阴阳虚实之主次，便不知针刺补泻之先后，而犯"虚虚实实"之戒。当然，辨虚实也并不是针刺的唯一前提，如辨病位、定病因等亦很重要，也不可不知。

②必审形气盛衰：在针刺之前，除了认真地辨证以外，同时还必须注意患者形气情况，即体质情况，所谓"凡刺之法，必察其形气"，只有这样，刺治时才能选法得当。原文"形肉未脱，少气而脉又躁，躁厥者，必为缪刺之，散气可收，聚气可布"，即说明了这一点。症见少气、脉躁、烦躁、四肢逆冷等，无疑是一种比较危重的证情，一般来说是不宜使用"缪刺"法的；但察其患者形气，见"形肉未脱"，表明体质尚好，精气尚存，故指出"必为缪刺之"来救逆祛邪，使正气恢复，邪气散除。由此可见，针刺治疗时"必察其形气"是非常必要的。

③环境安静，思想集中：治疗时环境安静，医生思想集中，患者神情平静，必将有利于针刺效果的提高。因此，《内经》是很强调这一点的。原文提出，"深居静处，占神往来，闭户塞牖，魂魄不散，专意一神，精气之分，无闻人声，以收其精，必一其神，令志在针"，旨即在此。至于原文要求"男女内外，坚拒勿出，谨守勿内"，虽然，表现了当时男女隔绝的封建思想，但应该从其目的仍在于保持环境安静，排除各种干扰，以配合治疗这一积极方面来理解。

（2）针刺禁忌：针刺前后的禁忌有九个方面。①针刺前后禁房事；②针刺前后禁醉酒；③针刺前后禁喜怒；④针刺前后禁劳累；⑤针刺前后禁饱食；⑥针刺前后禁饥饿；⑦针刺前后禁大渴；⑧惊恐之时禁针刺；⑨剧烈活动后禁针刺。

3. 关于六脉经终的问题

经终，就是经脉之气终绝的意思。六脉经终的证候，都是由于脏腑精气衰竭，以致经脉之气终绝而表现于外的临死症状。从原文的记载来分析，各脉经终的证候，其一，主要反映其本经脉所属脏腑精气衰竭的证候；其二，表现出与其经脉循行相关联部位的证候。以太阳经脉为例，太阳经脉包括手太阳小肠经和足太阳膀胱经。足太阳膀胱经起于目内眦，挟脊抵腰属膀胱；手太阳小肠经，起于小指之端，循臂上肩，至目外眦。由于太阳经气终绝，则出现了与其循行路线相关的表现，如戴眼、反折、瘈疭等。同时，太阳主表，为诸阳之属；膀胱为津液之腑，所以，本经脉终绝则出现阳气外脱，津液泄竭之"绝汗乃出"的证候。临床上，无论是急性病，或是慢性病到濒死之时，阴阳离决，正气相脱，往往出现这些危候。其预示凶多吉少，不可救治或难以救治。六经终绝证候的出现，意味着病情发展到脏腑经脉之气衰竭、阴阳离决极为严重的阶段，一般来说，凶多吉少，命在旦夕。六经终绝证候，每每可以作为临床判断死亡的依据。关于六脉经终的问题，《素问·诊要经终论》亦有论述，两处除文字上略有出入外，基本内容是一致的，可互参。

针道自然逆顺第六

【原文】黄帝问曰：愿闻针道自然。岐伯对曰：用自然者，临深决水，不用功力，而水可竭也；循掘决冲[1]，不顾坚密，而经可通也。此言气之滑涩，血之清浊，行之逆顺也。

曰：人之黑白肥瘦少长，各有数乎？曰：年质壮大，血气充盛，皮肤坚固，因加以邪，刺此者，深而留之。此肥人也。广肩腋项，肉薄厚皮而黑色，唇临临然[2]者，其血黑以浊，其气涩以迟，其贪于取予。刺此者，深而留之，多益其数。

曰：刺瘦人奈何？曰：瘦人者，皮薄色少[3]，肉廉廉然[4]，薄唇轻言，其血清，其气滑，易脱于气，易损于血。刺此者，浅而疾之。

曰：刺常人[5]奈何？曰：视其黑白，各为调之。端正纯厚者，其血气和调。刺此者，无失其常数[6]。

曰：刺壮士真骨者奈何？曰：刺壮士真骨，坚肉缓节验验（一作监监）然。此人重则气涩血浊，刺此者，深而留之，多益其数。劲则气滑血清，刺此者，浅而疾之也。

曰：刺婴儿奈何？曰：婴儿者，其肉脆，血少气弱。刺此者，以毫针，浅刺而疾发针。日再可也。

曰：临深决水奈何？曰：血清气浊，疾泻之，则气竭矣。曰：循掘决冲奈何？曰：血浊气涩，疾泻之，则气可通也。

曰：逆顺五体[7]，经络之数，此皆布衣匹夫之士也。食血者（《九墟》作血食之君），身体空虚，肤肉奡弱，血气慓悍滑利，刺之岂可同乎？曰：夫膏粱菽藿[8]之味，何可同也？气滑则出疾，气涩则出迟，气悍则针小而入浅，气涩则针大而入深。深则欲留，浅则欲疾。故刺布衣者，深以留。刺王公大人者，微以徐。此皆因气之慓悍滑利者也。

曰：形气[9]之逆顺奈何？曰：形气不足，病气[10]有余，是邪胜也，急泻之。形气有余，病气不足，急补之。形气不足，病气不足，此阴阳俱不足，不可复刺之，刺之则重不足，重不足，则阴阳俱竭，血气皆尽，五脏空虚，筋骨髓枯，老者绝灭，壮者不复矣。形气有余，病气有余者，此谓阴阳俱有余也，急泻其虚，调其虚实。故曰：有余者泻之，不足者补之，此之谓也。故曰：刺不知逆顺，真邪相薄，实而补之，则阴阳血气皆溢，肠胃充郭，肺肝内胀，阴阳相错。虚而泻之，则经脉空虚，血气枯竭，肠胃慴辟[11]，皮肤薄著，毛腠夭焦，予之死期。故曰：用针之要，在于知调，调阴与阳，精气乃充，合形与气，使神内藏。故曰：上工平气，中工乱经，下工绝气危生，不可不慎也。必察其五脏之变化，五脉之相应，经脉之虚实，皮肤之柔粗，而后取之也。

【注释】

[1] 循掘决冲：循着孔穴决开冲要的意思。掘，通窟。

[2] 唇临临然：形容唇厚下垂的样子。

[3] 皮薄色少：是皮薄而肤少血色的意思。

[4] 肉廉然：形容肌肉瘦薄。

[5] 常人：是指不肥不瘦的人。

[6] 常数：是指针刺浅深和留针时间都要适中的一般刺法。

[7] 逆顺五体：是指五种形体的人的正常和

异常情况。异常的叫逆，正常的叫顺。

[8] 膏粱菽藿：膏，指肥肉。粱，为细粮。菽，豆类的总称。藿，豆叶。

[9] 形气：指患者的外在形体与神气。

[10] 病气：受邪发病后，邪正斗争所呈现出的证候群。

[11] 慴辟：怯弱。指胃肠功能衰弱。

【语译】黄帝说：我想知道，针刺治病如何能顺其自然。岐伯回答说：针刺治病顺其自然，就好比是在深处决堤放水，不用下太大的功夫，就能将水放尽；顺着孔穴决开冲要，不论它有多么坚实固密，也很容易使其畅通无阻。人体也是如此，气有滑涩的区别，血有清浊的不同，经脉气血的运行有逆有顺，治疗时也应该因势利导。

问：人有黑白、胖瘦、年龄幼长的不同，根据这些，针刺治疗是否也有不同呢？答：青壮年人，气血旺盛，皮肤坚固，若感受了外邪，在针刺治疗时，应该深刺久留针。治疗胖人也是如此。肩、腋、项均宽阔，肉薄皮厚且肤色黑，唇厚下垂的人，血黑而脓浊，气涩而迟滞，这种人好胜而慷慨乐施。针刺这种人，应深刺久留针，而且可以增加针刺的次数。

问：对瘦弱的人，采取什么样的刺法？答：瘦人多是皮肤薄且少有血色，肌肉瘦薄，口唇薄而说话轻弱，血液清稀，气行滑利，若深刺久留针，易伤血耗气。所以，针刺瘦人，应轻刺、浅刺并快速出针。

问：怎样针刺不胖不瘦的人呢？答：要根据其肤色的黑白，分别调治。相貌端正纯厚的人，气血和调，针刺时，不要违背常规刺法。

问：体格健壮有力的人，用什么样的刺法呢？答：体格健壮的人，骨骼坚实，肌肉发达，关节舒缓。这类人若动作重缓，多属气涩血浊，针刺时，可深刺久留针，并可增加针刺的次数。若动作轻而有力，多为气滑血清，针刺时，应当浅刺快出针。

问：对婴儿怎样针刺呢？答：婴儿的肌肉娇嫩，血少气弱，针刺时，要选用细小的针具，轻刺、浅刺并快速出针。一天可以针刺两次。

问：临深决水是什么意思？答：血清气浊的人，若采取快泻的方法，就好比在深处决堤放水一样，容易使真气随之耗竭。

问：循掘决冲是什么意思？答：对于血浊气涩的患者，若快速泻之，就好比是顺着孔穴冲开水道一样，经脉气血才能畅通无阻。

问：五种形体的人的正常和异常情况，以及针刺方法，这些都说的是一般的劳动人民。而那些终日山珍海味，养尊处优的人，他们的身体柔脆，肌肉软弱，气血的运行慓悍滑利，怎么能与劳动人民的刺法相同呢？答：王公贵人与劳动人民，由于饮食特点及生活环境的不同，体质差异也很大。针刺时，气滑的出针要快，气涩的出针要缓。气悍的用细针且刺得较浅，气涩的宜粗针深刺。深刺的宜留针，浅刺的则宜快速出针。所以，针刺治疗劳动人民，宜深刺留针。刺王公大人时，要轻刺、浅刺，并缓慢出针。这些都是根据气血运行的情况来决定的。

问：形体与神气的正常与异常是怎样的呢？答：形气不足，病气有余，是邪气胜的表现，应当急泻邪气。形气有余，病气不足，是本虚标实，当急补正气。形气不足，病气也不足，是表里阴阳均虚，这种病不可再用针刺治疗，若误用刺法，则会加重虚弱，从而导致阴阳俱竭，气血耗尽，五脏空虚，筋骨枯槁，如果这样，老年人就会死亡，即便是青壮年也难以康复。若形气、病气均有余，这叫作阴阳均有余，应急泻病邪，使邪气消退，从而达到调理阴阳虚实的目的。所以说，邪气有余的要用泻法，正气不足的当用补法，讲的就是这个道理。所以说，如果针刺治病不懂得逆顺的补泻方法，以及正邪斗争的虚实情况，实证用了补法，就会导致阴阳气血满溢，邪气充于胃肠，肝肺胀满，阴阳错乱；虚证用了泻法，则使经脉空虚，气血损耗枯竭，胃肠受纳传化无力，患者皮薄肉瘦附骨，皮肤干燥，腠理憔悴，出现这些症状，可以预知患者离死期已经不远了。因此，针刺治病的关键，在于懂得调和阴阳。只有阴阳调和，人体精气才能充沛，外在的形体与神气才能协调一致，神气才会内藏不泄。因此说，技术高明的医生善于调理阴阳，使之达到阴平阳秘；技术一般的医生诊治不够精确，往往会扰乱经气；技术差的医生则虚实不分，往往因误治而危及患者的生命。因此，在针刺治病时，一定要谨慎行事，必须审察五脏的病机变化以及相应的脉象改变、经脉气血的虚实、皮肤的柔嫩与粗糙变化等，然后采取相应的治疗措施。

【导读】

1. 顺其自然趋向，因势利导

针刺治疗疾病有一定的规范要求，为了提高针刺疗效，就必须首先熟悉针刺疗法理论，并能融会贯通，达到熟能生巧的地步。若能正确运用针刺治疗法则，遵循针刺疗法具体操作的法度去治疗疾病，就一定会达到如鼓之应桴，手到病除之极佳效果，即使是疑难顽疾，也同样是可以治愈的。如果违背这些法则法度，其结果必然适得其反，难以取得良好的治疗效果。如《灵枢·逆顺肥瘦》所说："知用此者，固自然之物，易用之教，逆顺之常也。"

2. 针刺应因势利导

因势利导，顺势治疗是中医治疗疾病一大突出特色。原文说："气之滑涩，血之清浊，行之逆顺也。"即气有滑涩之不同，血有清浊之区别，然则运行各有其逆顺，皆应顺乎其自然，犹如"临深决水，不用功力，而水可竭也；循掘决冲，不顾坚密，而经可通也。"意即应像顺着水道疏通水流一样，针刺治疗应循着经络穴道的顺逆施治，方能收到事半功倍之治疗效果。如张介宾所说："水有通塞，气有滑涩，血有清浊，行有顺逆，决水通经，皆因其势而利导之耳。宜通宜塞，必顺其宜，是得自然之道也。"又说："血清气滑者，犹临深决水，泄之最易，宜从缓治可也；若疾泻之，必致真气竭矣。血浊气涩者，犹循掘决冲，必借人力，但疾泻之，其经可通也。"再如马莳说："血清气浊者，疾泻之而邪气遂竭，犹之临深渊以决放其水，不用功力而水可竭也。血浊气涩者，疾泻之而经脉可通，犹之循其所掘之处，仍用力以并掘之，而水可通也。"

3. 针刺应因人而异

人的体质各不相同，"黑白肥瘦少长"各有差别，气行的滑涩、血液之清浊、肌肉的厚薄等均有不同，因而在针法的运用上应各有方寸，因人而异。如原文所述："年质壮大，血气充盈，皮肤坚固，因加以邪，刺此者，深而留之。此肥人也。"即对于年青体壮，气血旺盛之受邪患者，因肌肉厚而气迟血滞，针刺时宜深刺并要留针。对于形消肌瘦之人，因其"皮薄色（气）少"，肌肉薄而"其血清，其气滑，易脱于气，易损于血"，针刺时宜快而浅刺不留针。对于体质一般的"常人"，因"端正纯厚者，其血气和调"，针刺时掌握好尺度，"无失其常数"即可。针刺体质强壮，骨骼坚劲壮实，"人重则气涩血浊"的病人，应深刺而久留针，并应适当增加针刺的次数。如果是"劲则气滑血清"的病人，不但要浅刺，而且要快出其针。若患者是婴幼儿，针刺时，因"其肉脆，血少气弱"，宜选用毫针浅刺，操作手法要快且不留针，必要时一天可针刺两次。因人而异的针刺理论，不仅丰富了中医学内容，而且为针刺临床辨证论治提供了重要的指导依据。

4. 形气盛衰不同，针刺方法有别

本文论述了形体表现与病气程度的关系。其两者，有时是一致的，有时又不一致。如外似虚而内实，当用泻法；如外似实而内虚，当用补法；内外皆虚，不可针刺；体壮病实，急泻其邪。针刺的关键，在于调阴阳虚实，有余者泻之，不足者补之。刺不知逆顺，犯虚虚实实之戒，则病变丛生。

5. 不知顺逆，误刺后果

不明确形气与病气的顺逆关系，治疗时就会犯虚虚实实之戒，使虚者更虚，实者更实。如虚而泻之，则重不足，重不足则阴阳俱衰，五脏精气和经脉空虚，筋骨痿弱，骨髓

枯竭，胃肠衰弱。老年人精气由衰而竭以致死亡；年少之人伤损精气难以恢复。实而补之，则重实，重实则阴阳错乱，胃肠邪气充满，肝肺二脏胀满。故告诫医者不可不慎。同时对医生提出了针刺要求：针刺前，详细观察五脏病变和脉象是否相应、经络的虚实、皮肤的柔润与粗糙状况等，实质上要求辨阴阳气血的盛衰情况。

针道外揣纵舍第七

【原文】黄帝问曰：夫九针少[1]则无内，大则无外，恍惚无穷，流溢无极，余知其合于天道人事四时之变也。余愿浑求[2]为一可乎？岐伯对曰：夫唯道焉，非道何可？大小浅深，离合为一乎哉。故远者，司[3]外揣[4]内；近者，司内揣外。是谓阴阳之极，天地之盖。

曰：持针纵舍[5]奈何？曰：必先明知十二经之本末，皮肤之寒热，脉之盛衰滑涩。其脉滑而盛者，病日进；虚而细者，久以持；大以涩者，为痛痹；阴阳如一[6]者，病难治。察其本末[7]上下，有热者病常[8]在；其热已衰者，其病亦去矣。因持其尺，察其肉之坚脆、大小、滑涩、寒热、燥湿。因视目之五色，以知五脏而决死生。视其血脉，察其五色，以知寒热痹痛。

曰：持针纵舍，余未得其意也。曰：持针之道，欲端以正，安以静，先知虚实，而行疾徐[9]。左手执骨，右手循之，无与肉裹[10]。泻欲端正，补必闭肤，转针导气，邪气不得淫泆，真气以居。

曰：扦皮[11]开腠理奈何？曰：因其分肉，左别其肤，微内而徐端之，适神不散，邪气得去也。

【注释】

[1] 少：《灵枢·外揣》等作"小"。

[2] 求：《灵枢·外揣》《太素·知要道》作"束"。

[3] 司：主管的意思，也作察讲。

[4] 揣：推测的意思。

[5] 纵舍：《类经》注："纵言纵缓，舍言弗用也。"

[6] 阴阳如一：指表里阴阳均有病。

[7] 本末：本指胸腹，末指四肢。

[8] 常：《灵枢·邪客》等作"尚"。

[9] 疾徐：此处指补泻。

[10] 无与肉裹：指刺针肘，不可用力过猛，以防止因肌肉突然痉挛将针缠裹。

[11] 扦皮：将针刺在皮肤上之意。扦，以手展物。

【语译】黄帝问：九针的理论，精细微妙，博大至极，玄妙无穷，牵扯的知识面非常广泛。我知道它是顺应自然，合乎人事、四时变化的。我想请你将这博大精深的理论归纳为一个体系，你看可以吗？岐伯回答说：无论什么事物，都有一定的规律和法度，否则，怎么能将大、小、浅、深等繁杂的事物统一到一起呢？所以，人体的外在表现与内在变化是相互关联的。根据外在症状，可以推知内脏变化；从内在脏腑的改变，当能测知体表的相应反应，这就是阴阳内外相互感应的道理，天地之间，万事万物无不包罗在阴阳的范畴里。

黄帝问：持针纵舍的意义是什么？岐伯答：医者首先必须明确十二经脉的起止、皮肤的寒热变化、脉象的实虚滑涩，然后才能决定针刺治疗。如果脉滑而有力，则是病势日趋发展之象；如脉细无力，是正气亏虚，病程较长之象；脉大而涩的，是痛痹证；若阴阳表里均伤，则是难治之证。若胸腹、四肢、头足均有热象，则是邪气未去，疾病未除之象；若热象退去，为病邪已退。因此，通过观察患者尺肤部肌肉的坚脆、寒热、燥湿及脉象变化的大小、滑涩，并观察两眼的五色，以便推测五脏的虚实变化，进而判断疾病的预后与转归。审察经脉循行部位上的病理变化及皮肤的色泽改变，可以测知寒热痹痛等证。

问：我还没有明白持针纵舍的意义。答：针刺治疗时，医者必须态度端正，平心静气，首先明确疾病的虚实盛衰，然后行施补泻手法。进针前，左手固定穴位，右手循按以便定准穴位。针刺时，手法宜从容和缓，不要发生滞针等异常情况。用泻法时，直入直出；行补法时，出针揉按针孔，并间歇行针，促使经气向一定的方向传导扩散，从而使真气内守，外邪不得浸淫深入。

问：扞皮开腠理是怎么操作的呢？答：循着分肉，先用左手舒展、切按或提捏穴处皮肤，然后用右手端正轻微地将针刺入，这样，可以使神气不散，精气内守，而邪气得以祛除。

【导读】

1. 司外揣内，内外相应的整体观

《灵枢·外揣》以"日与月焉，水与镜焉，鼓与响焉"的实例为喻，指出人体是一个内外相应的统一体。五脏六腑在人身之内虽不可见，但其一切生理活动、病理变化，"若鼓之应桴，响之应声，影之似形"，必然有其相应的现象反映于体表，诸如本书列举的五音、五色现象等。正如张介宾所注释的那样："五音五色见于外，因脏气而彰明也。五脏之气藏于内，因形色而发露也。外之不彰明者，知内之波荡也。即如鼓非桴也，得桴而后鸣；响非声也，得声而后应；影非形也，得形而后见，是皆内外相袭而然。"因此，了解了这一现象与本质间的辩证关系，才能做到"合而察之，切而验之，见而得之"；临证时，对于深藏于内的五脏病证，才能做到"若清水明镜之不失其形"一样明晰清楚。认证准确无误，论治也就会正确无谬。这就是所谓"司外揣内，司内揣外"的基本内容，也是《内经》诊断疾病时的基本思维方法。

本篇提出"司外揣内""司内揣外"的思维方法，是中医诊断学发展的基础。人是一个有机整体，有诸内必形诸外。内在的病变，必然会通过经络气血的作用，从五官四肢等体表组织表现于外。某一局部的体表组织器官，与人体内脏器官又有着密切的相关关系，而且不同部位、不同性质的病证，一定会有不同的症状特征。《内经》作者通过长期反复的医疗实践活动，掌握了疾病本质与表现于外的病理现象之间密切相关的联系，于是总结出"司外揣内"的思维方法，并据此建立了中医学独特的诊断手段。篇中虽未详述诊法内容，但所奠定的思维方法、理论原则和学术观点，则成为诊断学发展的基础，为后世所遵循。

2. 施针的具体方法

原文："持针纵舍，余未得其意也……适神不散，邪气得去也。"本段承上文，在了解了经脉的屈折离合和针刺前的基本要求后，介绍施针的具体方法。

（1）端正态度，集中精力。"持针之道，欲端以正，安以静"，即在针刺时，医生必须全神贯注地把注意力集中在施针上，认真负责，切勿粗心大意。这一点正如《素问·宝命全形论》所要求的"凡刺之真，必先治神"，《素问·针解》也说："静志观病人，无左右视也。"

（2）根据虚实，掌握补泻。"先知虚实，而行疾徐"，针刺时要根据疾病的虚实情况，而正确地掌握补虚、泻实两种手法。一般来说，用泻法治实证时，进出针都较快，针直刺而下，捻转的幅度大、频率快，刺激性强，出针后不必闭合针孔。用补法治虚证时，进出针都较慢，捻转的幅度小、频率慢，刺激性弱，留针以候气，出针后封闭针孔。

（3）左右手配合。"左手执骨，右手循之，无与肉裹"，即施针时必须双手密切配合，一般是右手执针，左手辅助，先用左手抓住肢体，找准穴位，右手持针，循着穴位刺入，注意不要使肌肉裹住针（滞针）。关于施针时左右手的配合，《灵枢·九针十二原》说："右主推之，左持而御之。"

卷 六

八正八虚八风大论第一

【原文】黄帝问曰：岁[1]之所以皆同病者，何气使然？少师对曰：此八症[2]之候也[3]，候此者，常以冬至之日[4]。风[5]从南方来者，名曰虚风[6]，贼伤人者也。其以夜半至者，万民皆卧而不犯，故其岁民少病。其以昼至者，万民懈惰[7]而皆中于邪风，故民多病。虚邪入客于骨而不发于外，至其立春，阳气大发，腠理开，有[8]因立春之日，风从西方来，万民皆中虚风。此两邪相搏，经气结代[9]，故诸逢其风而遇其雨者，名曰遇岁露[10]焉。因岁之和而少贼风者，民少病而少死；岁多贼风邪气，寒温不和，则民多病而死矣。

曰：虚邪之风，其所[11]贵贱[12]何如？候之奈何？曰：正月朔日[13]，风从西方来而大，名曰白骨[14]。将[15]国有殃，人多死亡。正月朔日，平旦西北风行，民病多，十有三也。正月朔日，日中北风，夏，民多死者（一作多病）。正月朔日，平旦北风，春，民多死者。正月朔日，夕时北风，秋，民多死者。正月朔日，天时和温[16]，不风，民无病；大寒疾风，民多病。二月丑[17]不风，民多心腹病。三月戌不温，民多寒热病。四月巳不暑，民多瘅病[18]。十月

申不寒，民多暴死。诸所谓风[19]者，发屋[20]拔树，扬沙石，起毫毛[21]，发腠理者也。风从其冲后来者[22]，名曰虚风，贼[23]伤人者也，主杀害，必谨候虚风而谨避之。避邪之道，如避矢石，然后邪弗能害也。

风从南方来，名曰大弱风[24]。其伤人也，内舍于心，外在于脉，其气主为热。

风从西南方来，名曰谋风[25]。其伤人也，内舍于脾，外在于肌肉，其气主为弱。

风从西方来，名曰刚风[26]。其伤人也，内舍于肺，外在于皮肤，其气主为燥。

风从西北方来，名曰折风[27]。其伤人也，内舍于小肠，外在于手太阳之脉，脉绝则泄[28]，脉闭则结不通，善暴死。

风从北方来，名曰大刚风[29]。其伤人也，内舍于肾，外在于骨与肩背之膂筋[30]，其气主为寒。

风从东北方来，名曰凶风[31]。其伤人也，内舍于大肠，外在于两胁腋骨，下及肢节。

风从东方来，名曰婴儿风[32]。其伤

人也，内舍于肝，外在于筋纽[33]，其气主为湿。

风从东南方来，名曰弱风[34]。其伤人也，内舍于胃，外在于肌，其气主为体重。

凡此八风者，皆从其虚之乡来，乃能病人。三虚[35]相薄，则为暴病卒死。两虚一实[36]，则为淋露寒热[37]；犯其雨湿之地，则为痿。故圣人避邪，如避矢石。其三虚偏中于邪风，则为击仆偏枯[38]矣。

曰：四时八风[39]之中人也，因有寒暑[40]，寒则皮肤急，腠理闭；暑则皮肤缓，腠理开。贼风邪气，因得以入乎？将[41]必须八正风邪[42]，乃能伤人乎？曰：贼风邪气之中人也，不得以时[43]。然必因其开也[44]，其入深，其内亟（一作极）也疾，其病人也卒暴；因其闭[45]也，其入浅以留[46]，其病人也徐以迟。曰：其有寒温和适，腠理不开，然有卒病者，其故何也？曰：人虽平居[47]，其腠理开闭缓急，固常有时也。夫人与天地相参，与日月相应，故月满则海水西盛[48]，人血气积[49]，肌肉充，皮肤致，毛发坚，腠理郄[50]，烟垢著[51]，当是之时，虽遇贼风，其入浅，亦不深。到其月郭空[52]，则海水东盛，人血气虚，其卫气去，形独居，肌肉减，皮肤缓，腠理开，毛发薄，腘垢泽[53]，当是之时，遇贼风，其入深，其病人卒暴。

曰：人有卒然暴死者，何邪使然？曰：得三虚者其死[54]疾；得三实者邪不能伤也。乘年之衰[55]，逢月之空[56]，失时之和[57]，人气乏少，因为贼风邪气所伤，是谓三虚。故论不知三虚，工反为粗[58]。若逢年之盛，遇月之满，得时之和，虽有贼风邪气，不能伤也。

【注释】

[1] 岁：年也。

[2] 八症：《灵枢·岁露论》《太素·八正风候》作"八正"。八正是以冬至、夏至、春分、秋分、立春、立夏、立秋、立冬来定八方之正位。

[3] 此八症之候也：是讲想要了解一年之中大部分人皆得相同疾病的原因，必须观察八方之风雨的情况。候，候察之意。

[4] 常以冬至之日：古人以冬至日始，至下年的冬至日止，称为一岁（一年）。

[5] 风：《灵枢·岁露论》《太素·八正风候》均作"风雨"。

[6] 虚风：即从节气所居方位对方刮来的风。如冬至在阴历十一月，在十二地支中为子，位属北方，若风从南方来，因南方属午，与子对冲，故谓之虚风。这是当时古人对病因认识的一种说法。

[7] 懈惰：谓未能预知而精神上懈怠无备。

[8] 有：《灵枢·岁露论》《太素·八正风候》均无。

[9] 两邪相搏，经气结代：是指两邪相合，留结于经脉之中而不去，发生疾病。两邪，是指新感与伏邪。邪气留而不去，故曰结，当其令而非其气，故曰代。

[10] 岁露：古人认为"风为天之气，雨为天之露"，一岁中非时之风雨，称为岁露。露，在此指自然界异常的气候变化。即指一岁之中，风雨不时，贼风暴雨侵害人体而发病的情况。

[11] 所：《灵枢·岁露论》《太素·八正风候》作"所伤"。

[12] 贵贱：系指虚风伤人为害程度的轻重和患病人数的多少。

[13] 朔日：即农历每月初一日。

[14] 白骨：西方为金位，金色白，且主肃杀，故称白骨，借以命名来自西方之风。

[15] 将：必定，势必也，作副词。

[16] 天时和温：即天气温和。《灵枢》作"天利温"，《太素》作"天和温"，其意同。

[17] 二月五：即二月五日。下文"戌""巳""申"皆指日。古人将天干地支配合，用以记年、月、日、时。

[18] 瘅病：指黄疸病。

[19] 风：指上文中所述正月初一日及其他各日从各方吹来的风。

[20] 发屋：即掀揭毁坏房屋。

[21] 起毫毛：谓之使人毫毛竖起。

[22] 风从其冲后来者：凡是从节气所居方位对方刮来的风，称为虚风。如夏至刮北风，主杀。

[23] 贼：《灵枢》《太素》均无。

[24] 大弱风：南风离火官之风，热盛则风至必微，故曰大弱风。其在人以火脏应之，内在心，外在脉。

[25] 谋风：西南方坤土官之风，阴气方生，阳气尤盛，阴阳去就，若有所议，故曰谋风。其在人也，土脏应之。

[26] 刚风：西方兑金官之风，金气刚劲故曰刚风。其在于人，金脏应之。

[27] 折风：西北方乾金官之风，金主折伤，故曰折风。

[28] 泄：《灵枢·九官八风》《太素·九官八风》均作"溢"。泄，是邪气蔓延扩散的意思。

[29] 大刚风：北方坎水官之风，气寒则风烈，故曰大刚风。其在于人，水脏应之。

[30] 脊筋：指脊柱旁侧的筋膜。

[31] 凶风：东北方艮土官之风，阴气未退，阳气未盛，故曰凶风。

[32] 婴儿风：东方震木官之风，东应春，万物始生，故曰婴儿风。其在于人，木脏应之。

[33] 筋纽：筋与骨的衔接处。

[34] 弱风：东南巽木官之风，气暖而风柔，故曰弱风。东南湿盛，湿气侮土，故其于人内伤于胃腑，外主肌肉身重。

[35] 三虚：《太素》卷二十八之《九官八风》注："三虚：谓年虚、月虚、时虚。"

[36] 两虚一实：《灵枢·九官八风》《太素·九官八风》均作"两实一虚"。

[37] 淋露寒热：指淋雨，露体受风，感寒，受热而发病。

[38] 击仆偏枯：击仆，如击之而仆晕。偏枯，突然发病出现半身不遂之病。

[39] 四时八风：指四季中八方之正风，如春之东风、夏之南风等。若正风过甚而伤人，则称为实风，亦即下文的"贼风邪气"。详见《灵枢·刺节真邪》。

[40] 因有寒暑：指本来就有寒暑的不同变化。

[41] 将：还是，或者是。表示选择疑问的连词。

[42] 八正风邪：指来自八方的不正之气。

[43] 不得以时：谓八方实邪侵害人体，跟寒暑时节并无关系。

[44] 必因其开也：必须是由于腠理疏松开泄，邪气方能伤人。

[45] 闭：人体腠理闭合之意。

[46] 其入浅以留：邪气仅能逗留于浅表部位。

[47] 平居：指平静安逸的生活状况。

[48] 海水西盛：谓海水盈溢于西方。此句意为月满之时阴气大盛，海水盛于西方。以阴阳论方位，则东为阳、西为阴，所以"海水西盛"为阴盛所致。

[49] 人血气积：指人的血气充实于体表。积，积集充实之意。

[50] 郄：闭也，固密之意。

[51] 烟垢著：形容皮肤脂垢较多，有体肥表固之意。

[52] 月郭空：谓月轮残亏。郭，同廓，即轮廓。

[53] 胭垢泽：《灵枢·岁露论》《太素·三虚三实》作"烟垢落"。胭，指人体皮肤的脂垢。

[54] 死：此后《灵枢·岁露论》《太素·三虚三实》有"暴"字。

[55] 乘年之衰：遭逢当年的岁气不足。乘，遭逢的意思。年之衰，谓岁气不足，如火运之年不热等。

[56] 逢月之空：当月的月轮亏空，即上"月郭空"。月之空，谓月轮亏空，即无月之夜。

[57] 失时之和：当季的气候失常。时，季节。时之和，指本季当令的气候，如春之温、夏之热等。

[58] 粗：粗工也，意为拙劣的医生。

【语译】黄帝问道：在一年之中，人们都得同样的疾病，是什么造成的呢？少师回答说：这是人体感受八方风雨邪气而造成的。候察八方风雨的方法，一般从冬至日开始。冬至在阴历十一月，在十二地支中该月属子，位属北方；南方属午，与子对冲。所以，若有风雨从南方来，叫作虚风，是能够伤害人体的贼邪。如果虚邪贼风在半夜来，这时人们正在睡觉，邪气不易侵犯人体，所以，这一年的人们较少生病。若虚邪贼风出现在白天，由于人们往往疏忽了预防措施而多易被邪气所伤，因此患病的人较多。假若冬天感受了虚邪，深入至骨而外在症状并不明显，到了立春，阳气渐盛，腠理开，或由于立春的那一天刮西风，使很多人都遭受虚风的侵害。这是由于冬季伏邪与新感的虚风，两邪相合，留结在经脉当中，使经气运行失常而发为疾病。因此，一年当中，人们遭遇风雨兼至的反常气候而发生疾病，叫作遇岁露。而一年当中气候调和，很少有贼风出现，则患病的人少，死亡的人也少；若一年中多次出现虚风贼邪，气候冷暖不调，则发病的人多，死亡率也高。

问道：怎样来测候虚风伤人的轻重呢？回答说：正月初一日，若是有从西方刮来的大风，称为白骨。疾病必定会殃及全国，死亡的人较多。正月初一日，寅时刮起了西北风，患病的人数多，可占到十分之三。正月初一日，午时刮起了北风，到了夏天，病死的人较多。正月初一日，寅时刮起了北风，到了春天，病死的人较多。正月初一日，戌时刮起了北风，到了秋天，病死的人较多。正月初一日，若是气候调和，没有虚风，人们就很少发病；若寒冷风大，人们也就多病。二月丑日不起风，人们多患心腹病。三月戌日气候不温暖，人们多患寒热病。四月巳日不热，人们易患黄疸病。十月申日不冷，暴死的人较多。以上所说的各种虚风，指的是能毁坏房屋、折拔树木，以及能飞沙走石，使人毫毛竖起，腠理疏松而能发病的邪气。从节气所居方位对方刮来的风，称为虚风，是能够伤害人体的贼邪，能造成生命死亡，因此，必须小心谨慎地测知虚风的来时，并细心谨慎地做好预防工作。预防的方法，就好比是要避开射来的箭或投来的石一样，那么邪气才不致对人体造成危害。

从南方刮来的风，叫大弱风。它侵害人体时，在内可入于心，在外可影响到血脉，其引起人体的热证。

从西南方刮来的风，叫谋风。它侵害人体时，在内可侵入脾脏，在外可影响到肌肉，其引起人体的虚证。

从西方刮来的风，叫刚风。它侵害人体时，在内可侵入肺脏，在外可影响到皮肤，其引起人体的燥证。

从西北方刮来的风，叫折风。它侵害人体时，在内可侵入小肠，在外可影响到手太阳经脉，若其脉气竭绝则邪气蔓延扩散，若脉气闭塞则结聚不通，患者往往突然死亡。

从北方刮来的风，叫大刚风。它侵害人体时，在内可侵入于肾，在外可影响到骨骼及肩部、脊柱旁侧的筋膜，其引起人体的寒证。

从东北方刮来的风，叫凶风。它侵害人体时，在内可侵入大肠，在外可影响到两胁腋骨，下至肢体关节。

从东方刮来的风，叫婴儿风。它侵害人体时，在内可侵入肝脏，在外可影响到筋与骨的相接处，其引起人体的湿证。

从东南方刮来的风，叫弱风。它侵害人体时，在内可侵入于胃，在外可影响到肌肉，其引起身体困重。

上述所说的八风，皆是从节气所居对方而来，所以能使人体发病。若年虚、月虚、时虚三虚相遇，患者则会突然发病死亡。若三虚之中，只犯一虚，患者则会由于冒雨和露体受风，感寒受热而发病；或身处雨地、湿地，邪困脾土，筋肉失养而患痿证。所以，善于养生的人预防虚风贼邪，就好比是躲避射来的箭、投来的石那样。若不注意防护，遇到三虚的时候，就可能中于邪风，而发生突然昏倒、半身不遂的病症。

问道：人与自然是息息相关的，一年四季里八方之正风中，有寒有热，寒则收引凝敛，故皮肤紧，腠理闭；热则皮肤松弛，腠理开泄。那么，是四时八方的实邪凭借这些气候条件而侵入人体？还是一定

要有八方的虚邪，也就是不当时令的不正之气，才能伤害人体而致病呢？回答说：四时八方的实邪侵入人体，跟寒暑时节并无关系。但其侵入人体，必须是由于腠理疏松开泄，外邪才能够深入，邪深则内病急且重，故患者往往突然发病或死亡；若腠理闭合，邪气虽然能够侵入人体，但部位一定较浅且留而不去，因此，患者发病迟缓，病情也轻。问道：有的人虽然气候寒温适宜，腠理也不开泄，但却突然发病，这是什么原因呢？回答说：人虽在正常的生活中，腠理的开闭缓急却是有一定时间的。人与自然界是密切相关的，与日月运行变化也是相应的，因此，当十五月圆的时候，海水西盛，相应的人体气血也充盛，肌肉坚实，皮肤光滑致密，毛发坚韧光亮，因而腠理闭合，卫外坚固。此时，即使遭受虚邪贼风侵袭，部位也一定表浅不深。到了月缺的时候，则海水东盛，相应的人体气血也较虚弱，卫气必然衰退，形象虽然如常，但较前肌肉消瘦，皮肤松弛，腠理开泄，毛发枯燥，皮脂脱落。如果此时遭受虚邪贼风，邪气则会深入于里，患者起病也就急暴。

问道：如果有人卒然发病并突然死亡，是什么原因呢？回答说：如要遭逢"三虚"，病人就会卒然发病，突然死亡；如果得遇"三实"，邪气并不能侵害人体。正值本年的岁气不佳，又逢月缺之日，以及遭遇非时之气，在这样的环境里，人体易被贼风邪气侵害，这便是所谓的三虚。因此，当谈论疾病时，若不懂得三虚的致病情况，也就只能是个技术拙劣的医生。如果巧逢年岁旺盛，又遇月圆之夜，以及季节时气调和，即便有贼风邪气，也不会对人体造

成伤害。

【导读】

1. 三虚、三实与疾病的关系

三虚，即乘年之衰，逢月之空，失时之和，在这种情况下，人若感受邪风就会发生暴病，甚至突然死亡。三实，即逢年之盛，遇月之满，得时之和，在这种情况下，虽然有贼风邪气，但也不会侵害人体。文中仍然强调自然界气候季节变化、月之盈亏对人体发病的影响，以及与疾病之间的关系，这是对人与天地日月相应之理的进一步说明。

对于三虚、三实与疾病的关系，在《灵枢·九宫八风》中有详细论述，可与本篇互参。

2. 一年之中人皆同病的原因

一年当中许多人都发生相同的疾病，是由于不符合时令季节的反常气候，即所谓"岁多贼风邪气，寒温不和"对人体的危害。如在冬季反有来自南方的风雨，冬行夏令，人们就易感受疾病，若此时伏邪未发，到立春后复遭虚风，则新旧两邪合并，相继而发病。并且，感受邪气时，人们的劳逸起居情况也是影响发病的重要因素。

3. 不同的虚邪贼风，伤害人的程度和发病多少有所不同

本文阐述了通过观察正月初一这一天当中出现的异乎寻常的天气变化，来预测一年四季中的疾病流行情况，其中包括患病人数的多寡、病情的轻重等，并且还叙述了"二月丑不风""三月戌不温""四月巳不暑""十月申不寒"使人出现种种不同病证，说明了在各个季节中，凡出现不符时令的反常气候，都是产生各种疾病的重要原因。

4. 虚实之风及对人的影响

《灵枢·九宫八风》中指出："风从其所居之乡来为实风，主生长，养万物。从其冲后来为虚风，伤人者也，主杀主害者。"判断虚风、实风，主要是以风的来路作为依据。若风来自当令之方位，是与季节相适应的气候，就叫作实风，主生长，以养育万物。实风均属正常之风，当太一居叶蛰宫，移宫之日，风从北方来，就称为实风。实风不为害而有益于万物。如果风从当令相反的方位而来，成为与季节相抵触的气候，就是所谓的虚风，容易伤人而致病，损害万物。如太一居叶蛰之宫，移宫之时，而风从南方来，就是虚风。虚风属异常之风，能伤人，有害于万物。原文中还明确指出，深知养生之道的人们，应积极地预防疾病，对于虚风邪气应避其所害。"避邪之道，如避矢石，然后邪弗能害也"，说的就是这个道理。

5. 八风伤人的一般规律

此文所言的八风，实指从当令季节相对方向而来的均属于虚邪贼风，故能使人生病。由于虚风之不同，为病当然各有所别。假若人体虚弱，又逢天气之三虚（乘年之衰，逢月之空，失时之和，分别是指当年岁气不及，月缺无光之时日及四时反常的气候）而内外相感，正气不得胜邪，就会发生暴病而死亡。如果三虚中只犯一虚，就可发生困乏疲惫而寒热错杂一类病症。若被雨湿所浸，则邪伤筋肉，便会出现痿证。人如果遇到三虚，就可能偏中邪风，致突然昏仆倒地，而引发半身不遂一类病症。

逆顺病本末方宜形志大论第二

【原文】黄帝问曰：治民治身，可得闻乎？岐伯对曰：治民与自治[1]，治彼与治此，治小与治大，治国与治家，未有逆而能治者[2]，夫惟顺而已矣[3]。故入国问其俗[4]，临病人问所便[5]。

曰：便病奈何？曰：中热消瘅则便寒[6]，寒中之属则便热。胃中热，则消谷，令人悬心[7]善饥，脐已上皮热；肠中热，则出黄如糜色[8]，脐已下皮寒[9]。胃中寒则填胀，肠中寒则肠鸣飧泄[10]。胃中寒，肠中热，则胀且泄；胃中热，肠中寒，则疾饥[11]，少腹痛胀。曰：胃欲寒饮，肠欲热饮，两者相逆，治之奈何？曰：春夏先治其标，后治其本；秋冬先治其本，后治其标。曰：便其相逆者奈何？曰：便此者，食饮衣服，欲适寒温。寒无凄怆[12]，暑无出汗。食饮者，热无灼灼[13]，寒无沧沧[14]。寒温中适，故气搏[15]持[16]，乃不致邪僻[17]。

先病而后逆[18]者，治其本；先逆而后病者，治其本。先寒而后生病者，治其本；先病而后生寒者，治其本。先热[19]而后生病者，治其本；先病而后生热者，治其本。先病而后生中满者，治其标。先病而后泄者，治其本；先泄而后生他病者，治其本，必先调之，乃治其他病。先病而后中满者，治其标；先中满而后烦心者，治其本。人有客气同气[20]（同一作固），小大不利，治其

标；小大便利治其本。病发而有余，本而标之，先治其本，后治其标；病发而不足，标而本之，先治其标，后治其本。谨察间甚而调之，间者并行，甚者独行[21]。小大不利而后生他病者，治其本。

东方滨海傍水，其民食鱼嗜咸。鱼者，使人热中[22]，咸者胜[23]血。其民皆黑色疏理[24]，其病多痈肿，其治宜砭石[25]。

西方水土刚强，其民华食而脂肥[26]，故邪不能伤其形体，其病生于内[27]，其治宜毒药[28]。

北方风寒冰冽，其民乐野处而乳食，脏寒生满病[29]，其治宜灸焫[30]。

南方其地下，水土弱，雾露之所聚也。其民嗜酸而食胕[31]，故致理[32]而赤色。其病挛痹[33]，其治宜微针[34]。

中央其地平以湿，天地所生物者众，其民食杂[35]而不劳，故其病多痿厥[36]寒热，其治宜导引按蹻[37]。故圣人杂合以治，各得其宜。

形乐志苦[38]，病生于脉，治之以灸刺；形苦志乐[39]，病生于筋，治之以熨引[40]；形乐志乐，病生于肉，治之以针石；形苦志苦，病生于咽喝（一作困竭），治之以甘药；形数[41]惊恐，经络不通，病生于不仁[42]，治之以按摩醪醴[43]。是谓五形，故志曰[44]：刺阳明出血气，刺太阳出血恶气[45]，刺少阳出

气恶血[46]，刺太阴出气恶血[47]，刺少阴出血恶血[48]，刺厥阴出血恶气。

【注释】

[1] 自治：《太素》卷二《顺养》作"治自"。

[2] 者：《灵枢·师传》中作"之也"。

[3] 夫惟顺而已矣：隋·杨上善："人之与己、彼此、大小、国家八者，守之取全，循之取美，须顺道德阴阳物理。故顺之者吉，逆之者凶，斯乃天之道。"

[4] 入国问其俗：是指每到一个地方必须了解当地的风俗习惯。俗，指风俗习惯。

[5] 便：宜也，可理解为病人的"喜好""相宜"之意。

[6] 中热消瘅则便寒：中热，指中焦热盛，胃火旺盛。消瘅，指以多饮、多食、多尿、消瘦等为主症的消渴病。便寒，适宜于寒凉的饮食药味。

[7] 悬心：谓胃脘部有空虚的感觉。

[8] 出黄如糜色：谓病人排出黄色糜烂的粪便。糜，糜烂也。

[9] 寒：疑为"热"之误。

[10] 飧泄：大便清稀，并有未消化的食物残渣。

[11] 疾饥：指饿得较快，仍属消谷善饥之意。疾，速也。

[12] 凄怆：寒冷的意思。

[13] 灼灼：烧灼之意。

[14] 沧沧：意为寒凉。

[15] 搏：《灵枢·师传》《太素·顺养》作"将"。

[16] 搏持：作"将持"，即能得以支持之意。

[17] 邪僻：不正之气。僻，不正的意思。

[18] 逆："逆"字说法不一，今从张介宾之"气血之逆"说。

[19] 热：原作"病"，据《素问·标本病传论》改。

[20] 客气同气：客气，指外感邪气。同气，作"固气"，指体内固有病气。

[21] 谨察间甚而调之，间者并行，甚者独行：《类经》注："间者，言病之浅。甚者，言病之重也。病浅者，可以兼治，故曰并行。病甚者，难容杂乱，故曰独行。"

[22] 热中：即谓热积体内。鱼性属火，多食就会内热积聚。

[23] 胜：伤。

[24] 疏理：皮肉腠理疏松。

[25] 砭石：用石料做成的楔形针具，石针，是我国最古老的医疗器具。

[26] 华食而脂肥：以食鲜美，故人体脂肥。华，谓鲜美酥酪骨肉之类也。

[27] 其病生于内：指由饮食所伤或情志失调而致的疾病。

[28] 毒药：泛指药物，或指性用峻猛的药物。明·张介宾："毒药者，总括药饵而言。凡能除病者，皆可称为毒药。"

[29] 脏寒生满病：明·张介宾："地气寒，乳性亦寒，故令人脏寒。脏寒多滞，故生胀满等病。"

[30] 灸焫（ruò）：火艾烧灼，谓之灸焫。焫，烧的意思。

[31] 腺：《素问·异法方宜论》《太素》作"胕"。胕，同腐，指酵化食物。

[32] 致理：皮肉腠理致密。

[33] 挛痹：肢体筋脉拘急，麻木不仁。

[34] 微针：细小的针。清·张志聪："其锋微细，浅刺之针也。"

[35] 食杂：食物种类繁多之意。

[36] 痿厥：肢体痿弱、厥逆。

[37] 导引按跷：导引，即气功。按跷，即推拿按摩。唐·王冰："导引，谓摇筋骨、动支节；按，谓折按皮肉；跷，谓捷举手足。"

[38] 形乐志苦：身体安逸而情志忧苦。形，指形体。志，为精神情志。

[39] 形苦志乐：身体劳苦而情志愉快。

[40] 熨引：熨，热敷法。用以热敷的东西有药、汤（开水）、酒等。引，指导引，是我国上古时的一种强身健体、祛病延年的养生方法，早已失传。

[41] 数：屡屡，常常。

[42] 不仁：麻木而没有知觉。

[43] 醪醴：指药酒。醪，浊酒。醴，清酒。

[44] 是谓五形，故志曰：《素问·血气形志》作"是谓五形志"。五形志，指上述五种身体与情志的异同情况，即"形乐志苦""形苦志乐""形乐志乐""形苦志苦""形数惊恐"这五者。

[45] 恶气：在针刺时不宜泄精气。

[46] 恶血：在针刺时不宜出血。

[47] 刺太阴出气恶血：《灵枢·九针》作"刺太阴出血恶气"。

[48] 刺少阴出血恶血：《素问·血气形志》作"出气恶血"。

【语译】黄帝问道：治理百姓与治理自己的道理，可以告诉我吗？岐伯回答说：治人与治己，治彼与治此，治大与治小，治国与治家，没有违背了自然法规而能治理好的，只有顺应客观规律，治疗或治理才能行之有效。所以，到了一个国家，首先要了解他们的习俗；临证治病，先要问明患者的嗜好。

问道：怎样通过病人的喜好来适应他的情况呢？回答说：体内有热的消渴患者，寒凉对他是相宜的；体内有寒的患者，属阳气不足，故而喜热。胃中有热的，则消谷善饥，使人胃脘空虚难耐，脐以上腹部皮肤发热；肠中有热的，则大便色黄，稀如糜粥，脐以下皮肤发热。胃中有寒，则脘腹胀满；肠中有寒，则泌别失职，清浊不分，出现肠鸣和水谷不化的泄泻。若胃中寒肠中热，则腹胀泄泻；胃中热肠中寒，则患者食后易饥，少腹部疼痛胀满。问道：胃中有热的喜冷饮，肠中有寒的喜热饮，两者性质相反，怎么治疗呢？回答说：临证治病，春夏两季应该先治标后治本，秋冬季节则应先治本后治标。问道：对那些嗜好与病情不相符的，应怎么处理呢？回答说：处理这种病人，在饮食穿衣方面，也应使其寒温适宜。天气寒冷时要注意增衣保暖，不要使其受凉；天热时，要衣着适时，不可使其出汗。饮食方面，也不可过冷过热，而应寒热适中。只有这样，人体正气才能得以支持充盛，外邪才不致侵害人体。

先发病而后气血逆乱的，治其先病；先气血逆乱而后发病的，先调治气血。先因寒邪致病而后发生其他疾病的，治其寒邪先致之病；先发病而后生寒的，治先发之病。先有热病而后生他病的，先治热病；先患病而后有热的，治先发之病。先患病而后发生中满的，先治标病中满。先患病而后发生泄泻的，治其先病；先泄泻而后生其他病的，先治本病泄泻，必须先调理肠胃，才能治疗其他病。先患病而后生中满的，先治标病中满；先有中满而后有心烦症状的，先治本病中满。人体患病，有新感外邪而发的，也有固有邪气所致的，不论何病，出现大小便不利的症状，当先通利二便治其标病；二便通利的，治本病。疾病发生而邪气有余的，以邪气为本，其他证候为标，治疗时，应先祛邪治本，后治其他标病；疾病发生但正气不足的，应以正气不足为标，病邪为本，治疗时，先扶正，后祛邪。临证治病，必须谨慎地观察疾病的轻重缓急，并进行恰当的调理。病情轻的，可标本兼治；病情重的，或先治标，或先治本，具体情况具体分析。大小便不利而后生他病的，应先行二便，治其本病。

东方依海傍水，那里的人吃鱼多且喜好咸味。鱼性热，多吃易生内热；咸发渴，易耗阴伤血。所以那里的人肤色多黑，腠理疏松，多患痈肿之类的疾病。治疗时，宜用砭石破血排脓。

西方的水土较硬，那里的人吃的是鲜美精良的食物，因而肌肉丰满，皮肤坚固，所以外感六淫不能伤害他们的身体，疾病多由饮食不当或情志失调所致，故以药物治疗最为适宜。

北方气候寒冷，那里的人们多在野外宿住，过着游牧生活，吃的是牛羊乳汁，常常由于内脏受寒而发生脘腹满闷一类的病症，宜用灸法治疗。

南方地势较低，水土较弱，空气中湿度也较大。那里的人们喜食酸味及酵化过的食物，所以腠理致密，皮肤色红，多发生筋脉拘挛及痹证等疾病，宜用细针治疗。

中央地势平坦而潮湿，自然界出产的东西众多，那里的人们，食物品种繁杂，生活安逸，因此，多发生痿证、厥证，以及寒热病证，宜用气功和推拿按摩治疗。高明的医生，能够综合各种方法，使各种疾病都得到适宜的治疗。

生活安逸而情志忧苦的人，多生脉络病，宜用针灸的方法治疗；劳役过度但心情轻松的人，多生筋病，宜用气功和温熨的方法治疗；生活安逸而又心情轻松的人，病多生于肌肉，宜用针刺或砭石治疗；劳役过度而又忧虑深思的人，病多为气血耗竭，宜用甘药治疗；屡受惊恐的人，因惊气下，血气散乱，经络不通，病多见麻木不仁，宜用按摩或药酒治疗。这就是所说的五形志病。所以说阳明为多气多血，针刺时可以出血出气；太阳是多血少气，因此针刺时可以出血，不宜出气；少阳是多气少血，针刺时可以出气，不宜出血；太阴为多血少气，针刺时可以出血，不宜出气；少阴为多气少血，针刺时可以出气，不宜出血；厥阴是多血少气，针刺时可以出血，不宜出气。

【导读】

1. 为治之道贵乎"顺"

文中指出，凡治病，无论彼此大小，治国与治家，"未有逆而能治者，夫惟顺而已矣"。"顺"，即全面了解患者病情，做到主观认识与客观实际相符合，因"顺"方能知证，知证后才能正确立法施治，较确切地发挥医疗作用。正如张介宾所云："顺之为用，最是医家肯綮，言不顺则道不行，志不顺则功不成，其有必不可顺者，亦未有不因顺以相成也。""顺"可分为以下两方面。其一，顺其病情：即了解病变性质之寒热虚实、病位之表里上下，据证以立法用药，因势利导以驱邪外出，而达愈疾之目的。其二，顺其情志：情志的变化影响着人体正气的虚实及运行，从而影响疾病的进退预后，故医生在临证时亦应了解病人的意愿，顺其志而调治之，所谓"顺者，非独阴阳脉气之逆顺也，百姓人民皆欲顺其志也"。

2. 标本逆从的意义及应用

《内经》有关治疗学中标本理论的阐述，集中体现于本篇，《灵枢·病本》的论述基本与此篇相同。本篇对标本理论及病传的论述，可概括为以下几点。

标本治法是解决疾病过程中矛盾对立双方主次关系的治疗原则，原出《素问·标本病传论》，其含义较广。从病因与症状来说，病因为本，症状为标；从人体与致病邪气来说，人体正气是本，致病的邪气是标；从疾病的新旧、原发与继发来说，旧病与原发是本，新病与继发是标；从疾病所在来说，在内的为本，在外为标。由于疾病的过程有时甚为复杂，往往矛盾也不止一个，有主要矛盾和次要矛盾，治疗应当抓主要矛盾，治其根本，解决本质的问题。但矛盾常有变化，有时次要矛盾在一定条件下可上升为主要矛盾，这一点也是必须掌握的。

（1）标本的意义：大凡治病，既要遵循调节阴阳盛衰之大法，也要重视标本先后的原则。标本关系反映着疾病过程中矛盾的主次及其因果转化关系等，辨识标本，有利于从整理上认识疾病，抓住疾病的病机及主要矛盾而加以解决。所以，只有真正掌握了标本理论，才能触类旁通，使对疾病的认识由少而多，由浅薄而广博，达到举一反三，言一知百的效果。倘若不明标本，治疗与之相反，就会造成病势之恶逆。所谓"知标本者，万举万当；不知标本，是谓妄行"（《素问·标本病传论》），王肯堂辑《医统正脉全书》亦说："病之有标本，犹草之有根苗，拔茅须连其茹，治病必求其本，标本不明，处方何据？所谓瞑目夜行，无途路而可见矣。"均强调明辨标本是正确施治的前提。

（2）标本的临床应用

①标本相移，刺有逆从。《素问·标本病传论》说："故治有取标而得者，有取本而得者，有逆取而得者，有从取而得者。故知逆与从，正行无问。"即治疗疾病，从标本角度而言，可分为见本治本、见标治标的从治法和见本治标、见标治本的逆治法。如《灵枢·终始》说："病先起于阴者，先治其阴而后治其阳；病先起于阳者，先治其阳而后治其阴。"《灵枢·五色》也说："病生于内者，先治其阴，后治其阳，反者益甚；其病生于阳者，先治其外，后治其内，反者益甚。"此病先发先治，后发后治，乃是从治法之运用。然临床病情常常复杂多变，在整个疾病的发展变化过程中，标与本可在一定阶段、一定条件下相互移易转化，或是原来的本病消失，标病转化为本病，从而又产生新的标病，或是标与本所代表的疾病矛盾发生转化，原来的非主要矛盾上升为主要矛盾，而主要矛盾下降为非主要矛盾。此时，治疗的重点也要随之加以调整，即标本相移，而由从治变为逆治。总之，逆治与从治之间的选择，即"标本相移"，完全要依据病情的变化和治疗的需要而定。

②本病先治，标急治标。一般说来，治本是大多数情况下所宜采取的治则，是普遍的基本原则，文中所述的多数病证均采用此法，如先病后逆，则治其先发之证，先逆后病治其逆，先寒后病治其寒，先热后病治其热，先泄、先中满者也皆先治之等。其原理如张介宾所说："本者，原也，始也，万事万物之所以然也。世未有无源之流，无根之本，澄其源则流自清，灌其根而枝乃茂，无非求之道。"《名医类案·泻》载："吕沧州治一人，病下利完谷。众医咸谓洞泄寒中，日服四逆理中等弥剧。诊其脉，两尺俱弦长，右关浮于左

关一倍，其目外眦如草兹，盖知肝风传脾，因成飧泄，非脏寒所致。饮以小续命汤减麻黄加白术，痢止。续命非止痢药，饮不终剂而痢止者，以从本治故也。"

但是，当标病甚急，不治标则不能控制疾病发展，甚至危及生命，此时则应采取应急措施以治标。本文提出先治其标的情况有三：一是"先病而后生中满者，治其标"。中满为腑气不行，水浆注入，药食难纳，是为急候，如张介宾所言："诸病皆先治本，而惟中满者先治其标，盖以中满为病，其邪在胃，胃者脏腑之本也，胃满则药食之气不能行，而脏腑皆失其所禀，故先治此者，亦所以治本也。"二是"小大不利，治其标"。人体代谢后的废物，多从二便排泄，中医治疗疾病，亦多以二便之通道祛邪，若二便不利，则邪无去路，亦为危急之候，故急当疏通以除邪。三是"病发而不足，标而本之，先治其标，后治其本"。对此，后世医家看法不一，高士宗以正气为标，邪气为本言之，认为"先治其正气之标，后治其邪气之本，此治不足之法也"。张介宾则从疾病传变立论，认为"病发之气不足，则必受他脏他气之侮，而因标以传本，故必先治标"。然治标总是权宜之计，治本才是根本目的，治标的目的也是为了更好地治本。而且，就治标而言，也应当根据不同的病机，选取恰当的治法，才有可能收到良效。

③间者并行，甚者独行。间甚，指病之轻重。如张介宾注："间者言病之浅，甚者言病之重也。病浅者可以兼治，故曰并行。病甚者难容杂乱，故曰独行。"即对病证错杂，标本俱病而病势尚轻者，可用标本同治之法，如《素问·评热病论》治疗风厥，"表里刺之，饮之服汤"，既治发热之表，又兼治烦闷之里。对病证错杂，标本俱病而病势危重者，则宜视其危重之主要在本、在标，单治其本，或单治其标，如《素问·病能论》治怒狂阳厥，"服以生铁洛（落）为饮"，正是取其一味生铁落，气寒质重，下气疾速，任专而力更宏。当然，在标本同治时，亦当分清主次，而有所侧重。

3. 地理气候与疾病及治疗的关系

本篇主要论述了东、西、南、北、中央五方的地理环境和气候的差异。居住在不同地区的人们生活习惯、气候条件有差别，这些外在条件对人体生理和病理的影响不同，因此在疾病的治疗上也就有"一病而治各不同"。现从以下几方面进行分析。

（1）东方民病，砭石治外：由于东方气候温和，盛产鱼类和盐，所以当地居民以食鱼类和盐为主。鱼类性热，多食则酿热滞留肠胃；过咸的食品，多食而伤血。由于受温和潮湿气候的影响，加之饮食习惯，所以当地居民的皮肤色黑，腠理粗疏，加之肠胃之内热久酿，就多发生痈肿一类疾病。由于痈肿部位在肌肤表浅部位，适合用砭石刺治。这就是《素问·汤液醪醴论》所说的"镵石针艾治其外"。

（2）西方民病，药物内治：西方地处内陆，水土性质刚强，多风沙，所以当地居民衣被温厚，加之在饮食上又进鲜美之品，腠理致密肥胖，外邪不易侵犯，但由于饮食情志等因素的影响，病多发于内脏。这就是《素问·调经论》中的"其生于阴者，得之饮食居处，阴阳喜怒"。在治疗上，要用药物攻其内。

（3）北方民病，灸焫治之：北方之地高寒，加之人们又过着游牧生活，内脏容易受寒，寒则气滞，所以生活在这一地区的人们最易生胀满病证。"寒者温之"，所以民病多先用灸之法以散其寒。

（4）南方民病，九针刺治：南方阳盛，气温较高，地势低凹，湿度较大，为雾露所聚之地，加之当地居民喜食酸类和发酵的食品，因而人们的身体多是皮肤致密而带赤色。自然界的气温高、湿度大，机体内部又因腠理致密而易积热，食酸腐易生内湿，内外湿热交阻，故易病"挛痹"。《素问·生气通天论》云："湿热不攘，大筋缓短，小筋弛长，缓短为拘，弛长为痿。"治疗时，就用九针之类进行深刺，以疏通气血，祛除湿热之邪。

（5）中央民病，导引按跷：中央地区，地势平坦，气候温和湿润，土地肥沃，物产丰富，当地居民的食物种类繁多，而不需付出繁重的体力劳动，也不为生活而烦恼。正如张志聪所说："中土之民，不劳其四体，而气血不能灌溉于四旁，是以多痿厥寒热之疾矣。"所以就要采用导引和推拿按摩，活动手足，以通利精气、疏通气血的方法治疗。

综上所述，不论是砭石疗法、药物内治、九针刺治、艾灸灼烧，还是导引按跷，都有其各自的适应证，有一定的应用范围。高明的医生，在全面了解病情之后，针对具体病情，综合选用恰当的治法，做到治得所宜，其效才能如桴鼓之应。

五脏六腑虚实大论第三

【原文】 黄帝问曰：刺法[1]言，有余泻之，不足补之，何谓也？岐伯对曰：神[2]有有余，有不足；气[2]有有余，有不足；血[2]有有余，有不足；形[2]有有余，有不足；志[2]有有余，有不足。心藏神，肺藏气，肝藏血，脾藏肉，肾藏志[3]。志意通达，内连骨髓，而成形[4]。五脏之道，皆出于经渠[5]，以行血气，血气不和，百病乃变化而生，故守[6]经渠焉。

神有余，则笑不休[7]，不足则忧[8]（《素问》作悲，王冰曰：作忧者误）。血气未并[9]，五脏安定，邪客于形，凄厥（《素问》作洒淅[10]）起于毫毛，未入于经络，故命曰神之微[11]。神有余则泻其小络之血，出血勿之深斥[12]，无中其大经，神气乃平。神不足者，视其虚

络[13]，切[14]而致之[15]，刺而和[16]之，无出其血，无泄其气，以通其经，神气乃平。曰：刺微奈何？曰：按摩勿释，著针勿斥，移气于[17]足[18]（《素问》作不足），神气乃得复。

气有余，则喘咳上气，不足则息利少气[19]。血气未并，五脏安定，皮肤微病，命曰白气微泄[20]。有余则泻其经渠，无伤其经，无出其血，无泄其气。不足则补其经渠，无出其气。曰：刺微奈何？曰：按摩勿释，出针视之。曰：故将[21]深之，适人必革[22]，精气自伏[23]，邪气乱散，无所休息[24]，气泄腠理，真气乃相得。

血有余则怒，不足则慧[25]（《素问》作恐）。血气未并，五脏安定，孙络外溢，则络[26]有留血。有余则刺[27]

其盛经，出其血。不足则视其虚[28]，内针其脉中，久留之血至（《素问》作而视）。脉大，疾出其针，无令血泄。曰：刺留[29]奈何？曰：视其血络，刺出其血，无令恶血得入于经，以成其病[30]。

形有余则腹胀，泾溲不利，不足则四肢不用。血气未并，五脏安定，肌肉蠕（一作溢）动，名曰微风[31]。有余则泻其阳经[32]，不足则补其阳络[33]。曰：刺微奈何？曰：取分肉间，无中其经，无伤其络，卫气得复，邪气乃索[34]。

志有余，则腹胀飧泄，不足则厥。血气未并，五脏安定，骨节有伤[35]。有余则泻然筋[36]血者，出其血[37]。不足则补其复溜。曰：刺未并奈何？曰：即取之，无中其经，以去其邪[38]，乃能立虚。

曰：虚实之形，不知其何以生？曰：血气已并，阴阳相倾[39]，气乱于卫，血逆于经，血气离居，一实一虚[40]。血并于阴，气并于阳，故为惊狂。血并于阳，气并于阴，乃为炅[41]中。血并于上，气并于下，心烦闷，善怒。血并于下，气并于上，乱而喜忘[42]（《素问》作善忘）。曰：血并于阴，气并于阳。如是，血气离居，何者为实，何者为虚？曰：血气者，喜温而恶寒。寒则泣不流，温则消而去之[43]。是故气之所并为血虚，血之所并为气虚。

曰：人之所有者，血与气耳。乃言血并为虚，气并为虚，是无实乎？曰：有者为实，无者为虚。故气并则无血[44]，血并则无气[44]。今血与气相失，

故为虚焉。络之与孙络，俱注（一作输）于经，血与气并，则为实焉。血之与气并走于上，则为大厥[45]，厥则暴死[46]，气复反则生，不反则死。

曰：实者何道从来？虚者何道从去？曰：夫阴与阳，皆有输会。阳注于阴，阴满之外[47]，阴阳纴平[48]（《素问》作均平），以充其形，九候若一，名曰平人。夫邪之所生，或生于阳，或生于阴[49]。其生于阳者，得之风雨寒暑；其生于阴者，得之饮食起居，阴阳喜怒。

曰：风雨之伤人奈何？曰：风雨之伤人也，先客于皮肤，传入于孙脉，孙脉满，则传入于络脉，络脉满，乃注于大经脉，血气与邪气并客于分腠之间，其脉坚大，故曰实。实者外坚充满不可按，按之则痛。

曰：寒湿之伤人奈何？曰：寒湿之中人也，皮肤收[50]（《素问》作不收），肌肉坚紧[51]，营血涩，卫气去，故曰虚。虚者摄辟[52]，气不足，血涩，按之则气足[53]温之，故快然而不痛。

曰：阴之生实奈何？曰：喜怒不节，则阴气上逆[54]，上逆则下虚，下虚则阳气走乏[55]，故曰实。曰：阴之生虚奈何？曰：喜则气下[56]，悲则气消，消则脉空虚；因寒饮食，寒气动脏（一作重满），则血泣气去，故曰虚。

曰：阳虚则外寒，阴虚则内热，阳盛则外热，阴盛则内寒，不知所由然？曰：阳受气于上焦，以温皮肤分肉之间。今寒气在外，则上焦不通[57]，不通则寒独留于外，故寒栗[58]。有所劳倦，

形气衰少，谷气不盛，上焦不行，下焦（《素问》作下脘）不通，胃气热熏胸中，故内热。上焦不通利，皮肤致密，腠理闭塞（《素问》下有玄府二字）不通，卫气不得泄越，故外热。厥气[59]上逆，寒气积于胸中而不泻，不泻则温气[60]去，寒独留，则血凝泣，凝则腠理[61]不通，其脉盛大以涩[62]，故中寒。

曰：阴与阳并，血气已并，病形已成，刺之奈何？曰：刺此者，取之经渠，取血于营，取气于卫[63]，用形哉，因四时多少高下[64]。

曰：血气已并，病形已成，阴阳相倾，补泻奈何？曰：泻实者，气盛乃内针，针与气俱内，以开其门，如利其户，针与气俱出，精气不伤，邪气乃下。外门不闭，以出其疾，摇大其道，如利其路，是谓大泻，必切而出，大气乃屈[65]。

曰：补虚奈何？曰：持针勿置[66]，以定其意，候呼内针，气出针入，针空四塞，精无从去，方实而疾出针。气入针出，热不得还[67]，闭塞其门，邪气布散，精气乃得存。动后时（《素问》作动气后时[68]），近气[69]不失，远气[70]乃来，是谓追之[71]。

曰：虚实有十，生于五脏五脉耳。夫十二经脉者，皆生百（《素问》作其）病，今独言五脏？夫十二经脉者，皆络三百六十五节，节有病，必被[72]经脉，经脉之病者，皆有虚实，何以合之乎？曰：五脏与六腑为表里，经络肢节，各生虚实，视其病所居，随而调之。病在脉，调之血[73]；病在血，调之络；病在气，调诸卫；病在肉，调之分肉；病在筋，调之筋；病在骨，调之骨。燔针劫刺[74]其下，及与急者[75]。病在骨，焠针药熨。病不知所痛[76]，两跷为上[77]。身形有痛，九候[78]莫病，则缪刺之。病在于左而右脉病者[79]，则巨刺之。必谨察其九候，针道毕矣。

【注释】

[1] 刺法：引用的古书名。

[2] 神、气、血、形、志：在此是五脏的代称。因心主神志，故"神"代表心。余皆仿此。

[3] 志：此后《素问·调经论》《太素·虚实补泻》均有"而此成形"四字。

[4] 而成形：《素问·调经论》《太素·虚实补泻》均作"而成身形五脏"。

[5] 经渠：《素问·调经论》《太素·虚实补泻》均作"经隧"。

[6] 守：把握，认识。

[7] 神有余，则笑不休：心在声为笑，在志为喜，神有余者，则志有余。

[8] 忧：《太素·虚实补泻》《素问·调经论》新校正引本经及全元起注本均同此。

[9] 血气未并：指气血尚未出现偏盛、偏衰的现象。并，偏盛、偏衰之意。

[10] 洒淅：发冷的感觉。王冰："洒淅，寒貌也。"

[11] 神之微：神病之轻微，邪在表故也。明·张介宾："洒淅起于毫毛，未及经络，以此指浮浅微邪在脉之表，神之微病也。故命曰神之微。"神，指心及心系统的功能。

[12] 勿之深斥：即不要深刺。王冰："勿深推针也"。斥，刺之意。

[13] 虚络：《素问注证发微》注："神不足，其络必虚，当治其心经之络，为虚者治之。"

[14] 切：《素问·调经论》作"按"。其意同。

[15] 切而致之：切按其处致气来也。切，

谓之按摩之意；致，到达之意；之，指虚络。明·吴崑："以按摩致气于其虚络。"

[16] 和：《素问·调经论》《太素·虚实补泻》均作"利"。马莳："刺令其气和利也。"

[17] 于：此后据《素问·调经论》补"不"字。

[18] 移气于足：使气移行于不足之处。

[19] 息利少气：呼吸虽通畅但无力，是肺气虚的表现。少气，是呼吸短少无力。

[20] 白气微泄：即肺气微虚。唐·王冰："肺合皮毛，其色白，故皮肤微病，命曰白气微泄。"清·高士宗："微泄，犹言微虚也。"

[21] 故将：《素问·调经论》《太素·虚实补泻》作"我将"。

[22] 故将深之，适人必革：指的是伴告病人说"我准备深刺"，但是在针刺时还是适中病处即止。明·张介宾："适，至也。革，变也。"

[23] 精气自伏：精气贯注于内，而致邪气散乱，使之无所留止。

[24] 休息：《素问·调经论》同。《太素·虚实补泻》作"伏息"。

[25] 慧：《素问·调经论》作"恐"。

[26] 络：《素问·调经论》《太素·虚实补泻》作"经"。

[27] 刺：《素问·调经论》《太素·虚实补泻》作"泻"。

[28] 虚：此后据《素问·调经论》《太素·虚实补泻》补"经"字，作"虚经"。

[29] 留：此后据《素问·调经论》《太素·虚实补泻》补"血"字，作"留血"。

[30] 无令恶血得入于经，以成其病：《素问经注节解》注："血不能流动则留滞而成恶血矣。恶血在络，若不刺出，必入于经而为病也。"

[31] 微风：风邪客于肌肉，肌肉蠕动如虫行，然而风气尚微，故命曰微风。杨上善："蠕动者，以体虚受风，腠理内动，命曰微风也。"

[32] 阳经：此处是指足阳明胃经。

[33] 阳络：此处是指足阳明胃经的络脉。

[34] 索：隋·杨上善："索，散也。"

[35] 伤：《素问·调经论》《太素·虚实补泻》均作"动"。

[36] 然筋：王冰："然谓然谷，足少阴荥穴。"高士宗："然筋即然谷，在足心斜上内侧两筋之间，故曰然筋。"

[37] 出其血：《素问·调经论》无。

[38] 以去其邪：《素问·调经论》作"邪所"，联下句读。《太素·虚实补泻》作"以邪"，联上句读。

[39] 相倾：倾，倾斜。在此有失调之意。

[40] 一实一虚：张志聪："血离其居，则血虚而气实；气离其居，则气虚而血实。故曰一实一虚。盖有者为实，无者为虚也。"

[41] 炅：热的意思。

[42] 乱而喜忘：神气散乱而健忘。

[43] 温则消而去之：消，散的意思。去，行的意思。血气遇寒则凝，得温则行，因此，温才能使血气消散流行。

[44] 无血、无气：指血虚、气虚。

[45] 大厥：指突然昏倒的中风之类的病证。

[46] 暴死：突然死亡。这里指假死。

[47] 阳注于阴，阴满之外：阳经气血输注到阴经，从阴经又满溢到外面，这样循环不已。

[48] 纴（xún）平：均平之意。

[49] 或生于阳，或生于阴：《类经·气血以并有者为实无者为虚》注："风雨寒暑生于外也，是为外感，故曰阳；饮食居处，阴阳喜怒生于内也，是为内伤，故曰阴。"

[50] 皮肤收：《太素·虚实所生》注："皮肤收者，言皮肤急而聚也。"

[51] 坚紧：《太素·虚实所生》无"紧"字。

[52] 摄辟：指皮肤松弛而有皱纹。

[53] 气足：据《素问·调经论》《太素·虚实所生》，后有"以"字。

[54] 阴气上逆：即是肝气上逆之意。阴气，指肝气。肝经为阴经，故曰阴气。

[55] 乏：《素问·调经论》《太素·虚实所生》作"之"。

[56] 喜则气下：过喜所引起的变化，程度不同，有气缓、气下之别。

[57] 上焦不通：指寒邪阻遏卫气，是对外感初期的恶寒而言。

[58] 栗：战抖貌。

[59] 厥气：此指寒厥之气。

[60] 温气：指阳气。

[61] 腠理：《素问·调经论》《太素·虚实所生》均作"脉"。

[62] 盛大以涩：厥气上逆，故脉盛大，血凝涩不通，故脉涩。

[63] 取血与营，取气于卫：即血病宜刺血脉，气病宜刺卫分。

[64] 用形哉，因四时多少高下：指应根据人的形体高矮胖瘦及四时季节的变化决定行针的次数和取穴的部位。多少，指针刺的次数。高下，指腧穴的部位。

[65] 大气乃屈：谓邪气屈伏消失。

[66] 持针勿置：即持针勿立即刺入，先安定神志，然后下针。

[67] 还：《太素·虚实所生》作"环"。

[68] 动气后时：动气，谓针刺时引起的经气；后时，谓留针以候气至之时乃出针。

[69] 近气：已至之气。

[70] 远气：未至之气。

[71] 追之：《素问·调经论》王注："追言补也。《针经》曰：追而济之，安得无实，则此谓也。"

[72] 被：及，影响或牵连之意。

[73] 病在脉，调之血：《太素·虚实所生》《素问·调经论》新校正引全元起注本及本经均作"病在血，调之脉"。

[74] 燔针劫刺：《吴注素问》在此句前补"病在筋"三字。

[75] 急者：指筋脉挛急之处。

[76] 病不知所痛：即病无定处的意思。

[77] 两跷为上：张景岳："二跷者，阳跷脉出足太阳之申脉，阴跷脉出足少阴之照海，俱当取之，故曰为上。"

[78] 九候：即指上、中、下，天、地、人之九部脉候。

[79] 病在于左而右脉病者：谓病形在左侧，而病脉在右侧。

【语译】黄帝问道：刺法上说：病属有余的用泻法，病属不足的用补法，是什么意思？岐伯回答说：神的病证有有余的，有不足的；气的病证有有余的，有不足的；血的病证有有余的，有不足的；形的病证有有余的，有不足的；志的病证有有余的，有不足的。心主神，肺主气，肝藏血，脾主肌肉，肾藏志。志意通达，内与骨髓相互联系，而成身形。五脏是借助经络与人体的各个部分相互联系的，而经络是运行气血的通道，如果气血不和，人体就会出现变化而产生各种疾病，因此，必须调和气血，使经络通畅，人体才不至于患病。

心主神明，神有余则喜笑不止，神不足则忧愁不快。如果气血没有出现偏盛、偏衰的现象，表明五脏尚未受到病邪的影响。如果邪气仅仅侵犯形体，寒冷的感觉只在肌表毫毛，而未侵入经络，这叫作神的微病。神有余的，应泻小络出血，但不要深刺，以免伤肉，也不要损伤大的经脉，神气自然可以平复。神不足的，应诊察络脉的不足之处，先用手切按，促使气至病所，再用针刺的方法调和气血。针刺时注意，不要使其出血，也不能使经气外泄，只要使经气通畅，神气自然可以平复。问道：怎样治疗神之微病呢？回答说：按摩的时间要长一些，针刺也不宜过深，行施各种手法，使经络之气运行达不足之处，神气就可以恢复。

肺主呼吸之气，气有余则上逆发为咳喘，气不足则呼吸虽然通畅但无力。如果气血没有出现偏盛、偏衰的情况，表明五脏尚未受到病邪的影响，外邪只是客于皮肤，出现了轻微的疾病，称为肺气微虚。气有余当泻手太阴经脉，但应注意，不能使其出血，也不能使其气泄，以免损伤经气。气不足的，应补手太阴经脉，出针后揉按针孔。问道：针刺怎么治疗皮肤微病？回答说：按摩的时间要长一些，然后拿出针让患者看，并告诉患者"要深刺"。此时患者必然心情紧张，面色改变，专心等待着针刺。此时，精神气血自然深伏于内，邪气则散乱于外，无处停留，继而由腠理排出体外，人体的真气才能守持于内，肺脏与皮腠才会协调一致。

肝藏血，血有余则发怒，血不足则惊恐。如果气血没有出现偏盛、偏衰的情况，说明五脏还未受到邪气的影响。病邪客于孙络，则孙络盛满而流溢于经，发生血液留滞的现象。血有余，应刺经络中有结聚留滞之处，使其出血。血不足的，应察其血气不足的经脉针刺，久留针，等到血气已至，脉搏转大时，快速出针并揉按针孔，使血气不得外泄。问道：怎样刺经络中的结滞留血呢？回答说：看到有瘀血结滞的络脉，刺其出血，不要使留滞结聚之血进入经络之中，变生其他疾病。

形有余则腹胀，大小便不利，形不足则四肢痿弱不能活动。如果血气没有出现偏盛、偏衰的情况，表明五脏尚未受到病邪的影响。若风邪客于肌肉，使肌肉蠕动，叫作微风。形有余当泻足阳明的经脉，形不足应补足阳明的络脉。问道：怎样针刺治疗微风？回答说：应取分肉之间针刺，不能刺中经脉，也不要伤及络脉，只要促使卫气恢复，邪气就可以消散。

志有余则腹胀飧泄，志不足则厥逆上冲。如果血气没有出现偏盛、偏衰的情况，表明五脏尚未受到病邪的影响。若邪客于骨节，则使骨节受伤。因此，志有余，应泻然谷出血；志不足，则补复溜。问道：血气没有出现偏盛、偏衰，而风邪客于骨节的，应该怎样针刺治疗？回答说：不求腧穴而直取邪居之处针刺，不要刺中经脉，待邪气祛除后，骨节便可立即恢复正常。

问道：虚实的症状是如何发生的？回答说：虚实的发生，是由于血气出现了偏盛、偏衰的情况，致使阴阳失调，气乱于卫分，血逆于经脉，血气分离，表现出一实一虚的现象。血盛于阴为重阴，气盛于阳为重阳，重阴者癫，重阳者狂，因此发为惊狂。如果血盛于表，气盛于里，则阳气内盛而为热中。若血盛于上，气盛于下，则血盛冲心而烦闷，气盛不舒而多怒。若血盛于下，气盛于上，则阴气不升，阳气不降，故而神气散乱而健忘。问道：血并于阴，气并于阳，像这样血气分离的，什么是实？怎样为虚呢？回答说：血与气都是喜温恶寒的。因为寒性收引凝敛，使血气滞涩，运行不畅，温暖才能使其消散流行。因此气血在运行过程中，必须相互协调，通畅无阻，否则就会变化产生很多疾病，比如气盛则血虚，血盛则气虚。

问道：人赖以生存的物质基础是血和气。你所说的血并为虚，气并为虚，难道就没有实了吗？回答说：偏盛的就是实，不足的即是虚。因此气并则血虚，血并则气虚。现在正是由于血与气失去了相互关联、协调的关系，有了偏盛的一方，所以也就有不足的一面。人体络脉和孙络的血液都要流注到经脉之中，若血与气均盛，就是实。血与气俱盛并走于上，就会发生中风之类的病证，患者突然昏厥如死。如果气血得以及时下行，气血运行正常，患者还可被救治；否则，就会死亡。

问道：实证从何而来？虚证由何而去？回答说：阴经与阳经，均有经气输注会合之处。阳经的气血流注到阴经，阴经气血充满，输注到其他阴经，这样周而复始，循环不已，阴平阳秘，从而使身体受到气血的充养，九候脉象均匀平和，这就是正常的人。一般疾病的发生，有的是生于外，有的是生于内。生于外的，是由于感受风、寒、雨、暑等六淫之邪；生于内的，多由于饮食不节（或不洁）、起居不时、阴阳失调或情志所伤。

问道：风雨之邪是怎样伤人的？回答说：风雨之邪致病，首先侵入皮肤，传入于孙络，孙络满后传入络脉，络脉满则流注于大经脉，人体的血气与邪气在经络分肉腠理之间相互搏争，则脉象坚实粗大，所以叫作实证。实证受邪部位坚硬充满，拒按，按之则痛。

问道：寒湿之邪是怎样伤人的？回答说：寒湿之邪致病，皮肤收缩，肌肉坚硬，营血凝涩不畅，卫气滞涩散失而不充，所以叫作虚。虚证患者皮肤松弛而有皱纹，卫气不足，营血流行不畅，可以用按摩的方法，以通经活络，温散寒湿。因此，虚证喜按，且按之不痛。

问道：由于内伤所致的实证是怎样的呢？回答说：若是喜怒不节，则肝气上逆，气逆于上则下必然虚，下虚则阳气乘之，因此叫作实。问道：内伤所致的虚证是怎样的？回答说：若是过喜则气易下陷，悲伤则气易消散，遂使气虚，气为血之帅，气虚则血行迟缓，致脉道空虚；或是吃了寒凉食物，使寒邪停留于中，伤动脏气，致使血流凝涩不畅，阳气散失不充，所以叫作虚。

问道：阳虚则外寒，阴虚则内热，阳盛则外热，阴盛则内寒，是什么原因呢？回答说：阳气禀受于上焦，以温煦皮肤分肉之间。现在外感寒邪，使上焦不能宣发通利，卫气不能防御温煦，所以恶寒战栗。劳役过度，则形体消瘦，气虚乏困，过劳则伤脾，脾气不足，则升清降浊功能障碍，胃气郁滞于中，上熏于胸，叫作内热。上焦不通利，则卫气不能宣发布散于肌表，从而失去充皮肤、肥腠理、司开合的作用，故皮肤致密，腠理闭塞不通，因而卫气也不能向外泄越，郁而生热，叫作外热。若下焦阴气厥逆于上，寒气积于胸中而不泄，则阳气必然受损。寒性收引凝敛，营血因之凝涩不畅，卫气受遏不能布达，因而腠理紧闭，脉大而涩，故为胸中寒。

问道：阴与阳并，血气已并，疾病已经形成，怎样针刺呢？回答说：针刺这种病，应当循经取穴，血病的刺血脉，气病的刺卫分。此外，还应根据患者形体的高矮胖瘦，及四时季节的变化来决定针刺行针的次数和取穴的部位。

问道：血气已并，病已形成，阴阳失去了相对平衡的状态，应该怎样补泻呢？回答说：实证用泻法时，应在患者吸气时进针，使针与气同时入内；呼气时出针，摇大针孔，如打开门户一样，使针与气一齐出来，精气不伤，邪气得泄。出针后不闭针孔，给邪以出路；摇大针孔，好比是通利了道路，叫作大泻。针刺必须切中疾病，然后出针，邪气就会消散。

问道：怎样补虚呢？回答说：手持针具，但不要立即针刺，首先要安定神志，等患者呼气时进针，呼气时向下插针，不可摇大针孔，则精气不得外泄，等到针下气出时，快速出针。吸气时出针，针下所出之气不会消失退返。出针后按闭针孔，使邪气得散，真气得存。此外，应注意行针得气和留针候气，这样，可使针下已至之气不会消失，未至之气候之到来，叫作补法。

问道：虚证与实证共有十种，均生于五脏及其经脉。而十二经脉，都能发生很多疾病，现在只谈五脏，这是为什么呢？十二经脉联络三百六十五节，若节处有病，必然影响到经脉，而经脉所发生的疾病，都是有虚有实的，这与五脏的虚实是怎样结合的呢？回答说：五脏与六腑相表里，十二经脉内属五脏，外络肢节。五脏六腑与经络肢节均能发生虚证或实证。临证治病，应根据病变所在部位，随其虚实以调之。如病在脉的，调治于血；病在血的，可调治络；病在气的，调治卫分；病在肉的，调治分肉；病在筋的，调治筋；病在骨的，调治骨。筋痹病，可用火针快速针刺病变所在部位，或筋脉挛急之处。病在骨的，可用焠针或药物温熨的方法治疗。若痛无定处，可同时取双侧的申脉及照海穴针刺。如果形体发生病痛，三部九候脉象没有变化，则用缪刺的方法治疗。病形在左侧，而病脉在右侧的，可用巨刺法治疗。必须谨慎地审察九候脉象，然后根据病情虚实采取恰当的针刺方法，针刺技术就称得上完备了。

【导读】

1. 调经的原则

（1）调经在于补泻：首言"有余泻之，不足补之"，指出了调经大法。紧扣篇题，提示了调经的意义。调经在于补泻，虚实则皆由五脏，故岐伯以五脏概括了百病的虚实。

（2）调经不离五脏：疾病之虚实虽然繁多，但"皆生于五脏也"。因五脏是人体之本，经脉之所络属，而经脉又是五脏气血的供给者，所以说"五脏之道，皆出于经渠"。

（3）调经在于和调气血：调经之所以治百病，是由于"血气不和，百病乃变化而生"，而血气又是通过经脉运行的，所以调经必须着眼于和调气血，气血和调了，阴阳也就恢复常态了。这就是调经的意义所在。

2. 外邪内邪致病均分虚实

外邪致实致虚："风雨之伤人奈何""寒湿之伤人奈何"，犹如下文的"阴之生实奈何""阴之生虚奈何"，不直接称"阳之生实奈何""阳之生虚奈何"，是由于外邪侵袭人体，不能立即形成虚实，所以提出了"先客于皮肤"，然后再及经脉的传变过程。风雨之所以致实，是因为邪盛而正（血气）不衰，亦即"邪气盛则实"之意。寒湿之所以致虚，是因为血涩气虚，与"精气夺则虚"同理。原文虽言风雨致实，寒湿致虚，但不能绝对化。即"虚实之要"不在病邪的种类，而在于邪正双方力量的对比。其症除了"脉坚大""皮肤不收、肌肉坚紧"外，从喜按、拒按可推知，疼痛也是本条的一个主症。

内邪致实致虚："喜怒不节，则阴气上逆"，这里的"喜怒"，是怒不是喜。怒则肝气上逆，上逆故曰实。"喜则气下，悲则气消"，说明喜悲均可耗气，气耗故曰虚。但虚实之中又有夹杂。如上逆虽曰实，而又有下虚一面；气耗虽曰虚，又有"因寒饮食"而致"血泣气去"之虚者，与气耗之虚相比，显然又夹有实的一面。

3. 虚实的阴阳分属

（1）阳虚则外寒：本文所说的"阳虚则外寒"，是因寒邪侵犯人体，阻遏卫气，使卫气不能达于肌表，表卫不足，致使寒邪独留体表而产生外寒。这种"寒"并非虚寒，实为外感寒邪早期阶段的恶寒，现在所说的阳虚是指阳不足，卫阳亦虚，外寒是阳气不足，体失温煦所致。

（2）阴虚则内热：本文所说的"阴虚则内热"，是因劳倦太过，损伤脾气，脾的升清降浊功能失常，致使清阳不升，浊阴不降，谷气留而不行，郁久化热，熏蒸于胸中，所以内热。此种内热实际是脾气虚发热。因脾气不运，影响津液的输布，以致阴虚。李东垣所说的"气虚发热"就是指此种情况，故用升阳益气、甘温除热法治之。现在一般所说的阴虚发热，是指肺胃或肝肾之阴不足，阴不敛阳，虚火内生之发热、盗汗、口干、舌红苔少、脉细数等症，治当用滋阴清虚热法。

（3）阳盛则外热：本文所论"阳盛则外热"，是认为上焦不通，腠理闭塞，卫气郁遏而致发热。这种发热仅指寒邪侵犯肌表之发热，是前述外感病恶寒之进一步发展。现在临床上的阳盛生外热，实系"阳盛则热"，包括里热证。治疗以清热为主，在表者解表，在里者清里。

（4）阴盛则内寒：本文所论"阴盛则内寒"，是因寒气积于胸中，致使血脉凝涩不畅，久则损伤阳气，而产生内寒。这种内寒虽属阳虚阴寒之邪过盛所致，但它仅限于寒积胸中。现在临床之内寒证，泛指一切脏腑之寒证，治以温中散寒之法。

上述阴阳虚实寒热的病理尽管不尽相同，但本篇以阴阳为总纲来分析内外寒热虚实机制的方法，却给后世以极大启发，并为中医学的"八纲辨证"奠定了基础。

4. 经络肢节的病证及刺法

（1）经络肢节的病证："视其病所居，随而调之"，说明经络肢节的病证是较为广泛的。但从"病不知所痛，两跷为上。身形有痛，九候莫病，则缪刺之。痛在于左而右脉病者，则巨刺之"的原文看，在脉、在血、在气、在肉、在筋、在骨的病证，除了与五脏虚实有直接联系以外，也应以疼痛为主。学习本段原文时，在体会其辨证施治的同时，还应掌握本文对病证分类的方法。

总之，本篇的内容是十分丰富的，文中从整体观念出发，以五脏为中心，论述了虚实之"形""生""要""刺"的理论和具体内容。"补泻无形，是谓之同精"，张介宾注云："凡行针补泻，皆贵和缓，故当徐入徐出，在导气复元而已，然补者导其正气，泻者泻其邪气，总在保其精气耳。故曰补泻无形，谓之同精。"导气法是针刺手法中比较重要的一种技巧，现在已经发展成为促使"得气"的辅助手段。而本文中的导气，仅指疏导、疏通、调理内部气机，使逆乱、不通、失调的气机恢复到正常状态，以达到调乱以平的目的。

（2）经络肢节虚实刺法：根据"视其病所居，随而调之"，如"病在脉，调之血……病在骨，调之骨"等，说明了五脏虚实可调其外合；经脉肢节虚实，可治其五脏。正如张志聪所说："此论五脏之气不和，以致其外合气筋骨为病，各以其气调之。"另外，除根据不同病位，选用不同穴位外，还要采用燔针、焠针、缪刺、巨刺等不同的刺法，以适应经络肢节病变的需要。

阴阳清浊顺治逆乱大论第四

【原文】黄帝问曰：经脉十二者，别为五行[1]，分为四时，何失而乱[2]？何得[3]而治[4]？岐伯对曰：五行有序[5]，四时有分，相顺而治[6]，相逆而乱[7]。

曰：何谓相顺而治？曰：经脉十二，以应十二月。十二月者，分为四时。四时者，春夏秋冬，其气各异。营卫相随[8]，阴阳相合[9]，清浊不相干[10]，如是则顺而治矣。

曰：何谓相逆而乱？曰：清气在阴，浊气在阳[11]，营气顺脉[12]，卫气逆行[13]，清浊相干[14]，乱于胸中。是谓大悗[15]。故气乱于心，则烦心密默[16]，俯首静伏[17]；乱于肺，则俯仰喘喝[18]，按手以呼[19]；乱于肠胃，则为霍乱[20]；乱于臂胫，则为四厥[21]；乱于头，则为厥逆，头痛（一作头重）眩仆[22]。气在心者，取之手少阴、心主之俞[23]。气在于肺者，取之手太阴荥、足少阴俞[24]。气在于肠胃者，取之手[25]足太阴、阳明[26]，不下者，取之三里。气在于头者，取之天柱、大杼；不知[27]，取足（《灵枢》作手[28]）太阳之荥俞[29]。气在臂足者，先去血脉，后取其阳明、少阳之荥俞[30]。徐入徐出，是谓之导气。补泻无形，是谓之同精[31]。是非有余不足也，乱气之相逆也[32]。

【注释】

[1] 别为五行：指十二经脉可按四时五行的配属，构成其内在联系。

[2] 乱：扰乱不和，失调。

[3] 得：有相得之意，亦即彼此协调的意思。

[4] 治：谓之有条不紊，与乱相对而言，有安定、正常之意。

[5] 序：次序的意思。

[6] 相顺而治：指人体经脉气血与五行四时的变化规律相适应，就能保持健康、正常。顺，相适应。

[7] 相逆而乱：指人体经脉气血与五行四时的变化规律相违背，就会导致紊乱而生病，有害于健康。逆，不顺为逆，违背之意。

[8] 营卫相随：谓十二经脉之营卫气血也与四时季节气候的变化相适应。亦有人将此作"营在脉中，卫在脉外，内外相顺，故曰相随"解。

[9] 相合：《灵枢·五乱》《太素·营卫气行》均作"已和"。

[10] 清浊不相干：谓清气和浊气各走其道，而不致相互干扰。干，干扰。

[11] 清气在阴，浊气在阳：清气属阳，本应在阳分，今反内陷于阴分；浊气属阴，当在阴分，今却逆于阳分。此即属清浊失位，逆乱之象。

[12] 营气顺脉：谓营气顺行于阳分。

[13] 卫气逆行：卫气昼行于阳，夜行于阴。若违此常规而行，应在阳而反行于阴，应在阴而反行于阳，便是逆行。

[14] 清浊相干：指营卫阴阳相互干扰。营气虽顺脉，卫气却逆行，故可致清浊相干，营卫逆乱。

[15] 悗：作"悗"解，是清浊相干，气乱于胸中证候的概称。悗，闷乱。《灵枢·阴阳清浊》："清浊相干，命曰乱气。"

[16] 密默：形容沉默无声的样子。密，宁静之意；默，不言语。

[17] 俯首静伏：俯着头静伏而懒动。

[18] 俯仰喘喝：扰乱于肺，忽而俯伏，忽而仰卧，并喘促而喝喝有声。

[19] 按手以呼：谓手按于胸部而呼吸。

[20] 霍乱：张仲景之《伤寒论》："呕吐而利，此名霍乱。"霍乱是一种猝然发病，以上吐下泄为主要临床特征的急性胃肠疾患。因其起病于顷刻之间，吐泻并作，挥霍缭乱，故名之。

[21] 四厥：谓四肢厥冷，此为气乱于四肢的证候。

[22] 乱于头，则为厥逆，头痛眩仆：谓厥气上逆于头，而致头部沉重，眩晕昏仆倒地。

[23] 手少阴、心主之俞：指手少阴心经之神门穴，手厥阴心包经之大陵穴。

[24] 手太阴荥、足少阴俞：手太阴肺经之荥穴为鱼际，足少阴肾经之输穴为太溪。

[25] 手：《灵枢·五乱》《太素·营卫气行》均无。

[26] 取之手足太阴、阳明：取足太阴脾经之输穴太白，取足阳明胃经之输穴陷谷。

[27] 不知：谓针刺后无效。

[28] 手：今本《灵枢·五乱》仍作"足"。

[29] 足太阳之荥俞：足太阳膀胱经的荥穴为通谷，输穴为束骨。

[30] 阳明、少阳之荥俞：明·张介宾："在手取手，在足取足。手阳明之荥输，二间、三间

也；手少阳之荥输，液门、中渚也；足阳明之荥输，内庭、陷谷也；足少阳之荥输，侠溪、临泣也。"

[31] 补泻无形，是谓之同精：营卫者，精气也，同生于水谷之精，谓之"同精"，补者导其正气，泻者导其邪气，在补泻手法上，都以保其精气为主。

[32] 是非有余不足也，乱气之相逆也：这里所指经穴的刺法，不是要求泻有余补不足，而是采用导气法以平复因乱气相逆而发生的病变。

【语译】黄帝问道：人体的十二经脉分属于木、火、土、金、水五行，并与四时季节气候变化相适应。怎样就会引起阴阳失调，人体功能活动紊乱？怎样又能使其协调一致而正常呢？岐伯回答说：五行的生克是有一定次序的，四时气候的变化也各有一定的规律。人体的经络气血若是能够顺应五行生克规律及四时气候变化，功能活动就能正常。反之，就会造成功能活动的紊乱。

问道：怎样才是相顺而有条不紊呢？回答说：人体的十二经脉，与一年的十二个月份相应。十二个月又分为四季，亦即春夏秋冬，四季的气候变化各不相同。人体的经络气血能够顺应自然界的变化，则营卫内外相随，阴阳协调一致，清气能升，浊气可降，互不干扰，则功能活动正常，这就是所谓相顺而治。

问道：怎样才是相逆而出现的逆乱之象呢？回答说：正常情况下，清气应该上升，浊气应该下降；清气居于上部、外部，浊气归于下部、内部。若是清阳不升，反居于下部和内部；浊阴不降，反上逆至上部、外部；营气虽能顺行于脉中，但卫气的走行却失其常规，营卫清浊相互干扰，气乱于胸中，使气机郁滞不畅而烦闷，称

为大悗。所以，气乱于心，则心烦，垂头静伏，沉默不语。气乱于肺，则俯仰不安，喘咳不宁，两手按胸呼吸，以泄郁闷之气。气乱于肠胃，则发生上吐下泻的霍乱病。气乱于四肢，则四肢厥冷。气乱于头，就会发生逆厥，患者头痛目眩，甚至突然仆倒，不省人事。气乱在心的，应刺手少阴心经的神门及手厥阴心包经的大陵穴。气乱在肺的，应刺手太阴肺经的荥穴鱼际和足少阴肾经的太溪。气乱于肠胃的，应刺足太阴及阳明经的输穴；若腑气不通，可刺足阳明胃经的合穴足三里。气乱于头的，可针刺天柱和大杼穴；如果患者针刺后无效，可刺足太阳膀胱经的荥穴通谷和输穴束骨。气乱于四肢的，应先刺有瘀血的脉络，然后取手足阳明、少阳经的荥穴和输穴针刺。针刺时，慢慢地进针，慢慢地出针，以引导其气，恢复正常，称为导气法，亦即引导和归顺经气，使其恢复正常。虽然补泻手法的运用不那么明显，都是以保其精气为主，以达到调整气机的目的，叫作"同精"。因为上述病症不是邪气有余或正气不足所致，而是阴阳失调，气机逆乱造成的。

【导读】

1. 生理状态，相顺而治

本篇以十二经脉与四时五行的关系发问："何失而乱？何得而治？"岐伯的回答概括性极强："五行有序，四时有分，相顺而治，相逆而乱。"下面接着谈了何谓相顺的情况："经脉十二，以应十二月。十二月者，分为四时。四时者，春秋冬夏，其气各异。营卫相随，阴阳相和，清浊不相干，如是则顺而治矣。"

根据原文旨意，所谓顺：一是指人体经脉之气的运行，顺应着一年之中四时五行的变化规律。如《灵枢·阴阳系日月》云："足之十二经脉，以应十二月……正月……主左足之少阳……六月，主右足之少阳……二月，主左足之太阳……五月，主右足之太阳……三月，主左足之阳明……四月，主右足之阳明……七月……主右足之少阴……十二月，主左足之少阴……八月，主右足之太阴……十一月，主左足之太阴……九月，主右足之厥阴……十月，主左足之厥阴。"这是十二经与十二月的对应情况。又如《素问·脉要精微论》又讲了脉与四时的对应情况："四变之动，脉与之上下，以春应中规，夏应中矩，秋应中衡，冬应中权。"这些论述说明，十二经与十二月相应，经脉流行，环周不休是相顺。脉与四时相合呈现出不同形态亦是相顺，这就是所谓相顺而治。

二是人机体内部的各个方面保持着相对的平衡。文中论及的有三点。其一，营卫相随：营行脉中，卫行脉外，昼行于阳，夜行于阴，阴阳相贯，如环无端。这样才能保证营卫运行方面达到"相顺"的状态。其二，阴阳已和：阴阳平衡是保持健康的前提，各个脏腑的阴阳平衡是完成其生理功能的必备条件，只有各个局部阴阳平衡，才能保证全身整体的阴阳平衡，故经言："阴平阳秘，精神乃治。"其三，清浊不相干：清气上升，浊气下降，升降有序，是物质代谢的正常形式。这样，清者滋养全身，"润肤、充身、泽毛，若雾露之溉"，浊者归六腑。经过进一步的生化，又分出一层又一层的清与浊，其清者总是要被机体利用，浊者总是要排出体外，这样才能升降相宜，是谓"相顺"。

这两个方面的"相顺"，是保证人与自然相统一，人体内部各部分相协调的正常运转形式，它是中医整体观念的核心内容，也是中医理论中认识生理状态的早期方式。

2. 病理状态，相逆而乱

原文："清气在阴，浊气在阳，营气顺脉，卫气逆行，清浊相干，乱于胸中。是谓大悗。"论述了气机逆乱，失去上述"常态"而导致疾病发生的病理状态。文中重点谈了以下两个方面的逆乱。

其一，清浊相干，升降逆乱。正常情况下清浊是不相干的，"清者归五脏，浊者归六腑"。如上文所述，如果清者属阳应当上升而反下降，浊者属阴应当下降而反上升，就会发生气机升降逆乱的情况。《灵枢·阴阳清浊》云："受谷者浊，受气者清。清者注阴，浊者注阳。浊而清者，上出于咽；清而浊者，则下行。清浊相干，命曰乱气。"清浊相干，升降逆乱是物质代谢紊乱的一个总概念，其所包括的范围是很广的。此处主要指清浊相干，气乱于胸中引起的"大悗"，表现有胸中烦闷、心烦急躁、呼吸困难等。

其二，营卫运行逆乱。张介宾谓："营气阴性精专，行常顺脉。卫气阳性慓悍，昼当行阳，夜当行阴。若卫气逆行，则阴阳相犯，表里相干，乱于胸中而为悗闷，总由卫气之为乱耳。"就是说卫气应当昼行于阳，夜行于阴。如果逆此常规而行，应在阳而反入于阴，应在阴而反出于阳，便是逆行。逆行就会引起疾病。由营卫失调引起的病证较多，常见的有感冒、汗证、不寐、内热、风疹、麻木等。

3. 五乱的表现

本文所论五乱，其实是气机容易逆乱的五个部位。正如张介宾所云："气乱于内者，上则在心肺，下则在肠胃；气乱于外者，下则于四肢，上则于头也。"根据原文顺序分列五乱表现如下。

气乱于心：心主神明，为君主之官。气乱于心则心神不宁、心烦意乱、沉默寡言、俯首静伏，呈现一派情绪抑郁、神明无主的表现。

气乱于肺：肺主气，司呼吸，是气体交换的场所。气乱于肺则肺气壅塞，宣肃不畅，气机升降出纳失常，表现为呼吸困难、张口抬肩、胸高气粗、按手以呼等喘证症状。

气乱于肠胃：肠胃乃受盛、传化水谷之腑，泌别清浊，使清升浊降，腑气调畅。若气机逆乱，扰动肠胃，升降悖逆，就会出现霍乱，表现为卒然发病，症见恶心呕吐、腹痛腹泻等。巢元方之《诸病源候论》云："温凉不调，阴阳清浊二气有相干之时，其乱在于肠胃之间者，因遇饮食而变发。"

气乱于臂胫：四肢为诸阳之末。气乱于四肢则阳气不达四末而出现四肢厥逆。正如《伤寒论》云："凡厥者，阴阳气不相顺接，便为厥。厥者，手足逆冷是也。"

气乱于头：头者，精明之府。头为诸阳之会。气乱于头则逆气上扰，清阳逆乱，则发生头重如裹，眩晕跌仆。《素问·调经论》所云"血之与气，并走于上，则为大厥"，即属此类。

四时贼风邪气大论第五

【原文】黄帝问曰：有人于此，并行并立[1]，其年之长少等也，衣之厚薄均也，卒然遇烈风疾雨，或病或不病，或皆死[2]，其故何也？岐伯对曰：春温风[3]，夏阳风[4]，秋凉风，冬寒风。凡此四时之风者，其所病各不同形。黄色薄皮弱肉者，不胜春之虚风[5]；白色薄皮弱肉者，不胜夏之虚风；青色薄皮弱肉者，不胜秋之虚风；赤色薄皮弱肉者，不胜冬之虚风。

曰：黑色不病乎？曰：黑色而皮厚肉坚，固不能[6]伤于四时之风。其皮薄而肉不坚，色不一者[7]，长夏至而有虚风者，病矣。其皮厚而肌肉坚者，长夏至而有虚风者，不病矣。其皮厚而肌肉坚者，必重感于寒，内外皆然，乃病也[8]。

曰：贼风邪气[9]之伤人也，令人病焉。今有不离屏蔽[10]，不出室穴[11]之中，卒然[12]而病者，其故何也？曰：此皆尝有所伤于湿气[13]，藏于血脉之中，外肉[14]之间，久留而不去。若有所坠堕[15]，恶血在内而不去[16]。卒然喜怒不节，饮食不适，寒温不时[17]，腠理闭不通[18]（《素问》下有其开二字），而适遇风寒，则血气凝结，与故邪相袭[19]，则为寒痹。其有热则汗出，汗出则受风，虽不遇贼风邪气，必有因加而发[20]矣。

曰：夫子之所言皆病人所自知也。其无遇邪风，又无怵惕[21]之志，卒然而

病，其故何也？唯有因鬼神之事乎[22]？曰：此亦有故邪留而未发也，因而志有所恶[23]，及有所慕[24]，血气内乱，两气相薄[25]，其所从来者微，视之不见，听之不闻，故似鬼神。曰：其有祝由[26]而已者，其故何也？曰：先巫[27]者，因知百病之胜[28]，先知百病之所从者[29]，可祝由而已也。

【注释】

[1] 并行并立：一同行走，一同站立。

[2] 或皆死：《灵枢·论勇》作"或皆病，或皆不病"。

[3] 春温风：《灵枢·论勇》作"春青风"。温风与青风名异实同，因为春季属木，其色青，因此把春季的温风称为青风。

[4] 夏阳风：夏季的热风。

[5] 虚风：凡在不当令的季节中所发生的风，即四时不正之气。如春天起北风，即称为虚风。

[6] 能：《灵枢·论勇》无。

[7] 色不一者：肤色经常变化不定。

[8] 必重感于寒，内外皆然，乃病也：重复感受寒邪，体表和体内都受邪气侵犯，内外俱伤，才会发病。

[9] 贼风邪气：指四时不正之气，亦即非时而来的邪气。

[10] 屏蔽：指室内的屏风帷幔之类。

[11] 室穴：洞穴，在这里是房屋的意思。

[12] 卒然：猝然，突然。

[13] 此皆尝有所伤于湿气：这都是曾经被湿气所伤。

[14] 外肉：《灵枢·贼风》《太素·诸风杂论》作"分肉"。

[15] 若有所坠堕：或者从高处跌仆坠落。若，同或。坠堕，从高处跌落的意思。

[16] 恶血在内而不去：瘀血留于体内而不能排出。恶血，瘀血。

[17] 寒温不时：对冷热气候失于调理。

[18] 腠理闭不通：《灵枢·贼风》《太素·诸风杂论》作"腠理闭而不通"。

[19] 与故邪相袭：谓风寒之气跟体内的旧邪相合而致病。故邪，旧邪，即上文之湿气、恶血及喜怒不节、饮食不适、寒温不时等。袭，合也，重合之意。

[20] 必有因加而发：谓必定是先有旧邪，又新加外感而发病。因，指旧邪。加，指新感。

[21] 怵惕：恐惧之意。

[22] 唯有因鬼神之事乎：是因为鬼神引起的吗？

[23] 志有所恶：情志上不愉快。

[24] 及有所慕：或有爱慕的事（不能遂心）。

[25] 薄：《灵枢·贼风》作"搏"。

[26] 祝由：是古代巫人用符咒祷告等治病的方法，有一定的精神安慰作用，但多属迷信活动。

[27] 先巫：先代的巫者。

[28] 百病之胜：指克制病变的精神疗法。胜，克制，在这里指以情胜情的精神疗法，如过悲而病，以喜制而胜之。

[29] 所从者：《灵枢·贼风》《太素·诸风杂论》均作"所从生者"。

【语译】黄帝问道：有些人在同一个地方，一同站立，一同行走，年龄大小相同，穿的衣服厚薄也一样，突然遭遇狂风暴雨，有的生病，有的不生病，或都病死，这是什么原因呢？岐伯回答说：春天当令的是温风，夏天当令的是热风，秋天当令的是凉风，冬天当令的是寒风。这四个季节的风，由于性质不同，致病的情况也各不相同。皮肤色黄而薄且肌肉柔弱的人，是脾气不足，经受不了春天的虚风贼邪；皮肤色白而薄且肌肉柔弱的人，是肺气不足，经受不住夏天的虚风贼邪；皮肤色青而薄且肌肉柔弱的人，经受不住秋天的虚风贼邪；皮肤色赤而薄且肌肉柔弱的人，经受不住冬天的虚风贼邪。

问道：黑色皮肤的人就不生病吗？回答说：皮肤色黑的人往往皮肤厚，肌肉坚实，所以不易被四季的虚风贼邪所伤。但皮肤薄而肌肉弱，又不是始终为黑色的人，多为肾气不足，到了长夏，若是遇到虚风贼邪，就会生病。若是皮肤厚而肌肉坚实的人，到了长夏，就是遇到虚风，也不生病。像这样皮肤厚而肌肉坚实的人，必须是重复感受寒邪，体表和体内都受邪气侵犯，内外俱伤，才会发病。

问道：四时不正之气伤害人体，才能使人生病。但有的人在室内保护得非常严密，又不出房屋，却突然生病，这是什么原因呢？回答说：这都是平素被湿气所伤，未能及时治疗而潜藏在血脉之中或分肉之间，邪气久留不去；或者从高处跌仆坠落，瘀血停留在内而不去；又突然发生暴怒过喜等情志变化；或饮食不当；或对冷热气候失于调理，致使腠理闭塞不通；或正当腠理开泄时而恰遇风寒，使血气凝结，与宿邪湿气等相互搏结，而成寒痹。也有因热而汗出，汗出则腠理疏松，感受风邪，虽然没有遇到贼风邪气，但也会由于原有宿邪再加上新邪，使人发病。

问道：先生所讲的，都是病人自己能够知道的。但是有的人既没有遭受邪风侵害，也没有惊恐等情志刺激作为内因，却突然发病，这是什么缘故呢？难道是鬼神作祟吗？回答说：这也是旧邪潜伏在体内没有发作，由于情志方面有所变化，如遇不愉快或心中爱慕却不能尽遂人愿，致使血气内乱，与潜伏之邪相互作用而发生疾病。这种疾病的病机变化非常细微，看不见，听不到，因此就像有鬼神作祟似的。

问道：有的疾病可以用祝由的方法治愈，这是什么道理呢？回答说：先代的巫医，因为知道一些疾病发展的规律，又事先找出了致病的原因，通过祝由之术，使患者在精神上得到了安慰，身心松弛，有时也能治愈疾病。

【导读】本篇着重论述了四时的贼风邪气对人体的危害。

1. 体质和发病的关系

"有人于此，并行并立，其年之长少等也，衣之厚薄均也，卒然遇烈风疾雨，或病或不病，或皆死，其故何也？"这段原文明确提出，这些人年龄大小和穿衣厚薄大致相同，并生活在相同的自然环境之中，又同时受到暴风骤雨异常气候的影响，为什么有病与不病的区别？这都是由于体质因素在其中起着非常重要的作用。体质的强弱与正气的强弱之间有密切关系。疾病的发生与否，是以人体正气的强弱作为内在根据的。"薄皮弱肉者"，即体质差的人，其正气亦不足，故不胜四时之虚风，从而导致疾病的发生。"皮厚而肌肉坚者"，即体质强的人，其正气较为充盛，"固不能伤于四时之风"，因而不会发生疾病。说明体质的强与弱，可以直接决定疾病的发生与不发生，此即为体质与发病的关系。

2. 体质与邪气易感性的关系

本篇原文指出："凡此四时之风者，其所病各不同形。"为什么感受四时不同的虚风，会产生各不相同的临床表现？这是因为不同体质的人，其某个脏气的偏衰不一，因此，对不同邪气的易感性也不相同，从而会产生各种不同的症状。如"黄色薄皮弱肉者，不胜春之虚风；白色薄皮弱肉者，不胜夏之虚风；青色薄皮弱肉者，不胜秋之虚风；赤色薄皮弱肉者，不胜冬之虚风。""其皮薄而肉不坚，色不一者，长夏至而有虚风者，病矣。"张介宾说："黄者，土之色。黄色薄皮弱肉者，脾气不足也，故不胜春木之虚风。白者，金之色。白色薄皮弱肉者，肺气不足也，故不胜夏火之虚风而为病。青者，木之色。青色薄皮弱肉者，肝气不足也，故不胜秋金之虚风而为病。赤者，火之色。赤色薄皮弱肉者，心气不足也，故不胜冬水之虚风而为病。黑者，水之色。黑色而皮薄肉不坚，及色时变而不一者，肾气不足也，故不胜长夏土令之虚风而为病。"本节中黄、白、青、赤、黑五色代表五脏，五脏与五时相配，当遇相克之时的虚风，加之本脏之气不足时，即可发病。其中含有五行相克之意，如黄色属土，代表脾脏，春属木，当脾气不足时，即被春令之虚风相乘而发病。其他四者，依此类推。这是古人对五行相生相克规律的运用。从以上论述中还可以看出，在共同发病而体质弱的病人中，其形体外观结构特征是一致的，即都是"薄皮弱肉"，而其不同的是，五脏功能活动特征各有偏衰之别，由此决定了在不同季节感受相应的邪气而发生不同病证。

3. 故邪与发病之机制

故邪，即宿邪。本篇把原已感受但留稽体内未发之邪气称为故邪。故邪留于体内，必影响人体正气，正气耗损，抗病力低下，喜怒不节、饮食不适、寒温不时等必成为诱因或新感而引动故邪，遂可发病。故"今有不离屏蔽，不出室穴之中"，也避开了贼风邪气，但还是能发病。本篇的故邪，主要指留藏于血脉分肉之间的湿气、堕坠留于体内的瘀血、七情所致之气机失调、饮食不当及气候冷暖变化失常等。

4. 因加而发之机制

《类经·疾病类》曰："必有因加而发者，谓因于故而加于新也，新故合邪，故病发也。"故邪留于体内，易致新感而发病，文中举以下两例来说明。

其一，寒痹，是内有湿气、瘀血等故邪，因热汗出，腠理开张，再遇新感风寒，致气血凝滞，经络闭阻而为寒痹。《类经·疾病类》注曰："其开者，谓冒露于风寒也。故邪在前，风寒继之，二者相值，则血气凝结，故为寒痹。"

其二，情志变化而引动故邪。在有故邪稽留体内的情况下，只要有情志的轻微波动，就有可能引起气血运行失常而突然发病，故曰"志有所恶，及有所慕，血气内乱，两气相薄""卒然而病"。但这种疾病发生的机制微妙，人体不易感知，好似鬼神作祟，实际并非鬼神，而是故邪遇气血内乱（新感），"两气相薄"所致。

5. 祝由治病之机制

祝由为古之治病方法，属精神疗法范畴。《素问·移精变气论》曰："毒药不能治其内，针石不能治其外，故可移精祝由而已。"《素问识》云："吾谓凡治内伤者，必先祝由，详告以病之所由来，使病人知之，而不敢再犯；又必细体变风变雅，曲察劳人思如之隐情，婉言以开导之，庄言以振惊之，危言以悚惧之，必使之心悦诚服，而后可以奏效如神。"祝由是针对病人的病情，给予开导劝慰，转移注意力，调动其自身的内在积极因素，使病情好转甚至痊愈。原文强调以祝由治疗疾病，必须明了两个方面：一是"先知百病之所从"而掌握发病之原因；二是"知百病之胜"而掌握五行制胜规律。

内外形诊老壮肥瘦病旦慧夜甚大论第六

【原文】黄帝问曰：人之生也，有刚有柔，有弱有强，有短有长，有阴有阳，愿闻其方。岐伯对曰：阴中有阳，阳中有阴[1]，审知阴阳，刺之有方[2]。得病所始，刺之有理[3]。谨度病端，与时相应，内合于五脏六腑，外合于筋骨皮肤。是故内有阴阳，外有阴阳。在内者，五脏为阴，六腑为阳；在外者，筋骨为阴，皮肤为阳。故曰：病在阴之阴者，刺阴之荥俞[4]；病在阳之阳者，刺阳之合[5]；病在阳之阴者，刺阴之经；病在阴之阳者，刺阳之络。病在阳者，名曰风；病在阴者，名曰痹；阴阳俱病，名曰风痹。病有形而不痛者，阳之类；无形而痛者，阴之类。无形而痛者，其阳完[6]（《九墟》完作缓，下同）而阴伤，急治其阳，无攻其阴[7]（《九墟》作急治其阴，无攻其阳）；有形而不痛者，其阴完[8]而阳伤，急治其阴，无攻其阳[9]（《九墟》作急治其阳，无攻其阴）。阴阳俱动[10]，乍有乍无[11]，加以烦心，名曰阴胜其阳，此谓不表不里，其形不久[12]也。

曰：形气病[13]之先后，内外之应[14]奈何？曰：风寒伤形，忧恐忿怒伤气。气伤脏，乃病脏。寒伤形，乃应形。风伤筋脉，筋脉乃应。此形气内外之相应也。曰：刺之奈何？曰：病九日者，三刺而已。病一月者，十刺而已。多少远近，以此衰[15]之。久痹不去身者，视其血络，尽去其血。曰：外内之病，难易之治奈何？曰：形先病而未入脏者，刺之半其日；脏先病而形乃应者，刺之倍其日。此外内难易之应也。

曰：何以知其皮肉血气筋骨之病也？曰：色[16]起两眉间薄泽[17]者，病在皮；唇色青、黄、赤、白、黑者，病在肌肉；营气濡然[18]者，病在血气（《千金方》作脉）；目色青、黄、赤、白、黑者，病在筋；耳焦枯受尘垢[19]者，病在骨。曰：形病何如？取之奈何？曰：皮有部[20]，肉有柱[21]，气血有俞[22]（《千金翼》下有"筋有结"），骨有属[23]。皮之部俞在于四末[24]；肉之柱在臂胻[25]诸阳肉分[26]间，与足少阴分间[27]；气血之俞在于诸络脉，气血留居，则盛而起；筋部无阴无阳，无左无右，候病所在[28]；骨之属者，骨空之所以受液而溢[29]脑髓者也[30]。曰：取之奈何？曰：夫病之变化，浮沉浅深，不可胜穷[31]，各在其处。病间者浅之，甚者深之，间者少之[32]，甚者众之。随变而调气，故曰上工[33]也。

曰：人之肥瘦小大寒温[34]，有老壮少小之别，奈何？曰：人年五十已上[35]为老，三十[36]已上为壮，十八[37]已上为少，六岁已上为小。曰：何以度其肥瘦？曰：人有脂，有膏，有肉。曰：别此奈何？曰：腘肉坚，皮满者，脂；腘肉不坚，皮缓者，膏；皮肉不相离者，肉。

曰：身之寒温何如？曰：膏者，其肉淖[38]而粗理者身寒，细理者身热；脂者，其肉坚，细理者和（《灵》作热），粗理者寒。（少肉者寒温之症未详。）曰：其肥瘦大小奈何？曰：膏者，多气而皮纵缓，故能纵腹垂腴[39]；肉者，身体容大[40]；脂者，其身收小[41]。曰：三者之气血多少何如？曰：膏者多气，多气者热，热者耐寒也；肉者多血，多血者则形充，形充者则平[42]也；脂者，其血清[43]，气滑少，故不能大。此别于众人也。

曰：众人[44]如何？曰：众人之皮肉脂膏不能相加[45]也，血与气不能相多也，故其形不小不大，各自称其身，名曰众人。曰：治之奈何？曰：必先别其五形[46]，血之多少，气之清浊，而后调之，治无失常经。是故膏人者，纵腹垂腴；肉人者，上下容大；脂人者，虽脂不能大[47]。

曰：病者多以旦慧昼安，夕加夜甚者，何也？曰：春生夏长，秋收冬藏，是气之常也，人亦应之。以一日一夜分为四时之气，朝为春，日中为夏，日入为秋，夜[48]为冬。朝则人气始生，病气衰，故旦慧；日中则人气长，长则胜邪，故安；夕则人气始衰，邪气始生，故加；夜半人气入脏，邪气独居于身，故甚。曰：其时有反者何也？曰：是不应四时之气，脏独主其病者，是必以脏气之所不胜时者甚，以其所胜时者起也。曰：治之奈何？曰：顺天之时，而病可与期。顺者为工，逆者为粗也。

【注释】

[1] 阴中有阳，阳中有阴：《灵枢·寿夭刚柔》作"阴中有阴，阳中有阳"。

[2] 刺之有方：即针刺合乎道理。方，道的意思，即道理、规律。

[3] 刺之有理：言针刺合乎法度。理，在此作法度解。

[4] 阴之荥俞：指手足三阴经分布在四肢肘膝关节以下的井、荥、输、经、合中的荥穴和输穴。

[5] 阳之合：指手足三阳经的合穴，属土。

[6] 阳完：指阳分未受病。完，完备、完整之意。此处意为未病、没病。

[7] 急治其阳，无攻其阴：《灵枢·寿夭刚柔》作"急治其阴，无攻其阳"。

[8] 阴完：指阴分未受病。

[9] 急治其阴，无攻其阳：《灵枢·寿夭刚柔》作"急治其阳，无攻其阴"。

[10] 阴阳俱动：指阴阳都发生变化。动，变化。

[11] 乍有乍无：《灵枢·寿夭刚柔》作"乍有形，乍无形"。

[12] 其形不久：由于病在半表半里，且阴病偏盛，病渐入里，故在外的有形的表现，不会长久，随病邪入里而消失。

[13] 形气病：指形病与气病。形病，指皮肤筋骨体表等形态发生改变的疾病。气病，指五脏六腑的精气和功能紊乱而产生的疾病。

[14] 内外之应：《类经》二十一卷第三十一注："形见于外，气运于中，病伤形气，则或先或后，必各有所应。"

[15] 衰：等差之意。

[16] 色：《千金翼方·诊气色法》作"白色"。

[17] 薄泽：谓色浮浅而润泽。《灵枢·五色》："常候阙中，薄泽为风。"明·马莳："其色薄而润泽，乃为感风之病。"

[18] 营气濡然：谓汗液浸渍。营气，这里指汗液。濡然，汗出湿润的样子。明·张介宾："营本无形，若肤腠之汗，肌肉之胀，二便之泄利，皆濡然之谓。"

[19] 受尘垢：谓耳廓色深重，如有尘垢一般。

[20] 皮有部：谓皮肤有其相应的分部。张志聪："卫气行于皮，输于四末，为所主之部。"

[21] 肉有柱：谓肌肉有其隆厚的部分。

[22] 气血有俞：谓血气有其输注的脉络。

[23] 骨有属：谓骨骼有其连属的关节。属，两骨相交的关节部位。丹波元简："属者，附属之属，两骨相交之处，十二关节皆是，所以受液而溢脑髓者。"

[24] 四末：即四肢。

[25] 胻（héng）：小腿之意。

[26] 肉分：《灵枢·卫气失常》《千金翼方·诊气色法》作"分肉"。

[27] 分间：《千金翼方·诊气色法》作"分肉之间"。

[28] 候病所在：《千金翼方·诊气色法》作"唯疾之所在"。

[29] 溢：《灵枢·卫气失常》《千金翼方·诊气色法》均作"益"。

[30] 骨之属者，骨空之所以受液而溢脑髓者也：《灵枢·决气》云："何谓液？岐伯曰：谷入气满，淖泽注于骨，骨属屈伸，泄泽，补益脑髓，皮肤润泽，是谓液。"

[31] 不可胜穷：指疾病变化多端，不可一概而论。

[32] 少之：亦即少用针。

[33] 上工：高明的医生。

[34] 寒温：指身之冷暖。

[35] 已上：即以上。已，同"以"。

[36] 三十：《灵枢·卫气失常》《病源·养小儿候》均作"二十"。按《礼记·曲礼》《释名·释长幼》均作"三十"。

[37] 十八：《灵枢·卫气失常》《病源·养小儿候》与本经同。《千金》《外台》均作"十六"。

[38] 淖：柔润之意。

[39] 纵腹垂腴：形容腹部肌肉松弛，肥肉下垂的样子。纵，松弛的意思。腴，腹下脂肪。

[40] 身体容大：身体宽大。《广雅·释诂》："容，宽也。"

[41] 其身收小：身体较小。脂者，身体比膏者肉者小，但比常人仍大。

[42] 形充者则平：形体充盛而寒热和平。

[43] 清：即清稀。《灵枢·逆顺肥瘦》："瘦人者……其血清气滑，易脱于气。"

[44] 众人：指一般体质类型的人。

[45] 不能相加：谓没有偏多的情况。加，增加、增益的意思。

[46] 五形：《灵枢·卫气失常》作"三形"。

[47] 虽脂不能大：谓虽然脂肉盈满，但体形并不比一般人大。

[48] 夜：此后据《灵枢·顺气一日分为四时》补"半"字。

【语译】黄帝问道：每个人由于先天禀赋不同，则性情有柔有刚，体质有弱有强，身高有短有长，生理与病理变化有阴有阳，在治疗上如何区别对待？我想听听其中的道理。岐伯回答说：人体的生理部位及病理变化的性质都有阴阳之分，但是阴阳不是一个绝对的概念，阴与阳之中还可再分阴阳，必须谨慎地审清阴阳的不同特征，了解了疾病的性质，针刺才能合乎法度。此外，还必须谨慎地揣度发病的原因，以及与四时气候变化的相应关系，在内合于五脏六腑，在外合于筋骨皮肤。所以在内有阴阳，在外也有阴阳。在内的五脏为阴，六腑属阳；在外的筋骨为阴，皮肤为阳。因此说：病在内而属于五脏的，应刺阴经的荥穴和输穴；病在外而属于皮肤的，刺阳经的合穴；病在外而属筋骨的，当刺阴经的经穴；病在内而属六腑的，当刺阳经的络穴。病在阳分的，称作风；病在阴分的，叫作痹；阴分与阳分均有病的，叫作风痹。有的病，虽有病形表现但无疼痛，属于阳病一类；有的病，虽看不到病形的表现，却有疼痛，属于阴病一类。看不到病形表现却有疼痛的，是阳分完好而阴分受伤，应急治阴分，不要攻伐阳分；有病形表现而不痛的，是阴分完好而阳分受伤，应急治阳分，不要攻伐阴分。若阴分与阳分都伤，病形表现时有时无，并兼有心烦症状，叫作阴病胜于阳病，这种病既不完全属表，也不完全属里，病情复杂，比较难治，预示着临床持续时间不会太久。

问道：人的外部形体与内部气机发生病变时，发病的先后，内外是怎样相应的呢？回答说：外感风寒之邪，必先伤害人体的外部形体；忧恐忿怒等七情刺激，则影响人体内部的气机运动。气机升降失常，则使内脏受伤。寒邪伤害形体，则使形体生病。风邪伤及筋脉，则筋脉发病。这就是形病与气病内外相应的情况。问道：怎样针刺治疗呢？回答说：比如得病九天的，针刺三次即可治好。得病一个月的，针刺十次可以治好。一般根据患病日期的长短远近，以此标准作为等差去确定针刺的次数。若是痹病日久，留滞不去的，应诊察患部有瘀血结滞的脉络，要刺破祛除干净。

问道：形体、脏腑之病，有的难治，有的易治，针刺时应如何区别对待？回答说：形体先病而未传入内脏的，针刺的次数可以减半；内脏先病而波及外部形体的，针刺的次数要加倍。这是根据人体内外相应以及疾病的难治、易治提出的针刺方法。

问道：怎样测知皮肉血气筋骨的病变呢？回答说：两眉间应肺，因此色起两眉间，薄而有光泽的，病在皮；口唇应脾，脾主肌肉，故而唇色青、黄、赤、白、黑的，病在肌肉；经常汗出湿润的，病在血气；目为肝之应，肝主筋，所以目色青、黄、赤、白、黑的，病在筋；耳为肾之应，肾主骨生髓，开窍于耳与二阴，所以双耳焦枯不润似有尘垢的，病在骨。问道：形病的临床表现是什么？应该怎样取穴治疗？回答说：皮有部，肉有柱，气血有俞，筋有结，骨有属。皮的部俞在四肢末端；肉之柱在上下肢诸阳经的分肉间，及足少阴经循行路线上的肌肉丰厚处；气血之俞在各经的络脉，若气血瘀滞，则络脉壅盛高起；筋之结不分阴阳左右，根据病变所在部位针刺治疗即可；骨之属，当取骨的空隙，因为此处是承受津液而补益脑髓之处。问道：怎样取穴治疗呢？回答说：疾病变化不一，部位浮沉浅深不同，不可一概而论，主要是根据病情和发病部位来决定治法。病轻的浅刺，病重的深刺。病轻的取穴应少，病重的取穴则多。若能根据病情的变化而调整机体的气机，才是高明的医生。

问道：人体的胖瘦、身形的小大、身体的冷暖，有老壮少小的不同，应该怎样区别呢？回答说：人的年龄在五十岁以上为老，三十岁以上为壮，十八岁以上为少，六岁以上为小。问道：怎样来衡量人体的胖瘦呢？回答说：有脂、膏、肉三种不同类型。问道：如何区别这三种类型呢？回答说：肌肉有力，皮肤丰满的为脂；肌肉不坚实，皮肤松弛的为膏；皮肉紧紧相连的为肉。

问道：人的身体有寒温的不同，这是什么道理呢？回答说：属于膏型的人，肌肉柔润，腠理粗疏的卫气外泄，身体多寒；腠理细密的卫气收藏，身体多热。属于脂型的人，肌肉坚厚，腠理细密的身体多热，腠理粗疏的身体多寒。问道：怎样区别人体的肥瘦大小呢？回答说：膏型的人多气，皮肤纵缓，故而腹肌松弛，出现腹部脂肪下垂的样子；肉型的人，身体宽大；脂型的人，身体紧凑而较小。问道：这三种类型的人，气血多少是怎样的？回答说：膏型的人多气，气属阳，故多气则热且能耐寒；肉型的人多血，血能养形，使形体充实，则气质平和；脂型的人，血液清稀，气少滑利，所以，身形不大。这是此三种类型的人和一般人的区别。

问道：一般人的情况是怎样的呢？回答说：一般人的皮肉膏脂适中，血与气都没有偏多的情况，所以形体不大不小而匀称，这就是一般人的标准。问道：应当怎样治疗呢？回答说：首先必须区别三种类型的人，了解各型人血的多少、气的清浊情况，然后根据虚实进行调治，治疗时，不要违背常规常法。所以膏型人的体形是大腹便便，肉型人的体形宽大，脂型人虽然脂多，体形却不大。

问道：疾病大多在早晨较轻而患者感到神气清爽，中午较安静，傍晚病势逐渐加重，夜间较为严重，这是什么道理？回答说：春天阳气生发，夏天阳气隆盛，秋天阳气收敛，冬天阳气闭藏，这是一年四季自然界阳气变化的一般规律，人体阳气变化也与此相适应。把一昼夜人体的阳气消长分为四时，早晨为春，中午为夏，日落为秋，夜半为冬。早晨阳气生发，功能逐渐活跃，邪气衰退，所以早晨患者病轻且神气清爽；中午，人体阳气逐渐隆盛，正能胜邪，所以病情安静；傍晚，人体的阳气渐渐收敛，邪气相应地开始转盛，所以病情加重；到了半夜，人体的阳气闭藏于内脏，邪气独居于人体，失去阳气的制约与抗争，所以病情就比较严重。问道：疾病在一天中的轻重变化，也有和上述情况不同的，是什么道理？回答说：这是疾病变化与四时之气不相应，某一脏单独对疾病产生决定性影响，必然是遇到时日的五行属性克制内脏的五行属性时，病情就会加重，受病内脏克制所逢时日五行属性，疾病就会减轻。问道：怎样治疗呢？回答说：治疗时能够根据日、时的五行属性与受病内脏的五行配属关系，施以补泻，以避免时日克脏，就能达到预期的治疗效果。能够顺应这些规律，就是高明的医生，反之，就不是好医生。

【导读】

1. 审知阴阳，刺之有方

（1）审知阴阳

①体质、形态、性格分阴阳：不同人的性格有刚有柔，体质有强有弱，身体有高有矮，同时生理功能和病理变化也不相同，这些方面即可用阴阳来划分。

②病变部位分阴阳：凡病在外者为阳，病在内者为阴。五脏六腑在内，其病为阴；筋骨皮肤在外，其病为阳。阴与阳又是相对的、可分的，因此病在内的五脏为阴中之阴，六腑为阴中之阳；病在外的筋骨为阳中之阴，皮肤为阳中之阳。

③病邪分阴阳：人体不同部位感受的邪气也不一样，根据不同部位的发病情况，结合致病邪气的性质和致病特点，亦可把邪气分为阴阳两类。多伤人体体表和上部的风邪属阳，多伤人体内脏或下部的湿邪属阴。如原文所说："病在阳者，名曰风；病在阴者，名曰痹。"

④疾病症状分阴阳：阴邪和阳邪分别作用于人体的阴位和阳位，其临床表现必有所不同。根据症状特点，也可以分为阴阳两类。风邪伤人皮肤筋骨，虽有形态变化，但疼痛不明显，说明病位浅在，故其症状属阳；寒湿伤及内脏，虽看不到形态的改变，但有疼痛的感觉，病位较深，故其症状属阴。如原文所说："病有形而不痛者，阳之类；无形而痛者，阴之类。"

（2）阴阳不同，刺法有别：审知阴阳的目的，是为正确针刺提供依据。如原文所说："病在阴之阴者，刺阴之荥输；病在阳之阳者，刺阳之合；病在阳之阴者，刺阴之经；病在阴之阳者，刺阳之络。"病在皮肤筋骨，阳伤则"急治其阳，无攻其阴"；病在五脏六腑，阴伤则"急治其阴，无攻其阳"。若阴阳俱动，病属阴阳俱伤，病情危重，则应阴阳同治。

2. 五体病的诊治

（1）五体病的望诊：人体组织结构的特点是以五脏为中心，通过经络系统的联系，把人体的形体诸窍、四肢百骸联系成一个整体，从而形成了以五脏为中心的五大生理病理体系。而五体即躯壳的五大主体结构，即筋、脉、肌、皮、骨，与五脏有密切的关系，如《素问·平人气象论》中所说的"藏真散于肝，肝藏筋膜之气也""心藏血脉之气也""脾藏肌肉之气也""肾藏骨髓之气也"。《素问·经脉别论》曰："肺朝百脉，输精于皮毛。"由此可见，形体与五脏有密切的相对应的联系。当五脏有病时，通过经络可反映于形体，从而出现相应的病理反应，故视其外应，以知其内脏。

（2）五体病的针刺部位

①皮病："皮之部俞在于四末"，四末即四肢末梢部。《灵枢集注》："卫气行于皮肤，输于四末，为所主之部。""卫气出于阳，从头目而下注于手足之五指，故以四末为部。"治疗宜取四肢末梢表浅部位。

②肉病："肉之柱"，即在上下肢高起处的肌肉，坚厚隆起，有支柱的作用。即治疗宜取肩臂、足胫诸阳经分肉间和足少阴经循行部位所过之处，肌肉丰多坚厚，如臂、股、臀等处。

③血气病：血气的输转，出于诸经之络穴，当气血留滞，经气壅盛而有邪结高处者，当取络穴以治之。

④筋病：无左右阴阳的区别，应根据病变部位而取之。

⑤骨病："骨之属者，骨空之所以受液而溢脑髓者也"，即在关节处取穴，以益髓而壮骨。

（3）五体病的针刺原则：应从临床实际出发，根据病变的深浅和轻重辨证施刺，即以"随变而调气"为原则。病轻者，宜浅刺；病重者，当深刺。病轻者，少用针；病重者，多用针。随病情变化而适当地进行调治，使经气通利而获得疗效。

3. 体质分类在治疗上的意义

在治疗上，本篇强调首先辨别三种类型的不同体质，掌握其血的多少、气的清浊、卫气的盛衰等情况，然后根据寒热虚实，进行适当的调治，以提高治疗效果。这就说明因人制宜是治疗学上的一个基本原则，对临床有一定的指导意义，值得研究。如张志聪所云："三者之人，有肥大之太过，瘦小之不及，故当审其血之多少、气之清浊，而后调之，无失卫气之常经，斯为和平之人矣。此因卫气失常，是故膏人纵腹垂腴，肉人者上下容大，脂人者虽脂不能大也。盖卫气主于皮肉筋骨之间，浮沉浅深，各在其处，若独充盛于皮肤分肉之间，而使纵腹垂腴，上下容大，或深沉于筋骨之间，以致脂不能大，皆卫气之失常也。是以浮沉深浅，不可胜穷，随变而调其气，命曰上工。此篇论卫气失常，以明卫气所出所循之常所，使后学知阴阳血气之生始出入，为治道之本也。"

4. 病人在一日内旦慧、昼安、夕加、夜甚的不同变化，与一日四时阴阳盛衰消长和五行生克规律的密切关系

（1）人气一日四时节律：人体阳气随自然界阳气的盛衰而发生相应的变化。自然界的阳气，一天之中有昼夜消长盛衰的节律，人体为了维护生存，防止病邪的侵袭，就必须随着自然界阴阳气的消长运动，及时进行适应性的调整。具体表现为：平旦阳气始生，以应春（生）；日中阳气盛，以应夏（长）；日入阳气始衰，阴气始盛，以应秋（收）；夜半阴气盛，阳气内敛，以应冬（藏）。疾病是邪正斗争的过程。由于人体阳气在一日中有消长盛衰之变化，因此，有些疾病的病情亦随着阳气的盛衰而表现出规律性变化。朝则正气始盛，邪气始衰，所以病情轻爽；日中正气旺盛，正气盛则能胜邪气，故病情安静；夕则正气渐衰，正气衰则邪气渐盛，所以病情加重；夜半则阳气潜伏于内，邪气独盛于身，所以病情严重。

（2）昼夜五脏主时节律：《内经》以阴阳五行学说作为其说理工具，根据阴阳学说，则有人气一日四时节律；而以五行学说言之，则有"不应四时之气，脏独主其病"的情况。其具体规律如下。

①脏气之所不胜时者甚：肝病在金所主的申酉时病情加重，心病在水所主的亥子时病情加重，肺病在火所主的巳午时病情加重，脾病在木所主的寅卯时病情加重，肾病在土所主的辰戌丑未时病情加重。

②以其所胜时者起：肝病在土所主的辰戌丑未时病情减轻，心病在金所主的申酉时病情减轻，脾病在水所主的亥子时病情减轻，肺病在木所主的寅卯时病情减轻，肾病在火所主的巳午时病情减轻。

对此，《素问·脏气法时论》论之甚详，具体描述了每脏在昼夜之中"慧、静、甚"的时间变化，指出："肝病者，平旦慧，下晡甚，夜半静。""心病者，日中慧，夜半甚，平旦静。""脾病者，日慧，日出甚，下晡静。""肺病者，下晡慧，日中甚，夜半静。""肾病者，夜半慧，四季甚，下晡静。"即五脏病的基本节律，表现为脏气自旺之时辰病情轻浅爽慧，脏气受克之时辰病情转重，得相生之气病情平稳。因为根据五行学说论证，五脏气血、脏气在四时，自然界的阴阳变化有助于脏气的升降，脏气盛则病邪却，表现为"慧"；在受克的时辰，脏气与时辰相克，自然界之气不利于脏气，病邪挟自然界之克气肆虐，因而病情转重，表现为"甚"；脏气在非旺之时辰，若受相生之气的影响，不论是生我之母气，还是我生之子气，都有助于受病之脏，因而病情较为平稳，表现为"静"。

阴阳大论第七

【原文】阴静阳躁，阳生阴长，阳杀阴藏。阳化气，阴成形。寒极生热，热极生寒。寒气生浊[1]，热气生清[2]。清气在下，则生飧泄；浊气在上，则生䐜胀。此阴阳反作[3]，病之逆顺[4]也。故清阳为天，浊阴为地；地气上为云，天气下为雨；雨出地气，云出天气。故清阳出上窍，浊阴出下窍；清阳发腠理[5]，浊阴走[6]五脏；清阳实[7]四肢，浊阴归[8]六腑。

水为[9]阴，火为阳。阳为气，阴为味。味归[10]形，形归气，气归精，精归化。精食[11]气，形食味，化生精，气生形。味伤形，气伤精。精化为气，气伤于味。阴味出下窍，阳气出上窍。味厚者为阴，薄为阴之阳；气厚者为阳，薄为阳之阴。味厚则泄[12]，薄则通；气薄则发泄[13]，厚则发热。壮火之气衰[14]，少火之气壮[15]。壮火食气[16]，气食少火[17]。壮火散气，少火生气。气味辛甘发散为阳，酸苦涌泄为阴。

阴胜[18]则阳病，阳胜则阴病。阴病则热，阳病则寒（《素问》作阳胜则热，阴胜则寒）。重寒则热，重热则寒。寒伤形，热伤气。气伤痛，形伤肿。故先痛而后肿者，气伤形也；先肿而后痛者，形伤气也。风胜则动[19]，热胜则肿，燥胜则干，寒胜则浮，湿胜则濡泄[20]。

天有四时五行，以生长收藏，以生寒暑燥湿风；人有五脏，化为[21]五气，以生喜怒悲忧恐。故喜怒伤气，寒暑伤形，暴怒伤阴，暴喜伤阳，厥气上行，满脉去形[22]。故曰：喜怒不节，寒暑过度，生乃不固。重阴必阳，重阳必阴，此阴阳之变也。

夫阴在内，阳之守也；阳在外，阴之使也。阳胜则身热，腠理闭，喘息粗，为之俯闷（《素问》作俯仰[23]），汗不出而热，齿干，以烦闷腹胀死，耐[24]冬不耐夏；阴胜则身寒，汗出，身常清，数栗而寒，寒则厥，厥则腹满死，耐夏不耐冬。此阴阳更胜[25]之变，病之形能[26]也。

曰：调此二者[27]奈何？曰：能知七损八益[28]，则二者可调也，不知用此，则早衰矣。

清阳上天，浊阴归地。天气[29]通于肺，地气[30]通于咽。风气通于肝，雷气通于心，谷气通于脾，雨气通于肾。六经为川，肠胃为海，九窍为水注之气，暴风[31]象雷，逆气象阳。故治不法天之纪，不用地之理，则灾害至矣。邪风之至，疾如风雨。故善治者治皮毛，其次治肌肤，其次治筋脉，其次治六腑，其次治五脏。治五脏者，半生半死矣。故天之邪气，感则害五脏；水谷之寒热，感则害六腑；地之湿气，感则害皮肉筋脉。故善用针者，从阴引阳，从阳引阴，以右治左，以左治右，以我知彼，以表知里，以观过与不及之理，见微则过[32]，用之不殆。

善诊者，察色按脉，先别阴阳，审清浊[33]而知部分；视喘息，听声音，而知病所苦；观权衡，视规矩，而知病所生；按尺寸[34]，观浮沉滑涩，而知病所生。以治则无过，以诊则无失矣。

故曰：病之始起，可刺而已；其盛也，可待衰而已。故因其轻而扬之，因其重而减之，因其衰而彰之。形不足[35]者，温之以气；精不足者，补之以味。其高者，因而越之。其下者，引而竭之。中满者，泻之于内。其有形者，渍形以为汗。其在皮者，汗而发之。其慓悍者，按而收之。其实者，散而泻之。审其阴阳，以别柔刚[36]。阳病治阴，阴病治阳。定其血气，各守其乡。血实宜决之，气实宜掣之引之[37]。

阳从右，阴从左（《素问》作阳从左，阴从右）。老从上，少从下。是以春夏归阳为生，归秋冬为死。反之，则归秋冬为生。是以气之多少，逆顺[38]皆为厥。有余者，厥也，一上不下，寒厥到膝，少者秋冬死，老者秋冬生。气上不下，头痛癫疾[39]，求阳不得，求之于阴（《素问》作求阴不审），五部隔无征[40]，若居旷野，若伏空室，绵绵乎属不满目[41]。

春[42]三月之病，在理已尽，草与柳叶皆杀春[43]，阴阳皆绝，期在孟春。冬三月之病，病合阳[44]者，至春正月，脉有死征，皆归于春（《素问》作始春[45]）。春三月之病，曰阳杀，阴阳皆绝，期在草干。夏三月之病，至阴不过十日[46]，阴阳交[47]，期在溓水[48]。秋三月之病，三阳俱起[49]，不治自已[50]；阴阳交合者，立不能坐，坐不能起；三阳独至，期在石水[51]；二阴独至，期在盛水[52]。

【注释】

[1] 浊：指大自然中与人身中的浊阴之气。下文"浊气"同此。

[2] 清：指大自然中与人身中的清阳之气。下句"清气"同此。

[3] 反作：反常运行，失常。

[4] 逆顺：偏义词，偏"逆"之意，有"违背"的意思。

[5] 腠理：人的皮肤与脏腑的纹理。

[6] 走：充养之意。

[7] 实：这里是"使……健壮"的意思。使动用法。

[8] 归：传化并滋养的意思。

[9] 为：属于之意。

[10] 归：滋养的意思。

[11] 食：依赖、凭借之意。

[12] 泄：泄泻。

[13] 发泄：指气向外发散。

[14] 壮火之气衰：药物饮食气厚，作用纯阳，可使人体正气衰减。

[15] 少火之气壮：药物饮食气薄，作用温和，可使人体正气壮盛。"壮火""少火"指药物饮食气味纯阳者及温和者。"气"指人体正气。

[16] 壮火食气：药物饮食气味纯阳者消耗耗散人体的正气。"食"即消耗耗散。

[17] 气食少火：人体正气仰饲药物饮食气味温和者之资助。"食"即资助。

[18] 胜：胜过，谓偏盛。

[19] 动：指痉挛摇晃。使动用法，意为"使人体痉挛摇晃"。

[20] 濡泄：泻下稀水的泄泻。

[21] 化为：《素问·阴阳应象大论》《太素》卷三残篇无"为"字。

[22] 厥气上行，满脉去形：《素问·阴阳应象大论》王注："厥，气逆也，逆气上行，满于经络，则神气浮越，去离形骸矣。"厥气，逆乱之气。去形，指人形色出现异常变化而生大病。

[23] 俯仰：形容由于憋气而呼吸困难的状态。

[24] 耐：耐受之意。

[25] 更胜：盛衰的意思。

[26] 病之形能：疾病的状态。能，通态。

[27] 二者：指的是人身之阴阳。

[28] 七损八益：历代注家不一，综其大意，均指阴阳消长的自然规律。

[29] 天气：天之清气，即呼吸之气。

[30] 地气：地之浊气，即饮食之气。

[31] 风：《素问·阴阳应象大论》作"气"。

[32] 见微则过：谓之在疾病初起的时候，就要通过在外的微细变化、表现，以察知病变所在。微，疾病之萌也。过，疾病所在。《素问·阴阳应象大论》及《太素》卷三残篇均作"得过"。

[33] 清浊：指面部及其他病变部位的色泽。大抵色泽清鲜明朗的为病在阳分，较轻浅；色泽浊滞晦暗的为病在阴分，较为深重。

[34] 尺寸：指寸口，即手腕上诊脉的部位。

[35] 形不足：谓身体虚弱，正气不足。

[36] 以别柔刚：此处指分别虚实。

[37] 掣之引之：谓升提病人的正气。

[38] 逆顺：《素问·方盛衰论》无"顺"字。

[39] 癫疾：《素问·方盛衰论》作"巅"。

[40] 五部隔无征：是说五脏所在的部位相隔绝，没有显著的形症可作验证。

[41] 绵绵乎属不满目：是说病人气息微弱，可以预见其死期不满一天。绵绵乎，形容气息微弱的样子。《素问·方盛衰论》作"绵绵乎属不满日"。

[42] 春：《素问·阴阳类论》作"冬"。

[43] 杀春：《素问·阴阳类论》无"春"字。

[44] 合阳：《素问·阴阳类论》作"合于阳"。

[45] 始春：《素问·阴阳类论》作"出春"。

[46] 至阴不过十日：《类经·四时病死期》注："脾肾皆为至阴，夏三月以阳盛之时，而脾肾伤极，则真阴败绝，天干易气不能堪矣，故不过十日也。"

[47] 阴阳交：指脉象阴阳交错。

[48] 潇水：《素问·阴阳类论》王注："立秋之候也。"七月建申，故为七月水生之时。

[49] 三阳俱起：《素问直解》注："三阳谓太阳阳明少阳，故曰俱。后三阳谓太阳，二阴谓少阴，故曰独也。"

[50] 不治自已：即不治自愈的意思。

[51] 石水：指水冰如石坚固之时。

[52] 盛水：指的是雨雪皆解为水之时。

【语译】 阴阳是相互依存的，有阳就有阴，事物就存在；没有阳，也就无所谓阴，事物就不存在。静属阴，躁属阳。阳气生则阴气也随之而长，阳气亡则阴气必随之而竭。阳主无形之气化，阴主有形的

物质。阴阳在一定的条件下可以互相转化，如寒到极点就要生热，热到极点就要生寒。寒气能化生浊阴，热气能化生清阳。清阳之气在下而不升，就会发生完谷不化的泄泻和痢疾；浊阴之气在上而不降，就会发生胸腹胀满的病症。这就是阴阳反常、不顺的疾病。清阳之气上升为天，浊阴之气下降为地。地气被蒸发升腾为云，天气凝聚下降为雨，但雨的凝成是靠阴寒之地气，云的产生靠阳热的天气。所以清阳之气出于耳、目、口、鼻，大小便等浊阴之物出于前后二阴。温润的卫气散发于皮肤腠理之间，而营血津液等阴精充养内注于五脏之中。清阳之气产生动力热能充实于四肢，浊阴之气则传化并滋养六腑。

水属阴，火属阳。气为阳，味为阴。饮食物进入人体后，经过生化，其中五味的精华以滋养形体，形体得到滋养，便能产生元气。人的精气和形体都是依赖吸收食物而获得营养，阴精可以化生元气，反过来，人的元气通过生化过程，把食物中的营养变为人体的精气并促成形体的生长。但是，气味太过也会损伤人的阴精和形体，以影响人的元气。味属阴，食物的糟粕自二便排出；气属阳，其轻清之气自口鼻呼出。味厚的为阴中之阴，味薄的是阴中之阳；气厚的属阳中之阳，气薄的为阳中之阴。味过于厚则会发生泄泻，味薄的是阴中有阳，可以通利；气薄的能向外发泄，气厚的能助阳发热。过于亢盛的阳气会使元气衰弱，平和正常的阳气才能使人体健壮。过于亢盛的阳气会侵蚀人体的元气，平和正常的阳气才能充养人体的元气。过于亢盛的阳气会耗散人体的元气，平和正常的阳气才能滋生人体的元气。药物的气

味，凡是辛甘有发散作用的属阳，酸苦有催吐泻下作用的属阴。

阴阳应保持相对的平衡，如果阴气偏盛，则阳气衰而发病；若阳气偏盛，则阴气衰而发病。阴虚则热，阳虚则寒。寒极可以转化为热，热极可以转化为寒。阴寒之邪，最易伤害有形之体；阳热之气，最易耗伤无形之气。气伤的则痛，形伤的则肿。因此，先痛而后肿的，是气先受伤，而后影响到形体；先肿而后痛的，是形体先受伤，而后影响到气。风性善动，风邪太过，则会发生震颤、掉眩等动摇不定的病症；热邪太盛，则使肉腐血壅，发生痈肿等病症；燥邪太胜，则津液耗损而发生干枯的病症；寒气太胜，会出现浮肿；湿邪太胜，易发生泄泻。

自然界有春夏秋冬及五行生克的变化，体现出生、长、收、藏的自然规律，因此产生了寒、暑、燥、湿、风的不同气候；人有五脏之气，能化生五志，产生了喜、怒、悲、忧、恐等情志变化。但喜怒等情志过度，可以伤人之气。寒暑等气候反常，可以伤人的形体。突然大怒，可使血逆而伤阴。突然大喜，可使气缓而伤阳。厥逆之气上行，满于经络则可出现神气散越，脱离形骸的失神状态。所以喜怒不节，寒暑不适，生命就不能稳固。阴极可转为阳，阳极可以转为阴。这是阴阳转化的规律。

阴在内，是由阳来守持；阳在外，是由阴来役使。阳偏胜则身体发热，如果腠理闭，气喘息粗，呼吸困难，前屈后仰，汗不出而发热，齿干，烦闷，甚至腹部胀满，预后往往不好。这种病若在冬天，患者还能耐受，在夏天往往就不能耐受了。

阴偏胜则身寒，汗出，但身体常常畏寒战栗发冷，甚至手足厥冷、腹部胀满，预后也不好。这种病若在夏天，或许患者还能耐受，在冬天就不能耐受了。这是阴阳盛衰病理变化所表现出来的疾病状态。

黄帝问道：怎样调摄阴阳二气呢？岐伯回答说：如果懂得阴阳消长的自然规律，就可以调摄阴阳，若不按此规律去调摄阴阳二气，身体就会早衰。

清阳之气上升而腾于天，浊阴之气下降而归于地。天的清气通于肺，地的浊气通于咽。风气属木，故通于肝；雷气属火，故动于心；谷气属土，故感于脾；雨气属水，故润于肾。手足三阴三阳经之气血循行，如河流的流动不息；肠胃之受纳水谷，犹如大海；耳、目、口、鼻以及前后二阴，是水气输注之处；暴怒之气，像天之雷霆；厥逆之气，像天之阳热。所以治疗疾病，若不取法于天地的道理，灾祸就要发生。邪气侵犯人体，势如暴风骤雨。因此，高明的医生能够在邪气刚侵入皮毛时，就给予治疗；技术稍差的，是邪在肌肤时才给予治疗；再次的，要等到邪气侵入筋脉时才给予治疗；更差的，等到邪气侵入六腑的时候才给予治疗；最差的，要等到邪气已深入五脏时才治疗。一般当邪气侵入五脏，病情已经非常严重，这时候才治，也只有一半治愈的希望了。所以，当自然界的邪气侵入人体，由浅入深，可伤及五脏；饮食水谷寒温不当，就会伤害六腑；感受了地之阴湿之气，容易损伤人的皮肉筋脉。因此善于用针刺治疗的人，能从阴分引出阳分之邪，从阳分引出阴分之邪；能从右侧治疗左侧的病，从左侧治疗右侧的病；能从自身的正常状态推知病人的异常状态；

能从浅在的症状推知内在的病理变化，以分析阴阳盛衰消长的机制，当见到疾病初起时轻微的异常表现，就可预知疾病的发展与转归，因而采取适当的治疗措施，不致发生错误。

善于诊断疾病的医生，通过观察患者的色泽、切按患者的脉象，首先辨别疾病的阴阳属性；审察色泽的明朗晦暗，而知病变的部位；观察患者的呼吸并听其声音，就知道患者的痛苦；观察四时不同的正常脉象，而知病生在何脏；按尺肤的滑涩，诊寸口脉的沉浮，可以测知病变的所在部位。能够这样，就不会误诊和误治了。

所以说，疾病初起，可以用针刺治愈；邪气太盛，不宜强攻，应待其病势稍衰然后刺之，才能取得疗效。病轻部位浅的，可用轻扬宣散之法治疗；病势重实的，宜用泻下法以除其邪；气血虚弱的，宜用补法。形体不足的，宜用气分的药物温补；阴精不足的，要用厚味的药物滋补。邪在上部的，可用吐法以散越邪气。病在下的，可用通利二便之法以尽除之。中满而实的，可用泻法治疗。邪在表的，可用汤液浸渍肌肤，使汗出邪解。邪在皮毛的，可用汗法发汗散邪。发病急猛的，应采取急则治其标之法。邪气实的，可用疏散法以泻其邪。总之，诊治疾病，须详细地审察疾病的阴阳属性，分别虚实，阳病也可治阴，阴病亦可治阳，分析气分、血分的病变，然后按病变所在部位治疗，血实的宜放血治疗，气虚的宜用补法补益正气。

阳气自左而升，阴气自右而降。老人之气当从上而下，少年之气当从下而上，这是老人之气先衰于下、少年之气先盛于下的缘故。所以，阳气归于春夏，疾病就会缓解或康复；归于秋冬，疾病就会恶化或致死亡。与此相反，阴气归于秋冬（阴盛阳衰），病人就会康复；归于春夏则病情就会加重或致死亡。因此不论气有多少，只要气逆而乱都成为厥证。阴气偏胜所发生的厥，是气上而不下，阴阳之气逆乱，不相顺接，症见膝部寒冷。少年在秋冬出现这种情况，多为死症；老年人在秋冬发生这种情况，尚可治愈。若是气上不下，发生头痛癫痫等病症，非阳证又非阴证，这是五脏精气隔绝，已没有显著的形症，好像身居旷野，深伏空屋，无所见闻，奄奄一息，将不久于人世。

冬三月的病，按理根据病情已到尽期，等到野草萌发，柳树生芽时都要死亡。若是阴阳之气都绝了，死期就在正月。冬三月的病，季节属阴，而病属阳的，叫作合阳，到了正月春天，如果脉象有死的征象，出春三月后就会死亡。春三月的病，叫作阳杀，如果阴阳之气都绝了，死期在草干的时候。夏三月的病，脾肾伤极，其阴败绝，死期超不过十天，若发生"阴阳交"病，死期在七月。秋三月的病，三阳经都病，不治也能自愈；若阴阳交互为病，则气血俱损，阴阳两伤，患者非常虚弱，以致立着不能坐下，坐下又不能起来；若三阳独至，是有阳无阴，死期在冬天水开始结冰的时候；若二阴独至，是阴胜阳衰，死期在冰雪融化的时候。

【导读】

1. 调治疾病如何遵循阴阳法则

人若未病，要按阴阳之理进行调理养生，以求防病健体，益寿延年，与天地同终；若已产生疾病，又如何运用阴阳的理论来指导治病祛邪呢？要知道人体之所以患病，是由于各种原因破坏了人体的阴阳平衡，出现了气血逆乱，所以用各种治疗手段，使阴阳平衡或逆乱恢复常态，是治病的最基本准则。本文从"邪风之至，疾如风雨"到"气实宜掣之引之"一段，主要论述了调阴阳之法，可分以下三个方面来剖析。

（1）要掌握病邪侵犯人的次序。病邪由外而至者，先从皮毛开始，逐步深入。一般的顺序是邪风→皮毛→筋脉→六腑→五脏，故其治疗应："善治者治皮毛，其次治肌肤，其次治筋脉，其次治六腑，其次治五脏。"这种见微知著、防微杜渐的理论，临床上有很重要的指导意义。它告诉医者：一要掌握疾病的发生发展规律；二要防重于治，"不治已病治未病"；三要有病早治，否则会越来越重。

（2）要掌握诊断与治疗的原则和手段。在针刺治疗中，要用阴阳相关的理论来指导治疗。"从阴引阳，从阳引阴"，按张介宾的解释为："从阴引阳者，病在阳而治其阴也；从阳引阴者，病在阴而治其阳也。""以右治左，以左治右"，张志聪注云："病在右，取之左，病在左，取在右，即缪刺之法也。"阴阳、左右，以及微著、表里，皆阴阳相对相联的两方，由于人是一个有机的整体，在针刺治病时，扶弱抑强，阳病治阴，阴病治阳，见左治右，见我知彼，见微知著等，都是强调整体调理，防微杜渐，而决不可头痛医头，脚痛医脚。

（3）在诊断疾病时，要"察色按脉，先别阴阳"，这是八纲辨证首要的两纲，也是临床诊断疾病必须遵循的原则，是非常重要的诊断名言，就是说医者在观察病人的气色、按察病人的脉象时，首先要看其是阳证还是阴证。如果满面红，苔色黄，脉洪大有力，即属阳证；反之，面色萎白，舌质淡，苔白，脉沉迟细弱，就属阴证。这对于确定治疗方法具有方向性指导意义，故必须首先辨别。其次，审查鼻涕、带下、小便的清白或混浊，观察病人的声音、呼吸喘息状态，结合四时脉象等情况，进行综合分析，就可判断疾病的部位、虚实以及病因，这样作出诊断就会"诊则无失"。

2. 阴阳之气盛衰逆从

原文"阳从右，阴从左……绵绵乎属不满目"，从自然界阴阳盛衰逆从到人体阴阳盛衰逆从进行了全面论述，以整体观念为指导，以阴阳之气上逆生厥为例，说明人体阴阳盛衰逆从与疾病的类型性质和预后有着密切的关系。

（1）人体四时阴阳盛衰逆从：人与自然相应、与天地相参，所以人和自然界阴阳之气的盛衰顺逆息息相关。原文："阳从右，阴从左。"实际上指自然界阴阳之气运动变化的规律，如《素问·阴阳应象大论》："左右者，阴阳之道路也。"说明自然界的阳气主升，从乎左，阴气主降，从乎右，其运行的规律是左升而右降。而人类生活在自然界之中，人对自然界的变化有积极的适应能力，从而保持着人体与自然界阴阳盛衰逆从的协调统一，维持着人体正常的生命活动，反之则病。原文："是以春夏归阳为生，归秋冬为死。反之，则归秋冬为生。"说明人体在春夏阳气盛时，脉证皆当归阳为顺，见阴为逆；秋冬阴盛之时，脉证当归阴为顺，见阳为逆。同时，用顺逆来推测预后，指出顺者为生，逆者为死。

（2）老少阴阳盛衰逆从：原文"老从上，少从下"，体现了老少不同气之盛衰逆从的重要观点。如张介宾："老人之气，先衰于下，故从上者为顺；少壮之气，先盛于下，故从下者为顺。"本文从人与自然以及老少阴阳盛衰逆从两个方面阐述了人体阴阳盛衰逆从的道理。

正邪袭内生梦大论第八

【原文】黄帝问曰：淫邪泮衍[1]奈何？岐伯对曰：正邪[2]从外袭内，未有定舍，反淫[3]于脏，不得定处，与营卫俱行，而与魂魄飞扬[4]，使人卧不得安而喜梦。凡气淫于腑，则梦[5]有余于外，不足于内[6]；气淫于脏，则梦[7]有余于内，不足于外[8]。

曰：有余不足有形乎？曰：阴盛[9]则梦涉大水[10]而恐惧，阳盛[11]则梦大火而燔焫[12]，阴阳俱盛，则梦相杀[13]毁伤。上盛则梦飞，下盛则梦堕。甚饱则梦予，甚饥则梦取。肝气盛则梦怒，肺气盛则梦哭泣、恐惧、飞扬[14]，心气盛则梦喜笑及恐怖，脾气盛则梦歌乐[15]、体重、手足不举，肾气盛则梦腰脊两解而不属[16]。凡此十二盛者，至而泻之[17]立已。

厥气[18]客于心，则梦见丘山烟火；客于肺，则梦飞扬，见金铁之器及奇物；客于肝，则梦见山林树木；客于脾，则梦见丘陵大泽，坏屋风雨；客于肾，则梦临渊，没居水中；客于膀胱，则梦游行[19]；客于胃，则梦饮食；客于大肠，则梦见田野；客于小肠，则梦见聚邑行街[20]（一作冲衢）；客于胆，则梦见斗讼自刳[21]；客于阴器，则梦接内[22]；客于项，则梦斩首；客于胻，则

梦行走不能前，及居深地窌苑[23]中；客于股肱[24]，则梦礼节拜跪[25]；客于胞膻[26]，则梦溲便利。凡此十五不足者，至而补之立已。

【注释】

[1] 淫邪泮衍：是指病邪散在地蔓延流散于全身。淫邪，泛指各种为害于人体的邪恶不正之气。泮，散的意思。衍，是充满盈溢之意。

[2] 正邪：能够刺激并有害人体正常身心活动的因素，如情志刺激、饥饿、劳逸等。

[3] 淫：渐进，在这里是侵入的意思。

[4] 与营卫俱行，而与魂魄飞扬：谓邪气随着营卫二气的流动而散溢，并且扰动魂魄而使之不能安守。飞扬，是指魂魄被扰动而不安。

[5] 梦：《灵枢·淫邪发梦》《病源·虚劳喜梦候》均无。

[6] 凡气淫于腑，则梦有余于外，不足于内：谓邪气侵入诸腑，则腑中的阳热之气亢盛于外，而脏中的阴气相对不足。

[7] 梦：《灵枢·淫邪发梦》《病源·虚劳喜梦候》均无。

[8] 气淫于脏，则梦有余于内，不足于外：谓邪气侵入诸脏，则脏中的阴寒之气凝结于内，而腑中的阳气相对不足。

[9] 阴盛：《灵枢·淫邪发梦》《病源·虚劳喜梦候》作"阴气盛"。

[10] 大水：大河。

[11] 阳盛：《灵枢·淫邪发梦》《病源·虚劳喜梦候》作"阳气盛"。

[12] 燔焫：作燃烧解。

[13] 相杀：谓相互打斗砍杀。

[14] 飞扬：谓飞升腾空。

[15] 歌乐：谓歌唱作乐。

[16] 腰脊两解而不属：谓腰部与脊背断离而不相连属。解，断离。属，连接，接续。

[17] 至而泻之：谓病气来至而征象显现时，即施用泻法。

[18] 厥气：此处指邪气。

[19] 游行：谓在水中潜水浮行。

[20] 聚邑行街：聚邑，指人众聚集的城镇。冲衢，指交通要冲。

[21] 自刳：自己剖腹。刳，剖割的意思。

[22] 接内：谓性交。接，交合。内，行房。

[23] 窔苑：指地窖和林苑。窔，通窖，指地窖。苑，古代养禽兽和植林木的地方。

[24] 肱：《病源·虚劳喜梦候》《千金·诊候》均无。

[25] 拜跪：《灵枢·淫邪发梦》《病源·虚劳喜梦候》作"拜起"。

[26] 胞䐈（zhí）：指膀胱和直肠。䐈，即直肠。

【语译】 黄帝问道：各种病邪在体内流散蔓延的情况是怎样的？岐伯回答说：各种有害因素由外侵入体内，没有固定的处所，却浸淫流溢于内脏，若还没有定处，与营卫气血一同流动而散溢，扰乱魂魄而使之不能安守，则人睡卧不安而多梦。若邪气侵扰于腑，则腑中的阳热之气亢盛于外，而脏中的阴气相对不足；若邪气侵扰于脏，则脏中的阴寒之气凝结于内，而腑中的阳气相对不足。

问道：那么，脏腑中阴阳之气的亢盛或不足各有什么不同的梦兆吗？回答说：如果患者阴寒之气偏盛，就会梦到自己渡过大河而恐惧；如果患者阳热之气偏盛，就会梦到自己身处大火而感到灼热；如果患者阴阳之气俱盛，做梦会梦到自己与他人相互杀伤。如果患者气盛于上部，则做梦飞腾；如果患者气盛于下部，则做梦向下坠堕。如果患者过饱，则会梦到给别人东西；如果患者过度饥饿，就会梦到向他人索取食物。若肝气盛，则做梦发怒；若肺气盛，则做梦哭泣、恐惧和高飞；若心气盛，则做梦喜笑或恐怖；若脾气盛，则梦见唱歌、娱乐、身体沉重或手足不能举动；若肾气盛，则会梦到腰脊分离而不相连接。上述这十二种气盛而做梦的情况，可以根据梦境察知邪气所在部位，针刺时选择相应的部位行泻法，既可治愈。

邪气停留于心，就会梦到山丘烟火弥漫；停留于肺，做梦飞升腾空，或者看到金铁器具和奇怪的东西；停留于肝，就会梦到山林树木；停留于脾，就会梦到丘陵和大的湖泊，或是梦到风雨毁坏的房屋；停留于肾，就会梦到面临深渊或是被淹没在水中；停留于膀胱，做梦就会梦见自己在水中潜水浮行；留于胃，就会梦到饮水摄食；留于大肠，就会梦到广阔的田野；留于小肠，就会梦到人众聚集的城镇或四通八达的交通要冲；留于胆，做梦斗殴、打官司或剖割自己；留于生殖器，就会做梦性交；留于项部，就会梦到杀头；留于小腿，做梦想要行走却不能前进，或住在很深的地窖、苑囿之中；留于股肱，就会梦到行礼跪拜；留于膀胱之下的尿路和直肠，就会梦到大便和小便。以上这十五种由于邪气留居所致的梦症，可根据梦境找出邪气的所在，针刺时，行补法即可治愈。

【导读】 本篇比较全面地论述了有关邪气浸淫弥漫脏腑，以致魂魄不守而飞扬，卧睡不安而发梦的机制。特别应该提出的是对发梦的缘由作了唯物的解释，并指出了脏腑十二盛和十五不足所致的不同梦境，根据这些梦境可判断脏腑的虚实变化，从而为治疗提供依据，说明各种梦境的发生与脏腑盛衰及精神情志的变化有密切的联系。

1. 发梦原因——病邪侵袭

原文指出，发梦的原因是"正邪从外袭内"。张介宾认为，正邪即"阴阳劳逸之感于外，声色嗜欲之动于内"。这些原因影响心神作用的正常发挥，就会发生梦境。

2. 发梦机制——营卫不和，阴阳失调

淫邪侵袭，造成机体营卫失和，脏腑阴阳失调，致使心神不守而魂魄飞扬，发生"卧不得安而喜梦"。

营卫不和：正邪浸淫，与营卫俱行，引起魂魄不守舍而飞扬，致使人睡眠失常而多梦。

阴阳失调：淫邪侵袭，浸淫脏腑，引起阴阳偏盛、偏虚而发梦。气淫于腑——阳盛阴亏。腑为阳而主外，因而邪气浸淫于腑则在外的阳气有余，在里的阴气不足。气淫于脏——阴盛阳虚。脏为阴而主内，故邪气浸淫于脏则在内的阴气盛而有余，在外的阳气虚而不足。

3. 阴阳盛衰发梦的表现及治法

原文："有余不足有形乎……凡此十五不足者，至而补之立已。"论述了脏腑阴阳偏盛、偏衰，可出现不同的梦境。这些梦境与脏腑的阴阳属性、五行所属及其联系有密切的关系。

十二盛的治法是盛指盛实，盛则泻之，即观其邪实之所在，用泻法以祛其盛实之邪气。

十五不足的治法是不足者正气虚也，因此十五不足的治法为补法，即观其虚在何脏腑经络，用补益法以补其不足之正气。

五味所宜五脏生病大论第九

【原文】黄帝问曰：谷气有五味，其入[1]脏分别奈何？岐伯对曰：胃者，五脏六腑之海，皆[2]入于胃，五脏六腑皆禀于胃，五味各走其所喜。故谷味酸，先走肝。《九卷》又曰：酸入胃，其气涩（一作涩以收[3]），不能出入。不出则留于胃中，胃中和温，则下注于膀胱之胞[4]，膀胱之胞[5]薄以懦[6]，得酸则缩绻[7]，约而不能，水道不行，故癃。阴者，积筋之所终聚也，故酸入胃而走于筋。《素问》曰：酸走筋，筋病无多食酸。其义相顺。又曰：肝欲辛[8]，多食酸，则肉胝皱而唇揭[9]，谓

木胜土也。（木辛与《九卷》义错。《素问》肝欲辛作欲酸。）

苦先走心。《九卷》又曰：苦入胃，五谷之气皆不能胜苦[10]，苦入下脘。下脘者，三焦之路，皆闭而不通，故气变呕[11]也。齿者，骨之所络[12]也，故苦入胃而走骨，入而复出，必[13]黧疏，是知其走骨也。水火既济，骨气通于心。《素问》曰：苦走骨，骨病无多食苦。其义相顺。又曰：心欲酸[14]，食[15]苦则皮槁而毛拔，谓火胜金也。（火酸与《九卷》义错。）

甘先走脾。《九卷》又曰：甘入

脾[16]，其气弱少[17]，不能上至上焦，而与谷俱留于胃中。甘者，令人柔润[18]也。胃柔则缓，缓则虫动，虫动则令人心闷。其气通于皮[19]，故曰，甘走皮[20]。皮者，肉之余，盖皮虽属肺，与肉连体，故甘润肌肉并皮也。《素问》曰：甘走肉，肉病无多食甘。其义相顺。又曰[21]：多食甘，则骨痛而发落，谓土胜水也。(与《九卷》不错。)

辛先走肺。《九卷》又曰：辛入胃，其气走于上焦。上焦者，受诸气[22]而营诸阳者也。姜韭之气，熏至营卫[23]，营卫[24]不时受之，久留[25]于心下，故洞(一作煴）心。辛者，与气俱行，故辛入胃，则与汗俱出矣（《千金》云：辛入胃而走气，与气俱出，故气盛)。《素问》曰：辛走气，气病无多食辛。其义相顺。又曰：肺欲苦[26]，多食辛，则筋急而爪枯，谓金胜木也。（肺欲苦，与《九卷》义错。)

咸先走肾。《九卷》又曰：咸入胃，其气上走中焦，注于诸[27]脉。脉者，血之所走也[28]，血与咸相得，则血涘[29](一作凝，下同)。血涘则胃中竭，竭则咽路[30]焦，故舌干而善渴。血脉者，中焦之道，故咸入[31]而走血矣[32]。肾合三焦，血脉虽属肝心，而为中焦之道，故咸入而走血矣。《素问》曰：咸走血，血病无多食咸。其义相顺。又曰[33]：多食咸，则脉涘泣而变色，谓水胜火也。(虽俱言血脉，其义不同。)

谷气营卫俱行[34]，津液已行，营卫大通，乃[35]糟粕以次传下。

曰：营卫俱行奈何？曰：谷始入于胃，其精微者，先出于胃之两焦，以溉五脏，别出两焦[36]，行于营卫之道，其大气[37]之搏而不行者[38]，积于胸中，名曰气海[39]，出于肺，循于喉咙，故呼则出，吸则入。天地之精气[40]，其大数常出三而入一，故谷不入，半日则气衰，一日则气少矣。

曰：谷之五味可得闻乎？曰：五谷：粳米甘，麻（《素问》作小豆）酸，大豆咸，小麦苦，黄黍辛。五果：枣甘，李酸，栗咸，杏苦，桃辛。五畜：牛肉甘，犬肉酸，豕肉咸，羊肉苦，鸡肉辛。五菜：葵[41]甘，韭酸，藿[42]咸，薤[43]苦，葱辛。五色：黄宜甘，青宜酸，黑宜咸，赤宜苦，白宜辛。

脾病者，宜[44]食粳米、牛肉、枣、葵，甘者入脾用之。心病者，宜食麦、羊肉、杏、薤，苦者入心用之。肾病者，宜食大豆、豕肉、栗、藿，咸者入肾用之。肺病者，宜食黍、鸡肉、桃、葱，辛者入肺用之。肝病者，宜食麻、犬肉、李、韭，酸者入肝用之。肝病禁[45]辛，心病禁咸，脾病禁酸，肺病禁苦，肾病禁甘。

肝，足厥阴少阳主治。肝苦急，食甘以缓之。心，手少阴太阳主治。心苦缓，食咸[46]以收之。脾，足太阴阳明主治。脾苦湿，急食苦以燥之。肺，手太阴阳明主治。肺苦气上逆，急食苦以泄之。肾，足少阴太阳主治。肾苦燥，急食辛以润之。开腠理，致津液，通气坠[47]也。

毒药攻邪，五谷为养，五果为助，

五畜为益，五菜为充，气味合而服之，以补精益气。此五味者，各有所利，辛散，酸收，甘缓，苦坚，咸㹤。

肝病者，两胁下痛引少腹，令人善[48]怒，虚则目䀮䀮[49]无所见，耳无所闻，善恐，如人将捕之。取其经厥阴与少阳血者[50]。气逆则头[51]痛，耳聋不聪，颊肿，取血者[52]。又曰：徇蒙招尤[53]，目瞑耳聋，下实上虚，过[54]在足少阳、厥阴，甚则入肝。

心病者，胸中痛，胁支满，两胠[55]下痛，膺背肩胛间痛，两臂内痛。虚则胸腹大，胁下与腰相引而痛。取其经[56]少阴、太阳血者[57]（《素问》云：舌下血者）。其变病，刺郄中[58]血者。又曰：胸中痛，支满，腰脊相引而痛，过在手少阴、太阳。（《素问》云：心烦头痛，病在膈中，过在手巨阳、少阴。）

脾病者，身重善饥，肌肉萎，足不收，行善瘈疭[59]，脚下痛。虚则腹胀，肠鸣飧泄，食不化。取其经[60]太阴、阳明、少阴血者。又曰：腹满膜胀，支满[61]胠胁，下厥上胃，过在足太阴、阳明。

肝病者[62]，喘逆咳气[63]，肩[64]背痛，汗出，尻[65]阴股膝挛，髀腨[66]胻[67]足皆痛。虚则少气不能报息[68]，耳聋，喉咙干。取其经手太阴足太阳外，厥阴内少阴血者。又曰：咳嗽上气，病（《素问》作厥）在胸中，过在手阳明、太阴。

肾病者，腹大胫肿痛[69]，咳喘身重，寝汗出，憎风。虚则胸中痛，大肠小肠（《素》作大腹小腹）痛，清厥[70]，意不乐。取其经[71]少阴、太阳血者。又曰：头痛癫疾[72]，下实上虚[73]，过在足少阴、太阳，甚则入肾。

【注释】

[1] 入：此后据《灵枢·五味论》《太素·调食》应补"五"。

[2] 皆：此前据《灵枢·五味论》《太素·调食》应补"水谷"。

[3] 涩以收：《灵枢·五味论》《太素·调食》此后均有"上之两焦"四字。

[4] 膀胱之胞：《灵枢·五味论》《太素·调食》无"之胞"两字。

[5] 胞：皮。隋·杨上善："膀胱皮薄而又㹤。"

[6] 㹤：即"软"。

[7] 缩绻：卷曲收缩。

[8] 辛：《素问·五脏生成论》作"酸"。

[9] 肉胝䐃（zhòu）而唇揭：即肌肉坚厚皱缩，嘴唇掀起的意思。

[10] 五谷之气皆不能胜苦：张景岳："味过于苦，则抑遏胃中阳气，不能运化，故五谷之气不能胜之。"

[11] 变呕：发生异常的变化而成呕吐。

[12] 络：《灵枢·五味论》《太素·调食》《千金》卷二十六第一均作"终"。

[13] 必：此前据《千金》卷二十六第一应补"齿"。

[14] 心欲酸：《素问·五脏生成》作"心欲苦"。

[15] 食：此前据《素问·五脏生成》应补"多"字。

[16] 脾：《灵枢·五味论》《太素·调食》等作"胃"。

[17] 少：《灵枢·五味论》作"小"，《千金》卷二十六作"劣"。

[18] 柔润：胃气甘缓柔和滋润。

[19] 皮：《灵枢·五味论》《太素·调食》

《千金》卷二十六第一均作"肉"。

[20] 皮：《灵枢·五味论》《太素·调食》《千金》卷二十六第一均作"肉"。

[21] 又曰：此后按例当有"脾欲甘"。

[22] 受诸气：《灵枢·五味论》《太素·调食》作"受气"，《千金》卷二十六第一作"受使诸气"。

[23] 熏至营卫：《灵枢·五味论》《太素·调食》作"熏之"。

[24] 营卫：《灵枢·五味论》《太素·调食》作"营卫之气"。

[25] 久留：《千金》卷二十六第一作"却溜"。

[26] 肺欲苦：《素问·五脏生成》作"肺欲辛"。

[27] 诸：《灵枢·五味论》《太素·调食》均无。

[28] 脉者，血之所走也：《灵枢·五味论》《太素·调食》作"则血气走之"。

[29] 泆（sì）：即"凝"。

[30] 咽路：咽头之意。

[31] 入：此后据《千金》卷二十六第一应补"胃"。

[32] 故咸入而走血矣：张景岳："血为水化，咸亦属水，咸与相得，故走注血脉。"

[33] 又曰：此后按例当有"肾欲咸"。

[34] 营卫俱行：《灵枢·五味》《太素·调食》均无。

[35] 乃：《灵枢·五味》《太素·调食》后有"化"字，当从。

[36] 两焦：指上焦和下焦。《灵枢·五味》《太素·调食》均无"焦"字。

[37] 大气：指宗气。

[38] 其大气之搏而不行者：意为把散碎的东西捏聚成团。搏，《灵枢·五味论》作"抟"。

[39] 气海：指膻中。

[40] 天地之精气：谓自然界的空气。天之精气，指天阳之气。地之精气，指水谷精微

之气。

[41] 葵：即冬葵。《太素》卷二《调食》注："冬葵子味甘寒，无毒，黄芩为之使。葵根味甘寒，无毒。叶为百菜主，心伤人。"

[42] 藿：即豆叶。

[43] 薤：即薤白。

[44] 宜：适宜。

[45] 禁：禁忌。

[46] 咸：《素问·脏气法时论》作"酸"。

[47] 开腠理，致津液，通气坠：《读素问钞》注："此一句九字，疑原是注文。"此说可参。坠，《素问·脏气法时论》无该字。

[48] 善：易，多。

[49] 晄晄（huāng huāng）：两目昏花之意。

[50] 血者：《脉经》卷六第一、《千金·肝脏脉论》无此二字。

[51] 头：《脉经》卷六第一、《千金·肝脏脉论》后有"目"字，当补。

[52] 取血者：在其经血盛处放血。

[53] 徇蒙招尤：即头晕目眩。

[54] 过：病之意。

[55] 两肱：《素问·脏气法时论》《脉经》卷六第三、《千金·心脏脉论》均作"两胁"。

[56] 经：《脉经》卷六第三、《千金·心脏脉论》后有"手"字。

[57] 血者：《素问·脏气法时论》《脉经》卷六第三、《千金·心脏脉论》为"舌下血者"。

[58] 郄中：穴名，指阴郄穴。

[59] 肌肉萎，足不收，行善瘛疭：《素问·气交变大论》作"肌肉萎，足萎不收，行善瘛"。

[60] 经：《脉经》卷六第五、《千金·脾脏脉论》后有"手"字。

[61] 满：《素问·五脏生成》《太素·色脉诊》均作"鬲"。

[62] 肝病者：《素问·脏气法时论》作"肺病者"，与该段文意相符。

[63] 喘逆咳气：《素问·脏气法时论》《脉

经》卷六第七、《千金·肺脏脉论》作"喘咳逆气"。

[64] 肩：《脉经》卷六第七、《千金·肺脏脉论》此后均有"息"字。

[65] 尻：自骶骨以下至尾骶骨部分的通称。

[66] 腨：俗称小腿肚，即腓肠肌隆起处。

[67] 胻：指小腿内侧。

[68] 不能报息：即呼吸气断，不能接续。报，复之意。

[69] 痛：《素问·脏气法时论》无。

[70] 清厥：清冷厥逆。

[71] 经：《脉经》卷六第九、《千金·肾脏脉论》后有"足"字。

[72] 癫疾：《素问·五脏生成》作"巅疾"。

[73] 下实上虚：《素问·五脏生成》《太素·色脉诊》作"下虚上实"。

【语译】 黄帝问道：水谷之气有五种性味，它们是怎样分别归入五脏？岐伯回答说：胃受纳水谷，五脏六腑都要接受胃所化生的水谷精微，以维持其功能活动，水谷进入胃中，五脏六腑皆受气于胃，根据五脏及五味的特性，五味各归入其同性的所喜之脏。因此，谷味酸的，先入肝脏。《九卷》又说：酸味入胃，由于其气涩有收敛作用，不能随气出入往来而滞留于胃中，胃中温和，气化向下输注于膀胱，膀胱之皮薄而软，得到酸味的收敛则卷曲收缩起来，约束而不通利，水道不能畅行，因而发生小便不利的癃闭病。阴器是宗筋聚集之处，酸入肝，肝为宗筋之主，故而酸入胃后必然到达筋。因此《素问》说：酸走筋，筋有病时不能多吃酸味东西。其意义都是一致的。《素问》又说：肝喜酸，如果多吃酸味东西，就会出现肌肉坚厚皱缩、嘴唇掀起的症状，这是肝气太盛克伐脾土

所致。

苦味先入心脏。《九卷》又说：苦味入胃，五谷中其他的气味均不能胜过苦味。苦味是入下脘的。下脘是三焦的道路，当苦味进入下脘后，上、中、下三焦闭塞不通，气化不行，就会发生呕吐。齿为骨之余，因此苦入胃后必然走骨，其气入而复出于齿，其症状为牙齿齄黑、稀疏而不坚固，根据这些表现，也知道苦味能够入骨。水火既济，骨气通于心。《素问》说：苦味是走骨的，骨病患者不要多吃苦东西。其意义都是一样的。《素问》又说：心喜欢苦味，但是苦味东西吃得过多，则会出现皮肤枯槁、毛发脱落的现象，这是火胜克金的缘故。

甘味先入脾脏。《九卷》又说：甘味入胃，其气弱少，不能达于上焦，而与饮食水谷一起停留在胃中。甘味可以使人胃气甘缓柔和滋润。甘入胃后，胃气柔和弛缓，缓则虫扰动不安，使人心中烦闷。甘味之气通于肉，所以说甘走肉。皮肤是肌肉之余气所生。皮虽然属肺，但是与肉连为一体，所以甘味可以润肉与皮。《素问》说：甘味是走肉的，肉病患者不能多吃甘味东西。其意义都是一致的。《素问》又说：如果过多地吃甘味东西，就会出现骨痛与头发脱落的现象，这叫作脾土太胜克伐肾水。

辛味先入肺脏。《九卷》又说：辛味入胃，其气走于上焦。上焦是承受诸气而营运诸阳的。如果姜韭的辛气熏于营卫，营卫时常受到影响，其辛散走窜之性久留于胃脘，患者就会产生胃脘空虚的感觉。辛性发散，与气一起走行，使气走散而不能固，阴失所守而外出，所以辛味入胃之后，就与汗一起外散。《素问》说：辛是走气

的，气病患者不可多吃辛味的东西。其意义都是一致的。《素问》又说：肺是喜欢辛味的，但若过多地吃辛味的东西，则会出现筋脉拘急和爪甲枯槁的现象，这叫作肺金太胜克伐肝木。

咸味先入肾脏。《九卷》又说：咸味入胃，其气入于中焦，注于诸脉。脉是运行血液的道路，血与咸相混合，血液易于凝滞，则胃中的津液必流入脉中以滋润，因而胃中的津液枯竭，不能上泛咽喉而出现咽舌干燥、口渴等现象。脾胃纳运的水谷精微是通过血脉输送到人体各部位的，所以咸味入胃后是走血脉的。前边提到咸味入肾，这里又说是入胃走血脉，这是由于肾为先天之本，藏元阳而育元阴，而三焦是气血运行的道路，因此说肾合于三焦。血脉虽然属于肝和心，但又是输送中焦精微物质的道路，所以咸味入胃而走血脉。《素问》说：咸味是走血的，血病患者不能吃过咸的东西。其意义都是一致的。《素问》又说：过食咸味，则会出现血液凝涩和变色的现象，这叫作肾水太胜必克伐心火。

五谷的气味经过脾胃的作用后，变为津液和精微物质，与营卫之气一同运行于全身，畅通无阻，而糟粕则按次第传下，排出体外。

问道：营卫俱行是怎么回事呢？回答说：水谷入胃后，所化生的精微物质，由胃先到达中、上两焦，然后灌溉五脏。在输布全身时，别为两条途径：其清纯部分化为营气，行于脉中；浊厚部分化为卫气，行于脉外。其宗气聚积于胸中，称为气海，出自肺脏，沿喉咙而出，呼则出，吸则入。天阳之气与饮食水谷化生的精微是维持人体生理活动的物质基础，其大数通常是出三入一，即从宗气、营卫和糟粕三方面输出，又要靠吸入大自然的清气与摄取水谷五味以化生精微，来补给机体营养。所以，如果患者不能进食，半日就会气衰，一天就会气少了。

问道：能否听你讲讲谷的五味？回答说：五谷：粳米味甘，小豆味酸，大豆味咸，小麦味苦，黄黍味辛。五果：枣味甘，李味酸，栗子味咸，杏味苦，桃味辛。五畜：牛肉味甘，狗肉味酸，猪肉味咸，羊肉味苦，鸡肉味辛。五菜：葵味甘，韭味酸，藿味咸，薤味苦，葱味辛。就五色和五味的配属而言：黄色属土属脾，宜食甘味。青色属木属肝，宜食酸味。黑色属水属肾，宜食咸。赤色属火属心，宜食苦。白色属金属肺，宜食辛。

脾病的患者，宜吃粳米、牛肉、枣、葵，因为甘入脾，所以用这些。心有病的患者，宜吃小麦、羊肉、杏、薤，因为苦味是入心的，所以用这些。肾有病的患者，宜吃大豆、猪肉、栗子、藿，因为咸味是入肾的，所以用这些。肺有病的患者，宜吃黄黍、鸡肉、桃、葱，因为辛味是入肺的，所以用这些。肝有病的患者，宜吃小豆、李子、狗肉、韭菜，因为酸味是入肝的，因而用这些。根据五味配五行及五行之间的相克关系，肝病患者禁食辛味，心病患者禁食咸味，脾病患者禁食酸味，肺病患者禁食苦味，肾病患者禁食甘味。

肝病，取足厥阴和足少阳经主治。肝在志为怒，气常有余，最怕气急，故宜食甘味以缓之。心病，取手少阴和手太阳经主治。心藏神，动则气易散逸，宜食酸味以收敛心气。脾病，取足太阴和足阳明经主治。脾喜燥恶湿，故常被湿困，宜急食苦味以燥湿。肺病，取手太阴和手阳明经主治。肺主宣发肃降，最怕气机上逆，宜急用苦味以泄之。肾病，取足少阴和足太阳经主治。肾藏精恶燥，宜急食辛味以润之。上述治法能使腠理开泄，使津液得至，气化相通。

药物是用来治病的，五谷主要用以滋养人体，为人的主食，五果是用来辅助的，五畜是作为补益的，五菜用来补充养分，若能将气味相合的调配起来食用，就可以补精益气。五味的作用各有不同，辛散，酸收，甘缓，苦坚，咸软。

肝病时，两胁下痛牵引少腹，使人容易发怒。肝虚则两眼昏花，视物不清，耳朵听不到声音，易受惊恐，好像有人要捕捉他。治疗时，应取其经脉足厥阴和足少阳。肝气上逆时，则头目痛，耳聋而听觉不灵敏，颊部肿，可刺络脉出血。又说：头目晕眩振摇，目瞑耳聋，这是由于肝胆之火实于下而虚于上，病在足少阳、厥阴，病情严重时，则传入肝脏。

心病时，则胸中痛，两胁支撑胀满，两胁下痛，膺、背、肩胛间痛，两臂内痛。心虚则胸腹大，胁下与腰相互牵引作痛。治疗时，应取其经脉手少阴和手太阳，心开窍于舌，可刺舌下出血。其有变

病，可以刺郄中出血。又说：胸中痛，支满，腰和脊相互牵引作痛，病在手少阴、太阳。

脾病时，身体沉重，善饥，肌肉萎弱，两脚萎软不收，时常筋脉拘挛，脚下疼痛。脾虚则健运失职，症见腹胀、腹鸣、飧泄、完谷不化。治疗时，取足太阴和足阳明经穴，或刺足少阴络脉出血。又说：腹部胀满，支撑胸胁，是脾胃气机升降失常，清阳不升则头晕目眩，浊阴不降或泌别失职，则大便失常。病在足太阴与足阳明经。

肺病时，喘咳气逆，肩背疼痛，汗出。若母病及子，则出现臀部、阴部、大腿、膝部痉挛，髀腨胻足均痛。虚证则呼吸气短，不能接续，耳聋，咽喉干。治疗时，应取手太阴和足太阳经，此外，还可取足厥阴内侧的足少阴络脉出血。又说：咳嗽上气，邪在胸中，使肺气上逆失于肃降，病在手阳明与手太阴经。

肾病时，腹大，胫部肿痛，咳喘身重，睡眠时汗出、恶风。虚证则胸中痛，大腹、小腹均痛，肾阳虚则小便清长、四肢厥冷。肾藏志，故肾虚而意不乐。治疗时，取足少阴与足太阳膀胱经的络脉，使其出血。又说：头痛癫疾，是肝肾阴虚于下，肝气上逆所致。病在足少阴和足太阳，如果病情严重，病邪就会传入肾脏。

【导读】

1. 五味入口，各有所走

饮食五味进入人体，由于"嗜欲不同，各有所通"，故酸入肝而走筋，咸入肾而走血，辛入肺而走气，苦入心而走骨，甘入脾而走肉。如《素问·宣明五气》云："酸入肝，辛入肺，苦入心，咸入肾，甘入脾。"并提出五味入口，虽各有所归，但并非只走某脏，而不入他脏，只不过是"先走"与"所喜"罢了。正如张介宾所说："五脏嗜欲不同，各有所喜，故五味之走，亦各有先，然有所先，必有所后，而生克佐使，五脏皆有相涉矣。"本篇"苦走骨"与"咸走血"也可以看出苦味不但入心也走肾，咸味不但入肾也走心，由

于五脏生理特性不同，对饮食五味亦有特殊的杂合性与选择性，与《素问·六节藏象论》所云"五味之美，不可胜极，嗜欲不同，各有所通"是一脉相承的。

2. 五味偏嗜，各有所病

由于饮食习惯不良，长期喜食某种饮食物，必然会导致某味偏盛，从而使相应内脏功能失于偏颇，破坏了五脏的平衡协调，疾病由此而发生。如《素问·至真要大论》云："久而增气，物化之常也；气增而久，夭之由也。"本文将其归纳为：多食酸，令人癃；多食咸，令人渴；多食辛，令人洞心；多食苦，令人变呕；多食甘，令人悗心。

3. 五脏与五色及五脏所宜之五味

原文采取类比的方法，运用五行分类的理论，将五脏与五色相配，指出五脏的主色；根据五脏的生理特点，指出五脏所宜的五味；进一步讨论五谷、五畜、五果、五菜的五味归属，借以说明人体五脏与自然界多方面的密切联系，并与前段五脏病的药食五味相呼应。例如肝色青：肝属木，应春令，故青是肝脏的主色。"肝苦急，急食甘以缓之"，所以肝病宜食甘甜味的药食，而甘甜味者在五谷有粳米，在五畜有牛肉，在五果有大枣，在五菜有葵菜，这些都是肝病所宜的。其余四脏依此类推。

4. 五味对五脏疾病的宜忌

五味对人体五脏是"各归所喜"，这是中医学的一种独特认识。人们在长期生活和医疗实践中发现一些食物对某一些疾病有帮助痊愈的作用，而有的食物可导致疾病加重，或者过食某些食物容易产生一些疾病，或某些食物摄纳不足也可导致一些疾病产生。在这种基础上，产生了五味理论，这种理论一直有效地指导着临床实践。关于这方面的理论，除本篇外，还散见于《素问·宣明五气》《素问·五脏生成》《素问·脏气法时论》《素问·至真要大论》等篇章中。

五宜、五禁包含了五行相生相克的道理。五宜是指两方面，一是用本味养本脏，如脾色黄，黄色宜甘，所以脾病宜食甘味的粳米饭、牛肉、红枣、冬葵；心色赤，赤色宜苦，所以心病宜食苦味的麦、羊肉、杏、薤；肾色黑，黑色宜咸，所以肾病宜食大豆黄卷、猪肉、栗、藿；肝色青，青色宜酸，所以肝病者宜食芝麻、犬肉、李、韭；肺色白，白色宜辛，所以肺病者宜食黄黍、鸡肉、桃、葱。另外一方面是根据五脏的特性，以"顺其性为补，逆其性为泻"的原则来使用五味调理，如肝色青，宜食甘，这是顺肝气喜缓恶急的特性，以甘味补之。心色赤，宜食酸，这是顺心气喜收恶缓散的特性，以酸味补之。肺色白，宜食苦，这是顺肺气喜宣降恶上逆的特性，以苦味补之。肾色黑，宜食辛，这是顺肾气喜润恶燥的特性，以辛味补之。脾色黄，宜食咸。《素问·脏气法时论》："脾苦湿，急食苦以燥之。"二者的含义不同，这里不食苦而食咸的含义，张介宾在《类经》释为："咸从水化，其气入肾，脾宜食咸者，以肾为胃关，胃与脾合，咸能润下，利其关窍，胃关利则脾气运，故宜食之。上文云：脾苦湿，急食苦以燥之。此复言咸者，盖咸之利湿，与苦之泻者，各有宜也。故诸脏皆同前，惟此独异耳。"

五禁，是指本脏病禁用相克之味，"肝病禁辛"，是因为辛属金，能克肝木。同时，肝主筋，《素问·五脏生成》曰："多食辛，则筋急而爪枯。"此外，肝体阴而用阳，肝病以气滞为主，《素问·宣明五气》云："辛走气，气病无多食辛。"所以"肝病禁辛"。"心病禁咸"，是因为咸味属水，能制心火。心主血脉，《素问·五脏生成》说："多食咸，则脉凝泣而变色。"所以"心病禁咸"。酸味属木，能克脾土，脾主肌肉，《素问·五脏生成》说："多食酸，则肉胝䐢而唇揭。"所以"脾病禁酸"。甘味属土，能克肾水，肾主骨，其华在生发，《素问·五脏生成》："多食甘，则骨痛而发落。"所以"肾病禁甘"。苦味属火，能克肺金，肺主皮毛，《素问·五脏生成》说："多食苦，则皮槁而毛拔。"所以"肺病禁苦"。

五脏传病大论第十

【原文】病在肝，愈于夏，夏不愈，甚于秋；秋不死，持[1]于冬，起[2]于春。病在肝，愈于丙丁，丙丁不愈，加于庚辛；庚辛不加（《素问》作不死，下同），持于壬癸，起于甲乙。禁当风[3]。病在肝，平旦[4]慧，下晡[5]甚，夜半[6]静。

病在心，愈于长夏，长夏不愈，甚于冬；冬不死，持于春，起于夏。病在心，愈于戊己，戊己不愈，加于壬癸；壬癸不加，持于甲乙，起于丙丁。禁衣温食热[7]。病在心，日中[8]慧，夜半甚，平旦静。

病在脾，愈于秋，秋不愈，甚于春；春不死，持于夏，起于长夏。病在脾，愈于庚辛，庚辛不愈，加于甲乙；甲乙不加，持于丙丁，起于戊己。禁温衣湿地（《素问》云：禁温衣饱食，湿地濡衣[9]）。病在脾，日昳[10]慧，平旦（《素》作日出）甚，下晡静。

病在肺，愈于冬，冬不愈，甚于夏；夏不死，持于长夏，起于秋。病在肺，愈于壬癸，壬癸不愈，加于丙丁；丙丁不加，持于戊己，起于庚辛。禁寒衣冷饮食[11]。病在肺，下晡慧，日中甚，夜半静[12]。

病在肾，愈于春，春不愈，甚于长夏；长夏不死，持于秋，起于冬。病在肾，愈于甲乙，甲乙不愈，加于戊己；戊己不死[13]，持于庚辛，起于壬癸。禁犯焠㶼[14]，无食热，无温衣（《素问》作犯焠㶼、热食、温炙衣）。病在肾，夜半慧，日乘[15]四季[16]甚，下晡静。

邪气之客于身也，以胜相加[17]，至其所生而愈[18]，至其所不胜而甚[19]，至其[20]所生而持[21]，自得其位而起[22]。

肾移寒于脾，痈肿少气。脾移寒于肝，痈肿筋挛。肝移寒于心，狂膈中。心移寒于肺，为肺消[23]。肺消者饮一溲二，死不治。肺移寒于肾，为涌水[24]。涌水者，按其腹不坚，水气客于大肠，疾行肠鸣濯濯，如囊裹浆，治主肺者（《素问》作水之病也）。

脾移热于肝，则为惊衄。肝移热于心则死。心移热于肺，传为膈消[25]。肺移热于肾，传为柔痓[26]。肾移热于脾，传为虚[27]肠澼，死不可治。胞移热于膀胱，则癃溺血。膀胱移热于小肠，膈肠不便，上为口糜。小肠移热于大肠，为虙瘕[28]，为沉[29]。大肠移热于胃，善食而溲[30]，名曰食㑊[31]。又胃移热于胆，亦名食㑊。胆移热于脑，则辛頞[32]鼻渊。鼻渊者，浊涕下不止也。传为衄蔑[33]瞑目，故得之厥[34]也。

五脏受气于其所生[35]，传之于其所胜[36]，气舍于其所生[37]，死于其所不胜[38]。病之且死，必先传其所行至[39]，不胜乃死。此言气之逆行也，故死。

肝受气于心，传之于脾，气舍于肾，至肺而死。心受气于脾，传之于肺，气舍于肝，至肾而死。脾受气于肺，传之于肾，气舍于心，至肝而死。肺受气于肾，传之于肝，气舍于脾，至心而死。肾受气于肝，传之于心，气舍于肺，至脾而死。此皆逆死也[40]。一日一夜，五分之[41]，此所以占死者[42]之早暮也[43]。

黄帝问曰：余受九针[44]于夫子，而私览于诸方[45]，或有导引[46]行气[47]，按摩灸熨[48]，刺焫[49]饮药，一者可独守[50]耶，将尽行之乎？岐伯对曰：诸人[51]者，众人之方[52]也，非一人之所尽行也。

曰：此乃所谓守一勿失，万物毕者也。余已闻阴阳之要，虚实之理，倾移之过[53]，可治之属[54]。愿闻病之变化，淫传绝败[55]，而不可治者，可得闻乎？曰：要乎哉问道，昭乎其如旦醒[56]，窘乎其如夜瞑[57]。能被而服之，神与俱成[58]。毕将服之，神自得之[59]。生神之理，可著于竹帛[60]，不可传之于子孙也。

曰：何谓旦醒？曰：明于阴阳，如惑之解，如醉之醒。曰：何谓夜瞑。曰：喑乎其无声[61]，漠乎其无形[62]，折毛发理[63]，正气横倾[64]，淫邪泮衍[65]，血脉传留[66]，大气[67]入脏，腹痛下淫[68]，可以致死，不可以致生。

曰：大气入脏奈何？曰：病先发于心，心痛；一日之[69]肺而咳[70]；三日之肝，胁支满[71]；五日之脾，闭塞不通，身[72]体重；三日不已，死。冬夜半，夏日中[73]。

病先发于肺，喘咳；三日之肝，胁[74]支满；一日之脾，而身[75]体痛；五日之胃而胀；十日不已，死。冬日入，夏日出[76]。

病先发于肝，头痛目眩，胁多满[77]；一[78]日之脾，而身[79]体痛；五日之胃而腹胀；三日之肾，腰脊少腹痛，胻酸；三日不已，死。冬日中[80]（《素问》作日入），夏早食[81]。

病先发于脾，身痛体重；一日之胃而[82]胀；二日之肾，少腹腰脊痛，胻酸；三日之膀胱，背膂筋痛，小便闭；十日不已，死。冬人定，夏晏食[83]。

病先发于胃，胀满；五日之肾，少腹腰脊痛，胻酸；三日之膀胱，背膂筋痛，小便闭；五日而上之心，身重；六日不已，死。冬夜半，夏日昳。

病先发于肾，少腹腰脊痛，胻酸；三日之膀胱，背膂筋痛，小便闭；三日而上之心，心胀；三日之小肠，两胁支痛；三日不已，死。冬大晨[84]，夏晏晡[85]。（按《灵枢》《素问》云：三日而上之小肠，此云三日而上之心，乃皇甫士安合二书为此篇文也。）

病先发于膀胱，小便闭；五日之肾，少腹胀[86]，腰脊痛，胻酸；一日之小肠而肠[87]胀；二[88]日之脾[89]，而身体痛[90]；二日不已，死。冬鸡鸣，夏下晡[91]。

诸病以次相传，如是者，皆有死期，不可刺也。

【注释】

[1] 持：维持的意思，是说病情没有加重，也没有减轻，病情比较平稳。

[2] 起：指疾病减轻。马莳："至冬能与相持，故病复起于春。盖春气之病，又当至春而起，所谓自得其时而起者是也。"

[3] 禁当风：谓禁忌或曰避免受风。明·张介宾："风气通于肝，故禁之勿犯。"

[4] 平旦：寅卯时。与下文日出同，为木旺之时。

[5] 下晡：指下午三时至五时之间。晡，申时，为金旺之时。

[6] 夜半：子时，为水旺之时。

[7] 禁衣温食热：心属火，多病热，衣温食热则加病，故禁之。

[8] 日中：即午时，相当于中午十二时。

[9] 湿地濡衣：《素问·脏气法时论》作"湿地湿衣"。

[10] 日昳：指下午未时，相当于下午一时至三时。

[11] 禁寒衣冷饮食：《素问·脏气法时论》王注："肺恶寒气，故衣食禁之。"

[12] 夜半静：《素问识》："据前后文例，当是云日昳静。"

[13] 死：据前后文例，死同"加"字。

[14] 焠煏（āi）：热的意思。焠，烧也。《类经·五脏病气法时》注："焠煏，烧爆之物也。"

[15] 日乘：《素问·脏气法时论》无。

[16] 四季：在一年中指三、六、九、十二等四个月，在一日中指辰、戌、丑、未四个时辰。

[17] 以胜相加：由于五行相克的关系中起制约作用的某一行之气过盛而侵凌与其所制约的某一行相应的脏器。加，侵凌。

[18] 至其所生而愈：谓五脏之病，在五脏到了各自所生之脏当旺之时，就容易痊愈。如肝属木，木能生火，肝病至属火之时而愈。

[19] 至其所不胜而甚：谓五脏之病，在五脏到了各自的制约之脏当旺之时，就会加重。如金克木，肝病至属金之时而甚。

[20] 其：《素问·脏气法时论》作"于"。

[21] 至其所生而持：谓五脏之病，在五脏到了各自的生己之脏当旺之时，就会平稳而不增不减。如水生木，肝病至属水之时而持。

[22] 自得其位而起：谓五脏到了各自当旺之时，如肝病至属木之时而起。

[23] 肺消：为心火不足，不能温养肺金，肺气不温，则不能行化津液，因此小便超过饮水量。

[24] 涌水：《类经·移热移寒》注："涌水者，水自下而上，如泉之涌也。水者阴气也，其本在肾，其末在肺，肺移寒于肾，则阳气不化于下，阳气不化，则水泛为邪，而客于大肠，以大肠为肺之合也。"

[25] 膈消：《类经·移热移寒》注："肺属金，其化本燥，心腹以热移之，则燥愈甚而传为膈消。膈消者，膈上焦烦，饮水多而善消也。"

[26] 柔痓（chì）：《素问经注节解》："痓者，筋脉抽掣，木之病也。木养于水，今肾受肺热，水枯不能养筋，故令搐搦不已，但比刚痓少缓，故曰柔也。"痓，与痉同。

[27] 虚：《素问释义》认为是衍文。

[28] 虑 (fú) 瘕：《类经·移热移寒》注："小肠之热下行，则移于大肠，热结不散则或气或血，留聚于曲折之处，是为虑瘕。"虑，与伏通，深沉隐伏的意思。瘕，腹内包块，时聚时散。

[29] 沉：同"伏"。

[30] 溲：《素问·气厥论》新校正、《太素·寒热相移》作"瘦"。

[31] 食㑊 (yì)：病名。其症善食而瘦，饮食不为肌肤，且身体倦怠无力，多为胃热所致。㑊，困倦、怠惰的意思。

[32] 辛頞：即指鼻梁处有辛辣的感觉。

[33] 衄衊：指鼻出血，甚则为衄，微则为衊。

[34] 厥：《素问·气厥论》作"气厥"。

[35] 五脏受气于其所生：即指五脏从它所生的一脏（即其子）感受病气，如肝受气于心。气，指病气。

[36] 传之于其所胜：即指五脏将病气传递给它所克制的一脏，如肝病传脾。

[37] 气舍于其所生：即指五脏将病气留舍给生己之脏，如肝病舍于肾。舍，留止之意。所生，指生己者。

[38] 死于其所不胜：即指五脏将病气最后传至克己之脏，而病人就要死亡，如肝病死于肺。

[39] 其所行至：《素问·玉机真脏论》作"行至其所"。

[40] 此皆逆死也：是指以上所谈及的死，都是病气逆传而造成的死亡。

[41] 一日一夜，五分之：《素问·玉机真脏论》王注："朝主甲乙，昼主丙丁，四季土主戊己，晡主庚辛，夜主壬癸。"

[42] 者：《素问·玉机真脏论》作"生"。

[43] 一日一夜，五分之，此所以占死者之早暮也：将一昼夜五分配以五脏之后，就可以预计五脏病气逆传至其所不胜而死的相应时间是早晨或是晚上。

[44] 九针：指使用九种针具来治病的方法。按九针为镵针、员针、鍉针、锋针、铍针、员利针、毫针、长针、大针。详参《灵枢·九针十二原》。

[45] 私览于诸方：独自阅读了多种治病的方法。私，私下、私密，这里是独自的意思。

[46] 导引：指通过肢体运动、呼吸调气来养生治病的方法。

[47] 行气：指通过意念调控机体气机运行来养生治病的方法。

[48] 按摩灸熨：即按摩、温灸、熨贴的治疗方法。

[49] 刺爇 (ruò)：指针刺以及火针等方法。爇，烧的意思。

[50] 独守：指的是只使用其中一种方法。

[51] 人：《灵枢·病传》作"方"。

[52] 众人之方：众人之病不一，所以分别适宜用各种疗法。

[53] 倾移之过：倾移，指气血的偏盛、偏衰。过，指疾病。

[54] 可治之属：谓之治疗疾病的一类适当方法。

[55] 淫传绝败：指邪气淫逸内传以致正气衰败伤损的情况。淫，淫逸、播散的意思。传，谓邪气内传入里，或在脏腑间辗转相传。绝败，谓正气或脏腑精气衰败伤损。

[56] 昭乎其如旦醒：谓如果对这个道理清楚明白，就像白昼时头脑清晰一样。昭，明白的意思。

[57] 窘乎其如夜瞑：谓如果对这个道理疑困不通，就像黑夜时昏昏入眠一样。窘，困窘，在这里是由于疑惑不解而致困殆。

[58] 能被而服之，神与俱成：谓医生若能接受并且依从这个道理去诊治病人，那么神妙的境界和良好的疗效就可以同时获得。被，遭受，在这里是接受的意思。服，依从。神，指在医学方面的神妙境界。与，介词，后省代词"之"，代良好的临床疗效。俱，共同行动，在这里是同

时获得的意思。

[59] 毕将服之，神自得之：谓医生若已全部掌握这个道理并将要依从它来诊治病人，那么神妙的境界也自然算是达到了。

[60] 竹帛：古时文字多写于竹简，秦时改书于帛，故曰竹帛。

[61] 暗（yīn）乎其无声：谓不明白阴阳的道理，就像暗哑的人不能辨察声音一样。

[62] 漠乎其无形：谓不明白阴阳的道理，就像幽暗之处无法辨识形体一样。漠，在这里是幽暗的意思。

[63] 折毛发理：谓邪气入侵，使人毫毛干枯而伤折，腠理开泄而不固。折，伤损的意思。

[64] 横倾：谓散乱倾危。

[65] 泮衍：谓蔓延扩散。

[66] 血脉传留：谓邪气沿着血脉内传流溢。留，流溢的意思。

[67] 大气：盛烈的邪气。明·张介宾："大气，大邪之气也。"

[68] 下淫：指泻利、遗精、带下等下焦的病症。清·周学海："淫，谓肠澼沃沫，遗精漓淋盗汗之类皆是。"

[69] 之：至，到达之意。后同。

[70] 而咳：《脉经》卷六第三、《千金·心脏脉论》均作"喘咳"。

[71] 肋支满：《脉经》卷六第三、《千金·心脏脉论》均作"胁痛支满"。《素问·标本病传论》作"胁支痛"。

[72] 身：《素问·标本病传论》《脉经》卷六第三、《千金·心脏脉论》后有"痛"字。

[73] 冬夜半，夏日中：《类经·病传死期》注："冬月夜半，水王之极也。夏月日中，火王之极也。心火畏水，故冬则死于夜半。阳邪亢极，故夏则死于日中。盖衰极亦死，盛极亦死，有所偏胜，则有所偏绝也。"

[74] 胁：《脉经》卷六第七、《千金·肺脏脉论》此后均有"痛"字。

[75] 身：《素问·标本病传论》后有

"重"字。

[76] 冬日入，夏日出：肺气旺于日入申酉之时，衰于日出寅卯之时，肺恶寒，冬寒盛，故冬则死于日入。肺主气，暑伤气，故夏则死于日出。

[77] 肋多满：《脉经》卷六第一、《千金·心脏脉论》均作"胁痛支满"。

[78] 一：《素问·标本病传论》《灵枢·病传》均作"三"。

[79] 身：《素问·标本病传论》后有"重"字。

[80] 冬日中：《素问·标本病传论》《脉经》卷六第一、《千金·心脏脉论》均作"冬日入"。

[81] 冬日中，夏早食：《类经·病传死期》注："木受伤者，金胜则危，故冬畏日入。肝发病者，木强则剧，故夏畏早食时也。"早食为肝旺之时。

[82] 而：《脉经》卷六第五、《千金·脾脏脉论》后均有"腹"字。

[83] 晏食：指吃早饭的时候。

[84] 大晨：天光大亮的时候，相当于辰时。

[85] 晏晡：黄昏的时候，约当戌时。

[86] 少腹胀：《脉经》卷六第十、《千金·膀胱脐脉论》均无"胀"字。"少腹"连下句读。

[87] 肠：《素问·标本病传论》作"腹"。

[88] 二：《素问·标本病传论》《灵枢·病传》均作"一"。

[89] 脾：《灵枢·病传》作"心"。

[90] 身体痛：《脉经》卷六第十、《千金·肾脏脉论》均作"闭塞不通，身痛体重"。

[91] 冬鸡鸣，夏下晡：《吴注素问》注："冬鸡鸣，丑也；夏下晡，未也。太阴主丑未，乃土气也，膀胱壬水，畏其克制，故死也。"

【语译】疾病在肝，夏季当愈，夏季不愈，秋天就会加重；如果秋天未死，冬天就可以维持，来年春天，当肝所主的时节，疾病就会好转。疾病在肝，在丙日和丁日当愈，若丙日、丁日不愈，到庚日、辛日就会加重；如果庚、辛两日没有加重，则壬日与癸日就可以维持，到了甲日与乙日，病就会好转。患者应该禁止受风，因为风气通于肝。疾病在肝，日出时病情较轻，患者神清气爽，下午三至五时加重，夜半时安静。

病在心，长夏当愈，若长夏不愈，冬天就会加重；如果冬天不死，春天就可以维持，到了夏天，心火当令的季节，病就会好转。病在心，戊日和己日当愈，戊日、己日不愈，就会在壬日与癸日加重；如果壬、癸日没有加重，到了甲日与乙日就可以维持，丙日和丁日病就会好转。不要穿过暖的衣服和吃过热的食物。病在心，午时病情较轻，子时夜半加重，日出时安静。

病在脾的，秋天当愈，若秋天不愈，春天就会加重；如果春天不死，夏天就可以维持，到了长夏病就会好转。病在脾的，庚日和辛日当愈，如果庚日、辛日不愈，到了甲日和乙日就会加重；如果甲、乙日没有加重，到了丙日和丁日就能维持，到戊日和己日，病就会好转。这类患者禁止衣服穿得过暖以及坐卧湿地。病在脾的，未时病情较轻，日出时严重，申时安静。

病在肺的，冬天当愈，如果冬天不愈，到了夏天就会加重；如果夏天不死，长夏就可以维持，到了秋天肺金所主的季节，病就会好转。病在肺的，壬日和癸日当愈，壬日、癸日不愈，丙日和丁日就会加重；如果丙日、丁日没有加重，戊日和己日就可以维持，到了庚日和辛日，病就会好转了。这类患者禁止衣服穿得过少和冷饮冷食。病在肺的，申时病轻，午时加重，半

夜子时安静。

病在肾的，春天当愈，如果春天不愈，到了长夏就会加重；如果长夏不死，到了秋天就可以维持，到冬季肾旺的时候，病就会好转。病在肾的，甲日与乙日当愈；如果甲日、乙日不愈，戊日、己日就会加重；如果戊日、己日没有加重，庚日和辛日就能维持，到了壬日与癸日，病就会好转了。肾恶燥，因此肾病患者，禁食炒爆和过热的食物以及穿过于温暖的衣服。病在肾的，半夜子时病情较轻，辰、戌、丑、未四个时辰加重，申时安静。

病邪侵犯人体，按五行生克规律，是以相胜侮不胜，到我所生时则痊愈，到克我之时则病加重，到生我之时则能维持，自当其位之时，则病情好转。

肾之寒邪移于脾脏，则寒凝气滞，脾失健运气化不行，而浮肿、乏困、少气。脾的寒邪移于肝脏，寒滞肝脉，气凝血涩则为痈肿，不能温煦则筋脉拘挛。肝的寒邪移于心，则心阳不振，心神散乱发为狂病，或隔阻不通发为鬲中。心的寒邪移于肺脏，肺气不温，水气不化而为肺消。肺消病，若小便量超过饮水量，是气津将绝，为不可治愈的死证。肺的寒邪移于肾，则阳虚不化于下，水泛为邪，发为涌水。涌水病，腹部按之不坚硬，若水气客于大肠，快走时则肠中鸣响，犹如用袋子裹着水液。由于肺与大肠相表里，肺主通调水道，所以治疗时，仍以治肺为主。

脾之热邪传于肝，则患者惊恐、鼻衄。肝之热邪传于心，两阳和合，木火相燔则患者死亡。心之热邪传于肺，则火灼肺津，津液耗伤，而为膈消。肺之热邪传于肾，水枯不能养筋，而为柔痉。肾之热邪传于

脾，则发为肠澼，下痢脓血，致使脾肾精气俱竭，为不可治愈的死证。胞宫热邪移于膀胱，则为小便不利和尿血。膀胱热邪传于小肠，热邪闭塞肠道，则隔塞不通，其热上蒸发为口舌糜烂。小肠热邪移于大肠，则气血郁滞发为伏瘕病，或为伏痔病。大肠之热移于胃，则善食而瘦，且身体倦怠无力，称作食㑊。胃之热邪移于胆，也叫食㑊病。胆之热邪移于脑，则发为鼻渊，鼻梁部常有辛辣的感觉，浊涕不断。如果日久不愈，则出现鼻衄和头目不清等症状。上述病症，均由气逆不顺，相互传交所致。

五脏疾病的传变规律是病气受之于所生之脏，病气传于所克之脏，病气留居于生己之脏，死于克己之脏。病到了将要死亡的时候，必先传行，到克己之脏时才死。这是由于气机逆乱，病气妄行，所以患者就会死亡。

肝受病气于心，传于脾，病气留居于肾，到肺就死。心受病气于脾，传于肺，病气留居于肝，到肾就死。脾受病气于肺，传于肾，病气留居于心，到肝就死。肺受病气于肾，传于肝，病气留居于脾，到心就死。肾受病气于肝，传于心，病气留居于肺，到脾就死。上述都是病气逆传导致的死亡。若把一昼夜分为五个阶段，根据五脏所属的时辰，就可推测疾病死亡的早晚时间。

黄帝问道：你已经给我传授了九针的知识，我自己也阅读了一些方书，治疗方法上有导引、按摩、温灸、熏熨及火针、服药等，临证治病，是单独用一种就可以了呢？还是全部都用？岐伯回答说：各种方法是为适应不同的人及不同疾病而设的，并不是治疗每个病人都要全部使用。

问道：这就是说，要掌握一个总的原则，就能处理各种具体复杂事物。我已经知道了阴阳的要义、虚实的道理和阴阳偏盛偏衰所致疾病及其转移的情况，也懂得了治疗疾病的适当方法。我还想了解有关疾病的变化，淫邪传变，致使正气败绝而病不可治的道理，你能告诉我吗？回答说：这些医学道理是非常重要的，当你明白的时候，就好像早晨刚起来一样头脑清醒；不明白它，就像夜晚一样黑暗，昏昏入眠。医生若能接受并且依从这个道理去诊治病人，那么神妙的境界和良好的疗效就可以同时获得。所以不但要接受和掌握这些道理，且在实际中去运用它，就会心领神会。若能全部在实践中应用，并得心应手，这种奥妙的理论，应写在书上传于后世，而不能只传给自己的子孙。

问道：什么叫作旦醒？回答说：明白了阴阳的道理，就好像迷惑不清的问题得到了解决，或醉酒后醒来一样。问道：什么叫作夜瞑？回答说：病邪侵入人体，既听不到声音，也没有迹象，却使人毛发折断，腠理开泄，正气衰退，邪气在体内浸淫弥漫，由血脉内传，使大邪进入内脏，就会产生腹痛、精气遗泄等病症，从而使病人死亡，而不能使其复生。

问道：大邪之气侵入内脏会发生什么病变呢？回答说：病先发于心，则心痛；一天就会传到肺而咳嗽；三天传到肝，则胁肋支撑胀满；五天传到脾，则闭塞不通，身痛体重；再过三天如果不愈，就会死亡。冬季死于夜半，夏天死于中午。

病先发于肺，则咳嗽；三天传到肝，而胸胁支满；一天传到脾，则身重体痛；五天传到胃，则胃脘胀满；再过十天如果不愈，就会死亡。冬天死在日落的时候，夏天死到日出的时候。

病先发于肝，则头痛目眩，胁肋胀满；一天传到脾，则身重体痛；五天传到胃，则脘腹胀满；三天传到肾，则腰脊、少腹疼痛，小腿酸软；再过三天如果不愈，就会死亡。冬天死在日落的时候，夏天死在吃早饭的时候。

病先发于脾，则身痛体重；一天传到胃，则胃脘胀满；两天传到肾，则腰脊、少腹疼痛，小腿酸软；三天传到膀胱，则背脊部筋脉疼痛，小便闭塞；再过十天如果不愈，就会死亡。冬天死在天黑，人们刚刚入睡的时候，夏天死于吃早饭的时候。

病先发于胃，则胃脘胀满；五天传到肾，则少腹、腰脊痛，小腿酸软；三天传到膀胱，则背脊部筋脉疼痛，小便闭塞；

五天向上传到心，则身体沉重；再过六日如果不愈，就会死亡。冬天死在夜半，夏天死在午后未时。

病先发于肾，则少腹、腰脊痛，小腿酸软；三天传到膀胱，则背脊部筋脉疼痛，小便闭塞；三天向上传到心，则心胀；三天传到小肠，则两胁支满；再过三天如果不愈，就会死亡。冬天死在天光大亮的时候，夏天死在黄昏的时候。

病先发于膀胱，则小便闭塞；五天传到肾，则少腹胀，腰脊痛，小腿酸软；一天传到小肠而腹胀；两天传到脾，则身痛；再过两天如果不愈，就会死亡。冬天死在鸡打鸣的时候，夏天死在午后。

上述各脏疾病，都按一定的次序相传，这样就都有一定的死期，因此不可针刺。

【导读】本篇根据五行配五脏的生克关系，说明五脏病变相互传变的具体情况以及预后的推测。

1. 人身脏腑与四时五行的关系

本篇中"病在肝，愈于夏，夏不愈，甚于秋；秋不死，持于冬，起于春……自得其位而起"，指出五脏疾病在四季分别有"愈、甚、持、起"之趋势，在一日内分别有"慧、甚、静"之时辰，说明五脏疾病的变化也有很强的时间节律性。

疾病的死亡规律除与病种相关外，还有大量资料表明，总体病死率与时令节气的阴阳升降相应。自然界的时令转换、节气变更，是阴阳消长升降运动的结果，疾病的发生和变化是阴阳失调的表现，因此在阴阳消长明显的节气交接日，外界条件明显影响疾病。对多数死亡病例的分析发现，节气当日的患者死亡平均数多于非节气日的患者死亡数，反映了阴阳转化与疾病恶化的关系密切。

2. 五脏六腑，寒热相移

本篇中"得之厥也"论述了寒热相移的基本病机，即机体自身气机逆乱。

（1）五脏的寒相移

①五脏寒相移的规律：从原文来看，五脏寒相移的规律是肾先受寒，因为肾为寒水之脏，然后由肾开始向其他脏转移。寒邪先伤肾，由肾传之于脾，由脾再传之于肝，由肝传心，由心传肺，由肺复传之肾，周而复始。至于五脏之寒为何从肾开始，清·高士宗说："五脏之气，以肾为本。"此说可为理由之一。另外，《素问·至真要大论》曰："诸寒收

引，皆属于肾。"指出寒与肾的关系密切，即寒邪最容易损害肾脏，可为理由之二。根据后世命门学说，肾寄元阴元阳，是一身阳气之本，如果肾阳不足，命门火衰，一是可以产生内寒，二是容易招致外寒侵袭。所以，从这三条理由可以说明五脏之寒从肾开始，是有道理的。

②五脏寒移导致的病证：当寒邪转移至某个脏器，就会使这个脏的功能失调，发生相应的病证。按原文顺序分以下五类。

肾移寒于脾：原文："肾移寒于脾，痈肿少气。"因为脾主运化，具有运化水液和运化水谷精微的双重作用。寒为阴邪，最易遏伤阳气、阻碍气机，所以当寒邪从肾转移至脾时，脾阳被遏，运化失常，致使水液停蓄体内，水湿壅而成肿。许慎的《说文解字》云："痈者，壅也。"这里的痈不是疮毒之痈，而是壅遏之痈。脾运失常之后，不能把胃肠道消化吸收的水谷精微之气转输于肺，致宗气乏源，不能行使"行呼吸贯心脉"的功能，故出现"少气"。

脾移寒于肝：原文："脾移寒于肝，痈肿筋挛。"因为肝藏血主筋，寒邪伤肝，使肝血凝滞、气血壅遏。《灵枢·痈疽》说："寒气化为热，热盛则腐肉，肉腐则为脓。"说明寒凝血滞壅而化热，是导滞痈肿的病机。寒邪客于肝经，血脉凝滞，血不养筋，加之寒性收引，损伤筋脉，产生筋脉拘急挛缩病症。临床上寒凝肝脉出现的筋脉挛缩强急而少腹挛急、阴囊收缩、小腿肚转筋等表现，可以用暖肝煎或天台乌药散治疗。

肝移寒于心：心为阳脏，在五行属火，主血脉，主神明。当寒邪转移到心，郁而化火，上扰神明，就可出现狂躁不宁、骂詈不避亲疏等表现。膈中是阻隔中焦的意思，中焦脾胃被寒邪凝滞阻塞，气血不通，胃失和降，就会出现胃脘当心而痛——心口痛的表现。这里虽然没有点明寒凝心脉，心血不畅的主证，但由于在内经时代，心痛和胃痛是不分的，这里的膈中是否也包括现代胸痹和真心痛的内容，仍然是一个存疑待考的问题。

心移寒于肺：原文："心移寒于肺，为肺消。肺消者饮一溲二，死不治。"指出了寒邪阻遏肺中阳气所致病证及其预后。肺为水之上源，有布散津液到达全身组织器官的作用，参与人体的水液代谢。当此之时，寒邪从心转移到肺，就会阻遏肺中的阳气，使其不能布散津液到全身，于是从肺直趋膀胱排出体外，故出现了"饮一溲二"的情况，这是一种观点。另一种观点则认为寒邪犯肺，郁而化火，火灼肺津，导致肺热叶焦，不能布散津液而致水液下趋膀胱，出现饮一溲二的情况。还有的医家认为系上热下寒，即肺有燥热津伤，肾有失于气化，故导致上述情况，但目前仍以第一种说法为准。肺消是消渴的一种证型，其表现主要有口渴多饮，口燥咽干，尿频量多，舌边尖红，苔薄黄，脉洪数。因其邪势过盛，伤津耗液甚速，恶化很快，故曰死不治。

肺移寒于肾：原文："肺移寒于肾，为涌水。涌水者，按其腹不坚，水气客于大肠，疾行则鸣濯濯，如囊裹浆，治主肺者。"指出了寒邪阻肾引起的病证及表现。肾为水脏，主持全身的水液代谢。寒邪犯肾，阻遏阳气，气化不行，故出现水湿泛滥成灾的症状。涌水：内经水肿的类型之一，张介宾谓："涌水者，水自下而上，如泉之涌也。"是指由肾的气化失常引起水湿泛滥全身的病证。根据本文经旨，涌水的表现为全身浮肿，腹水，水行肠中沥沥有声，就像用皮囊包裹水浆一样的感觉。从现代临床观察，水肿如果合并腹水，这是病情严重的标志。

（2）五脏的热相移

①五脏热移的规律：从原文看，五脏热移的规律是从脾开始，脾感热，然后依次传肝、传心、传肺、传肾，最后由肾再传回脾，循环往复。除起始脏与寒移不同外，传移顺序和寒移相同。

②五脏热移的病证：当热邪转移到某脏时，就会引起这个脏器的功能障碍，发生相应病证。

脾移热于肝：原文："脾移热于肝，则为惊衄。"指出了肝热病的主要表现。肝为将军之官，内藏魂，"肝气虚则恐，实则怒"。当热邪犯肝之后，肝的精气损伤，出现惊恐等肝虚之象。肝又藏血，有调节血液运行的作用，热犯肝经，邪热扰动，迫血妄行，使血不能内藏于肝，就会出现出血，在上则见吐衄，在下则见便血崩漏。

肝移热于心：肝移热于心的病情最为严重。张介宾注云："心本属火，而肝以风热移之，木火相燔，犯及君主，故当死也。"临床上也可以发现，外感温热病如果热邪内陷心包，出现意识障碍，则病情多属危重。《素问·灵兰秘典论》云："主明则下安……主不明则十二官危。"肝移热于心，热邪蒙蔽神明，则见神昏谵语等表现，故云当死。

心移热于肺：原文："心移热于肺，传为膈消。"膈消就是消渴病，肺为水之上源，布化津液达全身，肺经有热时，消灼肺津，出现烦渴引饮等上消证候。张介宾云："肺属金，其化本燥，心复以热移之，则燥愈甚，而传为膈消。膈消者，膈上焦烦，饮水多而消也。按上文言肺消者因于寒，此言膈消者因于热，可见消有阴阳二证，不可不辨。"这段话对于理解原文有很大帮助。从现在临床来看，上消固有肺热津伤者，亦不乏寒郁化热、湿郁化热和痰郁化热等情况，足见前人见解之深。

肺移热于肾：原文："肺移热于肾，传为柔痓。"柔，柔和之意，与刚相对。痓，与痉形似而误，指筋脉拘急之意。柔痓，是痉证的一种，指以项背强急、汗出恶风、发热为特征的病证。治疗用桂枝加葛根汤。张仲景的《金匮要略》有专篇讨论。此处肺热转移于肾，耗伤肾中真阴，精血亏乏，不能滋养荣润筋脉（因乙癸同源之故），所以出现筋脉拘急抽搐等症状，与《金匮要略》之柔痓又有不同，可以互参。

肾移热于脾：原文："肾移热于脾，传为虚肠澼，死不可治。"指出了脾热的症状及预后。脾主运化，为气血生化之源，脾之主运化，有赖于肾阳之温煦，如果肾中邪热移脾，运化失常，气血化源不足，则出现虚证的表现，如倦怠乏力、食少便溏等。脾之邪热由胃下传肠道，与脾运失常产生的内湿结滞，形成湿热下注，就会发生肠澼病，表现如泻下赤白脓血、腹痛后重等，相当于现在的痢疾、结肠癌等疾病。由于脾胃化源不足，加之肠澼泻下无度，使人体精气血很快耗竭，病情危重，故云死不可治。

（3）六腑的热相移

①六腑热移的规律：根据原文旨意，六腑热移的顺序是从胞起，然后依次传至膀胱、小肠、大肠、胃、胆，最后传至脑和诸窍。此和五脏热移的不同处在于不循环往复。

②六腑热移的病证：按原文顺序分以下六类。

胞移热于膀胱：胞即女子胞，胞与膀胱同位于小腹，位置相邻，胞宫有热，极易传之于邻近的膀胱。膀胱主藏津液，排泄小便。若被邪热所伤，膀胱气化不利，轻者会产生小便点滴短少的癃证，重者导致小便闭结不通的闭证。这就是《素问·宣明五气》所说的"膀胱不利为癃"的病机。如果热邪灼伤膀胱血络，就会出现小便带血的情况。由于这里的癃闭和尿血都是因热所致，治疗时均可用导赤散、小蓟饮子。

膀胱移热于小肠：《素问·灵兰秘典论》云："小肠者，受盛之官，化物出焉。"如果热邪传入小肠，使其受盛化物作用障碍、泌别清浊失职，加之热邪伤津耗液，肠道津液亏乏，就会出现隔塞不通、大便秘结等表现，小肠与心互为表里，心开窍于舌，所以小肠有热而上薰，则出现口舌糜烂等症状。这种情况临床上也可以采用导赤散来治疗。

小肠移热于大肠：大肠的功能是传导糟粕并定期排出体外。如果邪热传于大肠，气血为之凝滞，气滞血瘀结于腹中就会形成瘕。所谓瘕，即指腹腔中隐伏藏匿的包块。沉，指痔疮，邪热留滞肠间，热迫肛门，壅而成痔就会导致痔疮出血。从现代临床来看，瘕类似积聚癥瘕；沉，类似内外痔和肛裂。

大肠移热丁胃：胃主受纳腐熟，其气以下行为顺。如果邪热犯胃，邪火杀谷，就会出现消谷善饥、饮食倍增。但由于食物不能转化为精微滋养全身，加之邪热耗伤阴精，反而出现善饥而消瘦的情况，这种能食而瘦、倦怠乏力的疾病就叫"食㑊"。食㑊病类似于现在的糖尿病或甲状腺功能亢进症，皆由胃中积热所致。

胃移热于胆：胆为决断之官，胆与肝互为表里，肝的疏泄功能中有些就是通过胆来实现的，比如疏泄消化，就是通过胆汁排入肠中，分解消化食物。当胃热转移于胆时，肝胆疏泄不利，亦能产生能食而瘦的食㑊病。

胆移热于脑：张介宾言："胆经之脉，起于目锐眦，上抵头角，下耳后，曲折布于脑后，故胆移热于脑，则为辛鼻渊之病。"所以胆之邪热沿其经脉上薰于脑，就会发生鼻渊（又名脑漏），临床表现出鼻流黄浊稠涕、头痛、鼻塞等情况。如果热邪灼伤血络，迫血妄行，还会出现鼻衄；邪热循经犯目，就会出现目不明、视力障碍的情况。

这些互相转移所致的病证都是气机逆乱所致，故文末言"故得之厥也"。

寿夭形诊病候耐痛不耐痛大论第十一

【原文】黄帝问曰：形有缓急，气有盛衰，骨有大小，肉有坚脆，皮有厚薄，其以立寿夭[1]奈何？伯高对曰：形与气相任[2]则寿，不相任则夭；皮与肉相裹[3]则寿，不相裹则夭；血气经络胜形[4]则寿，不胜形则夭。

曰：何谓形缓急？曰：形充[5]而皮肤缓[6]者则寿，形充而皮肤急[7]者则夭。形充而脉坚大者顺也，形充而脉小以弱者，气衰也，衰则危矣。形充而颧不起[8]者肾[9]小也，小则夭矣。形充而大肉[10]䐃[11]坚而有分者，肉坚，坚则寿矣。形充而大皮[12]肉无分理不坚者，肉脆，脆则夭矣。此天之生命所以立形定气[13]而视寿夭者也。必明于此，此立形定气，而后可以临病人，决死生也。

曰：形气之相胜，以立寿夭奈何？曰：平人而气胜形者寿，病而形肉脱气胜形者死，形胜气者危也。

凡五脏者，中之府[14]。中盛脏满[15]，气胜伤恐[16]者，声如从室中言，是中气之湿[17]也；言而微[18]，终日乃复言者，此夺气也；衣被[19]不敛，言语善恶[20]不避亲疏者，此神明之乱也；仓廪不藏者，是门户不要[21]也；水泉不止[22]者，是膀胱不藏也。得守者生，失守者死。

夫五脏者，身之强也。头者，精明之府[23]，头倾视深[24]，神[25]将夺矣。背者，胸中之府[26]，背曲肩随[27]，府将坏矣。腰者，肾之府，转摇不能，肾将惫[28]矣。膝者，筋之府，屈伸不能，行则偻附[29]，筋将惫矣。骨者，髓之府，不能久立，行则掉栗[30]，骨将惫矣。得强[31]则生，失强则死。

岐伯曰：反四时者[32]，有余者为精，不足为消。应太过，不足为精；应不足，有余为消。阴阳不相应，病名曰关格[33]。人之骨强筋劲[34]，肉缓皮肤厚者，耐痛。其于针石之痛，火焫[35]亦

然。加以黑色而善（一本作美）骨[36]者，耐火焫。坚肉薄皮者，不耐针石之痛，于火焫亦然。同时而伤其身，多热者[37]易已[38]，多寒者[39]难已。胃厚[40]色黑，大骨肉[41]肥者，皆胜毒[42]；其瘦而薄[43]者，皆不胜毒也。

【注释】

[1] 夭：早死的意思。少壮而死曰夭。

[2] 相任：相当、相称之意。

[3] 裹：紧密连结的意思。

[4] 胜形：指充实于形体。

[5] 形充：指形体气血充盛。

[6] 皮肤缓：皮肤和缓柔软富有弹性。

[7] 皮肤急：皮肤拘急而少弹性。

[8] 颧不起：是指面部颧骨小，其突起不显见。

[9] 肾：《灵枢·寿夭刚柔》作"骨"。

[10] 大肉：是指臀部、腿部等处肥厚肌肉。

[11] 䐃：即肌肉结聚之处。

[12] 皮：《灵枢·寿夭刚柔》无。

[13] 立形定气：通过观察以确立形体的刚柔强弱，审定气血的阴阳盛衰，并以此推断人的生死寿夭。

[14] 中之府：《素问·脉要精微论》作"中之守也"。

[15] 中盛脏满：胸腹中甚盛，脏气胀满。

[16] 气胜伤恐：指邪气胜伤肾。

[17] 中气之湿：中焦脾胃有湿邪。中气，此指脾胃。

[18] 言而微：说话时如果声音微弱。而，如果。

[19] 衣被：衣服穿着，衣冠。

[20] 善恶：谓（言语）错乱，胡言乱语。偏义词，偏"恶"意。

[21] 门户不要：是肠胃不能藏，所以泄利不禁。要，约束之意。幽门、阑门、魄门等皆为仓廪之门户。

[22] 水泉不止：水泉，指小便。不止，即失禁之意。

[23] 精明之府：精气、神气会聚的地方。

[24] 头倾视深：头歪垂一边，眼睑深陷。头倾，为头低垂不能举。视深，为目陷无光。

[25] 神：《素问·脉要精微论》作"精神"。

[26] 胸中之府：肺脏所处的地方。胸中，指肺脏。

[27] 随：通"堕"，下垂。

[28] 惫：这里是"衰竭"的意思。

[29] 偻附：谓下肢弯曲不能直，需依附某物（拐杖、墙壁等）方能前行。

[30] 掉栗：危颤动摇，因骨弱无力而走路时摇摇晃晃。《素问·脉要精微论》作"振掉"。

[31] 得强：得到了强健之本。

[32] 反四时者：谓脉象与四季之气相反的时候。

[33] 关格：阴阳俱盛，不相协调之证的总称。《灵枢·脉度》："阴阳俱盛，不得相荣，故曰关格。"

[34] 劲：《灵枢·论痛》作"弱"。

[35] 火焫：这里指艾火。

[36] 善骨：骨骼发育完善，健美。又作"美骨"。

[37] 多热者：是指人阳气盛，而病在阳分在表。

[38] 易已：病容易恢复、痊愈。

[39] 多寒者：是指人阴气盛，而病在阴分在里。

[40] 胃厚：谓胃气强。

[41] 肉：《灵枢·论痛》《病源》卷二十六均作"及"。

[42] 胜毒：即是指对药物的耐受程度。

[43] 薄：《素问·五常政大论》新校正及《灵枢·论痛》后有"胃"字。

【语译】黄帝问道：人的形体有缓有急，气血运行有盛有衰，骨骼有大有小，肌肉有坚有脆，皮肤有厚有薄，怎样根据这些情况来观察人的寿命长短呢？伯高回答说：人的形体与气相称的就会长寿，不相称的则会短命；皮肤肌肉紧密连结而坚固的就能长寿，反之就会短命；血气经络充实于形体的就会长寿，反之就会短命。

问道：什么叫作形体的缓急？回答说：形体充实而皮肤和缓柔软且有弹性者则长寿，形体充实但皮肤拘急而少弹性的则短命。形体充实而脉象坚大的，是表里如一，内外均强，为顺；形体虽然充实但脉象细弱无力的，为气衰，这是一种容易夭亡的危险征象。形体充实但颧骨小的，是肾虚。肾为先天之本，主生长发育和生殖，肾虚，则发育无由，故而短命。形体充实，肌肉发达而分肉腠理明显的，是长寿之象；形体充实但皮肉分理不明显，肌肉脆弱者就会短命。这些都是由于人的先天禀赋不同所造成的体质差异。因此，可以通过观察人体形气的盛衰，测知其寿命的长短。作为医生，必须明白这些道理，懂得形气的盛衰，然后才可以临证治疗，决断生死。问道：怎样根据形气的相胜情况，来判断寿命的长短呢？回答说：气是人体的根本，常人若气能充实于形体，即可长寿。但在病时形肉已脱，气虽能充实于病体，或肌肉尚未大脱而气已经大虚者，均预后不良。

五脏是人体精气守藏之处。如果脘腹痞闷胀满，说话的声音低怯不扬，如从密室中发出一样，这是湿邪阻遏，中气不宣的表现。如果患者语声低微，好久始终说着同一内容的话，这是由于正气已经衰夺了。如果衣被不知敛盖，言语错乱不避亲疏，这是心神扰乱的表现。如果肠胃不能纳藏水谷，大便泄泻不止，这是脾胃失守，门户失去约束的缘故。如果小便失禁，则是膀胱气化不行，津液不藏的表现。总之，五脏精气如能藏守，人体则会强健，反之则不然。

五脏是人体强壮的根本。头是精气神明所居之处，如果患者头垂不能抬起，目陷无光，则是精神将被劫夺的表现。背部是胸中脏器所居之处，若背部弯曲，肩部下垂，则是胸中之气即将衰败的表现。腰为双肾所居之处，若腰躯不能转侧，则是肾将衰败的表现。膝是诸筋聚会之处，若膝部不能屈伸，而且要附物而行，则是筋将衰败的表现。骨为藏髓之处，如果不能长久站立，行走时动摇战栗，则是骨将衰败的表现。总之，五脏精气充足且形体强壮的，虽然有病也预后良好；相反，则会预后差。

岐伯说：人的脉象与四季之气相反的时候，表现为"有余为精，不足为消"。这话的意思是说，如果四季之气不足而脉气偏盛，表明人体是健康的；如果四季之气太过而脉气不足，则表明人的气血受到了损伤而有亏耗。要是人阴阳俱盛，不相协调，就会患上叫作"关格"的病症。（"岐伯曰……病名曰关格"这几句，各家注解不一，且也有医家认为这几句话与前文不相顺承，疑是错简。因此这里的语译是个人的一点认识，仅供参考。）人若骨强、筋劲、肌肉舒缓、皮肤厚，则耐痛，对针刺的刺痛、灸火的灼痛均能耐受。如果再加上皮肤色黑、骨骼健美，则更能耐受灸火的灼热。肌肉坚实但皮肤较薄的，不能耐受针石的刺痛，也不能耐受灸火的灼痛。身体同时患病，症见热多的，是病在阳分，容易恢复；多寒的，是病在阴分，则难以治愈。皮肤色黑、骨骼粗壮、身体强壮的人，则胃厚，气血充盛，对药物等有较强的耐受力；身体瘦弱、皮肤较薄的，则胃薄，气血虚弱，不能耐受药物的刺激。

【导读】

1. 以形体刚柔与气血阴阳盛衰的关系测知生死寿夭

（1）从形气关系测寿夭：形气相任则寿，不相任则夭。形体壮实，气血充盛，二者内外相互适应、协调，人方可长寿。如果二者之间，任何一方出现偏盛或偏衰，失去平衡协调的关系，则人的寿命短。

平人而气胜形则寿，病人气胜形或形胜气则夭。常人气胜形，是气血充盛于形体肌肉，是健康长寿的表现。张介宾说："人之生死由乎气，气胜则神全，故平人以气胜形者寿。"疾病状态下，气血貌似充盛，但形肉已脱，气血无所依附，最终不免脱失，故其寿不久。或者形肉虽未脱失，而气血已衰竭，形虽胜气，其病亦危。又如张介宾说："若病而至于形肉脱，虽其气尚胜形，亦所必死。盖气为阳，形为阴，阴以配阳，形以寓气，阴脱则阳无所附，形脱则气难独留，故不免于死。或形肉未脱而元气衰竭者，形虽胜气，不过阴多于阳，病必危矣。"

（2）从皮与肉的关系测寿夭："皮与肉相裹则寿，不相裹则夭。"皮肤致密，肌肉坚实，二者表里相称协调，人可长寿。肌肉消瘦，皮肤松弛，其寿必短。

（3）从气血经络与形的关系测寿夭："血气经络胜形则寿，不胜形则夭。"气血旺盛，经络畅通，充盛于形体，人体得到滋养，则生命力强，故能长寿。气血衰少，经络不畅，形体失其滋养，生命力弱，故易早死。

（4）从形体与皮肤的关系测寿夭："形充而皮肤缓者则寿，形充而皮肤急者则夭。"形体壮实，皮肤柔和，富有弹性，说明气血旺盛，经脉通畅，故能长寿。形体似乎壮实，但皮肤拘急而无弹性，说明气血已衰，经络不畅，故寿命短。

（5）从形与脉的关系测寿夭："形充而脉坚大者顺也，形充而脉小以弱者，气衰也，衰则危矣。"脉内运行的是气血，因此，形与脉的关系，实质是形与气血的关系。形体充实，气血旺盛，脉道充盈，和缓有力，即为脉坚大，说明表里如一，此为顺，顺者则能长寿。形虽充实，但气血亏少，脉道不充，故脉小无力，则病危，危者短寿。张介宾说："形充脉大者，表里如一，故曰顺。形充脉弱者，外实内虚，故曰危。"

（6）从形与肾（骨）的关系测寿夭："形充而颧不起者肾小也，小则夭矣。"肾主藏精，精能化髓充养于骨。肾精充足，骨得其养则壮实有力。肾精亏虚，骨失其养，则骨软无力。颧骨为肾之外候，颧不起，提示颧骨小而不坚，说明先天不足，根本不固，故易早死。

（7）从形与肉的关系测寿夭："形充而大肉坚而有分者，肉坚，坚则寿矣。形充而大皮肉无分理不坚者，肉脆，脆则夭矣。"形体壮实，肌肉丰满，纹理明显的，为后天脾胃强健，气血化源充足，故能长寿。形体虽充实，但肌肉松软脆弱瘦削的，说明脾胃渐衰，气血化生之源将竭，故早夭。张志聪说："脾主地而主肉，肉坚者寿。不坚者夭，此后天之土基有厚薄也。"

2. 耐痛与胜毒的基本思想

本文所谈，对针石火蒸的耐痛者为"骨强、筋劲、肉缓、皮肤厚"，而耐火蒸者项加一条"黑色而善骨"，骨与肉，一是先天之肾所主，一是后天之脾所主，黑为肾之色，因此张隐庵解释道："黑色而美骨者，少阴之血气盛也，肉缓皮厚者，阳明之血气盛也。"可见体质较壮者对针石火蒸适应力较强，耐痛性较好；反之，体质较弱者，即坚肉、薄皮者，适应力较差，而不耐痛。

对药物的耐受，文中讲："胃厚色黑，大骨肉肥者，皆胜毒。"胃厚，即胃气强，色黑是肾气盛，肥是肌肉丰满，脾气强。因为脾主肌肉主运化，药物进入人体，全赖脾胃之消化吸收，脾之健运药力才得以发挥，因此耐药与不耐药首先要看脾胃功能的好与坏。而且多数药物对胃都有一定的刺激性，胃的功能好，对这种刺激就容易接受和适应，反之"瘦而薄胃"者，即脾胃功能不好的，对这种刺激就不容易适应，而药物在体内的吸收和药效的发挥就会受到影响。因此，脾胃的好坏是胜毒、不胜毒的关键。掌握耐痛与胜毒的基本思想，可以指导我们做到因人制宜地选择最适当的治疗方法。

3. 以人身寒热判断疾病预后

"同时而伤其身，多热者易已，多寒者难已。"这句话告诉我们人的体质不同，即使同时感受了同样的病，而预后的情况也不一样。身多热者，为人阳气盛，证明人体正气抗邪有力；多寒者证明人体阴气盛，而正气无力抗邪。正如《素问·脉要精微论》云："阳气有余为身热无汗，阴气有余为多汗身寒。"肾是人体的先天之本，是阳气化生之源，人身的寒热问题，反映了肾气的盛衰，即体质的好坏，因此人的体质好坏，不仅是易于、不易于发病的关键，而且也是生病后判断疾病预后的一个重要依据。

形气盛衰大论第十二

【原文】黄帝问曰：气之盛衰，可得闻乎？岐伯对曰：人年[1]十岁（一作十六），五脏始定，血气已通，其气在下[2]，故好走[3]。二十岁，血气始盛，肌肉方长，故好趋[4]。三十岁，五脏大定，肌肉坚固，血脉盛满，故好步[5]。四十岁，五脏六腑十二经脉，皆大盛平定，腠理始开[6]，荣华剥落[7]，鬓发颁白，平盛不摇[8]，故好坐。五十岁，肝气始衰[9]，肝叶始薄，胆汁始减，目始不明。六十岁，心气始衰，乃善忧悲，血气懈惰，故好卧[10]。七十岁，脾气虚，皮肤始枯，故四肢不举。八十岁，肺气衰，魂魄离散[11]，故言善误[12]。九十岁，肾气焦[13]，脏乃萎枯，经脉空虚。至百岁，五脏皆虚，神气皆去，形骸[14]独居，而终尽[15]矣。

女子七岁，肾气盛，齿更[16]发长；二七天水[17]至（《素问》作天癸至），任脉通，太冲脉[18]盛，月事[19]以时下，故有子；三七肾气平均[20]，故真牙[21]生而长极；四七筋骨坚，发长极，身体盛壮；五七阳明脉衰[22]，面皆焦[23]，发始白；七七任脉虚，太冲（一作伏冲）脉衰少，天水竭，地道不通[24]，故形坏[25]而无子耳。

丈夫[26]八岁，肾气实[27]，发长齿更；二八肾气盛，天水至，而精气溢泻[28]，阴阳和[29]，故能有子；三八肾气平均，筋骨劲强，故真牙生而长极；四八筋骨隆盛，肌肉满壮；五八肾气衰，发堕齿槁；六八阳气衰于上，面焦，鬓发颁白[30]；七八肝气衰，筋不能动，天水竭，精少，肾气[31]衰，形体皆极[32]；八八则齿发去。肾者主水，受五脏六腑之精而藏之，故五脏盛乃能泻。今五脏[33]皆衰，筋骨懈惰[34]，天水尽矣，故发鬓白，体[35]重，行步不正，而无子耳。

【注释】

[1] 年：《灵枢·天年》《太素·寿限》均作"生"。

[2] 其气在下：张景岳云"人之生长，从阴而生，自下而上"，所以说"其气在下"。气，是指主司人体生长发育的肾气。

[3] 好走：《说文》段注云："《释名》曰：徐行曰步，疾行曰趋，疾趋曰走。"走，即跑，跑步、跑动。

[4] 好趋：快步行走之意。趋，疾行、快走的意思。

[5] 好步：谓之稳步行走。步，行走，不急不慢地走路。

[6] 腠理始开：即指皮肤、肌肉、脏腑的纹理开始松弛、衰退。开，《灵枢·天年》《太素·寿限》均作"疏"。

[7] 荣华剥落：容颜华色开始衰落。四十

岁，人的发育由盛转衰，气血也开始衰弱，不能充荣于面。剥，《灵枢·天年》《太素·寿限》均作"颓"。

[8] 平盛不摇：平盛，指生长发育已经达到极限。《说文》："摇，动也。"不摇，指好静，不好动，引申为不再发展。

[9] 肝气始衰：《太素·寿限》注："肝为木，心为火，脾为土，肺为金，肾为水，此为五行相生次第，故肝先衰，次第至肾也。"

[10] 血气懈惰，故好卧：心主血脉，心气虚则血行涩少，四肢都得不到足够营养，故倦怠而好卧。惰，通惰。

[11] 魂魄离散：《灵枢·天年》《太素·寿限》均作"魄离"。

[12] 故言善误：肝、心、脾、肺四脏俱衰，神失主矣，故言语多有颠倒而易错。故言善误，《太素》作"故言喜误"。"善"意同"差"。

[13] 焦：作"枯竭"解。

[14] 形骸：形，形体。骸，手足骨身也，即身体。

[15] 终尽：《灵枢·天年》《太素·寿限》均作"终"。

[16] 齿更（gēng）：念平声，意即更换乳牙。

[17] 天水：即天癸，是一种与肾有密切关系的，促进生长、促使生殖功能成熟的物质。

[18] 太冲脉：即冲脉。王冰注云："肾脉与冲脉合而盛大，故曰太冲。"

[19] 月事：指月经。

[20] 平均：平衡而充满之意。张景岳："充满之谓。"

[21] 真牙：即智齿。

[22] 阳明脉衰：指手足阳明之脉，二脉上行于头面发际，故经气衰，则气血不荣于头面部，出现面焦发脱的症状。

[23] 焦：憔悴的意思。

[24] 地道不通：《素问·上古天真论》王注："经水绝止，是为地道不通。"

[25] 形坏：指形体衰老。

[26] 丈夫：谓男子之意。

[27] 实：充实之谓。

[28] 精气溢泻：肾气充实，精充满而外泻。溢，盈满。

[29] 阴阳和：指男女两性和合、交和。阴阳，即男女。和，合也。

[30] 鬓发颁白：鬓，《说文》段注："谓发之在面旁者。"颁，同班、斑。颁白，《辞海》云："老人头半白黑者也。"

[31] 气：《素问·上古天真论》《太素·寿限》作"脏"。

[32] 形体皆极：形体衰竭之意。极，尽也。

[33] 五脏：《圣惠方·论丈夫盛衰法》作"脏腑"。

[34] 懈惰：指筋骨松懈，懒于动作。惰，通惰。

[35] 体：《素问·上古天真论》《太素·寿限》前有"身"字。

【语译】黄帝问道：人体神气的盛衰，从生到死的情况，可以讲给我听吗？岐伯回答说：人到了十岁，五脏开始安定，血气运行已经通畅，这时的经气盛于下部，所以善动而爱好跑步。到了二十岁左右，发育成熟，血气开始旺盛，肌肉正趋发达，所以行动矫健，行走如飞。到了三十岁左右，五脏已经健全，肌肉更加发达，血脉旺盛充满，所以性情稳重，爱好从容不迫地行走。到了四十岁左右，五脏六腑十二经脉，都已到了旺盛的极点，从此腠理开始疏松，面色的容华开始衰退，头发也渐渐花白，所以性情也变得好静而喜坐。到了五十岁左右，肝气开始衰退，肝叶开始薄弱，胆汁逐渐减少，眼睛也开始视物不清。到了六十岁左右，心气开始衰退，时常忧虑、悲伤，血气也开始弛缓不振，所以爱好躺卧。到了七十岁左右，脾气虚，皮肤开始干枯，四肢活动不灵。到了八十岁左右，肺气随之衰弱，魂魄逐渐散离不收，所以语言上也常有失误。到了九十岁左右，肾气随之枯竭，脏器枯萎，经脉空虚。到了一百岁左右，五脏脏气虚衰，神气也已消失，虽然形体尚在，而寿命就要终结了。

女子到了七岁，肾气充盛，乳牙更换，头发生长；到十四岁，天癸发生作用，使经脉通达，太冲脉旺盛，月经按时来潮，所以能够生育了；到了二十一岁，肾气充盛，智齿生长，牙齿也长全了；到了二十八岁，筋骨坚强，头发的生长最为茂盛，机体也达到最旺盛强壮的时期；到了三十五岁，阳明经脉的气血开始衰退，面部开始憔悴，头发也开始变白；到了四十九岁，经脉虚，太冲脉气血衰少，天癸竭尽，月经停止来潮，所以形体衰老而不能生育了。

男子到了八岁，肾气充实，头发生长，乳牙更换；到了十六岁，肾气充盛，天癸发挥作用，精气充满而能泄出，生殖功能成熟，这时如果两性交合，就可以生育子女；到了二十四岁，肾气充盛，筋骨坚强有力，智齿生长，牙齿生长齐全；到了三十二岁，筋骨更加强盛，肌肉丰满强壮；到了四十岁，肾气开始衰退，头发开始脱落，牙齿逐渐枯槁；到了四十八岁，阳气衰竭于上部，面容逐渐憔悴，头发开始花白；到了五十六岁，肝气衰退，筋脉活动不灵，天癸竭枯，精气衰少，肾脏功能减退，整个机体都到了衰退的地步；到了六十四岁，牙齿和头发都脱落了。肾是水脏，接受五脏六腑的精气以藏蓄，所以五脏功能旺盛，精气充盈，就能及时地充溢于肾脏。如今五脏功能都已经衰败了，筋骨懈惰乏力，天癸也已竭绝，因此头发白，身体沉重活动不灵，走路不稳，也没有生育能力了。

【导读】 本篇主要从人体形和气两方面的盛衰情况，论述人体生、长、壮、老、死过程中，各个不同阶段在生理和形态方面的特点，并说明男女各个阶段的发育情况。

1. 生长发育生殖规律及其与肾中精气的关系

本篇认为人体生长发育生殖规律在女性以七岁为年龄段，在男性以八岁为年龄段，大致可划分为三期：一是生长发育期，女性七～二七，男性八～二八，此时肾气盛实，齿更发长，天癸至，月事以时下，精气溢泻，阴阳调和，始有生殖能力；二是壮盛生育期，女性为三七～四七，男性为三八～四八，此期肾中精气充满，真牙生，筋骨坚，体壮盛，发长极；三是逐渐衰退期，女性为五七～七七，男性为五八～八八，此期肾中精气逐渐虚衰，面憔发白，天癸竭，丧失生育能力。由此可见，人的生长发育和生殖功能，是以肾中精气的盛衰为根本的，肾在整个生命活动过程中占有十分重要的地位，故后世亦将肾称之为先天之本。另外，由于齿、骨、发的发育状况和生殖能力的变化均伴随着肾中精气的盛衰而变化，所以，它们也常被作为判断肾中精气盛衰的标志。

2. 肾与其他脏腑的关系

原文说："肾者主水，受五脏六腑之精而藏之，故五脏盛乃能泻。今五脏皆衰，筋骨懈惰，天水尽矣，故发鬓白，体重，行步不正，而无子耳。"从这段原文可以看出，肾与其他脏腑的关系是十分密切的。肾主藏精，其来源一为禀受于父母的先天之精，一为禀受于水谷的五脏六腑之精。水谷之精气是营养各脏腑、维持其生理功能的物质基础。为了保障机体在不同功能状态下都有充足的精微物质供给，当其他脏腑精气充盛时，其有余之精气可转输贮藏于肾；当其他脏腑在病理情况下精气不足时，肾所藏之精气亦可输出以供其他脏腑之所需。精气的这种藏与泻、出和入的过程，需要肾与其他脏腑之间的密切配合。由肾与其他脏腑之间的关系，也可以说明人之生殖功能虽由肾所主，但也受其他脏腑精气盛衰的影响，故当其他脏腑精气虚弱，不能输精于肾，久病及肾，必致肾中精气虚衰，那么生殖功能也会受到影响。

3. 冲任二脉在生殖中的作用

本篇原文中有关肾、冲任、天癸、月经等关系的论述，描绘了中医理论体系中女性生殖生理的概况，它在脏腑经络学说的基础上，较完整、较系统地提出了女性一生生殖生理的活动、功能及其演变过程，其中主管生殖生理全过程的是肾，起辅助作用的是其他脏腑，起具体反应作用的是胞宫，联系调节脏腑与胞宫的通道是冲、任二脉，发挥生殖功能重要作用的是天癸。

文中提出的冲、任二脉与月经生殖的关系，对后世中医妇科学的发展有着重要的指导意义。冲、任之血旺盛，才能月事以时下；妊娠期间，月经停止，冲、任之血则供养胎儿；哺乳期间，冲、任之血供乳汁所需，所以仍无月经来潮。因此，冲任理论已成为中医妇科生理、病理的重要理论之一，后世医家把调理冲、任二脉作为治疗妇科疾病的重要原则，即是这一理论的具体应用。

卷　七

六经受病发伤寒热病第一（上）

【原文】黄帝问曰：夫热病者，皆伤寒之类[1]也，或愈或死，其死皆以六七日之间，其愈皆以十日已上者，何也？岐伯对曰：太阳者，诸阳之属[2]也，其脉连于风府[3]，故为诸阳主气。人之伤于寒也，则为病热，热虽甚不死。其两感[4]于寒而病者，必不免于死矣。

伤寒一日，太阳受之。故头项痛，腰脊背强。二日阳明受之。阳明主肉，其脉侠鼻，络于目，故身热[5]目痛而鼻干，不得卧。三日少阳受之。少阳主骨[6]，其脉循胁，络于耳，故胸胁痛而耳聋。三阳皆受病而未入于腑者，故可汗而已。四日太阴受之。太阴脉布胃中，络于嗌，故腹满而嗌干。五日少阴受之。少阴脉贯肾，络肺，系舌本，故口燥舌干而渴。六日厥阴受之。厥阴脉循阴器而络于肝，故烦满[7]而囊缩。三阴三阳五脏六腑皆受病，营卫不行，五脏不通，则死矣。

其不两感于寒者，七日太阳病衰，头痛少愈。八日阳明病衰，身热少愈。九日少阳病衰，耳聋微闻。十日太阴病衰，腹减如故，则思饮食。十一日少阴病衰，渴止，舌干乃已。十二日厥阴病衰，囊纵[8]少腹微下。大气[9]皆下，其病日已矣。治之各通其脏脉[10]，病日衰已矣。其未满三日者，可汗而已；其满三日者，可泄而已。

曰：热病已愈，时有所遗[11]者，何也？曰：诸遗者，热盛而强食，故有所遗。若此者，皆病已衰，而热有所藏，因其谷气相薄，两热相合[12]，故有所遗。治遗者，视其虚实，调其逆顺，可使立已。病热少愈，食肉则复[13]，多食则遗，此其禁也。其两感于寒者，一日太阳与少阴俱病，则头痛口干烦满。二日阳明与太阴俱病，则腹满身热，不欲食，谵语。三日少阳与厥阴俱病，则耳聋囊缩而厥。水浆不入，不知人者，故六日而死矣。

曰：五脏已伤，六腑不通，营卫不行，如是后三日乃死，何也？曰：阳明者，十二经脉之长[14]，其血气盛。故不知人，三日其气乃尽，故死。

肝热病者，小便先黄，腹痛多卧，身热。热争[15]则狂言及惊，胸中胁满痛，手足躁，不得安卧。庚辛甚，甲乙大汗。气逆[16]则庚辛死。刺足厥阴、少阳。气逆则头痛贞贞[17]，脉引冲头痛也。

心热病者，先不乐，数日乃热。热争则心烦闷，善呕，头痛，面赤，无汗。壬癸甚，丙丁大汗。气逆则壬癸死。刺手少阴、太阳。

脾热病者，先头重，颊痛，烦心，欲呕，身热。热争则腰痛不可用俯仰，腹满泄，两颔痛。甲乙甚，戊己大汗。气逆则甲乙死。刺足太阴、阳明。

肺热病者，先凄凄然厥，起皮毛，恶风寒，舌上黄，身热。热争则喘咳，痛走胸膺背，不得太息，头痛不甚[18]，汗出而寒。丙丁甚，庚辛大汗。气逆则丙丁死。刺手太阴、阳明，出血如大豆，立已。

肾热病者，先腰痛脎酸，苦渴，数饮，身热。热争，则项痛而强，脎寒且酸，足下热，不欲言，其逆则项痛员员然。戊己甚，壬癸大汗。气逆则戊己死。刺足少阴、太阳。诸当汗者，至其所胜日[19]汗甚。

肝热病者，左颊先赤。心热病者，颜颔先赤。脾热病者，鼻先赤。肺热病者，右颊先赤。肾热病者，颐先赤。病虽未发者，见其赤色者刺之，名曰治未病[20]。热病从部所[21]起者，至期而已[22]。其刺之反者[23]，三周[24]而已。重逆则死[25]。

诸治热病，先饮之寒水，乃刺之，必寒衣之，居止寒处，身寒而止。病甚者，为五十九刺[26]。热病，先胸胁痛满，手足躁，刺足少阳，补足太阴。病甚者，为五十九刺。热病，先身重骨痛，耳聋好瞑，刺足少阴。病甚者，为五十九刺。热病，先眩冒而热，胸胁满，刺足少阴、少阳。

太阳之脉，色荣颧[27]，骨热病也，荣未夭[28]，曰今且得汗，待时[29]自已。与厥阴脉争见[30]者死，其死不过三日。热病气内连肾。少阳之脉，色荣颊，前热病也，荣未夭曰，今且得汗，待时自已。与手少阴脉争见[31]者死，其死不过三日。其热病气穴，三椎下间，主胸中热；四椎下间，主胃中热；五椎下间，主肝热；六椎下间，主脾热；七椎下间，主肾热。荣在骶也，项上三椎骨陷者中也。颊下逆颧[32]为大瘕[33]，下牙车为腹满，颧后为胁痛。颊上者，鬲上也。

冬伤于寒，春必温病；夏伤于暑，秋必病疟。凡病伤寒而成温者，先夏至日者为病温，后夏至日为病暑，暑当与汗皆出勿止。所谓玄府者，汗孔也。

曰：《刺节[34]》言彻衣[35]者，尽刺诸阳之奇俞，未有常处，愿卒闻之。曰：是阳气有余而阴气不足，阴气不足则内热，阳气有余则外热，两热相薄[36]，热于怀炭，衣热不可近身，身热不可近席。腠理闭塞而不汗，舌焦唇槁腊[37]，嗌干，欲饮。取天府、大杼三痏[38]，刺中膂以去其热，补手、足太阴以去其汗。热去汗晞[39]，疾于彻衣。《八十一难》曰：阳虚阴盛[40]，汗出而愈，下之即死；阳盛阴虚[41]，汗出而死，下之即愈。

曰：人有四肢热，逢风寒如灸如火者，何也？曰：是人阴气虚，阳气盛，四肢热者，阳也。两阳相得，而阴气虚少，少水不能灭盛火，而阳气独治，独治者不能生长也^[42]，独盛^[43]而止耳。故逢风如炙如火者，是人当肉烁^[44]也。曰：人身非常温也，非常热也，而烦满者，何也？曰：阴气少，阳气胜，故热而烦满。

曰：足太阴、阳明为表里，脾胃脉也，生病异者，何也？曰：阴阳异位，更实更虚^[45]，更逆更顺^[46]，或从内，或从外，所从不同^[47]，故病异名。阳者，天气也，主外；阴者，地气也，主内。阳道实，阴道虚^[48]。故犯贼风虚邪者，阳受之，则入腑；食饮不节，起居不时者，阴受之，则入脏。入六腑则身热不得眠，上为喘呼；入五脏则膜满闭塞，下为飧泄，久为肠澼。故喉主天气，咽主地气。故阳受风气，阴受湿气。故阴气从足上行至头，而下行循臂至指端；阳气从手上行至头，而下行至足。故曰：阳病者，上行极而下；阴病者，下行极而上。故伤于风者，上先受之；伤于湿者，下先受之也。

【注释】

[1] 类：种类。

[2] 诸阳之属：太阳为六经之长，统摄阳分，故诸阳经皆联络于它。

[3] 风府：穴名。在项上入发际一寸处，为足太阳、督脉、阳维脉的交会穴。

[4] 两感：指相表里的两经同时受病，比如太阳与少阴同病、阳明与太阴同病、少阳与厥阴同病。

[5] 身热：阳明病之壮热。

[6] 少阳主骨：少阳者肝之表，肝候筋，筋会于骨，是少阳之气所荣，因此说少阳主于骨。

[7] 满：同懑，即闷之意。

[8] 纵：通"从"。

[9] 大气：病邪之大气。

[10] 脏脉：病邪所侵之脉。因为阴经连于脏，故又称脏脉。

[11] 遗：余。大气虽去，犹有残热在脏腑之内外。

[12] 两热相合：病之余热与食入谷气之热相结合。

[13] 食肉则复：热病新愈，病邪尚未除尽，脾胃尚虚，食入肉类难消之品，阻碍气机运行，会使热病反复发作。

[14] 十二经脉之长：阳明为水谷气血之海，胃气从此而出，十二经脉有赖于它，故为十二经脉之长。

[15] 热争：正邪相争之发热。

[16] 气逆：病情加剧正气逆乱。

[17] 贡贡：头痛而眩晕。

[18] 头痛不甚：肺热冲头，以肺脉不至，故头痛不甚也。

[19] 所胜日：本脏气旺之日，如肝旺于甲乙日、心旺于丙丁日等。

[20] 治未病：次言热病色候也。五脏部中赤色见者，即五脏热病之征，热病已有，未成未发，斯乃名为未病之病，宜急取之。

[21] 部所：五脏病色反映于面部的部位，如本节所谓心在颜、脾在鼻、肾在颐等。

[22] 至期而已：到了本脏所胜之日病即痊愈，如肝之热病到甲乙日汗出即愈。

[23] 刺之反者：错误的针刺方法，违反了补虚泻实的原则。

[24] 三周：病期延长至第三个所胜之日才能痊愈。

[25] 重逆则死：先刺已反，病气流传，又反刺之，是为重逆。一逆刺之，尚至三周乃已，况其重逆而得生耶。

[26] 五十九刺：刺热病的五十九个穴位，详见中篇。

[27] 色荣颧：荣，装饰。谓赤色见于颧骨如荣饰也。

[28] 荣未夭：色泽尚未到达枯晦的时日。夭在这里指色泽枯晦不润。

[29] 待时：等到本脏经气旺盛之日，如心在丙丁日、肝在甲乙日等。

[30] 与厥阴脉争见：足太阳属水，足厥阴属木，水生木，而木盛则水衰，故太阳水色显现时，有木色与之争现的，水必衰。

[31] 与手少阴脉争见：少阳为木，少阴为火，少阳脉现时，少阴脉与之争现，是子胜母，故木必衰。

[32] 颊下逆颧：赤色从颊下上逆到颧部。

[33] 大瘕：泄泻类的疾病。

[34] 刺节：古经篇名。

[35] 彻衣：形容取效之快如同脱衣之速。

[36] 薄：通"搏"。

[37] 腊：干肉。

[38] 痏（wěi）：瘢痕。指针刺留下的痕迹。

[39] 晞：干燥。

[40] 阳虚阴盛：指表病里和之症。

[41] 阳盛阴虚：指里病表和之症。

[42] 不能生长也：独阴不生、独阳不长的道理。

[43] 盛：与"胜"通，旺盛。

[44] 肉烁：指肌肉变得消瘦。

[45] 阴阳异位，更实更虚：指脾胃所处的部位不同，阴在内，阳在外；阴主下，阳主上。阴虚则阳实，阴实则阳虚，虚实交替出现。

[46] 更逆更顺：指上下逆顺交替出现。

[47] 或从内，或从外，所从不同：脏为阴病从内生，腑为阳病从外生，有所区别。

[48] 阳道实，阴道虚：外邪侵袭之病多从外而内，侵犯阳经多实证；内伤之病多从内而外，侵犯阴经多虚证。

【语译】黄帝问：外感发热的病，都属于伤寒一类，有的痊愈有的死亡，死亡的都在六七天之间，痊愈的都在十天以上，这是什么原因？岐伯回答说：诸阳经皆联络于太阳，其经脉接风府穴，即与督脉、阳维交会之穴，循行在头后覆盖巅背之表，故可以主诸阳之气分。人感受寒邪后，就会出现发热，热度虽高却不会死。如果阴阳表里两经同时感受寒邪而发病，就必然免不了一死。

伤寒病的头一天，太阳经先受邪。所以太阳经所过之颈项腰脊疼痛。第二天阳明经受邪。阳明主肌肉，足阳明经挟鼻、络于目，下行入腹，所以有身热、目痛、鼻干，不能睡卧。第三天少阳经受邪。少阳主骨，足少阳经循胁肋，上络于耳，所以出现胁肋痛和耳聋的症状。三条阳经都受邪发病但又没有传入到腑的时候，可以通过发汗而被治愈。第四天太阴经受病。太阴经散布于胃中，上络于咽嗌，所以表现出腹部胀满而咽干。第五天少阴经受邪。少阴经脉入贯肾，络肺，上系舌本，所以口舌干燥而渴。第六天厥阴经受邪。厥阴经脉环阴器而络于肝，所以出现烦闷和阴囊收缩的症状。如果三阴三阳经脉和五脏六腑都受到邪气侵袭，导致营卫之气不能正常运行，五脏之气不能通畅，就会死亡。

其中表里两经没有同时感受寒邪的，第七天太阳经的病邪就会自然衰退，头痛逐渐减轻。第八天阳明经的病邪衰退，身热症减轻。第九天少阳经的病邪衰退，耳聋逐渐好转，可以听到声音。第十天太阴经病邪衰退，腹胀减轻，渐至正常，于是有了食欲。第十一天少阴经的病邪衰退，口渴停止，舌干痊愈。第十二天厥阴经病邪衰退，阴囊松弛，渐从少腹落下。此时病邪之大气尽去，疾病也就痊愈了。治疗时可疏通病邪所侵之经脉，病邪就会衰退而渐趋康复。对于受病未满三日邪在三阳表经的，可通过发汗而治愈；三日以上邪在三阴里经的，可通过泻下而治愈。

问道：热病虽然痊愈，常常留有余热，这是什么道理？回答说：各种余热的出现，都是因为在热势较重时勉强多食造成的，这才产生余热。之所以这样，都是因为病势有所衰减但热邪有所蕴藏，如果勉强多食，就会和食物不化所生之热结合而产生余热，所以有余热遗留。治疗余热的方法是，根据病的虚实，采用逆顺补泻的调节方法，可使其很快痊愈。对于伤寒热病刚刚有所恢复，进食肉类就可能复发，勉强多食就会留有余热，这是伤寒热病的禁忌。其中阴阳表里两经同时感受寒邪的，第一天太阳与少阴同时受邪，就会出现太阳头痛与少阴口干烦闷的症状。第二天阳明与太阴同时受邪，就会有阳明之身热谵语与太阴之腹胀满不欲食的症状。第三天少阳与厥阴同时受邪，就会有少阳之耳聋和厥阴之阴囊收缩、四肢发冷的症状。若有水浆难入、昏不识人的症状，到第六天就会死亡。

问道：五脏已为病邪所伤，六腑之气不通，营卫之气不能周行，像这样的三天后才死亡，为什么呢？答道：阳明为十二经脉之长，气血最盛，脏腑经脉均赖于此作为营养。病至昏不识人，三日之后阳明气血方能耗尽，所以死亡。

肝发生的热病，先有小便黄，腹痛多卧，身体热。热入脏正邪交争，热势加重时就会有狂言和惊厥，胸胁胀满疼痛，手足躁动，不得安卧。庚辛日金旺时疾病会加重，甲乙日木旺时会有大汗热减。如果病势加剧正气逆乱，就会在庚辛日死亡。治疗时应刺足厥阴和足少阳两经。如肝气

上逆，则有头痛眩晕，这是肝脉引热上冲头部所致。

心发生的热病，病人先觉得心中不愉快，数天后开始发热。热邪入脏正邪交争就会有心中烦闷，多呕吐，头痛，面赤，没有汗出。壬癸日水旺时病会加重，丙丁日火旺时大汗而热退。病势加剧正气逆乱，到了壬癸日会死亡。治疗应刺手少阴、太阳两经。

脾发生的热病，先有头重痛、颜面痛、心中烦闷、想呕吐以及身热等症状。热入脾脏正邪交争就会出现腰痛不能俯仰，腹部胀满或泄下，两颔部疼痛。甲乙日木旺时病情会加重，戊己日土旺时会大汗热减。正气逆乱，遇甲乙日会死。治疗时当取足太阴、阳明二经针刺。

肺发生的热病，先出现打冷战、全身发凉、皮肤紧悚、毫毛竖起、怕风寒、舌苔发黄、身热等症状。正邪交争就会有喘促和咳嗽，牵扯胸背部疼痛，不能深吸气，头痛不是很剧烈，汗出后会有恶寒的感觉。丙丁日火旺时病情会加剧，庚辛日金旺时大汗热减。正气逆乱，到丙丁日会死。治疗时刺手太阴、阳明二经，放出豆大的血，会立即痊愈。

肾发生的热病，先有腰痛和小腿酸痛，口渴而频频饮水，身体发热。邪入内脏正邪相争时，就会项痛强直，小腿寒冷酸痛，足心发热，不想说话，邪气上逆则项痛而眩晕。到戊己日土旺时病会加重，壬癸日水旺时大汗出热减。正气逆乱，就会在戊己日死亡。治疗当刺足少阴、太阳二经。以上所说各脏大汗出，是指到了各脏正气旺盛的那一天，正胜邪退，大汗而病愈。

肝的热病，左颊先见赤色。心的热病，

颜部先见赤色。脾的热病，鼻部先见赤色。肺的热病，右颊先见赤色。肾的热病，颐部先见赤色。热病虽然还没有显示出来，见到各部的赤色就刺其表里二经，这就叫治未病。热病从各自部位表现出赤色的，病情轻，到了所胜之日即可汗出而愈。刺法不当，违反原则的，要延误到第三个所胜之日才能痊愈。过于严重的就会死亡。

治疗各种热病时，先喝些清凉的药水，再进行针刺，并让患者穿凉快的衣服，居处凉爽的地方，直到患者热退身凉。病情重的，用治热病的五十九刺进行治疗。热病先有胸胁胀满疼痛、手足躁动的，应刺足少阳，补足太阴。病情重的，用五十九刺进行治疗。热病先有身体重、骨骼疼痛、耳聋、昏倦喜睡的，刺足少阴经的井荥穴。病重的，用五十九刺。热病先有头目眩晕、昏冒发热、胸胁胀满，是病发于少阴与少阳，阴阳枢机失常，当刺足少阴、少阳两经。

太阳经的病变，赤色出现于两颧，这是骨热病，色泽尚未变得枯晦时，又得汗出，等到经气旺盛之日自会痊愈。如果厥阴色争现于面部，则会死亡，死期在三日之内。因为病邪已经内伤肾脏。少阳经的病变，赤色出现在面颊，这是筋热病，色泽尚未变得枯晦时，又得汗出，到少阳经气旺盛之日自会痊愈。如果手少阴的脉色争现于颊部，这是子夺母气，则会死亡。治疗气分热病的穴位，第三胸椎下面凹陷处，主治肺热；第四胸椎下凹陷，主治胃中热；第五胸椎下凹陷，主治肝热；第六胸椎下凹陷，主治脾热；第七胸椎下凹陷，主治肾热。而清泻营分的穴位分布在尾骶部，以及第一胸椎上面的大椎穴。赤色从

颊下上逆到颧部，为泄泻这类病，下行到颊车部为腹部胀满的病症；赤色如果出现在颧后部，则是胁肋痛的病症。凡是赤色出现在两颊以上的，病位在膈以上。

冬天感受了寒邪，春天必发温病；夏天感受了暑邪，秋天必发疟疾。凡是因为感受寒邪而形成的温病，夏至以前发作的叫温病，夏至以后发作的叫暑病。暑病应当发汗，使暑邪与汗一并排出，不要止汗。玄府的意思就是汗孔。

问道：《刺节》中所讲彻衣之效的刺法，都是刺诸阳经的奇俞，没有固定的部位，愿详细听其道理。答：这种阳气有余而阴气不足的病，阴气不足则生内热，阳气有余则生外热，两热互相煎迫，热势高得就像怀抱炭火，衣服热得不可以近身，身体热得不可以近席。同时腠理闭塞不能汗出，热气熏灼于内而舌焦，口唇干枯，咽干，想喝水。应取手太阴肺之天府和足太阳经的大杼穴，各针三次，再取足太阳经的中膂俞以泻热，补手、足太阴以发汗。于是就会热去汗净，疾病之去如同脱去衣服一样迅速。《难经》上曾说：表病里和的表病，用汗法可以治愈，如果误用了泻法，会引邪深入而导致死亡；表和里病的里病，用泻下的方法可以治愈，误用汗法反会损伤正气，导致亡阳而死。

问道：有的人四肢发热，一遇风寒就热得像火烤一样，为什么呢？答：这种人平素阴气虚少，阳气旺盛。四肢发热，属阳。风邪又为阳邪，两阳相合，而阴气又虚少，衰少的阴水不能制约旺盛的阳火，因而阳气独立占主导地位。独立旺盛的便不能生长，阳所独旺，正常的生命就会停止。故一遇风邪就如同火烧一样，这样的

病人定当有肌肉消烁枯瘦的表现。问道：人体虽然不是正常体温，但也不是外感发热，而有烦闷胀满的，是什么道理？答：这是因为阴气衰少，而阳气亢盛，所以发热而且烦闷胀满。

问道：足太阴和足阳明两经，为表里关系，属脾胃经脉，但所发生的疾病不同，是什么道理？答：阴阳两经循行部位不同，而且虚实交替出现，逆顺也反复变化，发病有从内生，有从外生，病因也有区别，病的名称也就不一样了。阳在上相当于天气，主外表卫护；阴在下相当于地气，主内部濡养。阳在外刚而易实，阴在内柔而多虚。如受到虚邪贼风的侵犯，阳经首先受邪，然后传入六腑；如饮食不节，起居失调，阴经首先受其影响，于是传入五脏。邪气传入六腑就会身热不能安眠，向上表现为喘呼；传入五脏的就会胀满闭塞，向下表现为飧泄，日久转为痢疾。因为喉主天气司呼吸，咽主地气司饮食。又因为阳经易受风邪，阴经易受湿邪。而且足三阴经气，从足上行到头，再由头循臂下行至指端；手三阳的经气，从手上行到头，再由头下行至足。所以说阳经有疾病时，先上行，到达极点后就会下行；阴经有病时，先下行，到达极点后就会上行。伤于风邪的，上部先受邪；伤于湿邪的，下部先受邪。

【导读】

1. 发热是外感病的特征

原文："人之伤于寒也，则为病热，热虽甚不死。"在外感病中，邪气侵袭人体，正气与之抗争。正邪交争，阳气郁遏于肌表，故见发热。《素问·调经论》说："阳盛生外热奈何？岐伯曰：上焦不通利，则皮肤致密，腠理闭塞，玄府不通，卫气不得泄越，故外热。"可见，外感病之发热是人体卫阳之气不衰的反映，若人体正气不足，无力抗邪，卫阳之气虚衰，一般不会发热。所以说"热虽甚不死"，《素问·生气通天论》说的"体若燔炭，汗出而散"，则从治疗的角度，论述外感病发热是邪正交争，正气不衰的表现。当然，在外感病的不同阶段，由于正邪双方力量消长的不同，其热型是有区别的。发病初期，正邪交争于肌表，则表现为恶寒与发热兼见的热型；若正邪交争于半表半里，则表现为恶寒发热交替，即寒热往来的特有热型；若正邪交争于里，正气未伤，势均力敌，则表现为但热不寒，或为壮热，或为日晡潮热等；倘若正气被伤，阴精不足，则会有暮热早凉或夜间更甚等。临床上常根据病人的热型判断邪正的盛衰及疾病发展中所处的阶段。

2. 热病初期症状与治疗的关系

原文："热病，先胸胁痛……刺足少阴、少阳。"此段主要论述热病初发时临床表现与内脏的关系及其针刺方法。如初起表现为胸胁痛、手足躁扰，此为木强土弱，所以要泻足少阳胆经之实，补足太阴脾经之虚。病情严重时还可选刺有泻热作用的 59 个穴位。如果初起先身体困重、骨节痛、耳聋、嗜睡，是足少阴肾经受邪，所以应取足少阴经穴位，病重时亦可选刺有泻热作用的 59 个穴位。如果初起眩晕发热、胸胁胀满，是足少阴和足少阳受邪，应当取足少阴和足少阳经的穴位刺之。

3. 热病气穴的部位

原文："热病气穴……项上三椎骨陷者中也。"这段主要讲热病气穴的位置。根据文义，三椎应该指的是胸椎，如言第三椎间隙主治胸中发热，第四椎间隙主治膈中发热，第五椎间隙主治肝经发热，第六椎间隙主治脾经发热，第七椎间隙主治肾经发热，骶部穴位主治营分发热。"项上三椎骨陷者中也"说的是依次取穴的基点，古人对颈椎的认识与现代有出入（主要是条件限制），此处的项上三椎相当于现在的第七颈椎，三椎下凹陷的中点即今之大椎穴。意指以上椎序以大椎穴为基点，依次向下推算。

4. 热病预后

原文说："其两感于寒而病者，必不免于死矣。""其不两感于寒者……病日已矣。"外感热病的预后是一个复杂的问题，关系到病位、受邪轻重、病邪性质、体质因素等各方面。总之，和邪正斗争力量对比的消长有关。文中"人之伤于寒也，则为病热，热虽甚不死"，指出寒邪束表，汗孔闭塞，外邪方盛，正气未衰，抗病力旺盛，邪正交争较剧，所以出现发热，汗出身凉，诸症消失。正如《素问·生气通天论》所说的"体若燔炭，汗出而散"，因此文中说"热虽甚不死"。如果是"两感于寒而病者，必不免于死"，指出两感于寒，表里同病，病邪内传，伤及脏腑及营卫气血，病情复杂，邪气充斥内外，预后较差。倘若不能及时采取有效的治疗措施，最终可导致邪盛正衰，"必不免于死"。文中的"死"与"不死"则是相对而言，意指病情之轻重、预后之好坏，不可以辞害意。

六经受病发伤寒热病第一（中）

【原文】黄帝问曰：病热有所痛者，何也？岐伯对曰：病热者，阳脉也，以三阳之盛也。人迎一盛在少阳，二盛在太阳，三盛在阳明。夫阳入于阴，故病在头与腹，乃䐜胀而头痛也。

曰：病身热汗出而烦满不解者何也？曰：汗出而身热者，风也；汗出而烦满不解者，厥[1]也，病名曰风厥。太阳为诸阳主气，故先受邪，少阴其表里也，得热则上从，上从则厥。治之表里刺之[2]，饮之服汤。

曰：温病汗出，辄复热而脉躁疾者，不为汗衰，狂言不能食，病名曰何？曰：名曰阴阳交[3]，交者死。人所以汗出者，皆生于谷，谷生于精[4]。今邪气交争于骨肉，而得汗者，是邪退精胜，精胜则当能食而不复热。复热者，邪气也，汗者，精气也，今汗出而辄复热者，是邪胜也，不能食者，精无俾也[5]，热而留者，寿可立而倾[6]也。夫汗出而脉躁盛者死，今脉不与汗相应，此不胜其病，其死明矣。狂言者，是失志[7]，失志者死。此有三死[8]，不见一生，虽愈必死。病风且寒且热，炅汗出，一日数欠[9]，先刺诸分理络脉。汗出且寒且热，三日一刺，百日而已[10]。

曰：何谓虚实？曰：邪气盛则实，精气夺则虚。重实者内大热病[11]，气热，脉满，是谓重实。曰：经络俱实何如？曰：经络皆实，是寸脉急而尺缓也，皆当俱治。故曰：滑则顺，涩则逆。夫虚实者，皆从其物类治，故五脏骨肉滑利，可以久长。寒气暴上，脉满而实，实而滑顺则生，实而逆则死。尽满者[12]，脉急大坚，尺满而不应也。如是者，顺则生，逆则死。所谓顺者，手足温，所谓逆者，手足寒也。

曰：何谓重虚？曰：脉虚、气虚、尺虚，是谓重虚也。所谓气虚者，言无常也；尺虚者，行步恇然也；脉虚者，不象阴也。如此者滑则生，涩则死。气虚者，肺虚也，气逆者，足寒也。非其时则生，当其时则死。余脏皆如此也。脉实满，手足寒，头热（作痛）者，春秋则生，冬夏则死。脉浮而涩，涩而身有热者死。络气不足，经气有余者，脉口热而尺寒，秋冬为逆，春夏为顺，治主病者[13]。经虚络满者，尺热满，脉口寒涩，春夏死，秋冬生。络满经虚，灸阴刺阳；经满络虚，刺阴灸阳。

曰：秋冬无极阴[14]，春夏无极阳者，何谓也？曰：无极阳者，春夏无数虚阳明，阳明虚则狂；无极阴者，秋冬无数虚太阴，太阴虚则死。春亟[15]治经络，夏亟治经俞，秋亟治六腑，冬则闭塞，治用药而少针石。所谓少针石者，非痈疽之谓也。

热病始于手臂者，先取手阳明、太阴[16]而汗出。始头首者，先取项太阳[17]而汗出。始足胫者，先取足阳明而汗出。臂太阴可出汗，足阳明可出汗。取阴而汗出甚者止之阳，取阳而汗出甚者止之阴。振寒凄凄[18]，鼓颔不得汗出，腹胀烦闷，取手太阴。

热病三日，气口静，人迎躁者，取之诸阳，五十九刺，以泻其热，而出其汗；实其阴，以补其不足。身热甚，阴阳皆静者，勿刺之；其可刺者，急取之，不汗则泄。所谓勿刺，皆有死征也。

热病七日、八日，脉口动，喘而眩者，急刺之，汗且自出，浅刺手大指间。热病七日、八日，脉微小，病者溲血，口中干，一日半而死。脉代者，一日死。热病已得汗而脉尚躁，喘且复热，勿庸刺[19]。喘盛者必死。热病七日、八日，脉不躁，不散数，后三日中有汗，三日不汗，四日死。未汗勿庸刺。

热病先肤痛，窒鼻充面[20]，取之皮，以第一针[21]五十九刺。苛鼻干[22]，索于皮肺。不得，索之于火。火者，心也。

热病先身涩烦而热，烦闷，唇嗌干，取之皮[23]，以第一针五十九刺。热病肤胀，口干，寒，汗出，索脉于心。不得，索之于水。水者，肾也。

热病嗌干，多饮善惊，卧不能安，取之肤肉，以第六针[24]五十九刺。目眦赤，索肉于脾。不得，索之于木。木者，肝也。

热病而胸胁痛，手足躁，取之筋间，以第四针[25]针于四逆。筋躄[26]目浸[27]，索筋于肝。不得，索之于金。金者，肺也。

热病数惊，瘛疭而狂，取之脉，以第四针急泻有余者。癫疾毛发去，索血于心，不得，索之于肾。肾者，水也。

热病身重，骨痛耳聋好瞑，取之骨[28]，以第四针五十九刺。骨病不食，啮齿耳青赤，索骨于肾。不得，索之于土。土者，脾也。

热病不知所病，耳聋，不能自收，口干，阳热甚，阴颇有寒者，热在髓也，死不治。

热病头痛，颞颥目脉紧（一本作瘈），善衄，厥热病也，取之以第三针[29]，视有余不足。寒热痔[30]，热病体重，肠中热，取之以第四针于其俞及下诸指间[31]，索气于胃络[32]得气也。

热病侠脐急痛，胸胁满，取之涌泉与阴陵泉，以第四针针嗌里[33]。热病而汗且出，及脉顺可汗者，取鱼际、太渊、大都、太白，泻之则热去，补之则汗出。汗出太甚，取内踝上横脉[34]以止之。

热病已得汗出而脉尚躁盛者，此阴脉之极也，死；其得汗而脉静者，生。

热病脉常躁盛而不得汗者，此阳脉之极也，死；其脉躁盛得汗而脉静者，生。

厥，侠脊而痛，主头项几几[35]，目䀮䀮然，腰脊强，取足太阳腘中血络。嗌干口热如胶，取足少阳[36]。

热病死候有九：一曰汗不出，大颧发赤者死（《太素》云：汗不出，大颧发赤者，必不反而死）。二曰泄而腹满甚者死。三曰目不明，热不已者死。四曰老人婴儿热而腹满者死。五曰汗不出呕血（《灵枢》作呕下血）者死。六曰舌本烂，热不已者死。七曰咳而衄，汗不出，出不至足者死。八曰髓热者死。

九曰热而痉者死。热而痉[37]者，腰反折瘈疭，齿噤齘[38]也。凡此九者，不可刺也。

所谓五十九刺者，两手内外侧各三，凡十二痏；五指间各一[39]，凡八痏；足亦如是；头入发际一寸，傍三分（《灵枢》无分字）各三[40]，凡六痏；更入发际三寸边五，凡十痏；耳前后，口下者各一，项中一，凡六痏；颠[41]上一，囟会一，发际一[42]，廉泉一，风池二，天柱二。

《素问》曰：五十九者，头上五行，五行者[43]，以越诸阳之热逆也。大杼、膺俞[44]、缺盆、背椎[45]，此八者以泻胸中之热；气冲，三里，巨虚上、下廉，此八者以泻胃中之热；云门、髃骨[46]、委中、髓空[47]，此八者，以泻四肢之热；五脏俞傍五[48]，此十者，以泻五脏之热。凡此五十九者，皆热之左右也。（按二经虽不同，皆泻热之要穴也。）

头脑中寒，鼻鼽，目泣出，神庭主之。

头痛身热，鼻窒，喘息不利，烦满汗不出，曲差主之。

头痛目眩，颈项强急，胸胁相引不得倾侧，本神主之。

热病汗不出，上星主之，先取譩譆，后取天牖、风池。

热病汗不出，而苦呕烦心，承光主之。

头项痛重，暂起僵仆，鼻窒鼽衄，喘息不得通，通天主之。

头项恶风，汗不出，凄厥恶寒，呕

吐，目系急，痛引颊，头重项痛，玉枕主之。

颊清不得视，口沫泣出，两目眉头痛，临泣主之。

脑风头痛，恶见风寒，衄衄，鼻窒，喘息不通，承灵主之。

头痛身热，引两颔急，脑空主之。

醉酒风热发，两角[49]眩痛，不能饮食，烦满呕吐，率谷主之。

项强刺喑门。热病汗不出，天柱及风池、商阳、关冲、液门主之。

颈痛，项不得顾，目泣出，多眵膜[50]，鼻衄衄，目内眦赤痛，气厥耳目不明，咽喉偻，引项筋挛不收，风池主之。

伤寒热盛，烦呕，大椎主之。

头重目瞑，凄厥，寒热，汗不出，陶道主之。

身热头痛，进退往来[51]，神道主之。

头痛如破，身热如火，汗不出瘈疭（《千金》作头痛），寒热，汗不出恶寒，里急，腰腹相引痛，命门主之。

颈项痛不可以俯仰，头痛，振寒，瘈疭，气实则胁满，侠脊有并气，热汗不出，腰背痛，大杼主之。

风眩头痛，鼻不利，时嚏，清涕自出，风门主之。

凄凄振寒，数欠伸，膈腧主之。

热病汗不出，上窌及孔最主之。

肩髆[52]间急，凄厥恶寒，魄户主之。

项背痛引颈，魄户主之。

肩痛胸腹满，凄厥，脊背急强，神堂主之。

喘逆，衄衄，肩胛内廉痛，不可俯仰，胠季胁引少腹而痛胀，譩譆主之。

背痛恶寒，脊强俯仰难，食不下，呕吐多涎，鬲俞主之。

热病头痛身重，悬颅主之。

胸胁胀满，背痛，恶风寒，饮食不下，呕吐不留住，魂门主之。

善嚏，头痛身热，颔厌主之。

热病头痛，引目外眦而急，烦满汗不出，引颔齿，面赤皮痛，悬厘主之。

热病偏头痛，引目外眦，悬厘主之。

头自瞳子痛，不可以视，挟项强急，不可以顾，阳白主之。

头风痛，鼻衄衄，眉头痛，善嚏，目如欲脱，汗出寒热，面赤，颊中痛，项椎不可左右顾，目系急，瘈疭，攒竹主之。

寒热，凄厥鼓颔，承浆主之。

身热痛，胸胁痛不可反侧，颅息主之。

肩背痛，寒热，瘰疬绕颈，有大气，暴聋气蒙瞀，耳目不开，头颔痛，泪出，鼻衄不得息，不知香臭，风眩喉痹，天牖主之。

热病胸中澹澹[53]，腹满暴痛，恍惚不知人，手清，少腹满（《千金》作心腹），瘈疭，心痛，气满不得息，巨阙主之。

头眩病身热，汗出，上脘主之。

身寒热，阴都主之。

热病象疟，振栗鼓颔，腹胀睥睨[54]，喉中鸣，少商主之。

寒厥及热，烦心，少气，不足以息，阴湿痒，腹痛不可以食饮，肘挛支满，喉中焦干渴，鱼际主之。

热病振栗鼓颔，腹满阴萎[55]，咳引尻溺出，虚也。膈中虚，食饮呕，身热汗不出，数唾涎，呕吐[56]血下，肩背寒热，脱色，目泣出，皆虚也。刺鱼际补之。

病温身热，五日已上汗不出，刺太渊，留针一时，取之。若未满五日，禁不可刺也。

热病先手臂痠疭，唇口聚，鼻张目上[57]，汗出如转珠，两乳下二寸坚，胁满，悸，列缺主之。

【注释】

[1] 厥：此指下气上逆。

[2] 表里刺之：泻阳经之邪实，补阴经之正虚。此指泻太阳，补少阴。

[3] 阴阳交：汗者，阴液也。热者，阳盛气也。阳盛则无汗，汗出则热衰，今出而热不衰者，是阳邪盛其复阴起，两者相交，故名阴阳交也。

[4] 谷生于精：谷气华为精，精气胜乃为汗。

[5] 精无裨也：裨，益也，即补益。此指精气不能继续补益。

[6] 倾：倾倒的意思。此意为败坏死亡。

[7] 失志：神志失常。志舍于精，精不能胜邪，故五脏的所主失常。

[8] 三死：身热而不能食，此为一死；汗出而脉躁盛者，二死；狂言失志者，三死。

[9] 欠：通"次"。

[10] 百日而已：刺诸分理络脉者，贵乎多刺也。汗既出而犹寒热，则邪盛而患深，非可旦夕除者，必三日一刺，百日始已。

[11] 大热病：既有伤寒病的三阳实热证，

又有内伤的痰火食积证。内有实邪真火，故热气现于外且脉来盛满，是内外俱实，即重实证。

[12] 尽满者：即形尽满者。形满谓虚浮肿胀之类，尽满则遍于周身内外矣。

[13] 治主病者：春夏阳气高，故脉口热尺中寒为顺也。十二经十五络，各随左右而有太过不及，工当寻其至应以施针艾，故云治主其病者也。

[14] 无极阴：极，穷尽的意思。无极阴，就是说不要使阴气竭尽。下文中的"无极阳"，解同。

[15] 亟：通"极"，数，多。

[16] 手阳明、太阴：阳明谷气盛，太阴肺主皮毛，故取手阳明之井、手太阴之郄，商阳、孔最可发汗解表。

[17] 项太阳：指足太阳经的天柱穴。

[18] 凄凄：寒冷的样子。

[19] 勿庸刺：即不须刺的意思。

[20] 窒鼻充面：窒鼻即鼻塞，充面即面皮浮胀，为肺热病的表现。

[21] 第一针：指九针中的第一针，即镵针。

[22] 苛鼻干：苛，通"疴"，病也。指鼻部生疹的疾病。

[23] 皮：当为脉，上下文意相符。

[24] 第六针：指九针中的第六针，即圆利针。

[25] 第四针：指九针中的第四针，即锋针。

[26] 筋躄：筋脉痿软不能行走。

[27] 目浸：目眦经常流泪而湿润。

[28] 取之骨：身重骨痛，耳聋好瞑，皆肾之合骨热病，故取骨。

[29] 第三针：指九针中的第三针，即锟针。

[30] 寒热痔：《类经》中无此三字，且其与上下文不相续，故当删去。

[31] 于其俞及下诸指间：指脾胃二经的太白穴和陷谷穴。

[32] 索气于胃络：胃经的络脉丰隆，取此可以通脾经，得脾气。

[33] 嗌里：即廉泉。少阴、太阴之脉均上络此处。

[34] 内踝上横脉：即脾经之三阴交。

[35] 几几（shū shū）：形容头项拘急不舒的样子。

[36] 阳：《灵枢·杂病》作"阴"。

[37] 痓（chì）：与痉通。即风病颈项强直，角弓反张。

[38] 齿噤龂：牙关紧闭，咬牙切齿的意思。龂原作"断"，据《灵枢·热病》改。

[39] 五指间各一：五指本节后各有一穴。

[40] 傍三分各三：旁开三寸各有三穴。

[41] 颠：通"巅"。

[42] 发际一：前后发际各有一穴，即神庭、风府二穴。

[43] 头上五行，五行者：头上五行，是指头上的五条经脉，即督脉、两足太阳经及两足少阳经。五行者，是言每条经脉各有五穴，即督脉的上星、囟会、前顶、百会、后顶，足太阳经的五处、承光、通天、络却、玉枕，足少阳经的临泣、目窗、正营、承灵、脑空，左右共二十五穴。

[44] 膺俞：中府穴。

[45] 背椎：风门穴。

[46] 髃骨：肩髃穴。

[47] 髓空：有说腰俞穴，也有说横骨穴。

[48] 五脏俞傍五：即肺俞旁之魄户，心俞旁之神堂，肝俞旁之魂门，脾俞旁之意舍，肾俞旁之志室。

[49] 两角：即两头角，耳尖上方高起处。

[50] 眵（chī）䁾（miè）：同指目汁凝聚。

[51] 进退往来：谓病时轻时重，重复发作。

[52] 髀：通"膊"。

[53] 澹澹：动摇的意思。

[54] 睥（pì）睨（nì）：斜视的样子。

[55] 委：通"痿"。

[56] 数唾涎，呕吐：原作"数唾"，据《外台》卷三十改。

[57] 目上：原作"目下"，据文义疑"下"为"上"，故改。

【语译】 黄帝问道：有的热病伴有疼痛，这是为什么？岐伯回答说：凡是热病，都是阳脉盛，所以有三阳脉盛而动的现象。人迎脉一倍于寸口脉的，病在少阳；两倍于寸口脉的，病在太阳；三倍于寸口脉的，病在阳明。病在三阳当有发热而头痛的表现，如果由阳转入阴，就会影响到腹部，所以出现腹胀和头痛的症状。

问道：热病出现身热汗出而又烦满，热不得解，这是何种热病？答：汗出而发热的，属风热之证；汗出而又烦满，热不能退的，是下气上逆的结果，叫风厥病。太阳主一身之表，所以首先受邪，少阴经与它相表里，表病可影响到里经，少阴受到太阳热邪的影响，其经气随阳经上逆，上逆就会出现这种烦满而热不得解的厥病。治疗应当泻太阳、补少阴，同时内服泻热降逆的汤药。

问道：有的温病虽然汗出，但紧接着又发热而且脉象急而躁动，症状不因为发汗而减轻，反而出现狂言乱语不能饮食的症状，这是什么疾病？答：这种病称作阴阳交，是死证。人能够出汗，有赖于水谷所化生的精气。现在邪正在骨肉之间交争，能够出汗，是邪退精胜的原因，精气胜就当能饮食，而且不再发热。再次发热的，是邪气有余，而发汗则是精气胜邪的表现。现今汗出又随即再度发热，是邪气盛的原因，不能进食，是精气不能继续补养脏腑，脏腑又不能化水谷而产生精气，热势这样继续下去，就会立即发生生命危险。凡是汗出而脉象却急而躁动的就是死证，现在脉象和出汗的情况不能一致，说明精不能战胜病邪，很明显会死亡。狂言乱语的，是五脏所主的神志发生异常，神志失常的也是死证。这种病出现三种死证，却不见一线生机，即使暂时症状减轻，最终仍不免一死。发生了风邪引起的病，一会儿寒一会儿热，热则汗出，一天内数次发作，治疗先刺大小分肉的络脉。如治疗后有汗出，仍有一阵寒一阵热的症状，是邪气较深，应三日一刺，治疗百天方可痊愈。

问道：什么是虚实？答：邪气盛的为实证，精气亏的是虚证。所谓重实，是指大热病人，邪热很盛，脉又盛满，脉证俱实，所以叫重实。又问道：络脉和经脉俱实是何表现？答：经脉和络脉俱实的表现是，寸脉急而尺肤缓，应该经络同治。所以说，滑脉为阳气胜，是顺象，涩脉是阴邪胜，为逆象。凡是虚实方面的病，都应该根据脏腑经络的虚实征象而进行治疗，所以说五脏骨肉滑利的，可以长寿。对于寒气突然上逆的疾病，脉象满而实，如果实而且滑利则为顺象，预示可活命；实而涩滞的为逆象，预后不良。有一种身形尽满的人，脉象急大而坚，但尺肤却涩滞不一致，像这种情况，顺则生，逆则死。这里所谓的顺是指手足温暖，逆是指手足寒冷。

问道：什么叫重虚？答：脉虚、气虚、尺虚，就叫重虚。气虚表现为语言低微，不能连续；尺虚表现为行步怯弱无力；脉虚表现为阴血虚少，脉现阴亏之象。像这种情况，脉象滑利则生，涩滞则死。气虚就是肺虚，肺气虚则阳逆于上，阳气不能达于四肢则四肢发凉。如果不是发生在被克的时令，则预后良好。如发生在被克的时令，则预后凶险。其他各脏的情况可以类推。这种病人如果脉象实满，手足发凉，

头发热疼痛，则是上实下虚之证，如果发生在春秋阴阳平衡之时则预后良好，而在夏冬阴阳偏盛之时则预后凶险。脉浮而涩，涩为血少，浮涩而身有热是邪热盛，正虚邪盛，预后凶险。络气不足，经气有余的，寸口脉象表现为热证而尺肤寒凉，此证在秋冬之际为逆证，春夏则为顺证，就应当根据病情辨证施治。经虚络满的，尺肤热而盛满，寸口脉迟而涩滞，春夏阳盛之时有此阴虚阳盛之证则死，秋冬阴盛之时则生。络主阳，经主阴，治络满经虚的病，当灸阴刺阳；经满络虚的病，当刺阴灸阳。

问道：秋冬无极阴，春夏无极阳，说的是什么道理？答：无极阳是指春夏季节不可频泻阳明，阳明虚极可令人狂；无极阴是指秋冬季节不可频泻太阴，太阴虚极则令人死。治疗时应该春天多取各经的络脉来刺，夏天多取各经的腧穴来刺，秋天多取六腑的合穴来刺，冬天人气闭藏在内，治病应多用药物，少施针石。所谓少用针石，是就非痈疽之类的疾病而言的。

热病从手臂开始的，先取手阳明、太阴二经的穴位以发汗。从头部开始的，取项部太阳经的天柱穴来发汗。从足胫开始的，取足阳明经的荥穴来发汗，刺手太阴可以出汗，刺足阳明也可以出汗。取阴经的荥腧而汗出过多的，是阴气胜的原因，可取相表里的阳经荥腧，用同样的手法，使阴阳平衡而止汗；同样取阳经的荥腧而出汗过多的，是阳气胜的原因，可刺与其相表里的阴经荥腧，用同样的手法，使其阴阳平衡，则汗自止。出现寒栗发冷、鼓颔而不出汗、腹部胀满、心中烦闷等症状的，是正气不足，当取手太阴肺经的腧穴补之。

热病已经三日，寸口脉静，仅人迎脉躁的，是邪气在表的征象，应选取三阳经，在治疗热病的五十九穴中选穴刺治，以泻其表热，使邪气随汗而出；阳有余则阴不足，所以还要补阴，以补其不足。如果身热较甚，而人迎气口之脉反静，此即阳证得阴脉，不可盲目刺之；察其可刺之时，就当急刺之，即使不得汗出，也可泄其邪气。所谓不可盲目刺之，是脉证不一，有死候的缘故。

热病到了第七、第八日，脉口动疾，气喘而眩晕的，当急刺手太阴肺经，汗自会出而邪气亦散，浅刺的穴位是手大指的少商穴。热病到了第七、第八日，脉象微小的，是正气不足的表现，若有尿血、口中干等症状，为阴气已伤，一日半会死亡。如果出现代脉，则不过一日即可死亡。如果热病已经汗出，但脉象仍然躁急，气喘且又发热者，就不要再针刺了，气喘严重的病人会死亡。热病到了第七、第八日，脉既不躁盛，也不散数，是邪气未退，再过三天应当汗出而愈。如果三天当中没有汗出，是正气已衰，到第四天会死亡。故没有汗出的不能盲目针刺。

热病表现为先皮肤痛，鼻塞面皮浮胀等，是邪在皮肤，为肺的热病，当刺皮部，用第一针浅刺五十九穴的皮部。如果皮肤上出现瘾疹而且有鼻干，通过针刺皮部以泻肺之热。刺之无效，就要寻找火脏之穴来针刺。火之脏即心脏。火能克金，火旺则能制金邪。

热病如果先出现身体皮肤粗涩，烦闷而发热，口唇咽喉发干，为邪气客于血脉，当取经脉来治疗，用第一针刺五十九穴中与脉有关的穴位。热病如果有皮肤发胀、

口中干燥、寒冷、汗出，应取心经的穴位来治疗。刺之无效，即取属水的肾经补之。水旺则火衰，心热自退。

热病有咽干、饮水多、善惊、不能安卧等症状，是邪在肤肉，属脾经之病，当用第六针，在治疗热病的五十九穴中选穴刺治。如果目眦发红，也为脾经的病，当取脾所主的肉分。刺之无效，就当取属木的肝经补之，木旺则土衰，脾热自平。

热病胸胁作痛，手足躁动，是邪客于筋，属肝经的病症，当取各筋结之间，用九针中的第四针刺四肢末端。因为诸筋起于此处。如果筋脉痿软不能行走，泪常出不干，同样取肝所主之筋脉来泻肝热。刺之无效，可取肺金补之，肺金旺则肝热自平。

热病频频惊惕，手足抽搐而发狂，是邪热入心，当取心所主之脉，用第四针急泻有余的血络。如果阳极阴虚，出现癫疾而毛发脱落，同样取血脉以泻心火。刺之无效，即当取属于水的肾经补之。水旺则火衰，真阴即复。

热病身体沉重，骨骼痛，耳聋，多寐，是邪热客于肾经所致，当取肾所主之骨以泻其热，可用第四针刺五十九穴中的骨分。如果骨病而不能饮食，咬牙，耳轮发青，也要寻取骨分以泻肾热。刺之无效，当取属脾的土来补之，土旺则水衰，肾热自平。

热病，痛无定处，耳聋，四肢弛缓不收，口干，逢阳气偏盛就高热，遇阴气偏盛就寒冷，这是邪热深入骨髓的病症，为死证，不可治愈。

热病头痛，颞颥部和眼的筋脉紧张，常有鼻衄，是热邪厥逆于上的病症，当用九针中的第三针，泻有余的邪热，补不足

之正气。热病身体困重，是热邪侵犯脾经，肠胃有热，均可取脾胃经的腧穴以及下部各足趾间的腧穴，用九针中的第四个针来刺，同时再刺胃经的络脉丰隆穴，以疏泻脾胃二经的邪气。

热病挟脐周拘急而痛，是肾经的病变，胸胁胀满是脾经的病变，当用第四针针刺涌泉和阴陵泉，同时针舌下之廉泉穴。热病汗出且脉象与病相顺的，可以发汗，取鱼际、太渊、大都、太白等穴，用泻法可祛热，用补法可发汗。如果汗出太多，取内踝上方的横脉三阴交刺之以止汗。

热病发汗以后脉象仍然躁盛的，这是阴脉虚极，孤阳不能被阴脉收敛的病症，主死；汗出以后脉静的，是邪去正复，阴阳平衡的表现，主生。

热病脉象躁盛而汗不得出的，是阳脉亢盛，阴液竭尽，有阳无阴的病症，主死；脉躁盛而得汗后恢复平静的，是邪去正复的表现，故主生。

厥气上逆，脊柱两侧疼痛，头项拘急不舒，两目视物模糊，腰脊强痛，是足太阳膀胱经的病变，当取其腘中的委中穴刺络放血。如果出现咽干、口热而且唾液黏稠如胶，当取足少阴肾经的太溪穴补之，水旺则火衰。

热病的死候有九：一是汗不出，两颧发赤，为阴竭于内，虚阳外越之候，故主死。二是泄泻而腹部胀满的，为邪伤太阴，脾气将绝的表现，故主死。三是目视不明，而热势不减的，为脏腑精气竭绝的表现，主死。四是老人和婴儿发热而腹部胀满的，为邪伤脾脏，生化之源枯涸的表现，主死。五是汗不得出，并有呕吐鲜血的，为伤阴太甚，主死。六是舌根烂而发热不止的，

为三阴经俱为邪伤，故主死。七是咳嗽而且鼻出血，汗又不得出，或者虽有汗出但足部无汗的，为真阴亏竭，故主死。八是邪热深陷骨髓的，为肾气败绝，故死。九是发热而出现痉证的，为阴血耗伤，筋脉失养，热极生风，故主死。热病出现痉证，可见腰脊反折、手足抽掣、牙关紧闭、咬牙切齿等症状。以上这九种证候不可盲目针刺。

所谓的五十九刺，是指两手内外侧各有三穴（内侧即少商、中冲、少冲，外侧即少泽、关冲、商阳），两手共有十二个穴位；五指本节后各有一穴（后溪、中渚、三间、少府），左右共八穴；两足也是这样（束骨、足临泣、陷谷、太白，左右共八穴）；头部入前发际一寸（上星穴的两旁），旁开三寸各有三穴（五处、承光、通天），左右共六穴；再上行入发际三寸处的两侧各有五穴（临泣、目窗、正营、承灵、脑空），左右共十穴；耳前（听会）、耳后（完骨）、口下（承浆）各有一穴（左右共五穴），项中（哑门）一穴，以上共六穴；巅顶上一穴（百会），囟会一穴，前后发际各一穴（前神庭、后风府），廉泉一穴，左右风池二穴，左右天柱二穴。总共五十九穴。

《素问·水热穴论》中说：刺热病的五十九穴是头上的五条经脉，每条各有五穴，共二十五穴，可以泄越各阳经上逆的热邪。大杼、中府、缺盆、风门，这八个穴位可以用来泻胸中之热；气冲，足三里，上、下巨虚，这八个穴位可以泻胃中之热；云门、肩髃、委中、髓空，这八个穴位可以泻四肢的热邪；五脏俞旁的魄户、神堂、魂门、意舍、志室，这八个穴位可以泻五

脏的热邪。以上这五十九穴，都是治疗各处热邪的重要穴位。

头脑受了寒邪，出现鼻塞、两眼流泪等症状，神庭穴可以治疗。

头痛身热，鼻塞，喘促呼吸不畅，心烦胸满，汗不得出，曲差穴可以治疗。

头痛，目眩，颈项强直拘急，胸胁牵掣作痛而不能转侧的，是邪客胆经所致，应取足少阳经的本神穴治疗。

热病汗不出，属寒邪束表，取上星穴治疗，但应先取足太阳经的谚语穴，再取手少阳经的天牖穴和足少阳经的风池穴即可治疗。

热病汗不出，而又呕吐心烦的，足太阳经的承光穴可以治疗。

头项疼痛沉重，起身会立即跌倒，鼻塞流涕或有鼻血，喘息而呼吸不通畅，足太阳经的通天穴可以治疗。

头项恶风，汗不得出，洒洒厥逆而恶寒，呕吐，目后处拘急，疼痛牵掣至鼻根，头沉重，项部疼痛，足太阳经的玉枕穴可以治疗。

两颊清冷，目不能视，口吐涎沫，泪出，两眉处疼痛，足少阳经的头临泣穴可以治疗。

脑风出现头痛，恶风寒，鼻流涕出血，鼻塞，气喘呼吸不通畅，足少阳、阳维脉的会穴承灵可以治疗。

头痛，身体发热，牵引两颔部拘紧的，足少阳、阳维脉的交会穴脑空可以治疗。

醉酒后受风而出现发热，两头角疼痛，不能饮食，烦满呕吐，足太阳、少阳的会穴率谷可以治疗。

颈项强直，应刺督脉、阳维的会穴喑门。热病汗不出的，可以取天柱、风池、商阳、关冲、腋门穴治疗。

颈项疼痛，不能旋转，两目泪出，眵多，鼻流清涕或有鼻血，目内眦赤肿疼痛，气逆于上而致耳不闻声，视物不清，咽喉疼痛，弯腰弓背，牵掣项部导致筋脉挛急不能缓解，足太阳、阳维脉、阳跷脉的会穴风池可以治疗。

伤寒病热势较盛，心烦呕吐的，诸阳经的会穴大椎可以治疗。

头沉重，目不欲睁，洒洒恶寒，发热，汗不得出，督脉的陶道穴可以治疗。

身热，头痛，时轻时重，时发时止，督脉的神道穴可以治疗。

头痛得像要破裂，身热得像火烤一样，汗不得出而抽搐，恶寒发热，或汗出而仍恶寒，腹痛想要大便，牵引到腰部疼痛，应取命门穴治疗。

颈项痛以致不能俯仰，头痛，恶寒战栗，抽搐，邪气实则两胁胀满，脊柱两侧有寒气，发热而汗不得出，腰背疼痛，大杼穴可以治疗。

感受风邪引起眩晕和头痛，鼻塞不通，时有喷嚏并有清涕自流，应取足太阳经的风门穴治疗。

恶寒战栗，频频呵欠伸腰，足太阳经的膈俞穴可以治疗。

热病汗不得出，足太阳、少阳络穴上髎及手太阴郄穴孔最可以发汗。

肩髆间拘急，洒洒厥冷恶寒，取足太阳经的魄户穴治疗。

项背疼痛牵引到颈部，魄户穴可以治疗。

肩痛，胸腹胀满，洒洒厥冷，脊背拘急强直，神堂穴可以治疗。

喘息气逆，鼻塞流涕或出血，肩胛内

侧疼痛，不能屈伸，由胁肋向下牵引到少腹痛胀，谚语穴可以治疗。

背痛恶寒，脊柱强直屈伸困难，饮食不下，呕吐多涎沫，膈俞穴可以治疗。

热病出现头痛、身体沉重，足少阳经的悬颅穴可以治疗。

胸胁胀满，背部疼痛，恶风寒，饮食不下，呕吐不止，足太阳经的魂门穴可以治疗。

频频打喷嚏，头痛，身体发热，手足少阳、足阳明之会穴颔厌可以治疗。

热病出现头痛，牵引目外眦而挛急，心烦胸满，汗不得出，面赤皮痛，悬厘穴可以治疗。

热病出现偏头痛，牵引到目外眦，应取悬厘穴治疗。

头目瞳仁皆痛，不敢视物，两项强直拘急，不能左右旋转，阳白穴可以治疗。

头受风而痛，鼻流涕或出血，眉头疼痛，常打喷嚏，眼球似要脱出，汗出恶寒发热，面赤颊痛，项不能左右旋转，目系紧急，筋脉抽掣，应取足太阳经的攒竹穴治疗。

恶寒发热，洒洒厥冷以致鼓颔，承浆穴可以治疗。

身热而且周身疼痛，胸胁疼痛不能左右旋转，手少阳经的颅息穴可以治疗。

肩背疼痛，恶寒发热，颈项周围出现瘰疬，邪气厥逆于上，则有突发的耳聋、目昏眩、视物不清的症状，头和颔部疼痛，流泪，鼻出血，呼吸不利，不闻香臭，眩晕，咽喉疼痛，手少阳经的天牖穴可以治疗。

热病出现胸中跳动剧烈，腹胀满剧痛，精神恍惚，不省人事，手发冷，少腹也胀满，筋脉抽掣，心中痛，胸部胀满，呼吸不畅，心的募穴巨阙可以治疗。

头眩晕而身体发热，汗不得出，任脉的上脘穴可以治疗。

身发寒热，冲脉与足少阴肾经的会穴阴都可以治疗。

热病好像发生疟疾一样，寒战鼓颔，腹部胀满，两目斜视，喉中痰鸣，手太阴经的井穴少商可以治疗。

发生寒冷厥逆以及发热的病变，有心烦，气短，呼吸困难，前阴湿痒，腹痛而且不可饮食，肘部拘挛而胸部支撑胀满，喉中干燥发渴，手太阴肺经的荥穴鱼际可以治疗。

热病出现战栗鼓颔，腹胀满，阴萎，咳时牵引睾丸而出现遗溺，这是肺气虚的缘故。膈中虚寒，会出现食饮则呕，身热汗不得出，反复唾涎沫，呕吐时会有血出，肩背部时寒时热，面色枯萎，两目流泪，都属肺气虚证，应取手太阴经的鱼际来补。

患温病身热，五天后仍不出汗的，可针刺太渊，留针一个时辰再出针。如果未满五日，绝不要刺。

热病先出现手臂抽搐，口唇紧闭，鼻张，目上视，汗出如珠，两乳下二寸处坚实，胁部胀满，心中悸动，手太阴肺经的络穴列缺可以治疗。

【导读】治热病之五十九穴的分布、名称

本篇提出了治疗热病的五十九穴，指出了五十九穴的分布，其具体穴位名称，据原文及注家看法，简析如下。

手足部穴："两手内外侧各三，凡十二痏"，两手外侧指少泽、关冲、商阳三穴，两手内侧指少商、中冲、少冲三穴，左右共十二穴；"五指间各一"指本节后的后溪、中渚、三间、少府四穴，左右共八穴；"足亦如是"指在足趾间也同样各有一穴，即本节后的束骨、足临泣、陷谷、太白四穴，左右共八穴。以上二十八穴均为五输穴，其中少商、少冲、中冲、少泽、关冲、商阳分别为肺经、心经、心包经、小肠经、三焦经及大肠经的井穴，后溪、中渚、三间、束骨、足临泣、陷谷、太白分别为小肠经、三焦经、大肠经、膀胱经、胆经、胃经和脾经的输穴，少府为心经之荥穴。这些穴位以阳经穴居多，而五输穴这些分布于膝肘关节以下的特定穴，之所以有其特殊的治疗作用，理论依据之一就是古人通过长期的医疗实践观察，发现人体的阳气是从四肢的末端开始运行的。故《灵枢·终始》云："阳受气于四末，阴受气于五脏。"《素问·厥论》亦云："阳气起于足五指之表。"而热病之所以发热，正是在邪气侵袭人体时，正气与之抗争，正邪交争，阳气郁于肌表所致，因此，本篇在此取五输穴以泻阳热之气。

头部穴位："头入发际一寸，傍三分各三"指头部入发际一寸，中间向两侧旁开分为三处，每侧各有三穴，即五处、承光、通天三穴，左右共六穴，均为足太阳膀胱经穴；"更入发际三寸边五"指再从入发际的中间向后三寸的两边各有五穴，即足少阳胆经的临泣、目窗、正营、承灵、脑空五穴，左右共十穴；"耳前后，口下者各一"指耳前后各一穴，即耳前的听会、耳后的完谷，两耳计四穴，均为足少阳胆经穴，口下一穴即任脉之承浆穴；"项中一"指项中哑门穴，"颠上一"指巅顶百会穴，"囟会一"指囟会穴，"发际一"指前发际神庭穴或后发际风府穴，均为督脉经穴；"廉泉一"，此穴为任脉经穴；"风池二"，风池为足少阳胆经穴；"天柱二"，天柱为足太阳膀胱经穴。以上三十一穴除承浆、廉穴二穴外，均为阳经穴位，尤以其中督脉为"阳脉之海"，膀胱经行于背部阳分之地，为"诸阳之属"，如《素问·热论》所言："巨阳者，诸阳之属也，其脉连于风府，故为诸阳主气也。"故针刺督脉及膀胱经穴位可起到调节诸阳，治疗热病的作用。

皇甫谧在此处引用了《灵枢·热病》中的内容，故本篇与《素问·水热穴论》均载有治热病59穴，二者除百会、囟会、五处、承光、通天、临泣、目窗、正营、承灵、脑空等18穴相同外，其余皆异，有些医家认为本篇有错误，应从《水热穴论》，张介宾根据《灵枢》在前、《素问》在后和穴位的治疗应用情况，认为两篇是互相补充的，非孰正孰谬的问题。比较两篇的59个穴位，《素问·水热穴论》的59个穴位，偏重病邪所在的局部，如"泻胸中之热也""泻胃中之热也""泻五脏之热也"，可作为泻热的治标之用，而本篇所引《灵枢·热病》之59个穴位，偏重头面及四肢，而作为泻热的治本之用，如二者结合应用，标本兼治，则效果更佳。故张介宾说："除去重复十八穴，则总得一百一十四穴，皆热俞也。均不可废。凡刺热者，当总求二篇之义。各随其宜而取用之。庶乎尽刺热之善矣。"

六经受病发伤寒热病第一（下）

【原文】振寒瘈疭，手不伸，咳嗽　　唾浊，气膈[1]善呕，鼓颔不得汗，烦满，因为纵衄[2]，尺泽主之。左窒刺右，右窒刺左。两胁下痛，呕泄上下出，胸满短气，不得汗，补手太阴以出之。

热病烦心，心闷而汗不出，掌中热，心痛，身热如火，浸淫烦满，舌本痛，中冲主之（《千金》作天窌）。

热病发热，烦满而欲呕哕，三日以往不得汗，怵惕，胸胁痛不可反侧，咳满溺赤，大便（《千金》作小便）血，衄不止，呕吐血，气逆，噫不止，嗌中痛，食不下，善渴，舌中烂，掌中热，饮呕，劳宫主之。

热病烦心而汗不止，肘挛腋肿，善笑不休，心中痛，目赤黄，小便如血，欲呕，胸中热，苦不乐，太息，喉痹嗌干，喘逆，身热如火，头痛如破，短气胸痛，大陵主之。

热病烦心，善呕，胸中澹澹善动而热，间使主之。

面赤皮热，热病汗不出，中风热，目赤黄，肘挛腋肿，实则心暴痛，虚则烦心，心惕惕不能动，失智[3]，内关主之。

心澹澹然善惊，身热，烦心，口干，手清，逆气，呕（《千金》作噪）血，时瘈，善摇头，颜青，汗出不过肩，伤寒温病，曲泽主之。

多卧善唾，鼻鼽痛寒，鼻鼽赤多血，浸淫起面[4]，身热，喉痹如哽[5]，目眦伤，忽振寒，肩痛，二间主之。

鼻鼽衄，热病汗不出，瞔[6]目，目痛瞑，头痛，龋齿痛，泣出，厥逆头痛，胸满不得息，阳溪主之。

热病肠澼，臑肘臂痛，虚则气鬲满，有不举，温留主之。

伤寒余热不尽，曲池主之。

头痛振寒，清冷渊主之。

头痛，项背急，消泺主之。

振寒，小指不用，寒热汗不出，头痛，喉痹，舌卷，小指之间热，口中热，烦心，心痛，臂内廉及胁痛，聋，咳，瘈疭，口干，头痛不可顾，少泽主之。

振寒寒热，肩臑肘臂痛，头不可顾，烦满，身热恶寒，目赤痛，眦烂，生翳膜，暴痛，瘈衄，发聋，臂重痛，肘挛，痂疥，胸中引臑，泣出而惊，颈项强，身寒，头不可以顾，后溪主之。

热病汗不出，胸痛，不可息，颔肿寒热，耳鸣聋无所闻，阳谷主之。

泄风汗出，腰项急，不可以左右顾及俯仰，肩驰肘废，目痛，痂疥，生疣，瘈疭，头眩目痛，阳谷主之。

振寒热，颈项肿，实则肘挛头项痛，狂易[7]，虚则生疣，小者痂疥，支正主之。

风眩头痛，小海主之。

气喘，热病衄不止，烦心，善悲，腹胀，逆息热气[8]，足胫中寒，不得卧，气满胸中热，暴泄，仰息，足下寒，中闷，呕吐，不欲食饮，隐白主之。

热病汗不出，且厥，手足清，暴泄，心痛腹胀，心尤痛甚，此胃心痛也，大都主之，并取隐白。腹满善呕烦闷，此皆主之。

热病先头重，颔痛，烦闷身热，热

争则腰痛不可以俯仰，胸满，两颔痛甚，善泄，饥不欲食，善噫，热中，足清，腹胀食不化，善呕泄有脓血，若呕无所出。先取三里，后取太白、章门主之。

热病满闷不得卧，太白主之。

热中少气厥阳寒，灸之热去。烦心不嗜食，咳而短气，善喘，喉痹，身热，脊胁相引，忽忽[9]善忘，涌泉主之。

热痛烦心，足寒清多汗，先取然谷，后取太溪、大指间动脉[10]，皆先补之。

目痛引眦，少腹偏痛，脊伛瘈疭，视昏嗜卧，照海主之，泻左阴跷[11]，取足左右少阴前，先刺阴跷，后刺少阴，气在横骨上[12]。

热病汗不出，默默嗜卧，溺黄，少腹热，嗌中痛，腹胀内肿，涎[13]下，心痛如锥针刺，太溪主之。手足寒至节，喘息者死。

热病刺然谷，足先寒，寒上至膝乃出针。

善啮颊齿唇，热病汗不出，口中热痛，冲阳主之。胃脘痛，时寒热，皆主之。

热病汗不出，善噫，腹胀满，胃热谵语，解溪主之。

厥头痛[14]，面浮肿，烦心，狂见鬼，善笑不休，发于外有所大喜，喉痹不能言，丰隆主之。

阳厥[15]凄凄而寒，少腹坚，头痛，胫股腹痛，消中[16]，小便不利，善呕，三里主之。

胁痛咳逆不得息，窍阴主之。及爪甲与肉交者，左取右，右取左，立已，不已复取。手足清，烦热汗不出，手肢转筋，头痛如锥刺之，循然不可以动，动益烦心，喉痹，舌卷干，臂内廉不可及头，耳聋鸣，窍阴皆主之。

膝外廉痛，热病汗不出，目外眦赤痛，头眩，两颔痛，寒逆泣出，耳鸣聋，多汗，目痒，胸中痛，不可反侧，痛无常处，侠溪主之。

厥四逆，喘，气满，风，身汗出而清，髀髋中痛，不可得行，足外皮痛，临泣主之。

目视不明，振寒，目翳，瞳子不见，腰两胁痛，脚酸转筋，丘墟主之。

身懈寒少气，热甚恶人，心惕惕然，取飞阳及绝骨[17]、跗下临泣，立已。淫泺胫酸，热病汗不出，皆主之。

头重鼻衄及瘈疭，汗不出，烦心，足下热，不欲近衣，项痛，目翳，鼻及小便皆不利，至阴主之。

身疼痛，善惊互引[18]，鼻衄，通谷主之。

暴病头痛，身热痛，肌肉动，耳聋，恶风，目眦烂赤，项不可以顾，髀枢痛，泄，肠澼，束骨主之。

衄血不止，淫泺头痛，目白翳，跟尻瘈，头顶肿痛，泄注，上抢心，目赤眦烂无所见，痛从内眦始，腹满，颈项强，腰脊不可俯仰，眩，心痛，肩背相引，如从后触之状，身寒从胫起，京骨主之。

下部寒，热病汗不出，体重，逆气头眩，飞扬主之。

瞤衄[1]，腰脊，脚腨酸重，战栗不能久立，如裂，脚跟急痛，足挛引少腹痛，喉咽痛，大便难，腹胀，承山主之。

热病侠脊痛，委中主之。

【注释】

[1] 鬲：通"膈"。

[2] 纵衄：指鼻出血急遽。

[3] 失智：失去识别事物的能力。

[4] 浸淫起面：面部出现浸淫疮疹。

[5] 哽（gěng）：梗塞的意思。

[6] 瞖（yì）：眼部病变。

[7] 狂易：狂病，证候名。

[8] 逆息热气：气息上逆而觉有热气。

[9] 忽忽：善忘的样子。

[10] 大指间动脉：指在足大趾本节后足厥阴肝经上的太冲穴。

[11] 泻左阴跷：指照海穴。因为阴跷主照海，是少阴肾经之别。

[12] 在横骨上：指横骨穴。

[13] 涎：俗称口水。

[14] 厥头痛：邪气循经上逆所致的头痛。

[15] 阳厥：即热病出现厥逆之症。

[16] 消中：即胃中有热而致消谷善饥之症。

[17] 绝骨：指阳辅穴。

[18] 互引：筋脉抽搐牵引。

【语译】 寒战振栗，筋脉抽搐，手不能伸直，咳嗽痰唾黏稠，气阻于膈则频频呕吐，战栗鼓颔却不得汗出，胸中烦满，因而发为急剧的鼻衄，手太阴的合穴尺泽可以治疗。左侧鼻衄刺右手尺泽，右侧鼻衄刺左侧尺泽。两胁下疼痛，上吐下泻，胸满气短，不得汗出，应补手太阴以发汗。

热病心烦，心中憋闷而汗不出，掌中热，心痛，身热如火，病邪侵入深部则心烦胸满，舌本疼痛，心包经的井穴中冲可以治疗。

热病出现发热，心烦胸满而欲呕哕，三日后仍不得汗出，心中恐惧，胸胁疼痛不可转身，咳嗽喘满，小便色赤，大便出血，鼻衄不止，呕吐有血，气上逆，嗳气不止，咽嗌疼痛，饮食不下，善口渴，舌中部溃烂，掌中发热，饮则呕吐，手厥阴经的荥穴劳宫可以治疗。

热病心烦而汗出不止，肘部痉挛，腋下肿胀，喜笑不止，心中痛，目赤黄，小便赤如血色，欲呕吐，胸中热，苦闷不乐，叹息，喉肿痛，咽嗌干，喘息气逆，身热如火，头痛如破，气短胸痛，手厥阴心包经的输穴大陵可以治疗。

热病心烦，善呕吐，胸中跳动不宁而且有热，手厥阴心包经的间使穴可以治疗。

面红赤，皮肤发热，热病而汗不出，中风而热，目赤黄，肘挛腋肿，邪气实则心中突然疼痛，正气虚则心烦，心中恐惧而不能行动，神志不清，手厥阴心包经的络穴内关可以治疗。

心动不安而善惊，身热，心烦，口干，手凉，气逆，呕血，时时抽搐，好摇头，面色发青，汗出不超过肩部，以及伤寒、温病等，均应取手厥阴心包经的曲泽穴治疗。

喜卧床，多唾涎，肩髃疼痛而觉寒冷，鼻与颧部红赤充血，湿疹淫疮起于面部，身热，咽喉疼痛如有异物梗阻，目眦损伤，突然寒战，背部疼痛，手阳明大肠经的荥穴二间可以治疗。

鼻流涕出血，热病汗不得出，眼病，眼痛不敢睁，头痛，龋齿疼痛，流泪，邪气上逆而头痛，胸满呼吸不利，手阳明经的阳溪穴可以治疗。

热病痢疾，上臂、肘、前臂疼痛，正气虚则膈中胀满，肩不能举，温溜穴可以治疗。

伤寒而留有余热的，手阳明经的合穴曲池可以治疗。

头痛恶寒战栗，手少阳经的清冷渊可以治疗。

头痛，项背拘急不舒，手少阳三焦经的消泺可以治疗。

恶寒战栗，小指不能动，恶寒发热而汗不得出，头痛，咽喉痛，舌卷缩，小指与无名指之间发热，口中热，心烦，心痛，臂内侧及胁肋疼痛，耳聋，咳嗽，筋脉抽搐，口干，头痛而不能向两侧旋转，以上症状可取手太阳小肠经的井穴少泽治疗。

寒战，恶寒发热，肩、上臂、肘、前臂疼痛，头不可左右旋转，烦闷胀满，身热恶寒，目赤肿痛，眼角溃烂，生翳膜，突然疼痛，流涕或鼻衄，耳聋，臂沉重而痛，肘拘挛，起痂疥，胸胀满牵引上臂，目流泪而发惊，颈项强硬，身觉寒冷，头不可左右顾盼，以上症状可取手太阳小肠经的输穴后溪治疗。

热病汗不出，胸痛而不敢呼吸，颔肿，身发寒热，耳鸣耳聋，听不到声音，手太阳小肠经的经穴阳谷可以治疗。

泄风汗出，腰项部拘急而不能左右旋转及屈伸，肩关节松弛，肘部不能动，目痛，起痂疥，生疣，筋脉抽搐，头眩晕，目疼痛，阳谷穴可以治疗。

恶寒战栗发热，颈项肿胀，邪气实则肘拘挛而头项疼痛，狂易病，正气虚则生赘疣，小的像痂疥一样，手太阳小肠经的络穴支正可以治疗。

风邪引起头眩晕疼痛，手太阳的合穴小海可以治疗。

气喘，热病衄血不止，心烦，善悲痛，腹胀，呼吸困难，口出热气，足胫寒凉，不能安卧，气满胸中有热，暴泄，仰头呼吸，足下寒冷，胸膈中满闷，呕吐，不欲食饮，足太阴脾经的井穴隐白可以治疗。

热病汗不得出而厥气上逆，手足清冷，暴泄，心痛，腹胀，心痛得很厉害，这是胃的病变引起心口处疼痛，大都穴可以治疗，同时取隐白穴。腹部胀满、善呕吐、心中烦闷等症状，都可取大都、隐白来治疗。

热病先有头沉重，额部疼痛，烦闷，身热，正邪相争则出现腰痛不能屈伸，腹部胀满，两颔疼痛剧烈，善泄，饥饿但不想饮食，常常嗳气，热盛于内，但足部清冷，腹胀而食物不消化，善呕吐，泄下有脓血，呕哕但无物。这是脾、胃、肝三经俱病的症状。先取足三里，以泻阳明之热，再取太白和章门以调理脾气和肝气。

热病而满闷不能平卧的，太白穴可以治疗。

热在胸中，气短，足下厥冷，灸足下涌泉穴可以引热下行。心烦不嗜饮食，咳嗽，气短，喉痹，身热，脊柱与胁肋互相牵掣，精神恍惚善忘，取足少阴肾经的涌泉穴治疗。

热病心烦，足寒冷多汗的，是足少阴寒气厥逆于下，应先取其荥穴然谷以益肾阳，再取肾经和肝经的原穴太溪和太冲以补肝肾之气，所取穴位皆当先用补法。

目痛牵引到内眦，少腹两侧疼痛，脊背伛偻不能伸直，筋脉抽搐，视物不清而嗜卧，应取照海穴治疗，泻左侧阴跷脉，与左右侧的少阴俞，而且要先刺阴跷脉即照海穴，后刺少阴俞即横骨穴，横骨穴在耻骨上方。

热病汗不得出，安静喜卧，小便黄，少腹热，咽痛，腹胀内肿，流涎，心中疼痛如锥针刺，这是热邪客于足少阴肾经所致，应取其原穴太溪治疗。手足寒冷至肘膝关节，并有气喘的，这是阳气竭绝，元气无根的死证。

热病针刺然谷后，足部先冷，待膝部有寒凉的感觉后方可出针。

热病出现咬牙、咬唇以及咬颊的症状，而汗又不出，口中热而疼痛，取阳明胃经的冲阳治疗。胃脘疼痛，时有寒热，都可取冲阳穴来治疗。

热病汗不出，时常嗳气，腹胀满，胃热而谵语，阳明胃经的解溪穴可以治疗。

邪气循阳明经上逆而致的头痛，出现面目浮肿，心烦，发狂如见鬼，善笑不止，表现于外好像有大喜之事发生，咽喉疼痛不能说话，应取足阳明经的丰隆穴治疗。

热病热邪郁于内不能外达，反见洒洒振寒的假象，少腹坚硬，头痛，胫、股、腹部疼痛，消谷善饥，小便不利，善呕吐，足三里穴可以治疗。

胁痛，咳嗽气逆，呼吸不畅，足少阳经的井穴窍阴可以治疗。窍阴穴在足第四趾外端爪甲与肉交接处，左胁痛取右窍阴穴，右胁痛取左窍阴穴，立愈，不愈可再刺。手足发凉，烦热而汗不得出，手及上肢筋挛急，头痛如锥刺一般，渐渐地身体不可以动，活动则愈加心烦，同时有喉痹，舌卷而口干，耳聋耳鸣，手臂内侧痛而不能上举到头，应取足少阳经的窍阴穴治疗。

膝外侧疼痛，热病汗不得出，外眼角赤痛，眩晕，两额痛，寒邪上逆而流泪，

耳鸣耳聋，多汗，目痒，胸中疼痛，不能翻身和转侧，身体疼痛而又痛无定处，取足少阳经的侠溪治疗。

热病四肢厥逆，喘息，胸中气满，受风会周身汗出而觉清冷，髋关节及大腿部疼痛，不能行走，足外侧皮肤疼痛，临泣穴可以治疗。

目视物不清，恶寒战栗，目生云翳，遮盖住瞳孔，腰和两胁部疼痛，腰酸痛而转筋，足少阳经的原穴丘墟可以治疗。

身体懒惰无力而寒冷少气，或发热较甚，厌恶见人，心惕惕然恐惧，应取足太阳膀胱经的络穴飞扬、足少阳经穴阳辅，以及足少阳输穴足临泣治疗，病可立愈。足胫酸软无力，热病而汗不得出，都可用以上穴位治疗。

头沉重，鼻衄，以及筋脉抽掣，无汗，心烦，足心发热，不想着衣，项痛，目生翳膜，鼻腔及小便都不利，足太阳经的井穴至阴可以治疗。

身体疼痛，善惊恐，而且筋脉相互牵引，鼻衄，足太阳经的荥穴通谷可以治疗。

突然发生头痛，身热而痛，肌肉䐃动，耳聋，恶风，眼角烂赤，项强不能旋转，髋关节痛，泄泻或痢疾，取足太阳经的输穴束骨治疗。

鼻流清涕或衄血不止，或邪气浸淫日久而头痛，目生白翳，足跟与尻部筋脉抽搐，头顶肿痛，泻下如注，气上冲心，目赤眦烂，看不清东西，目痛由内眦开始，腹部胀满，颈项强痛，腰脊不能俯仰，眩晕，心痛，牵引到肩背，好像从后背触动了心一样，身体恶寒从足胫开始，均可取足太阳经的原穴京骨治疗。

身体下部寒冷，热病汗不得出，身体

沉重，或因邪气上逆而眩晕头痛，应取足太阳经的络脉飞扬治疗。

鼻塞或出血，腰脊疼痛，小腿后侧酸痛沉重，战栗不能久立，小腿后肌肉像要裂开，脚跟拘急疼痛，足拘挛掣引少腹疼痛，咽喉痛，大便困难，腹胀满，应取足太阳经的承山穴治疗。

热病脊背两旁疼痛，取足太阳经的合穴委中治疗。

【导读】本篇论述热病及其伴随症状的取穴治疗。

足阳明脉病发热狂走第二

【原文】黄帝问曰：足阳明之脉病，恶人与火，闻木音则惕然而惊，欲独闭户牖而处，愿闻其故？岐伯对曰：阳明者，胃脉也；胃，土也；闻木音而惊者，土恶木也。阳明主肌肉，其血气盛，邪客之则热，热甚则恶火。阳明厥则喘闷，闷则恶人。阴阳相薄，阳尽阴盛，故欲独闭户牖而处（按：阴阳相薄至此，本《素问·脉解篇》，士安移续于此）。曰：或喘而生者，或喘而死者，何也？曰：厥逆连脏则死，连经则生。曰：病甚则弃衣而走，登高而歌，或至不食数日，逾垣上屋，非其素[1]所能，病反能者，何也？曰：阴阳争而外并于阳（此八字亦《素问·脉解篇》文），邪盛则四肢实，实则能登高而歌；热盛于身，故弃衣而欲走；阳盛故妄言，骂詈[2]不避亲疏。大热遍身，故狂言而妄见妄闻。视足阳明及大络取之[3]，虚者补之，血如实者泻之。因令偃卧[4]，居其头前，以两手四指按其颈动脉久持之，卷而切推之，下至缺盆中，复止如前，热去乃已。此所谓推而散之者也。

身热狂走，谵语见鬼，瘛疭，身柱主之。狂，妄言，怒，恶火，善骂詈，巨阙主之。热病汗不出，鼽衄，眩，时仆而浮肿，足胫寒，不得卧，振寒，恶人与木音，喉痹，龋齿，恶风，鼻不利，多善惊，厉兑主之。四厥手足闷[5]者，使人久持之，厥热胫痛，腹胀皮痛，善伸数欠，恶人与木音，振寒，嗌中引外痛，热病汗不出，下齿痛，恶寒，目急，喘满寒栗，龂口噤僻[6]，不嗜食，内庭主之。狂歌，妄言，怒，恶人与火，骂詈，三里主之。

【注释】

[1] 素：平时。

[2] 骂詈（lì）：恶言及之为骂，诽谤咒诅曰詈。

[3] 视足阳明及大络取之：足阳明主气，其气强盛，狂妄见闻及妄言多因此脉，因此取阳明正经及络来去除。

[4] 偃卧：即仰卧。

[5] 闷：不舒服的样子。

[6] 龂（yín）口噤僻：龂，即牙龈。牙关紧闭，口眼㖞斜。

【语译】黄帝问道：足阳明经脉的病，表现为厌恶见人和火，听到木音就惊恐，想要单独居住在门窗关闭的房间里，这是什么道理？岐伯回答说：足阳明经，是胃的经络，胃属土，听到木声就惊恐，是土恶木的缘故。阳明经主肌肉，其经脉血气盛，邪气侵犯该经就会发热，热得厉害就怕见火。阳明经的气血上逆就会喘息烦闷，烦闷就怕见人。阴阳之气相争，阳气竭尽而阴气盛，阴盛喜静，故常欲关门闭窗而独居。问道：阳明经气厥逆于上，有的虽然发作喘促但不会危及生命，有的能致死亡，这是什么原因？回答说：病连及内脏的就会死亡，病仅连及经脉的就能生存。问道：病变较严重的会弃衣而走，登高而歌，甚至好几天不吃饭，翻墙上屋，这些都是平时所不能做的，病后反而能做，这是什么原因？回答说：阴阳之气相争，而外并于阳分，邪气旺盛则四肢实，四肢实则能登高而歌；热邪盛于周身，故弃衣而到处乱跑；阳邪亢盛扰乱神明故而胡言乱语，以致骂人不避亲人和生人。如果遍身高热，则有狂言而妄见妄闻的症状。治疗应察看足阳明经络以及大络的虚实，虚者补之，大络充血的用泻法。接着让患者仰卧，医者站于病人头前，用两手四指按住

病人颈旁的动脉久久不放，再将四指屈曲用指背推颈旁动脉，向下一直推至缺盆中，反复以上动作，直到热退为止。这就是所谓推而散之的方法。

身热狂奔，胡言乱语如见鬼状，筋脉抽搐，取督脉的身柱穴治疗。发狂，胡言乱语，易怒，厌恶火，常骂人咒人的，应取心经的募穴巨阙治疗。热病汗不出，鼻流涕或衄血，眩晕，时常跌倒，浮肿，足胫发凉，不能安卧，战栗恶寒，厌恶见人和听到木音，咽喉疼痛，龋齿痛，恶风，鼻息不利，时常发惊，应取足阳明经的井穴厉兑来治疗。手足厥逆闷乱的，愿让人长时间握持，四肢发凉而足胫疼痛，腹部胀满，皮肤疼痛，好伸腰，频频呵欠，厌恶见人和闻木音，战栗恶寒，咽中掣引作痛，热病汗不出，下齿痛，恶寒，目紧急，喘促胸满，恶寒战栗，牙关紧闭，口眼㖞斜，不吃东西，足阳明经的荥穴内庭可以治疗。发狂歌唱，胡言乱语，发怒，厌恶人和火，骂人咒人，应取阳明经的合穴足三里治疗。

【导读】本篇阐述了由足阳明经脉热盛所引起的发热狂走等症之病理、预后和取治穴位。

阴衰发热厥阳衰发寒厥第三

【原文】黄帝问曰：厥之寒热者，何也？岐伯对曰：阳气衰于下，则为寒厥；阴气衰于下，则为热厥。曰：热厥必起于足下者，何也？曰：阳气起于足五指之表，阴脉者，集于足下而聚于足心，故阳胜则足下热。曰：寒厥必起于五指而上于膝者，何也？曰：阴气起于五指之里，集于膝下而聚于膝上，故阴气盛则从五指至膝上寒。其寒也，不从

外，皆从内。曰：寒厥何失而然也？曰：厥阴者，众筋之所聚[1]（《素问》作前阴者，宗筋之所聚也），太阴、阳明之所合[2]。春夏则阳气多而阴气少，秋冬则阴气盛而阳气衰。此人质壮，以秋冬夺于所用，下气上争不能复，精气溢下，邪气从而上之。所中（《素问》所中二字作气因于中）阳气衰[3]，不能渗营其经络[4]，阳气日损，阴气独在，

故手足为之寒。曰：热厥何如？曰：酒入于胃，则络脉满而经脉虚。脾主为胃行其津液者也，阴气虚则阳气入，阳气入则胃不和，胃不和则精气竭，精气竭则不荣其四肢。此人必数醉，若饱以入房，气聚于脾中不得散，酒气与谷气相薄[5]，热遍于身，内热而溺赤。夫酒气盛而慓悍，肾气日衰，阳气独盛，故手足为之热。曰：厥，或令人腹满，或令人暴不知人，或至半日远至一日，乃知人者，何谓也？曰：阴气盛于上则下虚，下虚则腹满，腹满则下气重上而邪气逆，逆则阳气乱，阳气乱则不知人矣。太阳之厥，则肿首，头重，足不能行，发为眴仆。阳明之厥，则癫疾，欲走呼，腹满不得卧，面赤而热，妄见妄言。少阳之厥，则暴聋，颊肿而热，胁痛，䯒[6]不可以运。太阴之厥，则腹满䐜胀，后不利，不欲食，食则呕，不得卧。少阴之厥，则舌干，溺赤，腹满心痛。厥阴之厥，则少腹肿痛，䐜胀，泾溲不利，好卧屈膝，阴缩，䯒内热。盛则泻之，虚则补之，不盛不虚，以经取之。

请言解论。与天地相应，四时相副，人参天地，故可为解。下有渐洳[7]，上生蒲苇，此所以知气形之多少也。阴阳者，寒暑也。热则滋雨而在上，根茎少汁，人气在外，皮肤缓，腠理开，血气减，汗大泄，皮淖泽[8]；寒则地冻水冰，人气在中，皮肤致，腠理闭，汗不泄，血气强，皮坚涩。当是之时，善行水者，不能往[9]冰；善穿地者，不能凿冻；夫善用针者，亦不能取

四逆，血脉凝结，坚搏[10]不往来，亦不可即柔。故行水者，必待天温冰释；穿地者，必待冻解，而后地可穿。人脉犹是。治厥者，必先熨火以调和其经，掌与腋，肘与脚，项与脊，以调其气。大道已通，血脉乃行，后视其病，脉淖泽者，刺而平之；坚紧者，破而决[11]之。气下乃止，此所谓解结。用针之类[12]，在于调气。气积于胃，以通营卫，各行其道；宗气留积在海，其下者注于气街，上行者注于息道。故厥在足，宗气不下，脉中之血，凝而留止，弗之火调，针弗能取。用针者，必先察其经络之虚实，切而循之，按而弹之，视其应动者，乃后取而下之。六经调者，谓之不病，虽病谓之自已。一经上实下虚而不通者，此必有横络盛加于大经，令之不通，视而泻之，通而决之，是所谓解结也。上寒下热，先刺其项太阳，久留之，已刺则火熨项与肩胛，令热下合（一本作冷）乃止，所谓推而上之者也；上热下寒，视其虚脉而陷下于经络者取之，气下而止，所谓引而下之者也。

刺热厥者，留针反为热。刺热厥者，二阴一阳；刺寒厥者，一阴二阳。所谓二阴者，二刺阴；所谓二阳者，二刺阳。热厥取太阴、少阳；寒厥取阳明、少阴，于足留之。厥，胸满面肿者，肩中热，暴言难，甚则不能言，取足阳明。厥，气走喉而不能言，手足微满清，大便不利，取足少阴。厥而腹膨膨，多寒气，腹中荣荣（《九墟》作荣），便溲难，取足太阴。厥逆为病，足暴清，胸中若将裂，腹肠若以刀切

之，膜而不食，脉大皆涩。暖取足少阴，清取足阳明，清则补之，温则泻之。厥逆腹满胀，肠鸣，胸满不得息，取之下胸三肋间，咳而动应手者，与背俞以指按之立快。足厥喘逆，足下清至膝，涌泉主之。

【注释】

[1] 厥阴者，众筋之所聚：足厥阴肝经环阴器，故此处实指前阴。而足三阴、足阳明、少阳，以及冲、任、督、跷之筋脉皆聚于前阴，故说众筋之所聚。

[2] 太阴、阳明之所合：足太阴、足阳明为水谷气血之海，主润宗筋，而阴阳总宗筋之会，会于气街，阳明为其长，此处即此二意。

[3] 所中阳气衰：指阴寒之气居中必致阳气损伤，故阳气衰弱。

[4] 不能渗营其经络：渗指渗于脉外，营指营于脉中。营气和宗气，皆精阳之气，营行于脉中，诸阳之气渗于脉外。

[5] 薄：通"搏"。

[6] 骺（héng）：通"胻"，小腿。

[7] 渐洳（rù）：浸湿的意思。

[8] 淖泽：湿润。

[9] 往：行的意思。

[10] 搏：结聚。

[11] 决：分泄。

[12] 类：方法。

【语译】黄帝问道：厥逆之症有寒厥和热厥，是什么原因呢？岐伯回答说：三阳经气衰于下，则阴气盛，故而发为寒厥；三阴经气衰于下，则阳气盛而发为热厥。厥是指经气逆乱而致眩仆脱绝之症。问道：热厥必从足下开始，这是为什么？答：阳气走在足五趾的表面，阴脉集中在足下而会聚于足心，故阳气盛阴气衰时足下发热。问道：寒厥必先从足五趾开始而上至膝部，

是什么原因？答：阴气从五趾的里面开始，向上由膝下会聚到膝上，故阴气盛阳气衰时必然从足五趾上至膝部寒冷。这种寒冷不是外感寒邪而引发，而是体内阳气衰而致。问：寒厥是什么失调而发生的？答：厥阴是众筋之所会聚，足太阴和足阳明会合之处。春夏阳气多而阴气少，秋冬阴气盛而阳气衰。此时虽然人体质壮实，在秋冬季节里，纵欲过度，肾精耗伤，而精虚则肾气不能潜藏，上浮而与上气相争，致阳气不能自复。精气溢泄于下而阳虚于下，阴寒之气得以乘虚上逆。阴寒之气在中，则必损害阳气，使得中焦脾胃虚寒，不能渗营经络。阳气日损，阴气独盛，所以手足寒冷。问：热厥的情形是怎么样的？答：酒入于胃中，络脉就会充满而经脉就会空虚。脾主为胃转输津液，脾为湿热气伤则脾阴不足，阴气虚则阳独亢，阳气入于脾胃则胃气不和，胃不和则水谷之精气枯竭，精气枯竭则不能营养四肢。此人必定经常醉酒，如果再饱食后行房事，阳气聚集于脾中不能散，酒气和谷气相迫，则会全身发热，内热而致尿赤。酒气盛而猛烈，饮酒过多日久必致肾气衰竭，阳气独盛，所以出现手足发热。问：厥病，有的让人腹部胀满，有的使人突然不省人事，少则半天，多则一日，才能清醒，这是什么道理？答：阴气盛于上部则下部阳虚，下部阳气虚则气不化，故而腹部胀满，腹部胀满则下气失调亦并行于上，则出现邪气逆乱，邪气逆乱则阳气逆乱，阳气乱就会昏不知人。太阳经发生的厥病，会有头面肿胀，头沉重，双足不能行走，会发生眩晕跌仆。阳明经发生的厥病，会出现癫病，想要乱跑呼叫，腹部胀满不能安卧，面赤发热，

幻视幻听而且胡乱说话。少阳经的厥病，会突然耳聋，面颊肿胀发热，胁肋疼痛，足胫运动失灵。太阴经所发生的厥病，腹部胀满，大便不利，不想吃饭，食入就会呕吐，不能安卧。少阴经发生的厥病，会有舌干、小便赤、腹满心痛的症状。厥阴经发生的厥病，会有少腹肿痛而胀，大、小便不利，喜屈膝而卧，阴囊收缩，足胫内侧发热。以上诸证针刺治疗时，实证用泻法，虚证用补法，不虚不实的，取本经腧穴治疗，可平补平泻。

请求谈谈解结的理论。人和天地相应，与四时相符合，人只有和天地相参，方可谈论解结。就像下面有湿润的土地，上面才能生长蒲苇，根据这个道理，从人体外形的强弱，可以测知其气血的多少。阴阳的变化，可以从寒暑的更替来观察。天热的时候，地气向上蒸发而为雨露，根茎的水分就会减少而少汁，此时人体的阳气也浮而在外，所以皮肤弛缓，腠理开放，汗液大泄，皮肤润泽，因而内部的血气就会减少；天寒的时候，土地冻，水凝结成冰，此时人体的阳气也收藏在内，皮肤致密，腠理闭合，汗液不泄，肌肉坚涩，因而内部的血气就比较充实。这时善于治理水的，不能使冰流动；善穿地的，也不能凿开冻土；善用针的，也同样不能治疗四肢厥逆，因为这时血脉凝结，坚聚而往来不流利，不能使之立即柔和。所以治水的人，必然等到气候温暖，冰已化解之时；穿地的人，必然等到解冻，才可以把地穿凿开。人体的经脉也是这个道理，治疗厥病，必先用温熨的方法调和经脉，温熨其手掌、腋窝、肘部、脚、项部及脊柱，以调和其经气。经络通畅，血脉流行，然后再详细诊察其

病情，脉滑利的，用针刺法使其恢复和缓；坚紧的为邪气实，当刺破使其决通。以使厥逆之气下行为止，这就是所谓的解结。用针刺治病的道理，就在于调整气机。人受气于水谷，水谷积于胃中，以化生营卫之气，营行脉中，卫行脉外；宗气积聚在气海——胸中，其下行的输注于气街，其上行的则注入于呼吸之道。故厥逆发生在足的，宗气不能沿气街下行，脉中的血液凝结留止，不先用火熨的方法调理，针刺就不能见效。用针刺治病时，必须先诊察经络的虚实，用手循摸、切按、弹动，找到经脉应手的部位，再把针刺入穴位内。诊察时六经经脉调和的，是不病的表现，虽然有轻微的病变，也可以自愈。一经有上实下虚经脉不通的，这必然是支而横行的络脉受邪，邪气壅盛影响到正经，使其不能通畅，根据其邪实的轻重用泻法决通其经脉，这就是所说的解结的方法。对于上寒下热的病，先刺其项部太阳经的腧穴，久留其针，刺入后再用火熨的方法温熨项部与肩胛部，使上下的热气相合为止，这就是所谓的推而上之的方法；上热下寒的病，要先看是哪条经脉虚而陷下，再用补法治疗，到阳气下行为止，这就是所谓的引而下之的方法。

刺热厥时，留针反会使其转温。刺热厥病，应用二阴一阳的刺法，即补阴经两次，泻阳经一次，使阴气盛而阳邪退；刺寒厥病，应用一阴二阳的刺法，即泻一次阴经，补两次阳经，使阳气盛而阴邪退。热厥病当取足太阴经和足少阳经，补阴泻阳；寒厥当取足阳明胃经和足少阴肾经，补阳泻阴。取足部穴位，而且要留针。厥病，胸部胀满，面部浮肿，肩部热，突然

言语困难，严重时不能说话，当取足阳明胃经的穴位，这是邪气沿胃经上逆的缘故。厥病，厥逆之气上走喉部而致说话困难，手足微胀满发凉，大便不利，取足少阴肾经穴位治疗。厥病，出现腹部膨膨胀满的，是厥气上逆于脾经，寒气停留于脾，出现腹部荥荥如流水有声，大小便不利，当取足太阴脾经穴位治疗。厥逆所致之病，两足突然发冷，胸中好像要裂开一样，腹肠痛如刀割，腹胀不想吃饭，脉大而涩。如

果手足热，就取足少阴经的腧穴刺治；如果手足逆冷，就取足阳明胃经刺治。手足逆冷者用补法，手足热者则用泻法。厥气上逆所导致的腹部胀满，肠鸣，胸满而呼吸不畅，取胸下方左右三肋之间的穴位，咳嗽时手能觉其活动的地方，以及背俞穴，用手指按压立即会有轻松的感觉。足部厥逆而致喘促气逆，足下寒冷至膝，涌泉穴可以治疗。

【导读】本篇论述了六经厥病的病因、病机、主要症状及治则。

太阳中风感于寒湿发痉第四

【原文】热病而痉，腰反折，瘛疭，齿噤龂[1]。张仲景曰：太阳病，其证备，其身体强，几几然，脉反沉迟者，此为痉[2]。夫痉脉来，按之筑筑[3]而弦，直上下行。刚痉为病，胸满口噤，卧不著席，脚挛急，其人必龂齿。病，发热，脉沉细为痉。痉家，其脉伏坚，直上下。病著发热无汗恶寒，此为刚痉。太阳病，发热汗出，不恶寒，此为柔痉。太阳中湿病痉，其脉沉与筋平。太阳病，无汗，小便少，气上冲胸，口噤不能语，欲作刚痉。然刚痉太阳中风感于寒湿者也，其脉往来进退，以沉迟细异于伤寒热病。其治不宜发汗，针灸为嘉，治之以药者，可服葛根汤。风痉身反折，先取太阳及腘中及血络出血。痉，中有寒，取三里。痉，取之阴跷及三毛上[4]，及血络出血。痉，取囟会、百会，及天柱、膈俞、上关、光明主之。痉，目不䀮[5]，刺脑户。痉，脊强

反折，瘛疭，癫疾，头重，五处主之。痉，互引善惊，太冲主之。痉，反折，心痛，形气短，尻膈涩，小便黄闭，长强主之。痉，脊强互引，恶风，时振栗，喉痹，大气满，喘，胸中郁郁，气热，晄晄，项强，寒热，僵仆，不能久立，烦满里急，身不安席，大椎主之。痉，筋痛急互引，肝俞主之。热痉，脾俞及肾俞主之。

热痉互引，汗不出反折，尻臀内痛，似癞症状，膀胱俞主之。痉，反折互引，腹胀腋挛，背中快快[6]，引胁痛，内引心，中膂内肺俞主之。又刺阳明。从项而数脊椎，挟脊膂而痛，按之应手者，刺之尺泽三痏立已。痉，互引身热，然谷、谚谑主之。痉，反目憎风，刺丝竹空主之。痉，互引，唇吻强，兑端主之。痉，烦满，龂交主之。痉，口噤，互引，口干，小便赤黄，或时不禁，承浆主之。痉，口噤，大迎主

之。痉，不能言，翳风主之。痉，先取太溪，后取太仓[7]之原主之。痉，脊强里紧，腹中拘痛，水分主之。痉，脊强，口不开，多唾，大便难，石关主之。痉，脊强反折，京门主之。痉，腹大坚，不得息，期门主之。痉，上气，鱼际主之。痉，互引，腕骨主之。热病汗不出，善呕苦；痉，身反折，口噤，善鼓颔，腰痛不可以顾，顾而有似拔者，善悲，上下取之出血，见血立已。痉，身反折，口噤，喉痹不能言，三里主之。痉，惊，互引，脚如结，腨如裂，束骨主之。痉，目反白多，鼻不通利，涕黄，更衣（一本作便去血），京骨主之。痉，脊强，项眩痛，脚如结，腨如裂，昆仑主之。痉，互折，飞扬主之。

【注释】

[1] 龂（yín）：通"龈"，咬牙切齿。

[2] 痉（chì）：痉病。

[3] 筑筑：坚而实的意思。

[4] 三毛上：足大趾甲后毛际处的大敦穴。

[5] 眴：转动眼睛。

[6] 怏怏：乏困痛苦的样子。

[7] 太仓：指胃，胃为仓廪之官。

【语译】 热病所导致的痉病，腰反折如弓状，筋脉抽搐，牙关紧闭或咬牙切齿。张仲景说：太阳病，其症状具备，身体强直，项背拘急不舒，而脉搏反现沉迟的，即为痉证。痉病的脉象出现时，按上去坚实而弦，上下脉象一致。刚痉的表现是，胸满，牙关紧闭，卧时身体离开席面，脚部痉挛拘急，患者必然咬牙切齿。太阳经病，发热，脉反沉细的也是痉病。痉病的脉象沉伏而坚实，上下脉象均劲急强直。

太阳经病，发热无汗而恶寒的，这是刚痉。太阳病，发热，有汗出，不恶寒的，这是柔痉。太阳中湿发生的痉病，其脉象沉与筋相平。太阳病，无汗，小便少，气上逆冲胸，牙关紧闭不能说话，这是即将发作刚痉的表现。而刚痉是由于太阳中风后又感受寒湿之气的缘故，故脉象往来进退，表现出沉迟而细，区别于一般的伤寒热病。这种病的治疗不宜发汗，针灸最好，若要用药物治疗，可服用葛根汤。风痉出现角弓反张，先取足太阳经穴位，以及腘处的委中，并将其穴处的血络刺破放血。痉病，中焦有寒的，取足三里治疗。痉病取阴跷脉的穴（照海）以及足大趾毛际处的穴（大敦穴），并将其血络浅刺放血。痉病，可取囟会、百会、天柱、膈俞、上关、光明等穴来治疗。痉病，眼睛不能转动，取脑户穴治疗。痉病，角弓反张，筋脉抽搐，出现癫疾，头沉重，应取五处穴治疗。痉病，筋脉相互牵掣，善惊，太冲穴可以治疗。痉病，出现身体向背后反折，心痛气短，"尻腨涩"（疑"大便干涩不通"），小便黄而不通，长强可以治疗。痉病，脊柱强直，筋脉相互牵引，恶风，时常战栗，咽喉疼痛，邪气盛满，气喘，胸中郁闷不畅，身热，头晕目眩，视物不清，项部拘急，恶寒发热，有时身僵而仆倒，不能长时间站立，心烦胸满而腹部拘急，不能平稳入睡，大椎穴可以治疗。痉病，筋脉疼痛拘急互相牵引，取足太阳经的肝俞治疗。热痉病，脾俞和肾俞可以治疗。

热痉，筋脉相互牵引，不出汗而角弓反张，尻臀内疼痛，好像劳累而致的瘅疟一样，膀胱俞可以治疗。痉病，角弓反张而筋脉相互牵引，腹部胀满，腋下拘挛，背中困痛，牵引胁肋疼痛，向内牵连于心，取脊柱两旁肺俞治疗。又可刺手阳明经穴治疗。还可又从项部开始，循脊柱两侧肌肉向下按压，按压后有明显疼痛的地方，针刺尺泽穴三次就可痊愈。痉病，筋脉互相牵引而身热，然谷和谚语两穴可以治疗。痉病，目睛上翻而恶风，取丝竹空穴针刺治疗。痉病，筋脉相互抽掣牵引，口唇发强，督脉的兑端穴可以治疗。痉病，心中烦满，应取龈交穴治疗。痉病，口噤不开，口颊左右牵引，口干，小便赤黄，有时失禁，承浆穴可以治疗。痉病，口噤不开，大迎穴可以治疗。痉病，不能说话的，取翳风穴治疗。痉病，先取太溪，再取胃的原穴冲阳治疗。痉病，脊柱强直而内部紧张，腹中拘急疼痛，水分穴可以治疗。痉病，脊柱强直，口噤不开，多唾，大便难，石关穴可以治疗。痉病，脊背强直，角弓反张，京门穴可以治疗。痉病，腹膨大坚满，呼吸困难，期门穴可以治疗。痉病，气上逆而喘满，应取鱼际穴治疗。痉病，筋脉互相掣引，腕骨穴可以治疗。热病汗不得出，善呕吐苦汁；发作痉病，角弓反张，口噤不开，常常鼓颔，腰痛不能转身，转身就像被拔开了似的，善悲伤，取上下的腧穴浅刺出血，出血后立即好转。痉病，角弓反张，口噤不开，咽喉疼痛，说话困难，足三里可以治疗。痉病，惊恐，筋脉相互牵掣，脚像被捆，小腿肚像要裂开一样痛苦，束骨穴可以治疗。痉病，目上翻多见白睛，鼻不通利，流黄涕，大便出血，京骨穴可治疗。痉病，脊柱强直，头眩晕疼痛，脚如被捆绑，小腿肚像要撕裂开，昆仑穴可治疗。痉病，角弓反折，飞扬穴可治疗。

【导读】 本篇以论述痉病的发病原因、脉证及取治穴位为重点，并引述了《金匮要略·痉湿暍病脉证治》中有关痉病脉证的条文，分别叙述了痉病不同兼证的主治穴位。

阴阳相移发三疟第五

【原文】 黄帝问曰：夫疟疾皆生于风，其以日作，以时发者，何也？岐伯对曰：疟之始发，先起于毫毛，欠伸乃作，寒栗鼓颔[1]，腰脊俱痛，寒去则内外俱热，头痛如破，渴欲饮水。曰：何气使然？曰：阴阳上下交争[2]，虚实更作，阴阳相移也。阳并于阴，则阳实而阴虚，阳明虚则寒栗鼓颔也，太阳虚则腰背头项痛，三阳俱虚则阴气胜，阴气胜则骨寒而痛，寒生于内，故中外皆寒[3]。阳胜则外热，阴虚则内热，内外皆热，则喘渴，故欲冷饮。此皆得之夏伤于暑，热气盛，藏于皮肤之内，肠胃之外，此营气之所舍也，令人汗出空疏，腠理开，因得秋气，汗出遇风，得浴水气，舍于皮肤之内，与卫气并居。卫气者，昼行于阳，夜行于阴，此气得阳而外出，得阴而内薄，内外相薄，是以日作[4]。曰：其间日而作者，何也？曰：其气之舍深，内薄于阴，阳气独发，阴邪内著，阴与阳争不得出，是以间日而作。曰：其作日晏，与其日早，何气使然？曰：邪气客于风府，循膂[5]而下，卫气一日一夜大会于风府，其明日日下一节[6]，故其作也晏[7]。此皆客于脊背，每至于风府则腠理开，腠理开则邪气入，邪气入则病作，以此日作稍益晏也。其出于风府，日下一节，二十一日，下至骶骨，二十二日入于脊内，注于太冲之脉。其气上行九日，出于缺盆之中[8]，其气日高，故作日益早。其间日发者，由邪气内薄于五脏，横连募原[9]，其道远，其气深，其行迟，不能与营气俱行，不能偕出，故间日乃作[10]。

曰：卫气每至于风府，腠理乃发，发则邪入，入则病作。今卫气日下一节，其气之发，不当[11]风府，其日作奈何？曰：（《素问》此下有八十八字，《甲乙经》本无，故不抄入）风无常府，卫气之所发，必开其腠理，邪气之所合，则其病作。曰：风之与疟，相似同类，而风独常在，疟得有时休者何也？曰：风气常留其处，故常在，疟气随经络，次以内传，故卫气应乃作。曰：疟先寒而后热者，何也？曰：夏伤于大暑，汗大出，腠理开发，因遇风夏气凄沧之水寒迫之，藏于腠理及皮肤之中，秋伤于风，则病成矣。夫寒者，阴气也；风者，阳气也。先伤于寒而后伤于风，故先寒而后热，病以时作，名曰寒疟也。曰：先热而后寒者，何也？曰：此先伤于风，后伤于寒，故先热而后寒，亦以时作，名曰温疟也。其但热而不寒者，阴气先绝[12]，阳气独发，则热而少气，烦冤，手足热而欲呕者，名曰瘅疟[13]。曰：经言有余者泻之，不足者补之。今热为有余，寒为不足。夫疟之

寒，汤火不能温；及其热，冰水不能寒，此皆有余不足之类。当此之时，良工不能止，必待其自衰乃刺之，何也？曰：经言无刺熇熇[14]之热，无刺浑浑[15]之脉，无刺漉漉[16]之汗，为其病逆，未可治也。夫疟之始发也，阳气并于阴，当是之时，阳虚阴盛而外无气，故先寒栗也；阴气逆极，则复出之阳，阳与阴并于外，则阴虚而阳实，故先热而渴[17]。夫疟并于阳，则阳胜，并于阴，则阴胜。阴胜者则寒，阳胜者则热。疟者，风寒气不常也，病极则复，至病之发也，如火之热，如风雨不可当也。故经曰：方其盛必毁，因其衰也，事必大昌。此之谓也。夫疟之未发也，阴未并阳，阳未并阴，因而调之。真气乃安，邪气乃亡。故工不能治已发，为其气逆也。疟之且[18]发也，阴阳之且移也，必从四末始[19]。阳已伤，阴从之，故气未并，先其时，坚束其处[20]，令邪气不得入，阴气不得出，审候见之，在孙络者，盛坚而血者，皆取之，此其往而未得并者也。曰：疟不发其应，何也？曰：疟者，必更盛更虚，随气之所在。病在阳则热而脉躁，在阴则寒而脉静。极则阴阳俱衰，卫气相离，故病得休，卫气集则复病。曰：时有间二日，或至数日发，或渴或不渴，其故何也？曰：其间日，邪气与卫气客于六腑而相失，时不相得，故休数日乃发也。阴阳更胜，或甚或不甚，故或渴或不渴。曰：夏伤于暑，秋必病疟，今不必应者，何也？曰：此应四时也。其病异形者，反四时也。其以秋病者寒甚，以冬

病者寒不甚，以春病者恶风，以夏病者多汗。曰：温疟与寒疟者，皆安舍？其在何脏？曰：温疟者，得之于冬，中于风寒，寒气藏于骨髓之中，至春则阳气大发，寒气不能出，因遇大暑，脑髓铄，肌肉消，腠理发泄，或有所用力，邪气与汗皆出。此病藏在肾，其气先从内出之于外。如是者，阴虚而阳盛，阳盛则热矣；衰则气反复入，复入则阳虚，阳虚则寒矣。故先热而后寒，名曰温疟。曰：瘅疟何如？曰：肺素有热，气盛于身，厥气逆上，中气实而不外泄，因有所用力，腠理开，风寒舍于皮肤之内分肉之间而发，发则阳气盛，阳气盛而不衰则病矣。其气不反之阴，故但热而不寒，气内藏于心而外舍分肉之间，令人消烁[21]脱肉，故名曰瘅疟。

疟脉满大急，刺背俞，用中针，傍五胠俞[22]各一遍，肥瘦出血。疟脉小实急，灸胫少阴，刺指井。疟脉缓大虚，便用药，不宜用针。凡治疟，先发如食顷，乃可以治，过之则失时。疟不渴[23]，间日而作，《九卷》曰：取足阳明；《素问》刺太阴。渴而间日作，《九卷》曰：取手少阳；《素问》刺足少阳。温疟汗不出，为五十九刺。足太阳疟，令人腰痛头重，寒从背起，先寒后热，渴，渴止汗乃出，难已，间日作，刺腘中出血。足少阳疟，令人身体解㑊[24]，寒不甚，恶见人，心惕惕然，热多汗出甚，刺足少阳。足阳明疟，令人先寒，洒淅洒淅，寒甚久乃热，热去汗出，喜见日月光火气乃快然，刺阳明跗上及调冲阳。足太阴疟，令人不乐，好太息，不嗜食，多寒少热，汗出，病至则善呕，呕已乃衰，即取之足太阴。足少阴疟，令人呕吐甚，多寒少热，欲闭户牖而处，其病难已，取太溪。足厥阴疟，令人腰痛，少腹满，小便不利如癃状，非癃也。数便，意恐惧（一作嗌恐惧），气不足，腹中悒悒[25]，刺足厥阴。肺疟，令人心寒，寒甚热，热间善惊，如有所见者，刺手太阴、阳明。心疟，令人烦心甚，欲得见清水[26]，寒多，不甚热，刺手少阴，是谓神门。肝疟，令人色苍苍然[27]，其状若死者，刺足厥阴见血。脾疟，令人病寒腹中痛，热则肠中鸣，鸣已汗出，刺足太阴。肾疟，令人凄凄[28]然，腰脊痛，宛转[29]大便难，目眴眴然[30]，手足寒，刺足太阳、少阴。胃疟，令人且病寒，善饥而不能食，食而支满腹大，刺足阳明、太阴横脉出血。疟发身热，刺跗上动脉[31]，开其空，出血立寒。疟方欲寒，刺手阳明、太阴，足阳明、太阴。诸疟如脉不见者，刺十指间出血，血去必已。先视身之赤如小豆者[32]，尽取之。十二疟[33]者，其发各不同时，察其病形，以知其何脉之病。先其发时，如一食顷而刺之，一刺则衰，二刺则知，三刺则已；不已，刺舌下两脉出血，不已刺郄中盛经出血，又刺项以下挟脊者，必已。舌下两脉者，廉泉穴[34]也。刺疟者，必先问其病之所先发者，先刺之。先头痛及重者，先刺头上及两额两眉间出血；先项背痛者，先刺之；先腰脊痛者，先刺郄中出血；先手臂痛者，先刺手少阴、阳明十指间[35]；先足胫酸痛者，先刺足阳明十指间出血[36]。风疟，发则汗出恶风，刺足三阳经背俞之血者。胻酸痛，按之不可，名曰胕髓病，以镵针针绝骨出其血，立已。身体小痛，刺诸阴之井无出血，间日一刺。瘖[37]疟，神庭及百会主之。瘖疟，上星主之，先取譩譆，后取天牖、风池、大杼。瘖疟，取完骨及风池、大杼、心俞、上窌、譩譆、阴都、太渊、三间、合谷、阳池、少泽、前谷、后溪、腕骨、阳谷、侠溪、至阴、通谷、京骨皆主之。疟，振寒，热甚狂言，天枢主之。疟，热盛，列缺主之。疟，寒厥及热厥，烦心善哕，心满而汗出，刺少商出血立已。热疟口干，商阳主之。疟，寒甚（《千金》下云欲呕沫），阳溪主之。风疟，汗不出，偏历主之。疟，面赤肿，温溜主之。痎疟，心下胀满痛，上气，灸手五里，左取右，右取左。疟，项痛，因忽暴逆，披门主之。疟发有四时，面上赤，晄晄无所见，中渚主之。疟食时发，心痛，悲伤不乐，天井主之。风疟，支正主之。疟，背膂振寒，项痛引肘腋，腰痛引少腹，四肢不举，少海主之。疟，不知所苦，大都主之。疟，多寒少热，大钟主之。疟，咳逆心闷不得卧，呕甚，热多寒少，欲闭户牖而处，寒厥足热，太溪主之。疟，热少间寒不能自温，腹胀，切痛引心，复溜主之。疟，不嗜食，厉兑主之。疟，瘈疭，惊，股膝重，胻转筋，头眩痛，解溪主之。疟，日西发，临泣主之。疟，振寒，腋下肿，丘墟主之。疟，从胻起，束骨主之。疟，多汗，腰

痛不能俯仰，目如脱，项如拔，昆仑主之。疟，实则腰背痛，虚则鼽衄，飞扬主之。疟，头重，寒从背起，先寒后热，渴不止，汗乃出，委中主之。疟，不渴，间日作，昆仑主之。

【注释】

[1] 寒栗鼓颔：恶寒战栗，鼓动下颌。

[2] 阴阳上下交争：阳气下行，下极而上；阴气上行，上极而下。阴阳之气上下运行不息。

[3] 中外皆寒：三阳之气俱并于阴，则卫外之气虚，虚则阴寒之邪侵犯，故有外寒；阴气强盛，故有内寒。内外俱寒难以治疗。

[4] 是以日作：邪气和卫气相并行，故而每日发作。

[5] 膂：脊骨。

[6] 节：脊椎骨节。

[7] 故其作也晏：晏，即迟的意思。因邪气客于风府，循脊膂而下，渐渐深入，日下一节，自阳至阴，相会渐迟，故发作也会渐晚。

[8] 出于缺盆之中：此处不是指胃经的缺盆穴，而是指任脉的天突穴。

[9] 募原：募，此处是幕的意思，指膜间的薄皮，有遮隔浊气不使向上的作用。募原，即鬲幕之原系。

[10] 间日乃作：邪气深陷于五脏之中，横连于五脏募原之输不能与卫气伴行，隔日一至，故间日发作一次。

[11] 当：正逢，正值。

[12] 阴气先绝：此处指阴气不足，而不是败绝无阴之意。

[13] 瘅疟：瘅，热的意思。此处指以热盛为主的疟疾。

[14] 熇熇（hè hè）：热盛貌。

[15] 浑浑：纷乱貌。

[16] 漉漉：形容大汗的样子。

[17] 先热而渴：阴盛则胃寒，因此先寒战；阳盛则胃热，因此先热而欲饮。

[18] 且：将。

[19] 必从四末始：四末即手足之末端，为十二经井、荥、输、经、合之所行之处，阴阳相移，必从此开始。

[20] 坚束其处：古治法之一，用细绳缠在手足十指端病邪往来之处，使邪气不能深入；或在邪见之孙络处，刺之出血以泻邪气。

[21] 消铄：通"销铄"，指肌肉消瘦。

[22] 五胠（qū）俞：胠，腋下。指背部两侧靠近腋下的五个俞穴——魄户、神堂、魂门、意舍、志室。

[23] 疟不渴：前原有"一"，据《素问》删，余同。

[24] 解㑊（xiè yì）：倦怠松懈，运动困难。

[25] 悒悒（yì yì）：不畅快之意。

[26] 清水：冷水。

[27] 苍苍然：发青的颜色。

[28] 凄凄：寒冷的样子。

[29] 宛转：因腰脊疼痛而身体翻来覆去。

[30] 眴眴然：即视物不清，频频开闭眼睛的样子。

[31] 刺跗上动脉：相当于冲阳穴，因为冲阳穴处动脉搏动应手，故此处指刺冲阳穴，开大针孔，令其血出。

[32] 赤如小豆者：指皮肤上的小出血点，色赤如小豆。

[33] 十二疟：指上文提到的六经疟、五脏疟和胃疟。

[34] 廉泉穴：此处非指任脉的廉泉穴，因其有一处，而此处的廉泉为舌下两侧的金津、玉液两穴。

[35] 手少阴、阳明十指间：手少阴、阳明经在指端的穴位，即其井穴。

[36] 刺足阳明十指间出血：针刺足阳明经在趾端的井穴出血，以泻邪气。

[37] 痎（jiē）：与痎同，即疟疾。

【语译】黄帝问道：凡是疟疾，都是外感风邪而引起，它按日发作，而且按时发作，这是什么道理？岐伯回答：疟疾的发生，先从毫毛开始，表现为呵欠伸展肢体，恶寒战栗，鼓颔，腰及整个脊背疼痛，寒冷消失就会觉得内外俱热，头痛好像要破裂似的，口渴想喝凉水。问：这是如何形成的？答：这是阴阳之气上下循环交替旺盛，虚实的情况不断变更，阴阳相互转移所致。阳气入于阴分，则阴气实而阳气虚，阳明经虚则恶寒、战栗、鼓颔，太阳经虚则腰背头项疼痛，三阳俱虚则阴气过盛，阴气过盛则骨骼寒冷疼痛，寒邪由内而生，故而内外俱寒。相反阴气并于阳分，则阳气实阴气虚，阳胜则外热，阴虚则内热，内外俱热，就会有气喘口渴而欲饮冷水的表现。这都是由于夏季为暑邪所伤，热气过盛，暑热之气藏于皮肤之内，肠胃之外，这是营气所停留的场所，令人多汗，毛孔疏松，腠理开放，到了秋天，又感受秋令清肃之气，汗出遇风，或洗浴时感受水气，统统停留在皮肤之内，与卫气并居。而卫气白天行于阳分，晚间行于阴分，邪气在得到阳气时就会随卫气外行，得到阴气时就会随卫气入内，内外互相搏击，所以每日发作。问：疟疾有隔日发作一次的，是为什么？答：这是因为邪气侵入较深，向内迫及阴分，阳气独发于外，阴邪留著于内，阴邪与阳气交争不能立即外出，所以隔日发作一次。问：疟疾的发作有的一天天推迟，有的一天天提前，是什么原因？答：邪气从风府处侵入，循脊椎骨而下行，卫气一日一夜大会于风府，正邪相遇就会发作，由于邪气第二天向下移行一节，故其发作也会晚一点。这是因为邪气先客于脊背。卫气每到风府时，腠理就会打开，腠理开则邪气入侵，邪气入侵则病情发作，像这样一天比一天发作时间推迟。邪气出风府后，循脊膂每日向下移行一节，二十一日向下至骶骨，二十二日进入到脊内，注入到太冲脉中。邪气沿太冲脉上行九日，出缺盆中间的天突部，由于邪气循太冲脉上行时逐日升高，所以发作的时间也一天天提前。而隔日发作一次的，是由于邪气向内迫及五脏，横连于募原，其距离体表远，邪气陷入深，运行迟缓，不能和卫气相并行，不能一同外出，只能隔日一遇而发作。

问：卫气每循至风府时，腠理开放，开放则邪气入内，邪气入内则病就发作。现卫气每日向下移行一节，邪气发作的时候，不当风府穴处，为何还是一日发作一次？答：风邪没有固定的去所，卫气开发时，必然开泄腠理，邪气侵入与卫气合，则疟疾就会发作。问：风邪和疟疾，相似而同属一类，而风邪持续存在，疟疾却时作时休，这是为什么？答：风邪经常停留在所中之处，所以持续存在，而疟气随着经络，依次内传，和卫气相遇才会发作。问：疟疾先寒后热，这是为什么？答：夏季为暑热之邪所伤，汗出过度，腠理开泄，若遇到非时的寒凉之气侵犯体表，则会使小寒之气藏于腠理皮肤之中，到了秋季又为风邪所伤，就形成了疟病。寒邪属阴气，风邪属阳气。先为寒邪所伤而后又为风邪所伤，故出现先寒后热的症状，而且按一定的时间发作，这叫作寒疟。问：先热而后寒的，又是什么道理？答：这是先为风邪所伤，后又为寒邪所伤，故先热而后寒，也会按时发作，名叫温疟。其中还有只发热不发冷的，这是因为阴气虚弱较甚，阳气独发于外，发作时热势较重但少气而烦闷，手足发热而欲呕吐，称为瘅疟。问：

《针经》上说，有余的用泻法，不足的用补法。现发热为有余，发凉为不足。疟疾发冷时，就是用热水和炭火也不能让它恢复温暖；而热的时候，就是用冰水也不能让它凉下来，这些都是有余和不足的表现。这个时候，好的医生也不能制止，必须等到病势自行衰退之后才用针刺的方法，这是为什么？答：《针经》上说，有高热时不能刺，脉象纷乱时不能刺，汗出不止时不能刺，因为这种情况为邪盛气逆的时候，不能立即治疗。疟疾开始发作的时候，阳气并于阴分，这时阳虚阴盛而缺乏卫外之气，故先有寒战的表现；阴气逆乱到了极端，则又向外出于阳分，阴气与阳气并行于外，则阴虚而阳实，故先发热而口渴。疟邪并于阳时，则阳胜，并于阴时则阴胜。阴胜的就会恶寒，阳胜的就会发热。疟疾，是风寒暴戾之气，没有规律，或寒或热，疟疾病情常在气机逆乱之极时反复，发作时，像火烧一样发热，又好像风雨一样，其势不可阻挡。所以《针经》说，在邪气盛时治疗必然失败，而根据它衰退的规律及时针治，必然成功，就是这个道理。当疟疾尚未发作的时候，阴气未并入阳分，阳气未并入阴分，及时加以调治，可以使正气安定，邪气消除。所以医者不能在疟疾发作的时候治疗，是因为邪气逆乱的缘故。疟疾快要发作的时候，亦即阴阳即将移动之时，必然从四肢末端开始。如果阳气已被邪气所伤，则阴气必往而从之，所以在阴阳之气尚未相并之时，用细绳紧束四肢末端，使邪气不能进入，阴气不能外出，再详细诊查，病邪在孙络的，孙络充盛坚实而有瘀血的，都要浅刺出血，这是邪气欲内行而阴阳之气尚未相并时的一种刺法。问：疟疾在不发作时，应该是什么样的情况？答：疟疾肯定是虚实交替，随着卫气所在之处而发作。病在阳分时则发热而脉躁动，在阴分时则发冷而脉安静。病势到了极点后则阴阳俱衰，邪气和卫气相分离，故而停止发作，卫气恢复与邪气相遇则再次发作。问：发作的时间上有的间隔两日，或数日发作一次，有的口渴，有的不渴，这都是为什么？答：隔日发作的，是邪气和卫气相客于六腑而失去相遇的机会，不能每日按时相遇，所以说要停留数日才发作。阴阳之气交替虚实，有的严重，有的不严重，所以有的口渴，有的不渴。问：夏伤于暑，秋必病疟，这句话现在不一定应验，这是什么原因？答：这句经典是指应四时而发病的一般规律。其发病情况不同，是和四时相违背的原因。其中在秋天发病的发冷较重，在冬天发病的发冷较轻，在春季发病的恶风，在夏季发病的多汗。问：温疟和寒疟，邪气都停留在什么地方？哪脏？答：温疟病，是冬季得病，感受了风寒之气，寒气藏于骨髓之中，到了春天则会阳气大发，寒气深藏不得外出，到夏季又感受暑热之邪，使人脑髓消烁，肌肉消瘦，腠理发泄，有的再加上劳累用力，邪气与汗同出于外。此病的邪气藏在肾脏，邪气首先由内向外移行。这样，患者内部阴虚而外部阳盛，阳盛就会发热；病衰时则邪气又回入阴分，回入阴分则阴盛而阳虚，阳虚则外寒。所以出现先热后寒的情况，叫作温疟。问：瘅疟又是怎样的情况呢？答：肺脏平素有热，致全身之气盛，气盛不降而厥逆于上，气实于内而热邪不得外泄，加上用力过度，于是腠理开放，风寒停留在皮肤之内分肉

之间而发疟病，发作时阳气亢盛，阳气盛而不衰减则疟病就形成了。由于邪气不能向内到达阴分，所以只发热不发冷，阳热之气内藏于心而外舍于分肉之间，使人消烁，大肉脱失，故称为瘅疟。

疟疾脉满实而大急的，是阳邪盛实，当刺背俞穴，用中等大小的针具，在五脏俞两旁的五胠俞各刺一针，根据患者胖瘦以出血为度。疟疾脉小而实急的，是阴邪盛实，当灸小腿内侧之足少阴肾经的腧穴，针刺足太阳膀胱经的井穴至阴。疟病脉象迟缓指下大虚，应用药物治疗，不宜进行针刺。治疗疟病时，应在发作前约吃一顿饭的时间予以治疗，方可见效，过了这个机会就失去了治疗的时机。疟病口不渴，隔日发作的，《九卷》上说，取足阳明；《素问》说，刺太阴经。渴而间日作，《九卷》上说，取手少阳；《素问》说，刺足少阳。温疟汗不出的，应用五十九刺以泻其热。足太阳经的疟病，使人腰痛头重，寒冷从背部开始，先发冷后发热，口渴，口渴停止了汗才能出，难以自己痊愈，间日发作，刺腘窝正中委中穴出血可以治疗。足少阳经的疟病，让人身体懈怠，发冷不甚，怕见人，心中跳动不安，发热多，出汗也多，当刺足少阳经的荥穴。阳明经病变若受的是阳邪，胃经充实，就会恶热；若感受的是阴邪，胃经空虚，就会喜光喜暖。足阳明经的疟病，使人先觉寒冷，洒洒振战，寒冷较剧，时间很长才会发热，热邪退却就会汗出，患者喜见日月光火的热气，见到这种热气就觉得轻松愉快，刺足阳明经在足背上的冲阳穴可以治疗。足太阴经的疟疾，使人心中闷闷不乐，善太息，不思饮食，恶寒多发热少，汗出，病

发作时常呕吐，呕吐后病势才衰减，取足太阴经的腧穴针刺。足少阴经疟病，让人剧烈呕吐，恶寒多发热少，常常想要关闭门窗单独居住，这种病难以治疗，取太溪穴针刺。足厥阴经的疟病，让人腰痛，少腹胀满，小便不利，像发生癃病似的，但又不是真的发生癃病，频频嗳气，恐惧，腹中不畅快，刺足厥阴经的原穴。肺的疟病，让人心中发冷，发冷到了极端又发热，发热期间善惊恐，好像看到了什么可怕的事物，刺手太阴和手阳明两经的穴位。心的疟病，让人心烦得很厉害，想要冷水，而发冷反多，不太发热，当刺手少阴心经的神门穴。肝的疟病，使人面色发青，好像死人一样，应刺足厥阴肝经的穴位，以出血为度。脾的疟病，让人发冷，腹中疼痛，发热时会有肠鸣音，肠鸣停止则汗出，应刺足太阴脾经的穴位。肾的疟病，让人凄凄发冷，腰脊疼痛，大便困难，目视不清，手足寒冷，当取足太阳经和足少阴经的穴位针刺。胃的疟病，让人寒冷，善饥却不能食，食后就支撑胀满腹胀大，当刺足阳明经的穴位和足太阴经横络之脉出血（商丘）。疟病将要出现身热时，可刺足背上的冲阳穴，开大针孔，出血后会立即退热。疟病将要发冷的时候，针刺手阳明经和手太阴经，同时针刺足阳明经和足太阴经。各种疾病如果出现脉伏而不见的，当刺十二经的井穴出血，血出病即可痊愈。还要在针刺前检查患者身上赤如小豆的出血点，都要点刺放出。十二种疟病，它们的发作时间各不相同，诊察它们的病状，以确定属哪条经脉的病。在它们发作之前一顿饭的时间，进行针刺，刺一次病气就会衰退，刺第二次就会有减轻的感觉，刺

第三次病就好了；如果不愈，可刺舌下两络脉出血，还不痊愈就刺委中处充盈的血脉出血，再刺颈项下方挟脊两旁的腧穴，则必定会痊愈。舌下两脉，就是廉泉穴。刺疟病的时候，必须先问明疟病首先出现的症状和部位，并先刺其处的穴位。如先出现头痛头重的，当先刺头上的百会、上星，两额的悬颅，两眉间的攒竹等穴出血；先出现项背疼痛的，先刺项背部的穴位；先腰背疼痛的，先针刺委中出血；先手臂疼痛的，先刺手少阴经、手阳明经的井穴；先足胫酸痛的，先刺足阳明经的井穴出血，属其他经的，先刺其他经的井穴出血。风疟病，发病则会汗出而恶风，刺足三阳经在背部的腧穴出血。足胫酸痛，不可按压的，叫作胕髓病，用镵针针刺绝骨穴出血，可立即见效。身体轻微疼痛，刺各阴经的井穴但不要出血，隔天针刺一次。疟疾，应取神庭和百会穴来治疗。疟疾，上星可以治疗，但要先取譩譆，后取天牖、风池、大杼各穴治疗。疟疾，可选取完骨穴及风池、大杼、心俞、上髎、譩譆、阴都、太渊、三间、合谷、阳池、少泽、前谷、后溪、腕骨、阳谷、侠溪、至阴、通谷、京骨穴，都可治疗不同的症状。疟疾，战栗发冷，继而剧烈发热，狂言狂语，取天枢穴治疗。疟疾，发热盛的，列缺穴可治疗。疟疾，寒厥或热厥，出现心烦，善干哕，胸中满闷而汗出，针刺少商穴出血可立即见效。热疟出现口干的，取商阳穴治疗。疟疾，出现发冷厉害的，取阳溪穴来治疗。风疟，不出汗的，偏历穴主治。疟疾，面红肿的，温溜穴主治。疟疾，心下胀满疼痛，气逆而上行，灸手五里穴，左侧病取右手，右侧病取左手。疟疾，颈项痛，起

因于突然气逆的，液门穴可以治疗。疟疾发病有四时之分，面部出现赤色，双目视物模糊的，取中渚穴治疗。疟疾每当饮食时发作，心痛，悲伤不愉快，天井穴可以治疗。风疟病，取支正来治疗。疟疾，背膂振振发冷，项痛牵引到肘腋部，腰痛牵引到少腹部，四肢不能抬举活动，少海穴可以治疗。疟病，有的无法表达其痛苦，大都穴可以治疗。疟疾，恶寒多而发热少的，取大钟穴治疗。疟疾，咳嗽气逆，心中烦闷不得安卧，呕吐剧烈，发热多恶寒少，常欲关闭门窗独处，寒气厥逆而足下反热，太溪穴可以治疗。疟疾，发热而少气，足胫发冷不能自己变温，腹胀满，按压时疼痛牵引到心，复溜穴可以治疗。疟疾，不想吃饭，厉兑穴可以治疗。疟疾，筋脉抽搐，惊悸，大腿、小腿沉重，小腿肚抽筋，头眩晕疼痛，解溪穴可以治疗。疟疾，在下午时间发作的，取足临泣治疗。疟疾，战栗寒冷，腋下肿胀，丘墟穴可以治疗。疟疾，从足胫部开始的，取束骨穴治疗。疟疾，多汗出，腰部疼痛不能俯仰，眼球好像要脱出，颈部好像被拔开的，昆仑穴可以治疗。疟疾，邪实则腰背疼痛，正虚则鼻塞流涕或出血的，飞扬穴可以治疗。疟疾，头沉重，发冷从背部开始，先恶寒后发热，口渴不止，多饮水方能出汗，取委中穴治疗。疟疾，口不渴，隔日发作一次，取昆仑穴治疗。

【导读】本篇对疟疾的论述是比较具体而详尽的，从发作时间来看，有日发、间日发和间数日发的不同；从症状方面来看，有先寒后热、先热后寒、但热不寒等区别；在病因方面，有先风后寒、先寒后风、先受暑热又感风寒等复杂情况；从病机方面看，有感邪即发的，有感邪后发的，有纯系外邪的，有外邪加素因而成的。临床时，必须根据具体情况，结合上述理论，进行辨证施治。

卷　　八

五脏传病发寒热第一（上）

【原文】黄帝问曰：五脏相通，移皆有次[1]。五脏有病，则各传其所胜。不治，法三月，若六月，若三日，若六日，传五脏而当死。故曰：别于阳者，知病从来；别于阴者，知死生之期，言至其所困而死[2]者也。是故风者，百病之长也。今风寒客于人，使人毫毛毕[3]直，皮肤闭而为热[4]，当是之时，可汗而发；或痹不仁，肿痛，当是之时，可汤熨[5]，及火灸，刺而去。弗治，病入舍于肺，名曰肺痹，发咳上气。弗治，肺即传而行之肝，病名曰肝痹，一名曰厥，胁痛出食[6]，当是之时，可按可刺。弗治，肝传之脾，病名曰脾风，发瘅，腹中热，烦心汗出，黄瘅，当此之时，可按可药，可烙。弗治，脾传之肾，病名曰疝瘕，少腹烦冤[7]而痛，汗出，一名曰蛊[8]，当此之时，可按可药。弗治，肾传之心，病筋脉相引而急，名之曰瘛，当此之时，可灸可药。弗治，十日法当死。肾传之心，心即复反传而之肺，发寒热[9]，法当三岁死[10]。此病之次也。然其卒发者，不必治。其传化有不以次者，忧恐悲喜怒，令不得以其次，故令人大病矣。因而喜，大虚，则肾气乘矣，怒则肝气乘矣，悲则肺气乘矣，恐则脾气乘矣，忧则心气乘矣，此其道也。故病有五，五五二十五变，及其传化。传，乘之名也。

大骨枯槁，大肉陷下，胸中气满，喘息不便，其气动形[11]，期六月死。真脏脉见，乃予之期日。大骨枯槁，大肉陷下，胸中气满，喘息不便，内痛[12]引肩项，期一月死。真脏脉见，乃予之期日。大骨枯槁，大肉陷下，胸中气满，喘息不便，内痛引肩项，痛热，脱肉破腘，真脏脉见，十月之内死。大骨枯槁，大肉陷下，胸中气满，腹内痛，心中不便，肩项身热，腘破脱肉，目眶陷，真脏脉见，目不见人，立死；其见人者，至其所不胜之时而死。急虚中身卒至，五脏闭绝[13]，脉道不通，气不往来，譬之堕溺[14]，不可为期。其脉绝不来，若一息五六至，其形肉不脱，真脏虽不见，犹死。

真肝脉至，中[15]外急，如循刀刃责责然[16]，如按琴瑟弦，色青白不泽，毛折乃死[17]。

真心脉至，紧（一本作坚）而搏，如循薏苡子累累然[18]，色赤黑不泽，毛折乃死。

真肺脉至，大而虚，如以毛羽中人肤，色赤白不泽，毛折乃死。

真脾脉至，弱而乍疏乍数，色青黄不泽，毛折乃死。

真肾脉至，搏而绝，如指弹石辟辟然，色黑黄不泽，毛折乃死。诸真脏脉见者，皆死不治。

曰：寒热瘰疬[19]，在于颈腋者，何气所生？曰：此皆鼠瘘[20]，寒热之毒气，稽[21]于脉而不去者也。鼠瘘之本，皆在于脏，其末上出颈腋之间，其浮于胸中，未著于肌肉而外为脓血者，易去也。曰：去之奈何？曰：请从其本，引其末，可使衰去，而绝其寒热。审按其道[22]以予之，徐往徐来[23]以去之。其小如麦者，一刺知，三刺已。决其死生，反其目视之，其中有赤脉从上下贯瞳子者，见一脉一岁死，见一脉半一岁半死，见二脉二岁死，见二脉半二岁半死，见三脉三岁死。赤脉不下贯瞳子者可治。

曰：人有善病寒热者，何以候之？曰：小骨弱肉者，善病寒热。颧骨者，骨之本也。颧大则骨大，颧小则骨小。皮薄而肉弱无䐃，其臂懦懦然[24]，其地[25]色㿠[26]然，不与天[27]地同色，污然独异，此其候也。然臂薄者，其髓不满，故善病寒热。风感则为寒热。皮寒热，皮不可附席，毛发焦，鼻槁腊，不得汗，取三阳之络，补手太阴。肌寒热，病肌痛，毛发焦，唇槁腊，不得汗，取三阳于下[28]，以去其血者，补太阴以去其汗[29]。骨寒骨热，痛无所安，汗注不休。齿本槁，取其少阴于阴股之

络；齿色槁，死不治。骨厥亦然。男子如蛊[30]，女子如阻[31]，身体腰脊如解，不欲食，先取涌泉见血，视跗上盛者，尽出血。

灸寒热之法[32]：先取项大椎，以年为壮数[33]，次灸橛骨[34]，以年为壮数，视背俞陷者灸之[35]，举臂肩上陷者[36]灸之，两季胁之间[37]灸之，外踝上绝骨之端[38]灸之，足小指次指之间[39]灸之，腨上陷脉[40]灸之，外踝后[41]灸之，缺盆骨上切之坚动如筋者[42]灸之，膺中陷骨间[43]灸之，掌束骨下[44]灸之，脐下关元三寸[45]灸之，毛际动脉[46]灸之，膝下二寸分间[47]灸之，足阳明跗上动脉[48]灸之，巅上[49]一灸之，取犬所啮处灸之[50]，即以犬伤病法三炷灸之，凡当灸二十九处[51]。

寒热头痛，喘喝，目不能视，神庭主之。其目泣出，头不痛者，听会主之。寒热头痛如破，目痛如脱，喘逆烦满，呕吐，流汗难言，头维主之。寒热刺脑户。

【注释】

[1] 次：次第。

[2] 至其所困而死：病脏在其所不胜之脏气旺的那一天会加重或死亡。

[3] 毕：皆或尽的意思。

[4] 皮肤闭而为热：风寒之邪侵入人体，使腠理因寒而闭塞，卫阳郁而不得外散，故而发热。

[5] 汤熨：用热汤熨痛所，以及洗浴发汗之类的疗法。

[6] 出食：肝病时疏泄失常，水谷不能正常运化，所以食入又会吐出。

[7] 烦冤：即烦满、不畅的意思。

[8] 蛊：此处指热结不散，耗伤真阴。

[9] 发寒热：如果肾的病传至心，没有立即死亡而邪气未尽的，必须再传至肺，出现金火交争的现象，金胜则寒，火胜则热，故有寒热的表现。

[10] 法当三岁死：按道理三岁后即会死亡。因为风邪已传遍五脏，本应死亡，不死亡的原因是元气未败，病热有所和缓，等到再度受邪，一岁传至肝，二岁由肝传到脾，三岁由脾传至肾，三阴全都衰败了，必然死亡。

[11] 其气动形：喘息气急，肩膺皆动之貌。

[12] 内痛：指内心痛。

[13] 闭绝：九窍闭塞而气绝。

[14] 堕溺：堕即堕跌失落，溺即淹没。

[15] 中：内。

[16] 责责然：锋利的样子，坚而细的样子。

[17] 毛折乃死：肺主于气，气为身本，身之气衰，则皮毛不荣，故毛折当死，而死于其所不胜之时也。

[18] 累累然：连缀不绝的样子。

[19] 瘰疬：颈项部、腋下、腹股沟等处大小不等的肿块，即今之淋巴结。

[20] 鼠瘘：比喻瘰疬的发生彼此相连上下相贯，像鼠穴一样。

[21] 稽：滞留。

[22] 道：腧穴的部位。

[23] 徐往徐来：采用徐疾的补泻针法。

[24] 懦懦然：懦软无力。

[25] 地：指地阁，即颏部。

[26] 炱（tái）：黑色的。

[27] 天：指天庭，即颜部。

[28] 取三阳于下：在此未提所刺穴位，一般指络穴。

[29] 补太阴以去其汗：太阴指手足太阴经，补之可以助表发汗。

[30] 男子如蛊：男子如果像患了蛊病一样，消瘦、腹大、青筋暴露。

[31] 女子如阻：女子像患了恶阻病，经血

不通，恶心呕吐，四肢懈堕，头目昏沉。

[32] 灸寒热之法：以下为灸治寒热病的方法。

[33] 以年为壮数：按年龄大小决定灸治的壮数。

[34] 橛骨：即尾骶骨，此处有尾闾穴。

[35] 背俞陷者灸之：背俞穴皆为太阳膀胱经穴位，陷下之处即为经气不足之处，故当灸。

[36] 举臂肩上陷者：即手阳明的肩髃穴。

[37] 两季胁之间：即两侧季胁处的京门穴。

[38] 绝骨之端：足少阳胆经的阳辅穴。

[39] 足小指次指之间：即侠溪穴。

[40] 腨上陷脉：即小腿部的承山穴。

[41] 外踝后：即太阳经的昆仑穴。

[42] 动如筋者：缺盆上方的筋结，没有具体穴位。

[43] 膺中陷骨间：指任脉的天突穴。

[44] 掌束骨下：掌后横纹处的大陵穴。

[45] 脐下关元三寸：脐下三寸的关元穴，用同身寸的方法取穴。

[46] 毛际动脉：指阳明经的气冲穴。

[47] 膝下三寸分间：足阳明胃经的冲阳穴。

[48] 跗上动脉：足阳明经的冲阳穴。

[49] 巅上：督脉的百会穴。

[50] 犬所啮处灸之：治疗狂犬咬人，古法令人吮去恶血，灸百壮，以后每日灸，连灸一百日即可治愈。

[51] 二十九处：以上除狂犬咬伤，共有二十九个当灸之处。

【语译】黄帝说：五脏是相互贯通的，互相传送也都是有次序的。五脏有了疾病，就会各自传给其所胜的脏。若不及时治疗，按规律远则三个月或六个月，近则三天或六天，传遍五脏就要死亡。所以说诊察辨别阳分的表证，可以测知病从何经而来；诊察辨别阴分的里证，可以测知病的轻重程度，说出到了它所不胜的脏气旺盛那天

而发死亡的情况。之所以说风是百病之长，是因为许多疾病是因风邪而起的。当风寒之邪客于人体时，使人毫毛都竖起来，皮肤腠理关闭而发热，这时，可通过发汗的方法发散风寒之邪；如果出现麻痹不仁，及肿痛的症状，是邪气侵及经脉，当用汤熨、火灸、针刺的方法以祛除风寒。如果不及时治疗，病邪就会进入到肺，叫作肺痹，发生咳嗽和气喘。如再不及时治疗，病邪就会传到肝，叫作肝痹，又叫厥，出现胁痛和吐食的症状，这时可用按摩和针刺的方法治疗。再不及时治疗，病邪就会由肝传至脾，名叫脾风，出现瘅病，以及腹内发热、心烦、汗出、黄疸等症状，此时可选用按摩、药物或沐浴的方法进行治疗。再不治疗，脾病就会传至肾脏，病名叫作疝瘕，少腹部烦闷不畅而疼痛，汗出，又叫作蛊病，这时可用按摩和药物进行治疗。再不治疗，肾病又会传至心脏，出现筋脉牵掣拘急的表现，名叫瘛病，这时可用灸法和药物治疗。再不治疗，按常规十日之内当死。肾病传至心，心会立即返回传至肺，出现恶寒发热的症状，按常规三年之内就会死亡。这就是病变传遍五脏的次序。然而有的是卒然发病的，不必按照五脏传遍的规律治疗，它们的传变有的不按次序，因为忧、恐、悲、喜、怒五志变化无常，使得病变不以次而传，故而出现严重的病变。因此过喜则使心气大虚，肾气就会相乘，过怒肝气就会相乘，过悲肺气就会相乘，恐惧过度脾气就会相乘，过忧则心气就会相乘，这就是它们相乘而传的规律。所以五脏病虽有五，而传化的规律却有二十五种变化。所谓传，就是相乘的意思。

大骨枯槁，大肉消瘦陷下，胸中气满，呼吸困难，以致呼吸时张口抬肩，形体振动，大约六个月内死亡。如果真脏脉外见，就可以预测具体的死期。大骨枯槁，大肉瘦削，胸中气满，呼吸不畅，心内疼痛牵引肩颈，大约一个月就要死亡。如果真脏脉外见，就可以预测死期。大骨枯槁，大肉消瘦，胸中气满，呼吸不畅，身热，大肉脱失，骨骼显露，真脏脉外见，十月之内就会死亡。大骨枯槁，大肉瘦削陷下，胸中气满，腹部疼痛，心中不舒，肩项身体发热，破䐃脱肉，骨骼外露，目眶内陷，真脏脉显露，目不能看见人，立即会死；其中能看见人的，到其所不胜的脏气旺盛时死亡。元气暴虚而外邪猝然侵犯人体的，五脏气绝而九窍闭塞，周身脉道不通，气行受阻，就像由高处坠落或溺水一样，不能确定死期。其中脉绝不复的，或者一呼跳五六次的，虽然形肉未脱失，也没有出现真脏脉，还是会死亡。

真脏脉中肝脉出现，内外急迫，好像按在刀刃上坚实而细，又像是按在琴瑟的弦上，面色青而白不润泽，皮毛枯焦，就会死亡。

心的真脏脉出现，坚实而搏击有力，好像按在薏苡仁籽上一个接着一个，面色赤中兼黑不润泽，皮毛枯焦，就会死亡。

肺的真脏脉出现，脉象大而虚软，好像用羽毛碰人的皮肤那样轻柔，面色赤而白不润泽，皮毛枯焦，就会死亡。

脾的真脏脉出现，软弱而时慢时快，面色青中兼黄不润泽，皮毛焦枯，就会死亡。

肾的真脏脉出现，脉象搏击而绝，像手指弹击石块一样坚实，面色黑中兼黄不润泽，皮毛枯焦，就会死亡。凡真脏脉出现的，都是不治的死证。

问：有恶寒发热的瘰疬发生在颈项或腋下，是什么邪气所导致的？答：这都是鼠瘘之类的病证，是寒热邪毒之气稽留在经脉而不去所导致的。鼠瘘的根源，都在内脏，内脏的毒邪上出于颈腋部位，如果它们仅游浮于胸中，未滞留于肌肉而向外溃破成为脓血，则容易治疗。问：怎样祛除它们呢？答：治疗发病的脏腑以去病之根源，在病发部位用针灸等法将毒气引出，就可使病邪衰退，根除恶寒发热的症状。治疗时仔细辨明经脉的所发部位予以针刺，采用徐徐进针、徐徐退针的补泻手法以扶正祛邪。其中小如麦粒的，针一次就可收到效果，针三次即可治愈。判断病人死生的方法是，翻开眼睑观察眼球，其中有赤脉由上而下贯通瞳孔的，有一条则一年内死亡，见到一条半则一年半内死亡，见到两条则两年内死亡，见到两条半则两年半内死亡，见到三条则三年内死亡。赤脉没有贯连瞳孔的，尚可以治疗。

问：有的人常发寒热病，有什么样的外在表现呢？答：骨小而肌肉消瘦的人，容易发生寒热方面的疾病。颧骨是骨的根本，颧骨大的骨骼就大，颧骨小的，骨骼就小。皮肤薄而肌肉软弱不丰满，臂部柔弱无力，地阁部位色黑如炱，不与天庭部位气色相同，污浊而独异于面部，这就是它的外在表现。臂部薄弱的，其骨髓也不充满，所以说容易发生寒热病。感受了风邪就会成为恶寒发热的疾病。皮的寒热病，皮肤痛不能近席，毛发枯焦，鼻孔干燥如腊肉，若不出汗，当取足太阳的络穴泻之，补手太阴肺经以发汗。肌的寒热病，肌肉

疼痛，毛发枯焦，口唇干枯如腊肉，不出汗的，应取足太阳经的络脉，以泻血祛邪，补手足太阴经的腧穴以发汗。骨的寒热病，疼痛而烦躁不安，汗流不止。如果齿未枯槁，则是阴气未竭，取少阴经在阴股的络脉；牙齿已枯槁的，为不治之证。骨厥病也是不治的死证。男子如果像患了蛊病一样，女子如果像患了恶阻一样，身体腰脊松懈无力，不想吃饭，先刺涌泉出血，再察看足背部盛大的络脉，尽刺放血。

灸治寒热病的方法：先取项后的大椎穴，根据年龄决定要灸的壮数；再灸骶尾骨处的长强穴，也是以年龄决定壮数。查看背俞穴上有陷下的，灸之；举臂时肩上有陷窝的肩髃穴，灸之；两季肋处的京门穴，灸之；足外踝上方绝骨之端的阳辅穴，灸之；足小趾、次趾之间的侠溪穴，灸之；小腿下方凹陷处的承山穴，灸之；外踝后方的昆仑穴，灸之；缺盆骨上按之坚硬活动像筋结的，灸之；胸中凹陷的天突穴，灸之；手掌横骨下方的大陵穴，灸之；脐下三寸处的关元穴，灸之；毛际两旁的动脉处的气冲穴，灸之；膝下三寸处的足三里穴，灸之；足阳明经，足背上的动脉处的冲阳穴，灸之；巅顶上的百会穴，灸之；在狂犬所咬伤口处按法灸之，即在狂犬所咬伤口处以法灸三壮。以上当灸的部位除狂犬咬伤灸无定处外，共有二十九个当灸部位。

恶寒发热头痛，喘息有声，目不能视，神庭穴可以治疗。病人目中流泪，头不痛的，取听会穴治疗。恶寒发热，头痛得好像要破裂似的，眼睛疼痛像要脱出，喘咳气逆而心烦胸满，呕吐，汗出如流，言语困难，头维穴可以治疗。恶寒发热的，刺

脑户出血，但不可深刺。

【导读】

1. 五脏疾病的传变

脏腑之间是一个相互依存、相互滋生、相互制约、密切联系而不可分割的有机整体。所以，当某一脏腑发生疾病时，可以相互影响和传变，而且其传变在一般情况下有一定规律可循。此即本文所说："五脏相通，移皆有次。"五脏疾病的传变规律是依据五行学说来推理的，一般而言，有两个方面：其一，发病于子脏，即"受气于其所生"。任何一脏的疾病都发生于子脏：肝受气于心，心受气于脾，脾受气于肺，肺受气于肾，肾受气于肝，故曰"五脏受气于其所生"。其二，以次相传。其中又包括顺传所胜和逆传所不胜。顺传所胜，即传其所胜，如肝传脾，脾传肾，肾传心，心传肺，肺传肝。逆传所不胜，即传其所不胜之时而病情加重或死亡，如心病死于水时之亥子，脾病死于木时之寅卯，肺病死于火时之巳午，肝病死于金时之申酉，肾病死于土时之辰戌丑未。

疾病的发生有快有慢，其传变亦是变化多端，一般情况下，其疾病传变有一定规律可循，但在一些特殊情况下，也有"不以次传"的。如"然其卒发者，不必治于传"，即猝然暴发之病，其传变迅速，就不以次传，也不必根据一般相传的次序而治疗。故曰："忧恐悲喜怒，令不得以其次，故令人大病矣。"如喜极伤心，心虚则肾气相乘；大怒则肝气乘脾；悲伤过度则肺气乘肝；惊恐过度则肾气内虚，脾气乘肾；大忧则肺气内虚，心气乘肺。

2. 真脏脉的预后

凡久病、重病，五脏受伤，出现了真脏脉，其预后多为不良。出现真脏脉时，说明已损及先天、后天之本。因为肾为先天之本，主骨，脾为后天之本，主肉，故凡久病，损伤五脏，虽各有不同的表现，但其一致的是必然损及先、后天之本。因此其共有的症状都是"大骨枯槁，大肉陷下"，说明先、后天之本已竭绝，所以皆为死证。但因其所伤五脏之不同，其死期亦有差异。一般是真脏脉未出现时，尚可稍延时日；若真脏脉已见，则可推断其近期死亡的大致时日。如"大骨枯槁，大肉陷下，胸中气满，喘息不便，其气动形，期六月死。真脏脉见，乃予之期日"，此段说明肺脏有病出现这些征象，大致6个月就要死亡，见了肺的真脏脉，就可以预知死日。《素问·平人气象论》说："肺见丙丁死。"马莳说："此举诸证渐盛者，必以真脏脉见，乃期其所死之日时也。"五脏病见真脏脉，即可预测死于本脏所不胜之时。

五脏传病发寒热第一（下）

【原文】 寒热取五处，及天池、风池、腰俞、长强、大杼、中膂内俞、上髎、龈交、上关、关元、天牖、天容、合谷、阳溪、关冲、中渚、阳池、消泺、少泽、前谷、腕骨、阳谷、少海、然谷、至阴、昆仑主之。寒热骨痛，玉枕主之。寒热懈懒，淫泺胫酸，四肢重痛，少气难言[1]，至阳主之。肺气热，呼吸不得卧，上气，呕沫，喘，气相追逐，胸满胁膺急，息难，振栗，脉鼓，气膈，胸中有热，支满不嗜食，汗不出，腰脊痛，肺俞主之。寒热心痛，循循然[2]与背相引而痛，胸中愊愊不得息，咳唾血，多涎，烦中善饐[3]，食不下，咳逆，汗不出，如疟状，目眈眈，泪出悲伤，心俞主之。咳而呕，鬲寒，食不下，寒热，皮肉肤痛，少气不得卧，胸满支两胁，鬲上兢兢[4]，胁痛腹䐜，胸脘暴痛，上气，肩背寒痛，汗不出，喉痹，腹中痛，积聚，默然嗜卧，怠惰不欲动，身常湿，心痛无可摇者，脾俞主之。咳而胁满急，不得息，不得反侧，腋胁下与脐相引，筋急而痛，反折，目上视，眩，目中循循然，肩项痛，惊狂，衄，少腹满，目眈眈，生白翳[5]，咳引胸痛，筋寒热[6]，唾血短气，鼻酸，肝俞主之。寒热，食多，身羸瘦，两胁引痛，心下贲痛[7]，心如悬，下引脐，少腹急痛，热，面黑，目眈眈，久喘咳，少气，溺浊赤，肾俞主之。骨寒热，溲难，肾俞主之。寒热头痛，水沟主之。寒热颈瘰疬，大迎主之。肩痛引项，寒热，缺盆主之。身热汗不出，胸中热满，天窌主之。寒热肩肿，引胛中痛，肩臂酸，臑俞主之。寒热项疬适[8]，耳无闻，引缺盆肩中热痛，麻痹不举，肩贞主之。寒热疬，目不明，咳上气，唾血，肩中俞主之。寒热疬适，胸中满，有大气[9]，缺盆中满痛者死，外溃不死，肩引项不举，缺盆

中痛，汗不出，喉痹，咳嗽血，缺盆主之。咳上气，喘，暴喑不能言，及舌下挟缝青脉，颈有大气，喉痹，咽中干，急不得息，喉中鸣，翁翁[10]寒热，项肿肩痛，胸满腹皮热，衄，气短哽心痛，隐疹头痛，面皮赤热，身肉尽不仁，天突主之。肺系急，胸中痛，恶寒，胸满愊愊然[11]，善呕胆，胸中热，喘，逆气，气相追逐，多浊唾，不得息，肩背风，汗出，面腹肿，鬲中食饐，不下食，喉痹，肩息肺胀，皮肤骨痛，寒热烦满，中府主之。寒热胸满，头痛，四肢不举，腋下肿，上气，胸中有声，喉中鸣，天池主之。咳，胁下积聚，喘逆，卧不安席，时寒热，期门主之。寒热，腹胀䐜，快快然[12]不得息，京门主之。寒濯濯[13]，舌烦，手臂不仁，唾沫，唇干引饮，手腕挛，指肢痛，肺胀，上气，耳中生风，咳喘逆，痹，臂痛，呕吐，饮食不下，膨膨然[14]，少商主之。唾血，时寒时热，泻鱼际，补尺泽。臂厥，肩膺胸满痛，目中白翳，眼青转筋，掌中热，乍寒乍热，缺盆中相引痛，数咳，喘不得息，臂内廉痛，上鬲，饮已烦满，太渊主之。寒热胸背急，喉痹，咳上气喘，掌中热，数欠伸，汗出善忘，四逆厥，善笑，溺白，列缺主之。胸中膨膨然，甚则交两手而瞀，暴痹喘逆，刺经渠及天府，此谓之大俞[15]。寒热咳呕沫，掌中热，虚则肩背寒栗，少气不足以息，寒厥，交两手而瞀，口沫出；实则肩背热痛，汗出，四肢暴肿，身湿摇，时寒热，饥则烦，饱则善，面色变，口噤不开，恶风泣

出，列缺主之。烦心咳，寒热善哕，劳宫主之。寒热，唇口干，喘息，目急痛，善惊，三间主之。胸中满，耳前痛，齿痛，目赤痛，颈肿，寒热，渴饮辄汗出，不饮则皮干热，曲池主之。寒热颈疬适，咳呼吸难，灸五里，左取右，右取左。寒热颈疬适，肩臂不可举，臂臑、臑俞主之。风寒热，液门主之。寒热颈颔肿，后溪主之。寒热善呕，商丘主之。

呕厥寒，时有微热，胁下支满，喉痛，嗌干，膝外廉痛，淫泺胫酸，腋下肿，马刀瘘，肩肿，吻伤痛，太冲主之。心如悬，阴厥[16]，脚腨后廉急，不可前却[17]，血痹肠澼便脓血，足跗上痛，舌卷不能言，善笑，足痿不收履，溺青赤白黄黑，青取井，赤取荥，黄取输，白取经，黑取合[18]。血痔[19]泄后重，腹痛如癃状，狂仆必有所扶持；及大气诞出，鼻孔中痛，腹中常鸣，骨寒热无所安，汗出不休，复溜主之。男子如蛊，女子如阻，寒热少腹偏肿，阴谷主之。少腹痛，泄出糜，次指间热，若脉陷[20]，寒热身痛，唇渴不干汗出，毛发焦，脱肉少气，内有热，不欲动摇，泄脓血，腰引少腹痛，暴惊，狂言非常，巨虚下廉主之。胸中满，腋下肿，马刀瘘，善自啮舌颊，天牖中肿，淫泺胫酸，头眩，枕骨颔腮肿，目涩身痹，洒淅振寒，季胁支满，寒热，胁腰腹膝外廉痛，临泣主之。寒热颈肿，丘墟主之。

寒热颈腋下肿，申脉主之。寒热酸痟[21]，四肢不举，腋下肿，马刀瘘，喉痹，髀膝胫骨摇，酸痹不仁，阳辅主之。寒热，髀胫不收，阳交主之。寒热腰痛如折，束骨主之。

寒热目晄晄，善咳，喘逆，通谷主之。寒热善唏[22]，头重足寒，不欲食，脚挛，京骨主之。寒热篡[23]反出，承山主之。寒热篡后出，瘈疭，脚腨酸重，战栗不能久立，脚急肿，跗痛筋足挛，少腹引喉嗌，大便难，承筋主之。跟厥膝急，腰脊痛引腹，篡阴股热，阴暴痛，寒热膝酸重，合阳主之。

【注释】

[1] 少气难言：指呼吸气短，语言不能接续。

[2] 循循然：按照一定的次序。

[3] 馇：通噎，食物阻塞咽喉。

[4] 兢兢：不平静的样子。

[5] 翳：眼睛上所长的障膜。

[6] 筋寒热：肝主筋，筋寒热也即肝受邪而生的寒热。

[7] 心下贲痛：胃脘部上冲疼痛。贲即上冲之意。

[8] 疬适：即瘰疬之意。

[9] 大气：指邪气壅盛。

[10] 翕翕（xī）：轻微发热的意思。

[11] 悒悒然：愁闷不安的样子。

[12] 怏怏然：郁郁不乐的样子。

[13] 寒濯濯（zhuó）：身冷如同水洗貌。

[14] 膨膨然：鼓胀的样子。

[15] 此谓之大俞：五部大俞之一。五部大俞，为本针经所谓；胃之大俞五部，包括天牖、扶突、天柱、天府、人迎。

[16] 阴厥：阳气衰于下而致的寒厥。

[17] 前却：即向前和向后移走。

[18] 溺青赤白黄黑……黑取合：这段文字与复溜穴的主治不符合，翻译仅作参考。

[19] 血痔：便鲜血的痔疮。

[20] 次指间热，若脉陷：小指次指间热，经脉陷下，这是太阳经病的表现。

[21] 痏（yuān）：酸痛的意思。

[22] 唏（xī）：叹气的声音。

[23] 篡：前后二阴之间。

【语译】 恶寒发热，取五处、天池、风池、腰俞、长强、中膂内俞、上髎、龈交、上关、关元、天牖、天容、合谷、阳溪、关冲、中渚、阳池、消泺、少泽、前谷、腕骨、阳谷、少海、然谷、至阴、昆仑穴治疗。身发寒热而骨骼疼痛，玉枕穴可以治疗。恶寒发热而松懈懒惰，湿邪浸淫流注下肢而胫酸无力，四肢沉重疼痛，呼吸气短而语言难以接续，督脉的至阳穴可以治疗。肺受邪而发热，呼吸不畅难以平卧，咳嗽气逆，呕吐涎沫，喘息，呼吸急促一下接着一下，胸满而胁膺拘急，呼吸困难，寒战振栗，脉象鼓而弦紧有力，气道阻塞，胸中有热的感觉，支撑胀满不想饮食，不出汗，腰脊疼痛，肺俞穴主治。恶寒发热而心痛，心与背循序牵引作痛，胸中郁郁不畅而呼吸不利，咳唾带血，多痰涎，心中烦闷而时常噎塞，饮食不下，咳嗽，汗不得出，好像疟疾一样，目视物不清，流泪善悲伤，取心俞穴治疗。咳嗽而呕吐，膈寒冷，饮食不下，恶寒发热，皮肉疼痛，气短不能平卧，胸胀满支撑两胁，膈上不能平静，胁肋疼痛，腹胀满，胸脘突然疼痛，上气喘促，肩背发冷疼痛，汗不得出，咽喉疼痛，腹部疼痛，积聚，静而喜卧，急惰不愿活动，肌肤常湿润，心中疼痛不能动，取脾俞穴治疗。咳嗽而两胁胀满拘急，呼吸不畅，不能翻身转侧，腋下胁肋和脐部筋脉相互牵引作痛，角弓反张，目睛上视，眩晕，目中像有次序地

转动，肩项疼痛，惊惕而狂，衄血，少腹胀满，视物模糊，目生白翳，咳嗽牵引胸部疼痛，肝脏受邪而发寒热，唾出有血，呼吸气短，鼻子发酸，取肝俞穴治疗。恶寒发热，饮食多而身体消瘦，两胁牵引疼痛，胃脘气上冲心而痛，心如悬挂而悸动不安，向下牵引脐部，少腹拘急疼痛，发热，面色黑，视物不清，咳喘日久不愈，呼吸气短，小便混浊而色赤，取肾俞治疗。骨发寒热，小便困难，取肾俞穴治疗。恶寒发热而头痛的，取水沟穴治疗。恶寒发热而颈生瘰疬的，取大迎穴治疗。肩部疼痛牵引项部，恶寒发热，取缺盆穴治疗。发热，汗不得出，胸中热而胀满的，应取天髎穴治疗。寒热，肩部肿胀，牵引肩胛骨疼痛，肩臂酸痛无力，应取手太阳、阳维、阳跷的交会穴臑俞治疗。寒热而项发瘰疬，听力障碍，牵引缺盆和肩内均感痛热，手臂麻木不能上举，取肩贞穴治疗。寒热瘰疬，目昏视物不清，咳嗽气喘，唾血，应取肩中俞治疗。寒热瘰疬，胸中胀满，有大气聚积，缺盆中亦见胀满而疼痛的，当死，而瘰疬成脓溃破外出的不一定死，肩部疼痛牵引颈项，臂不能上举，缺盆中痛，汗不得出，咽喉闭塞疼痛，咳嗽吐血，取缺盆穴治疗。咳嗽，气上逆，喘促，突然声音沙哑不能说话，舌下处有青脉，颈部有气聚，导致咽喉阻塞疼痛，咽部发干，气急呼吸不利，喉中鸣响有声，轻微身热恶寒，项肿而肩痛，胸满而腹皮发热，鼻衄，气梗塞而心痛，隐疹，头痛面红皮发热，全身肌肉麻木不仁，取天突穴治疗。肺系急迫，胸中疼痛，恶寒，胸部胀满，郁郁不乐，时常呕吐胆汁，胸中发热，喘息，气逆，呼吸急促，多浓浊痰

唾，呼吸不利，肩背怕风，出汗，面及腹部浮肿，噎膈而食不得下，喉痹塞痛，抬肩呼吸而肺胀，皮肤骨节疼痛，身发寒热，心烦满闷，取中府穴治疗。恶寒发热而胸中胀满，头痛，四肢不能运动，腋下肿胀，气逆喘促，胸中有痰湿声，喉中鸣响，取天池穴治疗。咳嗽，胁下有积聚，喘息气逆，不能安卧，时有寒热，取期门穴治疗。恶寒发热，腹胀，心中郁郁不乐而呼吸不利，应取京门穴治疗。身体发冷如洗，心烦，手臂麻木不仁，吐涎沫，唇干而多饮，手腕拘挛，手指肢节疼痛，肺胀，气逆而喘，耳鸣如吹风，咳喘气逆，痹痛，臂疼痛，呕吐，饮食不下，胸腹膨膨然鼓胀，取少商穴治疗。唾血，时寒时热，应泻鱼际而补尺泽。臂部厥逆，肩、膺胸等部胀满疼痛，目生白翳，目眦有赤筋，手掌发热，全身忽冷忽热，缺盆中牵引疼痛，连连咳嗽，气喘而呼吸不畅，手臂内侧疼痛，吞咽困难或呕吐，饮后烦躁胀满，取太渊穴治疗。恶寒发热，胸背拘急，喉阻塞疼痛，咳嗽气上逆喘息，手掌发热，频呵欠伸展，汗出，善忘，四肢厥冷，善笑，小便白，取列缺穴治疗。胸中膨膨胀满，严重时两手交叉于胸部而昏闷，突然胸部痹痛，喘息气逆，取经渠穴和天府穴治疗。天府穴为五部大俞之一。恶寒发热，咳嗽而呕吐涎沫，手掌发热，正气虚则肩背寒冷战栗，气短呼吸困难，四肢厥冷，两手交叉于胸部而昏闷，口吐涎沫；邪气实则肩背发热疼痛，汗出，四肢突然肿胀，身体湿润而摇动，时发寒热，饥饿则烦躁，饱则面色容易变化，口噤不开，恶风流泪，取列缺穴治疗。心烦咳嗽，恶寒发热而常呃逆，取劳宫穴治疗。恶寒发热，口唇干

燥，呼吸气喘，两目急缩而痛，善惊惕，取三间穴治疗。胸中满闷，耳前痛，齿痛，目红肿疼痛，颈部肿胀，恶寒发热，口渴饮水后立即汗出，不饮水则皮肤干燥而热，应取曲池穴治疗。恶寒发热，颈发瘰疬，咳嗽而呼吸困难，灸治手五里穴，左病取右穴，右病取左穴。恶寒发热，颈生瘰疬，肩臂痛而上举困难，取臂臑和臑俞治疗。因受风而发寒热的，取液门穴治疗。恶寒发热而颈额肿大，取后溪穴治疗。恶寒发热而善呕吐的，取商丘穴治疗。

呕吐而四肢厥冷，偶有轻度发热，胁下支撑胀满，喉痛，咽干，膝外侧疼痛，湿邪浸淫胫足酸软无力，腋下肿，瘰疬溃破成瘘，肩部肿胀，口角裂开疼痛，取太冲穴治疗。心悸动不安如被悬起，下肢寒冷厥逆，脚及小腿后拘急，不能前行后退，血聚而成痈，痢疾便下脓血，足背上疼痛，舌卷缩不能说话，多笑，足痿弱不能行走，小便有青、赤、白、黄、黑的改变。如果小便为青色，当取涌泉；小便为赤色，当取然谷穴；如果小便为黄色，当取太溪；小便为白色，当取复溜；小便为黑色，当取阴谷。痔疮便血，泄下后重，腹痛好像小便癃闭一样，狂疾仆倒必须有人相扶助；以及邪气盛而流涎，鼻孔中疼痛，腹中时常作响，骨发寒热而躁动不安，汗出不止，取复溜穴治疗。男子像患了蛊病，少腹胀闷，女子像患了闭阻病，恶寒发热而少腹偏肿，取阴谷穴治疗。少腹疼痛，排泄糜粥样不消化物，手小指次指间热，脉陷下，恶寒发热而身痛，口唇裂开，不得汗出，毛发枯焦，肌肉消瘦，呼吸气短，腹内发热，身体不愿活动，泄下脓血，腰部牵掣少腹疼痛，暴发惊恐，狂言狂语不同于平

常人，取小肠经的合穴下巨虚治疗。胸中胀满，腋下肿胀，瘰疬溃破成瘘，时常咬舌及颊部，天牖穴处肿胀，湿邪浸淫胫部酸软，头眩，枕骨、颔和腮部肿胀，目干涩，周身疼痛，洒洒战栗恶寒，季胁部支撑胀满，恶寒发热，胁肋、腰腹部以及膝外侧均感疼痛，取足临泣穴治疗。恶寒发热而颈部肿胀，取足少阳经的丘墟穴治疗。

恶寒发热而颈、腋下肿胀，申脉穴可以治疗。恶寒发热而全身酸痛无力，四肢不能活动，腋下肿，瘰疬溃破成瘘，喉闭塞疼痛，髀、膝、胫等骨骼动摇，酸麻不仁，取阳辅穴治疗。恶寒发热，大腿、小腿弛缓不收，取阳交穴治疗。身发寒热而

腰痛如折，取束骨穴治疗。

身发寒热而视物不清，经常咳嗽，喘息气逆，取通谷穴治疗。恶寒发热，常常唏嘘叹气，头沉重，足下寒冷，不想吃饭，双脚痉挛拘急，取京骨穴治疗。身发寒热而痔核肿，向外翻出，取承山穴治疗。恶寒发热，痔核脱出，筋脉抽搐，脚及小腿酸痛沉重，战栗不能久立，脚拘急肿痛，足踝疼痛而足部筋脉拘挛，少腹痛上掣咽喉，大便困难，取承筋穴治疗。足跟部寒冷而膝部拘急，腰脊疼痛牵引腹部，会阴及大腿内侧发热，阴部突然疼痛，恶寒发热而膝部酸痛沉重，取合阳穴治疗。

【导读】本篇论述病发寒热的临床表现和主治腧穴。

经络受病入肠胃五脏积发伏梁息贲肥气痞气奔豚第二

【原文】黄帝问曰：百病始生，三部之气，所伤各异，愿闻其会[1]。岐伯对曰：喜怒不节则伤于脏，脏伤则病起于阴；清湿袭虚，则病起于下；风雨袭虚，则病起于上，是谓三部。至其淫泆[2]，不可胜数。风雨寒热，不得虚邪，不能独伤人，卒然逢疾风暴雨而不病者，盖无虚邪，不能独伤人。此必因虚邪之风，与其身形，两虚相搏，乃客其形。两实[3]相逢，中人[4]肉间。其中于虚邪也，因其天时，与其躬身，参以虚实，大病乃成[5]。气有定舍，因处为名，上下内外，分为三员[6]。是故虚邪之中人也，始于皮肤。皮肤缓，则腠理开，腠理开则邪从毛发入，毛发入则稍深，稍深则毛发立，洒然[7]，皮肤痛。留而不去，则传舍于络。在络之时，痛

于肌肉，其病时痛时息，大经乃代。留而不去，传舍于经。在经之时，洒淅善惊。留而不去，传舍于俞。在俞之时，六经不通，四肢节痛，腰脊乃强。留而不去，传舍于伏冲之脉。在伏冲之脉时，身体重痛。留而不去，传舍于肠胃。在肠胃之时，贲响腹胀，多寒则肠鸣，飧泄食不化，多热则溏出糜。留而不去，传舍于肠胃之外，募原之间，留著于脉，稽留而不去，息而成积。或著孙络，或著络脉，或著经脉，或著俞脉，或著于伏冲之脉，或著于脊筋，或著于肠胃之募原，上连于缓筋，邪气淫泆，不可胜论。其著孙络之脉而成积，往来上下，臂乎（《素》作手），孙络之居也，浮而缓，不能拘积而止之，故

往来移行，肠胃之外，凑渗[8]注灌，濯濯[9]有音，有寒而腹膜满雷引[10]，故时切痛。其著于阳明之经，则挟脐而居，饱则益大，饥则益小。其著于缓筋也，似阳明之积，饱则痛，饥则安。其著于肠胃之募原也，痛而外连于缓筋也，饱则安，饥则痛。其著于伏冲之脉者，揣之应手而动，发手则热气下于两股，如汤沃之状。其著于膂筋，在肠后者，饥则积见，饱则积不见，按之弗得。其著于俞脉者，闭塞不通，津液不下，而空窍干。此邪气之从外[11]入内，从上下者也。曰：积之始生，至其已成，奈何？曰：积之始也，得寒乃生，厥止乃成积。曰：其成奈何？曰：厥气生足溢[12]，足溢生胫寒，胫寒则脉血凝泣，寒热上下，入于肠胃，入于肠胃则䐜胀，外之汁沫迫聚不得散，日以成积。卒然盛食多饮，则脉满。起居不节，用力过度，则络脉伤，阳络伤则血外溢，溢则衄血；阴络伤则血内溢，溢则便血。外之络伤则血溢于肠外，有寒，汁沫与血相搏，则并合凝聚，不得散而成积矣。卒然中于寒，若内伤于忧恐，则气上逆，气上逆则穴俞不通，温气不行，凝血蕴裹而不散，津液凝涩，著而不去，而积皆成矣。曰：其生于阴者奈何？曰：忧思伤心；重寒伤肺；忿怒伤肝；醉饱入房，汗出当风则伤脾；用力过度，入房汗出浴水，则伤肾。此内外三部之所生病也。察其所痛，以知其应，有余不足，当补则补，当泻则泻，无逆天时[13]，是为至治。曰：人之善病肠中积者，何以候之？曰：皮薄而不泽，肉不坚而淖泽。如此则肠胃恶[14]，恶则邪气留止，积聚乃作，肠胃之积，寒温不次，邪气乃（一本作稍）至[15]，其畜积止，大聚乃起。

曰：病有身体腰髀股胻皆肿，环脐而痛，是谓何病？曰：名曰伏梁[16]。此风根[17]也，不可动，动之为水溺涩之病。病有少腹盛，左右上下皆有根者，名曰伏梁也。裹大脓血，居肠胃之外，不可治之，每切按之致死[18]。此下则因阴[19]，必下脓血，上则迫胃脘，出鬲挟胃脘内痈。此久病也，难治，居脐上为逆，居脐下为顺，勿动亟夺[20]，其气溢（《素问》作泄）于大肠，而著于肓，肓之原在脐下，故环脐而痛也。

《难经》曰：心之积名曰伏梁，起于脐上，上至心下，大如臂。久久不愈，病烦心，心痛。以秋庚辛日得之，肾病传心，心当传肺，肺以秋王，不受邪，因留结为积。

《难经》曰：肺之积名曰息贲[21]，左右胁下，覆大如杯。久久不愈，病洒洒恶寒，气逆喘咳，发肺痈。以春甲乙日得之，心病传肺，肺当传肝，肝以春王，不受邪，因留结为积。

曰：病胁下满，气逆行，三二岁不已，是为何病？曰：病名息贲。此不妨于食，不可灸刺，积为导引服药。药不能独治也。

《难经》曰：肝之积名曰肥气[22]，在左胁下，如覆杯，有头足如龟鳖状。久久不愈，发咳逆，痎疟，连岁月不已。以季夏戊己日得之，肺病传肝，肝当传脾，脾以季夏王，不受邪，因留结为积。此与息贲略同。

《难经》曰：脾之积名曰痞气[23]，在胃脘，覆大如盘。久久不愈，病四肢不收，发黄疸，饮食不为肌肤[24]。以冬壬癸日得之，肝病传脾，脾当传肾，肾以冬王，不受邪，因留结为积。

《难经》曰：肾之积名曰贲肫[25]，发于腹，上至心下，若豚状，或上或下无时。久不已，令人喘逆，骨痿少气。以夏丙丁日得之，肺病传肾，肾当传心，心以夏王，不受邪，因留结为积也。

息贲时唾血，巨阙主之。腹中积，上下行，悬枢主之。疝积胸中痛，不得息[26]，天容主之。暴心腹痛，疝横发上冲心，云门主之。心下大坚，肓俞、期门及中脘主之。脐下疝，绕脐痛，冲胸不得息，中极主之。贲肫，上腹膜坚，痛引阴中，不得小便，两丸骞[27]，阴交主之。脐下疝，绕脐痛，石门主之。奔肫气上，腹膜痛，强不能言，茎肿先引腰，后引小腹，腰膀坚痛，下引阴中，不得小便，两丸骞，石门主之。奔豚，寒气入小腹，时欲呕，伤中溺血，小便数，背脐痛，引阴，腹中窘急欲凑[28]，后泄不止，关元主之。奔肫，上抢[29]心，甚则不得息，忽忽少气，尸厥[30]，心烦痛，饥不能食，善寒中腹胀，引胁而痛，小腹与脊相控暴痛，时窘之后，中极主之。腹中积聚时切痛，商曲主之。脐下积疝瘕，胞中有血，四满主之。脐疝绕脐而痛，时上冲心，天枢主之。气疝哕呕，面肿，奔肫，天枢主之。奔肫，卵上入，痛引茎，归来主

之。奔肫上下，期门主之。疝瘕，髀中急痛，循胁上下抢心，腹痛积聚，府舍主之。奔肫腹胀肿，章门主之。少腹积聚，劳宫主之。环脐痛，阴骞两丸缩，坚痛不得卧，太冲主之。寒疝，下至腹腠膝腰，痛如清水；大腹（一作小腹）诸疝，按之至膝上，伏兔主之。寒疝痛，腹胀满，痿厥少气，阴市主之。大疝腹坚，丘墟主之。

【注释】

[1] 会：会通，会合。

[2] 淫泆：浸淫，蔓延。

[3] 两实：指外感四时正气，而形体壮实。

[4] 中人：据《灵枢·百病始生》，当为"众人"，泛指气血平调的多数健康人。

[5] 参以虚实，大病乃成：参，即参合。虚为形气虚，实为邪气盛实，两者参合在一起，大病就会形成。

[6] 三贞：贞，即正的意思。此处指上部头面，下部尻足，中部脐腹，三部各有区别。

[7] 洒然：恶寒的样子。

[8] 凑渗：指水气聚合而渗漏。

[9] 濯濯：形容水声。

[10] 腹膜满雷引：邪循于络，在肠间，时有寒则孙脉膜满，引肠而作雷声，时有切痛。

[11] 外：原无，据《灵枢·百病始生》补。

[12] 足溢：血气凝滞于足而觉足部胀满。

[13] 无逆天时：据《灵枢·百病始生》之意，此句指不要违反四时气候和脏腑相应的原则。

[14] 肠胃恶：指肠胃不健康。

[15] 邪气乃（一本作稍）至：外邪逐渐入侵。

[16] 伏梁：冲脉的病症。伏，藏伏之意。梁，疆梁坚硬之意。

[17] 风根：即寒气。

[18] 每切按之致死：因为有大量脓血包裹居留肠胃之外，按压则可使脓血溃散不可收拾，病人痛闷不堪而致死。

[19] 此下则因阴：此下，即少腹。阴，即前后阴。此病向下迫及二阴。

[20] 勿动亟夺：据《素问·腹中论》之文意，应当解释为治疗时不可采用按摩的方法，急于奏效。

[21] 息贲：病名，呼吸粗大的一种疾病。

[22] 肥气：肥盛的意思。

[23] 痞气：痞塞不通的意思。

[24] 饮食不为肌肤：饮食所化之精微不能作用于肌肤。

[25] 贲肫：贲，通奔。肫，通豚。此病形状像豚而向上冲心。

[26] 息：原为"穷屈"，据《外台》卷三十九改为"息"。

[27] 搴（qiān）：高举、上提的意思。

[28] 凑：聚集之意。

[29] 抢：冲逆之意。

[30] 尸厥：突然出现心中烦乱、不知人事、手足厥冷、牙关紧闭等症状的疾病。

【语译】黄帝问道：各种疾病的发生，均起源于上、中、下三部之气，所受的邪气损伤的部位不同，它们是怎样会合损伤人体的呢？岐伯回答：喜怒等情志没有节度就会损伤内脏，五脏损伤则疾病从阴开始；清冷寒湿等邪容易乘虚侵犯人体，病多从下部开始；风暑雨露等邪气乘虚侵犯人体，病多从上部开始。这就是邪气开始侵犯人体的三部。至于邪气侵淫传化，就不可胜数了。风雨寒热等邪气，如果不得四时八方之虚邪，不能独自伤害人体。有的人突然遇到疾风暴雨但并不发病，是因为没有兼并虚邪，所以不能独自损伤人体。所以说发生疾病必须兼具虚邪之风和身形不足两个条件，这两种虚相结合，才会使

得邪客人体。如果气候正常（即实风，也称正风、正气），人体正气充足，大多数健康人肌肉坚固而不发病。若人体感受虚邪而发病，则与天气变化、身体虚实有关，如果正气虚而邪气实，那么结合起来就会形成大病。不同邪气侵犯人体都各自停留不同部位，根据不同邪气侵犯的部位不同而确定病名，根据受邪的上下内外，大致分为上、中、下三个部位。所以说虚邪贼风侵犯人体，首先从皮肤开始。皮肤弛缓则腠理开放，腠理开放则邪气从毛发侵入，侵入后逐渐深入，稍深入则毛发竖立，像淋水了一样发冷，皮肤疼痛。邪不得外散留而不去，则传注于络脉。邪气停留络脉，则肌肉之间疼痛，邪气仍在肌表，而肌肉疼痛时而减轻时而加重，则是邪气将要由络脉传入经脉，经脉代而受邪的表现。邪气留著不得发散，传入经脉。邪留经脉时，洒淅振栗恶寒而善惊恐。邪气继续停留，传入腧穴处。邪在腧穴时三阴三阳经气血不通，则会四肢骨节疼痛，腰脊强直疼痛。邪留腧穴不去，就会传入深部的冲脉。邪气在深部冲脉时，精血不能达于四肢而身体沉重疼痛。留而不去，邪气又会传入肠胃。邪在肠胃时，腹中肠鸣胀满，寒气多则泄泻清稀伴有不消化之物，热邪多则泻下溏薄如糜粥。留而不去，邪气又会传入肠胃之外，募原之间，留注于该处经脉，邪气停留而不能再传，停留下来阻塞气血而成为积聚。邪气有的留著在孙络，有的留著在络脉，有的留著在经脉，有的留著到腧穴之脉，有的留著在伏冲之脉，有的留著在膂筋，有的留著在肠胃之外的募原，向上连接缓筋，邪气侵入变化无常，不能胜数。邪气留著孙络而成积证的，其积能

随络脉上下活动，臂手是孙络停留之处，孙络浮浅而弛缓，不能约束积聚使其固定，故往来上下移动。邪随络脉往来，移行于肠胃之外，致使肠间之水汇聚渗灌，濯濯有声，寒邪重则腹胀满雷鸣，相互牵引，故时常按压疼痛。邪气留著于阳明之经，则其积停留在脐两旁，饱时积块胀大，饥则积块缩小。邪气留著缓筋的，和阳明之积相似，饱则疼痛，饥则安静。邪气留著在肠胃的募原而成积的，疼痛向外和缓筋相连，饱食则平静，饥饿则疼痛。邪气留著在伏冲之脉而成积的，按压时动而应手，放手则觉热气流注到两腿，像热水浇灌一样。邪气留注在膂筋的，因为膂筋在胃肠之后，所以饥饿肠空则能见积块，饱食后积块消失，按压时不能发现。邪气留著俞脉的，使背俞之脉闭塞不通，津液不能向下渗灌，因而大便干而小便少。以上就是邪气由外入内，自上而下传变而成为积聚的情况。问：积块的开始发生到其形成，是怎么样的呢？答：积块的发生，是受寒所致，寒气厥逆上行，留止肠胃之间就成为积块。问：积块的形成，是怎样的呢？答：寒气厥逆于下，致足部血脉滞涩而胀满，从而使足胫寒凉，血脉凝涩不通，寒气自下而上，侵入肠胃，而发生肠胃胀满的情况，迫使肠外的汁沫结聚不得散，日久就逐渐发展成为积块。或突然暴食暴饮，使血脉充盈。或因起居不规律，用力过度，使络脉受伤。如果阳经上行的络脉受伤，则血外溢而发展成衄血；阴经下行的络脉受伤，则血内溢而发展成便血。肠外的络脉受伤则血溢于肠外，因肠外有寒邪，故肠外的汁沫与血相互搏结，凝聚不散而成为积块。或突然感受寒邪，加上内伤忧怒等情志，内外相互搏结，邪气上逆使六经转输气血之处壅滞不通，卫阳之气不能运行，血气凝结蕴裹而不得散开，津液也凝涩不行，留注一处，而成积块。问：病生于阴的，是如何发生的呢？答：忧愁思虑过度则伤心；形寒冷饮过度则伤肺；恼恨忿怒过度则伤肝；醉饱后房事，汗出后受风则伤脾；用力过度，入房以后汗出浴水，则伤肾。这就是人体内外上、中、下三部受邪发病的情况。诊察疼痛的部位，进而推断出病变所属，辨清有余和不足的情况，当补就补，当泻就泻，不要和人体适应自然变化的规律相违背，这才是最恰当的治法。问：容易发生肠中积聚的病人，有什么样的外在表现呢？答：这种人皮肤薄而不润泽，肌肉不坚而津液不能淖泽。这种人肠胃不健，肠胃不健则邪气侵袭，积聚就形成了。如果对饮食的冷热不加注意，胃肠部位就会受到损伤，邪气逐渐侵袭其间，蓄积停留，就会形成大聚的重病。

问：有的病表现出身体腰、髀、股、胻均肿胀，并且环绕肚脐疼痛，这是什么病？答：这叫伏梁病，是寒气厥而上逆所致。不可用剧烈药物攻下，攻下则发生小便不利的病症。出现少腹坚硬盛满，左右上下都有根的疾病，叫作伏梁。少腹内包裹大量脓血，停留在肠胃之外，不可盲目治疗，常因用手切按而致死。此病向下迫及二阴，必然排出脓血；向上迫及胃脘，上出于膈，挟胃脘处发生内痈。这是日久难愈的疾病，很难治疗。位居脐上的为逆证，位居脐下的为顺证。治疗时不可采用按摩的方法，急于奏效，使邪气流溢大肠，而留止在肓膜之中，肓之原在脐下，故会环绕脐周而疼痛。

《难经》上说：心的积证叫伏梁。从脐部开始，上至心下，大如臂。久久不愈，有心烦、心痛的症状。大多是在秋季庚辛之日得病。肾病传入心，心又传入肺，秋为肺令，此时肺气正旺，所以不受邪气侵袭，因而留结在心而成积证。

《难经》上说：肺的积病叫作息贲，在右侧胁下，大如覆杯。迁延日久不愈，患者洒洒恶寒，气上逆而喘咳气促，发生肺痈。大多是在春季甲乙日得病，心病传入肺，肺病传入肝，时适春令，肝气旺盛，不受邪气侵犯，所以留结在肺而成为积证。

问：有的病表现为胁下胀满，呼吸气逆，两三年不能痊愈，这是什么样的疾病？
答：这种病叫作息贲，不会妨碍饮食，不可用艾灸和针刺的方法治疗，可连续多次用导引的方法疏通气血，同时服用药物慢慢调治。单纯用药也很难治愈。

《难经》上说：肝的积病叫肥气，停在左胁下，如覆杯状，有头有足像龟鳖一样。病久久不愈，使人发生咳喘气逆及疟疾等病，连续几年不能痊愈。一般在季夏戊己日得病，肺病传入肝，肝病应当传入脾，但当时正值季夏，脾气正旺，不受病邪侵袭，因而留著于肝而成为积。此病和息贲有相似之处。

《难经》上说：脾的积病叫痞气，在胃脘部，像覆盘一样大。久久不能痊愈，使人四肢弛缓不收，发生黄疸病，饮食不能营养肌肤而消瘦。在冬季壬癸日得病，肝病传入脾，脾病应当传入肾，而时值冬令，肾气正旺，肾不受邪，因而留结在脾而成为积。

《难经》上说：肾的积病名叫贲肫，发于少腹，上冲至心下，如豚奔走，有时上冲，有时下行不定时。日久不愈，使人喘息气逆，骨痿软无力而气短。发生在夏季丙丁日，肺病传入肾，肾病当传入心，时值夏季，心气正旺，不能受邪侵袭，因而留结而成肾的积病。

息贲病时常唾血，取巨阙穴治疗。腹中有积，上下行走，取悬枢穴治疗。寒疝积聚而胸中疼痛，不能呼吸，取天容穴治疗。突然发生心腹疼痛，疝积经常发作上冲心，取云门穴治疗。心下坚硬有积聚，取肓俞、期门及中脘穴治疗。脐下寒疝，绕脐疼痛，上冲心胸而呼吸困难，取中极穴治疗。奔豚病，上腹胀满坚硬，疼痛牵引前阴之中，不能小便，两睾丸上缩入腹中，取阴交穴治疗。脐下寒疝，绕脐疼痛，取石门穴治疗。奔豚病气上冲，腹胀满疼痛，口舌强直不能说话，阴茎肿痛先掣引腰部，后掣引少腹，使腰髋和少腹坚硬疼痛，向下牵引阴中，不能小便，两睾丸上缩，取石门穴治疗。奔豚病，寒气侵入少腹，频发呕吐，邪气伤于内部而尿血，小便频数，背和脐部疼痛，向下掣引到前阴，腹部拘急好像要聚到一起，腹泻不止，取关元穴治疗。奔豚病，气上冲心，严重时不能自然呼吸，觉心中空虚气息不足，出现尸厥，心烦而痛，饥而不能饮食，常常中焦寒冷而腹胀，牵引两胁疼痛，小腹和脊柱牵拉暴痛，常常里急后重，取中极穴治疗。腹中有积聚而常常发作剧痛，取商曲穴治疗。脐下有积聚疝瘕，胞中有积血，取四满穴治疗。脐部寒疝绕脐疼痛，常气上冲心，取天枢穴治疗。气疝而呃逆呕吐，面部浮肿，奔豚气上冲，取天枢穴治疗。奔豚病，睾丸缩入腹中，疼痛牵引阴茎，取归来穴治疗。奔豚病气上冲下行，取期门穴治疗。疝瘕病，大腿髀股中拘急疼痛，邪气循胁肋上下冲心，腹部疼痛出现积聚，取府舍穴治疗。奔豚病腹部肿满，取章门穴治疗。少腹出现积聚，取劳宫穴治疗。绕脐腹痛，阴茎和睾丸上提收缩，坚硬疼痛不能平卧，取太冲穴治疗。寒疝，向下到腹肌、膝、腰等部，疼痛而冷如清水；小腹部一切疝病，按压时向下到膝上，伏兔穴治疗。疝气寒痛，腹部胀满，下肢痿软厥冷而少气，取阴市穴治疗。发生大疝而腹部坚硬的，取丘墟穴治疗。

【导读】 本篇主要论述经络受邪内入肠胃、五脏，从而结聚而成五脏积——伏梁、息贲、肥气、痞气、奔豚的病因、病机、症状和主治腧穴。

五脏六腑胀第三

【原文】 黄帝问曰：脉之应于寸口，如何而胀？岐伯对曰：其至大坚直以涩者，胀也[1]。曰：何以知其脏腑之胀也？曰：阴为脏，而阳为腑也[2]。曰：夫气之令人胀也，在于血脉之中耶？抑脏腑之内乎？曰：二者皆在焉，然非胀之舍也。曰：愿闻胀舍？曰：夫胀者，皆在于腑脏之外，排[3]脏腑而廓[4]胸胁，胀皮肤，故命曰胀。曰：脏腑之在内也，若匣匮[5]之藏禁器[6]也，各有次舍，异名而同处，一域之中，其气各异，愿闻其故。曰：夫胸腹者，脏腑之城廓；膻中者，心主之中宫也；胃者，太仓也；咽喉少腹者，传道也；胃之五窍者，闾里之门户也[7]；廉泉玉英[8]者，津液之道路也。故五脏六腑，各有畔界，其病各有形状。营气循脉，卫气逆为脉胀。卫气并血脉循分肉为肤胀[9]（《灵枢》作营气循脉为脉胀，卫气并脉循分肉为肤胀）。取三里泻之，近者一下（一本作分，下同），远者三下，无问虚实，工在疾泻也。曰：愿闻胀形？曰：心胀者，烦心短气，卧不得安；肺胀者，虚满而喘咳；肝胀者，胁下满而痛引少腹；脾胀者，苦哕，四肢闷，体重不能衣；肾胀者，腹满引背，怏怏然腰髀痛；胃胀者，腹满胃脘痛，鼻闻焦臭，妨于食，大便难；大肠胀者，肠鸣而痛濯濯[10]，冬日重感于寒则泄食不化；小肠胀者，小腹胀膜，引腰而痛；膀胱胀者，小腹满而气癃[11]；三焦胀者，气满于皮肤中，壳壳[12]然而不坚；胆胀者，胁下痛胀，口苦，好太息。凡此诸胀，其道在一，明知逆顺，针数不失。泻虚补实，神去其室[13]。致邪失正，真不可定。粗工所败，谓之天命。补虚泻实，神归其室，久塞其空[14]，谓之良工。曰：胀者焉生，何因而有名？曰：卫气之在身也，常并脉循分肉，行有逆顺，阴阳相随，乃得天和[15]，五脏皆治，四时皆叙[16]，五谷乃化。然而厥气在下，营卫留止，寒气逆上，真邪相攻，两气相薄，乃合[17]为胀。曰：何以解惑？曰：合之于真，三合而得。曰：无问虚实，工在疾泻，近者一下，远者三下，今有三而不下，其过焉在？曰：

此言陷于肉肓[18]而中气穴者也。不中气穴而气内闭藏；不陷肓，则气不行；不越中肉则卫气相乱，阴阳相逆。其于胀也，当泻而不泻，故气不下。三而不下[19]，必更其道[20]，气下乃止，不下复起，可以万全，恶有殆者乎。其于胀也，必审其诊，当泻则泻，当补则补，如鼓之应桴，恶有不下者乎。

心胀者，心俞主之，亦取列缺。肺胀者，肺俞主之，亦取太渊。肝胀者，肝俞主之，亦取太冲。脾胀者，脾俞主之，亦取太白。肾胀者，肾俞主之，亦取太溪。胃胀者，中脘主之，亦取章门。大肠胀者，天枢主之。小肠胀者，中窌主之。膀胱胀者，曲骨主之。三焦胀者，石门主之。胆胀者，阳陵泉主之。五脏六腑之胀，皆取三里。三里者，胀之要穴也。

【注释】

[1] 大坚直以涩者，胀也：脉大，邪气盛的原因。脉坚，邪气实的原因。直，即端直，弦脉的表现，邪气盛伤正的表现。涩，为气血虚不能流利的表现。均提示阳邪伤阴，损伤胃气的胀病。

[2] 阴为脏，而阳为腑也：脉病在阴，则胀在五脏；脉病在阳，则胀在六腑。

[3] 排：排挤的意思。

[4] 廓：使之胀大的意思。

[5] 匮匣：藏物器之大者为匮，次为匣。

[6] 禁器：禁秘之器。

[7] 胃之五窍者，闾里之门户也：闾里，取类比象法，用古代巷门、邻里之间的关系，说明胃及其所连大肠、小肠的生理功能。

[8] 廉泉玉英：二者均属任脉，分布于舌下，能分泌津液。

[9] 卫气并血脉循分肉为肤胀：卫气逆而与脉并行，反复环循在分肉之间，所以出现肤胀。

[10] 濯濯：肠鸣之音。

[11] 气癃：气淋。

[12] 壳壳：外部坚硬而内部空软。

[13] 神去其室：神室，即心脏。因犯了虚虚实实的错误，伤耗了心气，使心神外泄。

[14] 久塞其空：外使肌肤腠理紧密而坚固，内使脏腑神气充足。

[15] 天和：即自然的和气，此指天然无病状态。

[16] 叙：通"序"，规律。

[17] 合：原为"舍"，据《灵枢·胀论》改。

[18] 肓：凡是腔腹肉理之间，上下空隙之处，都叫作肓。

[19] 三而不下：原无，据《灵枢·胀论》补。

[20] 必更其道：三次治疗不能见效，应当换穴再针刺治疗。

【语译】黄帝问道：寸口脉怎样时，是患了胀病呢？岐伯回答：脉象大、坚直而涩的，是患了胀病。问：如何辨别是脏还是腑的胀病呢？答：出现阴脉是脏的病变，出现阳脉是腑的病变。问：气使人产生的胀病，是在血脉之中呢？还是在脏腑之内呢？答：二者均可出现胀病，但却不是胀病停留的地方。问：那请讲讲胀病停留在什么地方呢。答：胀病都在脏腑之外，排挤脏腑而扩大胸胁，向外充胀皮肤，所以叫作胀。问：脏腑位于胸腔和腹腔之内，好像珍贵的物品要放在坚固严密的匮匣中一样，各按顺序排放，名称不同而同在一处，同在一个区域之中而功能各不相同，这是什么道理呢？答：胸腔和腹腔，好像是脏腑的城廓；膻中这个地方，像是心主的中宫；胃，像是水谷的仓库；咽喉和小肠，好像是水谷和大气出入的通道；属于胃的咽门、贲门、幽门、阑门、魄门五个孔窍，像是巷门、邻里之间的通道；廉泉和玉英，像是津液分泌的道路。因此，五脏六腑之间，各有界限，它们发生的疾病各有症状。营气循行于脉中，如果卫气逆而并行于脉中则出现脉胀，卫气并行于脉中循环在分肉之间就会出现肤胀。在治疗这些胀病时取足三里穴，用泻法，病程短的泻一次，病程长的泻三次，不论是虚证还是实证，都应采取急泻的治疗方法。问：请讲讲胀病的表现如何。答：心的胀病，心烦气短，卧不安宁；肺的胀病，胸中虚满而气喘咳嗽；肝的胀病，胁下胀满而疼痛牵引少腹；脾的胀病，苦于干哕，四肢躁扰闷乱，身体沉重得不能穿衣；肾的胀病，腹部胀满牵引背部不适，不愉快的样子，腰髀部疼痛；胃的胀病，腹部胀满，胃脘疼痛，鼻中常有焦臭气味，妨碍饮食，大便困难；大肠的胀病，肠鸣，腹痛，冬天再遇到寒邪则泄泻伴有不消化的食物；小肠的胀病，小腹胀满，牵引腰部疼痛；膀胱的胀病，小腹胀满而小便不利；三焦的胀病，气充满皮肤之中，以手按压似实而不坚；胆的胀病，胁下胀满疼痛，口苦，善太息。以上这些胀病，其原因基本相同，即卫气逆乱，明确经气的顺逆，则能准确地运用针法治疗这些疾病。如果犯了泻虚补实的错误，就会使神气离去，邪气深入而正气损耗，真气不能安定。这是不高明的医生所犯的错误，使病人枉送性命而又说命该夭亡。如果能补其不足，泻其有余，使神气返还五脏，使肌肤腠理充实致密，这就是高明的医生。问：胀病是怎样产生的，为何叫作胀病？答：人身上的卫气，经常循行脉外分肉之间，其循行有逆顺之分，即始终与经脉当中的营气相伴随而循

行，从而达到自然健康的状态。此时五脏调和，随应四时阴阳的变化规律，五谷运化正常。然而如果厥逆之气在人体下部致使营卫受到阻碍而留止不行，寒气上逆，正气与邪气相互攻击、搏结，则合而发为胀病。问：怎样解释它们呢？答：卫气留止，与上逆的寒邪相搏结而成为胀病，有的合于血脉，有的合于五脏，有的合于六腑，能把它们分辨清楚，便对胀病有了全面的认识。问：不管是虚证还是实证，都要用急泻的方法，新病泻一次，久病泻三次，如果泻三次而胀不能消，其错误在哪里呢？答：这是指针刺时必须刺入肉肓而中在气穴以内，才能见效。若针不中气穴，邪气就闭藏在内；针刺不进入肓膜，则卫气仍然不能运行；针如不穿越皮肤而中于分肉之内，则会使卫气和邪气相乱，阴气与阳气相逆。对于胀病，当泻而不用泻法，胀气是不会消除的。泻三次而胀仍不消的，必须更换穴位再刺，直到胀气消除为止。胀病不消除而更换穴位再刺的方法，是万全的方法，不会治不好胀病的。对于胀病，必须详细诊查辨清虚实，应该泻的就用急泻的方法，应当补时就用补的方法进行针刺，其效果就会像桴鼓一样，哪会有胀病不消失的道理呢。

心胀病，取心俞治疗，也可以取列缺穴。肺胀病，取肺俞穴治疗，也可以取太渊穴治疗。肝胀病，取肝俞穴治疗，也可以取太冲穴治疗。脾胀病，取脾俞穴治疗，也可以取太白穴治疗。肾胀病，取肾俞穴治疗，也可取太溪穴治疗。胃胀病，取中脘穴治疗，也可取章门穴治疗。大肠的胀病，取天枢穴治疗。小肠的胀病，取中髎穴治疗。膀胱的胀病，取曲骨穴治疗。三

焦的胀病，应取任脉的石门穴治疗。胆胀病，应取阳陵泉治疗。五脏六腑的胀病，都可以取足三里治疗。足三里穴，是治疗胀病的要穴。

【导读】本篇论述五脏六腑之胀病相关内容，包括胸腹、膻中、胃、咽喉、少腹、五窍、廉泉、玉英等的生理功能，胀病的病因、病机、症状，以及治胀之"工在疾泻""补虚泻实"的刺法与主治腧穴。

水肤胀鼓胀肠覃石瘕第四

【原文】黄帝问曰：水与肤胀、鼓胀、肠覃、石瘕，何以别之？岐伯对曰：水之始起也，目窠[1]上微肿，如新卧起之状，颈脉动，时咳，阴股间寒，足胫肿，腹乃大，其水已成也。以手按其腹，随手而起，如裹水之状，此其候也。肤胀者，寒气客于皮肤之间，壳壳然不坚，腹大，身尽肿，皮肤厚，按其腹，腹陷而不起，肤色不变，此起候也。鼓胀者，腹身皆肿大，如肤胀等，其色苍黄，腹筋起，此其候也。肠覃[2]者，寒气客于肠外，与卫气相搏，正气不得营，因有所系，瘕而内著，恶气乃起，息肉乃生。其始生也，大如鸡卵，稍以益大，至其成也，如怀子状，久者离岁月，按之则坚，推之则移，月事时下[3]，此其候也。石瘕者，生于胞中，寒气客于子门，子门闭塞，气不通，恶血当泻不泻，血衃乃留止，日以益大，状如怀子，月事不以时下，皆生于女子，可导而下之[4]。曰：肤胀鼓胀可刺耶？曰：先刺其腹之血络，后调其经，亦刺去其血脉。曰：有病心腹满，旦食则不能暮食，此为何病？曰：此名为鼓胀。治之以鸡矢醴[5]，一剂知，二剂已。曰：其时有复发者，何也？曰：此

食饮不节，故时有病也。虽然，其病且已，因当风气聚于腹也。

风水肤胀，为五十七刺[6]，取皮肤之血者，尽取之。徒水，先取环谷下三寸[7]，以排针刺之而藏之，引而内之，入而复出，以尽其水；必坚束之，束缓则烦闷，束急则安静。间日一刺之，水尽乃止；饮闭药[8]，方刺之时徒饮之，方饮无食，方食无饮，无食他食，百三十五日。水肿，人中尽满，唇反者死，水沟主之。水肿大脐平，灸脐中，无理[9]不治。水胀，水气行皮中，阴交主之。水肿腹大，水胀，水气行皮中，石门主之。石水[10]，痛引胁下胀，头眩痛，身尽热，关元主之。振寒大腹石水，四满主之。石水，刺气冲。石水，章门及然谷主之。石水，天泉主之。腹中气盛，腹胀逆，不得卧，阴陵泉主之。水肿留饮，胸胁支满，刺陷谷，出血，立已。水肿胀，皮肿，三里主之。胞中有大疝瘕积聚，与阴相引而痛，苦涌泄上下出，补尺泽、太溪，手阳明寸口皆补之。

【注释】

[1] 目窠：指眼睑。

[2] 肠覃（xún）：覃，通蕈。指肠部赘生

的恶肉病，形态如蘑菇。

[3] 月事时下：因病在子宫之外，故月经能按时来。

[4] 导而下之：为利导退下的方法。如活血逐瘀等方及坐药之类，皆属此类。

[5] 鸡矢醴（lǐ）：古载有多法，据《医鉴》等书上说，用干鸡（jié）鸡矢八合，炒微黄焦，入无灰好酒三碗，共煎，干至一半许，用布滤取汁，五更热饮，则腹鸣，辰巳时行二三次大便，皆黑水也，次日觉足面渐有皱纹，又饮一次，则渐皱至膝上而病愈矣。

[6] 为五十七刺：根据《素问·水热穴论》王冰注：五十七穴是长强、腰俞、命门、悬枢、脊中共五穴、白环俞、白脊内俞、膀胱俞、小肠俞、大肠俞左右共十穴，秩边、胞肓、志室、肓门、胃仓左右共十穴，横骨、大赫、气穴、四满、中注左右共十穴，气冲、归来、水道、大巨、外陵左右共十穴，大钟、照海、复溜、交信、筑宾、阴谷左右共十二穴。

[7] 环谷下三寸：环谷当为脐中，脐下三寸，即关元穴。

[8] 饮闭药：当饮通闭之药，以利其水。

[9] 无理：没有肌肤的纹理。

[10] 石水：水气积于少腹中，坚硬如石，故名"石水"。

【语译】黄帝问道：水肿和肤胀、鼓胀、肠覃、石瘕这些病怎样鉴别呢？岐伯回答：水肿病刚发生时，眼睑微肿，像刚刚睡醒的样子，颈部脉动明显，时常咳嗽，大腿内侧发凉，足胫和小腿肿胀，腹部胀大，说明水肿病已经形成。用手按压病人腹部，随手而起，像里面包裹着水一样，这就是水肿病的表现。肤胀病，是因为寒气侵入皮肤之间，按压时像空壳一样不坚硬，腹部胀大，全身肿胀，皮肤厚，按压其腹部，凹陷不起，而皮色不变，这就是肤胀病的证候。鼓胀病，表现为腹部胀大，

全身都肿大，和肤胀病相同，但皮肤颜色苍黄，腹部青筋暴露，这就是鼓胀病的证候。肠覃病，是寒气侵入肠外，与卫气相互搏结，正气不能正常运行，而发生聚结，故而形成积聚著留肠外，病邪逐渐滋长，生成了息肉。刚发生时，大小像鸡卵，逐渐长大，到病已形成，就像是怀孕了一样，病程长的一年以上，按压时感到质地坚硬，推之能够移动，月经按时来潮，这就是肠覃病的证候。石瘕病，生在胞中，由于寒气客居在子门，使子门闭塞，气不流通，恶血不得排泄，于是血块停留，逐渐增大，就像怀孕了一样，月经不能按时来潮，这是石瘕病的证候，都发生在妇女身上，可用疏通利导之法使凝聚的瘀血排下来治疗。问：肤胀病和鼓胀病，可以用针刺治疗吗？答：治疗肤胀和鼓胀时，先刺其腹部胀起的血络，再按经以调其虚实，也要刺它的血脉以祛除瘀血，通行其营卫之气。问：有人患心腹胀满的疾病，早上吃了饭，晚上就不能再吃，这是什么病？答：这叫鼓胀病，可服用鸡矢醴治疗，服一剂就能见效，服两剂病就痊愈。问：胀病时有复发的，这是为什么呢？答：这是因为饮食不节，所以胀病反复发作。虽然病变将要痊愈，但脾胃之气尚弱，饮食不节就会使病气复聚于腹而复发。

风水所致的肤胀，选取肾俞五十七穴用针刺治疗，针刺祛除皮肤上的结络瘀血，将其排出。对单纯的水病，先取脐下三寸的地方，用铍针深刺，退出后再进入，再由内退出，这样反复操作，以排尽其水；水出尽后，要用布紧束其腰腹部，束得松缓，就会烦躁满闷，束得紧急则会安静。隔日治疗一次，直到水尽为止；同

时服用化气行水的药物，在针刺前服用药物，但不要在饮药后吃饭，也不要在吃饭后饮药，水肿消除后，不要食用伤脾助湿之品，共一百三十五天。水肿病而致人中肿满、口唇外翻的，是脾气已绝，主死证，应取人中穴治疗。水肿病而肚脐平腹，可灸脐中，若肿到看不到肌肤纹理，则是不治的死证。水胀病，水气在皮中上下流行，应取任脉的阴交穴治疗。水肿病，腹部胀大，水胀，水气在皮中上下流行，取石门穴治疗。石水病，疼痛牵引胁下而胀满，头眩晕而痛，全身发热，取关

元穴治疗。身发寒栗，腹大，石水，取四满穴治疗。石水病，刺气冲穴可以治疗。石水病，取章门和然谷穴治疗。石水病，天泉穴可以治疗。腹中寒气过盛，以致腹中蓄水而胀满喘逆，不能睡卧，应取足太阴经的阴陵泉治疗。水肿病出现留饮，胸胁支撑胀满，刺足阳明胃经的陷谷出血，立即痊愈。水肿痛而有腹胀、皮肿的，取足三里穴治疗。胞宫中有较大的疝瘕积聚，与前阴牵引疼痛，苦于上吐下泻，应补尺泽和太溪穴，寸口处的太渊和阳明经的偏历都用补法。

【导读】本篇主要论述水肿、肤胀、鼓胀、肠覃、石瘕等病的病因病机、临床表现及针刺治法。

肾风发风水面胕肿第五

【原文】黄帝问曰：少阴何以主肾，肾何以主水？岐伯对曰：肾者，至阴也，至阴者，盛水也。肺者，太阴也。少阴者，冬脉也，其本在肾，其末在肺，皆积水也。曰：肾何以聚水而生病？曰：肾者，胃之关也。关门不利，故聚水而从其类，上下溢于皮肤，故为胕肿[1]。胕肿者，聚水而生病也。曰：诸水皆主于肾乎？曰：肾者，牝[2]脏也。地气上者，属于肾而生水液，故曰至阴。勇而劳甚则肾汗出[3]，肾汗出逢于风，内不得入于腑脏，外不得越于皮肤，客于玄府[4]，行于皮里，传为胕肿，本之于肾，名曰风水。曰：有病肾风者，面胕痝然肿壅，害于言[5]，可刺否？曰：虚不当刺，不当刺而刺，后五日，其气必至。

曰：其至何如？曰：至必少气，时从胸背上至头，汗出，手热，口干苦渴，小便黄，目下肿，腹中鸣，身重难行，月事不来，烦而不能食，食不能正偃[6]，正偃则咳甚，病名曰风水。

曰：愿闻其说。曰：邪之所凑，其气必虚，阴虚者，阳必凑[7]之，故少气时热而汗出，小便黄。小便黄者，少腹气中有热也；不能正偃者，胃中不和也；正偃则咳甚，上迫肺也。诸有水气者，微肿先见于目下。曰：何以言之？曰：水者阴也，目下亦阴也，腹者，至阴之所居。故水在腹者，必使目下肿；真气上逆，故口苦舌干；卧不得正偃，正偃则咳出清水也。诸水疾病，皆不得卧，卧则惊，惊则咳甚也。腹中鸣者，脾本于胃也；传脾则烦不能食；食不下

者，胃脘膈也；身重难以行者，胃脉在足也；月事不来者，胞脉闭也。胞脉者，属心而络于胞中，今气上迫肺，心气不得下通，故月事不来也。曰：有病厐然如水气状，切其脉大紧，身无痛者，形不瘦，不能食，食少，名为何病？曰：病主在肾，名曰肾风。肾风而不能食，善惊不已。心气痿者死。

风水膝肿，巨虚上廉主之。面胕肿，上星主之。先去譩譆，后去天牖、风池主之。风水面胕肿，冲阳主之。风水面胕肿，颜黑，解溪主之。

【注释】

[1] 胕肿：即浮肿的意思。

[2] 牝：阴。

[3] 肾汗出：劳力勇猛过度，汗从阴分深处而外发，故称为肾汗。

[4] 玄府：即汗孔。

[5] 厐（máng）然肿壅，害于言：厐然，肿大貌。害，妨碍。由于面部肿胀，妨碍说话。

[6] 正偃：即仰卧。

[7] 凑：会合。

【语译】 黄帝问道：少阴如何能够主肾？而肾为何能够主水？岐伯答道：肾是至阴之脏，至阴和冬季的水为同一属性，所以能盛水。肺属太阳，主宣发肃降而通调水道。少阴肾水应冬，其经脉上贯肝膈而上肺，所以水液代谢其本在肾，其末在肺，都能使水液积聚而发病。问：肾为什么能使水液积聚而发生疾病？答：肾脏是调控脾胃转化水液代谢的闸门。闸门功能失调，故而水液积聚水气停留，或上或下泛滥于皮肤之内，形成浮肿病。浮肿就是水气积聚停留而产生的疾病。问：各种水病都是由肾所产生的吗？答：肾是属阴的脏器。中焦的水气上升，气化正常，才形成水液，所以肾又叫至阴。如果强恃勇力而劳作过度，使肾汗外出，而又恰遇风邪外侵，汗液既不能返回到脏腑，又不能向外越出皮肤，故停留在汗孔之内，流行于皮肤之中，传遍周身形成浮肿。这种病本属于肾，又因感邪而起，故叫作风水病。

问：患肾风病的人，面部厐然臃肿，妨碍说话，可以用针刺吗？答：肾气虚的不应当用针刺，如果用了针刺，则必然损伤脏气，五天后，病气必然复至。

问：病气至时会怎样？答：病气至时必然会有气短，时常发热，热从胸背上至头部，汗出，手部发热，口干渴甚，小便黄，目下浮肿，腹中鸣响，身体沉重，行动困难，月经不行，烦闷而不能饮食，不能仰卧，仰卧时咳嗽较甚，这种病叫作风水。

问：愿听听这是什么道理。答：病邪之所以能侵犯，其正气必然亏虚，肾阴虚时，阳邪必然乘虚侵入，所以有气短，时时发热而汗出，小便黄。小便黄，是因为少腹之气中有热邪；不能仰卧，是因为胃中不和；仰卧时咳嗽剧烈，是邪气上迫于肺。凡是有水气病的，首先会在目下出现轻微浮肿。问：怎样来解释呢？答：水属阴，目下也属阴，而腹部又是至阴之所在，同类相从，腹部有水时，必使目下肿胀；水邪上凌于心，使心之真火上逆，故有口苦和舌干；不能正卧，是因为正卧时水气上逆，所以咳出清水。所有的水病，都使人不能安卧，卧则惊悸不安，惊悸则咳嗽加重。腹中鸣响，是水气流窜于胃的缘故；水邪若迫于脾，运化失职则烦满不能饮食；食不能下，是水邪阻隔胃脘；身体沉重难以行动，是因为受害的胃的经脉循行在足部；月事不能按时运行，是因为水邪阻闭胞脉的缘故。胞中之脉，属于心而络于胞中，现水气上迫于肺，心气受阻不能下通胞脉，气血之源阻断，故月经不能按时运行。问：有的疾病，瘭然肿大像水气病一样，切按脉搏，大而紧，身体不痛，形体也不消瘦，不能饮食或食少，这叫作什么病呢？答：病的主脏在肾，叫作肾风病。由于水气乘脾，脾胃气衰，所以不能食；

水气凌心，心阳不振，所以善惊不已。若病情发展严重，到了心气痿弱的程度，就会死亡。

患风水面部浮肿的，取上巨虚穴治疗。感受风热面部浮肿的，取上星穴治疗。但是先取谚谑，后取天牖和风池穴，使风热尽除，则面肿可消。风水病面部浮肿的，取冲阳穴治疗。风水病面部浮肿，颜面色黑的，取解溪穴治疗。

【导读】本篇主要论述了肾风病的病因、病机、症状和诊断要点。文中首先从生理方面阐述了水液的运化过程，指出肾何以主水，以及肾在主水方面与肺胃的关系。根据原文可以体会到，人体水液的运化过程，主要由肾来主持，摄入胃中的水液，有赖肾的气化功能，才能按时运化和排出，如果肾气不化，则水液的调节必然紊乱，所以说，肾为胃之关。同时，水液的运行，又须赖于肺气输布通调，故水液的整个运化过程，系由肺、脾（胃）、肾三脏所支配，而由肾脏来主持。所以肾风病的病机，实际就是上述生理作用的紊乱。由于水液留滞不行而为水肿，其临床表现，以浮肿为主，其他如发热、小便黄、咳嗽、惊悸不能平卧、肠鸣不食等症状，也是水气不行所致。其诊断要点则以面部浮肿为主，特别是目下先肿，对诊断此病，确有一定的意义。在预后方面，文中提出凡出现不食、善惊不已等症，为心脾已虚，至惊悸不已而心气痿弱，则为死证，有一定参考价值。

卷　九

大寒内薄骨髓阳逆发头痛第一（颔项痛附）

【原文】 黄帝问曰：病头痛，数岁不已，此何病也？岐伯对曰：当有所犯大寒，内至骨髓。骨髓者，以脑为主，脑逆，故令头痛齿亦痛。

阳逆[1]头痛，胸满不得息，取人迎。厥头痛[2]，面若肿起而烦心，取足阳明、太阳。厥头痛，脉痛，心悲喜泣，视头动脉反盛者，乃刺之，尽去血，后调足厥阴。厥头痛，噫善忘，按之不得，取头面左右动脉，后取足太阴。厥头痛，员员[3]而痛，泻头上五行，行五[4]。先取手少阴，后取足少阴[5]。厥头痛，项先痛，腰脊为应，先取天柱，后取足太阳。厥头痛，痛甚，耳前后脉骨热[6]，先泻其血，后取足太阳、少阴。厥头痛，痛甚，耳前后脉涌[7]，有热，泻其血，后取足少阳。真头痛[8]，痛甚，脑尽痛，手足寒至节，死不治。头痛不可取于俞。有所击坠，恶血在内，若内伤痛，痛未已，可即刺之，不可远取。头痛不可刺者，大痹[9]为恶，风日作者，可令少愈，不可已。头寒痛，先取手少阳、阳明，后取足少阳、阳明。颔痛，刺手阳明，与颔之盛脉[10]出血。头项不可俯仰，刺足太阳；不可顾，刺手太阳。颔痛刺足阳明曲周[11]动脉见血，立已；不已，按经刺人迎[12]，立已。头痛，目窗及天冲、风池主之。厥头痛，孔最主之。厥头痛，面肿起，商丘主之。

【注释】

[1] 阳逆：阳邪逆入阳经。《太素》注："足阳明从大迎循发际至额颅，故阳明气逆头痛也。支者，下人迎循喉咙属胃络肺，故气逆胸满不得息。"

[2] 厥头痛：厥，即逆。手三阳经受风寒上逆侵袭，伏留不去引起的头痛。

[3] 员员：旋转的意思。

[4] 头上五行，行五：分布在五条经络上，每行五穴，共二十五穴。

[5] 先取手少阴，后取足少阴：此为泻火补水的治法，亦是祛邪扶正之意。手少阴，应取手厥阴的荥穴劳宫；足少阴，应取原穴太溪。

[6] 耳前后脉骨热：耳前后络脉部发热。

[7] 耳前后脉涌：耳前和耳后的动脉搏动如泉水上涌。

[8] 真头痛：《难经·六十难》云："手三阳之脉受风寒，伏留而不去者，则名厥头痛；入连在脑者，名真头痛。"

[9] 大痹：即大痹头痛，指寒湿之气侵入于脑。

[10] 盛脉：充血的络脉。

[11] 刺足阳明曲周：即为颊车穴。《灵枢注证发微》注："此穴在耳下曲颊端，动脉环绕一周，故曰曲周也。"

[12] 按经刺人迎：用手按住人迎穴处，避开动脉，浅刺人迎。

【语译】 黄帝问：有患头痛病的，数年不愈，这是什么原因？岐伯回答：这是因为感受大寒之邪，向内侵入骨髓。而全身的骨髓，由脑所主，寒邪由骨髓上逆于脑，就会导致头痛和齿痛。

阳邪逆入阳经而发生的头痛、胸部胀满、呼吸困难，取人迎穴治疗。邪气上逆犯脑所致的头痛，伴有面部肿胀而心烦的，取足阳明、太阳经的腧穴治疗。厥气上逆所致的头痛，头部脉络疼痛，悲伤哭泣，先察其头部跳动而充盈的脉络，刺之使其出血，再调补足厥阴肝经。厥头痛，噫气而善忘，用手按压又找不到疼痛部位，取足阳明在头两侧的动脉和足太阴经穴位针刺。厥头痛，眩晕而痛，泻头上的五条经脉，每条有五个腧穴。先取手少阴，后取足少阴经的腧穴，以泻热散邪。厥头痛，项部先痛，腰脊随之疼痛，应先取天柱穴，后取足太阳经的腧穴针刺。厥头痛，头痛较甚，耳前耳后部发热且动脉搏动较甚，应先泻脉络出血，后取足太阳、足少阴经

腧穴针刺。邪气侵入于脑的真头痛，疼痛剧烈，整个大脑都痛，手足逆冷达肘膝关节，此为不治之症。头痛的病人中有的不能取腧穴刺治，如撞击或跌仆引起的头痛，瘀血留滞在经络之内，或内伤所致的疼痛，疼痛尚未停止，可以用针刺治疗，但应局部取穴，不可远取腧穴。有的头痛针刺后不能痊愈，是由寒湿入脑所引起的恶性头痛，这种病遇到大风之日会发作或加剧，刺之只能使其症状减轻，但不能彻底根治。头半侧冷痛的，先取手少阳、阳明经的腧穴刺治，后取足少阳、阳明经的腧穴刺治。额部疼痛，应刺手阳明大肠经的腧穴，并刺额部充血的络脉出血，以散结止痛。项部疼痛，不能前后俯仰的，刺足太阳经的腧穴；头项不能左右旋转的，刺手太阳经的腧穴。颔部疼痛，刺足阳明胃经耳前下曲颊处的颊车穴见血，疼痛立止；若疼痛未止，再按经避开动脉浅刺人迎穴，疼痛立止。头痛，刺足少阳经的目窗、天冲及风池穴。厥逆头痛，取孔最穴治疗。厥逆头痛，面部肿胀，取足太阴脾经的商丘穴治疗。

【导读】 本段把头痛分为厥头痛、真头痛和其他头痛三种类型，分别指出其临床特点及针刺治法。

1. 厥头痛

厥，有气逆不顺之意。厥头痛，主要是因脏腑经脉气机逆乱，邪气上犯于头脑而引起的头痛。所以临床虽以头痛为主要表现，但病机却涉及脏腑六经。故临证应根据其主症和伴见症状，来审证求因，分析病机，分经论治。

足阳明厥头痛：足阳明为多气多血之经，阳明主面，阳明经气逆乱，循经上冲于头面，因此见头痛面肿；足阳明与足太阴互为表里，太阴支脉注心中，所以足阳明经气逆乱，可致烦心不宁。当取足阳明经、足太阴经的穴位刺之，以表里同治，调和两经的经气。

足厥阴厥头痛：肝为血海而主疏泄，厥阴经沿喉咙，经鼻咽连目系，过前额与督脉交于巅顶。厥阴肝经气机逆乱，疏泄失职，七情不畅，故情绪悲伤，易于哭啼；经气上逆，血随气升，所以头部脉络疼痛且自觉有跳动感。治疗当先在脉络跳动明显处刺络放血，以

泄邪势而止疼痛，然后再刺足厥阴本经的穴位调理气机。

少阴厥头痛：手少阴心属火、足少阴肾属水，只有水火相济、心肾相交，才能维持人体上下的阴阳平衡。少阴经经气逆乱，水亏于下，火逆于上，则阴虚火旺，虚火上逆于头，故头目眩晕、沉重而疼痛。治法：宜泻实补虚，壮水制火。首先选刺头上五条阳经（督脉、左右太阳、少阳经）各五个穴位，以散越上逆之火邪；然后再刺手少阴经泻有余之火，补足少阴不足之水，使水火既济，阴阳协调，眩晕头痛可愈。

足太阴厥头痛：足太阴脾经经气逆乱，上犯于头，故头痛部位不定，按之不可得；脾与胃相表里，脾经气逆则胃气不降，浊气上逆，故常伴嗳气；太阴之支脉流注于心中，而心主神志，故脾经气逆于心，则健忘。正如《素问·调经论》所说："气并于上，乱而喜忘。"其治疗宜表里兼顾，泻实补虚。可先针刺头面两侧足阳明经穴，以泄上逆之邪，然后调补足太阴本经。

足太阳厥头痛：足太阳经入络脑，回出项后，挟脊抵腰。太阳经经气逆乱，逆气犯脑，故头痛，且颈项先痛，腰脊也随之而痛。治宜疏导太阳经经气，可先刺头项部的天柱穴（后正中线入发际0.5寸，旁开1.3寸处），然后取本经的其他穴。

足少阳厥头痛：少阳经布耳前后，行头之侧；少阳内属于胆，司相火而主枢。少阳经经气逆乱，相火循经上窜于头，故头痛剧烈，耳前耳后脉络涌盛且发热。治宜泻火降逆。先局部取穴，针刺耳前后涌起之络脉，并出其血，以泄邪热，然后取本经的其他穴位刺之。

2. 真头痛

"真头痛，痛甚，脑尽痛，手足寒至节，死不治"，指出了真头痛的主症和预后。真头痛，是邪气直入脑户所致，脑为髓海，真气所聚，元阳之府。邪入于脑，可见头痛剧烈难忍，引脑及巅尽痛，手足逆冷至肘膝关节，病情和病势都十分危重，预后不良，故曰"死不治"。

3. 其他头痛

其他头痛包括击堕外伤头痛、大痹头痛、头半寒痛三种。由于这些头痛都不是脏腑经脉气机逆乱所致，列此讨论的目的，主要是与前述各种厥头痛鉴别。

击堕外伤头痛：由于头部有所撞击、跌堕外伤，损伤头中脉络，使"恶血在内"不除，瘀阻头部脉络，因而致头痛。或瘀血留滞于肌肉，或肌肉损伤等，皆可致局部疼痛。似该类外伤疼痛，一般多在局部取穴，不必取远端的穴位。

大痹头痛："风寒湿三气杂至，合而为痹"（《素问·痹论》）。邪气入脑，闭阻脉络，凝滞气血，而致大痹头痛。由于邪气深痼，此属顽疾，患者经常头痛，反复发作，日久不愈，所以针刺也只能稍微减轻疼痛症状，难以彻底根治。

偏头冷痛："头寒痛，先取手少阳、阳明，后取足少阳、阳明"，指出偏头冷痛证的针刺治法。感受寒邪，偏客于头部一侧经脉，寒主凝敛收引，"痛者，寒气多也，有寒故痛也"（《素问·痹论》），因此经常感头之一侧寒冷疼痛。治疗当疏通经络，散寒止痛，取行于头侧之少阳、阳明两经的穴位。宜先刺手少阳、手阳明以治标，后刺足少阳、足阳明治其本。这是因为手少阳、手阳明经脉始于手而终于头面，其本在手而标在头；足少阳、足阳明经脉始于头面而终于足，其本在头而标在足。所以头痛先针刺手经，后刺足经，就是先治标后治本了。

寒气客于五脏六腑发卒心痛胸痹心痛三虫第二

【原文】厥心痛[1]，与背相引[2]，善瘛，如从后触其心，身伛偻者，肾心痛也。先取京骨、昆仑，发针立已，不已取然谷。厥心痛，暴泄，腹胀满，心痛尤甚者，胃心痛也，取大都、太白。厥心痛，如锥刺其心，心痛甚者，脾心痛也，取然谷、太溪。厥心痛，色苍苍如死灰状，终日不得太息者，肝心痛也，取行间、太冲。厥心痛，卧若徒居，心痛乃间，动行痛益甚，色不变者，肺心痛也，取鱼际、太渊。真心痛，手足青至节，心痛甚，旦发夕死，夕发旦死。心痛不可刺者，中有盛聚，不可取于俞。肠中有虫瘕，有蛕蛟，不可取以小针。心腹痛，发作肿聚，往来上下行，痛有休止，腹中热渴，涎者，是蛕蛟也。以手聚按而坚持之，无令得移，以大针刺之，久持之，虫不动，乃出针。心痛引腰脊，欲呕，刺足少阴。心痛腹胀，涩涩然[3]，大便不利，取足太阴。心痛引背不得息，刺足少阴；不已，取手少阴。心痛引少腹满，上下无常处，溲便难[4]，刺足厥阴。心痛，但短气不足以息，刺手太阴。心腹中卒痛而汗出，石门主之。心痛有三虫[5]，多涎，不得反侧，上脘主之。心痛身寒，难以俯仰，心疝气冲胃，死不知人，中脘主之。心痛上抢心[6]，不欲食，支痛引骺，建里主之。胸胁背相引痛，心下澹澹[7]，呕吐多唾，饮食不下，幽门主之。脾逆气，寒厥急烦心，善唾，哕噫，胸满噫[8]呼，胃气上逆，心痛，太渊主之。心膨膨痛，少气不足以息，尺泽主之。心痛，咳干呕，烦满，侠白主之。卒心中痛，瘛疭互相引，肘内廉痛，心敖敖然[9]，间使主之。心痛，衄哕呕血，惊恐畏人，神气不足，郄门主之。心痛卒咳逆，尺泽主之，出血则已。卒心痛，汗出，大敦主之，出血立已。胸痹引背时寒，间使主之。胸痹心痛，肩肉麻木，天井主之。胸痹心痛，不得息，痛无常处，临泣主之。心疝暴痛，取足太阴、厥阴，尽刺之血络。喉痹舌卷，口干烦心，心痛，臂表痛[10]不可及头，取关冲，在手小指次指爪甲去端如韭叶许。

【注释】

[1] 厥心痛：《难经·六十难》："五脏气相干，名厥心痛。"诸经经络皆属于心，若一经有病，其脉逆行，逆则乘心，乘心则心痛，故称之为厥心痛，这是五脏气逆上冲触动心脏而致痛，不是心脏本身的疼痛。

[2] 引：《灵枢》《太素》作"控"。

[3] 涩涩然：即不滑也。

[4] 溲便难：足厥阴脉环阴器抵少腹，所以少腹满便溲难。

[5] 三虫：古指长虫、赤虫、蛲虫三种寄

生虫。

[6] 上抢心：气上冲心。

[7] 溷溷（hùn）：杂乱的意思。

[8] 噭（jiào）：呼叫的意思。

[9] 敖敖然：敖，熬的意思。指心中焦灼不安。

[10] 臂表痛：指臂外侧痛。

【语译】 厥心痛，和背部相互牵引疼痛，时常抽搐，好像从背后触动心脏一样，身体弯曲不能伸直，是肾心痛的表现。先取膀胱经的京骨穴和昆仑穴，针刺入疼痛立止，如果不愈再取肾经的然谷穴刺治。厥心痛，突然泄泻，腹部胀满，心痛非常剧烈，这是胃心痛的表现，取足太阴脾经的大都和太白穴刺治。厥心痛，像用锥子刺其心一样，心痛很剧烈，这是脾心痛的表现，取足少阴肾经的然谷和太溪治疗。厥心痛，面色发青好像死灰一样，整天不能舒畅地长呼气，这是肝心痛的表现，应取本经的行间和太冲穴治疗。厥心痛，在卧床或闲居时病情较轻，活动劳作时疼痛加重，疼时面色不变，这是肺心痛，应取鱼际和太渊穴治疗。真心痛，手足寒冷到肘膝关节，痛得特别严重，这是邪气直犯心脏，心主神明，受邪则死，所以会早上发病晚上死亡，晚上发病，早上死亡。心下痛有的不可用针刺治疗，是内部有大的积聚，积聚是脏的病变而不是经的病变，所以应在内部调治而不应取腧穴治疗。肠中有寄生虫而致瘕聚，有的是蛔虫所致的心痛，不可用小针刺治。心腹痛，发作时出现肿块积聚，来回上下移动，时痛时止，腹中热，喜流口水，这是蛔虫所致的疾病。治疗时先用手固定包块，不要让它移动，用大针刺之，久留针，直到虫不动时，再出针。心痛牵引腰脊，想呕吐，刺足少阴

肾经的腧穴。心痛，腹胀满，有涩滞不通的感觉，大便困难，这是病在脾经，取足太阴脾经的腧穴刺治。心痛，疼痛牵引背部而呼吸困难，取足少阴肾经的腧穴刺治，若不痊愈，再取手少阴心经的腧穴刺治。心痛，牵引少腹而使其胀满，或上或下痛无定处，大小便不利，取足厥阴肝经的腧穴刺治。心痛，仅有气短、呼吸困难的感觉，当取手太阴肺经的腧穴刺治。心腹中突然疼痛而汗出，取三焦经的募穴石门治疗。因寄生虫而发生的心痛，口中多唾液，不能翻身，取上脘穴治疗。心痛，身寒，俯仰困难，如果引起心痛的逆乱之气上冲胃腑，则会使病人昏死不知人，应取任脉的中脘穴治疗。心下痛，气上冲心，食欲不振，支撑胀痛，牵引胸膈部，取建里穴治疗。胸胁背相互牵引作痛，心下嘈杂不舒，呕吐，口中多唾涎，饮食不得下，取幽门穴治疗。胸痹痛而呼吸气逆，四肢厥冷，心烦，喜吐涎，干哕嗳气，胸中胀满呼叫，胃气上逆，心痛，取太渊穴治疗。心胸部膨胀疼痛，气短不能维持正常呼吸，取尺泽穴治疗。心痛，咳嗽而干呕，烦闷，取侠白穴治疗。突然心中疼痛，筋脉抽搐相互牵引，肘内侧疼痛，心中焦灼不安，取间使穴治疗。心痛，衄血，呃逆，呕吐血，惊恐怕见人，神气不足，取心经的郄门穴治疗。心痛，突然咳嗽气上逆，取尺泽穴治疗，刺出血即可痊愈。突然心痛，汗出，取大敦穴治疗，刺出血即可痊愈。胸痹痛，痛引脊背，时常恶寒，取手厥阴心包的间使穴治疗。胸痹心痛，肩部肌肉麻木，取天井穴治疗。胸痹心痛，呼吸困难，痛无固定部位的，取足临泣穴治疗。心疝而突然发作疼痛的，应取足太阴、足

厥阴二经，将其有邪的络脉，尽刺出血。喉痹痛，舌卷缩，口干，心烦，心痛，臂外侧痛不能高举到头的，取关冲穴治疗。关冲穴在无名指端尺侧去爪甲约一韭叶处。

【导读】

1. 厥心痛

厥心痛是因脏腑气机逆乱，影响及心而导致的心痛。如《难经·六十难》说："其五脏气相干，名厥心痛。"杨玄操解释说："诸经络皆属于心，若一经有病，其脉逆行，逆则乘心，乘心则心痛，故曰厥心痛。是五脏气冲逆致痛，非心家自痛也。"不同脏腑的逆气犯心，所表现出的证候特点也就不同，因此可以通过脏腑经脉与心的密切联系来分析厥心痛的病机，并按照"治病必求于本"的原则，调治导致气机逆乱之脏腑本经来治疗厥心痛。这里仍根据脏腑经络病机，把厥心痛分为肾心痛、胃心痛、脾心痛、肝心痛、肺心痛五种证候。

（1）肾心痛：足少阴肾经贯脊属肾，向上过膈入肺络心脏注于胸中。肾脏经气逆乱，邪气循经上乘于心，故出现心痛，且牵引到背脊，经常自觉有东西从背后触动其心；《素问·宣明五气》说"并于肾则恐"，邪气并于肾，是以患者自感恐惧害怕；腰为肾之外府，足少阴肾经失调，则腰痛以致曲背弯腰，如驼背状。上述就是肾心痛的典型表现，治疗以表里经远端取穴为原则，先针刺足太阳膀胱经的京骨穴（位于第五跖骨粗隆后下方）、昆仑穴（位于足外踝与跟腱之间中点），一般针刺后即可止痛；如果心痛不止，可再刺足少阴本经的然谷穴（位于舟骨粗隆下缘凹陷处）。

（2）胃心痛：脾与胃相表里，足阳明胃经从缺盆下膈属胃络脾，胃居腹中。阳明胃气逆乱，上逆犯心，则心痛剧烈；胃气不行，气机壅滞，故腹胀胸满。这些症状皆是胃气逆乱所致，故名胃心痛。治宜疏通经络，调理气机，以表里经远端取穴为原则。针刺足太阴脾经的大都穴（位于足趾内侧，第一趾跖关节前下方）、太白穴（位于足趾内侧，第一跖骨小头后下方），此属腑病取于脏俞之例。

（3）脾心痛：足太阴脾经入腹属脾络胃，通过横膈流注于心中。脾主运化，赖肾阳之温煦。太阴脾运不健，湿气循经上逆于心，则心痛剧烈，状如锥刺。然脾湿生于肾寒，治病必求于本，治宜补肾阳以暖脾土，取足少阴肾经之然谷（位于舟骨粗隆下缘凹陷处）、太溪穴（位于足内踝与跟腱之间）。

（4）肝心痛：心主血脉而肝主藏血，心系通于肝。厥阴肝经气机逆乱，逆气犯心，疏泄失常，故心痛终日不止，难以深呼吸；肝色青，心痛甚而面色青灰。此皆肝气逆乱，气血不利所致。治宜疏调肝气，取本经远端穴位，刺足厥阴经行间（位于足第一二趾缝间，趾蹼缘上0.5寸处）、太冲穴（位于足背第一二跖骨结合部前的凹陷处）。

（5）肺心痛：肺主气、心主血，同居胸中，心脉出心系而上行于肺部。太阴肺脏气机逆乱，影响及心则心痛；劳则气耗，是以活动则心痛加剧，安卧休息可使疼痛缓解；病在气而不在血，所以面色无明显改变。此皆肺气逆乱所致，治宜泻肺降气，取本经远端的穴位，可针刺手太阴肺经的鱼际（位于手第一掌骨掌侧的中点）、太渊穴（位于腕横纹上，桡动脉的桡侧）。

2. 真心痛

"真心痛，手足青至节，心痛甚，旦发夕死，夕发旦死"，指出真心痛的证候特点和预后。心为君主之官，神明出焉；心主血脉，为五脏六腑之大主。邪气直犯心君，使心中阳气痹阻，心血瘀滞，心脉不通，因此导致真心痛。真心痛发作时卒然感觉心痛十分剧烈，伴足手逆冷至膝肘关节；如心阳暴脱，尚可见面色苍白、冷汗淋漓、昏厥等。真心痛属心主受邪的危重疾患，预后大多不良，故原文指出："旦发夕死，夕发旦死。"

3. 其他心腹痛

（1）积聚心痛："心痛不可刺者，中有盛聚，不可取于俞"，说明积聚心痛的病因病机和治疗禁忌。盛聚，谓比较严重的积聚。积聚是指腹内结块，或胀或痛的病证。《金匮要略》说："积者，脏病也，终不移；聚者，腑病也，发作有时，展转痛移。"《张氏医通》谓："积者五脏所生，其始发有常处，其痛不离其部，上下有所终始，左右有所穷处；聚者，六腑所成，其始发无根本，上下无所留止，其痛无常处。"总之，积聚多由七情郁结，气滞血瘀，或饮食内伤，痰滞交阻所致，其病在脏腑，无涉经脉。虽然也有心腹疼痛的症状，但一般不取经脉穴位针刺，而应当内服汤药行气活血，化瘀消积调治。

（2）蛔蛲心腹痛："心腹痛，发作肿聚，往来上下行，痛有休止，腹中热渴，涎者，是蛔蛲也"，指出蛔蛲心腹疼痛的临床特点。蛔蛲，泛指肠道寄生虫。虫寄生于肠中，上下窜扰，使肠腑气机紊乱，故心腹疼痛；虫动则痛，虫静则痛止，故痛有休止，呈阵发性发作；虫聚则成块，即为虫瘕，故腹内有肿聚，且上下移动，无有定处；虫扰于胃肠，故腹热口渴，口中流涎。正如《灵枢·口问》篇所说："胃中有热则虫动，虫动则胃缓，胃缓则廉泉开，故涎下。"张仲景之《金匮要略》亦说："蛔虫之为病，令人吐涎，心痛发作有时。"

"肠中有虫瘕，有蛔蛲，不可取以小针。""以手聚按而坚持之，无令得移，以大针刺之，久持之，虫不动，乃出针。"文中详述了蛔蛲虫瘕心腹痛的针刺治疗方法。首先选取大针，用手按住虫聚之结块，不要让它移动，然后用大针刺它，并且较长时间用手捏住，待虫块不动后才可出针。

邪在肺五脏六腑受病发咳逆上气第三

【原文】邪在肺，则病皮肤痛，发寒热，上气喘，汗出，咳动肩背。取之膺中外俞[1]，背三椎之傍[2]，以手疾按之，快然乃刺之，取缺盆中以越之[3]。

黄帝问曰：肺之令人咳何也？岐伯对曰：五脏六腑皆令人咳，非独肺也。

皮毛者，肺之合也。皮毛先受邪气，邪气以从其合。其寒饮食入胃，从肺脉上至于肺气，则肺寒，肺寒则内外合邪，因而客之，则为肺咳。五脏各以其时受病，非其时各传以与之。人与天地参，故五脏各以治时[4]，感于寒则受病也，微则为咳，甚则为泄为痛。乘秋则肺先受邪，乘春则肝先受之，乘夏则心先受之，乘至阴则脾先受之，乘冬则肾先受之。

肺咳之状，咳而喘息有音，甚则唾血。心咳之状，咳则心痛，喉中喝喝（《素问》作阶阶）如梗状，甚则咽肿喉痹。肝咳之状，咳则胠（《素问》作两胁下）痛，甚不可以转，转作两胁（《素问》作胠）下满。脾咳之状，咳则右胠下痛，阴阴[5]引肩背，甚则咳涎不可以动，动则咳剧。肾咳之状，咳则腰背相引而痛，甚则咳涎。五脏久咳，乃移于六腑。脾咳不已，则胃受之。胃咳之状，咳而呕，呕甚则长虫[6]出。肝咳不已，则胆受之。胆咳之状，咳呕胆汁。肺咳不已，则大肠受之。大肠咳之状，咳而遗矢[7]。心咳不已，则小肠受之。小肠咳之状，咳而失气[8]，气与咳俱失。肾咳不已，则膀胱受之。膀胱咳之状，咳遗尿。久咳不已，则三焦受之。三焦咳之状，咳而腹满不欲饮食。此皆聚于胃，关于肺，使人多涕唾而面浮肿气逆。治脏者，治其俞；治腑者，治其合；浮肿者，治其经。秋伤于湿，冬生咳嗽。

曰：《九卷》言振埃[9]，刺外经[10]而去阳病，愿卒闻之。曰：阳气大逆，上满于胸中，愤瞋肩息，大气[11]逆上，喘喝坐伏，病恶埃烟[12]，病咽噎不得息，取之天容。其咳上气，穷诎[13]胸痛者，取之廉泉。取之天容者，深无一里[14]。取廉泉者，血变乃止。咳逆上气，魄户及气舍、噫嘻主之。咳逆上气，咽喉鸣喝喘息，扶突主之。咳逆上气，唾沫，天容及行间主之。咳逆上气，咽喉痛肿，呼吸短气，喘息不通，水突主之。咳逆上气，喘不能言，华盖主之。咳逆上气，唾喘短气不得息，口不能言，膻中主之。咳逆上气，喘不得息，呕吐胸满，不得饮食，俞府主之。咳逆上气，涎出多唾，呼吸哮，坐卧不安，或中主之。胸满咳逆，喘不得，呕吐烦满，不得饮食，神藏主之。胸胁榰[15]满，咳逆上气，呼吸多喘，浊沫脓血，库房主之。咳喘不得，坐不得卧，呼吸气索[16]，咽不得，胸中热，云门主之。胸胁榰满，不得俯仰，癀痛[17]，咳逆上气，咽喉喝有声，天溪主之。咳逆不止，三焦有水气，不能食，维道主之。咳逆，烦闷不得卧，胸中满，喘不得息，背痛，太渊主之。咳逆上气，舌干胁痛，心烦肩寒，少气不足以息，腹胀，喘，尺泽主之。咳，干呕满，侠白主之。咳，上气，喘不得息，暴瘅[18]内逆，肝肺相薄，鼻口出血，身胀，逆息不得卧，天府主之。凄凄寒，咳吐血，逆气，惊，心痛，手少阴阴郄主之。咳而胸满，前谷主之。咳，面赤热，支沟主之。咳，喉中鸣，咳唾血，大钟主之。

【注释】

[1] 膺中外俞：胸部外侧的云门、中府穴。

[2] 背三椎之傍：即背部胸三棘突下两侧各旁开1.5寸的肺俞穴。

[3] 取缺盆中以越之：缺盆穴，虽属胃经，但手太阴肺经上出于此处，所以取之以散越肺邪，但忌太深，以免引起气胸。

[4] 治时：是天人合一整体观的表现，即治令之时，如肝治于春、心治于夏、肾治于冬等。

[5] 阴阴：深在而缓慢的疼痛。

[6] 长虫：即蛔虫。

[7] 遗矢：矢同屎。即大便失禁的意思。

[8] 失气：即矢气。

[9] 振埃：即振落尘埃，形容治疗像拂去尘埃一样。

[10] 外经：指经脉循行于体表的部分。

[11] 大气：即宗气。

[12] 恶埃烟：原脱，据《灵枢》《太素》补。阳明所为为埃烟，病恶埃烟，胸不得息，阳明之气病也。

[13] 穷诎（qū）：身体屈曲的意思。

[14] 一里：即一寸的意思。

[15] 楮：通支。

[16] 索：在此有尽的意思。

[17] 胸胁楮满，不得俯仰，癀痈：《外台》卷三十九作"胸中满痛，乳肿溃"。

[18] 暴瘅：指暴热之邪。

【语译】邪气停留于肺，则会皮肤疼痛，恶寒发热，气上逆而喘，汗出，咳嗽牵引肩背振动。取胸外侧的中府、云门穴，及背部第三胸椎两侧的肺俞穴，先用手按压，患者觉得有爽快的感觉时即刺入穴中，再浅刺缺盆穴以散越邪气。

黄帝问：为什么肺的疾病让人出现咳嗽呢？岐伯回答：五脏六腑都可以使人咳嗽，不单是肺。肺合皮毛，皮毛首先受邪，邪气从皮毛直接影响到肺。如果将寒冷的饮食吃进胃中，寒冷之邪气就会从肺的经脉传到肺，使肺寒，肺寒则与外感之邪气内外相合，邪气就客留于肺，形成肺咳。五脏皆在其主令的季节受病，若不是在其所主令的季节受病，那是因为肺先受邪然后将邪气传给各个脏腑。人与自然天地相适应，五脏各在其主令的季节感受了寒邪

就会发病，感邪轻的则咳嗽，严重的则发生泄泻、疼痛等病症。感邪时，感于秋则肺先受邪，感于春则肝先受邪，感于夏则心先受邪，感于长夏则脾先受邪，感于冬则肾先受邪。

肺咳的症状是咳嗽伴有气喘有声，严重时伴有咯血。心咳的症状是咳嗽时伴有心痛，喉咙像有硬物梗塞，严重时伴有咽喉肿痛，壅塞不通。肝咳的症状是咳嗽时引起两胁下疼痛，严重时会引起腰身不能转侧，如果转侧则会使两胁下满胀。脾咳的症状是咳嗽伴随右胁下隐隐作痛，并牵引肩背部痛，严重时，身体不能活动，如果活动则会引起剧烈咳嗽。肾咳的症状是咳嗽时伴有腰背牵引疼痛，严重时则有咳唾痰涎。五脏之咳日久不愈，就会转移到六腑。脾咳不愈，则胃会受邪。胃咳的表现是咳嗽兼有呕吐，呕吐严重就会呕吐蛔虫。肝咳不愈，则胆受病。胆咳的症状是咳嗽呕吐胆汁。肺咳不愈，则大肠受邪。大肠咳的症状是咳嗽而大便失禁。心咳不愈，则小肠受邪。小肠咳的症状是咳嗽而矢气，放屁和咳嗽同时出现。肾咳不愈，则膀胱受邪。膀胱咳的表现是咳嗽兼有遗尿。咳嗽日久还不能痊愈，则三焦就会受病。三焦咳的表现是，咳嗽而腹部胀满不想吃饭。总之咳嗽的病变都是邪气聚集于胃而关联于肺，肺气不宣，使人多流涕唾而面部浮肿，呼吸气逆。治疗脏咳时，刺腧穴；治疗腑病咳嗽时，取合穴；有浮肿的，取其经穴针刺。秋季如果被湿邪所伤，到了冬季就会发生咳嗽。

问：《九卷》上说振埃的刺法，是刺外经而治疗阳病，愿详细听听这个道理。答：阳气上逆严重，向上充满胸中，出现胸膺

高起胀满而抬肩喘息，宗气上逆，喘息时只能伏坐，咽喉噎塞，呼吸困难，应取手太阳的天容穴治疗。出现咳嗽气短，胸部痛痹，以致身体屈曲，取任脉的廉泉穴治疗。取天容穴针刺时，不要超过一寸。刺廉泉穴时，血色改变就停止用针。咳嗽气上逆，取魄户和气舍、譩譆穴治疗。咳嗽气上逆，咽喉中有痰鸣，喝喝气喘，取扶突穴治疗。咳嗽气上逆而吐涎沫的，取天容穴和足厥阴经的行间穴治疗。咳嗽气上逆，咽喉痛肿，呼吸气短，喘息而气不通利，应取足阳明经的水突穴治疗。咳嗽气上逆，气喘不能说话，取华盖穴治疗。咳嗽气上逆，口吐涎沫，气喘短气而呼吸不利，口不能言语，取膻中穴治疗。咳嗽气逆上气，气喘而呼吸困难，呕吐，胸中胀满，饮食不下，取俞府穴治疗。咳嗽气上逆，吐涎较多，气喘心悸，坐卧不安，应取彧中穴治疗。胸中胀满，咳嗽气逆，气喘呼吸困难，呕吐，心烦满闷，不能饮食，取足少阴经的神藏穴治疗。胸胁支撑胀满，咳嗽

气上逆，呼吸气喘，咯吐浊沫脓血，取库房穴治疗。咳喘呼吸困难，坐不能卧，呼吸气少欲尽，咽喉不利，胸中有热，取云门穴治疗。胸中胀满疼痛，乳房肿痛，痈疡溃破，咳嗽气逆，咽喉喝喝有声，取天溪穴治疗。咳嗽气上逆不止，三焦有水气蓄积，不能饮食，取维道穴治疗。咳嗽气逆，心中烦闷不能安卧，胸中胀满，喘不得息，背部疼痛，取太渊穴治疗。咳嗽气上逆，舌干，胸胁疼痛，心烦而肩背寒冷，气短呼吸困难，腹胀而气喘，取尺泽穴治疗。咳嗽，干哕，烦闷胀满，取手太阴经的侠白主治。咳嗽上气，气喘呼吸困难，暴热之邪逆于内，肝肺邪热相传而致口鼻出血，全身肿胀，气上逆而不能安卧，取天府穴治疗。凄凄恶寒咳嗽，吐血，气上逆，发惊，心痛，取手少阴经的郄穴阴郄治疗。咳嗽而胸满，取手太阳经的荥穴前谷治疗。咳而面赤发热，取支沟穴治疗。咳嗽，喉中痰鸣，咳唾有血，取足少阴肾经的络穴大钟治疗。

【导读】

1. 咳嗽的病位主要在肺

"肺之令人咳何也？"虽然是发问，但是已把咳嗽同肺联系在一起，并且下文首论肺咳，说明《内经》已经认识到咳嗽与肺的密切关系。这与《素问·宣明五气》之"肺为咳"，《素问·厥论》之"手太阴厥逆，虚满而咳"，《灵枢·胀论》之"肺胀者，虚满而喘咳"的思想是一致的。现在看来，肺主气，司呼吸，上连气道、喉咙，开窍于鼻，外合皮毛，内为五脏华盖。其气贯通百脉而通他脏，不耐寒热，称为娇脏，易受内外之邪侵袭而为病。病则宣肃失常，肺气上逆，发为咳嗽。所以说，《内经》认为咳不离肺的观点是正确的。

2. 五脏六腑皆令人咳

原文："五脏六腑皆令人咳，非独肺也。皮毛者，肺之合也……秋伤于湿，冬生咳嗽。"将咳嗽的病理范围扩大到五脏六腑，反映了咳嗽虽然是肺脏受邪后的病理反应，但与五脏六腑的功能障碍都有密切联系。因为脏腑之间是相互联系的，在发生病理变化之后也常互相影响。通过调整其他脏腑的功能使干肺的相关内邪被消除，终止了对肺宣肃功能

的干扰，就达到了不治肺而咳止的目的。这个观点的提出，对指导后世的辨证施治有着很重要的意义。它提示医生在治疗咳嗽时，不能单从肺去考虑，而应当从五脏六腑这个更广的范围去审证求因，拓宽临床治疗思路。

3. 咳嗽的病因病机

原文从"皮毛先受邪气"到"因而客之，则为肺咳"一段，提出了咳嗽的病因有两条：一是外感风寒，二是生冷饮食使寒从胃入。风寒袭人，必先由皮毛受邪而后内合于肺，影响肺的宣发肃降。寒饮饮食入胃之后，其产生的内寒从肺脉上达于肺。因为手太阴肺脉起于中焦，循胃口上膈属肺，所以不管外感风寒还是饮食生冷，均可使肺受寒邪的侵袭，宣降失司，肺气上逆而发为咳嗽。《灵枢·邪气脏腑病形》曰"形寒寒饮则伤肺，以其两寒相感，中外皆伤，故气逆而上引"，也说明了这个道理。

4. 咳嗽与四时气候的关系

原文从"五脏各以其时受病"到"乘冬则肾先受之"一段，说明以五脏配五时在发病学上的意义。人生存在自然之中，人和自然界有着密不可分的联系。《素问·阴阳应象大论》有言："天有四时五行，以生长收藏，以生寒暑燥湿风，人有五脏化五气，以生喜怒悲忧恐。"人体五脏和四时是相对应的，五脏各有所主的时令。如果在其所主时令当中，五脏就容易感受相关的邪气而受病。如《素问·金匮真言论》说："东风生于春，病在肝；南风生于夏，病在心；西风生于秋，病在肺；北风生于冬，病在肾。"所以，本文认为五脏各在其所主的时令受病，如果未逢到肺的时令，而其他脏在受邪后可以传及于肺而发病。人与自然界相统一，五脏在其所主的时令感受了寒邪而发病，邪势轻微的引起咳嗽，邪势重的还会引起泄泻腹痛。根据五脏和四时的配属关系，秋天则肺先受邪，春季则肝先受邪，夏季则心先受邪，至阴（长夏）则脾先受邪，冬季则肾先受邪。此处虽为论咳，其实在很多疾病的发病学上，《内经》均有类似的观点。

5. 五脏咳的临床表现

肺咳的表现：咳嗽，气喘，喉间痰鸣，严重时出现咯血。

心咳的表现：咳嗽，心痛，咽部梗塞不畅，严重时出现咽喉肿痛、吞咽困难的情况。

肝咳的表现：咳嗽，两胁下疼痛，甚至出现转侧不利，转时两胁下胀满不适。

脾咳的表现：咳嗽，右胁下痛，隐痛牵及肩背，严重时活动受限，动则加剧。

肾咳的表现：咳嗽，腰背部牵引疼痛，严重时咳吐痰涎。

6. 六腑咳的成因及临床表现

"五脏久咳，乃移于六腑"，说明六腑咳是由五脏咳转化而来。根据篇中内容概述如下。

胃咳的成因及表现：脾咳迁延日久，就会影响到胃，出现胃咳。胃咳的表现：咳嗽，恶心呕吐，呕吐严重时会吐出蛔虫。

胆咳的成因及表现：肝咳迁延日久，就会影响到胆，使胆受病而发为胆咳。胆咳的表现：咳嗽伴呕吐胆汁。

大肠咳的成因及表现：肺咳迁延不愈，就会影响到大肠，使大肠受病而发为大肠咳。大肠咳的表现：咳嗽伴有大便失禁。

小肠咳的成因及表现：心咳迁延日久，就会影响到小肠，使小肠受病而发为小肠咳。小肠咳的表现：咳嗽伴有矢气，咳嗽与矢气同时发生。

膀胱咳的成因及表现：肾咳迁延日久，就会使膀胱受病而发为膀胱咳。膀胱咳的表现：咳嗽伴有遗尿。

三焦咳的成因及表现：长期迁延不愈的咳嗽，就可以使三焦受病而形成三焦咳。三焦咳的表现：咳嗽，腹部胀满，不欲饮食。

7. 咳嗽的治则

原文："治脏者，治其俞；治腑者，治其合；浮肿者，治其经。"论述了咳嗽总的治疗原则。五脏咳嗽在治疗时选取其相关脏的腧穴针刺，六腑咳嗽在治疗时选取其相关腑的合穴进行针刺，因为腧穴是脏腑气血所注，合穴是气血之所入。所以病在脏的就治其腧穴，是治其注入之邪；病在腑就刺其合，是治其传入之邪。至于久咳引起的浮肿，是邪入经络，影响水液代谢，致水邪泛滥，所以就要取其经穴以疏通经络，使气血和调，水肿可消。此处虽然就针刺的取穴原则而论，其实寓含辨证施治的思想。

肝受病及卫气留积发胸胁满痛第四

【原文】 邪在肝，则病两胁中痛，寒中，恶血在内，节时肿，胻善瘈[1]。取行间以引胁下，补三里以温胃中，取血脉以散恶血，取耳间青脉[2]以去其瘈。

黄帝问曰：卫气留于脉中，稸[3]积不行，苑蕴[4]不得常所，楮胁中满，喘呼逆息者，何以去之？伯高对曰：其气积于胸中者，上取之；积于腹中者，下取之；上下皆满者，傍取之。积于上者，泻人迎、天突、喉中；积于下者，泻三里与气街；上下皆满者，上下皆下之，与季胁之下深一寸[5]，重者鸡足取之[6]。诊视其脉，大而强急[7]，及绝不至者，腹皮绞甚者[8]，不可刺也。气逆上，刺膺中陷者[9]，与胁下动脉。胸满，呕无所出，口苦舌干，饮食不下，

胆俞主之。胸满，呼吸喝，穷诎窘不得息，刺入人迎，入四分，不幸杀人。胸满痛，璇玑主之。胸胁楮[10]满，痛引胸中，华盖主之。胸胁楮满，痹痛骨疼，饮食不下，呕逆，气上烦心，紫宫主之。胸中满，不得息，胁痛骨疼，喘逆上气，呕吐烦心，玉堂主之。胸胁楮满，膈塞饮食不下，呕吐，食复出，中庭主之。胸中楮满，痛引膺不得息，闷乱烦满，不得饮食，灵墟主之。胸胁楮满，不得息，咳逆，乳痛，洒淅恶寒，神封主之。胸胁楮满，膈逆不通，呼吸少气，喘息不得举臂，步廊主之。胸胁楮满，喘满上气，呼吸肩息，不知食味，气户主之。喉痹，胸中暴逆，先取冲脉，后取三里、云门，皆泻之。胸胁楮满，却引背痛，卧不得转侧，胸乡主

之。伤忧悁[11]思气积，中脘主之。胸满马刀[12]，臂不得举，渊腋主之。大气不得息，息即胸胁中痛，实则其身尽寒，虚则百节尽纵，大包主之。胸中暴满，不得卧喘息，辄筋主之。胸胁楮满，瘕疝，引脐腹痛，短气烦满呕吐，巨阙主之。腹中积气结痛，梁门主之。伤食胁下满，不能转展反侧，目青而呕，期门主之。胸胁楮满，劳宫主之。多卧善唾，胸满肠鸣，三间主之。胸满不得息，头颔肿，阳谷主之。胸胁胀，肠鸣切痛，太白主之。暴胀，胸胁楮满，足寒，大便难，面唇白，时呕血，太冲主之。胸胁楮满，恶闻人声与木音，巨虚上廉主之。胸胁楮满，寒如风吹状，侠溪主之。胸胁痛，善太息，胸满膨膨然，丘墟主之。胸胁楮满，头痛，项内寒，外丘主之。胁下楮满，呕吐逆，阳陵泉主之。

【注释】

[1] 瘛：指筋脉抽搐。

[2] 耳间青脉：即足少阳经瘛脉穴。

[3] 楮（xù）：同恤，有积聚的意思。

[4] 苑蕴：蓄积的意思。

[5] 季胁之下深一寸：即足厥阴肝经的章门穴。

[6] 鸡足取之：刺法如鸡足，正入一针，左右各斜入一针。

[7] 强急：《灵枢·卫气失常》作"弦急"。

[8] 腹皮绞甚者：腹皮紧张而不弛缓。

[9] 膺中陷者：解作两膺中间陷下部位的膻中穴为宜，因膻中为气之会，凡一切上气不下，均可治之。

[10] 楮（zhī）：支撑的意思。

[11] 悁（yuān）：忿、忧的意思。

[12] 马刀：结核连续者为瘰疬，形长如蛤者为马刀。

【语译】病邪在肝经，就会有两侧胁肋疼痛，中焦虚寒，恶血留滞于内，胫骨关节时常肿胀，筋脉常抽搐。治疗时取行间穴以祛邪止胁痛，补足三里穴以温暖中焦脾胃，刺肝经有瘀血的络穴以散除在内的恶血，取足少阳经的瘛脉穴以止筋脉抽搐。

黄帝问：卫气与邪气相并停留于脉中，蓄积而不运行，郁结而又无固定的部位，使人胁肋支撑胀满，喘息气逆呼呼有声，应当怎样祛除呢？伯高回答：卫气与邪气相并而蓄积在胸部的，取上部的腧穴治疗；蓄积在腹部的，取下部的腧穴治疗；胸部积蓄和腹部积蓄同时并存的，除上下部的腧穴外，还要取旁边的腧穴。蓄积在胸部的，泻人迎、天突、廉泉穴；蓄积在腹部的，泻足三里、气街；胸腹上下都有蓄积的，应取上下的五个腧穴与季胁下的章门穴，病情重的，用鸡足刺法治疗。诊察患者的脉象，脉大而强硬急疾的，以及脉象绝而不至的，腹部皮肤紧张较剧的，分别属阴虚邪盛、营气虚脱、脾气败坏，以上这些情况都在禁刺之列。气上逆的，应刺胸膺中下陷处，以及胁下动脉处。胸中胀满，干呕无物，口苦舌干，饮食不下，取胆俞穴治疗。胸中胀满，呼吸喘息喝喝有声，咳嗽上气，胸部痛痹，以致身体屈曲，应刺人迎穴，刺入四分即可。如果刺入过深，则会造成死亡。胸中胀满作痛，应取璇玑穴治疗。胸胁支撑胀满，疼痛连及胸中的，取华盖穴治疗。胸胁支撑胀满，痹痛，胸胁骨疼，饮食不下，呕吐，气上逆，心烦，取紫宫穴治疗。胸中胀满，呼吸困难，胸胁骨痛，喘息气上逆，呕吐心烦，取玉堂穴治疗。胸胁支撑胀满，阻隔不通，饮食不得下，呕吐，食入即出，取中庭穴治疗。胸胁支撑胀满，疼痛牵连到胸膺，呼吸不畅，心中闷乱胀满而烦，不能饮食，取足少阴经的灵墟穴治疗。胸胁支撑胀满，呼吸不畅，咳嗽气逆，乳痛，洒淅恶寒，取少阴肾经的神封穴治疗。胸胁支撑胀满，膈气上逆不通，呼吸气短，喘息，臂上举困难，取步廊穴治疗。胸胁支撑胀满，气喘上逆，呼吸抬肩，饮食无味，取足阳明经的气户穴治疗。咽喉痹痛，胸中突然气逆，当先取气冲穴以降逆气，再取足三里以下胃气，而后取云门以宣肺气，以上都用泻法。胸胁支撑胀满，向后牵引背部疼痛，卧床不能左右翻身，取足太阴经的胸乡穴治疗。伤于忧愁、郁怒及思虑，以致心脾气结而气积于中，应取中脘穴治疗。胸胀满，腋下淋巴结肿大，使臂不能上举的，取渊腋穴治疗。不能深呼吸，呼吸时胸胁中疼痛，邪气实则全身皆寒冷，正气虚则全身骨节弛缓，应取大包穴治疗。胸

中突然胀满，不得安睡，取足少阳经的辄筋穴治疗。胸胁支撑胀满，筋脉抽搐，牵引脐及小腹疼痛，并有气短，心中烦闷胀满的，取巨阙穴治疗。胁下积气聚集成块而疼痛，取梁门穴治疗。因伤食而胁下胀满，不能翻身转侧，目发青而呕吐的，取肝经的期门穴治疗。胸胁支撑胀满的，取劳宫穴治疗。嗜睡而多唾，胸胀满而肠鸣，取三间穴治疗。胸满呼吸不利，头颔部肿胀，取阳谷穴治疗。胸胁胀满，肠鸣，腹中急痛，取太白穴治疗。突然腹胀，胸胁支撑胀满，足部寒冷，大便困难，面和口唇色白，时常呕吐鲜血，取太冲穴治疗。胸胁支撑胀满，厌恶听到人的声音和木的响声，取上巨虚治疗。胸胁支撑胀满，身寒像被风吹一样，取侠溪穴治疗。胸满气胀，常常叹息，胸中膨膨胀满，取丘墟穴治疗。胸胁部支撑胀满，头痛，项内寒冷，应取外丘穴治疗。胁下支撑胀满，呕吐上逆，取阳陵泉穴治疗。

【导读】本篇主要论述了肝病和卫气留滞所形成的胸胁满痛等病的症状、病机及针刺治法。

邪在心胆及诸脏腑发悲恐太息口苦不乐及惊第五

【原文】黄帝问曰：有口苦取阳陵泉。口苦者，病名为何？何以得之？岐伯对曰：病名曰胆瘅。夫胆者，中精之府，五脏[1]取决于胆，咽为之使[2]。此人者，数谋虑不决，胆气上溢，而口为之苦。治之以胆募俞[3]。在《阴阳十二官相使[4]》中。

善怒而欲食，言益少，刺足太阴。怒而多言，刺足少阳。短气心痹，悲怒逆气，怒，狂易，鱼际主之。心痛善

悲，厥逆，悬心如饥之状，心澹澹而惊恐，大陵及间使主之。心澹澹而善惊恐，心悲，内关主之。善惊悲，不乐，厥，胫足下热，面尽热，渴，行间主之。脾虚令人病寒不乐，好太息，商丘主之。色苍苍然，太息，如将死状，振寒，溲白，便难，中封主之。心如悬，哀而乱，善恐，嗌内肿，心惕惕恐，如人将捕之，多涎出，喘，少气，吸吸[5]不足以息，然谷主之。惊，善悲不乐，

如堕坠，汗不出，面尘黑，病饮不欲食，照海主之。胆眩寒厥，手臂痛，善惊妄言，面赤泣出，腋门主之。大惊乳痛，梁丘主之。

邪在心，则病心痛，善悲，时眩仆，视有余不足，而调其俞。胆病者，善太息，口苦，呕宿水，心下澹澹，善恐，如人将捕之，嗌中吤吤然[6]，数咳唾，候在足少阳之本末[7]，亦视其脉之陷下者灸之。其寒热者，取阳陵泉。邪在胆，逆在胃，胆液泄则口苦，胃气逆则呕苦汁，故曰呕胆。取三里以下胃逆，则刺足少阳血络以闭胆逆，调其虚实以去其邪。

【注释】

[1] 五脏：原作"肝者，中之将也"，据《素问·奇病论》引本经改。

[2] 咽为之使：《素问》王冰注："咽胆相应，故咽为使焉。"

[3] 胆募俞：指胆的募穴日月和背俞穴胆俞二穴。

[4] 阴阳十二官相使：治疗方法在这篇中，但现已亡佚。

[5] 吸吸：悲伤的意思。

[6] 吤吤然：如咽中有物梗塞。

[7] 足少阳之本末：经穴的开始为本，经穴之终结为末。

【语译】 黄帝问：有的患者口苦，取阳陵泉穴治疗，口苦是什么病？又是怎样得的？答：病名叫作胆瘅。胆是奇恒之腑，中藏精汁。五脏皆靠胆作决断，咽喉为役使。患口苦的病人，肯定是反复谋虑而不能决断，使胆气上逆到咽喉，所以出现口苦。治疗时取胆的募穴和背俞穴。在《阴阳十二官相使》中有载。

善发怒而不想吃饭，说话越来越少，应刺足太阴脾经的腧穴治疗。发怒而言语多的，取足少阳胆经的腧穴治疗。呼吸气短，心中痹痛，时悲时怒，气逆而不降，或因发怒而引发狂病的，取鱼际穴治疗。心痛常常悲伤，四肢厥冷，心中空虚如被悬起，好像是饥饿了一样，心悸动不安常惊恐的，取大陵及间使穴治疗。心中悸动不安，时常惊恐，悲伤，取内关穴治疗。好惊恐，悲伤不快，厥逆，胫部和足下发热，面部尽热，口渴的，取行间穴治疗。脾气虚，使人中焦虚寒，不高兴而善叹气，取商丘穴治疗。面色发青，好叹气，像要快死的样子，振栗怕冷，小便白浊，大便困难，取中封穴治疗。心中空虚如被悬挂，悲哀烦乱，常恐惧，咽嗌内肿，心中悸动不安，像有人将要捕捉他，口中多有涎液流出，气喘，气短，心中悲伤，一吸一顿地哭泣，取然谷穴治疗。惊恐，时常悲伤不乐，像有由高处下坠的感觉，汗不得出，面部灰黑，感觉饥饿却不想进食，取照海穴治疗。胆病引起的眩晕，手足寒冷厥逆，手臂疼痛，善惊，胡言乱语，面赤，泣出，取腋门穴治疗。大惊而致乳房疼痛，取梁丘穴治疗。

病邪在心，就会出现心痛，善悲伤，时常眩晕仆倒，诊察病变的虚和实，在心俞处调治。患胆病的，时常太息，口中苦，呕吐宿存的水液，心下悸动不安，善恐惧，好像有人要捕捉他一样，咽喉中像有物梗塞，时常吐涎，诊察其临床症状则表现在足少阳胆经循行的部位，也应观察其经脉，有陷下不起之处，当用灸法。对有恶寒发热表现的，取阳陵泉治疗。邪气停留在胆，则胃气上逆，胆汁排泄则口苦，胃气上逆则呕吐胆汁，所以称作呕胆。取足三里穴以降胃气，刺足少阳经的血络瘀结以泻血，阻止胆汁外泄，再在胆经的腧穴上进行调节虚实的治法，以祛除邪气。

【导读】本篇论述了邪在心胆所出现的病变与症状，以及涉及其他脏腑而发生怒、悲、恐等情志病变的刺法与主治腧穴。

脾受病发四肢不用第六

【原文】黄帝问曰：脾病而四肢不用何也？岐伯对曰：四肢者，皆禀[1]气于胃，而不得至经，必因脾乃得禀。今脾病，不能为胃行其津液，四肢不得禀水谷气，气日以衰，脉道不通，筋骨肌肉皆无气以生，故不用焉。曰：脾不主时，何也？曰：脾者，土也[2]，土者，中央，常以四时长四脏，各十八日寄治，不独主时。脾者土脏，常著[3]胃土之精也。土者生万物而法天地，故上下至头足不得主时。曰：脾与胃以募[4]相连耳，而能为之行津液何也？曰：足太阴者，三阴也，其脉贯胃属脾络嗌，故太阴为之行气于三阴[5]。阳明者表也，五脏六腑之海也，亦为之行气于三阳。脏腑各因其经而受气于阳明，故为胃行津液。四肢不得禀水谷气，气日以衰，阴道不利，筋骨肌肉，皆无气以生，故不用焉。

身重骨酸，不相知，太白主之。

【注释】

[1] 禀：承受的意思。

[2] 脾者，土也：脾在五行中属土。

[3] 著：有贮存、蓄积的意思。

[4] 募：与膜通，如膜原也叫募原。

[5] 为之行气于三阴：脾为胃运行气血到手足三阴经。

【语译】黄帝问：脾有病变而四肢就不能正常活动，这是为什么？岐伯答：四肢都是从胃中获得各种营养的，但胃中的水谷精气不能直达于四肢经络，必须经过脾的运化才能使精气布达于四肢。现在脾有了病变，不能将胃的津液运化到各条经络，四肢得不到水谷精气的濡养，精气就日渐衰减，脉道也会不通畅，筋骨和肌肉都因为缺乏精气的濡养而失去活力，因而不能正常活动。问：脾不单独主某一时节，为什么呢？脾在五行中属土，位居中央，分属于四季中，又能生化其余四脏，在四时各寄治十八日，不单独主某一时节。脾脏属土，经常吸收蓄积于胃的精华，以运化营养全身。脾土具有生化万物和遵循天地自然变化规律的特点，所以人从头到脚无不依赖其滋养，不是专注于一时。问：脾和胃仅以膜相连接，而脾能为胃运行津液，这是什么道理？答：足太阴经，属于三阴，它的经脉络胃属脾连系咽部，所以太阴经能为胃运行气血到三阴经。阳明经是太阴之表，为五脏六腑之海，也能为胃运行气血到达三阳经。五脏六腑都能借助脾经受纳来自阳明胃经的气血，所以说脾能为胃运行津液。四肢肌肉不得水谷的营养，日益衰退，筋骨肌肉失去了营养皆不能生长，所以就不能正常运动。

身体沉重，骨节软困失去知觉，这是脾经湿盛的缘故，取太白穴刺治。

【导读】本篇从生理上分析了四肢和脾的关系，进而说明脾受病而四肢不用的道理。

1. "脾病而四肢不用"的意义

在生理方面，脾具有运化功能，能不断将胃化生的水谷精微输转到四肢，而四肢得到营养就能正常活动。当脾有病时，输转水谷精气的功能减退，四肢得不到水谷精气的充养就不能正常活动，甚则痿废不用。如脾失健运，阳气不能温煦，则四肢发凉；水渍四肢，则肿胀；气血不足，则四肢麻木不仁；阳气衰竭，则"四维相代"。脾病四肢不用的理论来源于实践，而又指导着临床，"治痿独取阳明"可互参。2000多年来，该理论很受医家的重视，并在医疗实践中不断得到充实和发展，至今仍不乏其义，一直有效地指导着临床的实践活动。

2 "脾不主时"的意义

生理方面：脾胃属土，胃主纳谷，脾主运化，纳化结合，灌溉四旁，以养心肝肺肾，在人后天生命活动中至关重要，故李中梓在《医宗必读》中提示："一有此身，必资谷气，谷入于胃，洒陈于六腑而气至，和调于五脏而血生，而人资之以为生者也，故曰后天之本在脾。"即脾胃为后天之本提供了重要的生理基础。在病理方面：脾胃有病，运化失常，气血精微化生不足，人体各个内脏器官得不到充分的营养，而功能就会低下，人体抗病能力不足，为外邪的入侵及内邪的滋生提供了条件。正如李东垣所说："内伤脾胃，百病由生。"在养生方面：要保持身体健康，延年益寿，调养脾胃就非常重要，如《金匮要略》之"四季脾旺不受邪"的理论就导源于此。在治疗方面：要正确地处理好脾与其他四脏的关系，故而"脾胃有病，自宜治脾，然脾为土脏，灌溉四旁，是以五脏中皆有脾气，而脾胃中亦皆有五脏之气，此其互为相使，有可分而不可分者在焉。故善治脾者，能调五脏，即所以治脾胃也。能治脾胃，而使食进胃强即所以安五脏也"（《景岳全书·杂证谟》）。如果脾病影响四脏，分治四脏而不愈者，常常通过治脾而愈，故《慎斋遗书·辨证施治》说："诸病不愈，必寻到脾胃之中，方无一失。何以方之？脾胃一伤，四脏皆无生气，故疾病日多矣。万物从土而生，亦从土而归。'补肾不若补脾'，此之谓也。治病不愈，寻到脾胃而愈者甚多。凡见咳嗽、自汗、发热、肺虚生痰，不必理痰清热，土旺而痰消热退，四君子加桂、姜、陈皮、北五味子，后调以参苓白术散。"李杲也是在《内经》重视脾胃理论的基础上，根据自己的临床实践发展其脾胃学说，更加丰富了《内经》有关脾胃的理论，至今仍有重要的现实意义。《内经》中"脾不独主时而寄旺于四时之末"和"脾主长夏"分属于四时和五时的理论，可以发现《内经》作者把阴阳五行的理论相互结合的痕迹。

脾胃大肠受病发腹胀满肠中鸣短气第七

【原文】邪在脾胃，则病肌肉痛。阳气有余，阴气不足，则热中善饥；阳气不足，阴气有余，则寒中肠鸣腹痛；阴阳俱有余，若俱不足，则有寒有热，皆调其三里。饮食不下，鬲塞不通，邪在胃脘。在上脘则抑而下之，在下脘则散而去之。胃病者，腹䐜胀，胃脘当心而痛，上榰两胁，鬲咽不通，食饮不下，取三里。腹中雷鸣，气上冲胸，喘，不能久立，邪在大肠也，刺肓之原[1]、巨虚上廉、三里。腹中不便[2]，取三里。盛则泻之，虚则补之。大肠病者，肠中切痛而鸣濯濯[3]，冬日重感于寒则泄，当脐而痛，不能久立，与胃同候，取巨虚上廉。腹满，大便不利，腹大，上走胸嗌喝喝然，取足少阳。腹满，食不化，向向然[4]，不得大便，取足太阳。腹痛，刺脐左右动脉[5]。已刺，按之立已，不已，刺气街，按之立已。腹暴痛满，按之不下，取太阳经络血者，则已。又刺少阴俞去脊椎三寸傍五，用员利针，刺已，如食顷久，立已。必视其经之过于阳者，数刺之。腹满不能食，刺脊中。腹中气胀，引脊痛，食饮而身赢瘦，名曰食㑊。先取脾俞，后取季胁[6]。大肠转气，按之如覆杯，热引胃痛，脾气寒，四肢，不嗜食，脾俞主之。胃中寒胀，食多身体赢瘦，腹中满而鸣，腹膜风厥[7]，胸胁榰满，呕吐，脊急痛，筋挛，食不下，胃俞主之。头痛，食不下，肠鸣，胪[8]胀，欲呕时泄，三焦俞主之。腹满胪胀，大便泄，意舍主之。胪胀水肿，食饮不下，多寒，胃仓主之。寒中伤饱，食饮不化，五脏䐜胀，心腹胸胁榰满胀，则生百病，上脘主之。腹胀不通，寒中伤饱，食饮不化，中脘主之。食饮不化，入腹还出，下脘主之。肠中常

鸣，时上冲心，灸脐中。心满气逆，阴都主之。大肠寒中，大便干，腹中切痛，肓俞主之。腹中尽痛，外陵主之。肠鸣相逐，不可倾倒，承满主之。腹胀善满，积气，关门主之。食饮不下，腹中雷鸣，大便不节[9]，小便赤黄，阳纲主之。腹胀肠鸣，气上冲胸，不能久立，腹中痛濯濯，冬日重感于寒则泄，当脐而痛，肠胃间游气[10]切痛，食不化，不嗜食，身肿，挟脐急，天枢主之。腹中有大热不安，腹有大气，如相侠，暴腹胀满，癃，淫泺，气冲主之。腹满痛，不得息，正卧，屈一膝，伸一股，并刺气冲，针上入三寸，气至泻之。寒气腹满，癃，淫泺，身热，腹中积聚疼痛，冲门主之。腹中肠鸣，盈盈然，食不化，胁痛不得卧，烦，热中不嗜食，胸胁榰满，喘息而冲，鬲呕，心痛及伤饱，身黄骨赢瘦，章门主之。肠鸣而痛，温留主之。肠腹时寒，腰痛不得卧，手三里主之。腹中有寒气，隐白主之。腹满向向然，不便，心下有寒痛，商丘主之。腹中热，若寒，腹善鸣，强欠[11]，时内痛，心悲，气逆，腹满，漏谷主之。已刺外踝，上气不止，腹胀而气快然引肘胁下，皆主之。腹中气胀，嗑嗑[12]，不嗜食，胁下满，阴陵泉主之。喘，少气不足以息，腹满，大便难，时上走胸中鸣，胀满，口舌中吸吸[13]，善惊，咽中痛，不可纳食，善怒，恐不乐，大钟主之。嗌干，腹瘈痛，坐卧目𥉂𥉂，善怒多言，复留主之。寒腹胀满，厉兑主之。腹大不嗜食，冲阳主之。厥气上榰，太溪主之。大肠有

热，肠鸣腹满，挟脐痛，食不化，喘不能久立，巨虚上廉主之。肠中寒，胀满善噫，闻食臭，胃气不足，肠鸣腹痛泄，食不化，心下胀，三里主之。腹满，胃中有热，不嗜食，悬钟主之。大肠实则腰背痛，痹寒转筋，头眩痛；虚则鼻鼽癫疾，腰痛溅溅然汗出，令人欲食而走。承筋主之。取脚下三折，横视盛者出血[14]。

【注释】

[1] 肓之原：即气海穴。

[2] 不便：即功能活动不正常，如小肠不能化物，不能分清泌浊，大肠不能传导等。

[3] 肠中切痛而鸣濯濯：切痛即疼痛紧急。濯濯即肠中有水气行过其中则有声音。

[4] 向向然：肠鸣有声。

[5] 脐左右动脉：如少阴经的肓俞、阳明经的天枢穴，都主治腹痛。

[6] 季胁：脾的募穴章门。

[7] 风厥：感受风邪而引起的厥证。

[8] 胪（lú）：腹前部位。另一说法指皮部。

[9] 不节：不能节制的意思。

[10] 肠胃间游气：肠胃之中流动的积气。

[11] 强欠：强行呵欠的意思。

[12] 嗑嗑（kè kè）：形声词，腹胀不舒貌。

[13] 吸吸：舌动的样子。

[14] 取脚下三折，横视盛者出血：义不详。

【语译】 脾主肌肉，邪在脾胃，就会出现肌肉疼痛。阳气有余，阴气不足，则会内热而消谷善饥；阳气不足，阴气有余，则中焦内寒而肠鸣腹痛；阴阳俱有余，阴阳俱不足就会出现有寒有热的病变，都应取足三里以调理脾胃的虚实。饮食停滞不下，膈咽不通，这是邪在胃脘。若邪在上脘，则刺上脘穴以抑制食气，使之下降；若邪在下脘，则刺下脘以散停积而去寒滞。

胃有病变的，腹部胀满，胃脘正中当心处疼痛，向上支撑两胁，膈和食管也不通利，以致饮食停滞不下，取足三里穴治疗。腹中如雷鸣一样，气上冲胸，气喘，不能久立，是邪气停留大肠的表现，应刺气海、上巨虚和足三里穴以治疗。胃肠功能失常的，应取足三里调治。邪气实的用泻法，正气虚的用补法。大肠有病的，肠中急痛而鸣响，若冬季再感受寒邪则会泄泻，正当脐部疼痛，不能久立，和胃病的症状相似，取上巨虚治疗。腹部胀满，大便不利，腹部胀大，邪气上逆到胸和咽喉部则喝喝然喘息，这是肾经受邪，水邪停滞于腹的缘故，应取少阴肾经的腧穴治疗。腹胀满，食物不化，肠鸣有声，不能大便，这是脾经有邪的表现，取足太阴脾经的腧穴治疗。足阳明经脉从膺胸而下挟脐，入于气街中，本经发病而腹痛，应刺脐两旁的天枢穴，刺后用手按压，可以立即止痛，若仍疼痛，可再刺气街穴，刺后按压会立即痊愈。腹部突然疼痛胀满，用手按压也不能使痛胀消失，取手足太阳经的结络放血，痛胀可立止。还可刺少阴肾的背部，肾俞穴在第十四椎两旁旁开一寸五分处，用员利针刺五次，刺毕，大约一顿饭的时间，痛胀可立止。但必须审察属于阳经所过之处的病变，才可以这样反复针刺。腹胀满不能食的，取脊中穴治疗。腹中气胀，牵引脊背疼痛，饮食虽多却身体消瘦，病名叫食㑊。先取脾俞穴，后取季胁处的章门穴治疗。大肠气机逆乱，攻冲展转，按压时像有覆杯一样，大肠之热波及胃则会胃痛，脾气虚寒则四肢拘急，心烦不想吃饭，取脾俞穴治疗。由于胃腑寒凝而撑胀者，虽能进食，但身体羸瘦，常伴有脘腹胀满，肠鸣，腹部膜胀，或伴风厥证，胸胁支撑胀满，呕吐，脊柱急痛，挛筋，食不下，可取胃腑的背俞穴胃俞刺治。头痛，伴有不思饮食，肠鸣，欲呕，时时泄泻者，取三焦的背俞穴刺治。腹满而腹皮发胀，大便溏泄，取意舍穴治疗。腹皮发胀而有水肿，饮食不进，多恶寒，取胃仓穴治疗。感受寒邪又为饱食所伤，出现水谷不能运化，而生胀满，心腹胸胁部都支撑胀满不舒，若脉象虚弱则正气不足，百病丛生，应取上脘穴治疗。腹胀满不通畅，感受寒邪又为饱食所伤，以致饮食不化，取任脉的中脘穴治疗。饮食不能消化，呕吐反胃，取下脘穴治疗。肠中水气经常冲动作响，时常向上冲心，应灸任脉的神阙穴。心中满气上逆，取阴都穴治疗。大肠为寒邪所侵，大便干，腹中急痛，取肓俞穴治疗。满腹疼痛，取外陵穴治疗。肠中水气上下奔窜追逐而肠鸣，不能倾斜侧卧，取承满穴治疗。腹中胀而容易满闷，有积气，取足阳明经的关门穴治疗。饮食不下，腹中鸣响如雷声，大便不能节制，小便短而赤黄的，应取阳纲穴治疗。腹胀肠鸣，气上冲胸，不能久立，腹中疼痛而水声濯濯，若在冬日又重感寒邪则必发生泄泻，脐部疼痛，肠胃之间气体走窜急痛，食物不化，不欲饮食，身发浮肿，脐两侧筋脉拘急，应取天枢穴治疗。腹中有大热，使人不适，腹中有逆气，突然腹部胀满，小便不利，全身酸痛无力，取气冲穴治疗。腹中胀满疼痛，不能深呼吸，让患者仰面正卧，屈一膝，伸另一腿，刺气冲穴，沿皮向上刺入三寸，待气至则用泻法。寒气停留在内而致腹部胀满，小便不利，全身酸痛无力，并有身热、腹中积聚疼痛等症状，应取太阴、厥阴的会穴冲门治疗。腹中盈盈然肠鸣，食物不能消化，胁痛不能卧床，心烦，胃中有热不想吃饭，胸胁支撑胀满，喘息而气上冲，隔食呕吐，心痛以及为饱食所伤，身体发黄而消瘦，应取章门穴治疗。肠鸣腹痛，应取手阳明的郄穴温溜治疗。肠腹中常有寒冷的感觉，腰痛不能安卧，取手三里治疗。腹中有寒气积聚，取隐白穴治疗。腹部胀满鸣响，不大便，心下胃脘有寒而作痛，取商丘穴治疗。腹中有热，或者有寒，腹中常鸣响，强行呵欠，时常腹内疼痛，心中悲伤，气上逆，腹满，取漏谷穴治疗。如果已针刺过内踝上的三阴交穴，而逆气不停止，腹部仍然胀满，而气很快地牵引到肘胁之下，都可用此穴治疗。腹中气胀不舒而不想吃饭，胁下胀满，取阴陵泉穴治疗。喘息，气短而呼吸困难，腹胀满，大便困难，气上行，胸中痰鸣而胀满，口舌干燥而舌吸吸而动，善惊恐，咽中疼痛不能进食，善怒，惊恐而郁闷不乐，取大钟穴治疗。腹中掣痛，坐起时两目视物不清，常发怒，语言多，取复溜穴治疗。身寒，腹部胀满，取厉兑穴治疗。腹胀大，不想饮食，取冲阳穴治疗。手足厥冷而气上逆，取解溪穴治疗。大肠中有热，肠鸣腹满，脐两侧腹痛，食物不消化，喘息，不能久立，取上巨虚治疗。肠中有寒，以致腹胀满，嗳气频频，可闻到不消化的食臭味，胃功能低下，肠鸣，腹痛，泄泻，食不消化，心下饱胀，取足三里穴治疗。腹部胀满，胃中有热，不想吃饭，取悬钟穴治疗。大肠邪气实就会引起腰背疼痛，寒冷痹痛而转筋，头眩晕疼痛；大肠气虚则会发生鼻衄和癫疾，腰痛而汗出，使人食欲亢进而想奔跑。取承筋穴治疗。取脚下三折处的血络瘀结使之出血。

【导读】本篇主要说明由于脾、胃、大肠受病而致水谷不化，气滞不行所致的腹痛胀满、肠鸣、短气，以及食欲与大便异常等病症的诊断、治法和主治腧穴等。

肾小肠受病发腹胀腰痛引背少腹控睾第八

【原文】邪在肾，则病骨痛阴痹[1]。阴痹者，按之而不得，腹胀腰痛，大便难，肩背颈项强痛，时眩。取之涌泉、昆仑，视有血者，尽取之。少腹控睾，引腰脊，上冲心肺，邪在小肠也。小肠者，连睾系，属于脊，贯肝肺，络心系。气盛则厥逆，上冲肠胃，熏肝肺，散于胸，结于脐，故取肓原以散之，刺太阴以予之，取厥阴以下之，取巨虚下廉以去之，按其所过之经以调之。小肠病者，少腹痛，腰脊控睾而痛，时窘之后[2]，耳前热，若寒甚，若独肩上热甚，及手小指次指间热，若脉陷者，此其候也。

黄帝问曰：有病厥者，诊右脉沉坚，左脉手浮迟，不知病生安在？岐伯对曰：冬诊之，右脉固当沉坚，此应四时；左脉浮迟，此逆四时。左当主病，诊左在肾，颇在肺，当腰痛。曰：何以言之？曰：少阴脉贯肾络肺，今得肺脉，肾为之病，故为腰痛。

足太阳脉，令人腰痛，引项脊尻背如重状。刺其郄中[3]，太阳正经[4]去血，春无见血[5]。

少阳令人腰痛，如以针刺其皮中，循循然不可俯仰，不可以左右顾。刺少阳成骨[6]之端出血，成骨在膝外廉之骨独起者，夏无见血[7]。

阳明令人腰痛，不可以顾，顾如有见者，善悲。刺阳明于胻前三痏，上下和之出血，秋无见血[8]。

足少阴令人腰痛，痛引脊内廉。刺足少阴于内踝上二痏，春无见血[9]，若出血太多，虚不可复。

厥阴之脉，令人腰痛，腰中如张弓弩弦[10]。刺厥阴之脉，在腨踵鱼腹之外[11]，循之累累然[12]乃刺之。其病令人善言默默然不慧，刺之三痏。

解脉[13]令人腰痛，痛引肩，目䀮䀮然，时遗溲。刺解脉在膝筋分肉间[14]，在郄外廉之横脉[15]出血，血变而止。同阴之脉[16]，令人腰痛，腰如小锤[17]居其中，怫然肿[18]。刺同阴之脉，在外踝上绝骨之端，为三痏。

解脉令人腰痛如裂，常如折腰之状，善怒。刺解脉，在郄中结络如黍米[19]，刺之血射以黑，见赤血乃已。

阳维之脉，令人腰痛，痛上怫然肿。刺阳维之脉，脉与太阳合腨下间，去地一尺所。

衡络[20]之脉，令人腰痛，得俯不得仰，仰则恐仆。相之举重伤腰，衡络绝伤，恶血归之。刺之在郄阳之筋间，上郄数寸衡居，为二痏出血。

会阴之脉[21]，令人腰痛，痛上漯然汗出，汗干令人欲饮，饮已欲走[22]。刺直阳之脉[23]上三痏，在跷上郄下[24]三所横居，视其盛者出血。

飞阳之脉[25]，令人腰痛，痛上怫然，甚则悲以恐。刺飞阳之脉，在内踝上二寸，少阴之前与阴维之会。昌阳之脉[26]，令人腰痛，痛引膺，目䀮䀮然，甚则反折，舌卷不能言。刺内筋[27]为二痏，在内踝上大筋后，上踝一寸所。

散脉[28]令人腰痛而热，热甚而烦，腰下如有横木居其中，甚则遗溲。刺散脉，在膝前骨肉分间，络外廉束脉为三痏[29]。

肉里之脉[30]令人腰痛，不可以咳，咳则筋挛[31]。刺肉里之脉为二痏，在太阳之外，少阳绝骨之端[32]。

腰痛挟脊而痛，至头几几然，目䀮䀮欲僵仆，刺足太阳郄中出血。腰痛引少腹控眇，不可以仰，刺尻交[33]者，两髁胂[34]上，以月死生为痏数[35]，发针立已。腰痛上寒，取足太阳、阳明；痛上热，取足厥阴；不可以俯仰，取足少阳；中热而喘，取足少阴，郄中血络。腰痛上寒，实则脊急强，长强主之。小腹痛，控睾引腰脊，疝痛，上冲心，腰脊强，溺黄赤，口干，小肠俞主之。腰脊痛强引背、少腹，俯仰难，不得仰息，脚痿重，尻不举，溺赤，腰以下至足清不仁，不可以坐起，膀胱俞主之。腰痛不可以俯仰，中膂内俞主之。腰足痛而清，善偃，睾跳搴[36]，上窌主之。腰痛怏怏不可以俯仰，腰以下至足不仁，入脊，腰背寒，次窌主之。先取缺盆，后取尾骶与八窌。腰痛，大便难，飧泄，腰尻中寒，中窌主之。腰痛脊急，胁中满，小腹坚急，志室主之。腰脊痛，恶风，少腹满坚，癃闭下重，不

得小便，胞肓主之。腰痛骶寒，俯仰急难，阴痛下重，不得小便，秩边主之。腰痛控睾、小腹及股，卒[37]俯不得仰，刺气街。腰痛不得转侧，章门主之。腰痛不可以久立俯仰，京门及行间主之。腰痛少腹痛，下窌主之。腰痛，不可俯仰，阴陵泉主之。腰痛，少腹满，小便不利如癃状，羸瘦，意恐惧，气不足，腹中怏怏，太冲主之。腰痛，少腹痛，阴包主之。腰痛，大便难，涌泉主之。腰脊相引如解，实则闭癃，凄凄，腰脊痛，宛转目循循嗜卧，口中热；虚则腰痛，寒厥烦心闷，大钟主之。腰痛引脊内廉，复溜主之。春无见血，若太多，虚不可复（是前足少阴痛也）。腰痛，不能举足少坐，若下车踬[38]地，胫中烆烆然，申脉主之。腰痛如小锤居其中，怫然肿痛，不可以咳，咳则筋缩急，诸节痛，上下无常，寒热，阳辅主之。腰痛不可举，足跟中踝后痛，脚痿，仆参主之。腰痛挟脊至头，几几然，目䀮䀮，委中主之。腰痛得俯不得仰，仰则恐仆，得之举重，恶血归之，殷门主之。腰脊痛尻脊股臀阴寒大痛，虚则血动，实则病热痛，痔痛，尻脽[39]中痛，大便直出，承扶主之。

【注释】

[1] 阴痹：指阴邪寒湿所造成的痹痛。

[2] 时窘之后：痛时急迫想要大便。

[3] 郄中：即委中穴，为足太阳经之所入。

[4] 太阳正经：指委中之脉，因为足太阳之正别入于腘中。

[5] 春无见血：太阳与肾相表里，肾旺于冬，而衰于春，故春天刺太阳不要出血。

[6] 成骨：膝外侧的腓骨头处，即阳陵泉穴附近。

[7] 夏无见血：少阳与肝相表里，肝旺于春，木衰于夏，故夏季刺时不要出血。

[8] 秋无见血：阳明与脾相表里，脾旺于长夏，衰于秋，故秋天不应泻血。

[9] 春无见血：春时木旺而水衰，故春天针刺不要出血。

[10] 如张弓弩弦：比喻腰部强直拘急的样子像张开的弓弦一样。

[11] 腨踵鱼腹之外：小腿腓肠肌即腨，形似鱼腹。踵即足跟。此处指两者之间偏内侧的蠡沟穴处。

[12] 累累然：重叠如串珠一样。

[13] 解脉：足太阳经的支脉。

[14] 膝筋分肉间：委中穴处。

[15] 郄外廉之横脉：即委阳穴外。

[16] 同阴之脉：足少阳经别走厥阴的络脉，因其并少阳经上行，去足外踝上五寸处别走厥阴经，故叫同阴脉。

[17] 锤：通"锥"，针锥。

[18] 怫然肿：即郁积而肿的意思。怫，郁积的意思。

[19] 在郄中结络如黍米：郄中即委中穴，为足太阳的合穴。现取其结络大如黍米的地方施行针刺。

[20] 衡络：衡，即横的意思。足太阳外侧的支脉，其络自腰中横入髀外后廉，而下与中经合于胭中。

[21] 会阴之脉：本任脉经之穴名，督脉由会阴而行于背，则会阴之脉自腰下会于后阴，其脉受邪，亦能使人腰痛。

[22] 饮已欲走：汗多则液亡，故欲饮。饮多则喜散，故欲走。

[23] 直阳之脉：即太阳之脉，挟脊下行贯臀，下至胭中，下循腨过外踝之后，条直而行，故叫直阳之脉。

[24] 跷上郄下：指阳跷脉之申脉穴以上，

足太阳经之委中穴以下。

[25] 飞阳之脉：足太阳之别名作飞阳，去外踝上七寸，别走足少阴，当至内踝上二寸，足少阴之前，与阴维脉交会处，是当刺部位。

[26] 昌阳之脉：为足少阴肾经穴名，又称作复溜。

[27] 内筋：即复溜穴。

[28] 散脉：为足太阴经的别络，散行而上，所以叫作散脉。其经脉循股内入腹中，与少阴、少阳结于腰髁下骨空中，故病则腰下如有横木居其中，严重时会有遗尿的表现。

[29] 在膝前……脉为三痏：有的认为是膝内侧的地机穴，有的认为是膝外侧足三里和阳陵泉两穴之骨上，与膝分间处。

[30] 肉里之脉：由少阳所生，阳维之气所发之脉。

[31] 咳则筋挛：少阳主筋脉，咳则相引而痛，故不可以咳，咳则筋脉拘急。

[32] 绝骨之端：即阳辅穴。

[33] 尻交：相当于八髎穴的下髎穴处。

[34] 两髁胂：髁相当于髂骨，胂指脊椎旁髂嵴以下的肌肉。

[35] 以月死生为痏数：月初为月生，月半以后为月死，月死当刺少，月生当刺多。

[36] 睾跳搴：睾丸上缩。

[37] 卒：此处当既解。

[38] 踬（zhì）：被绊倒的意思。

[39] 脽：指臀部。

【语译】邪气在肾，就会发生骨痹阴痹一类病变。阴痹的病变，没有固定部位，所以按压找不到痛处，会有腹胀及腰痛，大便困难，有背颈项等处疼痛强直，时有头眩等症状。可取涌泉、昆仑穴治疗，观察这两经有瘀血的络脉，都要刺出其血。少腹牵引睾丸作痛，并牵引到腰脊，邪气上冲心肺，这是邪气在小肠的表现，小肠下连睾系，向后连属于脊，经脉贯连肝肺，络心系。邪气盛经气就会厥逆，上冲肠胃，扰动肝肺，散布到肓原（气海）穴处，聚结到脐部，所以要取肓原（气海穴）以散邪，取厥阴以泻肝实，取下巨虚以祛小肠邪气，根据病邪所在经脉进行调理。小肠有病时，少腹疼痛，腰脊牵引睾丸作痛，痛时急迫，好像要大便一样，耳前发热或寒冷较剧，或者只有肩上较热，以及小指次指发热，或者其经脉有陷下的现象，这是它的证候。

黄帝问：有的厥病患者，诊其右脉沉而坚，诊其左脉浮而迟，不知病在何处？岐伯答：冬天诊察脉象，右脉应当沉紧，与四时相适应；左脉浮迟，这是和四时相逆。左侧为病脉，病位在肾，而与肺相关，腰为肾之府，所以腰痛。问：为什么这样讲呢？答：少阴肾的经脉贯肾络肺，现在冬天诊得肺的浮迟脉，是肾气不足，虽与肺有关，但仍为肾病，所以会有腰痛。

足太阳经发病，使人腰痛，牵引到经脉所过的项、脊、尻、背部等处，像负担很沉重的东西一样。治疗时刺其合穴委中以祛除其恶血，但春天不要出血。

少阳经有病，使人腰痛，好像用针刺入皮肤中一样，渐渐地不能俯卧和左右旋转。应刺少阳经所过之处的成骨之端出血，~即膝外侧高骨独起处，但夏天针刺不要使其出血。

阳明经有病，使人腰痛，不能左右回顾，或回顾时因精神虚乱而见虚幻之物，善悲伤。治疗时取胫骨前方的足三里针刺三次，以及上下巨虚穴，使其调和，刺出其恶血，但秋天针刺时不要出血。

足少阴经的病变使人腰痛，痛时牵引脊内。应刺足少阴经内踝上的复溜穴两次，

若在春季治疗就不要出血，如果出血过多，使人肾气虚损，不易恢复。

厥阴经有病，使人腰痛，腰中像张开的弓弦一样紧张。治疗时刺足厥阴经的腧穴，位于腿肚和足跟之间鱼腹内侧的蠡沟穴处，用手循摸好像串珠一样累累不平，就针刺该处。这种病使人言语稀少，精神不清爽，可以连刺三次。

足太阳经解脉有病，使人腰痛，疼痛牵引肩部，双目视物不清，有时遗尿。应刺解脉在膝筋分肉之间，委中穴外侧的横脉（委阳）出血，血由紫变红后即止。足少阳的同阴之脉发病，使人腰痛，疼痛好像有锥子在里面扎一样，并有郁积肿胀。应刺同阴之脉，在外踝上绝骨之端，即阳辅穴，刺三次。

解脉的病变使人腰痛，像要裂开了一样，常常腰部弯曲不能伸直，时常发怒，应刺解脉，在郄中处有络脉瘀结如黍米大小的地方，刺之有黑色血液射出，等到血色变红而止。

阳维脉有病，使人腰痛，痛处郁积肿胀。应刺阳维脉，其经脉与足太阳会合于小腿肚下，离地一尺左右的承山穴。

横络之脉有病，使人腰痛，身体可以前屈不能后伸，后伸时害怕仆倒。这种病是由于举抬重物损伤而引起，使横络受损，瘀血滞留于此。当刺郄中外侧阳筋之间，在郄上数寸有血络横居处，刺两次，放出瘀血。

会阴脉有病变，使人腰痛，痛处溅溅汗出，汗出又令人欲饮，饮水后又想走动。应刺直阳之脉上三次，其部位在阳跷脉之申脉穴以上，足太阳之委中穴以下，各去三寸左右有络脉横居处，察看其血络盛满则刺之出血。

刺腧穴要多，直到腹部有热感时，病就痊愈了。少腹部胀满膨大，其气上逆到胸和心，惊惧不安，身体时常恶寒发热，小便不利，取足厥阴肝经的腧穴。

胞系扭转不能小便，少腹胀满，取关元穴治疗。小便困难，水蓄而小腹胀满，排出水液较少，胞系扭转不能小便，取曲骨穴治疗。少腹胀满拘急，小便不利，厥气上逆到巅顶部，应取足太阴脾经的漏谷穴治疗。小便困难，尿痛，尿中有白浊，突然疝痛，少腹肿胀，咳嗽气逆而呕吐，

突然阴囊回缩，腰部疼痛不能俯仰，面色青黑，发热，腹中胀满，或全身发热，厥逆疼痛，取行间穴治疗。少腹胀满，热闭于内而小便不通，取足厥阴经的足五里穴治疗。少腹胀满，小便不利，取涌泉穴治疗。筋脉拘急，身体发热，少腹坚硬而肿，时常胀满，小便困难，尻和股部寒凉，髋臼部位疼痛牵引到季胁，向内牵引到八髎处，取委中穴治疗。膀胱有寒邪留滞，小便不利，取足太阳膀胱经的承扶穴治疗。

【导读】本篇论述了由于三焦、膀胱受病，以致水气不行所发生的小便不利、少腹满或肿胀的诊断与主治腧穴。

三焦约内闭发不得大小便第十

【原文】内闭不得溲，刺足少阴、太阳与骶上，以长针。气逆，取其太阴、阳明[1]。厥甚，取太阴、阳明动者之经[2]。三焦约，大小便不通，水道主之。大便难，中注及太白主之。大便难，大钟主之。

【注释】

[1] 气逆，取其太阴、阳明：即取太阴脾经的隐白、公孙穴，阳明胃经的解溪穴、足三里穴。

[2] 取太阴、阳明动者之经：即取足太阴脾经的公孙、足阳明胃经的解溪，均为经穴。

【语译】水气闭结于内而小便不得出，当刺足少阴、足太阳与尾骶之上的腧穴，并用长针深刺以利小便。如有水邪上逆则取足太阴与足阳明经的腧穴。若水邪上逆过甚，即取足太阴与足阳明的经穴刺治。三焦的气化功能失常，大小便不通，应取足阳明经的水道穴刺治。大便困难，取肾经的中注与脾经的太白穴治疗。大便秘涩难下，取肾经的大钟穴刺治。

【导读】本篇论述了三焦通调水道的功能失常所致大小便不利等症的主治腧穴。

足厥阴脉动喜怒不时发癞疝遗溺癃第十一

【原文】黄帝问曰：刺节言去衣者，刺关节之支络者，愿闻其详。岐伯对曰：腰脊者，人之关节；股胫者，人之趋翔[1]；茎垂者，身中之机，阴精之候，津液之道路也。故饮食不节，喜怒不时，津液内流，而下溢于睾，水道不通，炅不休息，俯仰不便，趋翔不能，荥然有水[2]，不上不下[3]。铍石所取，形不可匿，裳不可蔽[4]，名曰去衣。曰：有癃者，一日数十溲，此不足也；身热如炭，

颈膺如格[5]，人迎躁盛，喘息气逆，此有余也；阴气不足，则太阴脉细如发者，此不足也。其病安在？曰：病在太阴，其盛在胃，颇在肺，病名曰厥，死不治。此得五有余，二不足。曰：何谓五有余，二不足？曰：所谓五有余者，病之气有余也；二不足者，亦病气之不足也。今外得五有余，内得二不足，此其不表不里，亦死证明矣。

狐疝惊悸少气，巨阙主之。阴疝[6]引睾，阴交主之。少腹痛，溺难，阴下纵，横骨主之。少腹疝，卧善惊，气海主之。暴疝，少腹大热，关元主之。阴疝，气疝[7]，天枢主之。癫疝，大巨及地机、中郄主之。阴疝，痿，茎中痛，两丸骞卧，不可仰卧，刺气街主之。阴疝，冲门主之。男子阴疝，两丸上下，小腹痛，五枢主之。阴股内痛，气痛，狐疝走上下，引少腹痛，不可俯仰上下，商丘主之。狐疝，太冲主之。阴跳遗溺，小便难而痛，阴上下入腹中，寒疝阴挺[8]出，偏大肿，腹脐痛，腹中悒悒不乐[9]，大敦主之。腹痛上抢心，心下满，癃，茎中痛，怒瞋不欲视，泣出，长太息，行间主之。癫疝，阴暴痛，中封主之。疝，癃，脐少腹引痛，腰中痛，中封主之。气痛癃，小便黄，气满塞，虚则遗溺，身时寒热吐逆，溺难，腹满，石门主之。气癃癫疝，阴急，股枢腨内廉痛，交信主之。阴跳腰痛，实则挺长，寒热，挛，阴暴痛，遗溺，偏大；虚则暴痒，气逆，肿睾，卒疝，小便不利如癃状，数噫，恐悸，气不足，腹中

悒悒，少腹痛，嗌中有热，如有息肉状，如著欲出，背挛不可俯仰，蠡沟主之。丈夫癫疝，阴跳，痛引篡中，不得溺，腹中支，胁下楷满，闭癃，阴痿，后时泄，四肢不收，实则身疼痛，汗不出，目眩眩然无所见，怒欲杀人，暴痛引腰下节，时有热气，筋挛膝痛不可屈伸，狂如新发，衄，不食，喘呼，少腹痛引嗌，足厥痛，涌泉主之。瘭疝，然谷主之。卒疝，少腹痛，照海主之。病在左，取右，右取左，立已。疝，四肢淫泺，身闷，至阴主之。遗溺，关门及神门、委中主之。胸满膨膨然，实则癃闭，腋下肿；虚则遗溺脚急，兢兢[10]然，筋急痛，不得大小便，腰痛引腹不得俯仰，委阳主之。癃，中窌主之。气癃溺黄，关元及阴陵泉主之。气癃，小便黄，气满，虚则遗溺，石门主之。癃，遗溺，鼠鼷痛，小便难而白，期门主之。小便难，窍中[11]热，实则腹皮痛，虚则痒搔，会阴主之。小肠有热，溺赤黄，中脘主之。溺黄，下廉主之。小便黄赤，完骨主之。小便黄，肠鸣相逐，上廉主之。劳瘅[12]，小便赤难，前谷主之。

【注释】

[1] 趋翔：趋，快走之意。翔，飞翔之意。此处指行动敏捷。

[2] 荥然有水：荥，小水。荥然有水，是水液聚积的意思。

[3] 不上不下：不上，即上气不通。不下，即小便及气不下泄之意。

[4] 形不可匿，裳不可蔽：蔽，塞的意思。裳，通常。此处意为用铍针使水形不得藏匿，不再阻塞不通。

[5] 颈膺如格：颈指咽喉，膺指胸腔，如格者，上下不通，如有格阻之意。此指咽喉胸腔上下不通，如有物阻塞一样。

[6] 阴疝：邪气聚集于阴部，致使阴器肿大而痛。

[7] 气疝：腹中有时胀满有时轻松，称作气疝。

[8] 阴挺：指妇女子宫脱垂出阴道。

[9] 怏怏不乐：不舒适、不愉快的意思。

[10] 兢兢（jīng）：不安的样子。

[11] 窍中：即尿道。

[12] 劳瘅：因劳伤过度损伤元气而致湿热内蕴，身目发黄的病变。

【语译】黄帝说：刺节中所说的去衣的方法，是刺关节支络处，请详细讲讲这个道理。岐伯回答：腰和脊柱，是人体的大关节；股和胫是人体行走的根本；茎睾是身体的机窍，阴精的外候，津液排泄的道路。所以说饮食不节，或喜怒没有节度，都可以使津液不能正常排泄而内流，如果下溢到睾丸，水道不能通畅，日益增大而不停止，则人体俯仰即感不便，行动也会不灵活，水液积蓄于阴囊，气不能上通，水不能下泄。用铍针放出其中水液，使水液不能隐藏于内，也不再阻塞不通，这就叫去衣的刺法。问：有瘅病的患者，一日小便十次，这是不足的表现；身体发热如炭火一样，咽喉和胸膺之间如有物隔阻不通，人迎脉躁盛，喘息气逆，这些是有余的表现；太阴脉微细像头发一样，这是不足的表现。这种病到底在什么地方呢？答：这种病在太阴经，热邪炽盛在胃，而病根在肺，病名叫作厥，属不治的死证。这种病具有五有余和二不足的证候。问：什么叫五有余和二不足呢？答：所谓的五有余，是指上面所提到的身体发热如炭等五种病气有余的证候；二不足是指一日十溲及脉微细如发这两种正气不足的证候。现在外面有五种病气有余的证候，内部有两种正气不足的证候，这种病既不在表又不在里，所以属于不治的死证，已经很清晰了。

狐疝而心中惊悸不宁，气短，取巨阙穴治疗。阴疝，牵引睾丸作痛，应取任脉的阴交穴治疗。少腹作痛而排尿难，阴囊弛纵，取足少阴经的横骨穴治疗。少腹疝痛，睡卧时常惊恐，取任脉的气海穴治疗。突然发生疝病疼痛，少腹部有大热的感觉，取关元穴刺治。阴疝病与气疝病，取天枢穴刺治。癫疝病，取大巨、地机及中都穴治疗。阴疝，阴痿，阴茎中疼痛，睾丸上缩、疼痛，不能仰卧，刺气街穴治疗。阴疝，取足太阴、厥阴经的会穴冲门刺治。男子阴疝病，两睾丸时上时下，小腹疼痛，取五枢穴治疗。大腿内侧疼痛，气上逆，狐疝时上时下，牵引少腹疼痛，身体不能俯仰，取商丘穴刺治。狐疝病，应取太冲穴治疗。睾丸上缩而遗溺，小便困难，茎中疼痛，阴囊上缩到腹中，寒疝或阴挺出，睾丸偏侧肿大，脐腹疼痛，腹中不舒，心情郁闷，取大敦穴治疗。腹痛，气上冲心，心下胀满，小便不利，茎中疼痛，发怒瞪目而不欲视物，流泪，长声太息，应取行间穴刺治。癫疝，阴囊突然疼痛，取中封穴治疗。疝病，小便不利，脐和少腹牵引疼痛，腰部也痛，取足厥阴肝经的中封穴治疗。气瘅病，小便黄而淋沥难出，少腹胀满，气虚则遗溺，身发寒热，呕吐气逆，溺出困难而少腹胀满，应取任脉的石门穴治疗。气瘅病和癫疝病，阴部拘急，股枢及小腿内侧疼痛，应取阴跷脉的交信穴治疗。阴囊上缩而腰痛，邪气实则阴器挺长，恶寒发热，筋脉拘挛，阴部剧痛，遗尿，睾丸偏侧肿大；正气虚则阴部奇痒，气上逆，睾丸肿胀，突然疝痛，小便不利如癃病，嗳气频数，恐惧心悸，呼吸气短，腹中不舒适，少腹疼痛，咽喉结热，如生有息肉一样，腰背挛而不能俯仰，应取足厥阴肝经的蠡沟穴治疗。男子患了癥疝病，阴器上缩，疼痛牵引到会阴部，不能小便，腹和胁下支撑胀满，或者癃闭，阴痿，常常腹泻，四肢弛缓无力，若邪气实就会身体疼痛，汗不得出，眼睛视物不清，发怒想要杀人，有的突然疼痛牵引到下腰部，有时有发热的感觉，筋脉拘挛，膝关节疼痛，不能屈伸，有的像是新发生的狂证，鼻衄，不进饮食，气喘而呼呼有声，少腹疼痛牵引到咽嗌，足厥冷疼痛，涌泉穴可以治疗。小便淋沥并有疝痛，然谷穴可以治疗。突然出现的疝病，少腹疼痛，取照海穴刺治。病在左侧，取右侧腧穴，病在右侧，刺左侧腧穴，可立愈。阴部突然胀大，发生疝病，四肢酸痛无力，心中烦闷，取照海穴治疗。疝病，取足太阳经的至阴穴治疗。

遗溺病，取足阳明经的关门穴、手少阴心经的神门以足太阳经的合穴委中穴治疗。胸中膨膨的样子而觉胀满，邪气实则会发生癃闭，腋下肿痛；正气虚则会遗尿，脚部拘急不安的样子，筋脉拘急疼痛，不能大小便，腰痛牵引至腹，不能俯仰，应取委阳穴刺治。膀胱气化不行而致小便淋沥不通，应取中髎穴刺治。气癃而见小便发黄的，取关元穴及阴陵泉穴治疗。气癃病，小便发黄，气胀满，正气虚则会遗尿，取石门穴治疗。小便淋沥不通，或者遗尿，腹股沟部位疼痛，小便困难而色白，取足厥阴肝经的期门穴治疗。小便困难，尿道中发热，邪气实就会有腹皮疼痛，正气虚就会有痒的感觉，取任脉的会阴穴治疗。小肠有热，移热于膀胱而见小便色赤黄，应取中脘穴治疗。小便色黄，取小肠的下合穴下巨虚治疗。小便色黄而赤，是胆经有热所致，当取完骨穴治疗。小便黄，肠中水气互相追逐而鸣响，取大肠的下合穴巨虚上廉治疗。因劳伤而病黄疸，小便色赤而溺出困难，应取足太阳经的荥穴前谷治疗。

足太阳脉动发下部痔脱肛第十二

【原文】痔痛，攒竹主之。痔，会阴主之。凡痔与阴相通者，死。阴中诸病，前后相引痛，不得大小便，皆主之。痔，骨蚀[1]，商丘主之。痔，篡痛，飞扬、委中及扶承主之。痔，篡痛，承筋主之。脱肛，下利，气街主之。

【注释】

[1] 骨蚀：虚邪久留，热胜其寒，则烂肉腐肌为脓而侵蚀及骨所致的病症。

【语译】痔疮疼痛，应取足太阳经的攒竹穴治疗。痔病，应取任脉的别络、督脉及冲脉的会穴会阴治疗。凡是痔病溃疡与前阴相通的，属死证。阴部的各种病症，前后阴相互牵引疼痛的，大小便不通的，皆取会阴穴治疗。痔病，以及骨蚀病，应取足太阴脾经的商丘穴治疗。痔病，二阴之间疼痛，应取飞扬、委中、承扶三穴治疗。痔病，二阴之间疼痛，应取足太阳经的承筋穴治疗。肛门脱出，泄利，取足阳明经的气街穴治疗。

【导读】本篇所谓痔和骨蚀病，以商丘主治，其义难详，《百证赋》云"商丘痔漏而最良"，或系痔漏是湿热下注肛门而成，取商丘泻脾以利湿热。至于骨蚀病，是虚邪久留，热胜其寒，则烂肉腐肌为脓而侵蚀及骨所致，亦以商丘为主治，是否也是以清利湿热为治疗目的，尚待进一步研究。

卷　十

阴受病发痹第一（上）

【原文】黄帝问曰：周痹之在身也，上下移徙，随其脉上下，左右相应，间不容空。愿闻此痛，在血脉之中耶？将在分肉之间乎？何以致是？其痛之移也，间不及下针；其畜痛[1]之时，不及定治而痛已止矣。何道使然？

岐伯对曰：此众痹也，非周痹也。此各在其处，更发更止，更居更起，以左应右，以右应左。非能周也，更发更休。刺此者，痛虽已止，必刺其处，勿令复起。

曰：周痹何如？

曰：周痹在于血脉之中，随脉以上，循脉以下，不能左右，各当其所。其痛从上下者，先刺其下以过之，后刺其上以脱[2]之；其痛从下上者，先刺其上以过之，后刺其下以脱之。

曰：此病安生？因何有名？

曰：风、寒、湿气客于分肉之间，迫切而为沫。沫得寒则聚，聚则排分肉而分裂，分裂则痛，痛则神归之，神归之则热，热则痛解，痛解则厥[3]，厥则他痹发，发则如是。此内不在脏，而外未发于皮，独居分肉之间，真气不能周，故名曰周痹。故刺痹者，必先循切其上下之大经，视其虚实，及大络之血

结而不通者，及虚而脉陷空者而调之，熨而通之，其瘦紧者，转引而行之。

曰：何以候人之善病痹者？

少俞对曰：粗理而肉不坚者善病痹。欲知其高下，视其三部[4]。

曰：刺有三变[5]，何也？

曰：有刺营者，有刺卫者，有刺寒痹之留经者。刺营者，出血，刺卫者，出气，刺寒痹者，内热[6]。

曰：营、卫、寒痹之为病奈何？

曰：营之生病也，寒热少气，血上下行。卫之生病也，气痛，时来去，怫忾贲响[7]，风寒客于肠胃之中。寒痹之为病也，留而不去，时痛而皮不仁。

曰：刺寒痹内热奈何？

曰：刺布衣者，用火焠之[8]。刺大人者，药熨之。方用醇酒[9]二十升、蜀椒一升、干姜一升、桂一升，凡四物，各细吹咀[10]，著清酒中。绵絮一斤，细白布四丈二尺，并内酒中。置酒马矢煴中[11]，善封涂，勿使气泄。五日五夜，出布絮暴干，复渍之，以尽其汁。每渍必晬[12]，其日乃出布絮干之，并用滓与絮布长六七尺为六巾[13]。即用之生桑炭炙巾以熨寒痹，所乘之处，令热入至于病所，寒，复炙巾以熨之，三十遍而

止；即汗出，炙巾以拭身，以三十遍而止。起步内中[14]，无见风。每刺必熨，如此病已矣，此所谓内热。

曰：痹将安生？

曰：风、寒、湿三气合至，杂而为痹。其风气胜者为行痹[15]，寒气胜者为痛痹[16]，湿气胜者为著痹[17]。

曰：其有五者，何也？

曰：以冬遇此者为骨痹，以春遇此者为筋痹，以夏遇此者为脉痹，以至阴[18]遇此者为肌痹，以秋遇此者为皮痹。

曰：内舍[19]五脏六腑，何气使然？

曰：五脏皆有合[20]病，久而不去者，内舍于合。故骨痹不已，复感于邪，内舍于肾；筋痹不已，复感于邪，内舍于肝；脉痹不已，复感于邪，内舍于心；肌痹不已，复感于邪，内舍于脾；皮痹不已，复感于邪，内舍于肺。所谓痹者，各以其时，感于风、寒、湿之气也。诸痹不已，亦益内[21]也。其风气胜者，其人易已。

曰：其时有死者，或疼久者，或易已者，何也？

曰：其入脏者死，其留连筋骨间者疼久，其留连皮肤间者易已。

曰：其客六腑者何如？

曰：此亦其饮食居处为其病本也。六腑各有俞[22]，风、寒、湿气中其俞，而食饮应之，循俞而入，各舍其腑也。

曰：以针治之奈何？

曰：五脏有俞[23]，六腑有合[24]，循脉之分[25]，各有所发[26]。各治其过[27]，则病瘳[28]矣。

曰：营卫之气，亦令人痹乎？

曰：营者水谷之精气也，和调五脏，洒陈六腑，乃能入于脉。故循脉上下，贯五脏，络六腑。卫者，水谷之悍气也，其气剽[29]疾滑利，不能入于脉也。故循皮肤之中，分肉之间，熏于肓膜[30]，聚于胸腹。逆其气则病，顺其气则愈，不与风、寒、湿气合，故不为痹也。

【注释】

[1] 畜痛：畜，蓄。聚积在一起作痛的意思。

[2] 脱：祛除的意思。

[3] 厥：此处指气逆。

[4] 三部：即人体上、中、下三部。

[5] 三变：指三种不同的刺法，即刺营、刺卫、刺寒痹三种。

[6] 内热：内与纳同。即温其经脉，使热气入内。

[7] 怫（fú）忾（kài）贲响：怫，郁的意思。忾，满的意思。怫忾，即气郁满闷的意思。贲响，肠鸣的意思。

[8] 用火焠之：指用火针和艾灸等法治疗。焠，烧灼的意思。

[9] 醇酒：气味浓厚的酒。

[10] 㕮（fǔ）咀：古人将药咬成细块。后改为切片，也沿用㕮咀之名。

[11] 置酒马矢煴（yūn）中：矢，屎。煴，无焰的火。即把酒放在马粪火中煨烤。

[12] 晬（zuì）：周计时法。

[13] 巾：指做成的夹袋。

[14] 内中：即密室之中。

[15] 行痹：疼痛游走无定处的叫行痹。

[16] 痛痹：疼痛剧烈而很少移动的叫痛痹。

[17] 著痹：疼痛部位较固定而有重滞感的叫著痹。

[18] 至阴：即六月，又称长夏。

[19] 内舍：指病邪深入到内部。

[20] 五脏皆有合：合，应合的意思。如心合于脉，肺合于皮毛，肝合于筋，脾合于肉，肾合于骨。

[21] 益内：不断向内发展的意思。

[22] 六腑各有俞：在此指背部足太阳六腑的俞穴，如胃俞、大肠俞。

[23] 五脏有俞：在此指手足部五脏的输穴，如肝的太冲、心之大陵、脾之太白、肺之太渊、肾之太溪。

[24] 六腑有合：荥输所入为合。在此指六阳经的合穴，如胃合足三里、大肠合于上巨虚、小肠合于下巨虚、三焦合于委阳、膀胱合于委中、胆合于阳陵泉。

[25] 分：在此为部分的意思。

[26] 发：在此指脉气所发。

[27] 过：在此指病气。

[28] 瘳（chōu）：病愈的意思。

[29] 剽（piāo）：急疾的意思。

[30] 肓膜：凡是腹腔肉理之间，上下空隙之处，皆称为肓。膜即筋膜。

【语译】黄帝问：周痹在人身体引发的疼痛，上下移动，随着病邪所在的血脉上下、左右相应发作，且几乎没有间隔的时间。请问这痛症是在血脉之中呢？还是在分肉之间呢？为何会这样？其疼痛的移动很快，相间还来不及下针；其聚积而作痛时，还来不及确定治法，疼痛就已经停止。这是什么道理呢？

岐伯答：这是众痹，不是周痹。此种痹证各有其疼痛部位，只是交替发作，交替停止。而且左侧和右侧相应发作，但却不能全身发作，只能是时发时止。刺治这种痹证时，疼痛虽然停止，但仍要针刺其处，不使其再发作。

问：周痹又是怎样的呢？

答：周痹是病邪侵入血脉之中，随着经脉上，循着经脉下，但不能左右相应而发作，也没有像众痹一样有固定的部位。对于疼痛由上而下移动的，应先刺下方以遏制病邪向下发展，再刺其上部以祛除病邪；对于疼痛由下而上移动的，应先刺上方腧穴以遏制病邪，再刺下方腧穴祛除病邪。

问：这种病是怎样产生的，为什么叫周痹？

答：风、寒、湿三种邪气客于分肉之间，迫使津液化为汁沫。汁沫遇寒就会凝聚，凝聚则会排挤分肉，使腠理裂开，分裂就会产生疼痛，疼痛就会使精神集中于痛处，精神集中于痛处就会产生热量，热量会使寒散而疼痛缓解，疼痛缓解而邪气未除就会出现气逆，气逆则别处的痹痛就发生了，发生后还是会这样。这种病邪气既不在内部的脏腑，也不在外部的皮肤，只停留在分肉之间，阻碍经气使其不能正常循行，所以叫作周痹。所以说在刺治痹证时，必须先循按上下的经脉，诊察它的虚实，以及大络是否有血结而不通的地方，是否有经络空虚而陷下的地方进行调治，或用温熨的方法温通经脉，对于筋肉挛急的，用针刺的方法或导引按摩的方法以行其气。

问：怎样诊察容易患痹病的人呢？

少俞答：凡是腠理粗疏而肌肉脆弱不坚的人，就容易患痹病。同时要想知道患痹病的部位高低，要视察人体的上、中、下三部。

问：刺治痹证有三种不同的方法，是什么呢？

答：有刺营、刺卫、刺寒痹留结经脉等三种刺法。刺营分的病变应放血泻邪，刺卫分的病变应使邪气外散，刺寒痹应该温通经脉使热气入内。

问：营分病、卫分病以及寒痹之病，都有什么特征？

答：营分的病变，恶寒发热而少气，血上下妄行。卫分的病变，由气滞而引起疼痛，其痛时发时止，并有气郁满闷和肠鸣的症状，这是风寒邪气客于肠胃之间所致。寒痹之病，是寒邪留著经脉凝滞不去，以致常常疼痛而皮肤麻木不仁。

问：刺寒痹时怎样纳热呢？

答：刺普通人的方法，是在刺完后用火针或艾灸以纳热。刺上层人士，要用药熨的方法。方用醇酒二十升、蜀椒一升、干姜一升、桂一升，以上四物，都要制成细块，浸泡于酒中。再用棉絮一斤，白细布四丈二尺，一并放入清酒中。再把酒放在马粪中微火煨烧，但要将酒瓶密封好，不要将酒气泄露。等五天五夜后，将布及棉絮取出暴晒干，干后再浸，直到把药汁完全浸干。每次都要浸一天一夜的时间，再拿出来将布絮晒干，并把药滓和棉絮放在药巾做的布袋内。布袋长约六七尺，共做六个布袋。然后再用生桑炭火烤炙布袋，熨热在寒痹停留的部位上，使热力直达病所，袋凉后再烤，如法再贴熨，共贴熨三十遍为止；这时病人会出汗，再用烤过的热袋擦拭身体，也要三十次为止。最后让患者在密室内散步，不要见风。每次针后都要用上法贴熨，这样病就会痊愈。这就是刺寒痹纳热的方法。

问：痹痛是怎样发生的呢？

答：风、寒、湿三气杂合侵犯人体，便形成痹证。其中风邪偏胜的为行痹，寒邪偏胜的为痛痹，湿邪偏胜的为著痹。

问：痹痛有五种，各指的是什么呢？

答：冬天主骨，在冬季遇到风寒湿三种邪气的侵袭而成痹的，叫骨痹；春天主筋，春季遇此三种邪气而成痹的，叫筋痹；夏主脉，在夏季遇此三种邪气而成痹的叫脉痹；长夏主肌肉，在长夏遇此三种邪气而成痹的，叫作肌痹；秋主皮毛，在秋季遇此三种邪气而成痹的，叫作皮痹。

问：痹病向内侵入五脏六腑，是什么机制呢？

答：五脏与外部的皮、肉、筋、骨、脉相应合，假若病在皮、肉、筋、骨、脉日久不愈，就会入侵它们所合的脏腑。所以骨痹不愈，重感外邪，就会深入肾脏；筋痹不愈，重感外邪，就会深入肝脏；脉痹不愈，重感外邪，就会深入心脏；肌痹不愈，重感外邪，就会深入脾脏；皮痹不愈，重感外邪，就会深入肺脏。这五种痹证，都是在各自相应的季节里，感受了风、寒、湿三种邪气所造成的。各种痹证日久不愈，就会日益深入发展。其中风邪偏胜的，患者容易痊愈。

问：其中常有死亡的，有的痛久不愈，有的容易痊愈，这是为什么呢？

答：痹病中传入五脏的，致使脏气闭结的就会死亡；如果病邪留连在筋骨之间，邪气不易出，就痛久难愈；如果留连在皮肤之间，邪浅易散，就容易痊愈。

问：痹病客于六腑，是怎么形成的？

答：这也是以饮食不节，起居失常为发病的内因而形成的。六腑各有其背俞穴，风、寒、湿三气外中其俞，饮食不节伤于内，内外相应，邪即乘虚顺着俞穴而入，侵入各自的腑中。

问：怎样用针刺治疗五脏六腑的痹

病呢？

答：五脏痹取它们的输穴，六腑痹取它们的合穴。这些穴位，都在各自经脉循行的部位上，也都是各经脉气所发之处。因此能治疗该经的病变，使痹证尽快痊愈。

问：营气和卫气，能使人发生痹病吗？

答：营是水谷所化的精气，上传入肺而和调五脏，营润六腑，然后才进入脉中。

故而循着经脉运行于上下，贯入五脏，联络到六腑。卫气是水谷所化的急疾的悍气，其气慓疾滑利，不能入于脉中，所以循行在皮肤之中，分肉之间，熏蒸于肓膜之间，聚合于胸腹。如果营卫之气逆乱，就会发生疾病，调理营卫之气使之顺行，病变就会痊愈。营卫之气不与风、寒、湿气相合，所以不能发生痹病。

【导读】 本篇论述了各种痹病的成因及特征。

阴受病发痹第一（下）

【原文】 黄帝问曰：痹或痛，或不痛，或不仁，或寒，或热，或燥，或湿者，其故何也？

岐伯对曰：痛者，其寒气多，有寒故痛。其不痛不仁者，病久入深，营卫之行涩，经络时疏[1]，故不痛，皮肤不营，故不仁。其寒者，阳气少，阴气多，与病相益[2]，故为寒。其热者，阳气多，阴气少，病气胜[3]，阳乘阴，故为热。其多寒汗出而濡者，此其逢湿胜也。其阳气少，阴气盛，两气[4]相感，故寒，汗出而濡也。夫痹在骨则重，在脉则凝而不流，在筋则屈而不伸，在肉则不仁，在皮则寒，故具此五者则不痛。凡痹之类，逢寒则急，逢热则纵。

曰：或有一脉生数十病者，或痛，或痛，或热，或痒，或痹，或不仁，变化无有穷时，其故何也？

曰：此皆邪气之所生也。

曰：人有真气，有正气[5]，有邪气，何谓也？

曰：真气者，所受于天与水谷气并而充身者也。正气者，正风从一方来，非虚风也。邪气者，虚风也。虚风之贼伤人也，其中人也深，不得自去。正风之中人也浅而自去，其气柔弱，不能伤真气，故自去。虚邪之中人也，凄索动形，起毫毛而发腠理，其入深。内薄于骨，则为骨痹；薄于筋，则为筋挛；薄于脉中，则为血闭而不通，则为痛；薄于肉中，与卫气相薄，阳胜则为热，阴胜则为寒，寒则其气去，去则虚，虚则寒；薄于皮肤，其气外发，腠理开，毫毛摇。气往来微行，则为痒；气留而不去，故为痹；卫气不去，则为不仁。

病在骨，骨重不可举，骨髓酸痛，寒气至，名曰骨痹。深者，刺无伤脉肉为故。其道[6]大、小分[7]，骨热病已止。病在筋，筋挛节痛，不可以行，名曰筋痹。刺筋上为故。刺分肉间，不可中骨，病起筋热，病已止。病在肌肤，肌肤尽痛，名曰肌痹。伤于寒湿，刺大分、小分，多发针而深之[8]，以热为故，无伤筋骨，筋骨伤，痛发若变[9]。

诸分尽热，病已止。

曰：人身非衣寒[10]也，中非有寒气也，寒从中生者何？

曰：是人多痹，阳气少而阴气多，故身寒如从水中出。

曰：人有身寒，汤火不能热也，厚衣不能温也，然下为冻栗，是为何病？

曰：是人者，素肾气胜，以水为事[11]，太阳气衰，肾脂枯不长，一水不能胜两火。肾者，水也，而主骨，肾不生，则髓不能满，故寒甚至骨，所以不能冻栗者。肝，一阳也，心，二阳也，肾，孤脏也，一水不能胜上二火，故不能冻栗。病名曰骨痹，是人当挛节。着痹不去，久寒不已，为骭痹。

骨痹举节不用而痛，汗注，烦心，取三阴之经补之。厥痹者，厥气上及腹，取阴阳之络，视主病者，泻阳补阴经也。风痹注病，不可已者，足如履冰，时如入汤。中股胫，淫泺烦心头痛，时呕，时闷，眩已汗出，久则目眩，悲以喜怒，短气，不乐，不出三年死。足髀不可举，侧而取之，在枢阖中[12]，以员利针，大针不可。膝中痛，取犊鼻，以员利针，针发而间之。针大如牦，刺膝无疑。

足不仁，刺风府。腰已下至足，清不仁，不可以坐起，尻不举，腰俞主之。痹，会阴及太渊、消泺、照海主之。嗜卧，身体不能动摇，大温[13]，三阳络主之。骨痹烦满，商丘主之。足下热痛，不能久坐，湿痹不能行，三阴交主之。膝内廉痛引髌，不可屈伸，连腹，引咽喉痛，膝关主之。痹，胫重，

足跗不收，跟痛，巨虚下廉主之。胫痛，足缓失履，湿痹，足下热，不能久立，条口主之。胫苕苕[14]痹，膝不能屈伸，不可以行，梁丘主之。膝寒痹不仁，不可屈伸，髀关主之。肤痛痿痹，外丘主之。膝外廉痛，不可屈伸，胫痹不仁，阳关主之。髀痹引膝，股外廉痛，不仁，筋急，阳陵泉主之。寒气在分肉间，痛上下，痹不仁，中渎主之。髀枢中痛，不可举，以毫针寒则留之，以月生死痏数，立已，长针亦可。腰胁相引痛急，髀筋瘈，胫痛不可屈伸，痹不仁，环跳主之。风寒从足小指起，脉痹上下带胸胁，痛无常处，至阴主之。足大指搏伤[15]，下车挃[16]地，通背指端伤，为筋痹，解溪主之。

【注释】

[1] 疏：此处是弛废空虚的意思。

[2] 与病相益：是人之阴气多，而益其病气之阴寒之意。

[3] 病气胜：是人之阳气多，而益其病气之热之意。

[4] 两气：指寒湿两种邪气。

[5] 正气：此处指正风。古人以与四时方位相同的风为正风，如春之东风、夏之南风、秋之西风、冬之北风等。实际泛指正常的气候。

[6] 道：在此指针体通行的道路。

[7] 大、小分：分，肌肉会合处。较大肌肉会合处为大分，较小肌肉会合处为小分。

[8] 多发针而深之：多针深刺的意思。

[9] 痏发若变：即如果发生病变，就要发痏。

[10] 衣寒：衣服单薄而冷的意思。

[11] 以水为事：有两种含义，一是指居处地寒冷潮湿，二指性生活过度。

[12] 枢阖中：指环跳穴。

[13] 温：原作"湿"。

[14] 岧岧（tiáo）：日久深远的意思。

[15] 搏伤：是指击伤。

[16] 挃（zhì）地：挃，撞地。即撞在地上的意思。

【语译】 黄帝问：痹病有的痛，有的不痛，有的肌肤麻木不知痛痒，有的感觉身寒，有的感觉身热，有的感觉皮肤干燥，有的感觉皮肤湿润，这是什么原因？

岐伯答：疼痛的，是因为寒气偏多，有寒所以才会痛。不痛而肤肌不仁的，是患病日久邪气深入，营卫之气运行涩滞，致使经络有时空虚，所以才不痛，皮肤得不到滋养，所以会不仁。身寒的，是由于阳气少，阴气多，感邪后阴气与病邪相并，所以会身寒。身热的，是由于平素阳气多，阴气少，感受邪气后，阳气与邪气相并，阳胜过阴，故会身热。患者多寒而汗出湿衣的，是因为感受湿邪太甚。患者体内的阳气少，阴气盛，寒湿两气相感，所以身寒汗出而湿衣。凡是痹病在骨骼的，就觉身重；痹病在脉的，则会血液凝滞流动不畅；痹病在筋的，就会屈伸不利或只能屈而不能伸；痹病在肉的，就会麻木不仁；痹病在皮肤的，会觉得寒凉。所以说这五种痹病都不觉疼痛。凡是痹痛一类的病变，遇到寒邪则会拘急，遇到热则筋脉弛纵。

问：有一脉受邪而能出现数十种病变的，有的疼痛，有的形成痈肿，有的发热，有的发冷，有的痒，有的成痹病，有的麻木不仁，变化无穷，这是为什么呢？

答：这都是感受不同邪气所导致的不同病症。

问：人有真气，有正气，有邪气，这都是指什么呢？

答：真气是禀受先天的元气，吸收自然界的空气，与水谷之气合并而充养周身的。正气也叫正风，是从与季节相应方向而来的，不是虚风。邪气就是虚邪贼风。这种邪气伤人，侵入人体部位较深，不能自行消散。正风侵入人体较浅而能自行消散，这是因为正风之气柔弱，不能伤人真气，所以能自行消散。虚邪贼风侵入人体后，先出现恶寒战栗，毫毛竖起，腠理开泄，继而逐步深入体内。向内侵入骨，就成为骨痹；侵入筋，就成为筋挛；侵入脉中，使得血脉闭塞不通，因而成痈；侵入肉中，与卫气相搏争，若阳气偏胜就出现热象，阴气偏胜则出现寒象，寒邪偏胜则真气衰，衰则气虚，气虚则寒；侵入皮肤之间，邪气外发，使腠理开疏，毫毛动摇。邪气在皮肤之间轻微地来回流动，皮肤就作痒；若邪气留而不去，就成为痹证；卫气受阻不能流畅，就觉麻木不仁。

病变在骨，就会有骨重、行动困难、骨髓酸痛以及寒气到来的感觉，这叫骨痹。针刺要深，但不要损伤脉和肉。针应在大小分肉之间，等到骨感觉有热时，病即痊愈。病变在筋，筋脉拘挛，关节疼痛，不能行动，叫作筋痹。针刺时刺到筋上即可。针应在分肉之间，但不要刺到骨，等到病变消散，筋脉发热，病即痊愈，可以停针。病变在肌肤的，肌肉和皮肤均感疼痛，叫作肌痹，是寒湿之邪侵袭所造成的，应刺大小分肉之间，必须多下针而深刺患处，以患处发热为度，不要损伤筋和骨，如果刺伤筋骨，就会发生病变而成为痈肿。等到大小分间都有热感，病就痊愈了，可以停针。

问：有的人并非衣着单薄，平素体内也没有为寒饮所伤，却总觉寒从中而生，这是为什么呢？

答：这种人多患有痹病，体内阳气少而阴气多，因此身体寒冷，像从水中出来一样。

问：有的人身体寒冷，即使饮用热汤、用火烤也不能使身体发热，多穿衣服也不能温暖，但却不发生战栗，这是什么病？

答：这种人平素肾气盛，常纵欲伤精或涉寒水以伤形，致使太阳气衰，肾精枯竭不生。肾为水脏，主骨，生髓，肾精不生则骨髓不能充满，所以寒冷至骨。其之所以不发生战栗，是因为肝是一阳，心是二阳，肾是孤脏，一个独阴的肾水不能胜过心脏与肝脏的二火，所以身虽寒冷而不发生战栗，这种病叫作骨痹，患这种病的人必然骨节拘挛。著痹为湿邪偏盛的病，多发于肌肉，如果寒湿日久不能被祛除，湿留关节，就成为骭痹。

骨痹病，全身关节不能运动而觉疼痛，汗出如注，心中烦闷，当取三阴经用补法。厥痹病，即厥逆兼有痹证，厥逆之气由下肢上至腹部，当取足太阴与足阳明经的络穴，诊察其何经主病，一般要泻阳经，补阴经。风痹所导致的病变，逐渐加重到不能治愈的程度，双足像踏在冰上，有时又像浸在热水中，下肢胫骨酸痛无力，心烦，头痛，有时呕吐满闷，久则目眩，眩后继以汗出，悲哀喜怒无常，气短而不乐，此为阴阳表里俱病，不出三年就要死亡。足及大腿部运动困难，治疗时取侧卧位，取环跳穴，用员利针刺之，不可用大针。膝关节疼痛，取犊鼻穴，用员利针，隔一天刺一次。员利针像牦牛毛一样，刺膝部放心无疑。

双足顽麻不仁，应刺风府穴。从腰以下至足，寒冷麻木不仁，坐起困难，臀部不能活动，取腰俞穴治疗。痹病，取会阴、太渊、消泺、照海穴治疗。病人嗜卧，身体不能活动，是湿胜的缘故，应取三阳经的络穴为主治疗，振奋阳气而除阴湿。骨痹而烦满的，应取商丘穴治疗。足下发热，胫骨疼痛不能久立，以及湿痹行走困难的，应取三阴交穴治疗。膝关节内侧疼痛，牵引到髌骨，膝关节不能屈伸，并向上累及腹，牵引咽喉疼痛，取足厥阴经的膝关穴治疗。痹病，胫部肿，足背弛缓无力，跟骨疼痛，应取下巨虚治疗。胫骨疼痛，足缓无力以致步态不正常，以及湿痹，足下发热，不能久立的，取条口穴治疗。胫部久患痹证，致膝部不能屈伸，妨碍行走，此属痹气留滞，筋失所养，应取足阳明经的梁丘穴治疗。膝部发凉而又麻痹不仁，难以屈伸的，应取足阳明经的髀关穴主治。肌肤疼痛而又痿弱麻痹的，取足少阳经的外丘穴主治。膝外侧疼痛，不能屈伸，及胫部麻痹不仁的，应取足少阳经的膝阳关穴治疗。髋关节痹痛向下牵引到股、膝外侧疼痛，肌肤麻木不仁，筋脉拘急，应取足少阳经的阳陵泉治疗。寒邪留著在分肉之间，上下攻痛，患筋痹而麻木不仁，应取中渎穴治疗。髋关节中疼痛，不能运动，用毫针深刺久留，按月的盈亏确定针刺的次数，病立即痊愈，使用长针也可以。腰胁相引疼痛拘急，髀筋抽掣，胫骨疼痛不敢屈伸，或麻痹不仁，取环跳穴治疗。风寒从足小指部开始，沿着经脉上下作痛，胸胁疼痛无固定处，应取至阴穴治疗。足大趾击伤，或下车撞在地上，使整个足背趾端损伤，造成筋痹，取解溪穴治疗。

【导读】本篇论述五体痹的病机、症状，以及各种痹病的针刺治法。

阳受病发风第二（上）

【原文】黄帝问曰：风之伤人也，或为寒热，或为热中，或为寒中，或为厉风，或为偏枯。其为风也，其病各异，其名不同，或内至五脏六腑，不知其解，愿闻其说。

岐伯对曰：风气藏于皮肤之间，内不得通，外不得泄。风气者，善行而数变[1]，腠理开则凄然寒，闭则热而闷，其寒也则衰食饮，其热也则消肌肉，使人解㑊，闷而不能食，名曰寒热。风气与阳明入胃，循脉而上至目内眦。其人肥，则风气不得外泄，则为热中，而目黄。人瘦，则外泄而寒，则为寒中而泣出。风气与太阳俱入，行诸脉俞，散分肉间。卫气悍，邪时与卫气相干，其道不利，故使肌肉愤胀而有疡，卫气凝而有所不行，故其肉有不仁。厉者，有荣气热浮，其气不清，故使鼻柱坏而色败，皮肤疡以溃。风寒客于脉而不去，名曰厉风，或曰寒热[2]。

以春甲乙伤于风者，为肝风。以夏丙丁伤于风者，为心风。以季夏戊己伤于风者，为脾风。以秋庚辛伤于风者，为肺风。以冬壬癸伤于风者，为肾风。风气中五脏六腑之俞，亦为脏腑之风。各入其门户，风之所中则为偏风；风气循风府而上，则为脑风；入系头则为目风，眼寒；饮酒中风，则为漏风[3]；入房汗出中风，则为内风[4]；新沐[5]中风，则为首风；久风入中，则为肠风[6]飧泄；而外在腠理，则为泄风。故风者，百病之长也。至其变化乃为他病，无常方，然故有风气也。

肺风之状，多汗恶风，色皏[7]然白，时咳短气，昼日则差，暮则甚。诊在眉上，其色白。心风之状，多汗恶风，焦绝[8]善怒，色赤，病甚则言不快。诊在口，其色赤。肝风之状，多汗恶风，善悲[9]，色微苍，嗌干善怒，时憎女子[10]。诊在目下，其色青。脾风之状，多汗恶风，身体怠堕，四肢不欲动，色薄微黄，不嗜食。诊在鼻上[11]，其色黄。肾风之状，多汗恶风，面庞然浮肿，腰脊痛，不能正立，色炲，隐曲不利[12]。诊在颐上[13]，其色黑。胃风之状，颈多汗恶风，食饮不下，膈塞不通，腹善满，失衣则䐜胀[14]，食寒则泄。诊形瘦而腹大。首风之状，头痛面多汗恶风，先当风一日，则病甚，头痛不可以出内，至其风日，则病少愈。漏风之状，或多汗，常不可单衣[15]，食则汗出，甚则身汗，喘息恶风，衣常濡，口干善渴，不能劳事。泄风之状，多汗，汗出泄衣上，咽干，上渍[16]其风，不能劳事，身体尽痛，则寒。

曰：邪之在经也，其病人何如？取之奈何？

曰：天有宿度[17]，地有经水[18]，人有经脉。天地温和，则经水安静；天寒地冻，则经水凝泣；天暑地热，则经水沸溢；卒风暴起，经水波，涌而陇起。夫邪之入于脉也。寒则血凝泣，暑则气涫泽。虚邪因而入客也，亦如经水之得风也[19]，经之动脉[20]，其至也，亦时陇起，于脉中循循然，其至寸口中手也，时大时小[21]，大则邪至，小则平。其行无常处，在阴与阳，不可为度，循而察之，三部九候，卒然逢之，早遏其路[22]。吸则内针，无令气忤；静以久留，无令邪布。吸则转针，以得气为故；候呼引针，呼尽乃去。大气[23]皆出，故名曰泻。

曰：不足者补之奈何？

曰：必先扪而循之，切而散之[24]，推而按之[25]，弹而怒之[26]，抓而下之[27]，通而散之，外引其门，以闭其神[28]。呼尽内针，静以久留，以气至为故，如待所贵，不知日暮，其气已至，适以自护[29]。候吸引针，气不得出，各在其处，推阖其门，令真气存，大气留止，故名曰补。

曰：候气奈何？

曰：夫邪去络，入于经，舍于血脉之中，其寒温未相得[30]，如涌波之起也，时来时去，故不常在，故曰方其来也，必按而止之，止而取之，无迎其冲而泻之[31]。真气者，经气[32]也，经气太虚，故曰其气不可逢，此之谓也。故曰候邪不审，大气已过，泻之则真气脱，脱则不复，邪气复至而病益畜[33]，故曰其往不可追，此之谓也。不可挂以发者[34]，待邪之至时，而发针泻焉，若先若后者，血气已尽，其病不下。故曰知其可取如发机[35]，不知其取如叩椎[36]，故曰知机道者，不可挂以发，不知机者，叩之不发，此之谓也。

曰：真邪以合，波陇不起，候之奈何？

曰：审、扪、循，三部九候之盛虚而调之。不知三部者，阴阳不别，天地不分。地以候地，天以候天，人以候人，调之中府[37]，以定三部，故曰刺不知三部九候病脉之处，虽有太过且至，工不能禁也。诛罚无过，命曰大惑，反乱大经[38]，真不可复。用实为虚，以邪为正，用针无义，反为气贼，夺人正气，以顺为逆，营卫散乱，真气已失，邪独内著，绝人长命，予人夭殃。不知三部九候，故不能久长。固不知合之四时五行，因加相胜[39]，释邪攻正，绝人长命。邪之新客来也，未有定处，推之则前，引之则上[40]，逢而泻之，其病立已。

曰：人之善病风，漉漉[41]汗出者，何以候之？

曰：肉不坚、腠理疏者，善病风。

曰：何以候肉之不坚也？

曰：䐃肉不坚而无分理者，肉不坚；肤粗而皮不致者，腠理疏也。

【注释】

[1] 善行而数变：即变化多而快的意思。

[2] 名曰疠风，或曰寒热：开始为寒热，后发热而成为疠风。

[3] 漏风：热郁腠疏，中风汗出较多如液漏一般，所以叫漏风。

[4] 内风：入房则阴精内竭，汗出则阳气外泄，是中风则风气直入于内而成为内风。

[5] 沐：洗头为沐。

[6] 肠风：风邪伤人日久，影响胃肠而出现赤痢便血，即为肠风。

[7] 䍐（pěng）：淡白色。

[8] 焦绝：焦躁烦乱之意。

[9] 善悲：肝病则心血失去来源而心气虚，故而善悲。

[10] 时憎女子：肝脉环阴器，肝气治则悦色而欲女子，肝气衰则恶色而憎女子。

[11] 诊在鼻上：鼻为面王，主应脾胃，故而脾的色诊当见于鼻上。

[12] 隐曲不利：即生殖器功能减退。

[13] 颐上：原作"肌上"，据《太素·诸风状论》改。

[14] 失衣则䐜（chēn）胀：失衣，即衣服单薄的意思。寒冷可导致消化功能失常而引起腹胀。

[15] 常不可单衣：漏风病多汗而表虚，衣单易为寒邪侵犯，故不可单衣。

[16] 上渍：上半身湿如水渍。

[17] 宿度：宿，即二十八宿。度，即一年三百六十五度。

[18] 经水：自然界的河流湖泊。

[19] 经水之得风也：邪入经脉产生变异，如风吹动水流一样。

[20] 经之动脉：即经血在脉中变化。

[21] 时大时小：此处的大是异常之变化，而小并非指细小，而是指平常之脉象。

[22] 早遏其路：根据邪气所在判断其将要运行之处，提前遏制它的路径，不要使其深入。

[23] 大气：即针下所聚的邪气。

[24] 扪而循之，切而散之：扪循，即用手摸。切，即指按。扪而循之，使气舒缓。切而散之，使经脉宣散。

[25] 推而按之：用指按揉肌肤，使针道流利。

[26] 弹而怒之：用指弹其穴，使意念有所集中，则气随之，故而络脉满而暴起。

[27] 抓而下之：用爪甲掐其正穴，右手刺入。

[28] 外引其门，以闭其神：快疾出针，快速按压针孔，使神气闭藏而不得外泄。

[29] 其气已至，适以自护：适，调适。护，慎守的意思。此处指在气已平调之时，应当慎守勿令改变使疾病复发。

[30] 寒温未相得：如果邪气与经气已合，则经气虚寒者化而为寒，经气盛热者化而为热。现今邪气与经气未合，故而寒温未相得。

[31] 无迎其冲而泻之：邪气虽盛，但其气未必就实，应当详细审察，不能见其脉冲动就用泻法。

[32] 经气：即十二经脉之正气。

[33] 畜：通蓄，即积聚的意思。

[34] 不可挂以发者：此处指祛邪之时，不可有毫发的差池，即待邪适至之时而施针，则邪可以泻去。

[35] 如发机：机，即弩机。能够掌握用针的技巧，就会在用针时像发动弩机一样迅速准确。

[36] 如叩椎：椎，木椎。不知针道而用泻法时，就会觉顽钝难入，像叩椎一样困难。

[37] 调之中府：中府指五脏。此处指以五脏的正常现象为依据，分析太过与不及的虚实病变。

[38] 大经：即指经脉。与络相比，经大而络小。

[39] 因加相胜：此处指六气之加临，五运之相胜的道理。

[40] 推之则前，引之则上：此处指邪气初客人体，未有定居，应当逢而泻之。如果反推针补之，则邪因误而增进；或引而致气，则邪随引而留止，都属误治。

[41] 淅淅：恶风寒，战栗汗出的样子。

【语译】黄帝说：风邪侵犯人体以后，有的恶寒发热，有的发为热中，有的发为寒中，有的成为厉风，有的成为偏枯。这种风邪侵犯人体，其病变各异，但病名不同，有的侵犯到五脏六腑，不知应如何解释，我想听听其中的道理。

岐伯答：当人体腠理开放时，风气侵犯人体，藏于皮肤腠理之间，使元真之气不得内通，风邪也不能外泄。风为阳邪，善行而数变，若腠理开则卫气不固，便凄然而寒；腠理闭则阳邪内郁，便发热而烦闷；其寒胜时则伤阳气，胃气不振，饮食衰减；其热胜时，阴气必亏，津液耗伤，故而肌肉消瘦，使人疲乏无力，烦闷而不能饮食，这叫作寒热。风邪侵入阳明经并由阳明经进入胃，循着经脉上至目内眦。若其人体质肥胖，则风邪郁于内而不能外泄，成为热中而出现目黄。瘦人则会阳气外泄而发为寒中，出现流泪的症状。风邪由太阳经侵入人体，流行于十二经脉的腧穴之中，散布在分肉之间。卫气慓悍滑利，邪气时常与卫气相互抗争，使卫气通行的道路不畅，于是肌肉出现肿胀高起而成为疮疡，卫气凝聚不散不能正常运行，故其肌肉麻木不仁。厉风，就是由于风气侵入营血，与营气合而发热，腐坏血脉，使气也秽浊不清，因鼻主呼吸之气，所以鼻柱损坏而颜色衰败，皮肤也出现肿疡溃烂。病是由于风寒之邪侵入血脉稽留而不去，腐溃血脉而成，所以叫作厉风，也叫作寒热。在春季甲乙日伤于风邪的，称为肝风。夏季丙丁日伤于风邪的，称为心风。季夏戊己日伤于风邪的，称为脾风。秋季庚辛日伤于风邪的，称为肺风。冬季壬癸日伤于风邪的，称为肾风。风邪侵入五脏六腑的腧穴，就成了脏腑之风。如果侵入一侧的孔穴，就成为偏风。风邪循着风府上入于脑，就会成为脑风；向内侵入头后进入目系，就成为目风，使眼睛有寒冷的感觉；饮酒之后，感受风邪的，称为漏风；入房汗出之后感受风邪的，称为内风；刚洗完头由于汗孔开放而中风的，称为首风；外中风邪日久不愈，内传入肠胃则成为肠风病，发生飧泄；风邪外中腠理，卫气不固，经常汗出而成为泄风。所以说风邪为多种疾病始发的原因，为百病之长。至其变化，变成各种疾病，没有一定的规律，但都有风的特征。

肺风的症状是，多汗而恶风，面色淡白，时时咳嗽而气短，白天减轻，傍晚则开始加重。诊察的外候在两眉之间阙庭部位，表现为白色。心风的症状是，多汗而恶风，焦躁而善怒，面色赤，病情严重时语言缓慢。诊察的外候是口唇色赤。肝风的症状是，多汗而恶风，善悲伤，面色发青，咽喉干燥而且善怒，时常厌见女人。诊察的外候在目下，皮色发青。脾风的症状，多汗而恶风，身体倦怠懒惰，四肢不想运动，面色淡而微黄，不想吃饭。诊察的外候在鼻上，皮色微黄。肾风的症状是，多汗而恶风，面部庞大浮肿，腰脊疼痛，不能直立，面色发黑，阴器功能减退。诊察的外候在颐部，皮色发黑。胃风的症状是，颈部出汗较多而恶风，饮食不下，膈部阻塞不通，腹部容易胀满，衣单着凉就会腹胀，吃寒凉食物就会腹泻。诊察时会发现其人形体消瘦而腹部胀大。首风的症状是，头面部出汗较多而恶风，每当外界风气发动的前一天会内风发动而病情加重，头痛不敢出屋，而到了外风发动之日则病会有所减轻。漏风的症状是，有的患者会多汗，常常不敢穿单薄的衣服，每当吃饭会有汗出，甚则全身出汗，气喘气短而恶风，衣服经常潮湿，口干而善渴，不耐劳累。泄风的症状是，多汗，汗出而浸湿衣服，咽干，上半身汗出像是水浸一样，这种风病也是不耐操劳，全身疼痛，汗出过多致使阳气衰少则会发冷。

问：邪气侵入人的经脉之中，使人发生的病变会怎样呢？又怎样治疗呢？

答：天上有二十八宿、三百六十五度，地上有经水，人体有经脉。天地温暖平和，则地之经水安静；天寒地冻，则地之经水凝泣不通；天暑地热，则经水沸腾流溢；如果突然有暴风，则经水就会波浪汹涌而起。而邪气侵犯经脉时也会发生类似情况。寒邪侵入则会血脉凝泣不通，暑热之邪侵入就会使气血流畅滑利。虚邪贼风侵犯人体，也好像江河之水遇到了风暴，所以经血在脉中涌动，到来时也会汹涌而起，虽然在脉中按次序循行，但到了寸口手掌部，会时而较大时而平和，大的时候是邪气扰乱经血，小的时候是邪去脉平。邪气的流行没有固定的部位，有时在阴经，有时在阳经，不能预先测知，所以要仔细审察，通过三部九候的诊断，一旦发现邪气之所在，必须及早针刺，遏制住邪气将走之经脉。针刺时吸气进针，不要使邪气逆而深入；安静地留针，不要使邪气散布。再等到病人吸气时捻转针柄，以得气为度；然后等患者呼气时起针，呼尽时针应全部拔出。这样针下所聚的邪气就会被祛除，所以叫作泻法。

问：虚证应怎样用补法呢？

答：针刺时先用手按压循摸经脉，找出要针刺的部位，用手指切按其处，使经气舒散，推按其处，使针道流利，弹动穴位，使脉气充盛，然后用左手固定穴位，右手进针，待脉气通畅再运用手法，祛除邪气。出针后随即按压针孔，使正气不得外泄。具体的刺法是在患者呼气末进针，然后安静地停留一段时间，以针下有得气感为度，好像侍奉贵客一样仔细，不管时间的早晚，气至之后，必须谨慎地守护。等到患者吸气时退针，这样真气就不得外泄而停留在体内各自应处的部位，出针后再按压针孔使之关闭，使真气存内，而针下所聚的气可以留住，这就是补法。

问：针刺时怎样诊候邪气的到来呢？

答：邪气离开络脉，侵入经脉，居留于血脉之中时，尚未与人体之正气相合，故而是寒、是热尚未确定，好像是波浪一样时来时去，所以说不会固定在一处，在其方来之时，必须用手按压阻止邪气，再用针刺，不要在邪气冲盛的时候用针泻之。真气是经脉的正气，经气太虚，此时邪气冲盛，不可迎而泻之，这是原则。如果候邪至的时间没有详细审查，在邪气已过时用泻法，则会使真气虚脱，不能很快恢复，邪气会再次侵犯而病情积累加重，所以说邪气已去不可追而泻之，这也是一条原则。而"不可挂以发"，是说等到邪气到来的时候，迅速下针用泻法，不可差之毫发。如果在邪气到来之前或邪气离去后进行针刺，这时血气已虚，病是不会痊愈的。所以说能够掌握用针的技巧，就会在用针时好像发动弩机一样迅速而准确；不知道用针的技巧，就会像叩打木椎一样顽钝难入。故而知道这个道理的人，在用针时不会差之毫发，不懂得这个道理，虽然也能叩之，但不能准确迅速地发针，就是这个意思。

问：正气与邪气已经相合，不再有波浪式涌起时，应怎样诊候邪气呢？

答：应当审察按摸三部九候脉象的盛衰进行调治。如果不知道上、中、下三部的诊察方法，则辨别不清邪气之在阴与在阳，也辨不清病在上还是在下。三部所主是，地部候下部病变，天部候上部病变，人部候中部病变，并且要结合内脏功能及胃气的情况，以确定三部有无病变。所以说针刺时不知道三部九候病脉之处，即使是有太过之邪气将要到来，医生也无法及时治疗它。而用针损伤了无病处的血脉，就是大惑，扰乱了经脉的正气，致使真气不可恢复。把实证当作虚证，把邪气当作正气，针刺非但没有意义，反而会使邪气妄行，损耗正气，把顺证变成逆证，使营卫之气散乱，正气散失不守，邪气独留于内，断送人的生命，使人遭受灭亡之灾。像这样不知道三部九候，所以不能治愈疾

患而使患者长寿。另外，不懂得人与四时五行变化相关联，不知道其客主相加和虚实相胜的规律，放过邪气攻伐正气，也会断送人的性命。在邪气初入人体时，没有固定处所，推之则邪反增进，引之则邪气留止，必须迎其气而泻之，病变才会痊愈。

问：有的人容易患风病，身寒战栗而汗出，诊察时有什么特点呢？

答：这种人肌肉不坚实，腠理疏松，所以容易患风病。

问：怎样诊察肌肉不坚呢？

答：凡是较大的肌肉不坚实而没有分理的，就是肌肉不坚；肌肤粗而皮肤不细致的，就是腠理疏松。

【导读】

1. 风性善行而数变

风性属阳主动，其运动变化迅速。风邪伤人，可由不同途径侵入人体的不同部位，加之人的体质差异，病理变化多样，其病变常无定处，变化多端，足以说明风邪为病善行而数变的特点。如张介宾："风邪伤人，若惟一证；及其为变，则或寒或热，或表或里，或在脏腑，或在经络，无所不至。"

2. 风邪伤人，途径、部位不同，病变各异

（1）寒热：风邪伤人为寒热者，乃风邪外侵于皮肤肌表之间，内不得通于经脉，外不得泄于毫毛所致。风者，其性鼓动，善行而数变，风气藏于皮肤，则腠理开疏，出现洒然寒冷之症状，其寒使阳气虚微，故饮食减退。如果腠理开而复闭，就会出现烦热而闷的表现。热则火气过盛，就会使人肌肉消瘦。正气虚，则使人外而寒栗，内而不能食。由此可见，风邪伤人肌表，因人体差异，产生寒热不同的变化。总之，原文就寒热的发生，分别论述了风邪伤人的途径、病机及证候等。

（2）寒中、热中：风邪客于阳明胃经，可因人的体质而异，或出现热中，或发生寒中，两种不同的病理变化，一是循经上扰于目，一是循经扰于胃府。体质强壮者从阳化热，而体质虚弱者则从阴化寒。其病机与证候表现为："其人肥，则风气不得外泄，则为热中，而目黄。人瘦，则外泄而寒，则为寒中而泣出。"张介宾认为："人肥则腠理致密，邪不得泄，留为热中，故目黄。人瘦则肌肉疏浅，风寒犯之，阳气易泄，泄则寒中而泣出。"张隐庵则认为："其人肥厚，则热留于脉中，而目黄。其人瘦薄，则血脉之神气外泄而为寒，脉中寒，则精神去而涕泣出。"

（3）疮疡、不仁：风邪由太阳经脉入侵，行于诸经脉俞穴，散布于分肉之间，与卫气

相搏结并扰及营卫运行，致经脉凝滞，则发为疮疡，或病不仁。这里既论述了风邪由太阳经侵入，"行诸脉俞，散分肉间"的途径，又讨论了疮疡与不仁的发病机制与病症是"与卫气相干，其道不利，故使肌肉膹胀而有疡，卫气凝而有所不行，故其肉有不仁"。《素问·生天通天论》中说："营气不从，逆于肉理，乃生痈肿。"《素问·逆调论》也有"营卫虚则不仁"的记述。《素问·痹论》说："其不痛不仁者，病久入深，营卫之行涩，经络时疏，故不通，皮肤不荣，故为不仁。"这些都说明卫气、营卫的运行受阻，是发生痈、疡、不仁的主要病机。

（4）疠风：风邪侵入血脉之中，留而不去，郁久化热致气血污浊不清，营卫俱热，热盛肉腐，则发为皮肤疡溃，致使鼻柱坏而色败，形成疠风病。《素问·脉要精微论》亦云："脉风成为疠。"本篇明确指出疠风的病因病机是风寒客于脉，入里化热，形成皮肤溃疡等症。张介宾之《类经·疾病类》说："风寒客于血脉，久留而不去，则荣气化热，皮肤腐溃，气血不清，败坏为疠。"

3. 风邪伤人，因时不同，受病各异

在风、寒、暑、湿、燥、火六气的旺时、旺日，人体五脏所感外邪各有偏重，风邪尤为突出。同为一种风邪，在不同的季节、时日里，侵袭人体后，损伤脏腑各有所偏重，各脏腑的不同类型的风病，同样能反映出风邪善行数变的特性。

脏腑之风：风入五脏六腑而为之。如原文："以春甲乙伤于风者，为肝风。以夏丙丁伤于风者，为心风……"五脏合四时，四时合五行。五行中的木，在季为春，在气为风，在天干为甲乙，在脏为肝，故风邪在春季及甲乙时日侵犯人体，最容易伤肝，而为肝风。其余心、脾、肺、肾风以此类推。此与《素问·金匮真言论》所说的"东风生于春，病在肝；南风生于夏，病在心；西风生于秋，病在肺；北风生于冬，病在肾"的基本思想是一致的。如张志聪所说："夫五脏之气，外合于四时，故各以时受病者，病五脏之气也。"又说："风伤五脏之气，而为五脏之风也。夫天之十干，化生地之五行，地之五行以生人之五脏，是以人之脏气，合天地四时，五行十干之气化，而各以其受病也。"这是古代医学中时间医学思想的突出成就，也是历史上以五行属性，对事物进行分析归类方法的具体运用。

4. 风为百病之长

风邪善行而数变，游动而无定处；风邪流动鼓荡，其性轻扬，一年四季之中皆居于六淫之首，外感邪气为病多兼风邪；风邪最易犯人，可因患者体质、受邪时间、中邪部位及饮食起居等方面的不同，相应地产生不同病变，故而风邪为病变化多端，即所谓的风为百病之长。

原文提出："故风者，百病之长也。至其变化乃为他病，无常方，然故有风气也。"这是风为百病之长的最早立论，开此说之先河，对后世研究风病影响颇深。《素问·骨空论》中也提出"风者百病之始也"，其含义基本一致。后世如《太素》所述的"百病因风而生，故为长也；以因于风，变为万病，非唯一途，故风气以为病长也"，说明风邪可引起多种

风病，还可引起其他多种病证。

（1）多种途径为病

①从经脉侵入：风邪从太阳经侵入，或病寒热，或病疮疡、不仁；从督脉风府而入，合于太阳则病脑风，或目风；从阳明经而入，病目黄或泣出。

②从血脉侵入：风邪入血脉，久留不去，成为疠风。

③中于胃肠：风邪入中胃肠，则为肠风飧泄。

④从脏腑之俞侵入：风邪伤及脏腑，而为各脏腑之风。

⑤外在腠理：风邪外在腠理，而为隐疹之泄风。

（2）兼他邪致病：如原文所述，"风寒客于脉而不去，名曰疠风"。从原文讨论的热中、寒中病证的内容分析，虽说皆由风邪所致，其寒化、热化的表现，不难看出其中包含着风邪兼寒、兼热的因素。风邪为六淫之首，一年四季皆有之。风性善行数变，兼加他邪致病，是风邪为病临证机制的又一特性，也是风邪为百病之长的重要原因之一。如叶天士《临证指南医案》中所云："盖因风能鼓荡此五气（寒、暑、风、燥、火）而伤人，故曰百病之长也。"

（3）天时不同，致病各异：同为风邪，伤人天时不同，则病变不一。

（4）体质差异，病变不同：人的体质不同，同受风邪，而临床表现往往差别很大。

（5）饮食起居不同，病风各异：居处寒冷，饮酒中风，则为漏风；新沐中风，则为首风；入房汗出受风，则为内风。

如上所述的多种风病，均由风邪所犯，但因受患病诸多因素的影响，其临证变化很大，病证类型各异。正如杨上善所述："百病因风而生，故为长也。"马莳则解释说："此言风之所感不同，故病之所成者，有为脑风，为目风，为内风，为首风……风者，本为百病之长，至其变化，则不至于风，而变生他病，如方向之无定所也。"

5. 风证的共同症状

原文所述风证，或内在脏腑，或外在身形，虽则其病不同，名称各异，但皆由风邪所致，所以临证表现，必然会有相同之处。分析原文所述风证的症状，其中"多汗恶风"是各病证共有的症状。因风邪外袭，首犯皮毛，风邪主动属阳，性开泄，善行多变，故症见"多汗恶风"。如张介宾所说："多汗者，阳受风气，开泄腠理也；恶风者，伤风恶风也。"明确风邪致病的这一基本性质与特点，对于临床医家认识与诊断疾病有着重要的指导意义，尤其是对外感病证的认识更显重要。伤寒、太阳中风证的主症有汗出、恶风，温热病初起也有微恶风寒、身热自汗等风邪致病的基本症状，这些应在临证施治时引起足够重视。

6. 外邪入侵，宜早遏其路

外邪客于经脉，随脉必至寸口。《难经·一难》："寸口者，脉之大会也。"有邪则寸口之脉隆起而相对变大，无邪则脉不隆起而相对较小。若以脉之三部九候分阴阳，则上部为阳，下部为阴；寸为阳，尺为阴；浮为阳，沉为阴。根据脉搏变化以辨别邪之所在，当尽早遏止其路，以防微杜渐，体现了重视治未病的思想。病邪初入人体，真邪未合，病尚轻浅，邪未有定处，及早正确治疗，可以使疾病早日痊愈。如何遏止其路呢？马莳："所谓遏其路者，唯泻法耳。"针刺宜尽早迎而泻之，遏止其路。

阳受病发风第二（下）

【原文】黄帝问曰：刺节言解惑者，尽知调诸阴阳，补泻有余不足相倾移也，何以解之？

岐伯对曰：大风[1]在身，血脉偏虚，虚者不足，实者有余，轻重不得，倾侧宛伏[2]，不知东西南北，乍上乍下，反覆颠倒无常，甚于迷惑。补其不足，泻其有余，阴阳平复。用针如此，疾于解惑。淫邪偏客于半身，其入深，内居营卫，营卫稍衰，则真气去，邪气独留，发为偏枯；其邪气浅者，脉偏痛。风逆[3]，暴四肢肿，身漯漯[4]，唏然时寒，饥则烦，饱则善变。取手太阴表里，足少阴、阳明之经。肉反清取荥，骨清取井、经也。偏枯，身偏不用而痛，言不变，智不乱，病在分腠之间，巨针取之，益其不足，损其用余，乃可复也。痱[5]之为病也，身无痛者，四肢不收，智乱不甚，其言微知，可治；甚则不能言，不可治也。病先起于阳，后入于阴者，先取其阳，后取其阴，必审其气之浮沉而取之。病大风骨节重，须眉坠，名曰大风[6]。刺肌肉为故，汗出百日，刺骨髓汗出百日，凡二百日，须眉生而止针。

曰：有病身热懈堕，汗出如浴，恶风少气，此为何病？

曰：名酒风[7]，治之以泽泻、术各十分，麋衔[8]五分，合以三指撮[9]，为

后饭[10]。身有所伤，出血多，及中风寒，若有所坠堕，四肢懈惰不收，名曰体解。取其少腹脐下三结交。三结交者，阳明、太阴脐下三寸关元也。风眩善呕，烦满，神庭主之。如颜青者，上星主之，取上星者，先取譩譆，后取天牖、风池；头痛颜青者，囟会主之。风眩引颔痛，上星主之，取上星亦如上法。风眩目瞑，恶风寒，面赤肿，前顶主之。顶上痛，风头重，目如脱，不可左右顾，百会主之。风眩目眩，颅上痛，后顶主之。头重顶痛，目不明，风到脑中寒，重衣不热，汗出，头中恶风，刺脑户主之。头痛项急，不得倾倒，目眩，鼻不得喘息，舌急难言，刺风府主之。头眩目痛，头半寒，玉枕主之。脑风目瞑，头痛，风眩目痛，脑空主之。颈颔楮满，痛引牙齿，口噤不开，急痛不能言，曲鬓主之。头痛引颈，窍阴主之。风头，耳后痛，烦心，及足不收失履，口喎僻，头项摇瘈痛，牙车急，完骨主之。眩，头痛重，目如脱，项似拔，狂见鬼，目上反，项直不可以顾，暴挛，足不任身，痛欲折，天柱主之。腰脊强，不得俯仰，刺脊中。大风[11]汗出，膈俞主之，又譩譆主之。眩，头痛，刺丝竹空主之。口僻，颧窌及龈交、下关主之。面目恶风寒，颊肿痛，招摇[12]视瞻[13]，瘈疭口僻，巨

窌主之。口不能水浆，喝僻，水沟主之。口僻禁，外关主之。瘈疭，口沫出，上关主之。偏枯，四肢不用，善惊，大巨主之。大风逆气，多寒善悲，大横主之。手臂不得上头，尺泽主之。风汗出，身肿，喘喝，多睡，恍惚善忘，嗜卧不觉，天府主之，在腋下三寸，臂内动脉之中。风热善怒，中心喜悲，思慕歔欷[14]，善笑不休，劳宫主之。两手挛不收伸及腋，偏枯不仁，手瘈偏小筋急[15]，大陵主之。头身风，善呕、怵，寒中少气，掌中热，肘急腋肿，间使主之。足不收，痛不可以行，天泉主之。足下缓失履[16]，冲阳主之。手及臂挛，神门主之。痱、瘈，臂腕不用，唇吻不收，合谷主之。肘痛不能自带衣，起头眩，颔痛面黑，风，肩背痛不可顾，关冲主之。嗌外肿，肘臂痛，五指瘈，不可屈伸，头眩，颔、额颅痛，中渚主之。马刀肿瘘，目痛，肩不举，心痛楮满，逆气汗出，口噤不可开，支沟主之。大风默默，不知所痛，嗜卧善惊，瘈疭，天井主之。偏枯，臂腕发痛，肘屈不得伸手；又风头痛，涕出，肩臂颈痛，项急，烦满，惊，五指掣不可屈伸，战栗，腕骨主之。风眩惊，手腕痛，泄风，汗出至腰，阳谷主之。风逆，暴四肢肿，湿则唏然寒，饥则烦心，饱则眩，大都主之。风入腹中，挟脐急，胸痛，胁楮满，衄不止，五指端尽痛，足不践地，涌泉主之。偏枯不能行，大风默默，不知所痛，视如见星，溺黄，小腹热，咽干，照海主之。泻在阴跷、右少阴俞。先刺阴跷，后刺少阴，在横骨中。风逆四肢肿，复溜主之。风从头至足，面目赤，口痛啮舌，解溪主之。大风，目外眦痛，身热痱[17]，缺盆中痛，临泣主之。善自啮颊，偏枯，腰髀枢痛，善摇头，京骨主之。大风，头多汗，腰尻腹痛，腨跟肿，上齿痛，脊背尻重不欲起，闻食臭，恶闻人音，泄风从头至足，昆仑主之。痿厥，风头重，颊痛，枢股腨外廉骨痛，瘈疭，痹不仁，振寒，时有热，四肢不举，跗阳主之。腰痛，颈项痛，历节汗出而步履，寒，腹不仁，腨中痛，飞扬主之。

【注释】

[1] 大风：指中风一类的疾病。

[2] 倾侧宛伏：身体倒仆屈伏的意思。

[3] 风逆：风邪外感，而厥气内逆的情况。

[4] 漯漯：水湿积聚的意思。

[5] 痱（féi）：风病的一种，主症是身不痛而四肢不能活动。

[6] 大风：也叫"厉风"，即麻风病。

[7] 酒风：指漏风。

[8] 衔：原作"御"，据《素问》《太素》改。

[9] 三指撮：即用三指撮取药末，以定药量。

[10] 饭：原作"饮"，据《素问》《太素》改。后饭，即饭后服药。

[11] 大风：此处指感受严重的风邪，并非指前面所讲的大风病或厉风病。

[12] 招摇：指肢体伸缩摇动。

[13] 视瞻：指两目直视或上视。

[14] 歔欷（xū xī）：因悲伤而抽泣的样子。

[15] 偏小筋急：即病偏在手臂内侧屈肌而紧急。

[16] 失履：此处指难以行走。履，步履，

即行走。

[17] 痱：在此作痱疮理解，即因天气热而发于皮肤的痱子。

【语译】黄帝问：刺节篇中说的解惑，都知道是调和阴阳，补其不足，泻其有余，使虚实的情况发生转变，阴阳得到平复，具体怎样解释呢？

岐伯答：人患了中风一类的疾病，血脉会因此偏虚，虚即指正气不足，实指邪气有余，因而身体轻重发生变化，会出现倾侧倒伏，甚至神志不清而不辨东西南北，且其症状的发作会忽上忽下，反复颠倒无常，重的会神志昏迷。这种病治疗时要补其正气的不足，泻其有余的邪气，使阴阳恢复平衡。用这样的针法，其效果之快，就像是解除迷惑一样。邪气侵袭人体的侧半身，邪气逐渐深入，内居于营卫之间，使营卫之气衰弱，则会使真气离去，邪气独留于内，从而发为半身不遂的偏枯病；而邪气侵入较浅的，就会发生半身偏痛的症状。外感风邪而厥气内逆的病变，会突然发生四肢肿胀，像是水湿积聚一样，时常唏嘘恶寒，饥饿时觉心烦，饱食后会变动不宁。治疗时取手太阴与手阳明表里两经，以清风邪，取足少阴经与足阳明经以调逆气。肌肉寒冷的，可取上述四经的荥穴；骨骼寒冷的，可取上述四经的井穴和经穴。偏枯的症状是，身体的一侧不能活动而感疼痛，但说话没有变化，神志也不混乱，这是疾病侵入分腠之间的缘故。治疗时使病人温暖卧床取汗，再用巨针刺之，补其不足，泻其有余，就可以恢复正常。痱病的表现是，身体不痛，但四肢不能运动，神志错乱不严重，如果患者说话能稍被听懂，则还可以治疗；若病情严重不能说话，就不可治疗了。风病从阳分开始发生，后又传入阴分的，应先取其阳分，后治其阴分，还应审察风邪的浮沉情况，再确定其针刺的深浅。大风病出现骨节沉重、须眉脱落，此病叫大风或厉风。当刺患部肌肉，令其汗出，共刺一百天，再刺骨髓令其汗出，也刺一百天，共刺二百天，到须眉长出以后就停止用针。

问：有的病人周身发热，肌体懈怠无力，汗出像洗澡一样，恶风少气，这是什么病？

答：这种病叫酒风，治疗时可用泽泻、白术各十分，麋衔五分，合研为末，每次约服三指撮取的量，饭前服用。身体破伤，出血过多，又受到风寒的侵袭，就像从高处坠堕跌伤一样，四肢懈惰无力，名叫体懈病。在治疗时，应取其下腹部的三结交来针刺。三结交穴，即任脉与阳明、太阴在脐下三寸处交会的关元穴。感受风邪而头眩、善呕、胸中烦满的，应取神庭穴治疗。如兼见颜面色青，取上星穴治疗，应先取譩譆穴，后取天牖、风池两穴；头痛而颜面色青的，应取囟会穴主治。风眩牵引额部疼痛的，取上星穴治疗，取上星针刺时方法同上。风邪引起头眩，眼不欲睁，恶风寒，面色赤而肿起，应取督脉的前顶穴治疗。头顶痛，受风而致头部沉重，眼球好像要脱出一样，不能左右回顾，取督脉的百会穴治疗。感受风邪而致头晕目眩，头顶部疼痛，应取督脉的后顶穴治疗。头部沉重而顶部疼痛，目视不明，遇风眩晕而脑中发冷，多穿衣服也不觉热，头部怕风，应取督脉的脑户穴治疗。头痛项强，不能转侧，头晕目眩，呼吸不利而气喘，舌挛急，说话困难，刺风府穴治疗。头眩晕而目痛，头一侧发冷，应取足太阳经的玉枕穴治疗。患脑风而视物不清，头痛，眩晕而目痛，取足少阳经的脑空穴治疗。颈颔部有胀满感，疼痛连及牙齿，口噤不开，拘急疼痛不能说话，应取曲鬓穴治疗。头痛连及颈部，是邪由足太阳影响到足少阳所致，应取足太阳与足少阳之会头窍阴穴治疗。头风病，耳后疼痛，心烦，双足弛缓而失鞋不觉，口歪斜，头项摇动而抽掣疼痛，牙车部紧急，以上诸症都是邪客于足太阳、足少阳经所致，应取两经的会穴完骨治疗。眩晕，头痛头重，眼珠痛如脱出，项部强直似拔，或狂躁如见鬼神，目上翻，项部强直不能左右回顾，突然肢体拘挛，两足不能支持身体，痛得像要折断一样，应天柱穴治疗。腰脊强直，不能俯仰的，是邪客督脉所致，应刺其脊中穴治疗。感受大风而汗出的，取膈俞穴治疗，也可以取譩譆穴治疗。眩晕而头痛的，应取丝竹空穴进行刺治。口歪斜，是风邪侵犯手太阳、督脉及足阳明等经脉所致，应取颧髎、龈交、下关三穴主治。面及双目怕风寒，目眶下部肿胀而痛，肢体伸缩摇动，两目直视或上视，筋脉抽掣而口眼歪斜，取巨髎穴治疗。口歪斜而不能饮水浆的，取人中穴刺治。口歪斜而口噤不开的，取外关穴治疗。四肢抽掣，口流涎沫的，应取手少阳、足阳明的会穴上关治疗。偏枯病，四肢痿废不能运动，时常发惊，应取足阳明经的大巨穴治疗。感受较重的风邪而致气上逆，且身多寒冷善悲的，应取足太阴经的大横穴治疗。风热侵入肝经则善怒，在心则心虚而善悲，思慕悲伤而抽泣，心气实则喜笑不止，均可取心包经的荥穴劳宫治疗。两手拘挛不伸，向上牵引到腋部，半身偏枯不仁，手指拘急，手

臂内侧屈肌发紧，这是手厥阴经筋受邪所致，应取其大陵穴治疗。头身感受风热，善呕吐和惊惧不安，中焦虚寒，呼吸少气，掌心发热，肘挛急而腋下肿胀，应取手厥阴经的间使穴治疗。两足弛缓无力，疼痛不能行走，应取天泉穴治疗。足下筋脉弛缓而不能正常行走的，应取足阳明胃经的冲阳穴治疗。手和臂的筋脉拘挛，应取手少阴经的原穴神门治疗。痹症和痿症，表现为臂和手腕痿软不能运动，口唇不能收紧的，应取合谷穴治疗。肘部疼痛不能自己穿衣，立起时会头目眩晕，颔痛而面色黑，肩背疼痛不能左右回顾，应取手少阳三焦经的井穴关冲治疗。咽喉外部肿胀，肘臂疼痛，五指拘急不能屈伸，头目眩晕，颔及额颅等部疼痛，应取手少阳经的输穴中渚治疗。颈部淋巴肿瘰，目痛，肩不能上举，心痛，胸中支满，气上逆，汗出，口噤不开，都应取手少阳经的经穴支沟主治。感受大风，病人默默不语，不知痛处，嗜卧，易惊，筋脉抽搐，应取手少阳经的合穴天井治疗。偏枯病，臂及手腕疼痛，肘关节屈伸不利或屈不能伸；或因风头痛，流涕，肩、臂、颈等处疼痛，项部拘急，胸中烦闷，发惊，或五指抽掣不能屈伸，战栗，应取手太阳小肠经的腕骨穴治疗。因受风而致眩晕发惊，手腕作痛；或发泄风病，汗出一直到腰部，均应取手太阳经的阳谷穴治疗。外感风寒而厥气内逆的风逆病，突然四肢肿胀，伴有湿邪而淅然发冷，饥饿时心烦不安，饱食则眩晕，取脾经的大都穴治疗以降其厥逆。风邪侵入腹中，脐两侧拘急，胸痛，两胁支撑胀满，风邪在上则鼻衄不止，风邪在下则五趾之端皆疼痛，足不敢踏地，取涌泉穴治疗。

患偏枯病不能行走，或感受大风而沉默不语，不知痛处，或眼花视如见星，小便黄，小腹发热，咽喉发干，取阴跷脉的照海穴治疗。治疗时应泻阴跷及右侧足少阴腧穴横骨。在刺法上，应先刺阴跷脉，后刺少阴经，横骨穴在耻骨的上方。外感邪气而厥气上逆，四肢肿满的，应取足少阴经的复溜穴治疗。风邪从头到足侵入人体，以致面目发赤，口痛时常咬舌，取足阳明胃经的解溪穴治疗。感受大风，外眼角痛，周身发热而生痱疮，缺盆部疼痛，应取足少阳经的腧穴足临泣治疗。时时自咬面颊，发生偏枯病，腰

及髋关节作痛，善摇头，取足太阳经的原穴京骨治疗。感受大风，头部出汗较多，腰、尻、腹部皆痛，腨和足跟肿痛，上齿痛，脊背和尻部感觉沉重不想起立，闻到食物味臭，厌恶听到人声，或发泄风病，汗出从头到足，取昆仑穴刺治。痿证和厥证，以及因受风而头部沉重，鼻根处疼痛，髋关节、大腿及小腿外侧骨痛，痹痛麻木不仁，恶寒战栗，时常发热，四肢不能活动，取跗阳穴治疗。腰痛，颈项疼痛，厉节汗出而步态不稳，或寒冷而麻木不仁，腿肚内作痛，取足太阳经的别络飞扬穴治疗。

【导读】偏枯与痱的鉴别

偏枯与痱均为中风后遗症，同属于肢体瘫痪的一类病证，故不少医家认为二者虽然在临床表现上有所差别，但它们是一个病证轻重不同的两个阶段。加之痱病如上所述有一个由表入里的过程，其"病先取于阳"的阶段与偏枯之"病在分腠之间"似有一致之处。故楼英的《医学纲目》言："痱，废也。痱即偏枯之邪气深者，痱与偏枯是二疾，以其半身无气荣运，故名偏枯，以其手足废而不收，故名痱。或偏废和全废，皆曰痱也。"《诸病源候论》《外台秘要》以及张介宾等均认为痱与偏枯都是风寒所伤，若在早期伤及分腠而未入脏腑，则为偏枯，入脏腑则为痱。二者不同之处在于：偏枯病在分腠之间，病位表浅，主症为半身不遂而痛，神志清楚；痱病在五脏，病位深在，主症为四肢废而不用，身无疼痛，并有意识障碍。张介宾说："上节言身偏不用而痛，此言身不知痛而四肢不收，是偏枯，痱病之辨也。"

八虚受病发拘挛第三

【原文】黄帝问曰：人有八虚[1]，各以何候？

岐伯对曰：肺心有邪，其气留于两腋；肝有邪，其气留于两肘；脾有邪，其气留于两髀；肾有邪，其气留于两腘。凡此八虚者，此机关之室[2]，真气之所过，血络之所游，是八邪气恶血，因而得留，留则伤筋骨，机关不得屈伸，故拘挛。暴拘挛，痫眩，足不任身，取天

柱主之。腋拘挛，暴脉急，引胁而痛，内引心肺，谵语主之。从项至脊，自脊[3]已下至十二椎，应手刺之[4]，立已。转筋者，立而取之，可令遂已。痿厥者，张而引之，可令立快矣。

【注释】

[1] 八虚：指两肘、两腋、两髀、两腘。这些部位都是较大的关节，外邪侵入容易留止之处，故称为八虚。

[2] 机关之室：机关，即活动的枢纽。室，作部位解。这些部位是人体活动的枢纽。

[3] 自脊：《外台》无此二字，当删。

[4] 刺之：《外台》三十九卷作"灸之"。

【语译】 黄帝问：人体的八虚部位，各诊察什么病呢？

岐伯答：肺、心两脏有了邪气，邪气则留于两腋；肝脏有了邪气，邪气就留于两肘；脾脏有了邪气，邪气就留于两髀部；肾脏有了邪气，邪气就留于两腘。这八个邪气容易留止的部位，都是人体活动的枢纽，也是真气所过和血络游行的所在，所以邪气恶血容易停留在这些部位，如果停留就会损伤筋脉骨节，以致关节不能屈伸，而成拘挛的证候。突然发生筋脉拘挛，或癫痫眩晕，足痿弱不能站立，应取足太阳经的天柱穴治疗。腋部拘挛，突然筋脉拘急，牵引胁部作痛，向内牵连心肺，取谚谉穴治疗。从项至脊以下十二椎两旁的膀胱经按压应手而痛的地方，用针刺之，可立愈。如果下肢转筋而发拘挛，应站立位刺治，可使其立即痊愈。痿厥的病人，四肢废痿不用，应仰卧位四肢伸展时刺治，可使其立即感觉轻松。

【导读】 本篇主要说明两肘、两腋、两髀、两腘等部位受邪后发生关节拘挛的病机与治法。

热在五脏发痿第四

【原文】 黄帝问曰：五脏使人痿，何也？

岐伯对曰：肺主身之皮毛，心主身之血脉，肝主身之筋膜[1]，脾主身之肌肉，肾主身之骨髓。故肺气热则叶焦，焦则皮毛虚弱急薄著，著则生痿躄[2]矣。故心气热则下脉厥而上，上则下脉虚，虚则生脉痿，枢折挈，胫肿而不任地。肝气热则胆泄口苦，筋膜干，筋膜干则筋急而挛，发为筋痿。脾气热则胃干而渴，肌肉不仁，发为肉痿。肾气热则腰脊不举，骨枯而髓减，发为骨痿。

曰：何以得之？

曰：肺者，脏之长也，为心之盖，有所亡失，所求不得，则发为肺鸣，鸣则肺热叶焦，发为痿躄。悲哀太甚，则胞络[3]绝，胞络绝则阳气内动，发则心下崩，数溲血。故《本病[4]》曰：大经空虚，发为肌痹，传为脉痿。思想无穷，所愿不得，意淫于外[5]，入房太甚，宗筋弛纵，发为筋痿，及为白淫[6]。故《下经[7]》曰：筋痿生于肝，使内[8]也。有渐[9]于湿，以水为事[10]，若有所留，居处伤湿，肌肉濡渍，痹而不仁，发为肉痿。故《下经》曰：肉痿者，得之湿地。有所远行劳倦，逢大热而渴，渴则阳气内伐，内伐则热合于肾。肾者水脏，今水不胜火，则骨枯而髓空，故足不任身，发为骨痿。故《下经》曰：骨痿生于大热。

曰：何以别之？

曰：肺热者，色白而毛败；心热者，色赤而络脉溢；肝热者，色苍而爪枯；脾热者，色黄而肉蠕动；肾热者，色黑而齿槁。

曰：治痿者，独取阳明，何谓也？

曰：阳明者，五脏六腑之海[11]，主润宗筋。宗筋者，主束骨而利机关。冲脉者，经脉之海，主渗灌溪谷，与阳明合于宗筋，阴阳总宗筋之会[12]，会于气冲，而阳明为之长，皆属于带脉，而络于督脉，故阳明虚则宗筋纵，带脉不引[13]，故足痿不用。治之，各补其荥而通其俞，调其虚实，和其逆顺，则筋脉骨肉，各以其时受月[14]则病已矣。痿厥，为四支束闷，乃疾解之，日二；不仁者十日而知，无休，病已止。足缓不收，痿不能行，不能言语，手足痿躄不能行，地仓主之。痿不相知，太白主之。痿厥，身体不仁，手足偏小，先取京骨，后取中封、绝骨[15]，皆泻之。痿厥寒，足腕不收，躄，坐不能起，髀枢脚痛，丘墟主之。虚则痿躄，坐不能起；实则厥，胫热时痛[16]，身体不仁，手足偏小，善啮颊，光明主之。

【注释】

[1] 筋膜：凡是肉理脏腑之间，其成片联络薄筋，皆为膜。它是气血的屏障。

[2] 痿躄：下肢痿弱不能行走的一种病变。

[3] 胞络：即心包络之脉。

[4] 本病：古经的篇名，已亡失。

[5] 意淫于外：即思想为外界美色所干扰之意。

[6] 白淫：指男子流白及女子白浊、带下之类的疾病。

[7] 下经：古经名，已亡失。

[8] 使内：指房劳过度，耗竭精气。

[9] 渐：浸渍的意思。

[10] 以水为事：指工作居处都接近水湿。

[11] 阳明者，五脏六腑之海：因为胃能受纳水谷，吸收精华以滋养五脏六腑，故称其为五脏六腑之海。

[12] 阴阳总宗筋之会：足三阴经、阳明、少阳及督、冲、蹻脉等，都会于前聪部，故称为宗筋。阳明为水谷之海，冲脉为血海，一阴一阳，总统诸脉，所以说阴阳总宗筋之会。

[13] 不引：即不能收引。

[14] 时受月：即各脏受气的时月。《素问·痿论》王注："时受月，谓受气时月也，如肝王甲乙，心王丙丁……"

[15] 绝骨：即悬钟穴。

[16] 时痛：《外台》卷三十九作"膝痛"。

【语译】 黄帝问：五脏有病使人发生痿病，这是什么道理呢？

岐伯答：肺主一身的皮毛，心主一身的血脉，肝主一身的筋膜，脾主一身的肌肉，肾主一身的骨髓。所以肺中有热则伤津而使肺叶先焦，肺叶焦则不能输精于皮毛而使皮毛虚弱而拘急不舒，留著于肺脏不去则导致下肢痿软不能行走。心气热则下部之脉厥逆于上，逆于上则下部脉虚，下脉虚则发生脉痿，使膝腕等关节弛缓，不能提举，足胫弛缓不能站立。肝气热则胆汁上逆而口苦，致筋膜失养而干燥，从而使筋膜拘急挛缩，发为筋痿。脾气热则会耗伤胃中津液，故而口干而渴，津液不足而肌肉失养，所以肌肉麻木不仁，成为肉痿证。肾气热则会出现腰脊活动困难，骨枯痿，骨髓不充实，从而发为骨痿证。

问：五脏痿是怎样发生的呢？

答：肺为五脏之长，心的华盖，如果有失意之事，或达不到个人的目的，就会使肺气郁而不畅，发为肺气喘鸣，喘鸣则气郁而发热，使肺热而叶干焦，发生痿躄病。悲哀过度，则会使胞络之脉阻绝不通，使阳气不能外达而内郁而动，发为心气崩损，血液妄行而尿血。所以《本病》说：大的经脉空虚，就会发生脉痹，传变成为脉痿。思想贪欲无穷，又不能达到目的，思想为外界美色所动，又因入房过度，致使宗筋弛缓，发生筋痿病，以及白淫病。所以《下经》中说：筋痿是肝脏所发的病，由房劳过度所致。经常被湿邪侵袭，或者工作环境有水湿的，水湿滞留体内，或居处地方潮湿，使肌肉被湿气浸渍，久则麻痹不仁，发生肉痿。故《下经》中说：肉痿病是由湿邪侵犯所致。由于远行过于劳累，又逢暑热伤津而口渴，阳气内伐，侵扰阴气，热气又内合于肾。肾为水脏，现水不能胜火，则会骨枯而髓空，故而足痿弱不能站立，形成骨痿病。所以《下经》中说：骨痿病是由大热所致。

问：五种痿病怎样区别呢？

答：肺热而痿的，则颜面色白而毛发败坏；心热的，则会面色赤红而络脉充盈；肝有热的，则颜面色青而爪甲干枯；脾有热的，则颜面色黄而肌肉蠕动；肾热的，则颜面色黑而牙齿枯槁。

问：治疗痿证，独取阳明经是什么原因？

答：阳明经是五脏六腑之海，又输送水谷精华以滋养全身的筋脉。宗筋能够约束骨骼而使关节滑利。冲脉是十二经脉之海，能够输送营养以渗灌于骨骼的间隙中，并阳明经会合于宗筋，所以说阳明经是宗筋之会。其相会之处为气冲部，而阳明为经脉之长，它们都与带脉相连系，也连络到督脉，所以阳明经空虚则宗筋弛缓，带脉不能收引，所以会引起足痿软不能活动。治疗时，补其荥穴而通其俞穴以行气，再以不同的手法调其正邪的虚实，和病情的顺逆，那样筋脉、骨骼、肌肉就会在其所主脏腑所主季节里得到及时治疗而痊愈。四肢痿软厥逆的痿厥病，治疗时将其四肢用布束缚，使其有满闷的感觉，再迅速解开，每日早晚各做一次；麻木不仁的，用十天便会有知觉，但不要停止，到病愈为止。口唇弛缓不收，不能说话，以及手足痿软不能行走的，取胃经的地仓穴治疗。痿病又失去知觉的，取脾经的太白穴治疗。痿厥病，身体麻木不仁，手足萎缩偏小，是经络不通，荣卫不行而导致的病症，先取足太阳经的京骨穴，后取足厥阴经的中封穴及足少阳经的绝骨穴，都用泻法。四肢痿废发凉，足腕弛缓不能运动，足痿软无力，坐下后不能立起，髀枢至脚疼痛，取足少阳经的原穴丘墟治疗。足少阳经的络脉下络足跗，若经气虚则会发生痿躄病，坐而不能起；邪气实则会发生热厥，使胫热而时痛，身体麻木不仁，手足萎缩偏小，经常咬面颊，均应取本经的络穴光明治疗。

【导读】本篇论述了痿病的病因、病机和治法。

手太阴阳明太阳少阳脉动发肩背痛肩前臑皆痛肩似拔第五

【原文】肩痛不可举，天容及秉风主之。肩背痹痛，臂不举，寒热凄索，肩井主之。肩肿不得顾，气舍主之。肩背痹[1]不举，血瘀肩中，不能动摇，巨骨主之。肩中热，指臂痛，肩髃主之。肩重不举，臂痛，肩窌主之。肩重，肘臂痛不可举，天宗主之。肩胛甲痛，而寒至肘，肩外俞主之。肩胛周痹[2]，曲垣主之。肩痛不可举，引缺盆痛，云门主之。肘痛，尺泽主之。臂痿引口，中寒颔肿，肩肿引缺盆，商阳主之。肩肘中痛，难屈伸，手不可举重，腕急，曲池主之。肩肘节酸重，臂痛不可屈伸，肘窌主之。肩痛不能自举，汗不出，颈痛，阳池主之。肘中濯濯[3]，臂内廉痛，不可及头，外关主之。肘痛引肩，不可屈伸，振寒热，颈项肩背痛，臂痿痹不仁，天井主之。肩不可举，不能带衣，清冷渊主之。肘臂腕中痛，颈肿不可以顾，头项急痛，眩，淫泺，肩胛小指痛，前谷主之。肩痛不可自带衣，臂腕外侧痛不举，阳谷主之。臂不可举，头项痛，咽肿不可咽，前谷主之。肩痛欲折，臑如拔，手不能自上下，养老主之。肩背头痛时眩，涌泉主之。

【注释】

[1] 痹：原作"髀"，今按照肩井条改。

[2] 周痹：指肩胛周围麻痹。

[3] 濯濯：此处作肿胀理解。

【语译】 肩关节疼痛不能举臂，应取手少阳经的天容及手太阳经的秉风穴治疗。肩背疼痛，臂不能举，恶寒发热战栗，这是邪侵于少阳经脉所致，应取本经的肩井穴治疗。肩部肿胀，头项不能左右回顾的，应取足阳明经的气舍穴治疗。肩背疼痛不能活动，肩部有瘀血，不能运动和摇晃，应取手阳明经的巨骨穴治疗。肩中发热，手指和臂部疼痛，这是邪客于手阳明经所

致，取本经的肩髃穴治疗。肩部沉重不能抬举，臂部疼痛，取手阳明经的肩髎治疗。肩部沉重，肘与臂疼痛不能抬举，取手太阳经的天宗穴治疗。肩胛内疼痛，感觉寒冷到达肘部，取本经的肩外俞治疗。肩胛周围麻痹疼痛的，应取曲垣穴治疗。肩部疼痛不能抬举，牵引缺盆部疼痛，这是邪侵手太阴经而滞留于肩部所致，应取本经的云门穴治疗。肘部疼痛，是邪侵手太阴肺经所致，应取本经的合穴尺泽来治疗。臂部抽掣牵引到口，以及中寒后目下肿胀，肩部疼痛牵引到缺盆，这是邪侵手阳明经而循经发病，应取本经的井穴商阳治疗。肩和肘部疼痛，难以屈伸，手不能举重，腕部拘急，这是手阳明经的病变，应取本经的合穴曲池来治疗。肩和肘部骨节酸重，臂痛不能屈伸，应取手阳明经的肘髎穴治疗。肩痛不能自己上举，不出汗，颈部疼痛，应取手少阳经的阳池穴治疗。肘部肿胀，臂内侧痛，不能举到头的，取外关穴治疗。肘部疼痛牵引到肩，致臂不能屈伸，战栗而恶寒发热，颈、项、肩、背疼痛，臂痿弱无力和麻木不知痛痒，这是风寒侵入手少阳经所致，应取其合穴天井治疗。肩不能上举，不能自己穿衣，是邪侵手少阳经所致，应取本经的清冷渊穴治疗。肘、臂、腕俱痛，颈部肿胀不能回顾，头项强急疼痛，眩晕，四肢酸痛，肩胛骨到手小指部都痛，这是风寒之邪损伤手太阳经所致，取本经的荥穴前谷治疗。肩痛以致不能自己穿衣结带，臂腕外侧疼痛不能抬举，取阳谷穴治疗。肩臂疼痛不能上举，头项疼痛，咽喉肿痛不能吞咽，取太阳经的前谷穴治疗。肩痛得像要折断了一样，臑痛像要被拔开一样，手不能自己上下活动，

取手太阳经的养老穴治疗。头痛，时常眩　晕，应取足少阴经的涌泉穴治疗。

【导读】本篇主要论述邪气侵入手太阴、阳明、太阳、少阳诸经，发生的肩背痛、肩前臑痛和肩似拔等病症的表现及治疗时应取的腧穴。

水浆不消发饮第六

【原文】溢饮[1]，胁下坚痛，中脘主之。腰清脊强，四肢懈堕，善怒，咳，少气，郁然不得息，厥逆，肩不可举，马刀瘘，身瞤，章门主之。溢饮，水道不通，溺黄，小腹痛，里急肿，洞泄，体痛引骨，京门主之。饮渴，身伏[2]，多唾，隐白主之。腠理气，臑会主之。

【注释】

[1] 溢饮：指水液停留于体表或皮下组织的水气病。

[2] 身伏：《外台》卷三十九作"身体痛"。

【语译】水气病所致的胁肋下坚硬疼痛，应当取胃之募穴中脘治疗。腰发冷而腰脊强直，四肢无力，易怒，咳嗽，气短，郁闷而呼吸不利，以及厥气上逆，肩不能上举，颈腋瘰疬生瘘疮，全身肌肉跳动，取脾之募穴章门治疗。溢饮病，水道不通畅，小便黄，小腹疼痛而拘急肿胀，洞泄，身体疼痛牵扯到骨，是肾气不化，水气不行所致，取肾之募穴京门治疗。饮而口仍渴，身体伏而蜷屈，口中多唾，这是水饮停留脾经所致，取脾之井穴隐白治疗。水溢于皮肤，使腠理气滞不通，应取手阳明与手少阳之会臑会穴治疗。

【导读】本篇主要论述水浆不消所致水饮病的主治腧穴。

卷 十 一

胸中寒发脉代第一

【原文】脉代不至寸口^[1]，四逆^[2]脉鼓^[3]不通，云门主之。胸中寒，脉代时至，上重下轻，足不能地，少腹胀，上抢心，胸楗^[4]满，咳唾有血，然谷主之。

【注释】

［1］脉代不至寸口：言寸口脉代，时有所止也。

［2］四逆：四肢厥逆之意。

［3］脉鼓：鼓，意为凸起、涨大。脉鼓，指脉的搏动。

［4］楗（zhī）：支撑的意思。

【语译】寸口出现代脉，脉搏不畅，四肢厥冷，应选取手太阴肺经的云门穴主治。胸中有寒，心阳不振，频频出现代脉，患者感觉头重脚轻，站立不稳，少腹胀满，气上逆冲心，胸部支满，咳嗽，痰中带血，应选取足少阴肾经的然谷穴主治。

【导读】本篇主要论述由于胸中有寒，致使脉代不至所出现的症状，并提出主治腧穴。

阳厥大惊发狂痫第二

【原文】黄帝问曰：人生而^[1]病癫疾者，安所^[2]得之？岐伯对曰：此得之在母腹中时，其母数有^[3]大惊，气上而不下，精气并居，故令子发为癫疾。病在诸阳脉^[4]，且寒且热^[5]，诸分且寒且热，名曰狂。刺之虚脉，视分尽热，病已止。病初发岁一发，不治月一发，不治月四五发^[6]，名曰癫疾。刺诸分其脉尤寒者^[7]，以针补之^[8]。（《素问》云：诸脉诸分^[9]其无寒者，以针调之，病已止。）曰：有病狂怒者，此病安生？曰：生于阳也。曰：阳何以使人狂也？曰：阳气者，因暴折而难决，故善怒。病名曰阳厥^[10]。曰：何以知之？曰：阳明者常动，太阳、少阳不动，不动而动，大疾，此其候也。曰：治之奈何？曰：衰（《素问》作夺）其食即已。夫食入于阴，气长于阳，故夺其食即已，使人服以生铁落为后饮。夫生铁落^[11]者，下气候也（《素问》候作疾）。癫疾，脉搏大滑，久自已；脉小坚急，死不治（一作脉沉小急实，死不治。小牢急可治）。癫疾脉虚可治，实则死。厥成为癫疾。贯疽（《素问》作黄疸），暴病厥，癫疾狂久逆之所生也。五脏不平，六腑闭塞之所生也。癫疾始生，先不乐，头重痛[12]，直视，举目赤[13]，甚作极已而烦心。候之于颜[14]，取手太阳、太阴[15]，血变而止。癫疾始作，而引口[16]啼呼喘悸者，候之手阳明、太阳，左强者攻其右（一本作左），右强者攻其左（一本作右），血变而止。治癫疾者，常与之居，察其所当取之处，病至视之有过者，即泻之，置其血于瓠壶之中，至其发时，血独动矣；不动，灸穷骨三十壮[17]，穷骨者，尾骶[18]也。骨癫疾者[19]，颔齿，诸俞分肉皆满，而骨倨[20]强直，汗出烦闷，呕多涎沫，气下泄，不治。脉癫疾者，暴仆，四肢之脉皆胀而纵。脉满[21]，尽刺之出血；不满，灸之侠项太阳[22]，又灸带脉[23]于腰相去三寸，诸分肉本俞[24]，呕多涎沫，气下泄不治。筋癫疾者，身卷挛急，脉大刺项大经之大杼[25]。呕多涎沫，气下泄不治。狂之始生，先自悲也，善忘善怒善恐者，得之忧饥[26]，治之先取手太阴、阳明[27]，血变而止，及取足太阴、阳明[28]。狂始发，少卧不饥，自高贤也，自辨智也，自尊贵也，善骂詈[29]，日夜不休。治之取手阳明、太阳、太阴、舌下少阴[30]，视脉之盛者，皆取之，不盛者释之。狂，善惊善笑好歌乐，妄行不休者，得之大恐。治之取手阳明、太阳、太阴。狂，目妄见耳妄闻，善呼者，少气之所生也。治之取手太阳、太阴、阳明、足太阳及头两颌。狂，多食，善见鬼神，善笑而不发于外者[31]，得之有所大喜。治之取足太阴、阳明、太阳，后取手太阴、阳明、太阳。狂而新发，未应如此者[32]，先取

曲泉左右动脉[33]及盛者，见血立顷已，不已以法取之，灸骶骨二十壮，骶骨者，尾屈也。

癫疾呕沫，神庭及兑端、承浆主之。其不呕沫，本神及百会、后顶、玉枕、天冲、大杼、曲骨、尺泽、阳溪、外丘、当上脘傍五分通谷、金门、承筋、合阳主之。委中下二寸为合阳。

癫疾，上星主之。先取譩譆，后取天牖、风池。癫疾，呕沫，暂起僵仆，恶见风寒，面赤肿，囟会主之。癫疾狂走，瘛疭[34]摇头，口呙，戾颈强[35]，强间主之。癫疾瘛疭，狂走，颈项痛，后顶主之。后顶，项后一寸五分。癫疾，骨酸，眩，狂，瘛疭口噤（《千金》作喉噤），羊鸣，刺脑户。狂易多言不休，及狂走，欲自杀，及目[36]妄见，刺风府。癫疾僵仆，目妄见，恍惚不乐，狂走瘛疭，络却主之。癫疾大瘦，脑空主之。癫疾僵仆，狂疟，完骨及风池主之。癫疾互引[37]，天柱主之。癫疾，怒欲杀人，身柱主之（《千金》又云：瘛疭身热狂走，谵语见鬼）。狂走癫疾，脊急强，目转上插[38]，筋俞主之。癫疾，发如狂走者，面皮厚敦敦不治；虚则头重，洞泄，淋癃[39]，大小便难，腰尻重，难起居，长强主之。癫疾憎风，时振寒，不得言，得寒益甚，身热狂走，欲自杀，目反妄见，瘛疭泣出，死不知人，肺俞主之。癫疾，膈俞及肝俞主之。癫疾互引，水沟及龈交主之。癫疾狂，瘛疭，眩仆；癫疾，喑不能言，羊鸣沫出，听宫主之。癫疾互引，口呙，喘悸者，大迎主之，及取阳明、太

阴，候手足变血而止。狂癫疾，吐舌，太乙及滑肉门主之。太息善悲，少腹有热，欲走，日月主之。狂易，鱼际及合谷、腕骨、支正、少海、昆仑主之。狂言，太渊主之。心悬如饥状，善悲而惊狂，面赤目黄，间使主之。狂言笑见鬼[40]，取之阳溪及手足阳明、太阴。癫疾多言，耳鸣，口僻，颊肿，实则聋龋，喉痹不能言，齿痛，鼻鼽衄[41]，虚则痹，偏历主之。癫疾吐舌，鼓颔[42]，狂言见鬼，温溜主之，在腕后五寸。目不明，腕急，身热惊狂，躄瘘痹，瘈疭，曲池主之。癫疾吐舌，曲池主之。狂疾，液门主之，又侠溪、丘墟、光明主之。狂，互引头痛，耳鸣目痹[43]，中渚主之。热病汗不出，互引颈嗌[44]外肿，肩臂酸重，胁掖急痛不举，瘈疭，项不可顾，支沟主之。癫疾，吐血[45]沫出，羊鸣戾颈，天井主之，在肘后。热病汗不出，狂互引癫疾，前谷主之。狂互[46]癫疾数发，后溪主之。狂，癫疾，阳谷及筑宾、通谷主之。癫疾狂，多善[47]食善笑，不发于外，烦心渴，商丘主之。癫疾短气，呕血，胸背痛，行间主之。痿厥癫疾，洞泄，然谷主之。狂仆，温溜主之。狂癫，阴谷主之。癫疾，发[48]寒热，欠，烦满，悲泣出，解谷主之。狂妄走善欠，巨虚上廉主之。狂易见鬼与火，解溪主之。癫狂，互引僵仆，申脉主之。先取阴跷，后取京骨、头上五行。目反上视，若赤痛从内眦始，腹[49]下半寸，各三痏[50]，左取右，右取左。寒厥癫疾，噤吟[51]瘛疭惊狂，阳交主之。癫疾，狂，妄行，

振寒[52]，京骨主之。身痛，狂，善行，癫疾，束骨主之，补诸阳[53]。癫疾僵仆，转筋，仆参主之。癫疾，目䀮䀮[54]，鼽衄，昆仑主之。癫狂疾，体痛，飞扬主之。癫疾反折，委中主之。凡好太息[55]，不嗜食，多寒热，汗出，病至则善呕，呕已乃衰。即取公孙及井俞。实则肠中切痛，厥，头面肿起，烦心，狂[56]，多饮；霍[57]则鼓浊[58]，腹中气大滞。热痛不嗜卧，霍乱，公孙主之。

【注释】

[1] 而：此下《素问》《太素》均有"有"字。

[2] 所：《太素》无。

[3] 数有：《素问·奇病论》《太素·癫疾》均作"有所"。

[4] 诸阳脉：指手足太阳、少阳、阳明经脉。《太素》注："阳，并阳明、太阳等，故曰诸阳脉。"

[5] 且寒且热：《素问识》简按："且寒且热四字疑衍。"

[6] 月四五发：月，《太素》无。《千金》卷十四第五作"四五日一发"。

[7] 刺诸分其脉尤寒者：《太素·杂刺》作"刺诸其分诸脉，其尤寒者"。

[8] 补之：《素问》《太素》均作"调之"。

[9] 诸脉诸分：今本《素问》作"诸分诸脉"。

[10] 阳厥：阳气被折郁不散，患者多怒，亦曾因暴折而心不疏畅故尔。这些，均由阳逆躁极所生，因此叫作阳厥。

[11] 生铁落：为煅铁时在砧上打落之铁屑。可治肝郁畏怯，善怒发狂。

[12] 痛：此下原有"直"字，据《灵枢·癫狂》《太素·癫疾》删。

［13］举目赤：两眼上视而红赤。

［14］候之于颜：颜，指天庭。即要观察天庭的变化。

［15］取手太阳、太阴：《类经·刺灸癫狂》注："当取手太阳支正、小海，手太阴太渊、列缺等穴。"

［16］引口：《类经·刺灸癫狂》注："引口者，牵引歪斜也。"

［17］三十壮：《灵枢·癫狂》作"二十壮"，《太素·癫疾》作"二十五壮"。

［18］尾骶：即长强穴。

［19］骨癫疾者：《类经·刺灸癫狂》注："骨癫疾者，病深在骨也。"

［20］倨：直的意思。《礼记·乐记》："矩之直者为倨。"

［21］脉满：明抄本作"满脉"，疑倒。脉满者，脉胀满也，此为血实，故下文言尽刺之出血。

［22］侠项太阳：足太阳膀胱经挟项的天柱穴。

［23］带脉：指足少阳胆经之带脉穴。

［24］诸分肉本俞：《类经·刺灸癫狂》注："诸分肉本俞，谓诸经分肉之间，及四肢之俞，凡胀纵之所，皆当取也。"

［25］项大经之大杼：之，明抄本作"即"。杼下《灵枢》《太素》均有"脉"字，疑衍。项大经之大杼，即足太阳膀胱经之大杼穴。

［26］得之忧饥：《太素·惊狂》注："人之狂病，先因忧结之甚，不能去解于心，又由饥虚，遂神志失守。"

［27］手太阴、阳明：《类经·刺灸癫狂》注："手太阴之太渊、列缺，手阳明之偏历、温溜。"

［28］足太阴、阳明：《类经·刺灸癫狂》注："足太阴之隐白、公孙，足阳明之三里、解溪。"

［29］詈（lì）：骂、责备之意。

［30］舌下少阴：杨上善认为是舌下足少阴脉。张介宾认为，舌下指任脉之廉泉，少阴指心经之神门、少冲。按此二说，以杨说为是。足少阴肾脉，循喉咙，挟舌本。是动则病饥不欲食、坐而欲起等症，与少卧不饥略同，故脉盛者，可刺其舌下络脉。

［31］善笑而不发于外者：《太素·惊狂》注："不发于外者，不于人前病发也。"

［32］未应如此者：谓狂病新发，尚没有上述所说之证候。

［33］曲泉左右动脉：《灵枢识》简按："《外台》云横向胫二寸，当脉中是也。"故此言左右动脉，即指左右曲泉穴。但考其他诸书，未有言曲泉有动脉者。

［34］瘛疭：指手足抽搐。

［35］戾颈强：颈项扭曲发硬的意思。戾，《说文》："曲也。"

［36］目：此下《外台》卷三十九有"反"字。

［37］癫疾互引：指癫病发作时，肢体相互掣引。

［38］目转上插：即目上视之意，俗称翻白眼。

［39］淋癃：《外台》卷三十九作"癃痔"。

［40］狂言笑见鬼：《外台》卷三十九作"癫疾呕沫，善笑见鬼"。

［41］鼽（qiú）衄：鼽，为鼻流清涕。衄，指鼻出血。

［42］颔：指下巴，此处意为腮部。

［43］痹：《外台》卷三十九作"痛"。

［44］嗌（yì）：指咽峡部分。

［45］血：《千金》卷三十、《外台》卷三十九作"舌"。

［46］互：《外台》卷三十九作"互引"。

［47］善：《外台》卷三十九无该字。

［48］发：《外台》卷三十九作"厥"。

［49］腹：《素问·缪刺论》作"踝"。

［50］痏（wěi）：指针刺的刺数。

［51］龂：《外台》卷三十九作"龀"，牙齿

相磨之意。

[52] 行，振寒：《外台》卷三十九无此三字。

[53] 补诸阳：此治法似与癫病病机不符，故译文中删去。

[54] 睆睆（huāng）：指视物不清。

[55] 凡好太息：《外台》卷三十九无此四字。

[56] 狂：此下《外台》卷三十九有"言"字。

[57] 霍：据上下文意，当为"虚"。

[58] 浊：《灵枢·经脉》《外台》卷三十九作"胀"。

【语译】黄帝问：有人生来就有癫痫病，这是怎么得的呢？岐伯回答说：得此病是因为母亲在怀孕期间，多次受到了惊吓，使气机上逆而不下，精也随之上逆，不能养胎，故使孩子发生癫痫。疾病在手足诸阳经，且患者分肉间有或寒或热的感觉，这是狂病的一种症状。应该使用泻法，刺邪盛的经脉。如若针刺后，患者感到诸分肉皆热，则是正胜邪退，疾病向愈之象，可以停止针刺治疗。发病初期每年发作一次，如果不及时治疗，疾病逐渐加重，则每月发作一次；若还未及时治疗，则发展为每月发作四五次，这时就叫作癫疾。应在经脉分肉中寒冷感最明显的部位用补法针刺。问：有一种怒狂病是怎么发生的呢？答：这种病生于阳分。问：生于阳分怎样能使人发狂呢？答：阳气被折郁不散则心不舒畅，阳逆躁极则患者善怒发狂，这种病叫作阳厥。问：怎样才能知道病生于阳呢？答：阳明经有些腧穴平常就搏动，而太阳经与少阳经的腧穴则是不搏动的，若平素不动的反大动且急，这就是病生于阳的表现。问：怎样治疗这种病呢？答：减

少病人的饮食，疾病就可好转乃至痊愈。由于食入胃后，主要依靠脾的运化，将其精微物质转化为人体所需的血和气，故而助长了阳气。因此，减少患者的饮食，以此阻断气的化源，病就可以痊愈了；然后再服用生铁落饮，用以镇静、平肝、降逆。癫病，脉象大而滑者，慢慢地可以自愈；脉小且坚急者，属于不可治愈的死证。癫病，脉象虚软的，是邪气轻微，为可治之象；脉象坚实的，为死证。气机厥逆，上实下虚，故患者可能突然仆倒，发生癫病。黄疸病、癫病、狂病，以及突发厥病，均是由于气机逆乱，日久不愈，导致五脏之气不调，六腑壅塞不通而引起的疾病。癫病开始发作时，患者闷闷不乐，头重且痛，两眼直视或上视而红赤，剧烈发作后则心烦不安。四诊时可观察天庭的变化。治疗时，可取手太阳经的支正、小海，以及手太阴经的太渊、列缺等穴，待天庭气色恢复正常后止针。癫病开始发作时，发生口角歪斜、惊啼呼叫、气喘心悸等症，应观察手阳明经、太阳经病之所在，用巨刺法治疗，左侧牵引的刺其右侧，右侧牵引的刺其左侧，待患者恢复正常方可止针。治疗癫病时，应常与病人住在一起，以便观察患者的发病情况，从而确定针刺的经脉腧穴。待病发作时，对有病的经脉刺泻出血，并将刺出的血装在葫芦中，病发时其血自动，若不动，可以灸穷骨三十壮，穷骨就是骶尾处的长强穴。骨癫病发作时，由于邪气壅滞，使腮、齿部的分肉胀满，骨骼强直，出汗，胸中烦闷，若呕吐很多涎沫且气泄于下，为脾肾俱败，这是不能治愈的死证。脉癫病发作时，患者突然仆倒，四肢胀满弛纵。脉胀满的，均要刺其

出血；脉不满的，可灸足太阳膀胱经的天柱穴，以及足少阳经的带脉穴，此穴在距腰间三寸左右的部位。也可选用诸经分肉之间和四肢部的腧穴。若呕吐很多涎沫且气泄于下，是脾肾俱败，多为难以治愈之症。筋癫病发作时，患者身体蹞屈拘挛，若脉大，应刺足太阳经的大杼穴。若呕吐很多涎沫且气泄于下，则脾肾两衰，多为难以治愈之症。狂病初发时，患者先有悲哀，善忘事，善恼怒，善惊恐。这种病多由忧愁和饥饿所致，治疗时应先取手太阴经和手阳明经的腧穴，待患者血色变为正常，方可停止针刺治疗。还可取足太阴经及足阳明经的腧穴治疗。狂病开始发作时，患者睡眠少，无饥饿感，患者自命清高，自以为聪明、尊贵，经常骂人，日夜吵闹不休。治疗时应取手阳明经、手太阳经、手太阴经的腧穴，及舌下足少阴肾经的络脉，观察上述经络，邪盛的皆刺之，不盛的可不刺。狂病，善惊善笑，喜欢歌唱，乱跑乱动无休止，是大惊大恐伤神所致，治疗时，可取手阳明经、手太阳经及手太阴经的腧穴。狂病，幻视幻听，时常呼叫，是气衰神怯所致。治疗时，可取手太阳经、手太阴经、手阳明经、足太阳经及头两额部的腧穴。狂病，饮食量多，经常幻视见到鬼神，善喜笑，但不在人前显露的，是大喜伤心所致。治疗时，应先刺足太阴、足阳明、足太阳经的腧穴，然后再刺手太阴经、手阳明经，以及手太阳经的穴位。新发的狂病，没有上述所说的各种症状。治疗时，先取刺双侧曲泉穴及经脉充盛之处。要求刺之出血，疾病便可立即痊愈，不愈的，可依上述方法治疗，并灸长强穴二十壮。

癫疾，有呕吐涎沫的，应取神庭、兑端、承浆穴主治。若不呕吐涎沫，则取本神、百会、玉枕、天冲、大杼、曲骨、尺泽、阳溪、外丘、通谷、承筋、金门、合阳穴治疗。合阳穴在委中穴下二寸处。

癫疾，取上星穴主治。针刺时可先取谚语穴，后取天牖、风池穴。癫病，呕吐涎沫，刚站起便僵硬仆倒，恶风畏寒，脸部红肿的，应取囟会穴主治。癫病，狂走乱跑，轻微抽搐，摇头，口歪斜，颈项扭曲发硬，可取强间穴主治。癫病，抽搐摇头，狂跑乱走，颈项疼痛，可取后顶穴主治。后顶穴在项后一寸五分处。癫病，骨节酸弱无力，眩晕，发狂，抽搐，牙关紧闭，声如羊鸣，应针刺脑户穴治疗。发狂且言语不休，狂奔乱走，想自杀及有幻视等症状的，应取风府穴治疗。癫病，患者僵硬仆倒，幻视，神情恍惚，郁闷不乐，狂走乱跑，筋脉拘挛，应取络却穴主治。癫病，身体极度消瘦，取脑空穴主治。癫病，患者僵仆，言行狂痴，应取完骨及风池穴主治。癫病，发作时肢体相互掣引，刺天柱穴主治。癫病，狂怒想要杀人，应取身柱穴主治。癫病狂走，脊柱拘急强直，双目上视，应取筋俞穴主治。癫病发作如狂病的，若面部皮肤很厚，为邪深病重，是不易治愈的病症；若正气亏虚，出现头重，大便洞泄，小便淋沥不畅，或大小便困难，腰骶部酸重，起立坐卧困难，可取长强穴主治。癫病恶风，时有战栗畏寒，不能说话，遇到寒则病情加重，周身发热且狂奔乱跑，想自杀，幻视，浑身抽搐，流泪，或神思昏糊不知人事，如死人一般，应取肺俞穴主治。癫病，可取膈俞及肝俞穴主治。癫病，肢体相互掣引，可取水沟及龈交穴主治。癫病发作如狂，筋脉抽搐，眩晕仆倒；癫病，音哑，不能说话，发作时，声如羊鸣，口吐涎沫，可取听宫穴主治。癫病，肢体相互掣引，口歪，气喘心悸，可取大迎穴主治，也可取手足阳明及太阴经的腧穴治疗，待手足的气色转为正常，方可停止针刺治疗。狂癫病，舌吐出口外，可取太乙及滑肉门穴主治。若患者时常悲伤太息，少腹有热，常想外出行走，可取日月穴主治。狂痴病，可取鱼际、合谷、腕骨、支正、少海及昆仑穴主治。狂言，可取太渊穴主治。心中空虚，像饥饿的样子，易惊善悲发狂，颜面红赤，双目发黄，可取间使穴主治。狂言乱笑，说见鬼神，可取阳溪穴及手足阳明经、太阴经的腧穴治疗。癫病，发作时话多，耳鸣，口歪颊肿，若邪气盛实的，则耳聋且易生龋齿，咽喉疼痛或麻木，不能说话，龋齿疼痛，鼻塞或出血，正气亏虚则风寒湿邪容易侵犯人体而生痹痛，以上诸症，可取膈俞及偏历穴主治。癫病，患者吐舌于口外，鼓腮，狂言乱语，幻视怪异，可取温溜穴主治。温溜穴在腕横纹上五寸。视物不明，腕部拘急，身热，惊恐发狂，腿痿脚瘫不能行走，筋脉抽搐，应取曲池穴主治。癫病，患者吐舌于口外，取曲池穴主治。狂病，应取液门穴主治，也可取侠溪、丘墟、光明穴治疗。狂病，肢体掣引，头痛，耳鸣目痛，取中渚穴主治。热病不出汗，筋脉互引，颈项咽喉部肿胀，肩臂酸重，胁肋及腋部拘急疼痛，四肢不能举动，皮肤生疥疥，颈项强痛不能转侧，可取支沟穴主治。癫病，患者吐舌，口流涎沫，发作时，声如羊鸣，颈项强痛，可取天井穴主治。天井穴位于肘后。热病不出汗，狂病引发癫病的，前谷穴主治。狂病引致癫病频频发作的，可取后溪穴主治。狂病和癫病，可选阳谷、筑宾和通谷穴主治。癫病发狂，多食好笑但不外露，心烦口渴，可取商丘穴主治。癫病气短，呕血，胸背疼痛，可取行间主治。肢厥痿痹兼发癫病，大便洞泄，可取然谷穴主治。狂病仆倒，温溜主治。狂癫病，阴谷穴主治。癫病，恶寒发热，呵欠，心烦，悲伤流泪，可取解谷穴主治。发狂乱走，呵欠频作，可取上巨虚主治。狂病，幻想，眼见鬼怪与火，可取解溪穴主治。癫病与狂病相互引发，患者僵直仆倒，申脉穴主治。治疗时应先取照海穴，后取京骨穴以及头上五行的穴位。两目上视，眼睛红肿疼痛从目内眦开始，应取外踝下半寸处的申脉穴，各刺三次，用左病刺右、右病刺左的方法。寒厥兼发癫病，牙关紧闭，惊狂抽搐，可取阳交穴主治。癫病，狂妄，行为不能自我约束，寒战，可取京骨穴主治。若身痛，发狂，行走不停，可取束骨穴主治。癫病僵直仆倒，筋脉挛急，可取仆参穴主治。癫病，视物不清，鼻寒不通或鼻出血，可取昆仑穴主治。癫狂病，周身疼痛，飞扬穴主治。癫病脊强反折，委中穴主治。凡是病人善太息，不思饮食，恶寒发热，出汗，发作时频频呕吐，吐后病即减轻，可取足太阴脾经的公孙穴及井穴隐白主治。若为实证，则肠腹剧痛，清气不升，浊气厥逆，头面肿胀，心烦，发狂，多饮；虚则腹中胀满，多由气虚运化无力，中气阻滞所致。或热痛坐卧不宁，或病发霍乱吐泻，应选用公孙穴主治。

【导读】本篇论述阳气厥逆及大惊大恐等精神刺激所致的狂病和痫病。

关于先天性疾病的最早论述

经文在论述小儿癫痫发生原因时说："人生而病癫疾者……此得之在母腹中时，其母数有大惊。"这就说明了小儿癫痫有属于先天性的，这是中医学中关于先天性疾病的最早论述。此论述对后世医学有着深远的影响。后世儿科，关于癫痫的形成，均据此加以演绎。如钱乙在描写小儿癫痫之病因时说："小儿发痫，因气血未充，精神未实，或为风邪所伤，或为惊怪所触，亦有因妊娠时七情惊怖所致。"西医学认为，遗传因素是原发性癫痫发生的主要原因之一。中医学限于历史条件，当然不可能认识到遗传因素的作用。但是在两千多年以前，就认识到这是供养胎儿的精气发生变异所致，并把它称之为"先天"性的胎病，这也就难能可贵了。

阳脉下坠阴脉上争发尸厥第三

【原文】 尸厥[1]，死不知人，脉动如故[2]，隐白及大敦主之。恍惚[3]尸厥，头痛[4]，中极及仆参主之。尸厥暴死，金门主之。

【注释】

[1] 尸厥：厥证之一，厥而其状如尸的病证。

[2] 脉动如故：指脉象与平常一样。

[3] 恍惚：《外台》卷三十九作"忽忽少气"。

[4] 头痛：《千金》卷三十作"烦痛"，《外台》卷三十九作"心烦痛"。

【语译】 尸厥，昏死不省人事，但脉象和平常一样，为阳脉之气下坠，阴脉之气上逆所致，应取隐白和大敦穴主治。神志恍惚，突发尸厥，头痛，可取中极与仆参穴主治。尸厥突发，如死人一般，可取金门穴主治。

【导读】 本篇说明尸厥的形成，是阳脉之气下降，阴脉之气上逆所致，并提出了尸厥的主治腧穴。

气乱于肠胃发霍乱吐下第四

【原文】 霍乱[1]，刺俞傍五[2]，足阳明及上傍三[3]。呕吐烦满，魄户主之。阳逆霍乱，刺人迎，刺入四分，不幸杀人[4]。霍乱，泄出[5]不自知，先取太溪，后取太仓之原[6]。霍乱，巨阙、关冲、支沟、公孙，解溪主之（《千金》又取阴陵泉）。霍乱泄注，期门主之。厥逆霍乱，府舍主之。胃逆霍乱，鱼际主之。霍乱逆气，鱼际及太白主之。霍乱，遗矢气，三里主之。暴霍乱，仆参主之。霍乱转筋[7]，金门、仆参、承山、承筋主之。霍乱，胫[8]痹不仁，承筋主之（《千金》云：主痿疭脚酸）。转筋于阳，理其阳，转筋于阴，理其阴，皆卒刺之。

【注释】

[1] 霍乱：《灵枢·五乱》："清气在阴，浊气在阳，营气顺脉，卫气逆行，清浊相干……乱

于肠胃，则为霍乱。"《类经·刺胸背腹病》注："邪在中焦，则既吐且泻，脏气反复，神志缭乱，故曰霍乱。"

[2] 俞傍五：《太素·刺霍乱数》注："霍乱刺主疗霍乱，输傍可五取之。"《素问·通评虚实论》王注："霍乱者，取少阴俞傍志室穴。"

[3] 足阳明及上傍三：《素问·通评虚实论》王注："足阳明，言胃俞也，取胃俞兼取少阴俞外两傍，向上第三穴则胃仓穴也。"马莳以为是刺胃仓、意舍各三痏。张介宾以为是胃俞和意舍各三痏。张志聪曰："上刺阳明俞旁三。三者，先浅刺绝皮以出阳邪，后刺深之以出阴邪，最后极深入于分肉之间以致谷气。"

[4] 不幸杀人：此下明抄本有"一作肠逆"四小字校文。按人迎属胃经，穴在结喉旁动脉应手处，故针刺时应避开动脉，若误刺伤人，则会造成出血死亡。

[5] 泄出：《外台》卷三十九作"出泄"。

[6] 太仓之原：即胃经的原穴冲阳穴。

[7] 转筋：肢体筋脉牵掣拘挛，痛如扭转。

[8] 胫（jìng）：指小腿。

【语译】霍乱，可取少阴肾俞旁志室

穴、胃俞穴及胃仓穴针刺。呕吐烦闷，取魄户穴主治。阳邪上逆所致的霍乱，可针刺人迎穴治疗，直刺四分。针刺时应注意避开动脉，若误刺伤及动脉，可造成患者死亡。霍乱，大便泄出不能自制，可先刺太溪，后取胃经原穴冲阳，以补气固摄。霍乱，可取巨阙、关冲、支沟、公孙、解溪穴主治，也可取足太阴脾经的合穴阴陵泉主治。霍乱暴泄如注，可取期门穴主治。厥气上逆所致的霍乱，可取府舍穴主治。胃气上逆而致的霍乱，可取鱼际穴主治。霍乱，浊气上逆，可取鱼际及太白穴主治。霍乱吐泻，放屁，可取足三里主治。病情重、发病急的霍乱，可取仆参穴主治。霍乱吐泻，筋脉抽搐的，可取金门、仆参、承山、承筋穴主治。霍乱吐泻，小腿麻痹不仁的，可取承筋穴主治。若筋脉抽搐，部位在四肢外侧的，当调理三阳经的经脉；若抽搐部位在四肢内侧，当调理三阴经的经气。随病而刺。

【导读】本篇说明气乱于肠胃发霍乱吐泻的证治，列举了霍乱的各种症状和主治腧穴，并说明了针刺转筋取经卒刺的方法。

足太阴厥脉病发溏泄下痢第五

【原文】春伤于风，夏生飧泄[1]肠澼[2]。久风为飧泄[3]。飧泄而脉小[4]，手足寒者，难已。飧泄而脉大，手足温者，易已。黄帝问曰：肠澼便血何如？岐伯对曰：身热则死，寒则生。曰：肠澼下白沫何如？曰：脉沉则生，浮则死[5]。曰：肠澼下脓血何如？曰：悬绝则死，滑大则生[6]。曰：肠澼之属，身不热，脉不悬绝，何如？曰：脉滑大皆

生，悬涩皆死，以脏期之[7]。

飧泄，补三阴交，上[8]补阴陵泉，皆久留之，热行乃止。病注[9]下血，取曲泉、五里[10]。肠中有寒热[11]，泄注，肠澼便血，会阳主之。肠鸣澼泄，下窌主之。肠澼泄切痛，四满主之。便脓血，寒中，食不化，腹中痛，腹哀主之。

绕脐痛，抢心，膝寒注利[12]，腹

哀[13]主之。溏瘕[14]，腹中痛，脏痹，地机主之。飱泄，太冲主之。溏，不化食[15]，寒热不节，阴陵泉主之。肠澼，中郄主之。飱泄，大肠痛，巨虚上廉[16]主之。

【注释】

[1] 飱泄：由于肝气内盛乘胃，致完谷不化的泄泻或痢疾。

[2] 肠澼：澼，指肠间水声。肠澼，指泄泻的病症。

[3] 久风为飱泄：《素问·脉要精微论》王注："久风不变，但在胃小，则食不化而泄利也。以肝气内合而乘胃，故为是病焉。"《阴阳应象大论》曰："风气通于肝，故内应于肝也。"

[4] 小：原作"大"，据《灵枢·论疾诊尺》《脉经》卷九第九改。

[5] 脉沉则生，浮则死：脉沉为脏气尚存，故可生；脉浮为气血虚极，故当死。

[6] 悬绝则死，滑大则生：《类经·肠澼》注："悬绝者，谓太过则坚而搏，不足则微而脱，皆胃气去而真脏见也，邪实正虚，势相悬绝，故死。滑因血盛，大以气充，血气未伤，故生。"

[7] 以脏期之：根据五行生克理论，病的死期，是在脏气所不胜的日子。

[8] 上：《灵枢·四时气》《太素·杂刺》均作"之上"。

[9] 注：《千金》卷三十、《外台》卷十九作"泄"。

[10] 五里：《灵枢·厥病》《太素·瘫泄》均无。

[11] 肠中有寒热：《千金》卷三十、《外台》卷三十九作"腹中有寒"。

[12] 注利：《外台》卷三十九作"泄利"。

[13] 腹哀：《外台》卷三十九作"腹结"。

[14] 瘕：指腹部忽聚忽散的痞块。

[15] 不化食：《外台》卷三十九作"谷不化"。

[16] 巨虚上廉：即上巨虚穴。

【语译】

春天若伤于风邪，夏天就会出现完谷不化的泄泻或痢疾。肠胃虚弱或伤风日久不愈，与肝气内合而乘胃，即可发生完谷不化的泄泻或痢疾，叫作飱泄。飱泄而脉细弱、手足寒的，其病难愈。飱泄但脉搏有力、手足温暖的，其病易愈。黄帝问：怎样根据痢疾便血的脉证来判断其病的预后及转归呢？岐伯回答：痢疾便血兼身热的，则难以治愈；兼身寒的，为可以治愈之证。问：痢疾下泄白沫怎么样呢？答：脉沉的，为可治愈之证；脉浮无根的，为难以治愈的死证。问：痢疾下泄脓血怎么样呢？答：脉象悬绝的，为脏气已绝的死证；脉滑大的，为血盛气充的可治之证。问：泄泻、痢疾这一类病，身不发热，脉不悬绝，病的预后是怎样的呢？答：脉象滑大的，均为可治之证；脉象悬涩的，则为不治之证。疾病的死期，当在本脏之气所不胜的日子。

完谷不化的泄泻或痢疾，可以取三阴交、阴陵泉两穴主治，行补法并久留针，待针下气至，有热的感觉即可止针。泄痢下血，可取曲泉及五里穴主治。肠中有寒热而致的泄泻或下痢便血，可取会阴穴主治。泄痢肠鸣，可取下髎主治。痢疾下泄，腹中切痛，可取四满穴主治。泄痢脓血，脘腹寒痛，食不消化，可取腹哀穴主治。

腹痛绕脐，气上冲心，泄痢下注，膝部寒冷，也可取腹哀穴主治。大便溏泄，腹中有结块且痛，为脏气痹阻，应取地机穴主治。飱泄，可取太冲穴主治。大便溏泄，食不消化，是饮食寒热不节所致，应取阴陵泉穴主治。泄痢，可取中郄穴主治。飱泄，大肠疼痛，可取上巨虚穴主治。

【导读】本篇说明溏泄下痢的病因和关于难治、易治的辨证，及其发展变化和预后等情况，并根据不同的兼症，分别指出主治腧穴。

1. 春伤于风，夏生飧泄肠澼

原文说明四时气候变化与发病规律。外感六淫邪气，不仅可感而即发，形成季节性多发病，即春多温病、夏多暑病、秋多湿病、冬多伤寒等，也可潜藏于里，在遇到适当的条件时，发生病变，文中举例加以说明。如冬季为阴而伤于寒邪，寒为阴邪，重阴必阳，在春天则生热病（"瘅热"属阳病）；春季为阳而伤于风邪，风为阳邪，重阳必阴，在夏季则发生腹泻或痢疾等病（病气下行为阴）；夏季为阳而伤于暑邪，暑为阳邪，重阳必阴，在秋季则发为疟疾（"疟"属阴病）；秋季为阴而伤于湿邪，湿为阴邪，重阴必阳，在冬季则发为咳嗽（病气上逆属阳病）。这种伏而后发的观点，是后世"伏邪"学说的理论依据。

2. 三种痢疾的预后判断

原文："肠澼便血何如？岐伯对曰：身热则死，寒则生……肠澼之属，身不热，脉不悬绝，何如？曰：脉滑大皆生，悬涩皆死，以脏期之。"论述了三种痢疾的预后。赤痢预后好坏，在于身热有无。身热者为邪热盛而阴血已败，预后差；无热者，阴血尚得保存，预后较好。白痢预后好坏，在于脉的沉浮。脉沉者为脉症相符，故生；脉浮为阴病而见阳脉，与症相反，故死。赤白痢的预后好坏在于脉的悬绝或滑大。悬绝者为真脏脉现，则死；滑大者为血气未伤，则生。而三者以脉象滑大或悬涩来作为判断死生的关键。滑大者，气血充盛，即使邪气充斥气血，不至于死；悬涩者为正气衰极，正不胜邪，真脏脉现，死于所不胜之时。

五气溢发消渴黄瘅第六

【原文】黄帝问曰：人之善病消瘅者，何以候之？岐伯对曰：五脏皆柔弱者，善病消瘅[1]。夫柔弱者，必刚强，刚强多怒，柔者易伤也。此人薄皮肤而目坚固，以深者，长衡直扬[2]，其心刚，刚则多怒，怒则气上逆，胸中畜积，血气逆留（《太素》作留积），腹皮充胀（《太素》作䯏皮充肌），血脉不行，转而为热，热则消肌，故为消瘅。此言其刚暴而肌肉弱者也。面色[3]微黄，齿垢黄，爪甲上黄，黄瘅也。安卧，小便黄赤，脉小而涩者，不嗜食。曰：有病口甘者，病名曰何？何以得之？曰：此五气[4]之溢也，名曰脾瘅。夫五味入口，发于脾[5]，胃[6]为之行其精气，津液在脾，故令人口甘[7]，此肥美之所发也。此人必数食美而多食甘肥[8]，肥令人内热，甘令人中满，故其气上溢，转为消瘅（《素问》作渴）。治之以兰，除陈气也。凡治消瘅、治偏枯、厥气逆满，肥贵人则膏粱之病也。膈塞闭绝，上下不通，暴忧之病也。

消瘅，脉实大，病久可治；脉悬绝小坚[9]，病久不可治也。曰：热中消中[10]，不可服膏粱芳草石药[11]。石药发疽（《素问》作瘨[12]），芳草发狂。

夫热中消中者，皆富贵人也，令禁膏粱，是不合其心，禁芳草石药，是病不愈，愿闻其说。曰：夫芳草之气美，药之气悍，二者其气急疾坚劲，故非缓心和人，不可以服此二者。夫热气慄悍，药气亦然，二者相遇，恐内伤脾。脾者，土也，而恶木，服此药也，至甲乙日[13]当愈甚（《素问》作当更论）。瘅成为消中。

黄瘅刺脊中（《千金》云腹重不动作[14]）。黄瘅善欠，胁下满欲吐，脾俞主之（《千金》云身重不动作）。消渴身热，面（《千金》作目）赤黄，意舍主之。消渴嗜饮，承浆主之。黄瘅目黄，劳宫主之。嗜卧，四肢不欲动摇，身体黄，灸手五里，左取右，右取左。消渴，腕骨主之。黄瘅，热中善渴，太冲主之。身黄，时有微热，不嗜食，膝内内踝前痛，少气，身体重，中封主之。消瘅，善喘[15]，气是[16]喉咽而不能言，手足清，溺黄，大便难，嗌中肿痛，唾血，口中热，唾如胶，太溪主之。消渴黄瘅，足一寒一热，舌纵烦满，然谷主之。阴气不足，热中，消谷善饥[17]，腹热身烦，狂言，三里主之。

【注释】

[1] 消瘅：消，指消渴病。瘅，由于劳累体虚而得的病。

[2] 长衡直扬：衡，指眉上。扬，即眉。本句是视物深远，两眉直竖之意。

[3] 面色：《灵枢·论疾诊尺》作"身痛而色"。

[4] 五气：指五谷之气。

[5] 发于脾：《素问·奇病论》《太素·脾瘅消渴》作"藏于胃"。

[6] 胃：《素问·奇病论》《太素·脾瘅消渴》作"脾"。

[7] 令人口甘：《素问·奇病论》王注："脾热内渗，津液在脾，胃谷化余。精气随溢，口通脾气，故口甘，津液在脾，是脾之湿。"

[8] 数食美而多食甘肥：《素问·奇病论》《太素·脾瘅消渴》作"数食甘美而多肥"。

[9] 悬绝小坚：《素问·通评虚实论》无"绝"字。《脉经》卷四第七作"悬小坚急"，于义为长。

[10] 热中消中：喝得多，尿得多，叫作热中。吃得多，尿得多，叫作消中。

[11] 膏粱芳草石药：《类经·消瘅热中》注："膏粱，厚味也。芳草，辛香之品也。石药，煅炼金石之类也。三者皆能助热，亦能消阴，凡病热者，所当禁用。"

[12] 瘕：原脱，据本经嘉靖本补。

[13] 甲乙日：肝木主令之日。

[14] 腹重不动作：《千金》卷三十作"腹满不能食"。

[15] 喘：《外台》卷三十九作"噫"。

[16] 气是：根据上下文意，"气走"似乎更妥。

[17] 消谷善饥：指病人食欲过于亢盛，进食量多，但食后不久即感饥饿的症状。亦称多食易饥。

【语译】 黄帝问：有的人容易患消瘅，怎样辨证呢？岐伯答：五脏均虚弱的人，阴津耗竭，所以容易患消瘅。因为此类人，性格必然刚强，刚强则多怒，柔弱的五脏就容易受到损伤。这种人，大多皮肤薄，视力好，能直视深远。由于这类人心性刚烈，故而多怒，怒则肝气上逆，使血气蓄积于胸中，气机逆乱，血流滞涩，则腹皮充胀，经脉气血不畅，壅积为热，热为阳邪，伤津耗气，肌肉消烁而发为消瘅。这是指性情刚暴但形体瘦弱的那类人。面色微黄，齿垢发黄，指甲也黄，这是黄疸病的症状。若是困倦思睡、小便黄赤、脉小而涩的患者，肯定不思饮食。黄帝问：有的患者口中发甜，这叫什么病？是怎么得的？岐伯答：这是五谷之气泛溢上逆所致，名叫脾瘅。饮食五味从口入，由胃受纳，脾主运化水谷精微，为胃行其津液，若脾虚不能运化水谷津液，反而向上泛溢，就会使人口中发甜。这是由于饮食肥美而滋生的疾病。这种人必然是常吃甘美肥腻的食品，肥能助阳生热，甜则性缓不散助湿致中满，使脾不运化，气反上溢，转化为消渴病。治疗时可用兰草，味辛气香以除陈久甘肥不化之气。凡是治疗消渴、偏瘫及厥气逆满，若是胖人或达官贵人，多是滋食肥甘厚味之品，使脾不健运所致。若是上下隔绝，使水谷之气不能通利，则是突受刺激，情志忧郁所导致的疾病。

消渴病，脉象实大的，虽病程较长，但属可治之证；若脉象悬绝小坚且病程长，则为不治之证。问：患热中和消中病，不能吃膏粱厚味和芳草石药。石药性烈容易生疽；芳草辛香，容易使人发狂。而热中及消中病的患者，都是富贵之人，若不让其吃膏粱厚味，则不合他们的心理，不用芳草石药，也不能治愈他们的疾病。遇到这种情况，该怎么办？答：芳草的气味香美，石药之性烈悍，这两类药物都是急疾坚劲之品，所以，不是性情和缓的人，是不能服用这类药物的。因为病气是炽热的，药物的性味也是这样，病与药相遇，恐会伤及脾阴。脾属土，土畏木克，用了这些药，能助阳伤阴，使肝气盛而克伐脾土，如果再遇上肝木主令的甲、乙日，则病情更加严重。瘅病也可转化为消中病。

黄疸病，可取脊中穴主治。黄疸病，呵欠频频，胁下满闷，恶心欲吐，可取脾俞穴主治。消渴病，身热面黄，可取意舍穴主治。消渴病，多饮，可取承浆穴主治。黄疸病，目黄，可取劳宫穴主治。乏困嗜睡，四肢不愿活动，身体发黄，可灸手五里穴治疗，用左病取右、右病取左的方法。消渴病，可取腕骨穴主治。黄疸病，口渴多饮，多尿，可取太冲穴主治。身体发黄，经常低热，食欲差，膝关节内侧和内踝前疼痛，气短，身体困重，可取中封穴主治。消瘅病，时常气喘，气冲咽喉而说话困难，手足发冷，小便发黄，大便困难，咽喉肿痛，唾血，口中热，唾液稠黏如胶，可取太溪穴主治。消渴病兼有黄疸，两脚一热一寒，心烦舌缓，可取然谷穴主治。阴气不足，虚热郁中，患者消谷善饥，腹中发热，心烦意乱，狂言，可取足三里穴主治。

【导读】本篇主要论述五谷之气停留不行，溢而为病所发生的消渴、黄瘅等病症。

动作失度内外伤发崩中瘀血呕血唾血第七

【原文】黄帝问曰：人年半百而动作皆衰者，人将失之耶？岐伯对曰：今时之人，以酒为浆[1]，以安为常[2]，醉以入房，以欲竭其精，以耗散其真，不知持满[3]，不时御神[4]，务快其心，逆于生乐，起居无节，故半百而衰矣。夫圣人之教也，形劳而不倦，神气从以顺[5]，色[6]欲不能劳其目，淫邪不能惑其心，智愚贤不肖[7]，不惧于物[8]，故合于道数[9]。年度百岁而动作不衰者，以其德全不危故也。久视伤血，久卧伤气，久坐伤肉，久立伤骨，久行伤筋。曰：有病胸胁榰满，妨于食，食[10]至则先闻腥臊臭，出清涕，先唾血，四肢清，目眩，时时前后血，何以得之？曰：病名曰血枯，此得之少年时，有所大夺血，若醉以入房，中气竭，肝伤，故使月事衰少不来也。治之以[11]乌贼鱼骨[12]、藘茹[13]，二物并合，丸以雀卵[14]，大如小豆，以五丸为后饭[15]，饮以鲍鱼[16]汁[17]，以饮利肠中[18]，及伤肝也。曰：劳风[19]为病何如？曰：劳风法在肺下[20]，其为病也，使人强上[21]而瞑视[22]，唾出若涕[23]，恶风而振寒，此为劳风之病也。曰：治之奈何？曰：以救俯仰[24]。太阳引精者三日，中年者五日，不精者七日（《千金》云：候之三日五日，不精明者是其症也）。咳出青黄涕，其状如脓，大如弹丸，从口中若鼻空出，不出则伤肺，伤肺则死矣。

少气，身漯漯也，言吸吸也[25]，骨酸体重，懈惰不能动，补足少阴。短气，息短不属，动作气索，补足少阴，去[26]血络。男子阴端寒，上冲心中悢悢[27]，会阴主之。男子脊急目赤，支沟主之。脊内廉痛，溺难，阴痿不用，少腹急引阴，及脚内廉，阴谷主之。善魇[28]梦者，商丘主之。丈夫失精，中极主之。男子精溢，阴上缩，大赫主之。男子精不足，太冲主之。崩中，腹上下痛，中都主之。胸中瘀血，胸胁榰满，

鬲痛，不能久立，膝痿寒，三里主之。心下有鬲，呕血，上脘主之。呕血有息，胁下痛，口干心痛，与背相引，不可咳，咳则肾痛，不容主之。唾血，振寒，嗌干，太渊主之。咳血，大陵及郄门主之。呕血上气，神门主之。内伤不足，三阳络主之。内伤唾血不足，外无膏泽，刺第[29]五会。凡唾血，泻鱼际，补尺泽。

【注释】

[1] 以酒为浆：浆，饮料之意。本句意为饮酒无度。

[2] 以安为常：安，安乐之意。本句意为肆意妄为，想做什么就做什么。

[3] 不知持满：持满，满而不溢也。《素问·上古天真论》王注："言爱精保神，如持盈满之器，不慎而动，则倾竭天真。"

[4] 不时御神：不能根据四时阴阳变化运用精神，也就是不知保养精神的意思。时，《素问·上古天真论》新校正："别本时作解。"

[5] 神气从以顺：指善于养生的人恬淡虚无，无所贪嗜，故精神调和，真气从顺。神，《素问·上古天真论》《千金·养性序》均无。

[6] 色：《素问·上古天真论》作"嗜"。

[7] 不肖：指品德不好的人，与贤相对而言。

[8] 不惧于物：物，指外界事物。即对外界事物无所动心。

[9] 道数：《素问·上古天真论》无"数"字，《千金·养性序》同本经。道，即规律。此处指养生之道。数，理的意思，即养生的道理。

[10] 食：《素问·腹中论》《太素·血枯》作"病"。

[11] 以：此下《素问·腹中论》《太素·血枯》有"四"字。

[12] 乌贼鱼骨：《本草经》："味咸微温，主女子漏下赤白经汁，血闭。"骨，此下《素

问·腹中论》《太素·血枯》有"一"字。

[13] 藘（lú）茹：《本草经》："味辛寒，……主恶血。"

[14] 雀卵：《素问·腹中论》王注："味甘温平无毒，主治男子阴萎不起，强之令热，多精有子。"

[15] 后饭：饭后药先，谓之后饭。

[16] 鲍鱼：《素问·腹中论》王注："味辛臭温平无毒，主治瘀血血痹在四肢不散者。"

[17] 汁：此下原有"以饮"二字，据《素问·腹中论》《太素·血枯》删。

[18] 肠中：《素问·腹中论》新校正作"伤中"。

[19] 劳风：《素问·评热病论》王注："从劳风生，故曰劳风，劳谓肾劳也。"《太素·热病说》注："劳中得风为病，名曰劳中，亦名劳风。"

[20] 法在肺下：《素问·评热病论》王注："肾脉者，从肾上贯汗鬲，入肺中，故肾劳风生，上层肺下也。"《太素·热病说》注："肺下，病居处也。"

[21] 强上：指头项强，不得俯仰貌。《太素·热病说》注："强上，好仰也。"《素问·评热病论》王注："今肾精不足，外吸膀胱，膀胱气不能上营，故使人头项强而视不明也。"

[22] 瞑视：即视物不明。

[23] 唾出若涕：《吴注素问》注："肺中津液，为风热蒸灼稠黏，故唾出若鼻中之涕。"

[24] 以救俯仰：劳风强上而不得俯仰，故治之宜先救其不得俯仰之症。

[25] 身漯漯也，言吸吸也：《类经·刺厥痹》注："身漯漯，寒栗也。言吸吸，气怯也。此皆精虚不能化气，故当补足少阴肾经。"

[26] 去：《太素·少气》作"取"。

[27] 佷佷（liáng）：《铜人》卷四作"佷佷"，即扭转之意。

[28] 魇：原为"厌"，据《铜人》卷五改。《说文新附》："梦惊也。"《正字通》："人气窒，心惧神乱则魇。"

[29] 第：应为"地"，地五会穴。

【语译】 黄帝问：现在的人年龄到了五十岁左右，身体就开始衰弱，这是不是因为人们不懂得养生之道呢？岐伯回答：现在的人，嗜酒无度，肆意妄行，醉酒后同房，以淫欲来消竭自身的阴精，因而耗散了自身的精气，不懂得保存阴精，从而使其满而不溢的养生道理。不能根据四时阴阳的变化来调摄自身的精、气、神，只贪图一时的享乐，违背了养生之道，饮食起居没有节制，因此，年近半百身体便衰弱了。按照懂得养生之人的经验，身体虽然劳动但不要过度疲倦，精神调和，真气从顺，不为美色所动，淫念邪说不能迷惑他的心志，不论聪慧、愚笨，贤良或不贤，对外界事物无所动心，所以符合养生之道。因此，尽管年龄已到百岁，而动作并不衰退。这就是他们完全掌握了养生保健的规律，不会对身体造成危害的缘故。久视劳心而伤血，久卧伤肺而气虚，久坐劳脾而伤肉，久立劳肾而伤骨，久行劳肝而伤筋。问：有的患者胸胁支满，有碍饮食，发病时先闻到腥臊气味，鼻流清涕，先唾血，四肢清冷，头晕目眩，前阴及大便时常出血，这种病是怎么得的呢？答：这种病叫"血枯"，是由于患者在少年时期患过大失血的病，或是醉酒后同房，使肾中气竭，肝血受伤，故而使月经量少或经闭不来。治疗时可以用乌贼鱼骨和藘茹两药混合，研成粉末，用雀卵调拌，做成小豆大的药丸，每于饭前服五丸，然后再饮以鲍鱼汁，能养精活血通经，有利于伤中及伤肝的病。问：劳风是怎么回事？答：劳风病多发于肺下，发病以后，患者头项强痛，视物不清，吐出如鼻涕一样的痰液，恶风寒战，这就是劳风病。问：怎样治疗呢？答：要先消除俯仰不灵的症状。太阳之脉吸引精气上攻于肺的三日可愈，中年患者五日可愈，精气虚弱的七日可愈，将愈时，有青黄色像脓一样的痰液从口鼻中排出，若不能咯出青黄色脓痰，则会热郁于肺而伤肺，伤肺为不治之证。

患者倦怠少气，身寒而栗，言语虚怯，骨节酸重，身体懈惰无力不能动，治疗时，应补足少阴肾经。患者气短，呼吸短促，上气不接下气，活动后，呼吸更加不足，治疗时，应补足少阴肾经，祛除血络中的瘀血。男子阴部发凉，气上冲心如扭转一般，可取会阴穴主治。男子脊强拘挛，目赤，可取支沟穴主治。脊柱内疼痛，小便困难，阳痿，少腹拘急痛引睾丸，以及脚内侧痛，可取阴谷穴主治。好做噩梦的，可取商丘穴主治。男子遗精，可取中极穴主治。男子精液外溢，阴器上缩，可取大赫穴主治。男子精液不足，可取太冲穴主治。女子崩漏，腹部上下疼痛，可取中郄穴主治。胸中瘀血，胸胁支满，膈痛，不能长久站立，膝关节寒凉痿弱，可取足三里穴主治。心下隔阻，呕血，可取上脘穴主治。气喘呕血，胁下疼痛，口干，心痛掣背，不敢咳嗽，咳嗽则牵扯肾区疼痛，可取不容穴主治。唾血，寒颤，咽喉发干，可取太渊穴主治。咳血，可取大陵及郄门穴主治。气逆呕血，神门穴主治。由于内伤而致脏器虚弱，气血不足的，可取三阳络主治。内伤唾血而致气血不足，肌肤甲错，无光泽，可刺地五会穴主治。治疗唾血的患者，应采用泻鱼际、补尺泽的方法。

【导读】本篇说明摄生不慎，动作失度，可以影响身体健康，并能诱发崩中、瘀血、呕血、唾血等疾病。

邪气聚于下脘发内痈第八

【原文】黄帝问曰：气为上膈[1]。上膈者，食入而还出，余已知之矣。虫为下膈[2]，下膈者，食晬时[3]乃出，未得其意，愿卒闻之。岐伯对曰：喜怒不适，食饮不节，寒温不时，则寒汁留[4]于肠中，留则虫寒，虫寒则积聚守于下脘，守下脘则肠胃充郭，胃[5]气不营，邪气居之。人食则虫上食，虫上实则下脘虚，下脘虚则邪气胜，胜则积聚以留，留则痈成，痈成则下脘约[6]。其痈在脘内者，则沉而痛深；其痈在脘外者，则痛外而痛浮，痈上皮热。按其痈，视气所行，先浅刺其傍，稍内益深，还而刺之，无过三行，察其浮沉以为浅深，已刺必熨，令热入中，日使热内，邪气益衰，大痈乃溃。互以参禁，以除其内，恬淡无为，乃能行气，后服酸[7]苦，化谷乃下膈矣。曰：有病胃脘痈者，诊当何如？曰：诊此者，当候胃脉，其脉当沉涩（《素问》作细）。沉涩者气逆，气逆者则人迎甚盛，甚盛则热。人迎者，胃脉也，逆而盛则热聚于胃口而不行，故胃脘为痈。肝满肾满肺满皆实，则为瘇[8]。肺痈喘而两胫（《素问》作胠）满；肝痈两胁（《素问》作胠）下满，卧则惊，不得小便；

肾痛胁（《素问》作脚）下至少腹满，胫有大小，髀胫跛，易偏枯。

【注释】

[1] 上膈：膈通膈，即膈膜上下壅阻不通。上膈指食后即吐的噎膈症。

[2] 下膈：食后经一定的时间仍吐出的病症，又称反胃。

[3] 晬时：即二十四小时。

[4] 留：《灵枢·上膈》《太素·虫痈》均作"流"。

[5] 胃：《灵枢·上膈》《太素·虫痈》作"卫"。

[6] 约：有约束之意。

[7] 酸：《灵枢·上膈》作"咸"。

[8] 瘇（zhǒng）：在此为痈肿之意。

【语译】黄帝问：气机壅滞于上而导致的食入即吐的上膈病，我已经知道了。那么，由于虫积而发生的下膈病，其症状为食后经过二十四小时仍复吐出，我还没有弄明白其中的意义，愿意听你详尽地讲讲。岐伯回答：情志不遂，饮食不节，寒温不随季节气候调摄，则脾胃受伤，纳运不健，致寒湿留滞于肠中，肠中的寄生虫感到寒凉，便集聚于下脘，从而使肠胃充实胀满，壅塞不通，脾胃转输运化失常，而邪气留居不去。当人进食时，虫闻到气味便上行求食，因此下脘空虚，下脘气虚则邪气尤胜，邪胜则积聚留滞，壅久成痈，成痈则下脘狭窄而不能畅通。若痈在脘内，则沉痛而深；若痈在脘外，则痛的部位浮浅，并且痛上的皮肤发热。治疗时，用手轻按疼痛部位，以观察病气发展的方向，然后先浅刺痈的周围，继之稍微向下插针，逐渐加深，后提至浅层再刺，不能超过三次。治疗时，要注意根据病气的深浅来决定针刺的深度，针刺后加用温熨的方法，使热向内透达，每日使热气入内，邪气便逐渐衰退，大痈即可溃散。再适当地调摄饮食起居，不要犯禁，消除内伤，清心寡欲，才能使脾胃健运，经气通畅，并服以酸苦之药，以帮助消化，使饮食下传而不会上逆吐出。问：有一种病叫胃脘痈，应当如何诊断呢？答：诊断这种病，应当诊察胃脉。胃痈的患者，脉象应当沉涩。沉涩脉主胃气逆而上行，故而人迎脉很盛，人迎脉盛则热。人迎脉即胃脉，胃气逆，人迎脉盛，则热壅结积聚于胃口而不行，因此发生胃脘痈。肝满、肾满、肺满皆为邪气郁滞壅实，因此发为痈肿。肺痈的患者气喘且两小腿胀满；肝痈的患者两胁下胀满，睡觉时惊悸不安，并兼有小便困难；肾痈的患者胠下至少腹部胀满，两侧小腿大小粗细不一，患侧下肢走起路来不平衡，易发生偏枯病。

【导读】本篇主要论述邪气结聚于下脘发生内痈的病机与证治。

寒气客于经络之中发痈疽风成发厉浸淫第九（上）

【原文】黄帝问曰：肠胃受谷，上焦出气[1]，以温分肉，以养骨节，通腠理。中焦出气如雾[2]，上注溪谷而渗孙脉，津液和调，变化赤而[3]为血。血和则孙络先满，乃注于络脉，络脉皆盈，乃注于经脉。阴阳乃张[4]，因息而行，行有经纪，周有道理，与天合同，不得休止。切而调之，从虚去实，泻则不足，疾则气减[5]，留则先后；从实去虚，补则有余，血气已调，神气乃持。余已知血气之至与不至[6]，未知痈疽之所从生，成败之时，死生之期，或有远近，何以度之？曰：经脉流行不止，与天同度，与地合纪，故天宿失度，日月薄蚀[7]，地经失纪[8]，水道流溢，草蓂[9]不成，五谷不殖，经纪[10]不通，民不往来，巷聚邑居，别离异处。血气犹然，请言其故。夫血脉营卫，周流不休，上应天[11]宿，下应经数。寒邪客[12]经络之中则血泣[13]，血泣则不通，不通则卫气归之不得复反[14]，故痈肿也。寒气化为热，热盛则肉腐，肉腐则为脓，脓不泻则筋烂，筋烂则骨伤，骨伤则髓消，不当骨空，不得泄泻，则筋骨枯空，枯空则筋骨肌肉不相亲[15]，经络[16]败漏，熏于五脏，脏伤则死矣。

【注释】

[1] 上焦出气：卫气从上焦发出，向体表布散。

[2] 中焦出气如雾：雾，当为露。指营气从中焦输出，其所分泌的津液，如雨露一般灌溉滋养全身。

[3] 赤而：《灵枢·痈疽》《太素·痈疽》作"而赤"。

[4] 阴阳乃张：指阳明经脉、营卫气血已充盛。

[5] 疾则气减：疾，指快速针刺。疾则气减，是指疾刺则正气益衰减。

[6] 至：《灵枢·痈疽》《太素·痈疽》作"平"。

[7] 日月薄蚀：《汉书·天文志》韦昭曰："气往迫之为薄，亏毁曰食也。""食"与"蚀"义同。

[8] 地经失纪：经，经水、大河之意。失纪，指河流溃决四溢，泛滥成灾。

[9] 草蓂：蓂，指蓂荚。《类经·人身应天地》注："蓂荚，瑞草也。尧时生于庭，随月凋荣，朔后一日荚生，望后一日荚落。"草蓂，诸说不一，此处泛指众草木。

[10] 经纪：《灵枢·痈疽》《太素·痈疽》作"径路"。

[11] 天：《灵枢·痈疽》《太素·痈疽》作"星"。

[12] 客：《灵枢·痈疽》《太素·痈疽》作"客于"。

[13] 血泣：指血行凝滞。

[14] 不通则卫气归之不得复反：意为血若凝泣不通，则卫气蕴积不畅，血气不得复反，故生痈疽。

[15] 亲：《灵枢·痈疽》《太素·痈疽》作"营"。

[16] 络：《灵枢·痈疽》《太素·痈疽》《鬼遗方》作"脉"。

【语译】

黄帝问：肠胃受纳饮食水谷，由脾转输运化成精微物质，上输于肺，与肺吸入的清气相合，称之为卫气，卫气从上焦发出，向人体的体表布散，以温煦分肉，濡养筋骨，开通腠理。营气出于中焦，如雨露一样灌溉分肉之间的会合处，并逐渐地渗注入细小的孙络，从而使津液和调，变化而成为红色的血液。血脉调和，首先充满孙络，然后注于络脉，络脉满则流注于经脉。于是阴阳经脉、营卫气血充盛，并随呼吸而运行全身。营卫的运行有一定的秩序，循环符合天体运动周而复始的自然规律，流行不止。若气血运行失常，就要用手指切循探查其虚实情况，从而对证调理。治疗虚中夹实之证，应注意不可急用泻法，以免损伤人体正气，疾刺则正气益衰减，须留针以待气至，方可行施补泻手法。用补法治疗虚证，也应注意不可补之太过，以免助邪。经过适当的补泻后，达到气血调和，神气才能守持于内。我已经知道了血气调和与否的情况，但还不知道痈疽是怎样发生的，其顺证与逆证的情况、死生日期的远近，应该怎样判断呢？

答：经脉循环往复，流行不止，与天地自然的运行规律相同，所以天体星宿的运行失度，就会出现日食及月食，河流溃决四溢，泛滥成灾，以致草木不长，五谷不生，道路不通，民众不能往来，分离散居在不同的地方。血气的运行也是一样的，下面我来讲讲其中的道理。人体血脉营卫，周流不息，上应天体星宿的运行，下合大地河水的流行。寒邪侵入经络则血行凝滞，血行凝涩不通则蕴积不畅，血气不得复反周流运行，从而发生痈疽。寒气久郁化热，热毒炽盛则肌肉腐烂化为脓液，如果脓液不能及时地被排泄出来，则会使筋脉腐烂，骨骼受伤。髓液也随之消耗，不能充实于骨空，骨中的热毒则不得外泄，髓液也不得泄泽，而使筋骨枯痿空虚，也不能与肌肉相互营养，使经络损伤，热毒内熏五脏而使五脏受伤，脏伤人即死亡。

寒气客于经络之中发痈疽
风成发厉浸淫第九（下）

【原文】黄帝问曰：病之生时，有喜怒不测，饮食不节，阴气不足，阳气有余，营气不行，乃发为痈疽；阴阳气不通而[1]热相薄，乃化为脓，小针能取之乎？岐伯对曰：夫致[2]使身被痈疽之疾，脓血之聚者，不亦离道远乎？痈疽之生，脓血之成也，积聚[3]之所生，故圣人自治于未形也，愚者遭其已成也。曰：其已有形，脓已成，为之奈何？曰：脓已成，十死一生。曰：其已成有脓血可以少[4]针治乎？曰：以小治小[5]者，其功小；以大治大者，其功大；以小治大者，多害大[6]。故其已成脓血者，其惟砭石铍[7]锋之所取也。曰：多害者，其不可全乎？曰：在逆顺焉耳。曰：愿闻顺逆。曰：已为伤者，其白睛青黑，眼小，是一逆也；内药而呕[8]，是二逆也；腹[9]痛渴甚[10]，是三逆也；肩项中不便[11]，是四逆也；音嘶色脱[12]，是五逆也。除此五者为顺矣。

邪之入于身也深，其寒与热相薄，久留而内著，寒胜其热则骨疼肉枯；热胜其寒则烂肉腐肌为脓，内伤骨为骨蚀[13]。有所疾[14]，前筋屈不得伸，气居其间而不反，发为筋瘤也。有所结，气归之，卫气留之，不得复反，津液久留，合而为肠（一本作瘤）瘤。留久者数岁乃成，以手按之柔。有所结，气归之，津液留之，邪气中之，凝结日以易甚，连以聚居为昔瘤，以手按之坚。有所结，气深中骨，气因于骨，骨与气并息，日以益大，则为骨疽。有所结，气中于肉，宗气归之，邪留而不去，有热则化为脓，无热则为肉疽。凡此数气者，其发无常处而有常名。曰：病痈[15]肿颈痛，胸满腹胀，此为何病？曰：病名曰厥逆，灸之则喑[16]，石之则狂[17]，须其气并[18]，乃可治也。阳气重上（一本作止），有余于上，灸之阳气入阴，入则喑；石之，阳气虚，虚则狂。须其气并而治之，使愈。曰：病颈痈者，或石治之，或以针灸治之，而皆已，其治何在？曰：此同名而异等者也。夫痈气之息者，宜以针开除去之；夫气盛血聚者，宜石而泻之，此所谓同病而异治者也。曰：诸痈肿筋挛骨痛，此皆安在[19]？曰：此皆寒气之肿也，八风之变也。曰：治之奈何？曰：此四时之病也，以其胜，治其俞。暴痈筋濡（一本作緛[20]），随分而痛，魄汗[21]不尽，胞气不足[22]，治在其经俞。腋痈大热，刺足少阳[23]，五刺而热不止，刺手心主[24]三，刺手太阴经络者[25]、大骨之会[26]各三。痈疽不得顷回[27]。痈不知所，按之不应手，乍来乍已[28]，刺手太阴傍[29]三，与缨脉[30]各二。治痈肿者刺痈上，视痈大小深浅刺之，刺大者，多而深之，必端内针为故止也（《素问》云：刺大者多血，小者深之，必端内针为故止）。

项肿不可俯仰，颊肿引耳，完骨主之。咽肿难言，天柱主之。颊肿唇痛，颧髎主之。颊肿痛，天窗主之。头[31]项痛肿，不能言，天容主之。身肿，关门主之。胸下满痛，膺肿，乳根主之。马刀[32]肿瘘，渊腋、章门、支沟主之。面肿目痈[33]，刺陷谷出血立已。犊鼻肿，可刺其上，坚勿攻，攻之者死。疽[34]，窍阴主之。疠风[35]者，索[36]刺其肿上，已刺以吮[37]其处，按出其恶血，肿尽乃止，常食方食，无食他食。脉风成为厉，管[38]疽发厉[39]，窍阴主之。头大浸淫，间使主之。管疽[40]，商丘主之，瘈蚧[41]欲呕，大陵主之。痂疥[42]，阳溪主之。

黄帝问曰：愿尽闻痈疽之形与忌日[43]名。岐伯对曰：痈发于嗌中，名曰猛疽[44]，不急治化为脓，脓不泻塞咽，半日死；其化为脓者，脓泻已，则合[45]豕膏[46]，冷食三日已。发于颈者，名曰天疽[47]。其状大而赤黑，不急治则热气下入渊腋[48]，前伤任脉[49]，内熏肝肺，熏则十余日死矣。阳气大发[50]，消脑溜项，名曰脑烁[51]。其色不乐[52]，脑项[53]痛，如刺以针，烦心者，死不治。发于肩及臑，名曰疵疽[54]。其状赤黑，急治之，此令人汗出至足[55]，不害五脏，痈发四五日，逆焫之[56]。发于掖下，赤坚者，名曰米疽[57]。治之以砭石，欲细而长，疏砭之，涂以豕膏，六日已，勿裹之。其痈[58]坚而不溃者，为马刀挟瘿，以急治之。发于胸，名曰井疽[59]。其状如大豆，三四日起，不早治，下入腹；不治，七日死[60]。发于膺，名曰甘疽[61]。色青，其状如谷实[62]瓜蒌，常苦寒热。急治之，去其寒热；不急治，十岁死，死后出脓。痈发于胁，名曰败疵[63]。此言女子之病也，灸之[64]，其状大痈脓，其中乃有生肉，大如赤小豆[65]，治之以菱翘草根[66]及赤松子根[67]各一升，以水一斗六升，煮之令竭，得三升即强饮，厚衣坐于釜上，令汗至足已。发于股胫[68]（一作胻），名曰股胫疽[69]。其状不甚变色，痈脓内薄于骨，急治之，不急治，四[70]十日死。发于尻，名曰锐疽[71]。其状赤坚大，急治之，不治三[72]十日死。发于股阴，名曰赤驰[73]。不治六十日死[74]；在两股之内，不治十日[75]死。发于膝，名曰疵疽[76]，其状大痈，色不变。寒热而坚者，勿石，石之者即死；须其色异[77]，柔[78]乃石之者生。诸痈之发于节而相应者，不可治。发于阳者，百日死；发于阴者，四十[79]日死[80]。发于胫，名曰兔啮[81]。其状如赤豆，至骨[82]，急治之，不急治，杀人。发于内踝，名曰走缓[83]。其状痈色不变。数石其俞[84]而止其寒热，不死。发于足上下[85]，名曰四淫[86]。其状大痈。不急治之[87]，百日死。发于足傍，名曰厉痈[88]。其状不大，初从小指发，急治去[89]之，其状[90]黑者，不可消，辄益不治[91]，百日死。发于足指，名曰脱疽[92]。其状赤黑者，死不治；不赤黑者，不死。治之不衰，急斩去之[93]，不去则死矣。

黄帝问曰：何为痈？岐伯对曰：营气积留于经络[94]之中，则血泣而不行，不行则卫气归之，归而不通，壅遏而不得行，故曰[95]热；大热不止，热胜则肉腐，肉腐则为脓，然不能陷肌肤[96]于骨髓，骨髓不为焦枯，五脏不为伤，故名曰痈。曰：何为疽？曰：热气纯盛，下陷肌肤筋髓骨肉，内连五脏，血气竭绝，当其痈下筋骨良肉皆无余，故名曰疽。疽者，其上皮[97]夭瘵[98]以坚，状如牛领皮。痈者，其皮上薄以泽，此其候也。曰：有疽死者奈何？曰：身[99]五部：伏兔一，腨（《灵枢》作腓）二，背三，五脏之俞四，项五。此五部有疽死也。曰：身形应九野奈何？曰：请言身形之应九野[100]也。左手（一作足）应立春，其日戊寅[101]己丑；左胸（一作胁）应春分，其日乙[102]卯；左足应立夏，其日戊辰己巳；膺喉头首应夏至，其日丙午；右手应立秋，其日戊申己未；右胸（一作胁）应秋分，其日辛酉；右足应立冬，其日戊戌己亥；腰尻下窍应冬至，其日壬子；六腑及膈下五脏[103]应中州，其日大禁[104]，太乙所在之日[105]，及诸戊己。凡此九者，善候八正所在之处[106]，主左右上下身体有痈肿者，欲治之，无以其所直之日溃治之，是谓天忌[107]日也。

五子[108]夜半[109]，五丑[108]鸡鸣[109]，五寅[108]平旦[109]，五卯[108]日出[109]，五辰[108]食时[109]，五巳[108]禺中[109]，五午[108]日中[109]，五未[108]日昳[109]，五申[108]晡时[109]，五酉[108]日入[109]，五戌[108]黄昏[109]，五亥[108]人定[109]，以上此时得疾者皆不起。

【注释】

[1] 而：《灵枢·玉版》等作"两"。

[2] 致：《灵枢·玉版》《太素·疽痈逆顺刺》作"至"。

[3] 聚：《灵枢·玉版》《太素·疽痈逆顺刺》作"微"。

[4] 少：《灵枢·玉版》《太素·痈疽逆顺刺》作"小"。

[5] 以小治小：指用小针治疗小的痈肿。

[6] 害大：《灵枢·玉版》《太素·疽痈逆顺刺》无"大"字。

[7] 锥（pī）：《灵枢·玉版》《太素·痈疽

逆顺刺》作"铍"。

[8] 内药而呕：《灵枢集注》张志聪注："内药而呕，胃气败也。"

[9] 腹：《病源·痈溃后候》《外台·痈疽发背证候等论》均作"伤"。

[10] 腹痛渴甚：《灵枢集注》张志聪注："脾主为胃行其津液，腹痛渴甚，脾气绝也。"

[11] 肩项中不便：《灵枢注证发微》注："肩属手之三阳，项属手足六阳及督脉经，今肩项不便，是阳盛阴虚也。"《灵枢集注》张志聪注："太阳为诸阳主气，肩项中不便，阳气伤也。"《圣惠方》述七恶，有"肩项不便，四肢沉重"一条，与本条义同，似属气血虚甚，不能营养筋骨，关节为之不灵，只云"肩项"者，仅举其一也。

[12] 音嘶色脱：《灵枢注证发微》注："音嘶者，肺衰也；色脱者，五脏衰也。"

[13] 骨蚀：《类经·邪变无穷》注："其最深者，内伤于骨，是谓骨蚀，谓侵蚀及骨也。"后世所谓附骨疽、多骨疽等，多属本病。

[14] 疾：据全段各例，应为"结"。

[15] 膺：《素问·腹中论》作"膺"。

[16] 喑（yīn）：指失音，音哑。

[17] 石之则狂：石之，指用石针开破的方法。石之则阳气出神失其守，故狂。

[18] 气并：《类经·厥逆之治须其气并》注："气并者谓阴阳既逆之后，必渐通也。"

[19] 在：《素问·脉要精微论》《太素·痈疽》作"生"。

[20] 緛（ruǎn）：短缩的意思。

[21] 魄汗：肺外合皮毛，内藏魄，故魄汗即皮肤出汗之意。

[22] 胞气不足：胞同脬，膀胱之意。本句意为膀胱经气不足。

[23] 足少阳：马莳认为是渊腋穴，张介宾认为是渊腋辄筋。

[24] 手心主：马莳认为是天池穴。

[25] 手太阴经络者：张介宾认为是列缺穴。

[26] 大骨之会：指肩井穴。

[27] 不得顷回：《类经·冬月少针非痈疽之谓》注："谓不可使顷刻内回也，内回则毒气攻脏，害不小矣。"

[28] 乍来乍已：即时痛时止的意思。

[29] 刺手太阴傍：《类经·冬月少针非痈疽之谓》注："太阴之脉，自腋下出中府，中府之旁乃足阳明气户库房之次。"

[30] 婴脉：《类经·冬月少针非痈疽之谓》注："结婴两旁之脉，亦足阳明颈中水突气舍等穴。"《吴注素问》注："婴脉，结婴两旁之脉，不言其经者，约而言之，不必拘其经也。"

[31] 头：《外台》卷三十九、《千金》卷三十作"颈"。

[32] 马刀：指生在腋下部位的瘰疬。

[33] 痈：《外台》卷三十九作"痈肿"。

[34] 疽：《千金》卷三十作"痈疽"。

[35] 厉风：即麻风病。

[36] 索：在此作"须"或"应"解。

[37] 㕙：《灵枢·四时气》作"锐针锐"，《太素·杂刺》作"兑针兑"。

[38] 管：《外台》卷三十九、《资生经·发背》作"营"，注云："明堂经作骨。"

[39] 管疽发厉：指鼻管败坏的麻风病。《千金》卷三十曰："窍阴主鼻管疽发为厉鼻。"

[40] 管疽：《外台》卷三十九作"骨疽蚀"。

[41] 瘃（zhú）蚘：瘃，冻疮。蚘，一种昆虫。瘃蚘，即肿块瘙痒的意思。

[42] 痂疥：指疮痂瘙痒。痂，《说文》："干疡也。"疥，《说文》："搔也。"非后世所指的"疥疮"。

[43] 忌日：《外台》卷二十四、《鬼遗方》卷四均作"期日"。

[44] 猛疽：指发于项前结喉之上的疽。因其毒势猛烈，肿甚则堵塞咽喉，汤水不下，或是向内溃穿咽喉，以致患者难生，故叫猛疽。

[45] 合：《太素·痈疽》《千金翼方·痈

痈》《外台》卷二十四作"含"。

[46] 豕（shǐ）膏：豕，猪也。豕膏，即炼净的猪油。

[47] 夭疽：指发于头面耳颈等重要部位，可能危及生命的疽，叫作夭疽。

[48] 下入渊腋：《类经·痈疽》注："渊液，足少阳经穴。其发在颈，则连于肺系，下入足少阳，则及乎肝脏矣，故至于死。"

[49] 前伤任脉：任脉行颈前正中，所以本症若毒气向前侵犯，即可损伤任脉。

[50] 阳气大发：大发，形容邪热炽盛的现象。

[51] 脑烁：烁，烈火熔金之意。因热毒极盛，消烁脑髓，因此叫作脑烁。

[52] 不乐：《病源·疽候》作"不荣"，宜从。

[53] 脑项：《灵枢·痈疽》《太素·痈疽》《病源·疽候》无"脑"字。

[54] 疵痈：指病位浮浅，不害及五脏之痈。

[55] 令人汗出至足：即使病人全身出汗的意思。

[56] 逆爇（ruò）之：逆，迎而夺之谓之逆。爇，灸也。

[57] 米疽：米，小的意思。亦称腋疽。

[58] 痈：《千金翼》卷二十三、《鬼遗方》均作"疽"。

[59] 井疽：井，形容疽生心窝，深而险恶。

[60] 七日死：《类经·痈疽》注："发于胸者，能熏心肺，若不早治而使之入腹，毒尤甚矣，故死期之速如此。"

[61] 甘疽：疽生于两胸近乳部，足阳明胃经所过，其上味甘故叫甘疽。

[62] 谷实：即楮实子。谷，树名，又叫"楮"。

[63] 败疵：即胁疽。

[64] 灸之：《千金翼》卷二十三、《外台》卷二十四等作"久之"。

[65] 大如赤小豆：《病源》卷三十二无

"大"字，"豆"后有"麻、黍也"三字。

[66] 蔆（líng）翘草根：《外台》卷二十四《痈疽方》中"蔆"作"连"，"草根"作"草及根"。

[67] 及赤松子根：他书均无，惟《太素》注"有本翘松各一升"，与本经合。

[68] 股胫：《病源》卷三十二作"股阴"。

[69] 股胫疽：《太素·痈疽》《医心方》均作"脱疽"。《千金翼》卷二十三、《外台》卷二十四均作"股脱疽"。

[70] 四：《灵枢·痈疽》《太素·痈疽》《千金翼》卷二十三均作"三"。

[71] 锐疽：因患部在骶尾骨的尖端，故名锐疽。

[72] 三：《病源》《医心方》均作"四"。

[73] 赤驰：《灵枢·痈疽》《太素·痈疽》均作"赤施"。

[74] 六十日死：《太素·痈疽》等作"六日死"。上下文意相符。

[75] 十日：《太素·痈疽》《病源》卷三十二、《医心方》均作"六十日"。

[76] 疵痈：《医宗金鉴》："疵痈亦生在膝盖，肿大如痈，其色不变，寒热往来，属气血虚。"

[77] 色异：《灵枢·痈疽》《太素·痈疽》《医心方》均无，《病源》卷三十二作"色黑"。

[78] 柔：系指疮已柔软，为脓成之象。

[79] 四十：《灵枢·痈疽》《外台》卷二十四均作"三十"。

[80] 发于阳者……四十日死：对本段注释，马莳等皆与上文相连，作一节解读。然详考《太素》《千金翼》《鬼遗方》均与上文分开，且首文亦作"发于"二字，似当分开为是。至于"发于阳""发于阴"，说法不一，如《太素·痈疽》注："丈夫阴器曰阳，妇人阴器曰阴。"《类经·痈疽》注："发于三阳之分者，毒浅在腑，其死稍缓；发于三阴之分者，毒深在脏，不能出一月也。"《灵枢集注》闵士先注："痈者，壅

也；疽者，阻也。上古以痈疽所发之处，分阴阳而命名，后世以发于背者曰发背，发于臂者曰臂痈，是以古今之命名各异焉。"今从后说。

[81] 兔啮（niè）：啮，咬的意思。兔啮即足跟疽，其色红微肿，如兔咬伤。

[82] 如赤豆，至骨：《灵枢·痈疽》《太素·痈疽》《病源》卷三十二、《外台》卷二十四、《鬼遗方》《医心方》均作"赤至骨"。

[83] 走缓：《医宗金鉴·内外踝疽》注："此二证生两足踝近腕之处，在内踝者名走缓，又名鞋带疽；在外踝者，名脚拐毒。盖内踝骨，属三阴经脉络也；外踝骨，属三阳经脉络也。俱由寒湿下注，血涩气阻而成。"

[84] 数石其俞：《类经·痈疽》注："数石其俞，砭其所肿之处也。"

[85] 足上下：上指足背，下指脚心。

[86] 四淫：四，指两足的上下。淫，邪毒壅盛，浸淫蔓延为害。

[87] 不急治之：《病源》卷三十二、《医心方》均作"不色变，不治"。

[88] 厉痈：《医宗金鉴》："厉痈生足跗两旁，小如枣栗，左右同。"

[89] 去：《灵枢·痈疽》《太素·痈疽》《病源》卷三十二、《外台》卷二十四无。

[90] 其状：《灵枢·痈疽》《太素·痈疽》《外台》卷二十四作"去其"。

[91] 辄益不治：意为逐渐加重则成为不治之证。

[92] 脱疽：《灵枢·痈疽》作"脱痈"。

[93] 去之：此下《病源》卷三十二、《千金翼》卷二十三、《外台》卷二十四均有"活也"二字。

[94] 经络：《灵枢·痈疽》《太素·痈疽》《千金翼》卷二十三均作"经脉"。

[95] 曰：《灵枢·痈疽》《外台》卷二十四无。

[96] 肌肤：《灵枢·痈疽》《太素·痈疽》无。

[97] 上皮：据《千金翼》卷二十三、《外台》卷二十四及下文义应改为"皮上"。

[98] 瘀：《灵枢·痈疽》《太素·痈疽》无。

[99] 身：《灵枢·寒热病》《太素·寒热杂说》《病源》卷三十二作"身有"。

[100] 九野：《千金翼》卷二十三作"九宫"。

[101] 寅：《针灸问对》中"针灸宜避天忌日"作"子"。

[102] 乙：《千金翼》卷二十三、《针灸问对》中"针灸宜避天忌日"作"己"。

[103] 五脏：《灵枢·九针论》作"三脏"。

[104] 大禁：大，重要之意。禁，指禁忌针刺的日期。

[105] 太乙所在之日：指四时交换八节的那一天，也即太乙移居于各宫之日。

[106] 八正所在之处：《类经》九卷第三十五注："八正，即八方五气之所在，太一之谓也。九宫定，则八正之气可候矣。"八正，指八方的正位，以代表四时当合的八个节气。八风所在之处，是八方风向的来处。

[107] 天忌：《素问·八正神明论》王注："人忌于天，故曰天忌。"

[108] 五子、五丑、五寅、五卯、五辰、五巳、五午、五未、五申、五酉、五戌、五亥：古人以天干与地支配合计日，天干六循环，地支五循环，则天干与地支之末数相配，共得六十之数，称为六十甲子。其中有五个子日，即甲子、丙子、戊子、庚子、壬子。五个丑日，即乙丑、丁丑、己丑、辛丑、癸丑。五个寅日，即甲寅、丙寅、戊寅、庚寅、壬寅。五个卯日，即乙卯、丁卯、己卯、辛卯、癸卯。五个辰日，即甲辰、丙辰、戊辰、庚辰、壬辰。五个巳日，即乙巳、丁巳、己巳、辛巳、癸巳。五个午日，即甲午、丙午、戊午、庚午、壬午。五个未日，即乙未、丁未、己未、辛未、癸未。五个申日，即甲申、丙申、戊申、庚申、壬申。五个酉日，即乙酉、

丁酉、己酉、辛酉、癸酉。五个戌日，即甲戌、丙戌、戊戌、庚戌、壬戌。五个亥日，即乙亥、丁亥、己亥、辛亥、癸亥。

[109] 夜半、鸡鸣、平旦、日出、食时、隅（yú）中、日中、日昳、晡时、日入、黄昏、人定：是古人对一日十二个时辰的代称。夜半相当于子时，鸡鸣相当于丑时，平旦相当于寅时，日出相当于卯时，食时相当辰时，隅中相当于巳时，日中相当于午时，日昳相当于未时，晡时相当于申时，日入相当于酉时，黄昏相当于戌时，人定相当于亥时。

【语译】黄帝问：疾病开始发生的时候，有的由于喜怒无常，有的则因饮食不节，从而使人体阴气不足，阳气有余，营卫运行受阻而发为痈肿；体内有余的阳热与营卫郁滞日久所化生之热相互搏结，而化为脓，这种病能用小针治疗吗？岐伯答：等到身体已经得了痈疽病，脓血已经形成，这时还用小针治疗就不行了。因为痈疽的发生，脓血的形成，是由于气血壅滞，积结日久。所以高明的医生是在未成脓以前治疗，而技术差的医生是在成脓以后方才治疗。问：痈肿已经形成，应该如何处理呢？答：如果脓已形成，往往是十死一生。问：已经有了脓血，可以用小针治疗吗？答：用小针治疗小的痈肿，功效较小；以大针治大痈，作用就大；用小针治了大痈，往往耽误了治疗时机，就会对人体造成危害。所以，痈肿已成而有脓血的，只有用砭石或铍针排脓放血，方可治愈。问：多害的，就不能挽救了吗？答：要看病证是逆还是顺了。问：我想听听病情的逆顺。答：已经受了伤的，其巩膜青黑，眼睛变小的是一逆；服药后呕吐的是二逆；腹痛，口渴严重的是三逆；肩、项部关节强痛，活动不便是四逆；声音嘶哑，肤无光泽的

是五逆。除上述五种情形之外，则是顺证。

邪气侵入人体部位较深，则寒热相互搏结，久留不去而停留于内，寒胜于热则骨节疼痛，肌肉枯萎；热胜于寒则会使肌肉腐烂化为脓液，若向深部发展伤及骨骼，便成为骨蚀。如果邪气结聚于筋，则使筋脉屈伸不利，邪气留居于其中不去，便成为筋瘤。邪气结聚，气归于内，则卫气也留滞于内而不能复出，津液久留于内，不能向外输布，留于肠胃与邪气相合而发为肠瘤。如果邪留日久发展较慢，得要数年才能形成，用手按之则是柔软的。邪气结聚，气归于内，津液停留，若又感受邪气，凝结不散而日益加重，相互连聚便成为昔瘤，用手按之是坚硬的。邪气结聚，深达骨部并停留于骨，邪气与骨相合，其结聚之部位日渐增大，便发为骨疽。邪气结聚，中于肌肉，宗气归藏于内，邪气停留不去，如果遇热则化为脓液，无热则发生肉疽。以上这几种邪气致病，发作部位不定，但却有一定的名称。问：患者有痈肿颈痛、胸满腹胀症状，这是什么病？答：这种病叫作厥逆，若用灸法治疗则患者会失音，若用砭石开破的方法治疗则患者会发狂，须待阴阳之气相合，经气渐通时方可治疗。因为其病机是阳气逆上，故有余于上，若用灸法助阳伤阴，使阴液被伤而不能上承，则患者失音；若用砭石破之，则阳气随刺而去，阳气虚则神失所守，因此患者发狂。须待阴阳之气和合，然后治疗，方可治愈。问：颈痈病，用砭石治疗，或用针灸治疗，均可以治愈，这是什么道理呢？答：这是因为病名相同而证不相同，所以治法各异。颈痈属于气聚不行的，宜用针法疏导祛除结聚不行的病气；属于邪气壅盛，血液结

聚的，宜用砭石破血排脓消痈。这就是所说的"同病异治"法。问：各种痈肿、筋脉拘挛、骨节疼痛等病症，是怎么发生的呢？答：这都是由于感受了寒气及四时八风的侵袭而化生的疾病。问：怎样治疗呢？答：这都是四时八风的邪气所致，可根据五行相克的理论，取相应的腧穴治疗。急性痈肿所致的筋脉挛缩，病变部位的肌肉疼痛，汗出不止，是由于膀胱经气不足，应该取足太阳本经腧穴治疗。腋痈的患者，高热，应刺足少阳经穴，若针刺五次后，热仍不退，可刺天池穴三次，或刺手太阴经的络穴列缺及肩井穴各三次。治疗痈疽病，应注意不能使脓毒顷刻间回转，使毒气攻脏，不然就会对身体产生较大的危害。痈肿初发，部位尚不清楚，用手按之也不觉肿，时痛时止，治疗时，可针刺手太阴之旁三次及结缨两旁之脉各两次。治疗痈肿脓已成的，应直刺痈上，并根据痈肿的大小深浅针刺，刺大痈应多刺深刺，必须直入针，达到治疗目的后出针。

项肿不能俯仰，颊肿牵引到耳，可取完骨穴主治。咽喉肿痛，说话困难，可取天柱穴主治。眼下肿胀，口唇有痈，可取颧髎穴主治。面颊肿痛，可取天窗穴主治。头项部痈肿，说话困难，可取天容穴主治。身肿，可取关门穴主治。胸下胀满疼痛或胸肿，可取乳根穴主治。腋下瘰疬肿瘘，可取渊腋、章门、支沟穴主治。面目痈肿，可刺陷谷穴使之出血，病能很快痊愈。頞鼻处肿胀，可在局部针刺，若肿胀而坚硬，则不可强刺，否则会令邪毒内陷，导致患者死亡。疽病，可取窍阴穴主治。麻风病患者，应循着肿块，在其上针刺。刺后吮吸局部，再用手挤出恶血，待肿块消失，

方可停止治疗。治疗后还应注意饮食宜忌。要食用利于疮疡恢复的食物，不利于疮疡恢复的食物不能食用。风中于脉而发的麻风病，或鼻管败坏的麻风病，可取窍阴穴主治。头部肿大的浸淫疮，可取间使穴主治。鼻管败坏的麻风病，可取商丘穴主治。患者恶心欲呕，肿块瘙痒，可取大陵穴主治。疮痂瘙痒，可取阳溪穴主治。

黄帝问：我想详尽地听你讲讲痈疽的症状和病情加重或恶化的时日。岐伯回答：发生在咽喉部的痈疽，叫作猛疽，若不及早治疗，则会化为脓液。若已成脓，应急泻其脓，不泻则脓液会堵塞咽喉，半日内患者就会死亡；如果能及时泻除脓液，然后口含冷豕膏，三天后即可痊愈。发生在颈部的叫作天疽。它的外形大而颜色赤黑，若不抓紧治疗，则热毒向下发展达渊腋穴处，向前发展伤及任脉，向内发展则熏灼肝肺，如果这样，患者十余日便会死亡。痈毒生于项部，邪热炽盛，消烁脑髓的叫作脑烁。如果患者神情不乐，精神差，项部刺痛如针扎一样，则为热毒内攻。若出现烦躁不安的症状，即为不治的死证。发生在肩臂部的痈疽叫作疵疽，其色赤黑，应抓紧治疗。治疗后使患者全身汗出透彻，才不会伤及五脏，若痈已发四五日，可用灸法泻之。痈肿发生于腋下，色赤而坚硬的，叫作米疽。应该用细长的砭石稀疏地砭刺患部，然后涂上炼净的猪油，不必包扎，六天左右便可痊愈。如若痈疽坚硬但没有溃破，则是马刀挟瘿，应当急速治疗。发生于胸部的痈疽，叫作井疽，其外形如大豆。若发病后三四天内不及早治疗，邪毒就会向下发展入腹；若再不治疗，患者七天就会死亡。生于胸部两侧的叫甘疽，

其形状像枳实和瓜蒌，色青，患者时常恶寒发热。应当急速治疗，清热除寒；若未及时治疗，迁延十年也不免于死，死后破溃出脓。痈疽发于两胁的，叫作败疵，属于妇科病。若经久迁延不愈，就会形成大脓疡，其中生有赤小豆大的肉芽。治疗时，可用连翘的根和枝叶以及赤松子根各一件，用水一斗六升煎至三升，乘热强饮，然后令患者将衣服穿厚，坐在盛有热汤的锅上，熏熨使其全身汗出，即可治愈。痈疽发生在大、小腿部的，叫作股胫疽。其外形与色泽没有明显的变化，痈脓靠近于骨部，这种病邪盛毒深，应当及时治疗，否则四十天就会死亡。痈疽发生在骶尾部尖端的，叫作锐疽。其外形大而坚硬红赤，应当立即治疗，若未及时治疗，三十日就会死亡。痈疽发生在股部内侧的，叫作赤施。不及时治疗，六日就会死亡；若两大腿内侧同时发病而未及时治疗，六十日就会死亡。痈疽发生于膝部的，叫作疵痈，外形肿大，皮色不变。若局部寒热坚硬，则不能砭刺治疗，误用砭刺治疗，患者就会死亡；须待患处柔软成脓，颜色改变，方可用砭石刺破以排脓泄毒。发生于关节部位的各种痈疽，且上下左右相应的，均是不可治愈之症。发于四肢外侧等阳部的，一百天就会死亡；生于四肢内侧等阴部的，四十天就会死亡。痈疽发生在胫部的，叫作兔啮。其外形好像红豆而深至骨部，应急速治疗，若不及时治疗就会危及生命。痈疽发生于内踝的，名叫走缓。其痈肿的外形皮色没有明显变化。治疗时，可用砭石多次砭刺患部，使热清寒除，则患者可愈。痈疽发生于足背上下的，叫作四淫。其外形肿大，若不急速治疗，一百天就会死亡。痈疽生

于足旁的，叫作厉痈。其外形不大，始发于足小指部，应抓紧治疗。若其色黑不退，则是病情逐渐加重，将成为不治之症，一百天就会死亡。痈疽生于足指的，叫作脱疽。其外形颜色赤黑的，为不可治愈的死证；不赤黑的，是毒气尚轻，尚可救治。若治疗后病势仍不衰退，应立即截去足趾，否则毒气内攻于脏则必然死亡。

黄帝问：什么叫痈呢？岐伯回答：营气积聚留滞于经络之中，则血液凝滞不行，卫气也因之不能畅通，阳气不能运行于外，从而壅积于内，故而发热；若大热不止，热毒炽盛，则肌肉腐烂化脓，但脓毒较浅，不致从浅表部位内陷至骨髓，因此，骨髓不会消烁焦枯，五脏也不会受到伤害，这就叫痈。问：什么叫疽？答：热邪极盛，脓毒深陷于筋髓骨肉，内攻五脏，使血气枯竭，患处下部的筋骨肌肉也溃烂无余，这就叫作疽。疽与痈的区别是疽的皮色晦暗无泽且坚硬，像牛颈项部的皮一样；痈的皮薄而有光泽。问：有的患者因疽病而死，这是什么道理呢？答：人的身体有五处重要部位：一是伏兔，二是腓部，三是背部，四是五脏的背俞处，五是项部。这五处生疽往往可致患者死亡。问：人的身体外形是怎样与九野相应的呢？答：下面我就谈谈身形与九野相应的情况。左手应立春，其日应在戊寅己丑；左胁应春分，其日应在乙卯；左足应立夏，其日应在戊辰己巳；胸、喉、头部应夏至，其日应在丙午；右手应立秋，其日应在戊申己未；右胁应秋分，其日应在辛酉；右足应立冬，其日应在戊戌己亥；腰、骶尾部及前后二阴应冬至，其日应在壬子；六腑及膈下肝、脾、肾三脏应中州，针刺人身各部位时，

应注意禁忌日。如果是"太乙所在之日"，即正交八节（立春、立夏、立秋、立冬；春分、秋分；夏至、冬至）的那一天，以及各个戊日及己日，均为禁忌日。掌握了上述九个相应关系，并善于测候八方当令节气的所在，及其相应身体左右上下的各部位，若某个部位发生痈肿，治疗时，不要在该部位相应的那个日子采取破溃排脓法治疗，因为这一天是该部位根据时令节气，不宜针刺的日期，也叫天忌日。

五子日的子时，五丑日的丑时，五寅日的寅时，五卯日的卯时，五辰日的辰时，五巳日的巳时，五午时的午时，五未日的未时，五申日的申时，五酉日的酉时，五戌日戌时，五亥日的亥时，以上这些时间内病发痈肿的，均不能治愈。

【导读】本篇主要论述风寒邪气侵犯人体，使经脉不能畅通而发生的痈疽、厉风、浸淫疮等病的病机、症状、治疗和预后。

卷 十 二

欠哕唏振寒噫嚏亸泣出太息涎下耳鸣啮舌善忘善饥第一

【原文】黄帝问曰：人之欠者，何气使然？

岐伯对曰：卫气昼行于阳，夜行于阴，阴主夜，夜主卧。阳主上，阴主下，故阴气积于下，阳气未尽，阳引而上，阴引而下，阴阳相引，故数欠[1]。阳气尽，阴气盛，则目瞑；阴气尽，阳气盛，则寤。肾主欠，故泻足少阴，补足太阳[2]。

曰：人之哕者何？

曰：谷入胃[3]，胃气上注于肺。今有故寒气与新谷气俱还入于胃，新故相乱，真邪[4]相攻，相逆[5]，复出于胃，故为哕。肺主哕[6]，故补手太阴，泻足太阴[7]；亦可以草刺其鼻，嚏而已；无息而疾[8]引之立已；大惊之亦可已。

曰：人之唏者何？

曰：此阴气盛而阳气虚，阴气疾而阳气徐，阴气盛而阳气绝，故为唏。唏[9]者，阴盛阳绝，故补足太阳，泻足少阴[10]。

曰：人之振寒者何？

曰：寒气客于皮肤，阴气盛阳气虚，故为振寒寒栗。补诸阳[11]。

曰：人之噫[12]者何？

曰：寒气客于胃，厥逆从下上散，复出于胃，故为噫。补足太阴、阳明（一云补眉本）。

曰：人之嚏者何？

曰：阳气和利，满于心，出于鼻，故为嚏，补足太阳荣[13]、眉本（一云眉上）。

曰：人之亸[14]者何？

曰：胃不实则诸脉虚，诸脉虚则筋脉懈惰，筋脉懈惰则行阴[15]用力，气不能复，故为亸。因其所在补分肉间。

曰：人之哀而泣涕[16]者何？

曰：心者，五脏六腑之主也；目者，宗脉[17]之所聚也，上液[18]之道也[19]；口鼻者，气之门户也。故悲哀愁忧则心动，心动则五脏六腑皆摇，摇则宗脉感，宗脉感则液道开，液道开故涕泣出焉。液者，所以灌精濡空窍[20]者也，故上液之道开则泣，泣不止则液竭，液竭则精不灌，精不灌则目无所见矣，故命曰夺精。补天柱经侠颈，侠颈者，头中分也。

曰：有哭泣而泪不出者，若出而少涕，不知水所从生，涕所从出也？

曰：夫心者，五脏之专精[21]也，目者其窍，华色其荣。是以人有德[22]，则气和[23]于目，有亡忧知[24]于色。是以悲哀则泣下，泣下水所由生也。众精者，积水也（《素问》作水宗）；积水者，至阴也；至阴者，肾之精也。宗精[25]之水所以不出者，是精持之也，辅之裹之，故水不行也。夫气之传也[26]，水之精为志，火之精为神，水火相感，神志俱悲，是以目之水生[27]也。故谚[28]言曰：心悲又名曰志悲[29]。志与心精共凑于目也，是以俱悲则神气传于心，精上下[30]传于志而志独悲，故泣出也。泣涕者，脑也；脑者，阳也（《素问》作阴）；髓者，骨之充也，故脑渗为涕。志者，骨之主也，是以水流涕从之者，其类[31]也。夫涕之与泣者，譬如人之兄弟，急则俱死，生则俱生（《太素》作出则俱亡），其志以早[32]悲，是以涕泣俱出而相从者，所属之类也。

曰：人哭泣而泣不出者，若出而少，涕不从之，何也？

曰：夫泣不出者，哭不悲也。不泣者，神不慈也。神不慈，则志不悲，阴阳相持，泣安能独来？夫志悲者惋，惋则冲阴[33]，冲阴则志去目[34]，志去则神不守精，精神去目，涕泣出也。

夫经言乎，厥则目无所见（自涕之与泣者已下至目光无所见原本漏，今以《素问》《灵枢》补之）。

夫人厥则阳气并于上，阴气并于下。阳并于上，则火独光也；阴并于下，则足[35]寒，足寒则胀[36]。夫一水不能胜五[37]火[38]，故目盲[39]。是以气冲风，泣下而不止，夫风之中目也，阳气内守于精，是火气燔目，故见风则泣下也。有以比之，夫（《素问》下有火

字）疾风生，乃能雨，此之类也（《九卷》言其形，《素问》言其情，亦互相发明也）。

曰：人之太息者何？

曰：忧思则心系[40]急，心系急则气道约，约则不利，故太息以伸出之[41]。补手少阴、心主[42]、足少阳留之[43]。

曰：人之涎下者何？

曰：饮食皆入于胃，胃中有热，热则虫动，虫动则胃缓，胃缓则廉泉开，故涎下[44]。补足少阴[45]。

曰：人之耳中鸣者何？

曰：耳者，宗脉之所聚[46]也，故胃中空[47]，空则宗脉虚，虚则下溜[48]，脉有所竭者，故耳鸣。补客主人、手大指甲[49]上与肉交者。

曰：人之自啮[50]舌者何？

曰：此厥逆走上，脉气皆[51]至[52]也。少阴气至，则自啮舌；少阳气至，则啮颊；阳明气至，则啮唇矣。视主病者补之[53]。

曰：人之善忘者何？

曰：上气不足，下气有余，肠胃实而心肺虚。虚则荣卫留于下[54]，久不以时上，故善忘也。

曰：人之善饥不嗜食者何也？

曰：精气并于脾，则热留于胃，胃热则消谷，消谷故善饥；胃气逆上，故胃脘塞，胃脘塞故不嗜食。

善忘及善饥，先视其腑脏，诛其小过[55]，后调其气，盛则泻之，虚则补之。

凡此十四[56]邪者，皆奇邪走空窍者也。邪之所在，皆为不足[57]。故上气不

足，脑为之不满，耳为之善鸣，头为之倾，目为之眩。中气不足，溲便为之变，肠为之善鸣，补之足外踝下留之[58]。下气不足，则乃为痿厥，心闷[59]，急刺足大指上二寸留之。一曰补足外踝下留之。

【注释】

[1] 数欠：即呵欠频作，为欲眠或精神疲倦的表现。《类经·口问十二邪之刺》注："欠者，张口呵吸，或伸臂展腰，以阴阳相引而然也……故人于欲卧未卧之际，欠必先之者，正以阳气将入阴分，阴积于下，阳犹未静，故阳欲引而升，阴欲引而降，上下相引，而欠由生也。今人有神疲劳倦而为欠者，即阳不胜阴之候。"

[2] 泻足少阴，补足太阳：《灵枢注证发微》注："以足少阴肾经有邪，故不能瞑，宜泻其照海穴；阳跷虚故多欠，宜补足太阳膀胱经之申脉穴也。"

[3] 胃：《灵枢·口问》《太素·十二邪》作"于胃"。

[4] 真邪：真，指真气。邪，指寒气。

[5] 相逆：《灵枢·口问》作"气并相逆"。

[6] 肺主哕（yuě）：《类经·口问十二邪之刺》注："上文言哕出于胃，此言哕主于肺，盖寒气上逆而为哕，气病于胃而主于肺也。"哕，此处指呃逆。

[7] 足太阴：《灵枢·口问》《太素·十二邪》均作"足少阴"。

[8] 疾：《灵枢·杂病》《太素·疗哕》作"疾迎"。

[9] 唏：同欷。人在悲泣时的抽咽称为唏。此处"唏"原无，据《灵枢·口问》《太素·十二邪》补。

[10] 补足太阳，泻足少阴：《类经·口问十二邪刺》注："当亦是阳跷申脉，阴跷照海也。"

[11] 补诸阳：《类经·口问十二邪刺》注："补诸阳者，凡手足三阳之原、合及阳跷等穴，皆可酌而用之。"

[12] 噫：嗳气之意。

[13] 荣：《太素》卷二十七《十二邪》杨注："太阳荣在通谷，足指外侧本节前陷中。"据杨注，"荣"应作"荥"。

[14] 𡠹（duǒ）：下垂之意，指肢体疲困、全身无力的懈惰状态。

[15] 行阴：指房事。

[16] 涕：《灵枢·口问》《太素·十二邪》作"涕出"。

[17] 宗脉：宗，众也。宗脉，即许多脉的聚集处。

[18] 上液：上，指头面。上液，即出于头面诸窍的液体，如泪、涕等。

[19] 目者，宗脉之所聚也，上液之道也：《类经·口问十二邪刺》注："宗，总也。凡五脏六腑之精气，皆上注于目而为之精，故目为宗脉之所聚，又为上液之道。"

[20] 灌精濡空窍：灌，渗灌之意。精，即津液。灌精濡空窍，即渗灌津液以濡润孔窍。

[21] 夫心者，五脏之专精：指五脏之精气，均为心所主持。《素问·解精微论》王注："专，任也，言五脏精气，任心之所使，以为神明之府，是故能焉。"

[22] 德：《素问·解精微论》新校正云：《太素》"德"作"得"。

[23] 和：相应的意思。《太素·水论》作"知"。

[24] 知：见的意思。

[25] 宗精：指水液化生的精气，由肾中精气所主持。《类经·涕泪》注："五液皆宗于肾，故又曰宗精，精能主持水道，则不使之妄行矣。"

[26] 夫气之传也：《素问·解精微论》《太素·水论》均无此五字。

[27] 生：《太素》卷二十九作"不生"。

[28] 谚：在群众中流传的成语。

[29] 心悲又名曰志悲：因心肾相交，心动而波及肾。《素问集注》张志聪注："夫心肾相

通，神志交感，心悲而未有不动其志者，故谚有之曰，心悲名曰志悲。"

[30] 下：《素问·解精微论》《太素·水论》作"不"。

[31] 其类：《素问·解精微论》作"其行类"。《太素·水论》作"行其类"。

[32] 早：《太素·水论》作"摇"。

[33] 怆则冲阴：怆，凄惨的意思。冲，冲动之意。阴，指脑。怆则冲阴，指凄惨之意冲动于脑。

[34] 目：原无，据《太素·水论》补。

[35] 足：《太素·水论》作"手足"，下同。

[36] 阳并于上……足寒则胀：《类经·涕泣》注："并，偏聚也。火独光，阳之亢也。厥因气逆，故阴阳各有所并，并则阴气不降，阳气不升，故上为目无所见，而下为足寒。阴中无阳，故又生胀满之疾。"

[37] 五：《太素·水论》作"两"。

[38] 一水不能胜五火：《素问·解精微论》王注："一水目也，五火谓五脏之厥阳也。"

[39] 目盲：《素问·解精微论》作"目眦盲"，《太素·水论》作"目眦而盲"。《素问》新校正引本经作"目眦"。

[40] 心系：即维系于心脏的脉络。

[41] 太息以伸出之：指通过太息而舒伸其胸中郁闷之气。《太素·十二邪》注："忧思劳神，故心系急，心系连肺，其脉上迫肺系，肺系为喉通气之道，既其被迫，故气道约不得通也，故太息出气以伸出之。"

[42] 心主：指手厥阴心包经。

[43] 留之：《类经·口问十二邪刺》注："助木火之脏，则阳气可舒，抑郁可解，故皆宜留针补之。"

[44] 胃缓则廉泉开，故涎下：指口涎的分泌，从廉泉来。《太素·十二邪》注："廉泉，舌下孔，通涎道也。人神守则其道不开，若为好味所感，神者失守，则其孔开涎出也。亦因胃热

虫动，故廉泉开涎因出也。"涎下，流口水之意。

[45] 补足少阴：《类经·口问十二邪刺》注："肾为胃关而脉系于舌，故当补之，以壮水制火，则液有所主，而涎自止也。"

[46] 耳者，宗脉之所聚：《太素·十二邪》注："入耳有手、足少阳、太阳及手阳明等五络脉，皆入耳中，故曰宗脉所聚也。"

[47] 空：此下原有"空"字，据《灵枢·口问》《太素·十二邪》删。

[48] 下溜：即下流。

[49] 甲：《灵枢·口问》《太素·十二邪》作"爪甲"。

[50] 啮：咬之意。

[51] 皆：《灵枢·口问》《太素·十二邪》均作"辈"，义长。

[52] 脉气皆至：《类经·口问十二邪刺》注："厥逆走上，则血涌气腾，至生奇疾，所至之处，各有其部，如少阴之脉行舌本，少阳之脉循耳颊，阳明之脉环唇口，故或为肿胀，或为怪痒，各因其处，随而召之，不独止于舌也。"

[53] 视主病者补之：即视其所咬部位所在经脉，施行补法。

[54] 荣卫留于下：《灵枢集注》张志聪注："夫营卫生于中焦之阳明，运行于形身之外内。气者，先天之真元，生于下焦精水之中，上通于心肺，环转于上下。上气不足，下气有余，则肠胃实而心肺虚矣，虚则营卫留于下。"

[55] 诛其小过：祛其微邪的意思。

[56] 十四：《灵枢》《太素》均作"十二"。本篇将"人之善忘"及"人之善饥不嗜食"二证移至此，故曰"十四"邪。

[57] 邪之所在，皆为不足：《太素·十二邪》注："邪气所至之处，损于正气，故令人不足为病也。"《类经·口问十二邪之刺》注："惟正气不足，然后邪得乘之。"二说似异而实同，惟一指受邪之后，一指受邪之前。

[58] 补足之外踝下留之：张景岳："此昆仑也，为足太阳所行之经。凡于上、中、下气虚之

病，皆可留针补之。"

[59] 心闷：《类经·口问十二邪之刺》注："下气不足则升降不交，故心气不舒而为悗闷。"

【语译】 黄帝问：人打呵欠，是什么原因呢？

岐伯回答：卫气白天行于阳分，夜间行于阴分，夜属阴，阴主静，所以夜晚人就要睡觉。阳气升发而向上，阴气主降而向下，所以当阴气留积于下，阳气开始入于阴分，但还没有尽入，阳引阴气向上，阴欲引阳向下，阴阳之气上下相引，因此呵欠频作。等到阳气尽入阴中，阴气盛，则闭目睡眠；阴气渐退，阳气充盛时，人就会清醒。对于呵欠连连这样的病，应该从肾上主治，当泻足少阴肾经，补足太阳膀胱经。

问：人患呃逆是什么原因呢？

答：饮食物入胃，经过胃的腐熟、脾的运化，将精微物质上注于肺。胃中原有的寒气与新入的谷气，都积聚于胃中，相互混杂，胃气与寒邪相互搏击，使气不下行，逆出于胃，因而发生呃逆。气病于胃而主在肺，因此，治疗时可补手太阴肺经，以增强其主气与主宣发肃降的功能，可以泻足太阴脾经，脾与胃相表里，泻脾以达到降胃气的目的；也可用草刺激鼻孔，使患者喷嚏便可止住呃逆；或快吸一口气，屏住呼吸，以吸入之气，迎其上逆之气，引其下行，也可奏效；或突然惊吓患者，惊则气下，也可以止住呃逆。

问：人有时候唏嘘抽咽，是什么原因？

答：这是由于阴气盛而阳气虚，阴气疾急而阳气徐缓，甚至阴气充盛而阳气衰微。唏嘘抽咽的病机是阴气充盛而阳气阻绝，所以在治疗时，补足太阳以宣发阳气，泻足少阴以抑制阴气。

问：人出现恶寒战栗，是什么原因？

答：寒邪侵犯肌肤，阴寒之气偏盛，体表阳气偏虚，不能发挥温煦作用，所以出现恶寒战栗的症状。治疗时，应当取诸阳经的穴位行补法。

问：嗳气是什么原因呢？

答：寒气侵入胃中，阴遏中阳，胃气不能顺降而厥逆，逆气从下而上散，复从胃中上出，便发生嗳气。治疗时，可取足太阴及足阳明经腧穴，行补法，以振奋中焦阳气。

问：人打喷嚏是什么原因？

答：阳气和利，布满心胸而上出于鼻，成喷嚏。治疗时应补足太阳膀胱经的荥穴通谷，以及眉根部的攒竹穴。

问：人发生全身无力、肢体下垂的軃病，是什么原因呢？

答：胃气虚，不能受纳及腐熟水谷精微以充养，以致全身经脉皆虚，经脉空虚则筋失所养而疲困无力，在这种情况下，若再费力强行房事，元气必然受损而不易恢复，因此发生肢体疲困下垂的軃病。治疗时，应根据病变所在部位，在分肉间施行补法。

问：人悲哀而涕泪俱出，是什么原因呢？

答：心是五脏六腑的主宰；目是五脏六腑精气上注聚会之处，也是眼泪出来的道路；口和鼻，是呼吸之气出入的门户。所以悲哀忧愁则心神不宁，心神不宁则五脏六腑都随之而动，脏腑动则宗脉也必然产生感应，于是液道开启，涕泪就由此而出。津液是渗灌孔窍的，具有濡润的作用。如果头面部液道开放，泪流不止，就会使津液枯竭，液竭则不能上注空窍，津液不能上注于目，则双目失明，这种情况就叫作"夺精"。治疗时应补足太阳膀胱经的天柱穴，该穴在挟颈项的两旁，即在头部中线的两侧。

问：有的人在哭泣的时候不流泪，或虽有流泪，但鼻涕却少，不知水液是何处生，鼻涕是哪里来的？

答：五脏的精气，均为心所主持，心藏神，神外现于目，因此双目为心之外窍，面部的色泽是心的外荣。因而人在得意的时候，可以从眼睛反映出来，失意的时候，可以从面部的气色观察到。所以悲哀则流泪，泪是水液所生的。人体所有的精气，都是由水液积聚化生的；水液积聚之处是至阴；所谓至阴，是指肾中的精气。水液化生的各种精气是由于肾中精气的主持，才不会随便溢出，辅之裹之，水液才不至于妄行。人体精气的传化是，肾属水，水之精为志；心属火，火之精为神。水火相互感应，则神与志均可生悲，所以双目才会有泪。因此俗话说：心悲又叫作志悲。肾与心的精气都上注于目，所以当神志俱悲时神气内传于心，精气随即向上不传于志，则肾志独悲，失去了主持水液的功能，故而流出眼泪。哭泣时流涕，是由于脑的关系；脑，位于头部，部位上属阳；脑又为髓海，髓属阴，充满于骨空，藏于脑，鼻窍通脑，所以脑中水液渗入鼻中为涕。肾主骨生髓，髓是由水液来补充的，肾之阴又为元阴，因而水液骨髓都是由肾来主持的。流泪的时候鼻涕也随之外出，是因为涕泪是属于同类的关系。涕与泪好像兄弟一样，急则同死，生则同生，当志悲时涕泪同出，就是因为它们都是水液，是同类相从的缘故。

问：有的人在哭泣时不流泪，或虽然流泪但很少，也不流涕，这是什么原因呢？

答：哭泣时不流泪，是由于不悲伤。不流泪的，是心不慈。心不慈则肾志不悲，肾阴与心阳各持已位，眼泪怎么能够流出来呢？当悲哀凄惨的时候，冲动于脑，因而肾志不守于目，志不守目，则神也不能守精，精与神均不能输注于目，所以眼泪和鼻涕都流出来了。

经书上说，厥气上逆，则眼睛看不到东西。

当人有厥逆之气的时候，则阳气偏聚于上，阴气偏聚于下。阳聚于上，则上部之火独亢；阴偏聚于下，则足部寒冷。足部寒冷亦为阳虚于下，气不运化而生胀满。由于目这一水不能胜过五脏的逆阳，所以失明。迎风流泪不止的，是由于风邪侵入目中，阳气内守于精，风为阳邪，两阳相煽，火气煽目，所以迎风流泪。有这样的比喻，满天阴云，大风聚起，才能够下雨。与这类似。

问：人叹息是什么原因呢？

答：忧愁思虑，会使维系于心脏的脉络拘急，心的脉络拘急，气道就会受到约束，从而使气机不能通利，所以要长叹息，使约束抑郁之气得以伸展。治疗时应补手少阴心经、手厥阴心包经、足少阳胆经，采用留针的方法。

问：人流口涎是什么原因？

答：饮食物皆入于胃中，如果胃中有热，则肠中的寄生虫因热扰而骚动不安，虫动则胃弛缓，胃弛缓则廉泉开，不能摄纳口液，因而口涎流出。肾脉系于舌，所以治疗时应补足少阴肾经，壮水以制火，胃热得清，流涎便止。

问：人出现耳鸣，是什么原因？

答：耳是手足各经脉的会聚之处。胃为水谷之海，其与脾所受纳运化的水谷精微是人体赖以生存的物质基础。因此胃中水谷不足，则宗脉必虚，虚则阳气不升而下溜，致使上部脉中气血衰竭，所以出现耳鸣。治疗时可补足少阳胆经的客主人穴，以及手大指爪甲角的少商穴。

问：人自己咬舌，是什么原因？

答：这是由于厥逆之气上行，影响各种脉气而分别上逆。如少阴之脉抵于舌本，脉气上逆就会咬舌；少阳之脉循耳颊，脉气上逆就会咬颊；阳明之脉环口唇，脉气上逆就会咬口唇。治疗时可根据所咬部位归经，施行补法。

问：有的人健忘，是什么原因？

答：上部脏气不足，下部脏气有余，亦即肠胃之气实，心肺之气虚。心肺之气虚，则营卫留滞于肠胃较久，不能按时循行于上，因此健忘。

问：有的人容易饥饿但又不想吃东西，是什么原因？

答：如果水谷的精气都聚于脾，则胃中阴液不足，不足则生内热，胃热则易腐熟水谷，所以容易饥饿；胃喜润恶燥，胃热生燥则气逆不降，使胃脘滞塞不通，所以又不想吃东西。

健忘与善饥，首先应辨明脏腑的寒热虚实，祛除微邪，然后调整脏腑气机，邪气盛的用泻法，正气不足的用补法。

上述这十四种邪气，都是奇邪侵入空窍所引起的。凡是邪气留居的部位，正气都是不足的。所以，上部的正气不足，则脑髓空虚，就会出现耳鸣、头重不支、视物不明。中部的正气不足，脾失健运，就会出现大小便失常、肠鸣，可取足太阳膀胱经的昆仑穴行补法并留针。下部的正气不足，就会出现肢体痿弱清冷、心中满闷不舒的症状，应急刺足大指上两寸处，足厥阴肝经的太冲穴，并留针。另一种说法是可以补外踝后足太阳膀胱经的昆仑穴，并留针。

【导读】十二奇邪与发病的关系

本篇在论述了十二种病症的病因病机与治疗后指出，"凡此十二邪者，皆奇邪走空窍者也"，说明以上十二种病症的病因非一般疾病"皆生于风雨寒暑，阴阳喜怒，饮食居处"，其病位在上部头面孔窍，包括耳、目、舌、鼻等。概言之，以上奇邪无外阴盛阳虚（欠、嚏、振寒、嚲），胃气上逆（哕、噫），脏腑精气虚弱（涎下、嚲、耳鸣、哀而泣涕出），经气逆乱（自啮舌），气滞于内（太息），皆为头面孔窍正气不足而病邪上走所致，与寻常外感风寒、内伤七情等病因不同，且这些病症在文献记载中也少见到，故只能从先师口中问得，口耳相传，故名"奇邪"。正如张介宾所说："不同常疾，故曰奇邪。"现在看来，欠、嚏、涎下、嚲、哀而泣涕出、自啮舌等病症中所述的病因或机制在书籍中仍少见论及，还需口耳相传而知之。

关于十二奇邪的发病，文中指出"邪之所在，皆为不足"，即取决于正邪的盛衰，强调正气在奇邪发病中的作用，这与《内经》中"邪之所凑，其气则虚""正气存内，邪不可干"及"两虚相得，乃客其形"的重视正气的思想是一脉相承的，故张介宾曰："惟正气不足，然后邪得乘之，故七十五难曰：不能治其虚，安问其余？则深意可知矣。"可见，中医在发病学上重视正气，在临床治疗上强调扶正培本，有重要的指导意义。因此，本文进一步指出，"上气不足，脑为之不满，耳为之善鸣，头为之倾，目为之瞑。中气不足，溲便为之变，肠为之善鸣……下气不足，则乃为痿厥，心闷"，把对头面孔窍病的论述扩大到全身各部疾病，而以上、中、下三部分类，并得出气不足的共性。李东垣在《脾胃论》卷中注云："此三元真气衰惫，皆由脾胃先虚而气不上行之所致也。"创用益气聪明、补中益气等方，而均以补中益气升阳立法，临床用于头面孔窍、躯干四肢、内脏各部病症的治疗，凡见中气虚者皆屡验不爽，也是《内经》理论指导实践的实例之一。联系文中哕、啘、噫、耳鸣等奇邪病症与胃的关系，而针补太阴、阳明，可谓针药一理；再对照《素问·通评虚实论》之"头痛耳鸣，九窍不利，肠胃之所生也"，也可见头面孔窍病与脾胃的关系至为密切（参《黄帝内经注评》）。

寒气客于厌发喑不能言第二

【原文】黄帝问曰：人之卒然忧恚[1]而言无音者，何气不行？

少师对曰：咽喉[2]者，水谷之道路也。喉咙[2]者，气之所以上下者也。会厌者，音声之户也[3]。唇口[4]者，音声之扇也[5]。舌者，音声之机也[6]。悬痈[7]垂者，音声之关也。颃颡者，分气之所泄也[8]。横骨[9]者，神气之所使，主发舌者也。故人之鼻洞[10]涕[11]出不收者，颃颡不闭[12]，分气失也。其厌小而薄，则发气疾，其开合利，其出气易；其厌大而厚，则开合难，其出气迟，故重言[13]也。所谓吃者，其言逆，故重之[14]。卒然无音者，寒气客于厌[15]，则厌不能发，发不能下至其机扇，机扇开合不利，故无音。足少阴之脉上系于舌本，络于横骨，终于会厌，两泻血脉，浊气乃辟。会厌之脉，上络任脉，复取之天突，其厌乃发也。

暴喑气硬[16]，刺扶突与舌本出血。喑不能言，刺脑户。暴喑不能言，喉嗌痛，刺风府。舌缓，喑不能言，刺喑门。喉痛，喑[17]不能言，天突主之。暴喑气硬，喉痹咽痛[18]，不得息，食饮不下，天鼎主之。食饮善呕，不能言，通谷主之。喑不能言，期门主之。暴喑不能言，支沟主之。喑不能言，合谷及涌泉、阳交主之。

【注释】

[1] 恚（huì）：怨恨之意。

[2] 咽喉、喉咙：《类经·卒然失音之刺》注："人有二喉，一软一硬。软者居后，是谓咽喉，乃水谷之道，通于六腑者也。硬者居前，是谓喉咙，为宗气出入之道，所以行呼吸，通于五脏者也。"

[3] 会厌者，音声之户也：《类经·卒然失音之刺》注："会厌者，喉间之薄膜也，周围会合，上连悬雍，咽喉食息之道得以不乱者，赖其遮厌，故谓之会厌，能开能阖，声由以出，故谓之户。"

[4] 口：《病源》卷一《风失音不语候》及《灵枢略》均无，疑衍。

[5] 唇口者，音声之扇也：扇，门户之意。形容口唇的张合像门扇一样。

[6] 舌者，音声之机也：张志聪："舌动而后能发言，故为音声之机。"

[7] 痈：据文意及《灵枢·忧恚无言》应改为"雍"。

[8] 颃（háng）颡（sǎng）者，分气之所泄也：颃颡，即后鼻道。张志聪："颃颡者，腭之上窍，口鼻之气及涕唾，从此相通，故为分气之所泄，谓气之从此而分出于口鼻也。"

[9] 横骨：此指舌骨。

[10] 鼻洞：《千金》卷六上第一引《素问·气厥论》"鼻渊"作"鼻洞"。本经卷十二第四"鼻渊"，注云"一作洞"。即鼻渊，疑为唐人因避高祖李渊讳，故改"渊"为"洞"。

[11] 涕：同涕。

[12] 闭：《灵枢·忧恚无言》作"开"。

[13] 重言：即口吃。

[14] 所谓吃者，其言逆，故重之：《灵枢·忧恚无言》无此十字。《灵枢略》有"所谓吃者，其言重"，作细书小字。故此十字，疑后人粘注，混入正文。

[15] 厌：《病源》卷一《风失音不语候》及《卫生宝鉴·咽喉口齿门》引《针经》均作"会厌"。

[16] 硬：《外台》卷三十九作"哽"。

[17] 喉痛，喑：《外台》卷三十九作"暴喑"。

[18] 痛：《外台》卷三十九作"肿"。

【语译】 黄帝问：有的人由于突然忧虑或愤怒，说话发不出声音，这是什么气阻塞不行？

少师回答：咽部是饮食水谷入胃的道路。喉咙通于肺，是呼吸之气上下出入的要道。会厌在咽喉之间，能开能合，是音声的门户。口唇开合，是发音的门扇。舌动能协助发音，是发音的枢机。悬雍垂是发音成声的关键所在。颃颡是口鼻二窍相通之处，故能将气从此分出于口鼻。舌骨是受神气的支配，为控制舌体运动的枢机。所以，人流涕不止，是颃颡不闭，分气失职的缘故。凡是会厌小而薄的，则发气快，开合通畅流利，出气容易；会厌若是大而厚，则开合不利，出气迟缓，因此说话口吃。所谓口吃，是言语逆而不顺，所以反复重复。突然不能发音的人，是由于会厌受了风寒，气道不利，使会厌不能发动，或虽然能动但不能引动声门，使声门开合不利，所以不能发音。足少阴肾经的经脉上系于舌根，络于舌骨，终止于会厌，治疗时，当取足少阴肾经的经穴，泻两次，浊气才能排除。会厌之脉，又络于任脉，可再取任脉的天突穴，会厌就能恢复开合，发出声音。

突然失音，是气机梗塞，应刺扶突与廉泉穴出血。失音不能说话，可针刺脑户穴。突然失音，不能说话，咽喉疼痛，可刺风府穴。舌弛缓失音，不能说话，可刺喑门穴。喉痛失音，不能说话，可刺天突穴。突然失音，气机阻塞，喉痹咽痛，呼吸困难，饮食难以咽下，可刺天鼎穴治疗。进食后时常呕吐，不能说话，可取通谷穴治疗。肝火上逆而致的失音，不能说话，可取期门穴主治。突然失音，不能说话，可刺支沟穴治疗。失音不能说话，可取合谷、涌泉及阳交穴，滋肾水，降燥火。

【导读】

1. 声音产生的机制

人之所以能发出声音，是由于喉咙、会厌、口唇、悬雍垂、颃颡、横骨、舌的协同作用：喉咙是发音的主要器官，靠气的鼓动而发音；会厌位于喉间，能开能合，相当于发音的门户；口唇启闭类似窗户的开合，声音于此而发扬于外；舌的活动是形成语言声音的机要部位；悬雍垂位于冲要部位，是声音发出的关隘；颃颡为呼吸出入分气之路，与声音的共鸣有密切的关系；横骨位于舌根，与舌的活动相关。语言与声音受意识的支配，属于神活动的范围。在神的统帅下，通过经络系统的联络沟通，各个器官密切合作，进行有条不紊的活动，声音就自然产生且洪亮。另外，本篇中"厌小而薄，则发气疾，其开合利，其出气易；其厌大而厚，则开合难，其出气迟，故重言也"，论述了会厌的大小厚薄与发音有关。会厌的大小，口唇的闭合，舌的长短、大小、厚薄，悬雍垂的位置，舌骨的活动，以及软腭后鼻道是否通畅，皆是影响声音大小、声调高低强弱的因素。

2. 失音的病因病机与治疗

本文从两方面阐述了失音的病因病机，一是突然的精神刺激，超越人体自身的调节能力，可以出现失音，即"人之卒然忧患而言无音者"。二是外感寒邪，肺失宣降，气道不畅，会厌开阖失度而失音，即"卒然无音者，寒气客于厌，则厌不能发，发不能下至其机扇，机扇开合不利，故无音"。本文论述的失音皆为猝然产生的实证，故针刺治疗，"两泻血脉，浊气乃辟"，是符合"实则泻之"的治疗原则的。又由于足少阴肾经上系于舌，络于横骨，终于会厌，故治疗上可选天突穴，这是"会厌之脉，上络任脉"的缘故。"两泻血脉"，乃为精辟之言。

目不得眠不得视及多卧卧不安不得
偃卧肉苛诸息有音及喘第三

【原文】黄帝问曰：夫邪气之客于人也，或令人目不得眠者，何也？

伯高对曰：五谷入于胃也，其糟粕、津液、宗气，分为三隧。故宗气积于胸中，出于喉咙，以贯心肺，而行呼吸焉。营气者，泌其津液，注之于脉，化而为血，以营四末，内注五脏六腑，以应刻数[1]焉。卫气者，出其悍气之慓疾，而先行于四末、分肉、皮肤之间，而不休息也，昼行于阳，夜行于阴，其入于阴也，常从足少阴之分间，行于五脏六腑。今邪气客于五脏[2]，则卫气独营[3]其外，行于阳，不得入于阴。行于阳则阳气盛，阳气盛则阳跷满，不得入于阴，阴气虚故目不得眠。治之，补其

不足，泻其有余[4]，调其虚实，以通其道，而去其邪。饮以半夏汤一剂，阴阳已通，其卧立至，此所以决渎壅塞，经络大通，阴阳得和者也。其汤方以流水千里以外者[5]八升，扬之万遍[6]，取其清五升，煮之，炊以苇薪火[7]，沸煮秫米[8]一升，治半夏[9]五合，徐炊令竭为一升半，去其滓[10]，饮汁一小杯，日三，稍益，以知为度。故其病新发者，覆杯则卧，汗出则已矣；久者，三饮而已。

曰：目闭不得视者何也？

曰：卫气行于阴，不得入于阳。行于阴则阴气盛，阴气盛则阴跷满，不得入于阳则阳气虚，故目闭焉（《九卷》

行作留，入作行）。

曰：人之多卧者何也？

曰：此人肠胃大而皮肤涩（《九卷》作湿，下同）。涩则分肉不解[11]焉，肠胃大则卫[12]气行留久，则[13]皮肤涩，分肉不解则行迟。夫卫气者，昼常行于阳，夜常行于阴，故阳气尽则卧，阴气尽则寤。故肠胃大，卫气行留久，皮肤涩，分肉不解，则行迟，留于阴也久，其气不精（一作清），则欲瞑，故多卧矣。其肠胃小，皮肤滑以缓，分肉解利，卫气之留于阳也久，故少卧焉。

曰：其非常经[14]也，卒然多卧者何也？

曰：邪气留于上焦，上焦闭而不通，已食若饮汤，卫气久留于阴而不行，故卒然多卧[15]。

曰：治此诸邪奈何？

曰：先视其腑脏，诛其小过，后调其气，盛者泻之，虚者补之，必先明知其形气[16]之苦乐[17]，定乃取之。

曰：人有卧而有所不安者，何也？

曰：脏有所伤[18]，及情有所倚，则卧不安（《素问》作精有所寄则安，《太素》作精有所倚则不安），故人不能悬其病也[19]。

曰：人之不得偃卧者何也？

曰：肺者脏之盖也。肺气盛则脉大，脉大则不得偃卧。

曰：人之有肉苛[20]者何也？是为何病？

曰：营气虚，卫气实也[21]。营气虚则不仁，卫气虚则不用，营卫俱虚则不仁且不用[22]，肉加苛[23]也。人身与志

不相有也，三十日死[24]。

曰：人有逆气不得卧而有音[25]者，有不得卧而息无音者，有起居如故而息有音者，有得卧行而喘者，有不得卧不能行而喘者，有不得卧，卧而喘者。此何脏使然？

曰：不得卧而息有音者，是阳明之逆也。足三阳者，下行，今逆而上行，故息有音也[26]。阳明者，胃脉也，胃者六腑之海也，其气亦下行。阳明逆不得从其道，故不得卧下。经曰：胃不和，则卧不安，此之谓也。夫起居如故，而息有音者，此肺之络脉逆，不得随经上行[27]下，故留经而不行，络脉之病人也微，故起居如故，而息有音也[28]。夫不得卧，卧则喘者，水气客也。夫水气循津液而留（《素问》作流）者也，肾者，水脏，主津液，主卧与喘也[29]。

惊不得眠，善断水气上下，五脏游气[30]也，三阴交[31]主之。不得卧，浮郄主之。身肿[32]皮肤[33]不可近衣，淫泺苛获[34]，久则不仁，屏翳[35]主之。

【注释】

[1] 刻数：古代滴水计时方法。一个昼夜，分为一百刻，用以计算时间。营气循行于周身，一昼夜为五十周次，恰与百刻之数相应。

[2] 五脏：《灵枢·邪客》《外台》卷十七《虚劳虚烦不得眠》均作"五脏六腑"。《病源》卷三《虚劳不得眠候》《太素·营卫气行》均作"脏腑"。

[3] 营：《灵枢·邪客》《太素·营卫气行》作"卫"。

[4] 补其不足，泻其有余：不足指阴气，有余指阳气。《类经·不卧多卧》注："补其不足，即阴跷所出，足少阴之照海也。泻其有余，即阳

跷所出，足太阳之申脉也。"

[5] 流水千里以外者：习称"长流水"，前人认为以之煎药，有通滞开塞作用。《内经知要·病能》注："千里流水，取其流长源远，有疏通下达之义也。"

[6] 扬之万遍：习称"甘澜水"，又称"劳水"。《内经知要·病能》注："扬之万遍，令水珠盈溢，为甘澜水，可以调和阴阳。"

[7] 苇薪火：《内经知要·病能》注："炊以苇薪者，取其火烈也。"

[8] 秫米：指高粱米。

[9] 治半夏：即经过炮制的半夏。

[10] 柤（zhā）：即药渣。

[11] 解：张景岳："解，利也。"

[12] 卫：原作"胃"，据《灵枢·大惑论》《太素·七邪》改。

[13] 则：《灵枢·大惑论》《太素·七邪》无。

[14] 非常经：常经，即经常。非常经，即不是经常发生的。

[15] 卒然多卧：《类经·不卧多卧》注："邪气居于上焦，而加之食饮，则卫气留闭于中，不能外达阳分，故猝然多卧。"

[16] 气：《灵枢·大惑论》作"志"。

[17] 形气之苦乐：《类经·不卧多卧》注："盖苦者忧劳，多伤心肺之阳。乐者纵肆，多伤脾肾之阴。"《灵枢集注》张志聪注："盖志者，精神魂魄志意也。形者，荣卫血气之所荣也。故志苦则伤神，形劳则伤精气矣。"

[18] 脏有所伤：指五脏受到损伤，皆能使人卧不安。《类经·不得卧》注："如七情劳倦，饮食风寒之类皆是也。"

[19] 不能悬其病也：即是说不能悬置其病而不论。悬，搁置不论的意思。

[20] 肉苛：即肌肉顽麻沉重之症。

[21] 卫气实也：实当改为虚，与下文之意才符。

[22] 不仁且不用：不仁，不知痛痒寒热。

不用，不能举动。

[23] 肉加苛：《素问·逆调论》作"肉如故"。

[24] 三十日死：《素问·逆调论》作"日死"。

[25] 有音：嘉靖本、京师医局本作"息有音"。

[26] 故息有音也：《太素·卧息喘逆》注："阳明为三阳之长，故气下行顺而息调，失和上行逆而有音。"

[27] 行：《素问·逆调论》《太素·卧息喘逆》无。

[28] 故起居如故，而息有音也：《太素·卧息喘逆》注："夫络脉循经脉（原作脉经，疑误，故改）上下而行，络脉受邪，注留于经，病入也甚，故起居不安，息亦有声。今络脉气逆，不循于经，其病也微，所以起居如故息有音也。"

[29] 主卧与喘也：《类经·不得卧》注："水病者，其本在肾，其末在肺，故为不得卧，卧则喘者，标本俱病也。"

[30] 五脏游气：五脏，这里泛指内脏。游气，指游行不散之气。

[31] 三阴交：《外台》卷三十九作"阴交"。

[32] 胕：《外台》卷三十九作"体重"。

[33] 肤：《千金》三十作"痛"。

[34] 苛获：《外台》卷三十九作"瘦疢"。

[35] 屏翳：《外台》卷三十九作"屋翳"。

【语译】黄帝问：邪气侵犯人体，使人不能入眠，是什么原因？

伯高回答：饮食水谷进入胃中，经过消化后，糟粕被排出体外，津液走于中焦，宗气出于上焦，分别为三条道路。所以宗气积于胸中，出于喉咙，贯通心肺，推动心血的运动和呼吸功能。营气出自中焦，泌别津液，渗注于脉中，化生为血，在外营养四肢，在内灌注于五脏六腑，循行于周身，与昼夜时间刻数相应。卫气慓悍滑利，首先运行于四肢、分肉和皮肤之间，而不休止，白天行于阳分，夜晚行于阴分，卫气进入阴分，是以足少阴肾经为起点，然后行于五脏六腑。现在由于邪气侵入五脏，迫使卫气只能行于阳分，而不能入于阴分。由于卫气仅行于阳分，则使在表之阳气偏胜，阳气偏胜则阳跷脉气充满，而不能入于阴分，阴虚阳盛，阴不敛阳，所以不能合目入睡。治疗时，应补其不足，泻其有余，调整阴虚阳盛的病理状况，疏通营卫运行的道路，从而祛除病邪。可饮服半夏汤一剂，使阴阳之气交通，就可立即入睡。这好比是决开了壅塞的水道，使经络畅通，阴阳相和。半夏汤方，是用千里长流水八升，煮的过程中频繁搅扬，取其轻浮在上的清水五升，用芦苇做燃料，大火煮沸后，加入秫米一升，制半夏五合，文火煎煮浓缩成一升半时，去掉药渣，一日三次，一次一小杯，逐渐加量，以见效为度。如果是新病，服药后很快可以睡着，出了汗病就好了；若是病程较长的，服三剂就可以痊愈。

问：有的病闭目而不能看东西，是什么原因？

答：这是由于卫气只能行于阴分，不能入于阳分。卫气仅行于阴分则阴气偏盛，阴气偏盛则阴跷脉气充满，卫气不得入于阳分则阳经的卫气虚少，所以目闭不能视物。

问：有的人嗜睡是什么原因？

答：这种人体胖而皮肤涩，皮肤涩则分肉间不滑利。身体胖就使卫气在内运行的时间长，皮肤涩则使分肉不滑利，卫气在表运行迟缓。卫气的循行，是白天行于阳分，夜晚行于阴分，所以在阳分的卫气

行尽而入于阴分时，人就进入睡眠；在阴分的卫气行尽而入于阳分时，人就醒寤。因此，体胖的人，由于卫气在阴分运行时间长，皮肤涩滞，分肉不滑利，就使卫气在表运行得迟缓，停留于阴分的时间较长，则阳气不振，人就想闭目，因而多睡。那种体瘦，皮肤滑利舒缓的人，分肉通利，则卫气留于阳分的时间较久，所以睡眠就较少。

问：有的人并不是经常多睡，而是偶尔多卧，这是什么原因？

答：这是由于邪气滞留于上焦，使上焦之气闭塞不通，进食之后若再喝汤，卫气久留于阴分而不外行于阳分，所以突然多卧。

问：怎样治疗这几种病呢？

答：首先要了解脏腑的病理变化，祛除患者体内的微邪，然后调理营卫之气，盛的用泻法，虚的用补法，必须先明确患者形体和精气的变化，然后根据具体情况，采取相应的治疗措施。

问：有的人睡得不踏实，是什么原因？

答：这是五脏有所损伤，或情志思虑，因而睡眠不能安宁。因为这种人在睡眠时，不能抛开自己的疾病或心事搁置不论。

问：有的人不能仰卧，是什么原因？

答：肺为五脏六腑的华盖。邪盛犯肺，肺实则脉大，肺气不利，因而不能仰卧。

问：有的人肌肉顽麻沉重，是什么原因？属于什么病？

答：这是营卫失调所致。营气虚则皮肉麻木，卫气虚则肢体不能举动，如果营卫两虚，那么知觉与运动都会出现障碍，这属于肉苛病，等到形体不受意志支配的时候，三十天左右就会死亡。

问：有的人气逆不能安卧而呼吸有声；有的虽不能安卧，但呼吸无声；有的起居如常，仅呼吸时有声；有的能安卧，但行动就喘；有的不能安卧，不能行动，仍然气喘；有的不能安卧，卧下就喘。这是什么脏腑发生的病变呢？

答：不能安卧而呼吸有声音的，是阳明气逆所致。足三阳经从头走足，其气应当下行，现在却逆而上行，使肺气受迫，故呼吸不利而有声。阳明是指胃的经脉，胃主受纳水谷，为六腑之海，胃气以降为顺。现在阳明经气上逆，胃气不能循常道下行，所以不能安卧。经文中说"胃不和则卧不安"，就是这个道理。有的人起居如常而呼吸有音，这是由于肺的络脉之气逆乱，不能随经脉之气上下，因而留滞不行，

络脉比较浅在，其病也较轻微，所以能够起居如常，仅是呼吸时有声。那些不能安卧，卧下就喘的，是水气犯肺的缘故。水气是循着津液运行的道路而流动的，肾为水脏，主津液，如果肾脏有病，那么就不能正常地发挥主津液的功能，则水气上犯，客于肺脏而导致不能安卧和气喘，所以说不能安卧和喘的病变是在肾。

心中惊悸，不能安眠，是水气凌心，脏腑之气游行不散的缘故，可取足三阴经的交会穴三阴交主治。不能安卧，可取足太阳膀胱经的浮郄穴主治。身体肿，皮肤痛而不能着衣，是邪气浸淫的缘故，病久肌肉顽麻则失去感觉，可取足阳明胃经的屋翳穴主治。

【导读】本篇主要论述目不得眠不得视等病症的病机和治法。

足太阳阳明手少阳脉动发目病第四

【原文】黄帝问曰：余尝上青霄之台[1]，中陛[2]而惑，独冥[3]视之，安心定气，久而不解，被发长跪，俯而复[4]视之，久不已，卒然自止。何气使然？

岐伯对曰：五脏六腑之精气，上注于目而为之精，精之裹（《灵枢》作窠，下同）者为眼。骨[5]之精[6]者为瞳子，筋[5]之精者为黑睛（《灵枢》作黑眼），血[5]之精为其络，气[5]之精为白睛（《灵枢》亦作白眼），肌肉[5]之精为约束[7]。裹契[8]（一作撷）筋骨血气之精而与脉并（《灵枢》作并）为系，上属于脑，后出于项中。故邪中于头目，逢身之虚，其入深，则随眼系以入于脑，入则脑转，脑转则引目系急，目系急则

目眩以转矣。邪中之[9]精，则其精所中者不相比，不相比则精散，精散则视岐[10]，故见两物也。目者，五脏六腑之精也，营卫魂魄之所常营也，神气之所生也。故神劳则魂魄散，志意乱[11]，是故瞳子黑眼法于阴，白睛赤脉法于阳[12]，故阴阳合揣[13]（《灵枢》作传）而精明也。目者，心之使也，心者，神之所舍也，故神分精乱而不揣（一作转）[14]，卒然见非常之处，精气[15]魂魄散不相得，故曰惑。

曰：余疑何其然也。余每之东苑，未尝不惑，去之则复。余惟独为东苑劳神乎？何其异也？

曰：不然，夫心有所喜，神有所

恶，卒然相惑[16]，则精气乱，视误故惑，神移乃复。是故间者为迷，甚者为惑。

目眦外决（一作次）于面者为兑眦，在内近鼻者，上为外眦，下为内眦。

目色赤者，病在心；白色者，病在肺；青色者，病在肝；黄色者，病在脾；黑色者，病在肾；黄色不可名者，病在胸中[17]。

诊目痛，赤脉从上下者，太阳病；从下上者，阳明病；从外走内者，少阳病[18]。夫胆移热于脑，则辛频[19]鼻渊（一作洞）。鼻渊者，浊涕下不止，传为衄衊[20]（《素问》作衄蔑）瞑目，故得之气厥。

足阳明有侠鼻入于面者，名曰悬颅[21]，属口，对入系目本。头痛引颔取之[22]，视有过者取之，损有余，补不足，反者益甚。

足太阳有通项入于脑者，正属目本，名曰眼系[23]。头目苦痛，取之在项中两筋间，入脑乃别[24]，阴跷阳跷，阴阳相交，阳入阴出，阴阳交于兑眦[25]，阳气绝则瞑目，阴气绝则眠[26]。

目中赤痛，从内眦始，取之阴跷。目中痛不能视，上星主之。先取谵譆，后取天牖、风池。青盲[27]，远视不明，承光主之。目瞑，还[28]视䀮䀮，目光[29]主之。目䀮䀮，赤痛，天柱主之。目眩无所见，偏头痛，引外眦而急，颔厌主之。目不明[30]，恶风日，泪出憎寒，目痛[31]目眩[32]，内眦赤痛，目䀮䀮无所见，眦痒痛，淫肤白翳，睛明主之。青盲无所见，远视䀮䀮，目中淫肤，白膜覆瞳子，目窗[33]主之。目不明，泪出，目眩瞀[34]，瞳子痒，远视䀮䀮，昏夜无见，目瞤动，与项口参相引，㖞僻口不能言，刺承泣。

目痛口僻，戾（一作泪出），目不明，四白主之。目赤黄[35]，颧窌主之。䀮目[36]，水沟主之。目痛不明，龂[37]交主之。目瞤，身汗出，承浆主之。青盲䀮目[38]，恶风寒，上关主之。青盲，商阳主之。䀮目，目䀮䀮，偏历主之。眼痛，下廉主之。䀮目，目䀮䀮，少气，灸手五里，左取右，右取左。目中白翳，目痛泣出，甚者如脱，前谷主之。白膜覆珠，瞳子无所见，解溪主之。

【注释】

[1] 青霄之台：指非常高的台阶。青霄，《灵枢·大惑论》《太素·七邪》均作"清冷"。

[2] 陛：指台阶。

[3] 冥：《灵枢·大惑论》《太素·七邪》作"瞑"。

[4] 复：《灵枢·大惑论》《太素·七邪》均无。

[5] 骨、筋、血、气、肌肉：是肾、肝、心、肺、脾的代名词。

[6] 精：此下原有"者"字，据《灵枢·大惑论》删。

[7] 肌肉之精为约束：《类经·神乱则惑》注："约束，眼胞也，能开能阖，为肌肉之精，主于脾也。"

[8] 裹撷：在此有包罗之义。撷，合的意思。

[9] 之：《灵枢·大惑论》作"其"。

[10] 岐：与"歧"义同。

[11] 故神劳则魂魄散，志意乱：《太素·七邪》注："目之有也，凡因三物，一为五脏六腑

精之所成，二为营卫魂魄血气之所营，三为神明气之所生，是则以神为本，故神劳者，魂魄意志五神俱乱也。”

[12] 瞳子黑眼法于阴，白睛赤脉法于阳：法，取法之意。瞳子黑眼为肝肾之精气所注，故为阴；白睛赤脉为心肺精气所注，故为阳。

[13] 阴阳合揣：阴阳相持而平衡协调。揣，持的意思。《汉书·贾谊传》：“何足控揣。”孟康注：“揣，持也。”

[14] 神分精乱而不揣：揣，持之意。神分精乱而不揣，即神分精乱，阴阳诸经之精气就不能相持而平衡协调之意。

[15] 气：《灵枢·大惑论》《太素·七邪》作“神”。

[16] 惑：《灵枢·大惑论》《太素·七邪》作“感”。

[17] 黄色不可名者，病在胸中：《太素》卷十七残篇注：“恶黄之色不可譬喻言之，言之故不可名之也。”《灵枢集注》张志聪注：“黄色不可名者，色黄而有黑白青赤之间色也。病在胸中者，五脏之气，皆从内膈而出，故所见之色若是。”

[18] 诊目痛……少阳病：《类经·色脉诸诊》注：“足太阳经为目上网，故赤脉从上下者为太阳病。足阳明经为目下网，故赤脉从下上者为阳明病。足少阳经外行于锐眦之后，故从外走内者为少阳病也。”

[19] 頞（è）：指鼻梁。

[20] 懵：目不明。

[21] 足阳明有侠鼻入于面者，名曰悬颅：《太素·寒热杂说》注：“足阳明大经，起鼻交頞，下鼻外入上齿中，还出侠口交承浆，循颐出大迎，上耳前循发际，气发悬颅之穴。”《灵枢注证发微》注：“足阳明胃经之脉，有侠鼻孔入于面者，其脉会于足少阳胆经之悬颅穴。”

[22] 头痛引颔取之：《灵枢·寒热病》《太素·寒热杂说》《千金》卷六上第一均无。

[23] 正属目本，名曰眼系：《太素·寒热杂

说》注：“足太阳经，起目内眦，上额交颠上。其直者，从颠入络脑，还出别下项，有络属于目本，名曰目系。”

[24] 在项中两筋间，入脑乃别：《灵枢注证发微》注：“足太阳膀胱经有通项入于脑者，名曰玉枕。此正属于目之根，两眼中之系，皆系于此，故名之曰眼系……其脉在项中两筋间入于脑，与阴跷、阳跷相别。”

[25] 阳入阴出，阴阳交于兑眦：《灵枢·寒热病》作“阳入阴，阴出阳，交于目锐眦”。兑眦，《医学纲目》卷十五《多卧》注：“以跷脉考之，当作目内眦。”

[26] 阳气绝则瞑目，阴气绝则眠：《灵枢·寒热病》《太素·寒热杂说》作“阳气盛则瞋目，阴气盛则瞑目”。

[27] 青盲：眼球瞳神均无异常变化，但视物不清。《外台》卷三十九作“目生白翳”。

[28] 还：《千金》卷六、《外台》卷三十九作“远”。

[29] 目光：《千金》卷六、《外台》卷三十九作“目窗”。

[30] 目不明：《千金》卷六作“目远视不明”。

[31] 目痛：《千金》卷六、《外台》卷三十九作“头痛”。

[32] 目眩：《千金》卷六、《外台》卷三十九作“目眩懵”。

[33] 目窗：《千金》卷六及《外台》卷三十九均作“巨窌”。

[34] 瞀（mào）：《千金》卷六、《外台》卷三十九作“懵”。指心胸闷乱，视力模糊。

[35] 目赤黄：《千金》卷六、《外台》卷三十九均作“目赤目黄”。

[36] 睊（juàn）目：侧目而视，即斜视之意。

[37] 龂（yín）：同龈。

[38] 瞚目：瞚，病之意。瞚目，指眼病。

【语译】黄帝问：我曾经攀登非常高

的台阶，走到台阶中部的时候，忽然视觉迷乱失常，我便闭上一侧眼睛看东西，并安心定气，经过很久时间，仍然不能解除，于是我又披散着头发，久久地跪在地上，低下头重新看看，也是很久不好，后来这种现象却突然自动消失。这是什么原因呢？

岐伯回答：五脏六腑的精气，都上注于目，滋养眼睛，使眼能视物精明。因而眼就是五脏六腑精气汇聚之处。肾精濡养瞳子，肝精滋养黑眼，心精上注于血络，肺精滋养白睛，脾精上输于上下眼睑，它包裹网罗了筋骨血气之精与脉络相合构成了目系，目系向上连属于脑，向后出于项中。所以，当邪气侵入头目，遇到患者身体虚弱，邪气浸淫弥漫较深，就循着目系进入到脑，而发生头晕，头晕则引动目系，使目系拘急而出现目眩天转的症状。邪气影响到眼睛，眼看东西就不一致，则精气散乱，失去了滋养眼睛的作用而发生歧视，把一个东西看成两个。眼睛是五脏六腑的精气汇聚之处，也是营卫魂魄经常营居的场所，又是精神、思维、意识活动外现的地方。所以，人的精神过度操劳，就会魂魄分散，志意紊乱。因为瞳子黑眼为肝肾之精气所注，属于阴，白睛赤脉为心肺精气所注，属于阳。如果阴阳相持，平衡协调，视物就能清晰明亮。眼睛是受心神支配的，心是主管精神意识思维活动的，所以神分精乱，则阴阳诸经之精气就不能相持协调，突然见到不同于一般的地方，精气魂魄不协调而散乱，因而发生视觉迷乱失常的惑症。

问：我还有疑惑不解之处，比如我每次去东苑登高游览，没有一次不发生视觉迷乱的，离开那里就恢复正常。难道说我只有在东苑才劳神吗？不然，为什么会出现这种异常情况？

答：不是这样。心神有喜恶的变化，突然交织在一起，就使精气散乱，因而视觉迷乱，离开之后，注意力一转移，就能恢复正常。所以症状轻的叫作迷，重的叫作惑。

目眦向外裂于面颊的是锐眦，在内靠近鼻的，上边为外眦，下边为内眦。

目色赤的是病在心；目色白的是病在肺；目色黄的是病在脾；目色黑的是病在肾；目色黄而不适，不可名状的是病在胸中。

患者目痛，若赤脉自上向下，则属太阳经病；自下向上的，是阳明经病；从外向内的，是少阳经病。如果胆积热于脑，则患者鼻梁有辛辣的感觉，而且发生鼻渊病。鼻渊病的症状是，鼻流浊涕不止。鼻渊日久可以发生鼻塞和视物不明，这是肝胆火盛，厥气上逆所致。

足阳明经脉有一支挟鼻进入面部，并与足少阳胆经交会于悬颅穴处，经脉下行连属于口，上行入目，连目系。头痛牵引额部疼痛的，可以取本经局部腧穴治疗，颜面、五官疾患，也可取本经腧穴治疗。泻其有余，补其不足，反之就会加重病情。

足太阳经脉有一支通过项部入于脑中，直接连属于目本，名叫眼系。如果头目疼痛，可以取本经项中两筋间的玉枕穴。此脉由项部入脑后，分别连属阴跷、阳跷两脉，两脉阴阳相交，阳气内入，阴气外出，阴跷与阳跷交会于目内眦，所以，当阴出于外而阳跷脉满时，则阳气盛而目开；当阳入于内而阴跷脉满时，则阴气盛而目闭。

阴跷脉上达目内眦，因此，目赤肿痛，先从目内眦开始，可取与阴跷脉气相通的照海穴主治。目痛，不能视物，治疗时，主穴取上星，配穴可先取谚谐，后取天牖和风池，以宣泄诸阳风热。青盲，远视不清，可取足太阳膀胱经的承光穴主治。两目不明，远视不清，可取足少阳胆经的目窗穴主治。双目视物不清，赤痛，可取足太阳膀胱经的天柱穴主治。目眩，看不到东西，偏头痛，牵引目外眦拘急，应取足少阳胆经的颔厌穴主治。两目视物不清，恶风怕光，流泪憎寒，目痛目眩，目内眦赤痛，两眼昏花，视物不清，或眼角痒痛，眼皮湿润，睛生白翳，应取足太阳膀胱经的睛明穴主治。青盲看不到东西，远看模糊不清，或眼中湿润，白翳遮盖瞳子，可取足少阳胆经的目窗穴主治。视物不清，流泪，头昏目眩，瞳子发痒，远视不清，夜盲，眼睑瞤动，与项、口相互牵引跳动，口眼歪斜，言謇语涩，应刺足阳明胃经的承泣穴。

目痛口歪，流泪，视物不清，可取足阳明胃经的四白穴主治。目赤黄，可取手太阳小肠经的颧髎穴主治。斜视，可取水沟穴主治。目痛，视物不清，可取督脉的龈交穴主治。视物不清，身体出汗，可取任脉的承浆穴主治。青盲以及眼病，恶风畏寒，可取足少阳经的上关穴主治。青盲，可取手阳明大肠经的井穴商阳主治。眼病，视物不清，可取手阳明大肠经的偏历穴主治。眼痛，可取手阳明大肠经的下廉穴主治。眼病，视物不清，呼吸短气，可以灸手阳明大肠经的手五里穴，用左病取右、右病取左的方法。眼中生白翳，目痛流泪，病重的则有眼球好像要脱出的感觉，治疗时，可取手太阳小肠经的前谷穴主治。目中白翳膜遮盖眼珠，看不到瞳孔，可取足阳明胃经的解溪穴主治。

【导读】本篇指出目与五脏六腑的联系，以及目病的症状与主治腧穴。

手太阳少阳脉动发耳病第五

【原文】暴厥而聋，耳[1]偏塞闭不通，内气暴薄[2]也。不从内外中风之病，故留瘦著[3]也。头痛耳鸣，九窍不利，肠胃之所生也[4]。

黄帝问曰：刺节言发蒙[5]者，刺腑俞，以去腑病，何俞使然？

岐伯对曰：刺此者，必于白[6]日中，刺其耳听（一作听宫），中其眸子[7]，声闻于外[8]，此其俞也。

曰：何谓声闻于外？

曰：已刺[9]，以手坚按其两鼻窍，令疾偃[10]，其声必应其中[11]。

耳鸣，取耳前动脉。耳痛不可刺者，耳中有脓，若有干擿抵（一本作耵聍），耳无闻也。

耳聋，取手[12]少指（《太素》云少指次指）爪甲上与肉交者，先取手，后取足。

耳鸣，取手[13]中指爪甲上，左取右，右取左，先取手，后取足[14]。

聋而不痛，取足少阳[15]；聋而痛，取手阳明[16]。

耳鸣，百会及颔厌、颅息、天窗、大陵、偏历、前谷、后溪皆主之。耳痛聋鸣，上关主之，刺不可深。耳聋鸣[17]，下关及阳溪、关冲、掖门、阳谷主之。耳聋鸣，头颔痛，耳门主之。头重颔痛，引耳中，恲恲嘈嘈[18]，和窌主之。聋，耳中癫溲，癫溲者，若风，听会主之。耳聋填填[19]，如无闻，恲恲嘈嘈，若蝉鸣，颋颊[20]鸣，听宫主之。下颊取之，譬如破声，刺此[21]（即《九卷》所谓发蒙者）。聋，翳风及会宗、下空[22]主之。耳聋无闻，天空[23]主之。耳聋，嘈嘈[24]无所闻，天容主之。耳鸣无闻，肩真[25]及完骨[26]主之。耳中生风，耳聋耳鸣时不闻，商阳主之。聋，耳中不通，合谷主之。耳聋，两颗颥[27]痛，中渚主之。耳焞焞浑浑[28]无所闻，外关[29]主之。卒气聋，四渎主之。

【注释】

[1] 耳：《素问·通评虚实论》无。

[2] 内气暴薄：薄，通搏，搏击之意。内气暴薄，即内气相互搏击而不协调。

[3] 留瘦著：著，附着、接近之意。留瘦著，即肌肉消瘦，皮肤接近筋骨之意。

[4] 头痛耳鸣……肠胃之所生也：《类经·杂病所由》注："头耳九窍，皆手足阳明经脉所及，故病由肠胃之所生。然肠胃二字，实兼六腑为言，盖六腑俱属三阳，三阳遍于九窍也。"

[5] 蒙：《灵枢·刺节真邪》《太素·五节刺》均作"矇"。"蒙""矇"古字通。

[6] 白：《灵枢·刺节真邪》《太素·五节刺》均无，疑衍。

[7] 中其眸子：眸子，即目中瞳子之意。中其眸子，形容针刺的效应可以达到瞳子。这是听宫穴与眸子有经脉相通的缘故。

[8] 外：《灵枢·刺节真邪》《太素·五节刺》均作"耳"。

[9] 已刺：《灵枢·刺节真邪》作"刺邪"。《太素·五节刺》作"邪刺"。

[10] 疾偃：偃，停止之意。疾偃，即快速

闭住口鼻，屏住呼吸。

[11] 其中：《灵枢·刺节真邪》《太素·五节刺》均作"于针"。

[12] 手：《太素·耳聋》作"手、足"。

[13] 手：此下《太素·耳聋》有"足"字。

[14] 先取手，后取足：《太素·耳聋》注："手之中指手心主脉，《明堂》不疗于耳。足之中指，十二经脉并皆不上，今手足中指皆疗耳鸣，今刺之者未详。"疑衍。

[15] 取足少阳：《灵枢集注》张志聪注："手足少阳之脉皆络于耳之前后，入耳中。"

[16] 取手阳明：本经卷二《十二经脉络脉支别第一（下）》云："手阳明之别名曰偏历……其别者入耳，会于宗脉，实则龋齿耳聋。"所以耳聋而痛者可取手阳明。

[17] 耳聋鸣：《外台》卷三十九作"耳痛聋鸣"。

[18] 恲恲嘈嘈：《外台》作"耿耿瑭瑭"，即耳鸣的意思。

[19] 填填：指雷声。

[20] 颋颊：《外台》卷三十九作"鹨鳺"。鹨鳺（yàn jué），鸟名。

[21] 下颊取之……刺此：《外台》卷三十九无此十字。

[22] 下空：《外台》卷三十九作"下关"。

[23] 天空：《外台》卷三十九作"天窗"。

[24] 嘈嘈（cáo cáo）：声音嘈杂，在此是形容耳鸣。

[25] 肩真：《外台》卷三十九、《千金》卷三十作"肩贞"，当从。

[26] 完骨：《外台》卷三十九、《千金》卷三十作"腕骨"。

[27] 颗颥（rú）：指头部的两侧靠近耳朵上方的部位。

[28] 焞焞（tūn tūn）浑浑：不清楚之意。焞焞，暗也。浑浑，浊也。在此均作不清楚解。

[29] 外关：原作"外闻"，据《千金》卷三十、《外台》卷三十九改。

【语译】突然逆气上冲发生的耳聋，或一侧耳朵闭塞不通，是内气相互搏击而不协调所致。这种病既不是内风所致，也不是感受外风所发，所以患者肯定消瘦露骨。凡是头痛耳鸣，九窍不利，多是肠胃瘀塞不通，腑气不降，逆气上冲而导致的。

黄帝问：刺节篇中指出，发蒙，应该刺六腑的腧穴，以便祛除在腑的病邪，什么样的腧穴有这样的作用呢？

岐伯回答：针刺这种病，必须是在白天，午间阳气正盛的时候，刺听宫穴，使针刺感应传达到瞳子，声闻于外，这就是刺腑腧的作用。

问：什么叫声闻于外？

答：针刺入穴位后，用手紧按两侧鼻孔，快速地屏住呼吸，耳内就会在针刺的同时相应地出现声响。

耳鸣，可取耳前动脉治疗。耳痛而不可针刺的病症有耳中有脓，或耳中有叮聍而听不到声音。

耳聋，应取手、足少阳经的井穴，先取手少阳，后取足少阳。

耳鸣，应取手中指爪甲附近的中冲穴治疗，采用左病刺右、右病刺左的方法，或先取手少阳三焦经腧穴，后取足少阳胆经的腧穴治疗。

耳聋而不痛的，可取足少阳胆经的腧穴治疗；耳聋而痛的，取手阳明大肠经的腧穴治疗。

耳鸣可取下列腧穴主治——百会、颔厌、颅息、天窗、大陵、偏历、前谷、后溪。耳痛，耳聋，耳鸣，应取上关穴主治，但不可深刺。耳聋耳鸣，可取下关、阳溪、关冲、液门及阳谷穴主治。耳聋耳鸣，头颔部疼痛，可取耳门穴主治。头重，颔部疼痛牵引到耳中，耳鸣，可取禾髎穴主治。耳聋，耳中如风声作响，可取听会穴主治。耳聋，耳中震响，听不到声音，或耳中声如蝉鸣鸟叫，可取听宫穴主治。（"下颊取之……刺此"这十字意义不详，故在此不译。）耳聋，可取翳风、会宗及下关穴主治。耳聋，听不到声音，可取手太阳经的天窗穴主治。耳聋耳鸣，听不到声音，可取手太阳经的天容穴主治。耳鸣，听不到声音，可取手太阳经的肩贞和腕骨穴主治。耳中如有风声，耳聋耳鸣，有时听不到声音，可取手阳明大肠经的井穴商阳主治。耳聋，耳中闭塞不通，可取手阳明大肠经的合谷穴主治。耳聋，双侧颞颥部疼痛，可取手少阳三焦经的中渚穴主治。耳聋，听不到声音，可取手少阳三焦经的外关穴主治。突然逆气上冲而发生的耳聋，可取手少阳三焦经的四渎穴主治。

【导读】本篇论述由于手太阳和手少阳脉动而发生的耳病的治法。

手足阳明脉动发口齿病第六

【原文】诊龋痛，按其阳明之来，有过者独热。在左者左热，在右右热，在上上热，在下下热。

臂之阳明，有入鼽[1]齿者，名曰大迎[2]。下齿龋取之臂。恶寒补之（一作取之），不恶[3]泻之[4]（《灵枢》名曰禾窌，或曰大迎，详大迎乃是阳明脉所发，则当云禾窌是也。然而下齿龋又当取足阳明禾窌、大迎，当试可知耳）。

手太阳[5]有入頄[6]偏齿者，名曰角孙，上齿龋取之在鼻与頄（一作頄）前。方病之时，其脉盛，脉盛则泻之，虚则补之。一曰取之出眉外[7]，方病之时，盛泻虚补[8]。

齿动[9]痛，不恶清饮，取足阳明；恶清饮，取手阳明。

舌缓涎下，烦闷[10]，取足少阴。重舌[11]，刺舌柱以排针[12]。上齿龋肿，目窗主之。上齿龋痛，恶风寒，正营主之。齿牙[13]龋痛，浮白及完骨主之。齿痛，颧窌及二间主之。上齿龋，兑端及耳门主之。齿间出血者，有伤酸，齿床[14]落痛[15]，口不可开，引鼻中，龂交主之。

颊肿，口急，颊车痛[16]，不可以嚼[17]，颊车主之。上齿龋痛，恶寒者，上关主之。厥，口僻，失欠，下牙痛，颊肿恶寒，口不收，舌不能言，不得嚼，大迎主之。失欠，下齿龋，下牙痛，頄[18]肿，下关主之。齿牙不可嚼，龂肿，角孙主之。口僻不正，失欠[19]，口不开[20]，翳风主之。舌下肿，难言，舌纵，喎戾不端，通谷主之。舌下肿，难以言，舌纵，涎出，廉泉主之。口僻，刺太渊，引而下之。口中肿臭[21]，劳宫主之。口中[22]下齿痛，恶寒頄肿，商阳主之。齿龋痛，恶清，三间主之。口僻，偏历主之。口齿痛，温溜主之。下齿龋，则上齿痛，掖门主之。齿痛，四渎主之。上牙龋痛，阳谷主之（一作阳络）。齿龋痛，合谷主之。又云少海主之。舌纵涎下，烦闷，阴交[23]主之。

【注释】

[1] 頄：《灵枢·寒热病》及《太素·寒热杂说》作"頄遍"。

[2] 大迎：《太素·寒热杂说》作"人迎"。

[3] 不恶：《太素·寒热杂说》《灵枢·寒热病》均作"不恶寒"。

[4] 臂之阳明……不恶泻之：《灵枢注证发微》注："此言齿龋者，当即上下齿而分经以治之也。臂阳明即手阳明大肠经也，以其脉行于臂，故不称曰手而曰臂也。手阳明之脉，其支者从缺盆上颈，循天鼎、扶突，上贯于颊，入下齿缝中，还出挟口，交人中，左之右，右之左，上挟鼻孔，循禾髎、迎香以交于足阳明。故曰臂阳明有入頄遍齿者，其名曰大迎，正以大迎出足阳明穴，而手阳明之脉，则入而交之也。齿有痛病，谓之龋，故下齿病龋者，当取此臂阳明之穴。如恶寒饮者，虚也，宜补之。不恶寒饮者，实也，宜泻之。"

[5] 手太阳：《灵枢·寒热病》《太素·寒热杂说》作"足太阳"。

[6] 頄（qiú）：即颧部。

[7] 眉外：《灵枢·寒热病》作"鼻外"。

[8] 手太阳有入頄偏齿者……盛泻虚补：《灵枢注证发微》注："足太阳膀胱经之脉，亦入頄遍齿。其所入之脉，乃手少阳三焦经之角孙穴。其上齿龋者，正足阳明胃经脉气之所历，取之在鼻与頄前，乃地仓、巨髎等穴也。如正痛之时，其脉必盛，盛则宜泻之，或虚则宜补之。一曰当取之出于鼻外，即本经之禾髎、迎香等穴也。"

[9] 动：《灵枢·杂病》《太素·头齿痛》均无。

[10] 烦闷：《灵枢·寒热病》《太素·寒热杂说》作"烦闷"。

[11] 重舌：指舌下血脉肿胀，状似舌下又生小舌的病症。

[12] 排针：《灵枢·终始》作"铍针"。

[13] 牙：《左隐五年传疏》："颌上大齿谓

之为牙。"

[14] 齿床：《外台》卷三十九作"齿尖"。

[15] 齿床落痛：即指牙根处痛。落，坐落，即地处的意思。

[16] 颊车痛：《外台》卷三十九作"颊车骨痛"。

[17] 不可以嚼：《外台》卷三十九作"齿不可以嚼"。

[18] 頗（zhuō）：指眼眶下部。

[19] 失欠：《外台》卷三十九作"失欠脱颔"。

[20] 口不开：《外台》卷三十九作"口噤不开"。

[21] 肿臭：《外台》卷三十九作"肿腥臭"。

[22] 中：《外台》卷三十九作"干"。

[23] 阴交：《外台》卷三十九作"阴谷"。

【语译】诊察龋齿痛，应切按手、足阳明经脉的搏动，搏动太过的是热邪侵犯阳明，邪在左则左热，邪在右则右热，邪在上则上热，邪在下则下热。

手阳明经脉，入于颧部而遍络于齿的叫作大迎。下齿龋痛，应取手阳明大肠经的腧穴治疗。恶寒的用补法，不恶寒的用泻法。

足太阳经脉有入于颧部而遍络于齿的，叫作角孙。上齿龋痛，应取鼻部及颧前的穴位治疗。正在疼痛的时候，其脉必盛，盛则泻之，虚则补之。一种说法是，当取眉外的穴位，正在疼痛的时候，盛则泻之，虚则补之。

牙齿松动、疼痛，不恶冷饮，应取足阳明胃经的穴位治疗；恶冷饮，应取手阳明大肠经的穴位治疗。

舌体弛缓，口边流涎，心中烦闷，可取足少阴肾经的腧穴治疗。重舌，可用铍针刺舌柱治疗。上齿龋痛，肿胀，可取目

窗穴主治。上齿龋痛，恶风畏寒，可取正营穴主治。牙齿龋痛，可取浮白及完骨穴主治。牙痛，可取颧髎及二间穴主治。上齿龋痛，可取兑端及耳门穴主治。牙缝出血，因过食酸味而牙根疼痛，张口困难，痛引鼻中，可取龈交穴主治。

颊肿，口部拘急，下颌角痛，不能咀嚼东西，可取足阳明胃经的颊车穴主治。上齿龋痛，恶寒，可取手少阳与足阳明的交会穴上关主治。四肢厥冷，口眼歪斜，不能张口，下牙疼痛，颊部肿胀，身体恶寒，口边流涎，舌不能言，牙不能嚼，可取手足阳明的交会穴大迎主治。不能张口，下齿龋痛，眼眶下部肿胀，可取足少阳、足阳明的会穴下关主治。齿痛不可咀嚼，牙龈肿胀，可取手足太阳与手足少阳之交会穴角孙主治。口歪，不能张口，可取手足少阳的交会穴翳风主治。舌下肿胀，言语困难，舌纵缓，口歪斜，可取冲脉与足少阴的交会穴通谷主治。舌下肿胀，说话困难，舌纵缓，口流涎，可取任脉的廉泉穴主治。口歪斜，可刺太渊，以引邪而泻之。口中肿胀，口臭，可取劳宫穴主治。下齿疼痛，身体恶寒，眼眶下肿，可取手阳明大肠经的井穴商阳主治。龋齿疼痛，恶饮清冷，可取手阳明大肠经的三间穴主治。口歪斜，可取手阳明大肠经的偏历穴主治。牙痛，可取手阳明大肠经的温溜穴主治。下齿龋痛，上齿也痛，可取手少阳经的液门穴主治。牙痛，可取手少阳经的四渎穴主治。上牙龋痛，可取手太阳经的阳谷穴主治。龋齿疼痛，可取手阳明经的合谷穴主治，又说可以取手少阳经的少海穴主治。舌体纵缓，口边流涎，胸中烦闷，可取足三阴经的交会穴三阴交主治。

【导读】本篇论述由于手足阳明经脉感受邪气而发生的口齿疾病的辨证、治疗原则及主治腧穴。

血溢发衄第七（鼻鼽息肉著附）

【原文】暴痹内逆[1]，肝肺相薄，血溢鼻口，取天府，此为胃之大腧[2]，五部也（五部，按《灵枢》云：阳逆[3]头痛，胸满不得息，取[4]人迎；暴喑气硬，刺扶突与舌本出血；暴聋气蒙，耳目不明[5]，取天牖；暴拘挛痫痉[6]，足不住身者，取天柱；暴痹内逆，肝肺相薄[7]，血溢鼻口，取天府。此为胃之五大俞五部也[8]。今士安散作五穴于篇中，此特五部之一耳[9]）。衄而不止，衃血流[10]，取足太阳；大衄[11]衃血[12]，取手太阳。不已，刺腕骨[13]下；不已，刺腘中出血。

鼻鼽衄，上星主之，先取谚请，后取天牖、风池。鼻管疽，发为厉[14]，脑空主之。鼻鼽不利，窒洞气塞，㖞僻多洟，鼽[15]衄有痈，迎香主之。鼽衄洟出，中有悬痈、宿[16]肉，窒洞不通，不知香臭，素窌主之。鼻窒口僻，清洟出，不可止，鼽衄有痈，禾窌主之。鼻中息肉不利，鼻头额頞中痛[17]，鼻中有蚀疮[18]，龂交主之[19]。鼻鼽不得[20]息，不收洟，不知香臭，及[21]衄不止，水沟主之。衄血不止，承浆及委中主之。鼻不利，前谷主之。衄，腕骨主之。

【注释】

[1] 暴痹内逆：痹，《灵枢·寒热病》《太素·寒热杂说》作"痒"，当从。暴痒内逆，指突发热病而热结于内，使气机逆乱。

[2] 胃之大腧：《灵枢·寒热病》作"天牖"。

[3] 逆：今《灵枢》作"迎"，义同。

[4] 取：此下今本《灵枢》有"之"字。

[5] 明：明抄本作"用"。

[6] 暴拘挛痫痉：今本《灵枢》作"暴挛痫眩"。

[7] 薄：今本《灵枢》作"搏"，义同。

[8] 此为胃之五大俞五部也：此与本经文近，然今本《灵枢》作"此为天牖五部"。

[9] 耳：此后明抄本另行有"详此乃详文耳"六字注文。

[10] 衃（pēi）血流：衃，指凝聚的血。衃血流，指带有血块的血流出。

[11] 大衄：《灵枢》《太素》无。

[12] 血：《灵枢》《太素》以及《圣济总录》卷一百九十三《治鼻疾灸刺法》均无。

[13] 腕骨：原作"脘骨"，据《太素·衄血》改。

[14] 为厉：《千金》卷三十、《外台》卷三十九均作"为厉鼻"。

[15] 鼽：《外台》卷三十九"迎香"作"鼻"。

[16] 宿：《医学纲目》卷二十七《鼻塞》引本经作"瘜"，义同。

[17] 鼻头额頞中痛：頞，指鼻梁。鼻头额頞中痛，即鼻头、鼻梁及额部疼痛。

[18] 蚀疮：蚀，败创也。蚀疮，其疮形状如有虫食之。

[19] 龂交主之：据本经取穴体例，本条应在"水沟主之"条之后。

[20] 得：《外台》卷三十九"水沟"作"能"。

[21] 及：《外台》卷三十九"水沟"无。

【语译】突发热病而热结于内，使气机逆乱，肝肺之气交迫，而口鼻流血，应取手太阴经的天府穴，这是胃的大腧五部之一。鼻衄，出血不止，带有血块的血直流，应取足太阳膀胱经的腧穴治疗；若带有血块的血大流不止，应取手太阳小肠经的腧穴治疗。若针刺后未愈，可刺腕骨下的腕骨穴；再不愈，可刺委中出血。

鼻塞及出血，可取督脉的上星穴主治，治疗时，先取譩譆，后取天牖及风池穴。鼻管疽，发为厉风的，可取足少阳胆经的脑空穴主治。鼻塞不利，口歪多涕，或鼻塞流血而有痛肿，可取手足阳明经的交会穴迎香主治。鼻塞、鼻衄或流涕，鼻生痛肿或息肉，以致鼻孔窒塞不通，嗅觉失灵，可取督脉的素髎穴主治。鼻塞口歪，清涕不止，或鼻塞、鼻衄，鼻中生痛，可取手阳明经的禾髎穴主治。鼻中生有息肉，以致呼吸不利，鼻头、鼻梁及额部疼痛，或鼻中生疮，若虫食一般，可取督脉的龈交穴主治。鼻塞不得呼吸，鼻涕自流，嗅觉失灵，或衄血不止，可取督脉的水沟穴主治。衄血不止，可取任脉的承浆及足太阳经的合穴委中主治。鼻不通利，可取手太阳经的荥穴前谷主治。鼻出血，可取手太阳经的原穴腕骨主治。

【导读】本篇论述衄血诸症，其致病原因，都是火热之邪伤及手、足三阳经络，因而血液为热邪所扰而上溢为衄。至其所列腧穴，亦系以大泻手、足三阳经脉的热邪为其主要治疗目的。

手足阳明少阳脉动发喉痹咽痛第八

【原文】喉痹不能言，取足阳明，能言取手阳明[1]。

喉痹，完骨及天容、气舍、天鼎、尺泽、合谷[2]、商阳、阳溪、中渚、前谷、商丘、然谷、阳交悉主之。

喉痹咽肿[3]，水浆不下，璇玑主之。喉痹食不下，鸠尾主之。喉痹咽[4]如梗[5]，三间主之。喉痹不能言，温溜及曲池主治。喉痹气逆[6]，口噤，喉咽如枙[7]状，行间主之（《千金》作间使）。咽中痛，不可内食，涌泉主之。

【注释】

[1] 喉痹不能言……取手阳明：《灵枢集注》张志聪注："喉痹者，邪闭于喉而肿痛也。足阳明之脉，循喉咙挟于结喉之旁，故邪闭则不能言矣，当取之足阳明。手阳明之脉，在喉旁之次，故能言者，取手阳明。"

[2] 合谷：据本经取穴体例，本穴应在"商阳"穴之后。

[3] 咽肿：《外台》卷三十九作"咽痛"。

[4] 咽：《外台》卷三十九作"肿"。

[5] 梗：《外台》卷三十九作"哽"。

[6] 气逆：逆，明抄本作"送"，误。《外台》卷三十九"行间"无此二字。

[7] 枙：《千金》卷三十、《外台》卷三十九等作"扼"。

【语译】喉痹，不能言语的，应取足阳明胃经的腧穴治疗；能言语的，则取手阳明大肠经的腧穴治疗。

喉痹，下列各穴都可选为主治穴位：完骨、天容、气舍、天鼎、尺泽、合谷、商阳、阳溪、中渚、前谷、商丘、然谷及阳交穴。

喉痹咽肿，以致水浆不能咽下，可取任脉的璇玑穴主治。喉痹不能进食，可取任脉的鸠尾穴主治。喉痹，咽中如有物梗塞，可取手阳明经的三间穴主治。喉痹不能言语，可取手阳明大肠经的温溜及曲池穴主治。喉痹，气机上逆，口歪斜，咽喉如有用手掐住的感觉，可取足厥阴肝经的荥穴行间治疗。咽痛，不能进食，应取足少阴肾经的井穴涌泉治疗。

【导读】 本篇论述喉痹咽痛的不同症状以及主治腧穴。

气有所结发瘤瘿第九

【原文】 瘿[1]，天窗（一本作天容，《千金》作天府）及臑会主之。瘤[2]瘿，气舍主之。

【注释】

[1] 瘿：颈瘤病。《病源·瘿候》："瘿者，由忧恚气结所生，亦曰饮沙水，沙随气入于脉，搏颈下而成之。初作与瘿核相似，而当颈下也，皮宽不急，垂捶捶然是也。恚气结成瘿者，但垂核捶捶无脉也；饮沙水成瘿者，有核瘰瘰，无根，浮动在皮中。又云：有三种瘿：有血瘿，可破之；有息肉瘿，可割之；有气瘿，可具针之。"《养生方》云："诸山水黑土中，出泉流者，不可久居，常食令人作瘿病，动气增患。"

[2] 瘤：《病源·瘤候》："瘤者，皮肉中忽肿起，初梅李大，渐长大，不痛不痒，又不结强，言留结不散，谓之为瘤。不治，乃至坯大，则不复消；不能杀人，亦慎不可辄破。"

【语译】 瘿病，可取手太阳经的天窗穴及手阳明大肠经的臑会穴主治。瘤病，可取足阳明胃经的气舍穴主治。

【导读】 本篇论述瘤瘿的主治腧穴。

妇人杂病第十

【原文】 黄帝问曰：人有重身[1]，九月而喑，此为何病[2]？

岐伯对曰：胞之络脉绝也[3]。胞[4]络者，系于肾，少阴之脉贯肾，系舌本，故不能言。无治也，当十月复[5]。治法[6]曰：无损不足，溢[7]有余，以成其辜（《素问》作疹）。所谓不足[8]者，身羸瘦，无用镵石也。无益其有余者，腹中有形而泄之，泄之则精出而病独擅中，故曰成辜。

曰：何以知怀子[9]且生也？

曰：身有病而无邪脉也[10]。

诊[11]女子，手少阴脉动甚者，妊子也[12]。乳子[13]而病热脉悬小[14]，手[15]足温则生，寒则死。

乳子中风，病热[16]喘渴（《素问》作鸣），肩息[17]，脉急大[18]。缓则生，急则死[19]。

乳子下赤白[20]，腰俞主之。女子绝子，阴挺出[21]，不禁白沥[22]，上窌主之。女子赤白沥，心下积胀，次窌主之。腰痛不可俯仰，先取缺盆，后取尾骶[23]。女子赤淫时白，气癃，月事少，中窌主之。女子下苍汁，不禁赤沥，阴中痒痛，少腹[24]控胁[25]，不可俯仰，下窌主之。刺腰尻交者，两胂上，以月死生为痏数，发针立已。

肠鸣泄注，下窌主之。妇人乳余疾，肓门主之[26]。乳痈[27]，寒热短气，卧不安，膺窗主之。乳痈，凄索[28]寒热[29]，痛不[30]可按[31]，乳根主之。绝子灸脐中，令有子。女子手脚拘挛，腹满，疝，月水不通[32]，乳余疾，绝子阴痒，阴交主之。腹满疝积，乳余疾[33]，绝子阴痒，刺石门（《千金》云：奔肫上腹坚痛，下引阴中，不得小便，刺阴交入八分）。女子绝子，衃血在内不下，关元主之（《千金》云：胞转不得尿，少腹满，石水痛，刺关元，亦宜灸）。女子禁中痒[34]，腹热痛，乳余疾，绝不足[35]，子门[36]不端，少腹苦寒，阴痒及痛，经闭不通，中极主之。妇人下赤白，沃后，阴中干痛，恶合阴阳[37]，少腹膜坚，小便闭，曲骨主之（《千金》作屈骨）。女子血不通，会阴主之。妇人子脏[38]中有恶血[39]，逆满痛，石关主之。

月水不通，奔豚[40]泄气，上下[41]引腰脊痛，气穴主之。女子赤淫，大赫主之。女子胞[42]中痛[43]，月水不以时休止，天枢主之（《千金》云：腹胀肠鸣，气上冲胸，刺天枢）。小[44]腹胀满痛，引阴中，月水至则腰脊痛，胞中瘕，子门有寒，引髋髀，水道主之（《千金》云：大小便不通，刺水道）。女子阴中寒，归来主之。女子月水不利，或暴闭塞，腹胀满癃，淫泺身热，腹中绞痛，癫疝阴肿，及乳难，子[45]抢心，若胞衣不出，众气尽乱，腹满不得反复[46]，正偃卧，屈一膝，伸一膝，并气冲，针上入三寸，气至泻之。

妇人无子，及少腹痛，刺气冲主之。妇人产余疾，食饮不下，胸胁榰满，眩目[47]足寒，心切痛，善噫，闻酸臭，胀[48]痹，腹满，少腹尤大，期门主之。妇人少腹坚痛，月水不通，带脉主之。妇人下赤白，里急瘛疭，五枢主之。妒乳[49]，太渊主之（《千金》云：膺胸痛）。绝子，商丘主之，穴在内踝前宛宛中。女子疝瘕[50]，按之如以汤沃其股，内至膝，飧泄，灸刺曲泉[51]。妇人阴中痛，少腹坚急痛，阴陵泉主之。妇人漏下[52]，若血[53]闭不通，逆气胀[54]，血海主之。月事不利，见血[55]而有身反[56]败[57]，阴寒，行间主之。

乳痈，太冲及复溜主之。女子疝及少腹肿，溏泄，癃，遗溺，阴痛，面尘[58]黑，目下眦痛，太冲主之。女子少腹大，乳难，嗌干，嗜饮，中封主之。女子漏血，太冲主之。女子挟脐疝，中封主之。大疝绝子，筑宾主之。女子疝，小腹肿，赤白淫，时多时少，蠡沟主之。女子疝瘕，按之如以汤沃两股中，少腹肿，阴挺出痛，经水来下，阴中肿，或痒，漉青汁[59]，若葵羹[60]，血闭无子，不嗜食[61]，曲泉主之。妇人绝产，若未曾生产，阴廉主之，刺入八分，羊矢下一寸是也[62]。妇人无子，涌泉主之。女子不字[63]，阴暴出，经水漏[64]，然谷主之。

女子不下月水，照海主之（《千金》云：瘛惊善悲不乐，如坠堕[65]，汗不出，刺照海）。妇人阴挺出，四肢淫泺，身闷[66]，照海主之。月水不来而多闭[67]，心下痛，目䀮䀮不可远视，水泉主之。妇人漏血，腹胀满，不得息，小便黄，阴谷主之（《千金》云：漏血，小腹胀满如阻，体寒热，腹偏肿，刺阴谷）。乳痈[68]有热，三里主之。乳痈惊痹，胫重，足跗不收，跟痛，巨虚下廉主之。月水不利，见血而有身则败，及乳肿，临泣主之。女子字难[69]，若胞不出，昆仑主之。

【注释】

[1] 重身：指妇女怀孕。《素问·奇病论》王注："重身，谓身中有身，则怀妊者也。"

[2] 病：《素问》作"也"。

[3] 胞之络脉绝也：《类经·胎孕》注："胎怀九月，儿体已长，故能阻绝胞中之络脉。"

[4] 胞：明抄本无，疑脱。

[5] 当十月复：《素问》王冰注："十月胎去，胞络复通，肾脉上营，故复旧而言也。"

[6] 治法：《素问·奇病论》《太素·重身病》作"刺法"。

[7] 溢：《素问·奇病论》《太素·重身病》作"益"。

[8] 不足：《素问·奇病论》《太素·重身病》作"无损不足"。

[9] 子：此下《素问》《太素》均有"之"字。

[10] 身有病而无邪脉也：《类经·胎孕》注："身有病，谓经断恶阻之类也。身病者，脉亦当病，或断续不调，或弦涩细数，是皆邪脉，则真病也。若六脉和滑，而身有不安者，其为胎

气无疑矣。"

[11] 诊：《灵枢》《太素》均无。

[12] 手少阴脉动甚者，妊子也：《类经·孕脉》注："启玄子云：手少阴脉，谓掌后陷者中，当小指动而应手者也。盖指心经之脉，即神门穴也，其说甚善，然以余验之，左寸亦应。"

[13] 乳子：指哺乳期间的妇女。

[14] 病热脉悬小：此下《素问》《太素》有"者何如"三字。王冰注："悬谓如悬物之动也。"《素问吴注》注："病热而脉来悬绝而小，是谓之阳证得阴脉也，为大禁。"

[15] 手：《素问·通评虚实论》新校正云："按《太素》无手字，杨上善云：足温气下故生，足寒气不下者逆而致死。"

[16] 中风，病热：《素问·通评虚实论》作"中风热"。

[17] 肩息：《素问集注》张志聪注："肩息者，呼吸摇肩也。"

[18] 脉急大：《素问·通评虚实论》作"脉实大"。

[19] 乳子中风……急则死：《素问经注节解》云："此肺受风寒，气浮而动，脉见实大有力者，外感之实证也，然实大则实大矣，而脉气和缓，为有胃气，无意外之虞。如不缓而急，是有升无降，真气内竭，未有不死者也。"

[20] 乳子下赤白：哺乳期患赤白带下。

[21] 阴挺出：即子宫脱垂。《病源》卷四十《阴挺出下脱候》："胞络伤损，子脏虚冷，气下冲则令阴挺出，谓之下脱。亦有因产而用力偃气，而阴下脱者。"

[22] 白沥：白带淋漓不断。

[23] 尾骶：《外台》卷三十九作"尾骶与八窌"。

[24] 少腹：《千金》卷三十、《外台》卷三十九作"引少腹"。

[25] 胁（miǎo）：指侧腹部季胁下空软部。

[26] 之：原脱，据嘉靖本、京师本补。

[27] 乳痈：原脱，据《千金》卷三十、

《外台》卷三十九等增补。

[28] 凄索：寒栗貌。

[29] 热：《外台》卷三十九"乳根"无。

[30] 痛不：原脱，据《千金》卷三十、《外台》卷三十九等增补。

[31] 按：此下《外台》卷三十九"乳根"、《医心方》卷二第一均有"搔"字。

[32] 通：《外台》卷三十九"阴交"、《医心方》卷二第一、《医学纲目》卷三十五《胎前症》引本经作"下"。

[33] 乳余疾：指哺乳期间的其他疾病。

[34] 禁中痒：明抄本、《外台》卷三十九"中极"均作"禁中央"。《千金》卷三十第八无此三字。《医心方》卷二第一作"禁中"，此下有"注云：禁中，谓不得合阴阳也"。

[35] 绝不足：《千金》卷三十、《外台》卷三十九作"绝子内不足"。

[36] 子门：一说指子宫外口，一说指阴道，但多倾向第一种说法。

[37] 恶合阴阳：即厌恶性交。

[38] 子脏：即女子胞。

[39] 恶血：《千金》卷三十、《外台》卷三十九作"恶血内"。

[40] 奔豚：气上冲胸，发作时胸腹如有小豚奔闯。

[41] 奔豚泄气，上下：《千金》卷三十作"奔泄气"。《外台》卷三十九作"奔气"。《铜人》卷四作"泄利不止，贲气上下"。

[42] 胞：此下《外台》卷三十九"天枢"、《医心方》卷二第一均有"络"字。

[43] 痛：此下《千金》卷三十有"恶血"二字。

[44] 小：《外台》卷三十九"水道"、《千金》卷三十第八、《医心方》卷二第一均作"少"。

[45] 子：《千金》卷三十、《外台》卷三十九作"子上"。

[46] 复：《千金》卷三十、《外台》卷三十

九均作"息"。

[47] 眩目：《外台》卷三十九作"目眩"。

[48] 胀：《外台》卷三十九作"酸"。

[49] 妒乳：因乳汁蕴结，积于乳房，胀硬疼痛，手不得近。或乳头生细小之疮，或痛或痒，搔之则黄水浸淫。

[50] 女子疝瘕：病名，其临床表现，除下腹部热痛外，还可能出现少腹部窜痛，痛时有形可按，不痛则散，阴道流出浊物等症。

[51] 灸刺曲泉：《千金》卷三十、《外台》卷三十九均无。

[52] 下：此下《外台》卷三十九有"恶血"二字。

[53] 若血：《外台》卷三十九作"月"。

[54] 逆气胀：《外台》卷三十九作"逆气腹胀"。

[55] 见血：《千金》卷三十、《外台》卷三十九作"见赤白"。

[56] 反：《外台》卷三十九作"皮"。

[57] 见血而有身反败：即妊娠因下血而流产。

[58] 尘：《外台》卷三十九"太冲"作"苍"。

[59] 漉青汁：漉，液体往下渗之意。漉青汁，即流出青色菜汤样水液之意。

[60] 羹：《外台》卷三十九"曲泉"无。

[61] 无子，不嗜食：《外台》卷三十九"曲泉"、《医学纲目》卷三十四《赤白带》引本经均无此五字。

[62] 刺入八分，羊矢下一寸是也：疑为后人粘注，混入正文，故语译中不译。

[63] 女子不字：应为"女子不孕"，与文意相符。

[64] 经水漏：《外台》卷三十五"然谷"作"淋漓"，《千金》卷三十第八作"经漏"。

[65] 坠堕：本经卷九第五及今本《千金》卷三十第八均作"堕坠"。

[66] 身冈：《外台》卷三十九作"心冈"。

[67] 月水不来而多闭：《外台》卷三十九作"月经不来，来而多"。

[68] 乳痈：《医宗金鉴·妇科心法要诀》云："乳房忽然红肿痛，往来寒热乳痈成。"此证多为阳明、厥阴二经风热壅盛所致。

[69] 字难：即难产。

【语译】 黄帝问：妇女怀孕到九个月时，有的出现声音嘶哑或不能发音，这是什么病？

岐伯回答：这是胞中的络脉阻塞不通的缘故。胞中的络脉连系于肾脏，少阴肾脉属于肾脏，上系于舌本，由于妊娠九个月左右，胎体膨大，胞脉被阻，水液不能上荣舌本，所以不能言语。这种症状，不需要治疗，等到十个月分娩以后，胞络畅通，自然可以恢复。《刺法》说：不要损不足，益有余，以免因误治而造成疾病。所谓"不足"，是指身体瘦弱，不可用针刺的方法治疗，以免损伤人体的正气。"无益其有余"，是指已有身孕，如果再用针刺治疗，就会使精气外泄而损伤胎气，使胎死腹中，留著不去，而病独居于胞中。这就是误治而导致的病变。

问：怎么能够知道是怀孕和生育呢？

答：身体有闭经、呕吐、腹部变大等与疾病相似的症状，而脉象正常，就可诊为怀孕。

诊断妇女是否怀孕，可以察手少阴经的脉动情况，若搏动比较明显，是已怀孕。哺乳期间的妇女发生热病，脉悬小，若手足温，则是元气未绝，主生；手足寒的是元阳衰败，主死。

哺乳期间的妇女病发中风，发热，气促，喘息肩动，口渴，脉象实大。若脉实大而缓，主生；脉实大而急，主死。

哺乳期间的妇女赤白带下，应取督脉上的腰俞穴主治。女子不孕，子宫脱垂，白带淋漓不止，可取足太阳经的上髎穴主治。女子赤白带下，淋漓不止，心下积聚胀满，可取足太阳膀胱经的次髎穴主治。腰痛不可俯仰，治疗时先取缺盆，后取尾骶。女子阴道流出赤色分泌物，有时流出白色浊物，膀胱气虚而小便癃闭，月经少，可取足太阳膀胱经的中髎穴主治。女子阴道流出苍青色分泌物，带下色赤，淋漓不止，阴中痒痛，少腹拘急牵引至胁下，不能俯仰，可取足太阳膀胱经的下髎穴主治。针刺腰骶臀部及髂峤以下肌肉丰厚处的穴位，要以月的盈亏来确定针刺的次数，出针后，疾病立即痊愈。

肠鸣，泄痢如注，可取足太阳膀胱经的下髎穴主治。妇女哺乳期间的其他疾病，均可取足太阳经脉的肓门穴主治。乳痈，恶寒发热，呼吸短气，睡眠不安，可取足阳明胃经的膺窗穴主治。乳痈，恶寒发热，疼痛拒按，可取足阳明胃经的乳根穴主治。女子不孕，灸任脉的神阙穴，可使其怀孕。女子手脚拘挛，腹部胀满，寒疝疼痛，闭经，以及哺乳期间的其他疾病和不孕症，阴中作痒，可取任脉的阴交穴主治。腹部胀满，寒疝积聚，以及哺乳期间的其他疾患和不孕症，阴中作痒，也可刺任脉的石门穴主治。女子不孕，有血块聚集在体内不能排出，可以取任脉的关元穴治疗。女子阴中作痒，腹部热痛，及哺乳期间的其他疾患，或正气衰败，子宫外口不正，少腹寒冷，阴部痒痛，经闭不通，可取任脉的中极穴主治。妇女赤白带下，量多，或阴道干痛，厌恶性交，少腹胀满坚硬，小便闭塞不通，可取任脉的曲骨穴主治。女子闭经，应取会阴穴主治。妇女子宫中有瘀血留著在内，小腹胀满疼痛，应取冲脉与足少阴肾经的交会穴石关主治。

女子经闭，逆气上冲如奔豚，上下牵引腰脊疼痛，应取冲脉与足少阴肾经的交会穴气穴治疗。女子带下色赤，量多，应取冲脉与足少阴肾经的交会穴大赫治疗。女子子宫中疼痛，月经不按时停止，可取足阳明胃经的天枢穴主治。小腹胀满，疼痛，牵引到阴中，月经来时则腰脊疼痛，子宫中有包块，子宫外口有寒邪，寒痛牵引到骶骨和股骨，可取足阳明胃经的水道穴主治。女子阴部寒冷，可取足阳明胃经的归来穴主治。女子经来不畅，或突然闭经，腹部胀满，小便不利，乏困身热，腹中绞痛，癥疝而前阴肿胀，以及乳汁不下，胞宫之气上逆冲心，或胎儿娩出后，胎盘留滞不出，以致诸经气机逆乱，腹满不能翻身，正面仰卧，须屈一膝，伸一膝，上述病，均可刺足阳明经的气冲穴，沿皮平刺，针尖向上刺入三寸，等到针下有得气的感觉后，行泻法。

妇女不孕，少腹疼痛，可刺足阳明胃经的气冲穴主治。妇女产后的各种疾病，食饮不进，胸胁支满，目眩，脚冷，心绞痛，时常嗳气，能闻到酸臭气味，四肢痹痛，肿胀，腹满，少腹部尤甚，应取期门穴主治，以调和肝脾。妇女少腹坚硬疼痛，闭经，应取足少阳与带脉的交会穴，即带脉穴主治。妇女带下赤白，腹内拘急抽搐，可取足少阳与带脉之会五枢穴主治。因乳汁蕴结而发的妒乳疮，可取手太阴肺经的太渊穴主治。不孕，应取足太阴脾经的商丘穴主治，商丘穴在内踝前下方凹陷中。女子疝瘕病，用手按之，就如用热汤浇灌其股部，沿大腿内侧波及膝部，兼有飧泄，

可取足厥阴肝经的合穴曲泉治疗，采用温针灸的方法。妇女阴中疼痛，少腹坚硬拘急疼痛，可取足太阴脾经的合穴阴陵泉主治。妇女患崩漏病，或经闭不通，气逆腹胀，可取足太阴脾经的血海穴主治。月经不调，或妊娠因下血而流产，阴部寒冷，可取足厥阴肝经的荥穴行间主治。

乳痈，可取足厥阴肝经的太冲穴及足少阴肾经的复溜穴主治。女子患疝病，少腹肿，大便溏泄，小便不利，遗尿，阴中疼痛，面色灰黑，下眼睑痛，可取足厥阴肝经的太冲穴主治。女子少腹大，产后乳少或不下，咽干，喜饮水，可取足厥阴肝经的中封穴主治。女子患崩漏病，可取太冲穴主治。女子挟脐疝痛，可取中封穴主治。妇女因大疝病而致的不孕症，可取足少阴经的筑宾穴主治。女子疝病，小腹肿胀，赤白带下，量时多时少，可取足厥阴肝经的络穴蠡沟主治。女子患疝瘕病，按之如用热汤浇灌两股中一样，少腹肿，子宫脱垂而痛，行经时阴中肿胀，或痒，或有青色菜汤样水液自阴道流出，或经闭不孕，不欲饮食，可取足厥阴肝经的合穴曲泉主治。妇人不孕，若从未生育过，可取足厥阴肝经的阴廉穴主治。妇人不孕，可取足少阴肾经的井穴涌泉主治。女子不孕，卒然子宫脱垂，月经漏下不止，可取足少阴肾经的然谷穴主治。

女子闭经，可取足少阴肾经的照海穴主治。妇女子宫脱垂，四肢酸痛无力，心中烦闷，可取照海穴主治。女子月经延期不来，或者经闭，心下痛，双目昏花不能远视，应取足少阴肾经的水泉穴主治。妇女漏血不止，腹胀满，呼吸气短，小便色黄，可取足少阴肾经的阴谷穴主治。乳痈

发热，应取足阳明胃经的足三里穴主治。乳痛，惊瘭，下肢沉重，足背弛缓，脚跟疼痛，可取小肠经的下合穴，即足阳明胃经的下巨虚主治。行经不畅，或妊娠因下血而流产，以及乳房肿胀，可取足少阳胆经的足临泣穴主治。女子难产，或分娩后胎盘不下，可取足太阳膀胱经的昆仑穴主治。

【导读】何谓重身子喑？

重身子喑，是妊娠期间出现声音嘶哑或不能发音的一种疾患，与肾阴不足有关。由于妊娠九个月左右，胎体膨大，喑的成因有三：一是妊娠早期因外感六淫之邪所致的肺邪实或肺气虚；二是温热病神昏谵语而致舌不能言；三是本文所述的九月重身而喑。对于重身声喑，不可拘泥九月才喑，或七月，或八月亦有声喑的，应当辨证论治，才不致贻误病情。前人虽有"心主言""肺主声"之说，这里所说的重身声喑，既非神昏谵语所致，也非"金实不鸣"或"金破不鸣"而成，而是舌不能发机所致。《灵枢·忧恚无言》说："舌者音声之机也。"凡人之音，生于喉咙，发于舌本。现由于胎儿渐大，压迫子宫，致使胞络气血流行不畅，肾脉亦随之不通。而足少阴肾经贯肾系舌本，肾脏精气不能上输于舌，故舌不能发机而为喑。其临床表现往往伴有头眩耳鸣、心烦、咽喉干燥，甚至五心烦热等阴虚症状，一般不需治疗，绝大多数产后皆可自行恢复。

小儿杂病第十一

【原文】婴儿病，其头毛皆逆上者死[1]。婴儿[2]耳间青脉起者，瘈，腹[3]痛。大便青瓣[4]，飧泄，脉大[5]，手足寒，难已；飧泄，脉小，手足温者，易已。

惊瘈脉五，针手足[6]太阴各五，刺经[7]，太阳[8]者五，刺手足少阴[9]经络傍者[10]一，足阳明[11]一[12]，上踝五寸[13]，刺三针。

小儿惊痫，本神及前顶、囟会、天柱主之；如反视，临泣主之。小儿惊痫加[14]瘈疭，脊急强，目转上插[15]，筋缩主之。

小儿惊痫，瘈疭脊强，互相引，长强主之。小儿食晦[16]，头痛，譩譆主之。小儿痫发，目上插，攒竹主之。小儿脐风[17]，目上插，刺丝竹空主之。小儿痫痓[18]，呕吐泄注，惊恐，失精，瞻视[19]不明，眵瞙[20]，瘈脉及长强主之。小儿惊痫，不得息，颅囟[21]主之。小儿惊痫，如有见者，列缺主之，并取阳明络。

小儿口中腥臭，胸胁楮满，劳宫主之。小儿咳而泄，不欲食者，商丘主之。小儿痫瘈，手足扰，目昏，口噤，溺黄，商丘主之。小儿痫瘈，遗精[22]溺，虚则病诸痫癫，实则闭癃，小腹中热，善寐，大敦主之。小儿脐风，口不开，善惊，然谷主之。小儿腹满不能食饮，悬钟主之。小儿马痫[23]，仆参及金门主之。风从头至足，痫瘈，口闭不能开，每大便腹暴满，按之不下，嚏[24]，悲，喘，昆仑主之。

[1] 头毛皆逆上者死：《类经·色脉诸诊》注："婴儿渐成，水为之本；发者，肾水之荣；头毛逆上者，水不足则发干焦如草之枯者，必劲直而竖也。"

[2] 婴儿：《灵枢》《太素》均无此二字。

[3] 腹：《灵枢·论疾诊尺》《脉经》卷九第九均无。

[4] 青瓣：《灵枢·论疾诊尺》作"赤瓣"，《脉经》卷九第九作"青赤瓣"。

[5] 大：《灵枢·论疾诊尺》《脉经》卷九第九均作"小"。

[6] 足：《素问·通评虚实论》《太素·刺痫惊数》均无。

[7] 刺经：《素问·通评虚实论》连下句读，马莳、吴崑、张景岳均以此为句，《素问吴注》注："凡言其经而不及其穴者，本经皆可取。"

[8] 太阳：杨上善、王冰均以为足太阳，马莳、张景岳均以为手太阳，不知孰是。

[9] 刺手足少阴：《素问·通评虚实论》作"刺手少阴"，《太素·刺痫惊数》作"刺手少阳"。

[10] 经络傍者：《素问·通评虚实论》王注："手少阴经络傍者，谓支正。"《素问吴注》注："著某经傍者，非经非穴，取其孙络也。"《类经·刺灸癫狂》注："手少阴之经穴灵台也，在络穴通里之傍。"

[11] 足阳明：王冰、马莳、张景岳均指解溪穴。

[12] 一：《太素·刺痫惊数》作"一寸"。

[13] 上踝五寸：王冰、张景岳均指光明，马莳指筑宾。

[14] 加：《外台》卷三十九无。

[15] 目转上插：即目上视之意，俗称翻白眼。

[16] 食晦：指小儿饮食失常或吃得多身体反而消瘦的病症。

[17] 脐风：又名"撮口""噤风"。以牙关紧闭，强直痉挛，角弓反张，面带苦笑，发生在生下十日之内为特征。

[18] 痫瘈：《外台》卷三十九作"痫瘚"。

[19] 瞻视：《外台》卷三十九"瘈脉"、《千金》卷三十第八、《圣济总录》卷一百九十四《治小儿诸疾灸刺法》以及《医心方》卷二第一，二字均互倒，义同。

[20] 眵瞙（miè）：指眼中的黄色分泌物。

[21] 颅囟：同"颅息"。今多列为手少阳三焦经。

[22] 精：《外台》卷三十九作"清"。

[23] 马痫：形容发作的动作和声音，如马鸣欲反折一样。《千金》卷五上《少小婴孺方上》："马痫之为病，张口摇头，马鸣欲反折。"

[24] 嚏：《外台》卷三十九作"嚏"。

【语译】婴儿病，患儿头发均向上竖起、干枯，是肾阴枯竭，不能上荣所致，多属死证。婴儿病，耳间出现青脉，抽搐，腹痛，多主肝胆疾患。大便色青，其中夹有乳瓣，或泻痢完谷不化，脉象虽大，但手足发凉，为阳气将脱，病难治愈。泻痢完谷不化，脉虽细小，但手足温，则是脾阳未败，病易治愈。

治疗小儿惊痫病，可取以下五脉：针刺手、足太阴脉各五次，刺经脉，针刺太阳经五次，刺手、足少阴经旁络脉各一次，足阳明一次，或在踝上五寸处刺三针。

小儿惊痫病，应取足少阳经的本神穴，督脉的前顶、囟会穴，以及足太阳经的天柱穴。若兼见目反上视的症状，可加刺足少阳胆经的足临泣穴治疗。小儿惊痫病，四肢抽搐，角弓反张，目转上视，可取督脉的筋缩穴主治。

小儿惊痫病，四肢抽搐，脊强，肢体相互牵引，可取督脉的长强穴主治。小儿食晦病，头痛，可取足太阳经的谚谵穴主治。小儿痫病发作，目转上视，可取足太阳经的攒竹穴主治。小儿脐风，目转上视，可取足少阳经的丝竹空穴主治。小儿惊痫，筋脉抽搐，呕吐，泻痢如注，惊恐不安，双目失神，视物不清，眼中有黄色分泌物，应取手少阳经的瘛脉穴和督脉的长强穴主治。小儿惊痫病，喘促呼吸不利，可取颅囟穴主治。小儿惊痫病，发病时患儿妄见怪异，可取手太阴肺经的列缺穴主治，同时可取手阳明经的络穴偏历。

小儿口中腥臭，胸胁支撑胀满，为邪热在心肺，当取手厥阴经的荥穴劳宫主治。小儿咳嗽，泄泻，不想进食，可取足太阴脾经的商丘穴主治。小儿痫病，筋脉抽搐，手足相互牵引、躁扰，双目昏花，牙关紧闭，小便色黄，可取商丘穴主治。小儿痫病，筋脉抽搐，遗清尿，正气亏虚则发生惊痫，抽搐，邪气盛实则小便闭塞或不利，以及小腹中热，嗜睡，可取足厥阴肝经的大敦穴主治。小儿脐风，口噤不开，易惊，可取足少阴肾经的荥穴然谷主治。小儿腹部胀满，不能进食，可取足少阳经的悬钟穴主治。小儿马痫，可取足太阳与阳跷的交会穴仆参，以及足太阳之郄穴金门主治。风邪侵入太阳经，从头到足，病发惊痫，抽搐，口噤不开；或每当大便时，腹部突然胀满，按之不下；或者嗳气，易哭，喘促，可取足太阳经的昆仑穴主治。

【导读】本篇论述小儿惊痫、瘛疭、腹痛、飧泄的诊断和预后，以及杂病的主治腧穴。